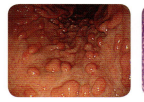
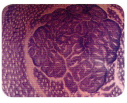
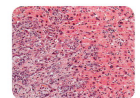
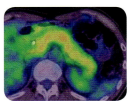

消化器画像診断アトラス

Atlas of Diagnostic Imaging on Digestive Diseases

|監修|
下瀬川 徹

|編集|
小池 智幸
遠藤 克哉
井上　淳
正宗　淳

中山書店

序

　消化器病学の最も重要な要素に形態認識がある．病変の形を見て，その成り立ちを推論し，病理組織を想起して良悪性を鑑別する．また，病変の水平方向への広がり，垂直方向への進展を表面構造から類推して治療方針を決定する．形態分析とその解釈は，診療のみならず消化器病研究においても最も基本的かつ重要な要素であり，領域を問わずこの基本姿勢は堅持されてきた．消化管バリウム検査法の導入によって開花した画像による形態診断のスタイルは，各種内視鏡検査，超音波検査やコンピュータ断層撮影（CT），核磁気共鳴装置（MRI）などの開発によって大きく進歩した．現代の消化器病診断の多くは画像所見と正確な読影によって行われ，安全かつ有効な治療法が選択される時代となっている．

　このたび中山書店から『消化器画像診断アトラス』が上梓された．本書は，消化器各領域の主要な疾患をほぼ網羅し，最新の画像診断法を含めて各疾患の最も特徴的な画像情報を多数掲載し，形態の成り立ちや病因，病態，鑑別診断，治療について簡潔に解説している．本書は，病変の形からその成り立ちを学び，疾患の正しい理解と診断にいたることを目的として作成された図譜である．

　中山書店と東北大学消化器内科（旧第三内科）の繋がりは深く，古くは山形敏一著による『消化器疾患の内視鏡診断図譜（全2巻）』（昭和44年）や黒川利雄, 山形敏一, 増田久之共著による『X線像による消化管診断学（全5巻）』（昭和49年）などの歴史的大著がある．本書はこれら名著に匹敵するアトラスとなることを目指し，東北大学消化器内科の現医局員を中心にして，関連病院ならびに本書編纂に賛同された専門家のご協力により完成することができた．作製に際しては中山書店の頼高誠氏のご理解とご支援によって進められた．ここに関係諸氏に深謝するとともに，本書が消化器病学の発展ならびに消化器専門医の育成におおいに貢献することを願っている．

2017年8月

監修　東北大学消化器内科

下瀬川　徹

■ 執筆者一覧 (執筆順)

野口哲也	宮城県立がんセンター消化器内科
及川智之	宮城県立がんセンター消化器内科
宮崎武文	宮城県立がんセンター消化器内科
千葉隆士	宮城県対がん協会がん検診センター
加藤勝章	宮城県対がん協会がん検診センター
荒 誠之	国立病院機構仙台医療センター消化器内科
小池智幸	東北大学病院消化器内科
近藤 穣	東北労災病院胃腸科
菊地亮介	JR仙台病院消化器内科
野口謙治	おろしまちクリニック内科・内視鏡内科
阿部靖彦	山形大学病院光学医療診療部
淺沼清孝	東北大学病院消化器内科
有泉 健	川崎市立川崎病院消化器内科
白木健悠	岩手県立胆沢病院消化器内科
伏谷 淳	岩手県立中央病院消化器内科
八田和久	東北大学病院消化器内科
藤島史喜	東北大学病院病理部
齊藤真弘	八戸市立市民病院消化器内視鏡科
菊池弘樹	東北大学病院消化器内科
大矢内 幹	大崎市民病院消化器内科
川村昌司	仙台市立病院消化器内科
伊藤博敬	大崎市民病院消化器内科
宇野 要	東北大学病院消化器内科
菅野 武	東北大学病院消化器内科
金 笑奕	帯広第一病院消化器内科
白根昭男	白根胃腸クリニック
大原秀一	東北労災病院胃腸科
北川 靖	白根胃腸クリニック
浅野直喜	東北大学病院消化器内科
米地 真	東北医科薬科大学病院消化器内科
尾花伸哉	大崎市民病院消化器内科
岩渕正広	国立病院機構仙台医療センター消化器内科

杉村美華子	国立病院機構仙台医療センター消化器内科
馬込省吾	自治医科大学消化器内科
矢野智則	自治医科大学消化器内科
梅村 賢	みやぎ県南中核病院消化器内科
菊地達也	仙台市立病院消化器内科
遠藤克哉	東北医科薬科大学病院消化器内科
小野寺基之	東北大学病院消化器内科
千葉宏文	東北大学病院消化器内科
諸井林太郎	東北大学病院消化器内科
木村智哉	東北大学病院消化器内科
日下 順	気仙沼市立病院消化器科・内科
大森信弥	仙台赤十字病院消化器内科
大楽尚弘	仙台赤十字病院消化器内科
高橋成一	いわき市立総合磐城共立病院消化器内科
手塚文明	仙台赤十字病院病理部
黒羽正剛	東北大学病院消化器内科
角田洋一	東北大学病院消化器内科
平本圭一郎	みやぎ県南中核病院消化器内科
佐藤雄一郎	大崎市民病院消化器内科
佐々木敦宏	いわき市立総合磐城共立病院消化器内科
織内優好	いわき市立総合磐城共立病院消化器内科
土佐正規	いわき市立総合磐城共立病院消化器内科
小島康弘	東北労災病院胃腸科
白木 学	東北労災病院胃腸科
高木 承	高木外科内科胃腸科医院
金澤義丈	東北大学病院消化器内科
横山 大	JR仙台病院消化器内科
平澤 元	平沢内科
志賀永嗣	秋田大学医学部附属病院消化器内科
島田剛延	宮城県対がん協会がん検診センター
相澤宏樹	宮城県立がんセンター消化器内科
内海 潔	宮城県立がんセンター消化器内科

野村栄樹	仙台市立病院消化器内科
佐々木　悠	山形大学内科学第二講座
吉澤和哉	山形大学内科学第二講座
名倉　宏	仙台赤十字病院病理部
井上　淳	東北大学病院消化器内科
嘉数英二	東北大学病院消化器内科
長崎　太	仙台市立病院消化器内科
二宮匡史	東北大学病院消化器内科
上野義之	山形大学内科学第二講座
諸沢　樹	坂総合病院消化器科
野村憲弘	昭和大学江東豊洲病院消化器センター
江口潤一	昭和大学江東豊洲病院消化器センター
伊藤敬義	昭和大学江東豊洲病院消化器センター
真野　浩	国立病院機構仙台医療センター消化器内科
宮城重人	東北大学病院移植・再建・内視鏡外科
後藤　均	東北大学病院移植・再建・内視鏡外科
小林智夫	東北労災病院肝臓科
涌井祐太	宮城県立がんセンター消化器内科
滝川哲也	東北大学病院消化器内科
鵜飼克明	国立病院機構仙台医療センター消化器内科
木村憲治	国立病院機構仙台医療センター消化器内科
田邊暢一	国立病院機構仙台医療センター消化器内科
今城健人	横浜市立大学附属病院肝胆膵消化器病学
山中正二	横浜市立大学附属病院病理部
中島　淳	横浜市立大学附属病院肝胆膵消化器病学
林　学	福島県立医科大学消化器内科学
阿部和道	福島県立医科大学消化器内科学
大平弘正	福島県立医科大学消化器内科学
赤羽武弘	石巻赤十字病院消化器内科
小暮高之	東北医科薬科大学病院消化器内科
城戸　治	岩手県立中央病院消化器内科
木村　修	みやぎ県南中核病院消化器内科
山川　暢	東北労災病院肝臓科
小野寺博義	宮城県立がんセンター消化器内科

鈴木眞一	宮城県立がんセンター消化器内科
三上恵美子	岩手県立中部病院消化器内科
伊藤　啓	仙台市医療センター仙台オープン病院消化管・肝胆膵内科
越田真介	仙台市医療センター仙台オープン病院消化管・肝胆膵内科
菅野良秀	仙台市医療センター仙台オープン病院消化管・肝胆膵内科
佐藤晃彦	みやぎ県南中核病院消化器内科
野田　裕	仙台市医療センター仙台オープン病院消化管・肝胆膵内科
杉田礼児	仙台市医療センター仙台オープン病院放射線科
澤井高志	仙台市医療センター仙台オープン病院病理診断科
小川貴央	仙台市医療センター仙台オープン病院消化管・肝胆膵内科
枡　かおり	仙台市医療センター仙台オープン病院消化管・肝胆膵内科
益田邦洋	東北大学病院肝胆膵外科
林　洋毅	東北大学病院肝胆膵外科
海野倫明	東北大学病院肝胆膵外科
菅野　敦	東北大学病院消化器内科
正宗　淳	東北大学病院消化器内科
下瀬川　徹	東北大学病院消化器内科
粂　潔	東北大学病院消化器内科
三浦　晋	東北大学病院消化器内科
胁岡　範	愛知県がんセンター中央病院消化器内科部
水野伸匡	愛知県がんセンター中央病院消化器内科部
原　和生	愛知県がんセンター中央病院消化器内科部
森川孝則	東北大学病院肝胆膵外科
水間正道	東北大学病院肝胆膵外科
廣田衛久	東北医科薬科大学病院消化器内科
花田敬士	JA尾道総合病院消化器内科
池本珠莉	広島大学病院消化器・代謝内科
南　智之	JA尾道総合病院消化器内科
濱田　晋	東北大学病院消化器内科
菊田和宏	東北大学病院消化器内科

消化器画像診断アトラス ［監修：下瀬川 徹］
Atlas of Diagnostic Imaging on Digestive Diseases

I 咽頭・食道・胃・十二指腸
編集：小池智幸

1 咽頭

A 非腫瘍性疾患	（1）先天異常・構造異常	咽頭メラノーシス	2
	（2）炎症・感染性疾患	咽頭の炎症	4
B 腫瘍性疾患	（1）上皮性腫瘍	中下咽頭表在癌	6

2 食道

A 非腫瘍性疾患	（1）先天異常・構造異常	食道憩室	10
		食道壁内偽憩室（EIPD）	12
		グリコーゲンアカントーシス	14
		食道皮脂腺	16
		食道メラノーシス	18
		食道異所性胃粘膜	20
		Barrett食道	21
		食道裂孔ヘルニア	24
	（2）脈管性疾患	食道静脈瘤	26
		孤立性食道静脈瘤，静脈拡張	30
	（3）炎症・感染性疾患	胃食道逆流症（GERD）/逆流性食道炎	31
		感染性食道炎	33
		食道カンジダ症	36
		好酸球性食道炎	38
		薬剤性食道潰瘍	42
	（4）機能性疾患	食道アカラシア	44
	（5）外因性その他	Mallory-Weiss症候群	46
		食道気管支瘻	48
		剥離性食道炎	50
B 腫瘍性疾患	（1）上皮性腫瘍・腫瘍様病変	炎症性食道胃接合部ポリープ	51
		食道乳頭腫，咽頭乳頭腫	54
		表在型食道癌（扁平上皮癌）	56
		進行型食道癌（扁平上皮癌）	61
		特殊型食道癌	64
		Barrett食道腺癌	67
	（2）非上皮性腫瘍	顆粒細胞腫	72
		食道悪性黒色腫	74
		食道粘膜下腫瘍	76

3 胃

A 正常		*H.pylori*陰性胃	79
B 非腫瘍性疾患	（1）先天異常・構造異常	胃憩室	82
		胃粘膜下異所腺	84
		胃重複症	86

CONTENTS

	(2)脈管性疾患	胃静脈瘤	89
		胃前庭部毛細血管拡張症(GAVE)，びまん性前庭部毛細血管拡張症(DAVE)	92
	(3)炎症・感染性疾患	急性胃粘膜病変(AGML)	94
		慢性胃炎(*H.pylori*関連)	96
		腸上皮化生	101
		胃潰瘍	104
		黄色腫(キサントーマ)	108
		A型胃炎	110
		好酸球性胃腸炎	112
		gastritis cystica polyposa	114
		collagenous gastritis	116
		感染症に伴う胃炎(サイトメガロウイルス，梅毒)	118
		薬剤性消化管傷害(NSAIDs，アスピリン)	120
		胃アニサキス症	122
	(4)その他	胃アミロイドーシス	124
		門脈圧亢進性胃症	126
		GVHDに関連した胃・十二指腸病変	128
		胃石	130
C 腫瘍性疾患	(1)上皮性腫瘍・腫瘍様病変	胃過形成性ポリープ	131
		胃底腺ポリープ	134
		胃腺腫	136
		早期胃癌	139
		進行胃癌	144
		胃底腺型胃癌	149
		内分泌細胞癌	152
	(2)非上皮性腫瘍	胃悪性リンパ腫(MALTリンパ腫以外)	155
		胃MALTリンパ腫	158
		胃粘膜下腫瘍	160
		胃迷入膵	164
		転移性胃腫瘍	166
		胃神経内分泌腫瘍	168

4 十二指腸

A 非腫瘍性疾患	(1)先天異常・構造異常	十二指腸リンパ濾胞過形成	171
		十二指腸Brunner腺過形成	172
		先天性十二指腸狭窄症	174
		十二指腸憩室	176
		異所性胃粘膜，胃上皮化生	178
	(2)脈管性疾患	十二指腸静脈瘤	180
	(3)炎症性疾患	IgA血管炎(HSP)に伴う十二指腸病変	182
		十二指腸潰瘍	184
		十二指腸炎	186

消化器画像診断アトラス

	(4)その他	十二指腸アミロイドーシス	187
B 腫瘍性疾患	(1)上皮性腫瘍	十二指腸腺腫	188
		十二指腸表在癌	191
		十二指腸進行癌	194
	(2)非上皮性腫瘍	十二指腸粘膜下腫瘍	196
		十二指腸神経内分泌腫瘍	199
		十二指腸悪性リンパ腫	202
		転移性十二指腸腫瘍(直接浸潤を含む)	204

Ⅱ 小腸・大腸

編集：遠藤克哉

A 非腫瘍性疾患	(1)脈管性疾患	虚血性大腸炎	208
		小腸血管性病変	210
	(2)感染症	カンピロバクター腸炎	213
		サルモネラ腸炎	214
		病原性大腸菌腸炎	215
		エルシニア腸炎	218
		アメーバ赤痢	221
		サイトメガロウイルス腸炎	224
		腸結核	226
		クラミジア直腸炎	228
		鞭虫症	229
		日本海裂頭条虫症/広節裂頭条虫症	230
	(3)薬剤起因性/医原性腸炎	抗生物質起因性出血性大腸炎	231
		C.difficile 関連腸炎	232
		NSAIDs 起因性腸炎	234
		collagenous colitis	236
		放射線性腸炎	238
		腸間膜静脈硬化症(静脈硬化性大腸炎)	240
	(4)炎症性腸疾患	潰瘍性大腸炎	243
		Crohn 病	247
		Behçet 病/単純性潰瘍	251
	(5)全身疾患に伴う腸炎	全身性エリテマトーデスに伴う腸管漿膜炎	254
		GVHD 腸炎	255
		アミロイドーシス	258
	(6)腸間膜疾患	腸間膜脂肪織炎	260
	(7)その他	急性出血性直腸潰瘍	262
		粘膜脱症候群	264
		腸管子宮内膜症	266
		腸管嚢腫様気腫症(PCI)	269
B 腫瘍性疾患	(1)上皮性腫瘍	原発性小腸癌	272
		大腸鋸歯状病変(HP，SSA/P，TSA)	274
		大腸腺腫	278

CONTENTS

		早期大腸癌(M癌)	284
		早期大腸癌(SM高度浸潤癌)	288
		進行大腸癌	290
		転移性大腸癌	293
		虫垂粘液嚢腫	295
	(2)非上皮性腫瘍	リンパ管腫	297
		脂肪腫	298
		小腸・大腸びまん性大細胞型B細胞性リンパ腫(DLBCL)	300
		大腸MALTリンパ腫	303
		その他の小腸・大腸悪性リンパ腫	306
		大腸神経内分泌腫瘍	310
		消化管間質腫瘍(GIST)	313
	(3)ポリポーシス	Cronkhite-Canada症候群	316
		Peutz-Jeghers症候群	318
		家族性大腸腺腫症	320
		Cowden病	322
	(4)その他	若年性ポリープ	325
		colonic muco-submucosal elongated polyp(CMSEP)	326

Ⅲ 肝臓

編集：井上　淳

A 非腫瘍性疾患	(1)ウイルス性肝炎	急性肝炎	330
		急性肝不全	332
		慢性肝炎	334
		肝硬変	337
	(2)脂肪性肝疾患	アルコール性肝障害	339
		非アルコール性脂肪性肝炎(NASH)	342
	(3)自己免疫疾患	自己免疫性肝炎	344
		原発性胆汁性胆管炎(原発性胆汁性肝硬変)	346
	(4)代謝性疾患	Wilson病	348
		肝ヘモクロマトーシス	349
		アミロイドーシス	350
	(5)血行異常	Budd-Chiari症候群	352
		特発性門脈圧亢進症	354
		門脈血栓症	356
		うっ血肝	358
	(6)肝膿瘍	細菌性肝膿瘍	359
		アメーバ性肝膿瘍	362
	(7)肝肉芽腫	肝結核	364
		肝サルコイドーシス	366
	(8)嚢胞性肝疾患	肝嚢胞	368
	(9)その他	日本住血吸虫症	370
		Dubin-Johnson症候群	372

ix

消化器画像診断アトラス

B 腫瘍性疾患	(1)良性肝腫瘍	血管腫, 海綿状血管腫	373
		血管筋脂肪腫(AML)	376
		肝細胞腺腫(HCA)	378
		限局性結節性過形成(FNH)	380
	(2)肝細胞癌	肝細胞癌(中分化型)	382
		肝細胞癌(高分化・小型)	384
		肝細胞癌(高分化・大型)	386
		肝細胞癌(低分化型)	388
		肝細胞癌(脈管侵襲)	390
		肝細胞癌のリンパ節転移・副腎転移	392
		肝細胞癌の破裂	394
	(3)その他の肝悪性腫瘍	胆管細胞癌	395
		混合型肝癌	397
		硬化型肝細胞癌	399
		細胆管細胞癌	401
		類上皮血管内皮腫(EHE)	403
		肝血管肉腫	406
		肝神経内分泌腫瘍	408
		悪性リンパ腫	410

Ⅳ 胆・膵

編集：正宗 淳

1 胆嚢

A 非腫瘍性疾患		胆嚢腺筋腫症	414
		胆嚢結石・胆嚢炎	417
		黄色肉芽腫性胆嚢炎	422
B 腫瘍性疾患	(1)胆嚢ポリープ	胆嚢ポリープ(コレステロールポリープ, コレステローシス)	424
		胆嚢ポリープ(過形成ポリープ)	426
		胆嚢ポリープ(線維性ポリープ, 肉芽〈組織〉ポリープ)	427
		胆嚢ポリープ(腺腫)	429
	(2)悪性腫瘍	胆嚢癌	430
		胆嚢神経内分泌腫瘍	435
		転移性胆嚢腫瘍	437

2 胆管

A 非腫瘍性疾患	胆管結石・胆管炎	439
	IgG4関連硬化性胆管炎(IgG4-SC)	442
	原発性硬化性胆管炎(PSC)	445
	胆管瘤(choledochocele)	449
	膵胆管合流異常	450
	先天性胆道拡張症	452
B 腫瘍性疾患	遠位胆管癌	455

CONTENTS

		肝門部領域胆管癌	458
		胆管神経内分泌腫瘍	461
		胆管内乳頭状腫瘍(IPNB)	462

3 膵臓

A 非腫瘍性疾患	(1)急性膵炎	間質性浮腫性膵炎：急性膵周囲液体貯留(APFC)と膵仮性囊胞(PPC)	464
		壊死性膵炎：急性壊死性貯留(ANC)と被包化壊死(WON)	466
		改訂 Atlanta 分類では定義されない急性膵炎の画像所見	468
		内視鏡的ネクロセクトミー	469
	(2)慢性膵炎	慢性膵炎	470
		旦期慢性膵炎	474
	(3)自己免疫性膵炎	自己免疫性膵炎(AIP)	476
	(4)脈管性疾患	膵動静脈奇形(AVM)	480
B 腫瘍性疾患		膵癌(通常型)	483
		膵上皮内癌	488
		退形成膵癌	490
		膵管内乳頭粘液性腫瘍(IPMN)	493
		intraductral tubulopapillary neoplasm(ITPN)	497
		粘液性囊胞腫瘍(MCN)	499
		膵神経内分泌腫瘍	502
		solid-pseudopapillary neoplasm(SPN)	506
		漿液性囊胞腫瘍(SCN)	509
		膵腺房細胞癌	512
		膵内副脾とepidermoid cyst	515
		リンパ上皮囊胞(LEC)	516
		転移性膵腫瘍	518

4 乳頭部

A 腫瘍性疾患	十二指腸乳頭部腫瘍(腺腫，早期癌，進行癌)	520
	乳頭部神経内分泌腫瘍	524

索引	526

■ 略語一覧

APC	argon plasma coagulation	アルゴンプラズマ凝固法
BLI	Blue LASER Imaging	
CMV	cytomegalovirus	サイトメガロウイルス
CTAP	CT during arterial portography	門脈造影下 CT
CTHA	CT during hepatic arteriography	肝動脈造影下 CT
EGJ	esophagogastric junction	食道胃接合部
EIS	endoscopic injection sclerotherapy	内視鏡的硬化療法
EISL	endoscopic injection sclerotherapy and ligation	内視鏡的硬化療法・結紮療法同時併用術
EMR	endoscopic mucosal resection	内視鏡的粘膜切除術
ERCP	endoscopic retrograde cholangiopancreatography	内視鏡的逆行性膵胆管造影法，内視鏡的逆行性胆道膵管造影（法）
ESD	endoscopic submucosal dissection	内視鏡的粘膜下層剥離術
EUS	endoscopic ultrasonography	超音波内視鏡検査
EUS-FNA	endoscopic ultrasound-guided fine needle aspiration	超音波内視鏡下吸引針生検，超音波内視鏡下穿刺術
EVL	endoscopic variceal ligation	内視鏡的静脈瘤結紮術
GERD	gastroesophageal reflux disease	胃食道逆流症
IDUS	intraductal ultrasonography	胆管内超音波検査，管腔内超音波検
IPCL	intraepithelial papillary capillary loop	上皮乳頭内ループ状血管
IVR	interventional radiology	
MRCP	magnetic resonance cholangiopancreatography	磁気共鳴胆管膵管撮影法
NBI	Narrow Band Imaging	狭帯域光観察
NET	neuroendocrine tumor	神経内分泌腫瘍
PPI	proton pump inhibitor	プロトンポンプ阻害薬
RC sign	red color sign	
RFA	Radiofrequency ablation	ラジオ波焼灼術
SMT	submucosal tumor	粘膜下腫瘍
TIPS	transjugular intrahepatic portosystemic shunt	経頸静脈肝内門脈大循環シャント術，経頸静脈的肝内門脈静脈短絡術，経皮的肝内肝静脈門脈瘻形成術
UC	ulcerative colitis	潰瘍性大腸炎

I

咽頭・食道・胃・十二指腸

編集 ▶ 小池智幸

Ⅰ 咽頭・食道・胃・十二指腸　1 咽頭　A 非腫瘍性疾患　(1) 先天異常・構造異常

咽頭メラノーシス

■概要
- 食道メラノーシスと同様に基底層のメラニン顆粒が増加し，粘膜が黒褐色調を呈するものをメラノーシス（melanosis）という．
- 横山ら[1,2]の報告によれば，メラノーシスはアルデヒド脱水素酵素2（ALDH2）ヘテロ欠損者でとくに多く，アセトアルデヒド曝露が関連するとされており，高度喫煙者や高齢者でも頻度が高いとされる．またメラノーシスを有する症例では食道癌や口腔・咽頭癌のリスクが高いと述べられ，バイオマーカーとして重要である．

■典型的な画像所見とその成り立ち
- 上皮内に沈着した黒褐色の色素（❶）のため，通常白色光観察においても認識されやすい（❷a，b）．
- 点状，帯状，不整な斑状で，平坦な粘膜面として観察される（❷c）．
- 特殊光観察，NBIでは，無構造の brownish area として観察されるが（❸a），IPCLの拡張や蛇行など，表在癌にみられる血管の不整像は乏しく，IPCLに沿うように濃い顆粒の集簇を認める（❸b，c）．
- メラニン顆粒の沈着の程度により，色調の濃淡，BAの境界の視認性はさまざまである．薄い褐色域はNBI観察では視認しにくい．見慣れると通常白色光での観察のほうが目に付きやすい．

■確定診断へのプロセス
- 鑑別診断として重要になるのは，悪性黒色腫である．頭頸部領域の粘膜に原発するものは約2％である[3]．近年，数多くの咽頭表在癌が発見されているが，悪性黒色腫の初期像はとらえられていない．
- 悪性黒色腫の初期像は，おそらく食道における初期像と同様で，メラノーシスと悪性黒色腫の鑑別診断には病理組織学的所見が不可欠である．
- 通常は生検不要であるが，メラノーシスの経過観察中に増大や隆起などの形態変化を認めた際には積極的に生検を行う必要がある．

■治療
- 基本的には，定期的な経過観察でよいと思われる．
- 上部内視鏡検査における最初の観察ポイントである咽頭領域においてメラノーシスを認めた際には，食道癌・咽喉頭癌・口腔癌のハイリスク集団であるため，常に多重癌の可能性を念頭において，検査に臨む必要がある．

（野口哲也・及川智之・宮崎武文）

文献
1) 横山 顕, 大森 泰, 横山徹爾. 咽頭・食道の発癌リスク. 消内視鏡 2006；18：1348-54.
2) Yokoyama A, Mizukami T, Omori T, et al. Melanosis and squamous cell neoplasma of the upper aerodigestive tract in Japanese alchoholic men. Cancer Sci 2006；97：905-11.
3) 宮田卓樹, 岸本誠司, 早藤洋一, ほか. 下咽頭喉頭転移性悪性黒色腫の1例. 喉頭 1989；1：146-9.

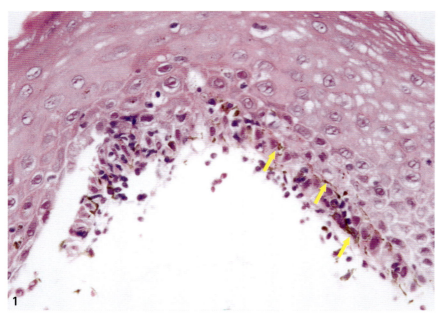

❶ 生検病理組織像
褐色調の色素顆粒の沈着がみられ，メラノーシスが組織学的にも確認される．

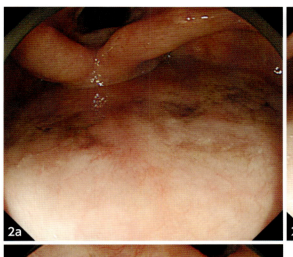
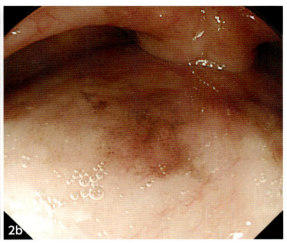
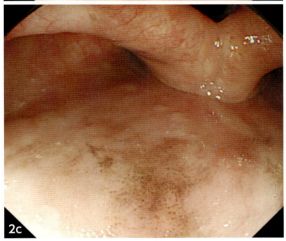

❷ 白色光観察
a：下咽頭後壁．斑状，黒褐色域を認める．
b：拡大白色光観察．血管透見が消失した褐色域を認める．
c：拡大白色光観察．近接すると点状，帯状，斑状の褐色域を認める．

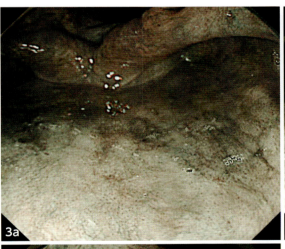
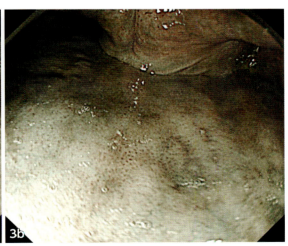
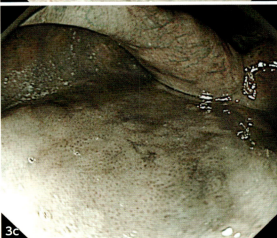

❸ NBI 拡大観察
a：brownish area として認識される．
b：ドット状，淡い斑状の brownish area を認める．
c：IPCL の拡張，蛇行などの異常血管は認めうれない．brownish area の領域性も不明瞭である．

咽頭メラノーシス

I 咽頭・食道・胃・十二指腸　1 咽頭　A 非腫瘍性疾患　(2) 炎症・感染性疾患

咽頭の炎症

■概要
- 咽喉頭領域においては，同じ扁平上皮の領域である食道とは異なり，口蓋扁桃や多数のリンパ濾胞が認められる．
- 多くは発赤・びらんが中心となり複数点在するが，時に白色調で粘膜下腫瘍様，囊胞様の病変を認め，頂部付近に小さな白斑，びらんや発赤を伴う．
- 表在癌との鑑別を要するが，病理組織学的所見では炎症細胞がみられ，リンパ濾胞を伴う炎症である．

■典型的な画像所見とその成り立ち
- 臨床の場で多くみられる咽頭の炎症は，白色調で粘膜下腫瘍様の形態を呈し，頂部付近に小さな白斑，びらんや発赤を伴う病変である（❶a）．
- 下咽頭ではとくに梨状陥凹に散見される．
- 周囲との境界は不明瞭であり，粘膜表面の不整や血管の異常はみられない．
- NBI 拡大観察では，brownish area を呈するときはあるが，その境界は不明瞭でグラディエントな移行像を示す（❶b）．
- 病理組織学的所見では炎症細胞がみられ，リンパ濾胞による軽度隆起所見を形成する炎症である（❷a，b）．
- 輪状後部，披裂部では，点状の血管を観察することが少なくない（❸a，b，c）．
- 炎症が進むと白斑やびらんが，上皮を覆い多発してくることがみられる（❹a）．
- 見慣れると異常血管の増生が乏しく，領域性が不明瞭であり，癌との鑑別は容易である（❹b）．

- 佐藤ら[1]は，癌との鑑別のポイントとして，①おおむね 10 mm 以下で円形に近いドーム状の隆起である，②NBI 観察では淡い brownish area を呈するが，近接して観察すると血管密度が低く拡張や口径不同を伴わない，③同様の所見が対側の梨状陥凹や喉頭蓋谷に多数認められることが多い，などをあげている．
- 渡辺ら[2]も，鑑別のポイントとして，近接による拡大観察にて血管密度が低く，血管の拡張や口径不同などの血管異常などを伴わないことをあげ，観察する機会が多くなるにつれ鑑別は容易になってくるとしている．

■確定診断へのプロセス
- 白色光観察，詳細な NBI 拡大観察により，多くは診断が可能である．
- 数 mm の小さい brownish area は生検を行わず，6〜12 か月ごとの経過観察を考慮する．
- 確定診断が得られない際には，生検による確定診断を含む経過観察も重要である．

■治療
- 炎症性の病変は，悪性所見が認められなければ，定期的な経過観察でよいと思われる．

（野口哲也・及川智之・宮崎武文）

文献
1) 佐藤靖夫，大森　泰．リンパ濾胞性の炎症①．武藤　学，渡邉昭仁（編著）．一目でわかる咽頭表在がんアトラス．中外医学社；2013．p.32-3．
2) 渡邉昭仁，谷口雅信，木村有貴．表在癌と鑑別を要する咽頭疾患．消内視鏡 2016；28：50-7．

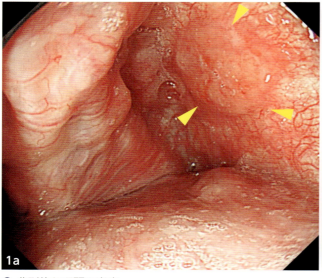 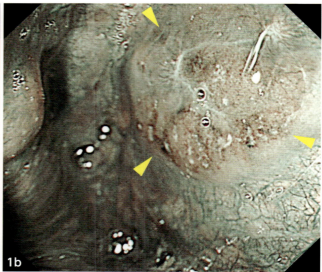

❶ 典型的な咽頭の炎症
a：通常白色光観察．右梨状陥凹．粘膜下腫瘍様の立ち上がりを有する発赤隆起（矢頭）．
b：NBI 拡大観察．brownish area を呈するが境界は不明瞭で異常血管に乏しい．

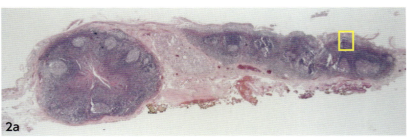
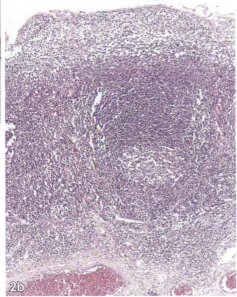

❷ 病理組織像
　a：切除標本の病理組織像．
　b：リンパ球浸潤とリンパ濾胞を認める（aの黄色枠部分の拡大）．

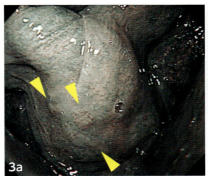
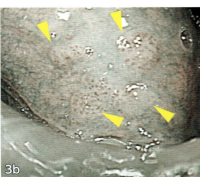
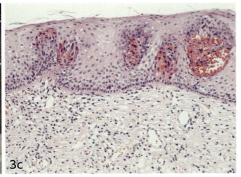

❸ 輪状後部，披裂部
　a：NBI観察．輪状後部，披裂ひだに点状のbrownish areaを呈する（矢頭）．
　b：NBI観察．点状血管の増生はみられるが，領域性は呈していない．
　c：生検組織像（HE染色）．拡張した血管のみみられる．

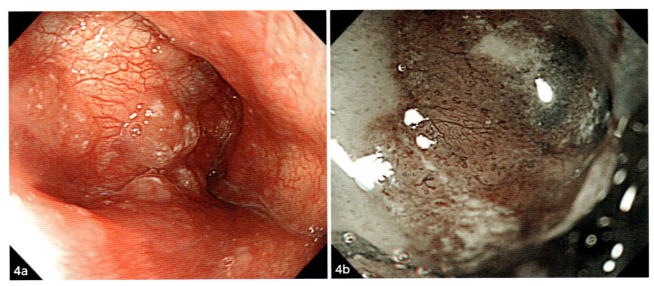

❹ 進展した炎症
　a：通常白色光観察．左下咽頭の梨状陥凹にみられた白斑を伴う淡発赤隆起．
　b：NBI拡大観察．brownish areaを呈するが血管密度が低く，血管の拡張や口径不同などの血管異常などを伴わない．

咽頭の炎症　5

I 咽頭・食道・胃・十二指腸 1 咽頭 B 腫瘍性疾患 （1）上皮性腫瘍

中下咽頭表在癌

■ 概要

● 咽頭粘膜には組織学的な特徴として，消化管臓器における粘膜層と粘膜下層を区分する粘膜筋板構造がない．上皮（EP）および上皮下の線維性結合組織である上皮下層（SEP）に続いて，固有筋層となる．そして，より深部には軟骨，骨などさまざまな解剖学的構造を有している．

● 扁平上皮で覆われている咽喉頭領域は，NBI 観察がきわめて有用であり，食道表在癌の NBI による拡大内視鏡分類[1] が参考とされることが多い（「表在型食道癌〈扁平上皮癌〉」〈p.56〉を参照）．

● 深達度の評価に関しては，粘膜筋板を有していないことに留意する必要がある．

● 内視鏡的に切除された咽頭表在癌に関する多施設の検討では，腫瘍の厚さが 1,000 μm を超えると脈管侵襲の頻度が高くなることが判明している[2]．

● リンパ節転移を伴わない内視鏡治療の適応に関する clinical evidence は十分ではないが，現時点では，絶対適応は，①術前検査でリンパ節転移を認めない，②内視鏡的に壁深達度が上皮内癌，相対適応は，①術前検査でリンパ節転移を認めない，②内視鏡的に壁深達度が上皮下層浸潤癌[3]，と考えられる．

● 長期治療成績は，川久保ら[3] は咽頭表在癌内視鏡治療 210 例のうち原病死は 6 例と報告し，われわれも 99 症例中，死亡例は 6 例，原病死はみられず，すべて他病死で全 5 年生存率 83.5 %[4] と良好な成績であった．

■ 典型的な画像所見とその成り立ち

● 白色光観察では，発赤，びらん，隆起，正常血管網の途絶，凹凸や表面性状の変化などに注意が必要である．表在癌であれば，多くは発赤調の変化によりとらえることができる（❶c，d，❷a，b，❸c）．

● NBI 観察では境界明瞭な brownish area，異型血管の増生として認識されれば上皮性腫瘍と診断できる．

● 拡大 NBI 観察では，拡張，蛇行，口径不同，形状不均一を呈する異常血管が認められ，異型度や病変の領域性や明瞭度合が診断の参考になる（❶a，b，e，❷c，d，e，❸a，b，d，e）．

● 肉眼形態では，食道・胃癌と比較して平坦病変と隆起病変を多く認め，type 0-I のような隆起が目立つ病変や type 0-IIa+IIc のような混合型に，上皮下浸潤がみられる[4]（❷g，❸g）．

■ 確定診断へのプロセス

● 拡大 NBI 観察による異常血管の異型度や病変の領域性により，多くの表在癌は診断可能である．

● 一方，咽喉頭領域では，炎症によるリンパ濾胞や放射線化学療法後の粘膜変化などにより，診断に苦慮する

こともある．

● 確定診断には病理組織学的所見，生検が必要となる．咽喉頭領域における生検では，舌根付近は血管が豊富であり，疼痛を訴えることもあるため注意が必要である．

● 喉頭内，声門上部は，生検後の出血により呼吸障害の発生が懸念され，生検は控えるほうがよいとされる．その他の部位は，消化管臓器において生検可能である．

■ 治療

● 咽喉頭領域における従来の標準治療は，外科切除や放射線（化学）治療である．

● 内視鏡治療は，全身麻酔下での佐藤式彎曲型喉頭鏡の開発により，消化管と同様の術野の確保が可能となり，食道・胃・大腸における早期癌に対する ESD の手技を用いて，腫瘍の一塊の切除が可能である．

● 消化器内視鏡医と頭頸部外科医との共同で行う内視鏡的咽喉頭手術（endoscopic laryngo-pharyngeal surgery：ELPS）が重要である．ELPS は ESD で切除困難な喉頭蓋や披裂，舌根部なども切除可能である．ELPS の変法として，よりカウンター・トラクションを効かせるため，経鼻から耳鼻咽喉ビデオスコープを挿入して把持鉗子により病変を把持するダブルスコープ法[5] や的確な把持力を維持できる DeBakey 型胸部外科手術用鉗子の使用やスコープガイドステンレスパイプを使用した把持鉗子の工夫により，切除時間の短縮，切除率の向上を図っている．

● 咽喉頭領域では，他の消化器臓器とは異なり，嚥下・発声・味覚・呼吸といった機能を有し，外科切除や放射線（化学）治療は，侵襲が大きいため，治療後の患者の QOL に大きくかかわってくる．その点，内視鏡治療は，低侵襲であり有効な方法である．

● 消化器内科医は，本来の標準治療は外科切除や放射線（化学）治療であることを理解したうえで，耳鼻咽喉科・頭頸部外科のもとでの内視鏡治療が重要である．

（野口哲也・及川智之・宮崎武文）

文献

1）Oyama T, Monma K. A new classification of magnified endoscopy for superficial esophageal squamous cell carcinoma. Esophagus 2011：8：247-51.

2）日本頭頸部癌学会（編）．頭頸部癌取扱い規約．第 5 版．金原出版：2012.

3）川久保博文，大森　泰，横山　顕，ほか．咽喉頭表在癌に対する内視鏡診断と治療および長期成績．消化器内科 2012：55：466-72.

4）野口哲也，及川智之，宮崎武文，ほか．頭頸部表在癌の診断と治療．Gastroenterol Endosc 2015：57（8）：1581-90.

5）松浦一登，野口哲也，片桐克則，ほか．ダブル・スコープ法による内視鏡的咽喉頭手術（ELPS）について．頭頸部癌 2010：36（4）：466-72.

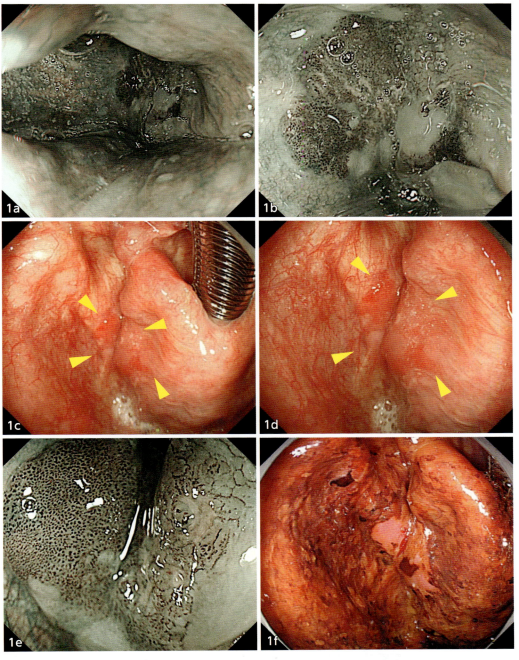
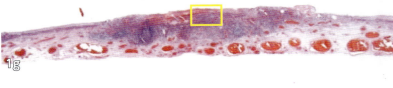
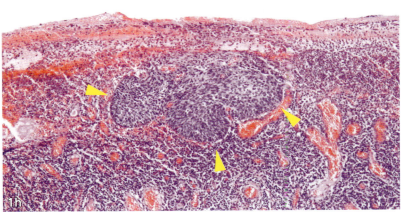

❶ 中下咽頭表在癌：左梨状陥凹に発赤を呈する症例（60歳代，男性）

a：外来検査時のNBI観察．左梨状陥凹にbrownish areaを認める．

b：左側にはドット状の異常血管の増生，一部にはAVA（avascular area）もみられる．

c：全身麻酔下の喉頭展開像．左梨状陥凹の輪状後部寄りに血管透見が消失する発赤域（矢頭）．

d：近接像．

e：NBI拡大観察．異常血管の増生とAVAがみられた．

f：ヨード染色．brownish areaに一致した不染帯を認めた．

g：病理組織像（弱拡大）．0-IIa型 SCC ep ly0 v0 VM0 HM0．病変径 22×16 mm，切除径 31×31 mm 上皮内にとどまるSCCを認める．

h：病理組織像（gの黄色枠内強拡大）．一部，下方進展がみられた（矢頭）．

中下咽頭表在癌　7

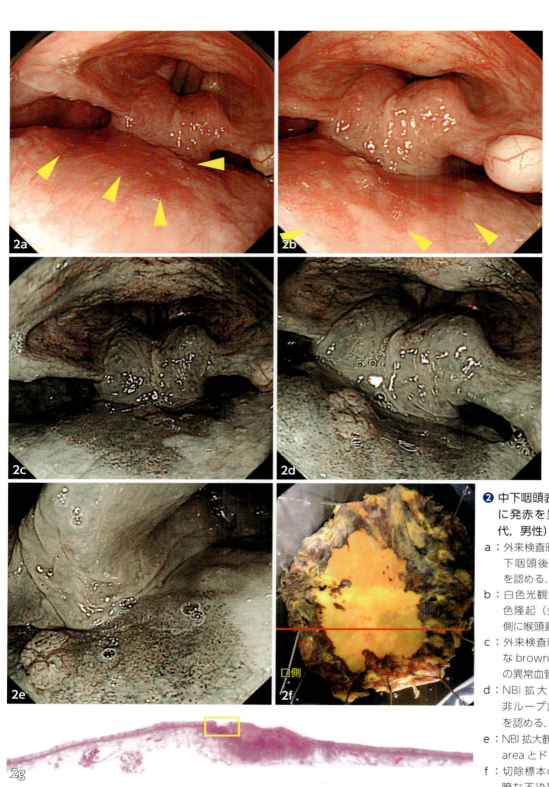
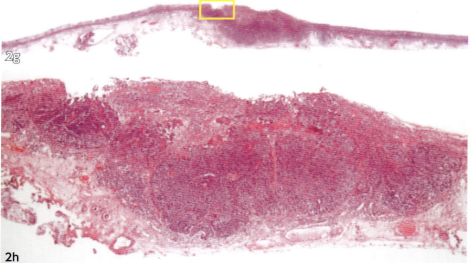

❷ 中下咽頭表在癌：下咽頭後壁に発赤を呈する症例（60歳代，男性）

a：外来検査時の白色光観察．中・下咽頭後壁に発赤域（矢頭）を認める．
b：白色光観察．発赤域の中に白色隆起（矢頭）を認める．右側に喉頭蓋囊胞をみる．
c：外来検査時のNBI観察．明瞭なbrownish areaとドット状の異常血管の増生を認める．
d：NBI拡大観察．type B2様，非ループ血管を伴う白色隆起を認める．
e：NBI拡大観察．明瞭なbrownish areaとドット状血管を認める．
f：切除標本のヨード染色像．明瞭な不染帯を呈した．赤線が切り出し位置．
g：病理組織像（弱拡大）．0-IIa+IIc型 SCC sep ly0 v0 VM0 HM0．病変径26×18 mm，切除径36×34 mm．表層進展に続き，白色隆起部位に一致し，粘膜の肥厚，隆起を認める．
h：病理組織像（強拡大）．隆起部位で基底膜を越え，上皮下へと下方浸潤する中分化SCCを認める．

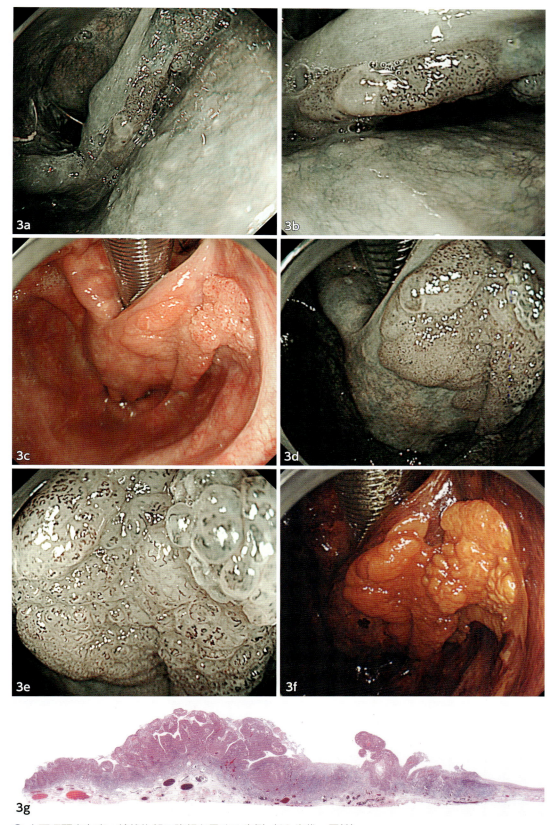

❸ 中下咽頭表在癌：輪状後部に隆起を呈する症例（60歳代，男性）
a：外来受診時のNBI拡大観察．右披裂ひだから輪状後部にbrownish areaを呈する隆起性病変．
b：異常血管の増生，蛇行・拡大・口径不同を認める．
c：全身麻酔下の喉頭展開像．右輪状後部に淡発赤調の隆起，一部，乳頭状隆起が食道側へ進展する．
d：隆起性病変に一致し，brownish areaを呈する．
e：NBI拡大観察では，乳頭状，凹凸不整を呈し，血管密度は低いが異常血管の増生を認める．
f：brownish areaに一致し，明瞭な不染帯となる．
g：病理組織像．0-IIa型 SCC sep ly0 v0 HM0 VM0．病変径 36×32 mm，切除径 49×40 mm．

I 咽頭・食道・胃・十二指腸 **2 食道** A 非腫瘍性疾患 （1）先天異常・構造異常

食道憩室

■ 概要

● 食道憩室は食道壁の一部が嚢状に外側へ突出した状態で，上部X線造影検査や上部消化管内視鏡検査で偶然発見されることが多い．

● 原因（圧出性，牽引性），発生時期（先天性，後天性），組織学的分類（仮性憩室，真性憩室），発生部位（咽頭食道，中部食道，横隔膜上）などにより分類される[1]．圧出性とは消化管内圧が高くなることで消化管壁が袋状に膨隆したものであり，牽引性とは周囲から引っぱられて袋状に突出する場合をさす．また，真性憩室とは筋層を含む食道壁全体が突出したものであり，仮性憩室は筋層が欠損して粘膜層が突出している場合をさす．

咽頭食道憩室（Zenker 憩室）

● Zenker 憩室は咽頭食道後壁の下咽頭収縮筋斜走部と輪状咽頭筋横走部の筋層間隙から圧出性に生じる仮性憩室で，日本での頻度は約 10％とされている[2]．

● 成因は先天的なものと老化による筋の萎縮，輪状咽頭筋の spasm などが報告されているが，一定の見解は得られていない．

中部食道憩室（Rokitansky 憩室）

● Rokitansky 憩室は結核などが原因で起きた気管分岐部のリンパ節炎が食道壁に波及し，治癒過程でリンパ節が瘢痕収縮するのに伴い食道壁が牽引されてできる真性憩室である．

● 日本での頻度は 70〜80％で，最も頻度の高い憩室である（❶〜❸）．

横隔膜上憩室

● 横隔膜上憩室は下部食道括約筋（LES）圧上昇により圧出性に生ずる仮性憩室である（❹）．

● 食道アカラシアや食道裂孔ヘルニアに合併することも多い．

● 日本での頻度は約 10％とされている[3]．

■ 典型的な画像所見とその成り立ち

● 上部X線造影検査の充盈像では食道憩室は食道から嚢状の突出像として描出される（❶）．

● 二重造影でも平滑な突出像として描出されるが（❷a），タイミングによっては内腔がしぼんでしまい，わずかな壁の変形としてしか描出できない場合もある（❷b）．

● 上部消化管内視鏡検査では食道壁のくぼみとして認められ，粘膜面に異常はみられない（❸，❹）．

● ❺は大きな横隔膜上憩室の上部消化管X線像で，憩室内に貯留したバリウムがニボーを形成しており（❺a），食物残渣も存在している（❺b）．

■ 確定診断へのプロセス

● 上部X線造影検査では食道壁の内腔平滑な嚢状の突出像として描出される．牽引性の場合は軽度変形を伴うこともある．

● 上部消化管内視鏡検査では，Zenker 憩室のように食道入口部に生じたものは挿入時に内視鏡が通過してしまっていて憩室の存在に気がつかない場合や憩室内に挿入してしまい無理に押し込んで穿孔する危険もあるので注意が必要である．

● 大きな憩室では残渣が詰まっていて内腔の観察が困難な場合もある．憩室内食道癌も，きわめてまれであるが存在するので，残渣などがあれば排除するなどして慎重に観察する．

■ 治療

● 無症状時は小さな憩室は治療の必要はないが，大きな憩室や憩室炎を起こし穿孔や出血のあるもの，嚥下困難などの愁訴が強い場合は外科的治療（憩室切除術）の適応となる．

（千葉隆士・加藤勝章）

文献

1）中村 努，井出博子．食道憩室．臨消内科 2000；15（7）：749-55.

2）小熊潤也，小澤壮治 北川雄光，ほか．咽頭食道憩室（Zenker 憩室）の手術症例における臨床的特徴ならびに治療法についての検討．日消外会誌 2004；37（5）：619-24.

3）小澤俊文．食道憩室．胃と腸 2012；47（5）：739.

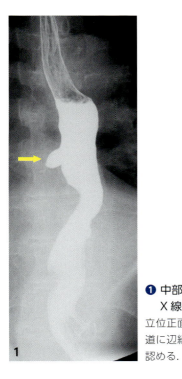

❶ 中部食道憩室の上部X線造影検査
立位正面充盈像で中部食道に辺縁平滑な突出像を認める．

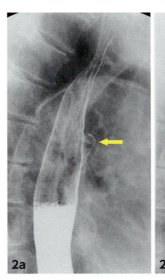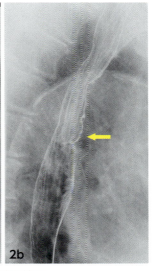

❷ 中部食道憩室の上部X線造影検査
a：第1斜位二重造影像．
b：同体位の時相のずれた写真．
aの二重造影像では憩室が表面平滑な突出像として描出されている（矢印）が，bでは軽度の壁変形としてしか描出されていない（矢印）．

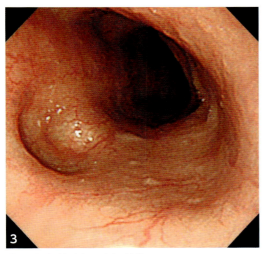

❸ 中部食道憩室の内視鏡像
健常粘膜に覆われた食道壁のくぼみがみられる．

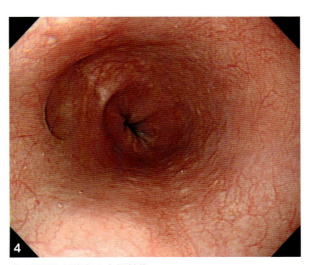

❹ 横隔膜上憩室の内視鏡像
食道胃接合部の口側の食道壁に大きな壁のくぼみがみられる．

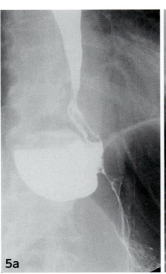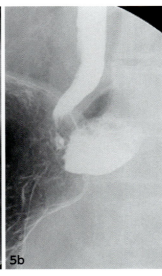

❺ 横隔膜上憩室のX線像
憩室内にバリウムが貯留している
a：立位第1斜位で憩室内に貯留したバリウムがニボーを形成している．
b：右側臥位で憩室内の残渣が不整形の透亮像となって描出されている．

食道憩室　11

食道壁内偽憩室症（EIPD）

■ 概要
- EIPD（esophageal intramural pseudodiverticulosis）は，1960年に初めてMendelらが報告し[1]，これまで約200例の報告がある．
- 食道粘液腺の分泌導管が囊状に病的に拡張することにより，食道壁内に多数の偽憩室が生じることが本態．食道固有筋層に変化を認めないため偽憩室とされている．
- 50歳以上の男性に多く，症状は嚥下困難が最多，無症状例も存在．
- 食道の慢性炎症に起因するとされているが，明確な原因はいまだに不明．糖尿病やアルコール多飲，逆流性食道炎などの基礎疾患のある症例に多く，食道カンジダ症の関与も報告されている（カンジダは50％以上に合併[2]）．
- 偽憩室周囲の炎症・線維化による狭窄が60％以上にみられる[3]．

■ 典型的な画像所見とその成り立ち
- 食道腺導管の拡張は慢性炎症を背景として，①炎症・線維化による腺開口部の狭窄，②剝離上皮や炎症物質による食道腺管内の閉塞，などが原因と考えられている．
- 内視鏡的には多発する憩室様の陥凹として認識（❶）．一部に感染・炎症などを反映して陥凹内に白色浸出物（膿汁様）の貯留を認める場合もある（❷a）．
- 食道造影では食道辺縁に管腔外に突出する多数のバリウム斑（フラスコ状突出像・毛羽立ち像）を認める（❷b）．

■ 確定診断へのプロセス
- 特徴的な内視鏡像と透視像で診断可能．
- CTでは食道壁の肥厚と壁内のgas collection（ガス貯留像）．
- EUSでは食道壁第2〜3層の肥厚．
- 生検では慢性炎症細胞浸潤と粘膜下層の線維化などの所見．カンジダの検出も診断の一助になる．

■ 治療
- 逆流性食道炎や食道カンジダ症の関与が指摘されており，PPIや抗真菌薬（アムホテリシンB，イトラコナゾールなど）の有効例の報告もある[4]（❷c）．
- 狭窄が強い場合は内視鏡的拡張術や手術を考慮する．

（荒　誠之・小池智幸）

文献
1) Mendel K, Tanner CH. Intramural diverticulosis of the esophagus and Rokitansky-Aschoff sinuses in the gallbladder. Br J Radiol 1960 ; 33 : 496-501.
2) Sabanathan S, Salama FD, Morgan WE. Oesophageal intramural pseudodiverticulosis. Thorax 1985 ; 40 : 849-57.
3) Herter B, Dittler HJ, Wuttge-Hannig A, et al. Intramural pseudodiverticulosis of the esophagus: a case series. Endoscopy 1997 ; 29 : 109-13.
4) Chiba T, Iijima K, Koike T, et al. A case of severe esophageal intramural pseudodiverticulosis whose symptoms were ameliorated by oral administration of anti-fungal medicine. Case Rep Gastroenterol 2012 ; 6 : 103-10.

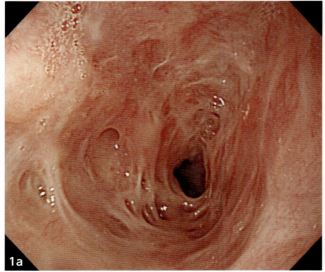 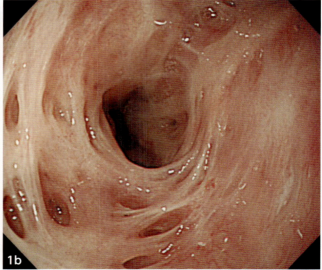

❶ 食道壁内偽憩室症の内視鏡所見（50歳代，男性）
切歯25〜30 cm付近の内視鏡所見．全体的に粘膜の血管透見は低下しており，無数の憩室様の陥凹と憩室周囲の瘢痕様の所見を認める．

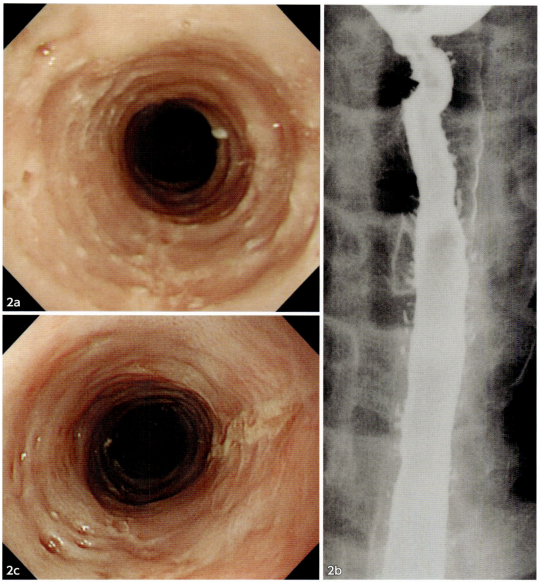

❷ 食道壁内偽憩室症の内視鏡・食道造影所見（40歳代，男性）
a：切歯30 cm付近の内視鏡所見．全体的に白苔様の付着物を認め，一部憩室様の小陥凹を確認できる．
b：食道透視では管腔外に突出する多数のバリウム斑を認めた．
c：抗真菌薬投与後．白苔様の付着は改善し，憩室様の陥凹がより明瞭となっている．抗真菌薬投与により嚥下困難感は改善した．

食道壁内偽憩室症（EIPD）

I 咽頭・食道・胃・十二指腸　2 食道　A 非腫瘍性疾患　(1) 先天異常・構造異常

グリコーゲンアカントーシス

■ 概要
- 食道のグリコーゲンアカントーシス（glycogenic acanthosis：GA）は，グリコーゲンを多量に含む扁平上皮有棘細胞の過形成であり，中・高年の男性に多く，加齢とともに増加・増大する傾向があるといわれている[1]．
- 典型的には中部食道に多発する類円形の乳白色扁平隆起であり，発生原因は不明であるが，Cowden病やセリアック病，また，胃食道逆流症との関連が報告されている[2-4]．
- GAは増生した有棘細胞内のグリコーゲンとヨードが反応するため，ヨード染色では境界明瞭な褐色調に濃染されるのが特徴である[1]．

■ 典型的な画像所見とその成り立ち
- 通常観察では色調は半透明で，乳白色調の類円形・扁平隆起として観察される（❶）．
- NBI拡大観察では，白色調の隆起表面に微細な白色顆粒が規則正しく配列してみられ，乳頭血管は透見不良もしくは観察されても疎で細く異型はなく，上皮のbrownish colorizationは認めない（❷）．
- 通常，大きさは数mm大で多発することが多いが，1cmを超える大きなものもある（❸）．
- ヨード染色すると境界明瞭な褐色調に濃染され，白色顆粒に一致してヨードに濃染した隆起表面に点状の不染が規則正しく配列してみられる（❹）．

■ 確定診断へのプロセス
- 通常観察で食道に多発する乳白色調扁平隆起を見つければ本病変を疑うが，角化傾向を伴う表在型扁平上皮癌やhyperkeratosisまたはhyperparakeratosisとの鑑別を要する場合がある．隆起周辺に発赤域や血管不透見像がみられないかをよく観察する．
- NBI観察でも隆起周辺部のIPCLやbrownish areaの有無に注意して観察する．
- ヨード染色は確定診断のために有用で，癌に伴う角化やhyperkeratosisなどと異なり，GAではヨードに濃染することが鑑別点となる．
- 生検組織検査で明るい細胞質を呈する有棘細胞が増生する像が認められる（❺）．

■ 治療
- 良性の過形成性変化であって腫瘍ではないので放置してよい．しかし，若年者で本病変が多発する場合は消化管に過誤腫性病変が多発するCowden病の合併の有無を考慮する必要がある[2]．

（千葉隆士・加藤勝章）

文献
1) 入口陽介, 小田丈二. glycogenic acanthosis. 胃と腸 2012；47 (5)：676.
2) 津久井雄也, 植竹智義, 佐藤 公. グリコーゲン・アカントーシス. 消内視鏡 2014；26 (10)：1540-1.
3) Suoglu OD, Emiroglu HH, Sokucu S, et al. Celiac disease and glycogenic acanthosis：A new association? Acta Paediatr 2004；93：568-70.
4) Ikeda M, Kojima Y, Nakamura T, et al. Glycogenic acanthosis of the esophagus：An analysis of clinically relevant factors（glycogenetic acanthosis of the esophagus）. Dig Endosc 1993；5：49-54.

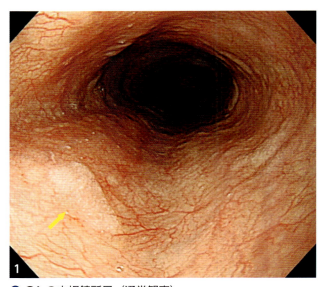

❶ GAの内視鏡所見（通常観察）
食道に小さな白色調の平板状隆起を認める（矢印）．

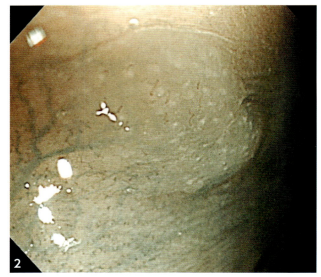

❷ GAのNBI拡大観察（弱拡大）
隆起表面に白色顆粒と疎な乳頭血管を認める．

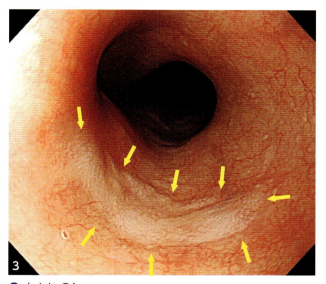

❸ 大きな GA
時に 1 cm を超えるような大きな病変もある（矢印）.

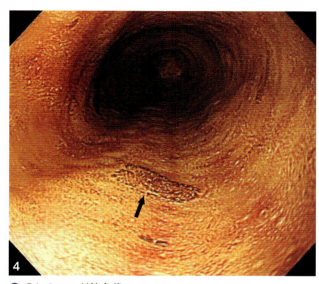

❹ GA のヨード染色像
GA はヨード染色で濃染するのが特徴である（矢印）.

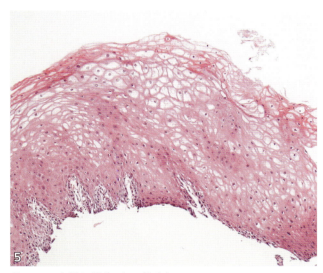

❺ GA の生検組織像（HE 染色）
明るい胞体を有する有棘細胞の増生がみられる.

I 咽頭・食道・胃・十二指腸　2 食道　A 非腫瘍性疾患　(1) 先天異常・構造異常

食道皮脂腺

■概要
- 異所性皮脂腺としては口腔，口唇に黄色調の顆粒として認められるいわゆるFordyce spot[1]の頻度が高いが，皮脂腺が外胚葉由来であることより，手掌・足底，外陰部，乳頭などにもみられる．
- 食道皮脂腺は，1978年Ramakrishnanらにより内視鏡での発見例が初めて報告された[2]．内胚葉由来である食道においてはまれとされていたが，近年内視鏡機器の発達も影響し，内視鏡報告例が増加している[3,4]．

■典型的な画像所見とその成り立ち
- 直径1〜5 mm程度の白色〜黄色調の顆粒状隆起で(❶，❷)，一見黄色腫様の外観を呈する．ヨード染色では淡染となる．

■確定診断へのプロセス
- 食道黄色腫との鑑別が必要となるが(❸)，隆起部に導管部分を示唆する白色斑ないし小突起が認められた場合，内視鏡所見のみでも十分鑑別が可能とされる[5]．

■治療
- 現在まで悪性化の報告はなく，治療は不要である．

（近藤　穣）

文献
1) Fordyce JA. A peculiar affection of the mucous membrane of the lips and oral cavity. J Cutan Dis 1896；14：413-9.
2) Ramakrishnan T, Brinker JE. Ectopic sebaceous glands in the esophagus. Gastrointest Endosc 1978；24：293-4.
3) 津久井充宏，山口　肇，白尾國昭，ほか．食道異所性皮脂腺10例の検討．消内視鏡の進歩 1995；46：65-8.
4) 佐野明江，伊藤康文，池田庸子．経過を観察した食道異所性皮脂腺の1例．Gastroenterol Endosc 2008；50（6）：1484-5.
5) 斉藤　誠，小笹　茂，水無瀬昂．注目の画像 食道異所性皮脂腺．Gastroenterol Endosc 2006；48（8）：1598-9.

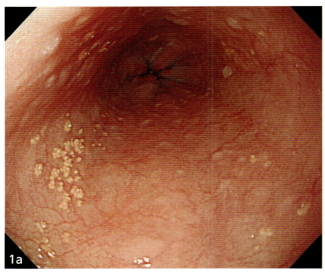
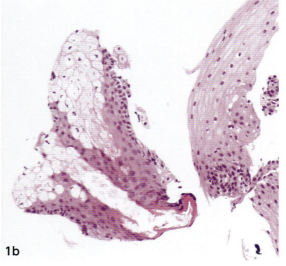

❶ 食道皮脂腺（70歳代，女性）
a：下部食道に，黄白色調の小顆粒状隆起が集簇している．顆粒の中心部には白色調の突起を認める．
b：生検組織像．小型の脂肪滴を有する淡明な大型細胞が集簇し，導管と考えられる顆粒層を伴う管構造を認める．

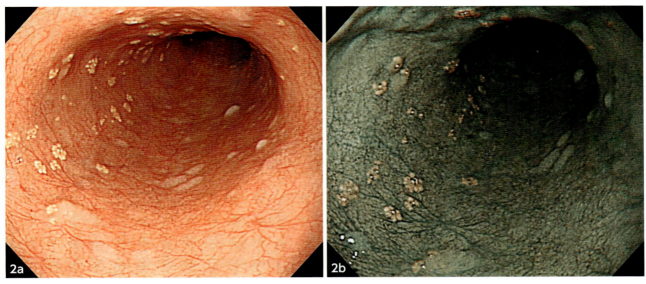

❷ 食道皮脂腺（60歳代，男性）
a：中下部食道に，散在する黄白色調の顆粒状隆起を認める．中心部には白色調の突起を認める．
b：NBI観察では中心の突起の構造がやや明瞭となる．

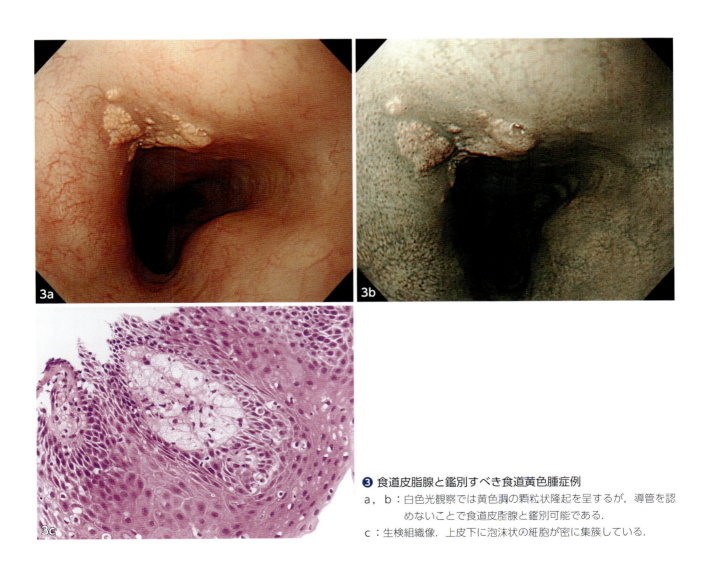

❸ 食道皮脂腺と鑑別すべき食道黄色腫症例
a, b：白色光観察では黄色調の顆粒状隆起を呈するが，導管を認めないことで食道皮脂腺と鑑別可能である．
c：生検組織像．上皮下に泡沫状の細胞が密に集簇している．

食道皮脂腺　17

I 咽頭・食道・胃・十二指腸　2 食道　A 非腫瘍性疾患　（1）先天異常・構造異常

食道メラノーシス

■ 概要
- 基底層のメラニン顆粒が著しく増加することにより，食道粘膜が黒色調を呈するものをメラノーシス（melanosis）という．
- 内視鏡検査による一般人における頻度は約0.1％程度とされている[1]．50～60歳代の男性に多く，発生部位は中部・下部食道に多い．
- メラニンの過剰発現はアルコール依存症男性では，高頻度（21％）であり，食道ヨード不染帯や食道・頭頸部癌との併存頻度が高く，癌の近傍にメラノーシスがあることが多い[2]．とくにALDH2ヘテロ欠損型の多量飲酒家に多く，アセトアルデヒドが誘発する変化と考えられている．喫煙と加齢によっても増える[3]．メラノーシスをみたらとくに注意深い観察が必要である．
- 悪性黒色腫症例では食道メラノーシスが29.9％にみられることから関連性が疑われているが，実際に食道メラノーシスの経過観察中に悪性化のみられた報告は，現在まで数例のみである[4]．
- 頭頸部癌などの多重癌の併存を考慮し，注意深い経過観察が必要である．

■ 典型的な画像所見とその成り立ち
- 食道粘膜に点状，帯状，不整な斑状などの形態を呈し，黒色～褐色調を示す平坦な粘膜面として観察される（❶a，b，❷a，b）．
- 特殊光観察，NBI観察では，無構造のbrownish areaとして観察されるが，通常の表在食道癌にみられるbrownish areaと異なり，IPCLに沿うように濃い色調の顆粒が集簇しており，IPCL自体の不整は乏しい（❶c）．
- 見慣れると通常観察のほうが認識しやすい．

■ 確定診断へのプロセス
- 最も鑑別を要するのは，やはり悪性黒色腫である．食道メラノーシスと初期の悪性黒色腫を内視鏡で鑑別するのは困難である．
- 確定診断には病理組織学的所見が不可欠である（❷c）．
- 食道メラノーシスの経過観察中に隆起などの形態変化を認めた際には，積極的に生検を行う必要がある．
- 食道悪性黒色腫に対する生検は播種の危険性を懸念する意見もあるが，山口の報告では予後に差はみられず[5]，これまで食道原発悪性黒色腫の内視鏡生検で播種をきたした症例の報告がないことから，生検を行うことが確実な診断に有用であると考えられる[4]．

■ 治療
- 悪性所見を否定できれば，食道癌・咽喉頭癌・口腔癌のハイリスク集団であり定期的な経過観察で対応可能である．

（野口哲也・宮崎武文・菊地亮介）

文献
1）幕内博康，三富利夫．食道メラノーシス．消化器科 1986；4：492-9.
2）Yokoyama A, Mizukami T, Omori T, et al. Melanosis and squamous cell neoplasma of the upper aerodigestive tract in Japanese alchoholic men. Cancer Sci 2006；97：905-11.
3）横山 顕，大森 泰．食道扁平上皮癌のハイリスクグループ．日消誌 2013；110（10）：1745-52.
4）大須賀崇裕，佐川 保，佐藤康裕，ほか．ESDにて切除した食道原発悪性黒色腫の1例．Gastroenterol Endosc 2014；56：2156-62.
5）山口智弘，塩飽保博，小出一真，ほか．食道原発悪性黒色腫の1例と本邦報告例（193例）の検討．日消誌 2004；101（1）：1087-94.

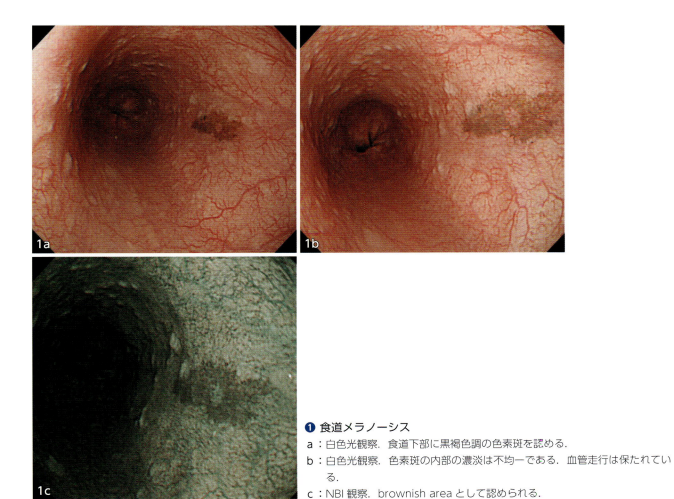

❶ 食道メラノーシス
a：白色光観察．食道下部に黒褐色調の色素斑を認める．
b：白色光観察．色素斑の内部の濃淡は不均一である．血管走行は保たれている．
c：NBI観察．brownish area として認められる．

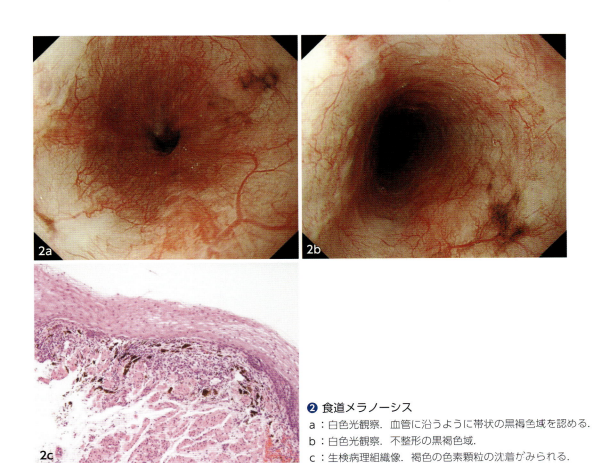

❷ 食道メラノーシス
a：白色光観察．血管に沿うように帯状の黒褐色域を認める．
b：白色光観察．不整形の黒褐色域．
c：生検病理組織像．褐色の色素顆粒の沈着がみられる．

食道メラノーシス 19

I 咽頭・食道・胃・十二指腸　2 食道　A 非腫瘍性疾患　(1) 先天異常・構造異常

食道異所性胃粘膜

■ 概要
- 胃粘膜の組織学的特徴が胃の境界の外側に異所性に認められるものを異所性胃粘膜とよぶ．胎生期に円柱上皮が扁平上皮に置換されず島状に取り残されたもので，食道入口部に好発する．

■ 典型的な画像所見とその成り立ち
- 食道入口部から頸部食道にかけて認められることが多く，白色光観察で橙赤色，NBI 観察や BLI 観察にてより明瞭に観察できる（❶）．ヨード染色では不染色帯を呈する．
- 胃粘膜の微細腺管模様を認める．
- 数 mm 大から，大きなものは全周性近くのものもあり（❷），単発例も多発例もある．

■ 確定診断へのプロセス
- 通常内視鏡検査で，扁平上皮の中の円柱上皮の所見として比較的容易に診断でき，生検は必須ではないが，食道入口部近くの病変は内視鏡抜去時に注意深く観察することが重要である．

■ 治療
- 一般に臨床的意義はなく，治療は基本的に必要ないが，まれに腫瘍性変化をきたした症例が報告されている．

（小池智幸）

参考文献
1) 岡本　真．異所性胃粘膜（食道）．渡辺　守（監），藤城光弘（編）．vol.1 上部消化管．これで納得！画像で見ぬく消化管疾患．医学出版；2013．p.25.
2) 國枝献治，小山恒男．異所性胃粘膜．八尾恒良（監）．胃と腸アトラス I 上部消化管．第 2 版．医学書院；2014．p.15.

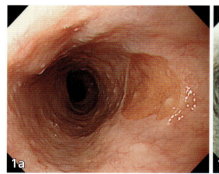
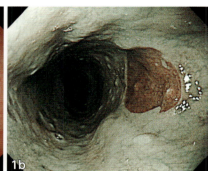

❶ 異所性胃粘膜の典型的内視鏡所見
a：頸部食道に橙色で類円形の境界明瞭な領域として観察される．
b：NBI 観察では明瞭な brownish area を呈する．

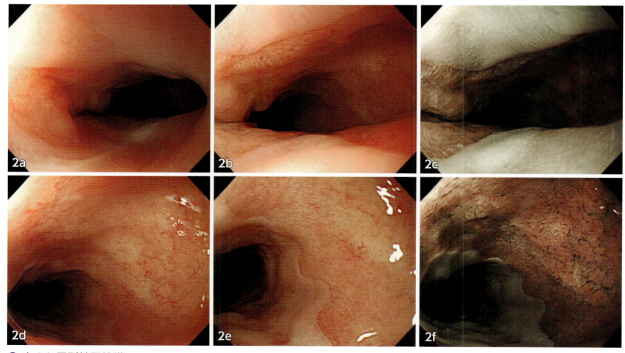

❷ 大きな異所性胃粘膜
食道入口部から頸部食道にかけてほぼ全周性の異所性胃粘膜を認める．
a，b，d，e：白色光観察．c，f：NBI 観察．

I 咽頭・食道・胃・十二指腸　2 食道　A 非腫瘍性疾患　(1) 先天異常・構造異常

Barrett 食道

■ 概要

- Barrett 食道は，食道下部の粘膜が胃から連続性に円柱上皮に化生した状態と定義され，その形成には，食道への胃酸や胆汁酸の逆流，逆流性食道炎に伴う粘膜傷害の存在などが関与しており，胃食道逆流症（GERD）の合併症と考えられている．

- Barrett 食道は，近年増加が報告されている Barrett 食道腺癌の発生母地であり，注目されている（「Barrett 食道腺癌」〈p.67〉を参照）．

■ 典型的な画像所見とその成り立ち

- 食道下部の粘膜が円柱上皮に化生した状態を内視鏡的に診断するためには，まず，食道胃接合部（EGJ）の同定を行う必要がある．

- 食道癌取扱い規約では，内視鏡による診断を優先するとされ，食道下部の柵状血管の下端，柵状血管が判定できない場合は，胃の縦走ひだの口側終末部が EGJ の定義として用いられている[1]（❶）．

- 米国では発癌のリスクに着目し，杯細胞を有する腸上皮化生（intestinal metaplasia：IM）をもつ特殊円柱上皮（specialized columnar epithelium：SCE）が証明される場合のみを Barrett 食道として定義しているが，本邦では，Barrett 粘膜は，胃から連続性に食道に伸びる円柱上皮で，IM の有無を問わないと定義され，Barrett 粘膜が存在する食道を Barrett 食道とよぶ[1]（❷）．

- そのうえで，全周性に 3cm 以上の Barrett 粘膜を認めるものを long segment Barrett esophagus（LSBE），それ以外の Barrett 粘膜を short segment Barrett esophagus（SSBE）と定義している[1]．

■ 確定診断へのプロセス

- 内視鏡検査で，柵状血管の下端を確認し，それより口側にある円柱上皮化生を Barrett 粘膜と診断する．

- 柵状血管を観察する際には，深吸気下で観察することが重要である．EGJ の伸展が少ないと柵状血管が不明瞭となることを認識しておく必要がある[2]（❸）．

- 一方，欧米では主に「胃の縦走ひだの口側終末部」が EGJ の定義として用いられている．しかし，「胃の縦走ひだの口側終末部」を EGJ の定義とすると，送気

量が多いとひだの口側終末部が認識できなくなってしまうことや送気の程度によりひだの口側終末部の位置が一定しないという問題点がある[2]．

- Barrett 粘膜は EGJ の定義の違いはあるものの，欧米で columnar-lined esophagus（CLE）もしくは GERD の世界的な定義であるモントリオール定義で endoscopically suspected esophageal metaplasia（ESEM）と定義されているもの[3]とほぼ同義語と考えてよい[2]（❶）．

- 欧米を中心に，Barrett 食道の分類法として，プラハ分類（C & M 分類）が提唱されている[4]（❹）．この分類法では，EGJ を胃の縦走ひだの口側終末部としてまず決定し，Barrett 食道の全周性の長さ（C：circumferential extent）と舌状の最大長（M：maximum）を測定（cm）し，たとえば C2M5 といった表記をする．

■ 治療

- Barrett 食道に対する治療として，欧米を中心にラジオ波焼灼術（radiofrequency ablation：RFA）の有用性が報告されている[5]が，本邦においては Barrett 食道そのものに対する治療は，Barrett 食道からの発癌が欧米に比較してきわめて少ないことなどから積極的に行われていないのが現状である．

（小池智幸）

文献

1）日本食道学会（編）．臨床・病理　食道癌取扱い規約．第11版補訂版．金原出版：2015．

2）小池智幸，中川健一郎，齊藤真弘，ほか．Barrett 食道と Barrett 食道癌—欧米との見解の相違．臨消内科　2014；29：643-50．

3）Vakil N, van Zanten SV Kahrilas P, et al. The Montreal definition and classification of gastroesophageal reflux disease: a global evidence-based consensus. Am J Gastroenterol 2006；101：1900-20.

4）Sharma P, Dent J, Armstrong D, et al. The development and validaion of an endoscopic grading system for Barrett's esophagus: The Prague C & M Criteria. Gastroenterology 2006；131：1392-9.

5）Berenson MM, Johnson TD, Markowitz NR, et al. Restoration of squamous mucosa after ablation of Barrett's esophageal epithelium. Gastroenterology 1993；104：1686-91.

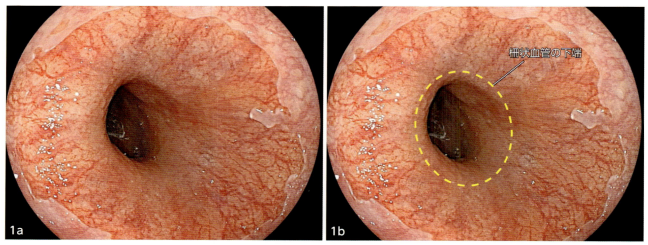

❶ 食道胃接合部（EGJ）の同定

食道胃接合部（esophagogastric junction：EGJ）は，以下の基準にもとづき総合的に判断する．基準項目の中では，内視鏡による診断を優先する．

＜内視鏡＞
- 食道下部の柵状血管の下端（a，b）
- 柵状血管が判定できない場合は，胃の縦走ひだの口側終末部

＜X線（上部消化管造影）＞
- 食道下端の内腔が最も狭小化している部位
- 滑脱型食道裂孔ヘルニアを有する症例では胃の縦走ひだの口側終末部
- バレット食道を合併する症例では胃の縦走ひだの口側終末部

＜病理＞
- 肉眼的判定（手術標本）：肉眼的観察において，管状の食道から嚢状の胃に移行する周径が変わる部位で判定．
- 病理学的判定：
  1）非バレット食道：squamocolumnar junction を食道胃接合部とする．
  2）バレット食道：固有食道腺とその導管，粘膜筋板二重構造，柵状血管などの組織所見を指標に判定する．

(日本食道学会（編）．臨床・病理 食道癌取扱い規約．第11版補訂版．金原出版；2015[1] より抜粋)

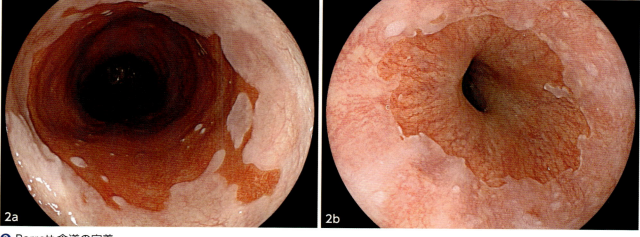

❷ Barrett 食道の定義

バレット粘膜：胃から連続性に食道に伸びる円柱上皮で，腸上皮化生の有無を問わない．
バレット粘膜が存在する食道をバレット食道と呼ぶ．
- 全周性に 3 cm 以上のもの：long segment Barrett esophagus（LSBE）（a）
- バレット粘膜の一部が 3 cm 未満であるか，または非全周性のもの：short segment Barrett esophagus（SSBE）（b）

(日本食道学会（編）．臨床・病理 食道癌取扱い規約．第11版補訂版．金原出版；2015[1] より抜粋)

バレット粘膜 ≒ columnar-lined esophagus（CLE）（米国）
　　　　　　 ≒ endoscopically suspected esophageal metaplasia（ESEM）（モントリオール定義）

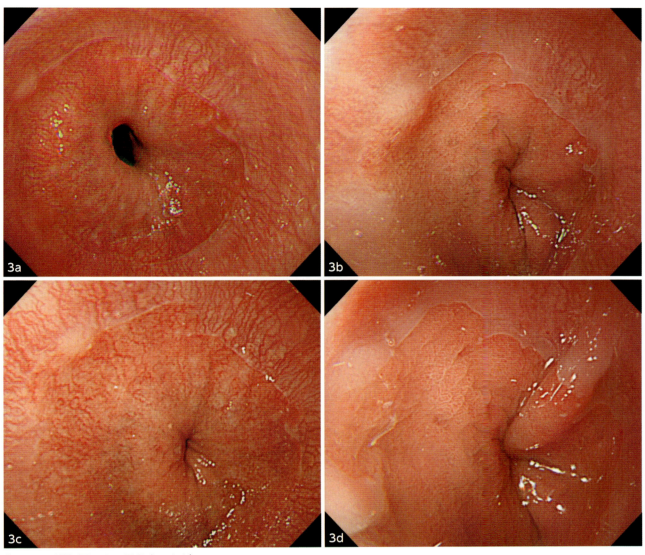

❸ EGJの送気量による見え方のちがい
送気量により柵状血管下端および胃粘膜ひだの口側終末部の見え方が変化する．

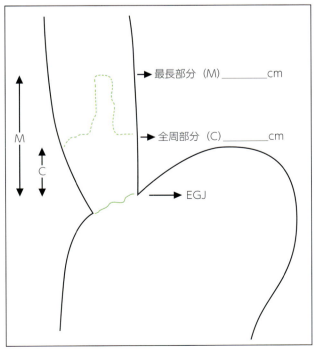

❹ プラハ分類（C & M 分類）
EGJを胃粘膜ひだの上縁としてまず決定し，Barrett食道の全周性の長さ（C：circumferential extent）と舌状の最大長（M：maximum）を測定（cm）し，たとえばC2M5といった評価をする．
(Sharma P, et al. Gastroenterology 2006[4] より改変)

Ⅰ 咽頭・食道・胃・十二指腸　2 食道　A 非腫瘍性疾患　(1) 先天異常・構造異常

食道裂孔ヘルニア

■概要
- 食道裂孔の開大に伴い，横隔食道靱帯が弛緩することにより横隔膜がヘルニア囊を形成する．
- 原因としては，加齢に伴う横隔膜靱帯の弛緩や，肥満，妊娠による過度の腹腔内圧の上昇など後天的な要因が多くを占める．症状は，滑脱型では胃食道逆流に伴う胸やけが中心で，傍食道型では，嚥下困難などの通過障害が出現することがある．

■典型的な画像所見とその成り立ち
- 食道胃接合部および胃の一部が胸腔内に脱出する滑脱型，食道胃接合部は横隔膜下にとどまるが胃穹窿部や胃体部が脱出する傍食道型，両者の混合型の3タイプがある（❶）．

■確定診断へのプロセス
- 内視鏡検査（❷）および胃X線検査（❸）で食道胃接合部と横隔膜裂孔のずれにより診断する．食道胃接合部は食道括約筋の存在によるくびれ，食道柵状血管の下端，胃粘膜ひだの口側端を指標にする．
- Barrett食道と混同しないように注意する（「Barrett食道」〈p.21〉を参照）．

■治療
- 食道裂孔ヘルニアが臨床的に問題となるのは逆流性食道炎などの胃食道逆流症の合併がある場合であり，通常プロトンポンプ阻害薬（PPI）での治療が行われる．
- Nissen法，Toupe法など外科的手術が腹腔鏡下に行われる（❹）．
- 近年，一部の施設で，ARMS（anti-reflux mucosectomy）[1] や ESD-G（ESD for GERD）[2] という内視鏡的粘膜切除術の手技を応用した治療も行われている．

（小池智幸）

文献
1) Inoue H, Ito H, Ikeda H, et al. Anti-reflux mucosectomy for gastroesophageal reflux disease in the absence of hiatus hernia：A pilot study. Ann Gastroenterol 2014；27（4）：346-51.
2) Ota K, Takeuchi T, Harada S, et al. A novel endoscopic submucosal dissection technique for proton pump inhibitor-refractory gastroesophageal reflux disease. Scand J Gastroenterol 2014；49（12）：1409-13.

参考文献
1) 天野祐二．食道裂孔ヘルニア．渡辺　守（監），藤城光弘（編）．vol.1 上部消化管．これで納得！画像で見ぬく消化管疾患．医学出版；2013．p.40．
2) 佐藤　俊，長南明道．食道裂孔ヘルニア．八尾恒良（監）．胃と腸アトラスⅠ上部消化管．第2版．医学書院；2014．p.22-3．

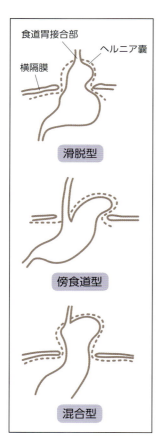

❶ 食道裂孔ヘルニアの分類

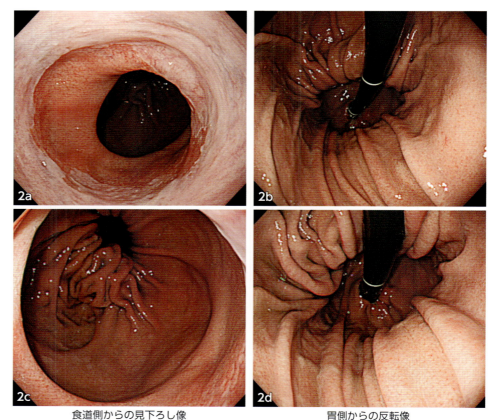

食道側からの見下ろし像　　胃側からの反転像

❷ 内視鏡所見

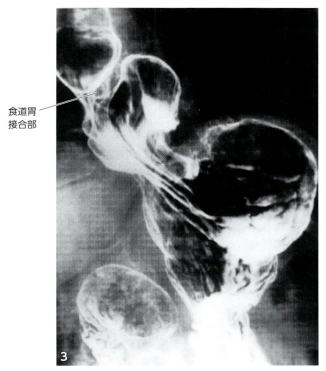

食道胃接合部

❸ 胃X線所見

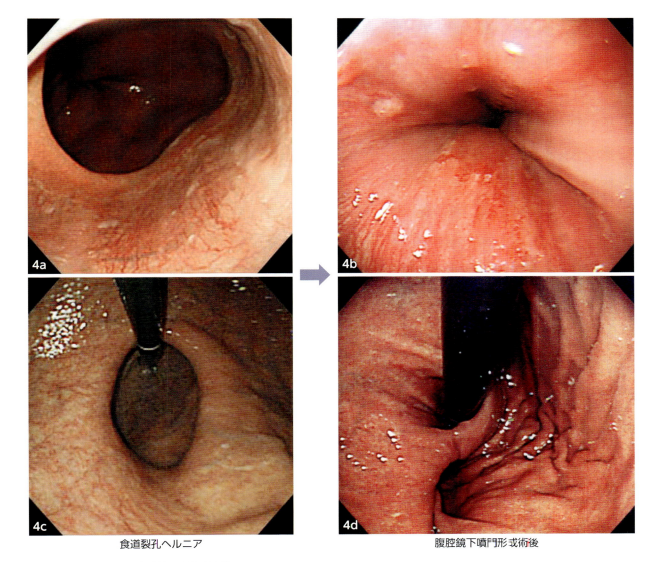

食道裂孔ヘルニア　　　　　　　　腹腔鏡下噴門形成術後

❹ 腹腔鏡下噴門形成術前後の内視鏡所見
　a，b：食道側からの見下ろし像，c，d：胃側からの反転像．

I 咽頭・食道・胃・十二指腸　**2 食道**　A 非腫瘍性疾患　(2) 脈管性疾患

食道静脈瘤

■ 概要

● 食道静脈瘤とは，食道粘膜下層の静脈の拡張・蛇行により，粘膜が瘤状に隆起した連続血管走行として肉眼的に認められるものをいう[1, 2]．食道静脈瘤自体による自覚症状はないが，時に静脈瘤破裂による吐血やタール便が認められる．

● 肝硬変などによる門脈圧亢進症が食道静脈瘤の原因となる．通常は腸管からの豊富な血流が門脈を介して肝内に流入するが，なんらかの原因で門脈血行障害が生じて肝内へ流入できなくなると門脈圧亢進状態となり，門脈血の減圧血行路として既存の静脈が側副血行路（減圧シャント）として発達し，その一部が食道内に流入し食道静脈瘤を形成する．

● 静脈瘤は，食道胃接合部のすだれ様血管（柵状血管）を介して食道に流入し，食道壁内外を通じ，胸部上中部食道付近で奇静脈に流入する．時に複雑な血行動態を示す場合もあり治療法の選択に影響し，造影CTやEUSでの精査を要する．

● 肝硬変患者の半数が初回診断時にすでに食道静脈瘤を有しており，疾病の経過中に肝硬変患者の90％が食道静脈瘤を発症するといわれている．そして静脈瘤出血を生じると7〜15％とかなりの死亡率を呈する[3]．したがって出血リスクのある患者（❶）の予防的治療は必須である．

● 以前は食道静脈瘤破裂に伴う消化管出血は致死的であり，上部消化管出血は肝硬変患者の重要な死亡原因の一つとされていたが[4]，1980年代に高瀬らにより内視鏡的硬化療法（EIS）が導入され，さらに予防的内視鏡治療も広まり，出血死症例は著しく減少している[2]．

■ 典型的な画像所見とその成り立ち

● 主に上部消化管内視鏡検査にて診断され，縦走するいわゆる数珠状の血管拡張像としてとらえられる．内視鏡診断上，食道静脈瘤と定義されているものは，送気により食道が十分に拡張した後も食道内腔に突出したまま残存する静脈瘤とされている．したがって少量の送気で平坦化・消失する静脈拡張・静脈怒張は静脈瘤には含めない[5]．

● 徐々に血管径は拡張し，表面の色調は周囲と同様からやや青色調（❷）だが，血管壁が菲薄化した部分が発赤調となってRCサイン（❶）としてとらえられるようになると，破裂出血の高リスクとされる．

■ 確定診断へのアプローチ

● 肝疾患を背景とした患者の上部消化管内視鏡検査で，食道内に縦走する数珠状隆起があれば診断は容易である．胸部腹部の造影CTを早期相，門脈相，平衡相で行うと食道静脈瘤の描出と供血路の同定も可能で治療方針の選択に有用である．

● 食道静脈瘤診断のうえで重要なのは，出血リスクの高い静脈瘤を鑑別することと，消化管出血として来院した際の出血部位の同定である．

● 出血リスクに関しては発赤所見（RCサイン）の有無が重要で，cherry red spot（CRS），hematocystic spot（HCS），red wale marking（RWM）がある[6]（❶）．出現の程度も3段階で評価され（RC 1〜3），なかでもHCS，RC 2，3は出血リスクが高いとされている．

● 出血例に関しては噴出性出血をきたした症例の診断は容易であるが，一時的に自然止血した場合は出血点が不明瞭となることが多く，食道胃接合部を中心に丹念に出血点を検索することと，出血点が同定できた際は切歯列からの距離と周在性を確認することが治療の際に重要である．

■ 治療

● 治療方針は予防的治療か緊急治療か，肝予備能と血行動態，さらに当該施設で可能な手技によって選択肢が生じるが，主に内視鏡的治療（EIS，EISL〈内視鏡的硬化療法・結紮療法同時併用術〉，EVL〈内視鏡的静脈瘤結紮術〉）が中心となる（❸，❹）．

● 肝予備能がChild-Pugh A，Bで総ビリルビン値が3 mg/dL以下であれば，供血路までの根治的治療を目指したEISを行う．

● 肝予備能不良例や食道壁外側副血行路の発達があればEVLが選択肢となる．

● 緊急時はEVLが簡便で有用である．

（野口謙治）

文献

1）藤谷幹浩，阿部真実，大竹孝明，ほか．消化管疾患の病態と診断・治療（I）食道静脈瘤．医学と薬学 2012；68（4）：591-7.

2）杉本恒明（編）．内科学．第9版．朝倉書店；2007. p.813-8.

3）Biecker E. Portal hypertension and gastrointestinal bleeding: Diagnosis, prevention and management. World J Gastroenterol 2013；19（31）：5035-50.

4）福井　実，杉村　巌，成沢恒男．旭川厚生病院における肝硬変症の成因別実態．農村の健福祉 1985；44：5-15.

5）日本門脈圧亢進症学会（編）．門脈圧亢進症診療マニュアル 食道・胃静脈瘤の診かたと治療．南江堂；2015. p.8.

6）日本門脈圧亢進症学会（編）．門脈圧亢進症取扱い規約．第3版．金原出版；2013.

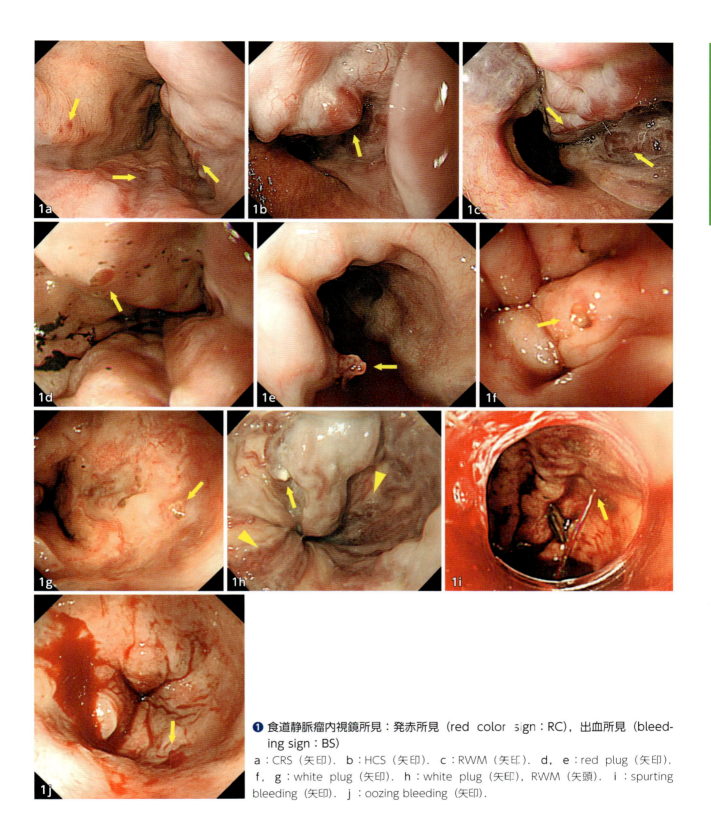

❶ 食道静脈瘤内視鏡所見：発赤所見（red color sign：RC），出血所見（bleeding sign：BS）
a：CRS（矢印）．b：HCS（矢印）．c：RWM（矢印）．d，e：red plug（矢印）．f，g：white plug（矢印）．h：white plug（矢印），RWM（矢頭）．i：spurting bleeding（矢印）．j：oozing bleeding（矢印）．

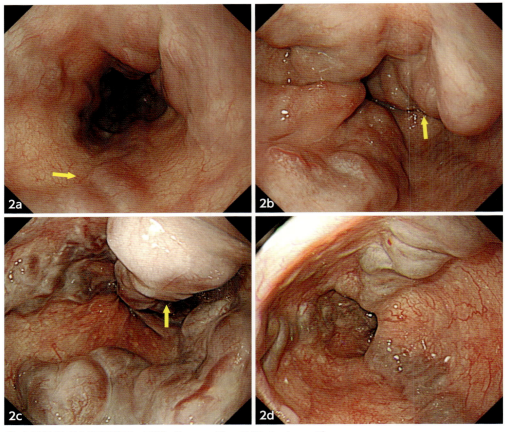

❷ 食道静脈瘤内視鏡所見：形態（form：F），色調（color：C）
a：F1（矢印）．b：F2（矢印）．c：F3（矢印）．d：Cb．

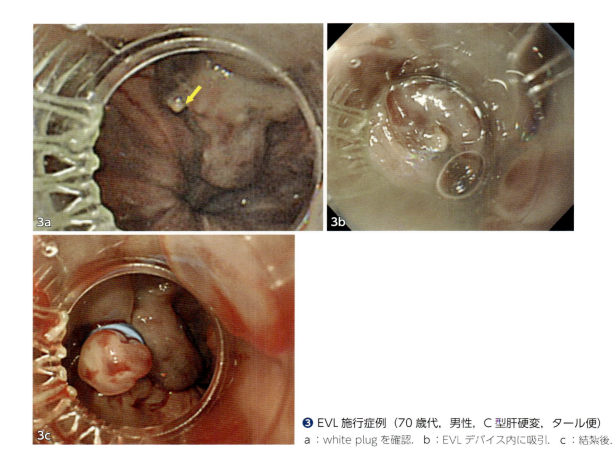

❸ EVL施行症例（70歳代，男性，C型肝硬変，タール便）
a：white plugを確認．b：EVLデバイス内に吸引．c：結紮後．

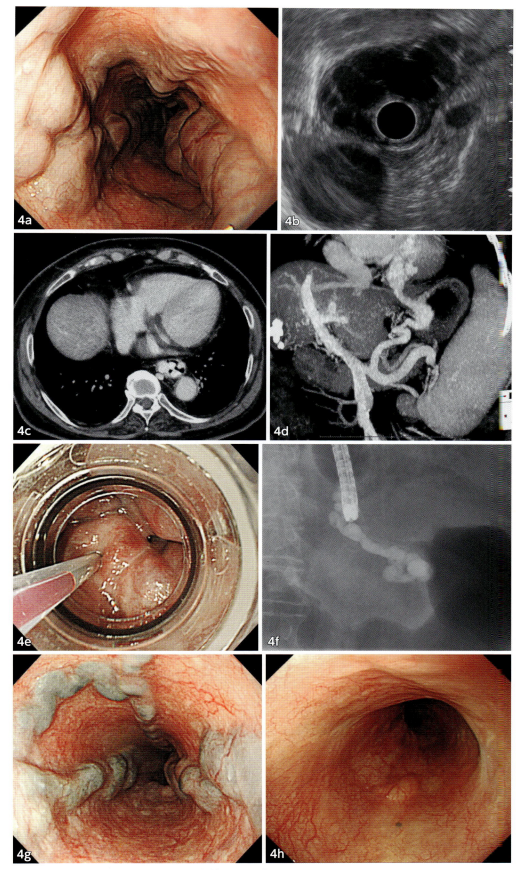

❹ EIS（EISL）施行症例（60歳代，女性，NASH）
胆石症の術前スクリーニングで指摘．
a：内視鏡所見．LsF3CbRC2．b：EUS．食道壁内の静脈瘤．c，d：造影CT．食道壁内の静脈瘤（⇒），矢状断で供血路としての左胃静脈の発達．e：静脈瘤への穿刺．f：静脈瘤造影像．g：EIS 2週後の内視鏡所見．血栓化された静脈瘤（Cb-th；bronze varices）．h：EIS 6か月後の内視鏡所見（F0RC）．

Ⅰ 咽頭・食道・胃・十二指腸　2 食道　A 非腫瘍性疾患　(2) 脈管性疾患

孤立性食道静脈瘤，静脈拡張

■概要
- 内視鏡観察時に胸部上部食道の気管分岐部付近に生じた，噴門までは連続しない静脈拡張ないし青色調の小隆起[1]を，いわゆる孤立性食道静脈瘤ないし静脈拡張と称する．
- 門脈圧亢進に伴い下部食道に発生する食道静脈瘤や，上大静脈圧の上昇を起因として主に上部食道に発生する，いわゆる"downhill varices"とは異なった疾患と考えられている[2]．
- その頻度は通常観察のうち約0.4～1.2％とされ，主に切歯列から25～34 cm，後壁に多いとする報告もあるが一定していない[3]．
- その成因は確定していないが，解剖学上では主に上中部食道にある上皮下や粘膜下の食道固有静脈叢の一部分が先天性や後天性の閉塞，狭窄などにより拡張したという考えや[4]，内視鏡観察時に食道第一狭窄部が内視鏡で圧排され，局所の血流うっ滞により静脈が拡張した可能性，または，ドーム型は高齢者に多いことから，加齢による粘膜下静脈の局所的な脆弱性変化などが原因と考えられている[3]．

■典型的な画像所見とその成り立ち
- 内視鏡挿入時に，主に類円形の青色調病変として認識され，隆起の高さはほぼ平坦なものから明らかな隆起を伴うものまでさまざまである（❶）．
- 形態的にはドーム型ないし半球状が62～78％と多く，ほかにカマボコ型ないし芋虫状の食道長軸方向に走行するものが16～38％とされている[4]．
- 多くは単発だが，複数認める症例も27～33％と報告されている．

■確定診断へのアプローチ
- ドーム型のなかには，食道腺の導管部分に粘液が貯留してできた，いわゆる食道粘液腺貯留嚢胞や粘膜下腫瘍が混在している可能性はあるが，鑑別は困難である．

■治療
- 出血のリスクは少なく未治療で経過観察することが多い．

（野口謙治）

文献
1) 土谷春仁，三室　淳，桜井幸弘，ほか．主として中部食道に認められる孤在性静脈拡張およびこれに類似する小隆起病変について．Gastroenterol Endosc 1981；23：1736-45．
2) 辻上幸司，岡村誠介，市川壮一，ほか．内視鏡治療を施行した孤立性食道静脈瘤の2例．日門脈圧亢進症学会誌　2000；6：166-9．
3) 福田　保，岡村誠介，岡久稔也，ほか．孤立性静脈瘤と散在性静脈瘤の内視鏡的および臨床的検討．日門脈圧亢進症食道静脈会誌 1997；3：251-6．
4) 安部　孝，桜井幸弘．食道孤在性静脈拡張（食道孤立性静脈瘤）．臨消内科 1998；13：499-504．

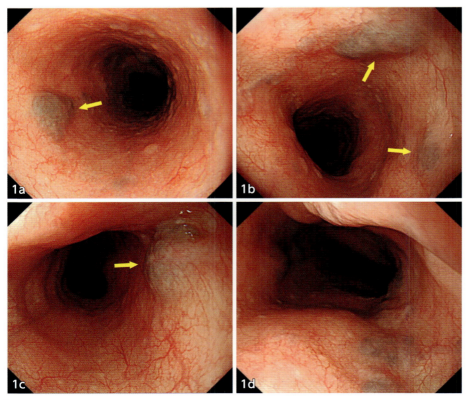

❶ 孤立性食道静脈瘤，静脈拡張
a：ドーム型（矢印）．
b：カマボコ型（矢印）．
c：ドーム型（矢印）．
d：複数の平坦型．

I 咽頭・食道・胃・十二指腸　2 食道　A 非腫瘍性疾患　(3) 炎症・感染性疾患

胃食道逆流症（GERD）/ 逆流性食道炎

■ 概要
- 胃食道逆流症（gastroesophageal reflux disease：GERD）は，胃酸を主とした胃内容物が食道に逆流することにより発症する疾患．
- 胸やけと呑酸（逆流感）が定型症状．
- 食道にびらん（粘膜傷害）を認めればびらん性GERD（一般にこれを逆流性食道炎という），びらんを認めなければ非びらん性GERD（non-erosive reflux disease：NERD）と定義される．

■ 典型的な画像所見とその成り立ち
- GERDの内視鏡診断には，主にmucosal break（粘膜傷害）の概念が導入されたロサンゼルス分類が用いられる．
- mucosal breakとは「より正常に見える周囲粘膜と明確に区分される白苔ないし発赤を有する領域」と定義されている．
- ロサンゼルス分類では，mucosal breakの拡がりの程度により，Grade A～Dの4段階に重症度を分類している（❸～❻）．
- ロサンゼルス分類に内視鏡的に変化を認めないGrade N（❶），色調変化型（minimal change：境界不明瞭な発赤や血管透見が不良で白色混濁を示すもの）のGrade M（❷）を加えた分類が本邦では広く普及している．

■ 確定診断へのプロセス
- 最初に，医療面接（問診）にて，胸やけ，呑酸などの定型症状を確認する．
- Fスケール，GERD-Qなどの自己記入式アンケート（問診票）も診断に有用である．
- mucosal breakの有無により，びらん性GERD（逆流性食道炎）かNERDか診断し，mucosal breakの拡がりの程度により重症度を判定する．

■ 治療
- 酸分泌抑制薬であるプロトンポンプ阻害薬（PPI）は，GERDの初期治療において，他剤と比較して優れた症状改善ならびに食道炎治癒をもたらし，費用対効果にも優れており，GERDの第一選択薬とされている．
- さらに，本邦で開発されたより強力な酸分泌抑制力をもつ薬剤であるカリウムイオン競合型アシッドブロッカー（potassium-competitive acid blocker：P-CAB）であるボノプラザンフマル酸塩が2015年2月より保険診療のもと臨床で使用可能となり，とくに難治例への治療効果の高さが報告されている．
- 維持療法にもPPIを用いるのが最も効果が高く，費用対効果に優れ，安全性も高い．
- 難治性GERD，長期的なPPIの継続投与を要するGERD患者は，腹腔鏡下噴門形成術などの外科的治療も検討する（「食道裂孔ヘルニア」〈p.24〉を参照）．

（小池智幸）

参考文献
1) 日本消化器病学会（編）．胃食道逆流症（GERD）診療ガイドライン2015．改訂第2版．南江堂；2015．
2) 小池智幸．逆流性食道炎．渡辺 守（監），藤城光弘（編）．vol.1 上部消化管．これで納得！画像で見ぬく消化管疾患．医学出版；2013．p.42-7．
3) 小池智幸，中川健一郎，菅野 武，ほか．酸関連疾患治療薬の有用性 酸関連疾患治療の最新動向．日本臨牀 2015；73：1136-46．

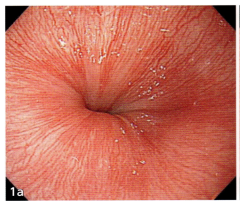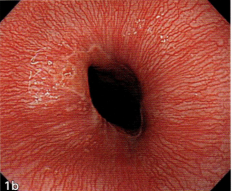

❶ 改訂ロサンゼルス分類　Grade N
内視鏡的に変化を認めないもの．

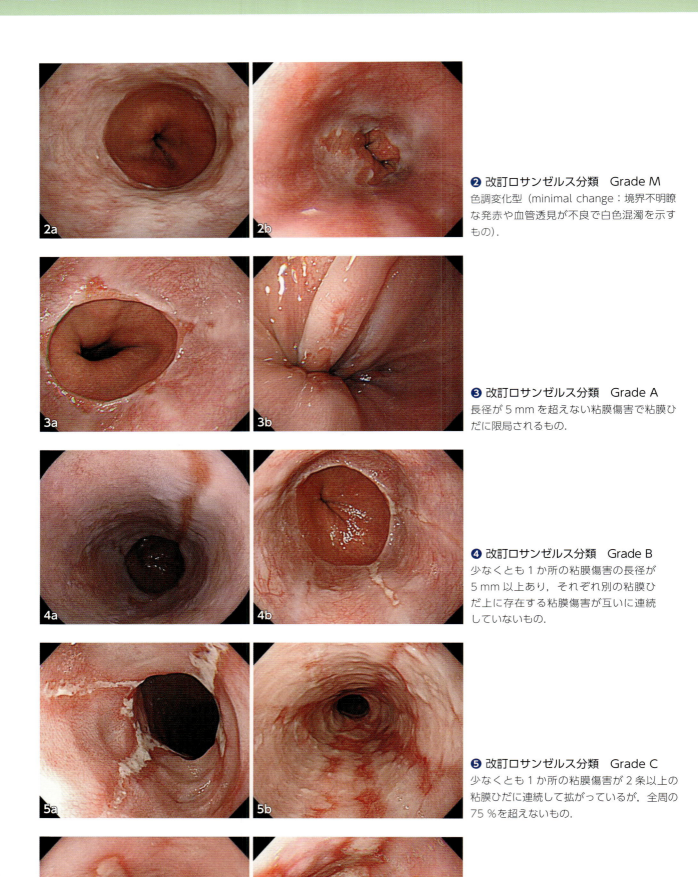

❷ 改訂ロサンゼルス分類　Grade M
色調変化型（minimal change：境界不明瞭な発赤や血管透見が不良で白色混濁を示すもの）．

❸ 改訂ロサンゼルス分類　Grade A
長径が 5 mm を超えない粘膜傷害で粘膜ひだに限局されるもの．

❹ 改訂ロサンゼルス分類　Grade B
少なくとも 1 か所の粘膜傷害の長径が 5 mm 以上あり，それぞれ別の粘膜ひだ上に存在する粘膜傷害が互いに連続していないもの．

❺ 改訂ロサンゼルス分類　Grade C
少なくとも 1 か所の粘膜傷害が 2 条以上の粘膜ひだに連続して拡がっているが，全周の 75 % を超えないもの．

❻ 改訂ロサンゼルス分類　Grade D
全周の 75 % 以上の粘膜傷害を認めるもの．

I 咽頭・食道・胃・十二指腸　2 食道　A 非腫瘍性疾患　(3) 炎症・感染性疾患

感染性食道炎

■ 概要

- 感染性食道炎の原因としては真菌（カンジダ）が最多であり，単純ヘルペスウイルス（HSV）・サイトメガロウイルス（CMV）等のウイルス性食道炎がこれに続くが，頻度は少ない．また，細菌性食道炎として食道結核・食道放線菌症の報告が散見されるが，まれである．本項ではウイルス性食道炎について述べる．
- 通常，ウイルス性食道炎は悪性腫瘍，免疫抑制（ステロイド使用，AIDS等），糖尿病等の基礎疾患のある患者にみられることが多い[1]が，基礎疾患のない健常人での報告も散見される[2]．
- HSVは通常扁平上皮のみに感染するため，胃・腸管への感染は基本的にみられない．潰瘍辺縁からの生検が有用である．一方，CMVは食道・胃・腸管いずれにも感染しうることに加え，多臓器にまたがって感染することも多く，併存病変に注意が必要である．CMVの感染巣はびらん・潰瘍底部の間葉系細胞（線維芽細胞，血管内皮細胞）であり，潰瘍底部からの生検が望ましい[1]．

■ 典型的な画像所見とその成り立ち

- HSV感染による食道病変は，感染の主座が扁平上皮であることを反映し，多発する境界明瞭な比較的小さく浅いびらんが典型的であるが，融合し広いびらん・潰瘍を形成することもある（❶）．
- CMVは血管内皮細胞への親和性が高いことから，虚血により比較的広く深い潰瘍を呈すると考えられており，いわゆる打ち抜き潰瘍が典型的とされるが（❷），その頻度は20～32%と報告されており，非特異的なびらん・潰瘍として認められるものも多い[3,4]．一般に白苔付着が乏しい．
- HSV・CMV・カンジダはそれぞれ混合感染を起こしうる（❸，❹）．その場合，非典型的な画像所見を呈し，鑑別困難となる[3]．

■ 確定診断へのプロセス

- 適切な部位からの生検により，核内封入体を有する細胞を証明し，免疫染色で確定診断する．PCR法の有用性も報告されているが，保険適応はない．生検による証明が困難な場合もあり，HSV・CMV抗体価，CMVアンチゲネミア等から総合的な診断が必要になる．

■ 治療

- 抗ウイルス薬の投与（アシクロビル，ガンシクロビル，ホスカルネット等）．AIDS等に関しては原疾患に対する治療が必要である．健常人のウイルス性食道炎は必ずしも抗ウイルス薬は必要でなく，PPIのみの投与で軽快するとの報告も多い[2]．

（近藤　穣）

文献
1) 二村　聡，山田　梢，中村守二．感染性食道炎の病理形態学的特徴　127例の病理学的検討結果から．胃と腸　2011；46(8)：1167-77．
2) 卜部祥明，上村雅之，谷口英明，ほか．健常成人に発症したサイトメガロウイルスによる肝炎合併上部消化管潰瘍の2例．日消誌　2003；100：987-91．
3) 藤原　崇，門馬久美子，堀口慎一郎，ほか．感染性食道炎　ヘルペス食道炎，サイトメガロウイルス食道病変，食道カンジダ症．胃と腸　2011；46(8)：1213-24．
4) 藤原　崇，門馬久美子，堀口慎一郎，ほか．感染性食道炎の内視鏡診断　ウイルス感染症．胃と腸　2015；50(2)：175-87．

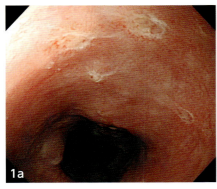
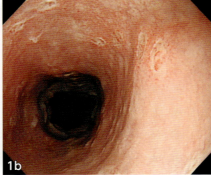
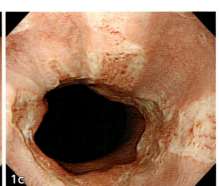

❶ HSV食道炎例（50歳代，女性）
発熱・心窩部痛で受診した．
a，b：中下部食道に類円形の比較的浅い小びらんを多数認める．
c：SC junction付近の扁平上皮部では癒合し，広いびらん面となっている．
本症例は生検では確定診断に至らなかったが，血清HSV-IgM陽性であったことから，HSV食道炎と診断した．PPI投与のみで治癒した．

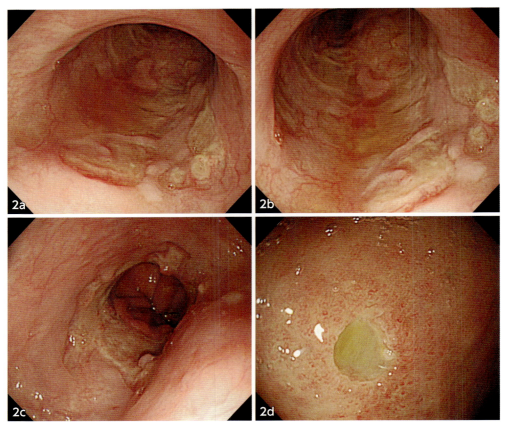

❷ CMV 食道炎例（70 歳代，女性）
a～c：中下部食道に，多発する打ち抜き潰瘍を認める．潰瘍は比較的深く，白苔の付着は乏しい．生検にて CMV 感染が証明された．
d：十二指腸球部前壁にも小さな打ち抜き潰瘍が認められた．

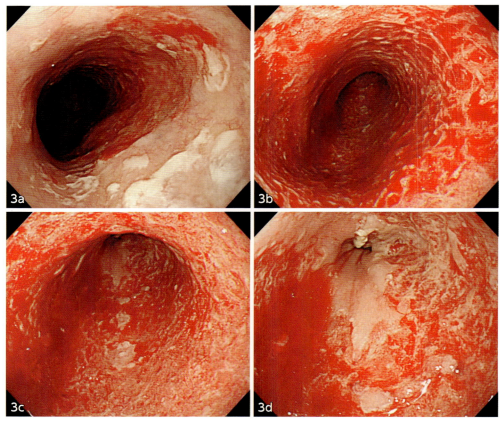

❸ CMV・HSV 混合感染例（70 歳代，女性）
SLE でステロイドおよびタクロリムス使用中であった．
a～d：上部食道から下部食道まで，易出血性でやや凹凸のある全周性のびらん面を認める．口側，肛門側の境界は比較的明瞭である．

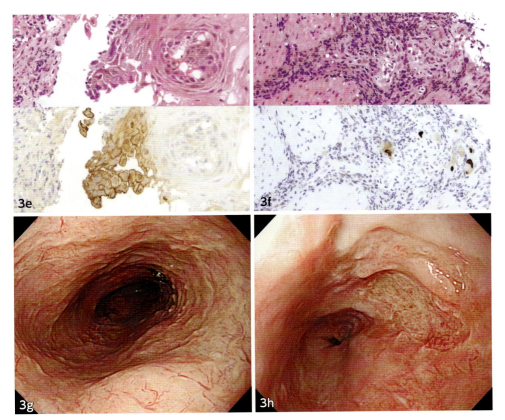

❸ つづき
e：HE 染色および HSV-1 免疫染色像．扁平上皮部からの生検で HSV-1 陽性細胞が認められた．
f：HE 染色および CMV 免疫染色像．潰瘍底の生検で，CMV 陽性細胞が認められた．
g，h：9 日後の内視鏡像．ガンシクロビルの投与で上中部食道の粘膜はすみやかに上皮化した．下部食道に打ち抜き様の潰瘍が明らかとなっている．

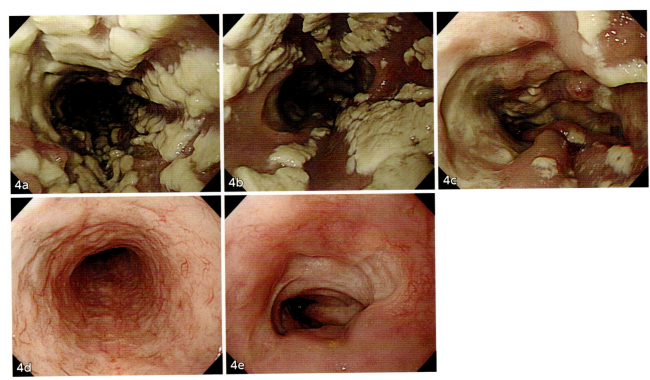

❹ カンジダ・CMV・HSV 食道炎合併例（50 歳代，男性）
a：中部食道に厚いカンジダの付着を認める．非付着部粘膜は粗造で凹凸が目立ち，非特異的な所見を呈する．
b，c：下部食道までカンジダが付着しており，食道胃接合部にほぼ全周性の打ち抜き潰瘍を認める．生検でカンジダ・CMV・HSV の混合感染が確認された．
d，e：HIV 陽性であり，HAART 療法および抗ウイルス薬投与にて改善した．

感染性食道炎　35

食道カンジダ症

■概要
- もともと常在菌とされるカンジダの感染によって生じる.
- 90％以上が Candida albicans.
- 健常人でもみられるが, 高齢者・糖尿病患者・担癌患者・ステロイド投与中の免疫抑制患者に好発（日和見感染）[1]. 高度なものは HIV 感染の可能性がある[2].
- 近年, PPI や H_2 受容体拮抗薬服用者にも本症のリスクがあると報告されている[3].
- 軽症例では無症状のことが多いが, つかえ感や胸痛などの症状がきっかけに診断される例もある.

■典型的な画像所見とその成り立ち
- 粟粒〜米粒大の白苔が散在性・帯状に縦走する. 洗浄でも脱落しない. 高度なものは潰瘍形成や狭窄をきたす.
- Kodsi の内視鏡分類が用いられる[4].
  Grade 0：正常.
  Grade Ⅰ（❶）：2 mm 以下の白斑で散在性. 充血を伴うが浮腫や潰瘍は認めず.
  Grade Ⅱ（❷）：2 mm 以上の白斑で散在性. 充血・浮腫を伴うが潰瘍は認めず.
  Grade Ⅲ（❸）：線状もしくは結節状の白苔が融合して隆起形成. 充血・潰瘍を認める.
  Grade Ⅳ（❹）：Grade Ⅲ に加え内腔の狭小化（狭窄）を認めるもの.

■確定診断へのプロセス
- 生検組織の鏡検（PAS 染色・Grocott 染色）・培養で確定診断.
- 診断と同時に基礎疾患の検索も重要（とくに Grade Ⅱ 以上の症例）.

■治療
- 抗真菌薬投与：アムホテリシン B, ミコナゾール.
- 基礎疾患がある場合は治療後の再発例も多い.

（荒　誠之）

文献
1) Mathieson R, Dutta SK. Candida esophagitis. Dig Dis Sci 1983；28（4）：365-70.
2) Vazquez JA. Options for the management of mucosal candidiasis in patients with AIDS and HIV infection. Pharmacotherapy 1999；19（1）：76-87.
3) Daniel HW. Acid suppressing therapy as a risk factor for Candida esophagitis. Dis Esophagus 2016；29（5）：479-83.
4) Kodsi BE, Wickeremesinghe C, Kozinn PJ. Candida esophagitis: a prospective study of 27 cases. Gastroenterology 1976；71：715-9.

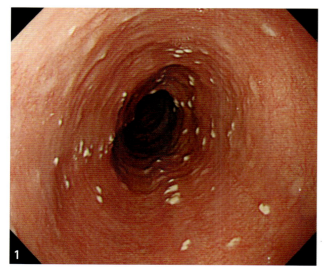

❶ 食道カンジダ症 Grade Ⅰ（80 歳代, 女性）
スクリーニング目的の上部内視鏡検査. 中部食道に小白苔が散見している.

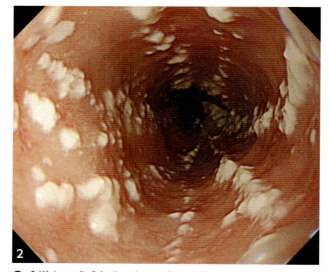

❷ 食道カンジダ症 Grade Ⅱ（70 歳代, 女性）
ANCA 関連血管炎でプレドニゾロン 30mg/日服用中. 中下部食道に縦走する小白苔が付着しているが, 融合傾向はなし.

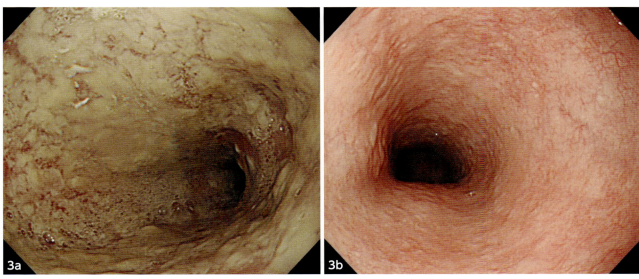

❸ 食道カンジダ症 Grade Ⅲ（70歳代，男性）
皮膚筋炎・間質性肺炎にてプレドニゾロン 40 mg/日服用中．
a：中下部食道に融合傾向のある白苔が付着している．
b：抗真菌薬投与 4 週間後．白苔は消失している．

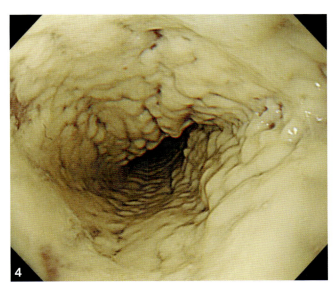

❹ 食道カンジダ症 Grade Ⅳ（70歳代，男性）
肺癌術後で抗癌剤投与中．上部から下部食道全体に融合した厚い白苔が付着している．食道内腔はやや狭小化している．

I 咽頭・食道・胃・十二指腸　2 食道　A 非腫瘍性疾患　(3) 炎症・感染性疾患

好酸球性食道炎

■ 概要

●好酸球性食道炎（eosinophilic esophagitis：EoE）は食道壁に強い好酸球浸潤を伴う慢性炎症をきたす疾患である．原因は不明であるが，主に食物中の何らかの抗原に対する Th2 型の免疫異常の可能性が想定されている．

●小児では哺乳障害，嘔吐，腹痛などを主症状とし，成人では食物のつかえ感，嚥下障害，food impaction（食物の嵌頓）をきたすことが多い．胸やけなどの GERD 様症状やまったく無症状の場合もある．アレルギー疾患の合併率が高い．成人では若年から中年男性に好発する．

●類縁疾患である好酸球性胃腸炎（eosinophilic gastroenteritis：EGE）は胃や小腸を中心に，食道を含む全消化管に好酸球浸潤をきたしうるが，EoE は食道に限局した病態と定義される（「好酸球性胃腸炎」〈p.112〉を参照）．

●炎症が長期間持続すると，食道壁が線維化し，器質的な食道狭窄へ進展する．

■ 典型的な画像所見とその成り立ち

●縦走溝，輪状溝，白斑，浮腫，内腔狭細化・狭窄などが知られ，複数の所見が合併して認められる．

●食道全域に連続的にみられることもあれば，区域性，局所的に認められることもある．所見が弱く，ほとんど異常を指摘できない例も少数存在し，所見の程度には幅がある．びらん性（逆流性）食道炎を伴うこともある．

●縦走溝（linear furrows）：食道長軸方向に数条走る直線状あるいは亀裂状の溝（❶a〜e）．発赤や白苔を有する LA 分類 grade B のような縦走びらんとは異なる．高度になると敷石様の様相を呈する（❶f）．EoE の内視鏡所見の中では特異性が高く，縦走溝を認める部位は病理組織学的に好酸球浸潤の程度も強い（❶g，h）．

●輪状溝（rings）：食道横軸方向，同心円状に認められる横溝・横皺である（❷a〜c）．生理的に一過性にみられる収縮輪（いわゆる畳の目）より幅が広く，ある程度恒常的に出現する．典型例は ringed esophagus（リング状食道），esophageal trachealization（気管様食道）ともよばれる．軽度のものは GERD でも認められることがあり，診断特異性は低く，組織学的に好酸球性炎症が消退した後も残存しやすい．食道上皮下の線維化・肥厚が関与し形成される（食道のリモデリング）と考えられている．

●白斑（white exudates）：カンジダ性食道炎と類似の白色調の滲出物で，顆粒状のものから粘液状ものまでさまざまである（❷d〜f）．高度の好酸球浸潤の存在を示唆する所見で，病理組織学的に好酸球が 4 個以上集簇した eosinophilic microabscess（好酸球性微小膿瘍）に相当するとされる（❷g）．

●食道内腔狭細化・狭窄（small/narrow caliber esophagus, esophageal strictures）：炎症の持続により食道壁が線維化し，伸展性が低下する．内腔は筒状に狭細化し，進行すると狭窄をきたす（❸a，b）．狭窄部では内視鏡スコープとの接触により粘膜に裂創を生じることがある（❸c）．GERD の合併症として発生する下部食道の狭窄と異なり，EoE では上部や中部食道にも発生する．ただし本邦では食道狭窄をきたす例はまれである．

●浮腫（edema, loss/decrease of vascular pattern）：食道上皮の炎症，浮腫，肥厚により，正常でみられる樹枝状血管の透見性が局所的，全体的に低下または消失する（❹a，b）．他の食道疾患でも認められる非特異的な所見で，炎症によると思われる乳頭腫様の白色小隆起が散発することがある（❹c）．

●下部食道限局型症例：上記の所見を食道下端の 1〜2 cm のごく小範囲に限局して認める場合がある（❺a〜f）．

■ 確定診断へのプロセス

●自覚症状と組織学的に強拡大（400 倍）で 15 個/HPF 以上の好酸球浸潤を認めることが診断の基本となる．

●好酸球浸潤の分布は不均一なため，縦走溝や白斑など有所見部から複数個の生検を採取することが望ましい．症状から本症を疑った場合は，内視鏡所見が乏しくても，上部から下部にかけて数か所からランダム生検を行う．

●欧米の診療ガイドラインでは GERD との鑑別のため，PPI で症状および病理所見が寛解するものは PPI-responsive esophageal eosinophilia（PPI-REE，PPI 反応性食道好酸球浸潤）として別に取り扱うことが提案されている．

●本邦の診断基準では，基本的に自覚症状と組織所見の 2 項目で確定診断が可能で，PPI が無効であることやステロイドが有効であること等は参考所見とされている．

■ 治療

●主に食事療法，薬物療法，器質的狭窄に対する拡張術から成る．自覚症状がある場合に，治療の対象となる．

●食事療法では乳製品，卵，小麦，豆類などのアレルギー制限食の有用性が報告されているが，長期の忍容性の問題がある．

●PPI の投与により約半数の症例で症状および組織学的

な好酸球浸潤が消失するため，薬物治療の第一選択はPPIが妥当と考えられている．
- PPIで改善がみられない場合には，ステロイド治療を検討する．ステロイド投与は気管支喘息で用いる吸入型ステロイド製剤（フルチカゾン，ブデソニドなど）を経口的に嚥下し，食道粘膜に付着させる食道局所治療が有効で，副作用も少ない．
- ステロイド中止後の再発が多く，有効な寛解維持治療は確立されていない．ステロイド治療に抵抗を示す高度の食道狭窄にはバルーン拡張が有効である．

（阿部靖彦）

文献
1) 木下芳一，大嶋直樹，石村典久，ほか．好酸球性消化管障害の診断と治療．日消誌 2013；110：953-64．
2) Dellon ES, Gonsalves N, Hirano I, et al. ACG clinical guideline: Evidenced based approach to the diagnosis and management of esophageal eosinophilia and eosinophilic esophagitis (EoE). Am J Gastroenterol 2013；108：679-92.
3) 阿部靖彦，野村栄樹，佐藤剛司，ほか．手技の解説 好酸球性食道炎の診断．Gastroenterol Endosc 2014；56：3378-93．
4) Kinoshita Y, Ishimura N, Oshima N, et al. Systematic review: Eosinophilic esophagitis in Asian countries. World J Gastroenterol 2015；21：8433-40.
5) Odze RD. Pathology of eosinophilic esophagitis: what the clinician needs to know. Am J Gastroenterol 2009；104：485-90.

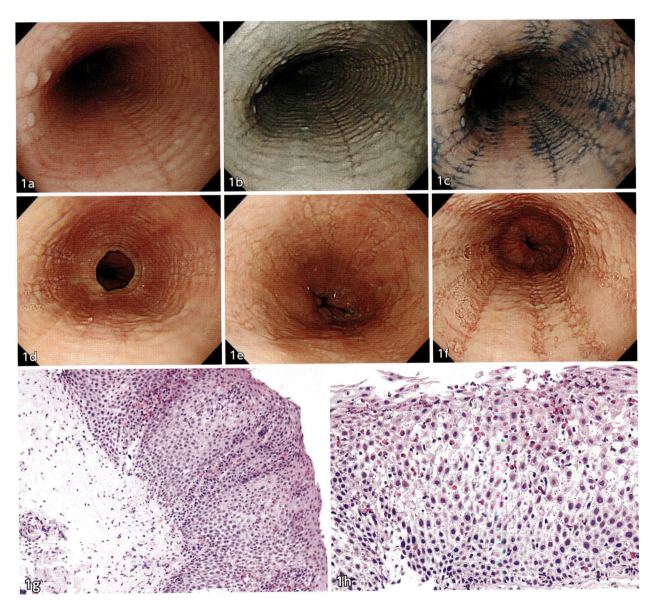

❶ 縦走溝
a：直線的な走行がめだつ縦走溝．
b：aのNBI観察．
c：aのインジゴカルミン散布像．
d：複数の溝が伴走するようにみえる縦走溝．
e：亀裂状，ひび割れ状にみえる縦走溝．
f：高度になると敷石状のような形態を示す．
g：生検組織像（弱拡大）．基底層肥厚，乳頭延長，上皮下の線維化などを認める．
h：生検組織像（強拡大）．上皮内の高度の好酸球浸潤，細胞間隙開大が目立つ．

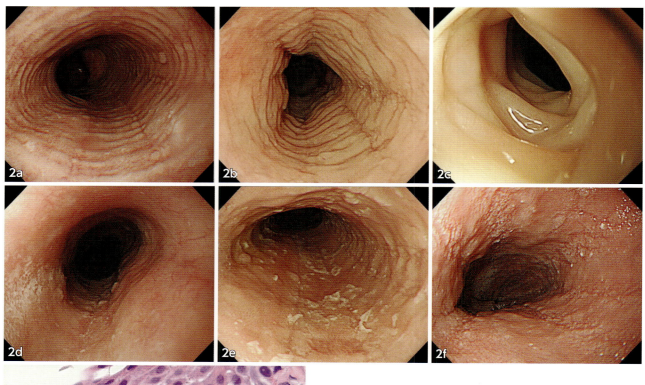

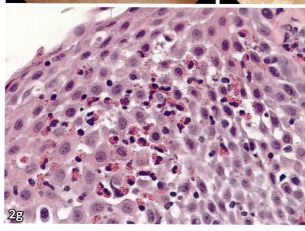

❷ 輪状溝，白斑
a：輪状溝．同心円状に縦走溝と直行する横皺．
b：輪状溝．一過性の収縮輪よりも幅が広い．
c：狭窄部に認められた輪状溝．
d：7〜8時方向に微細な白斑を認める．
e：びまん性に粘液状の白斑を認める．
f：縦走溝に一致して微細顆粒状の白斑が散在．
g：白斑部の生検組織像（強拡大像）．一部，好酸球が集簇して認められる（eosinophilic microabscess）．

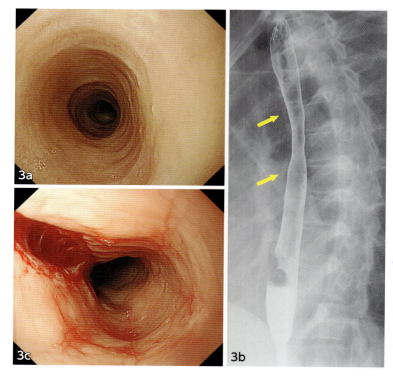

❸ 食道内腔の狭細化・狭窄
a：食道狭細化（上部食道）．内腔は土管状で伸展性が不良である．
b：食道X線像では食道上中部（→の間）に狭細化像を認める．
c：スコープの通過に伴って形成された上部食道の粘膜裂創．

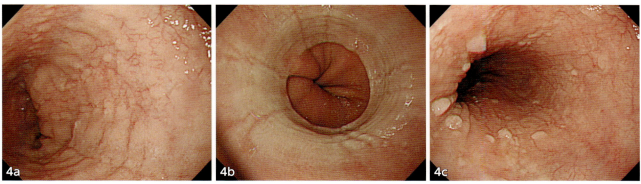

❹ 粘膜浮腫
a：食道粘膜の白濁・浮腫．樹枝状血管の透見性が低下している．
b：食道下端が強く白濁し，柵状血管の透見性が完全に消失している．
c：所見が強い例では乳頭腫様の白色小隆起が散在性に認められることがある．

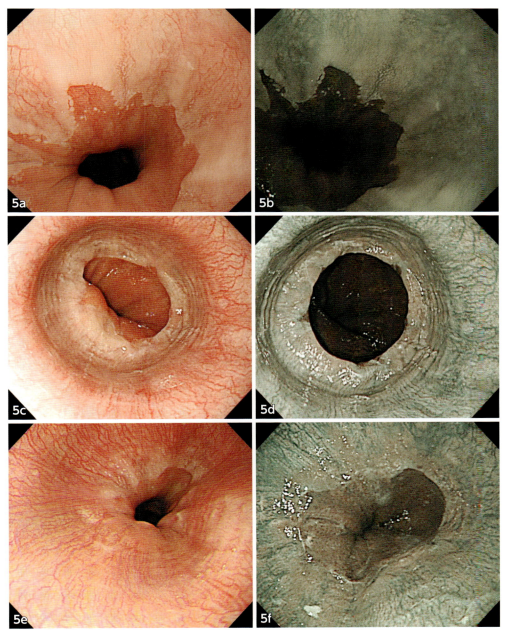

❺ 下部食道限局型
a：食道下端の小範囲に限局して白濁・浮腫を認める．　b：aのNBI観察．近接すると縦走溝や白斑が散見され，病変部はベージュ調を呈する．
c：食道下端に小範囲に限局し，輪状溝が目立つ症例．　d：cのNBI観察．病変部はベージュ調の色調となる．
e：食道下端に小範囲に限局し，白斑が目立つ症例．　f：eのNBI観察．病変部はベージュ調の色調となる．

好酸球性食道炎　41

薬剤性食道潰瘍

■概要
- 1970年に心不全の患者に投与したカリウム製剤での報告が最初[1].
- 原因薬剤として抗生物質・消炎鎮痛薬・カリウム製剤・ビスホスホネート製剤・抗凝固薬のダビガトランなどがあげられている[2〜4].
- 食道に停滞した薬剤の酸や浸透圧による傷害が原因であり，部位は中部食道の生理的狭窄部に多い[5]．薬剤服用時の水分摂取が少ない，もしくは薬剤摂取後すぐに臥床することがリスクとされている．

■典型的な画像所見とその成り立ち
- 潰瘍は単発で浅いものから（❶），多発して深いものまで，原因薬剤や薬剤停滞の状況で多様な潰瘍像を呈する[2].
- 錠剤やカプセルの溶け残りが付着していることが診断の一助となることもある（❷）．

■確定診断へのプロセス
- 問診による発症直前の薬剤服用を確認し，内視鏡にて食道に潰瘍形成を確認することで診断．
- 病理組織学的には好中球を主体とした炎症細胞浸潤が中心の非特異的な炎症所見のみ．

- 鑑別診断としては逆流性食道炎，食道癌，放射線照射後，感染症（サイトメガロウイルス，ヘルペスウイルスなど），全身疾患（強皮症，Behçet病，Crohn病など）があげられる．

■治療
- 原因薬剤の中止が基本．保存的加療で軽快することが多い．
- 予防としては薬剤服用時に十分量の水分を摂取することと，服用後すぐに臥床しないことを指導する．

（荒　誠之）

文献
1) Pemberton J. Oesophageal obstruction and ulceration caused by oral potassium therapy. Br Heart J 1970；32：267-8.
2) 赤木　博，伊勢谷和史，小笠原宏行，ほか．薬剤性食道潰瘍の臨床的検討．Gastroenterol Endosc 1992；34：372-9.
3) Groen PC, Lubbe DF, Hirsch LJ, et al. Esophagitis associated with the use of alendronate. N Engl J Med 1996；335（14）：1016-21.
4) Okada M, Okada K. Exfoliative esophagitis and esophageal ulcer induced by dabigatran. Endoscopy 2012；44：E23-4.
5) 相良勝郎，伊津野清徳，原田孝弘，ほか．薬剤性食道潰瘍の2例と本邦71例のまとめ．消内視鏡の進歩 1985；26：202-5.

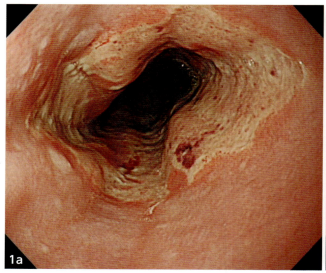 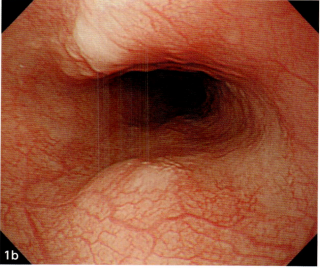

❶ ドキシサイクリンによる食道潰瘍（50歳代，女性）
受診4日前に酒皶様皮膚炎に対してドキシサイクリン服用後すぐ就寝．翌朝より食道つかえ感が出現したとのことで受診．
a：中部食道に全周性の浅い潰瘍性病変を認める．明らかな打ち抜き様所見は確認できず．
b：薬剤を中止し，保存的加療により1か月後には狭窄なく治癒した．

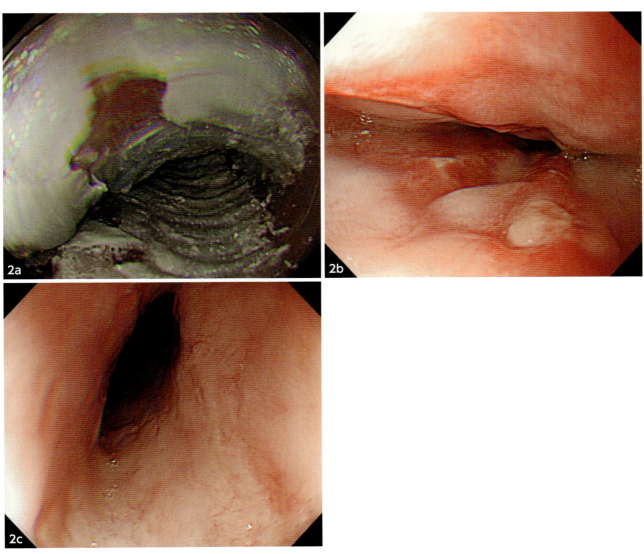

❷ ダビガトランによる食道潰瘍（70歳代，女性）

心房細動に対してダビガトラン内服を開始して1か月後より食道につかえ感が出現．

a：白色光にて中部食道に水色の薬剤付着を認めた．水洗でも剝がれず，内腔は狭窄ぎみで内視鏡はかろうじて通過する程度だった．ダビガトランカプセルの色が水色のため，付着はダビガトランカプセルであろうと思われた．

b：後日再検時．薬剤付着の下に不整形なびらん・潰瘍を認めた．

c：ダビガトランをリバーロキサバンに変更して1か月後．症状は薬剤変更後すみやかに消失．内視鏡的にもびらん・潰瘍は消失しており薬剤付着も認められなかった．潰瘍の瘢痕化により軽度狭窄を認めるが内視鏡通過は問題なかった．

Ⅰ 咽頭・食道・胃・十二指腸　2 食道　A 非腫瘍性疾患　(4) 機能性疾患

食道アカラシア

■ 概要
- 食道アカラシアは，下部食道括約部の弛緩不全と食道体部の蠕動運動の障害を認める原因不明の食道運動機能障害と定義される[1].
- 症状は食事の通過障害による嚥下困難，口腔内逆流，胸痛，体重減少，夜間咳嗽などである.

■ 典型的な画像所見とその成り立ち
- 食道内腔の拡張と食道胃接合部の機能的狭窄（送気では開大しないが内視鏡は通過する，胃内反転による巻きつきを生じる）が認められる[1]（❶，❷）.
- 食道X線造影では，食道の拡張・蛇行，食物残渣やバリウムの食道内停滞，食道胃接合部の平滑な狭窄像（bird beak sign）が認められる[1]（❸）.

■ 確定診断へのプロセス
- 食道X線造影検査，上部消化管内視鏡検査，および食道内圧検査が有用で，high resolution manometry の有用性が近年報告されている.
- 上部消化管内視鏡所見の特徴として以下の①～⑤があげられる[1]．①食道内腔の拡張，②食物残渣や液体の貯留，③食道粘膜の白色化・肥厚，④食道胃接合部は，送気で開大せず，esophageal rosette といわれる所見がみられる[2]（❶b）が，内視鏡は容易に通過する，⑤食道の異常収縮波の出現（❷a）.
- 食道X線造影で，①直線型（straight type：St 型），②シグモイド型（sigmoid type：Sg 型）および進行シグモイド型（advanced sigmoid type：aSg 型）に分類する（❸）.
- 胃泡の消失や減少，食道異常運動の出現もみられることがある.
- 食道内圧測定よる主要所見は，①下部食道括約部の嚥下性弛緩不全，②一次性蠕動波の消失である[1].

■ 治療
- カルシウム拮抗薬，亜硝酸薬などの薬物療法，ボツリヌス毒素注入法，バルーン拡張法，腹腔鏡下筋層切開術（主に Heller-Dor 法）が主に行われてきた.
- 近年，井上らにより開発された内視鏡的筋層切開術（per-oral endoscopic myotomy：POEM）が，その低侵襲性，有効性の高さから急速に普及している[3～5].

（小池智幸）

文献
1) 日本食道学会（編）．食道アカラシア取扱い規約．第4版．金原出版；2012．p.3-21.
2) Iwakiri K, Hoshihara Y, Kawami N, et al. The appearance of rosette-like esophageal folds ("esophageal rosette") in the lower esophagus after a deep inspiration is a characteristic endoscopic finding of primary achalasia. J Gastroenterol 2010；45（4）：422-5.
3) 南ひとみ．食道アカラシア．渡辺 守（監），藤城光弘（編）．vol.1 上部消化管．これで納得！画像で見ぬく消化管疾患．医学出版；2013．p.29-31.
4) 井上晴洋，鬼丸 学，工藤進英．アカラシア．八尾恒良（監）．胃と腸アトラスⅠ上部消化管．第2版．医学書院；2014．p.24-5.
5) Inoue H, Minami H, Kobayashi Y, et al. Peroral endoscopic myotomy（POEM）for esophageal achalasia. Endoscopy 2010；42（4）：265-71.

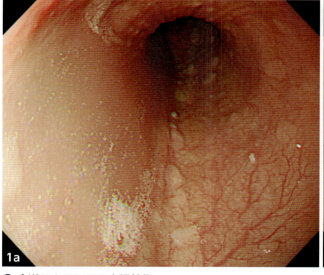
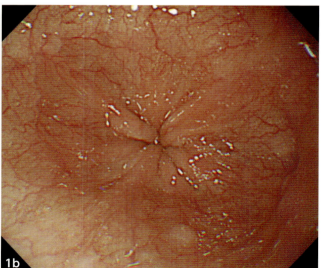

❶ 食道アカラシアの内視鏡像
a：食道の拡張所見と食道内の残渣の所見が認められる.
b：深吸気時にも食道下部縦走血管は十分に観察されず，esophageal rosette（食道胃接合部のひだ所見）が認められる.

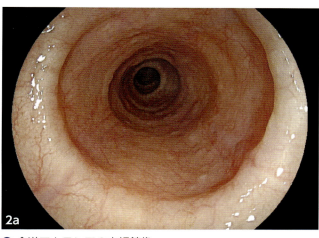
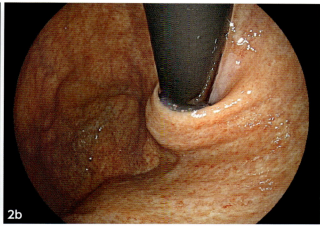

❷ 食道アカラシアの内視鏡像
a：食道の異常収縮波を認める．
b：胃内反転観察で巻きつきを認める．

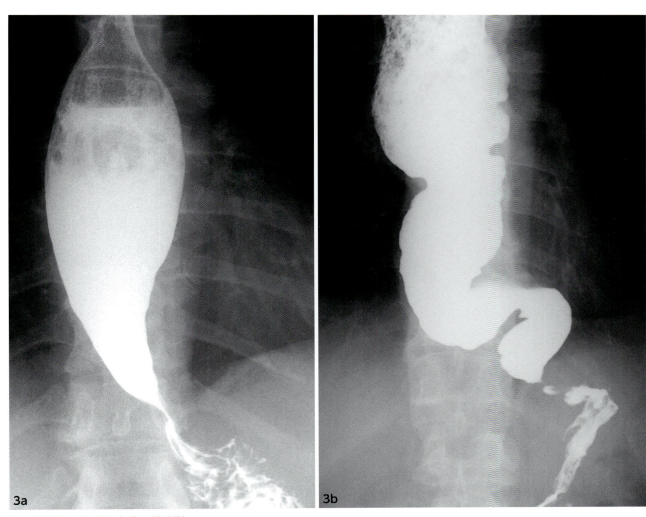

❸ 食道アカラシアの食道X線造影
a：直線型（straight type：St型）．
b：シグモイド型（sigmoid type：Sg型）．
食道の拡張およびバリウムの停滞，食道胃接合部の平滑な狭窄像が認められる．

食道アカラシア　45

I 咽頭・食道・胃・十二指腸　2 食道　A 非腫瘍性疾患　(5) 外因性その他

Mallory-Weiss 症候群

■ 概要
- 1929年 G. Mallory と S. Weiss が，主に飲酒後の頻回な嘔吐後に胃噴門部裂創からの出血を報告したのが最初である[1]．
- 40〜50歳代の男性に多い[2]．
- 嘔吐に限らず，くしゃみや排便，分娩など急激な腹圧の上昇と食道胃接合部の筋肉の収縮をきたすどの状態でも起こりうる．
- 上部内視鏡検査や治療に起因する医原性発生の報告もまれではない．その際の危険因子として，高齢・低BMI（18.5未満）・萎縮性胃炎があげられており，内視鏡施行時は十分な注意が必要である[3]．

■ 典型的な画像所見とその成り立ち
- 食道胃接合部の小彎胃側に好発する長軸方向の粘膜裂創（❶〜❸）．時に食道側にまたがる[4]．
- 血管を傷害すると潰瘍底に凝血塊を伴うことがあるが，血管の破綻により動脈性の出血を認める場合がある．
- 裂創は粘膜下層までにとどまる場合が多いが，固有筋層に達し潰瘍底に筋層が露出することもある．

■ 確定診断へのプロセス
- 頻回の嘔吐後，突然の吐血等の病歴聴取から上部内視鏡検査を施行し，食道・胃接合部の裂創を認めた場合は本疾患を強く疑う．

■ 治療
- 多くは自然治癒する[5]．
- 吐血や貧血を認める場合は緊急内視鏡を施行し責任血管の処理が必要である．
- 出血予防に裂けた粘膜をクリップにて縫縮することが有効である．
- また，酸分泌抑制薬投与も有効である．

（淺沼清孝）

文献
1) Mallory GK, Weiss SW. Hemorrhages from lacerations of the cardiac orifice of the stomach due to vomiting. Am J Med Sci 1929；178：506-12.
2) 平田牧三．Mallory-Weiss症候群の成因に関する臨床的研究．Gastroenterol Endosc 1986；28：3-10.
3) 河野孝一郎．ESDの偶発症としてのMallory-Weiss症候群に関する検討．Gastroenterol Endosc 2012；54：1443-50.
4) 吉川知治．Mallory-Weiss症候群の病態と診断．消化器の臨床 2006；9：566-8.
5) 須川暢一．Mallory-Weiss症候群　310自験例の検討．日消誌 1986；83：619-24.

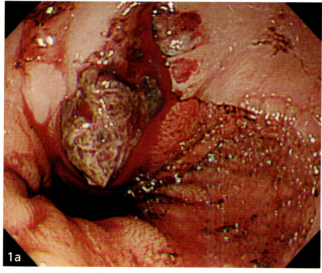
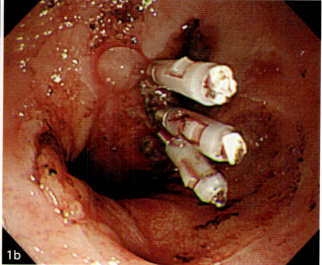

❶ 頻回の嘔吐後に吐血
a：胃噴門部から食道側にわたる深い裂創．凝血塊と湧出性の出血を認めた．
b：クリップで縫縮し止血した．

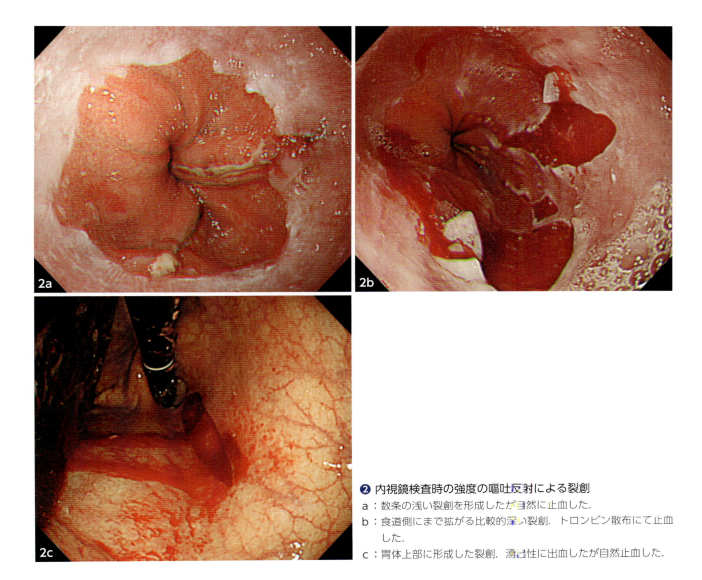

❷ 内視鏡検査時の強度の嘔吐反射による裂創
a：数条の浅い裂創を形成したが自然に止血した．
b：食道側にまで拡がる比較的深い裂創．トロンビン散布にて止血した．
c：胃体上部に形成した裂創．湧出性に出血したが自然止血した．

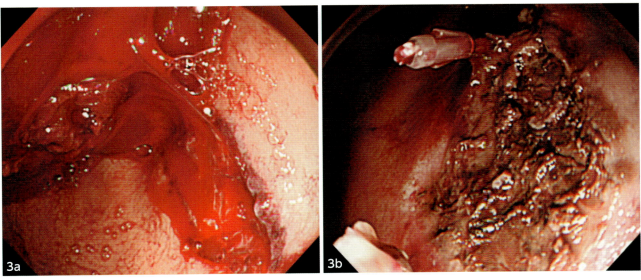

❸ 嘔吐反射による裂創
a：湧出性に出血を認める．
b：クリップと止血鉗子による焼灼により止血した．

Mallory-Weiss症候群　47

I 咽頭・食道・胃・十二指腸　2 食道　A 非腫瘍性疾患　(5) 外因性その他

食道気管支瘻

■ 概要
- 食道内腔と気管支内腔が瘻孔によってつながった状態であり，成因から先天性と後天性に分けられる[1]．
- 先天性のうち食道閉鎖を伴うものは新生児期に診断されるが，食道形成に問題のない場合は比較的高齢になってから診断されることがある[1]．
- Braimbridge らは成人の先天性気管支瘻を4つの型，Type Ⅰ：食道憩室より瘻管が出ているもの（❶，❷），Type Ⅱ：単純瘻孔，Type Ⅲ：肺空洞に瘻管が連続しているもの，Type Ⅳ：肺分画症を伴うもの，に分類している[2]．
- 後天性の原因としては，食道癌，肺癌など悪性腫瘍が多く，そのほかに外傷，結核，気管支拡張症など炎症によるものがあげられる．

■ 典型的な画像所見とその成り立ち
- 瘻孔の存在により，食道造影検査で造影剤の気管への流出を認める（❶）．
- 内視鏡検査で，瘻孔の原因となる食道憩室などを認める．瘻孔は深い小さな陥凹を呈する（❷）．

■ 確定診断へのプロセス
- 代表的な症状は咳嗽である．とくに水分摂取後に起こる咳嗽が特徴的であり，まず，医療面接の段階で本疾患を鑑別疾患にあげることが大切である．
- 内視鏡検査で瘻孔の存在を疑うことが大切であるが，内視鏡検査だけでは確診には至らない．
- 食道造影検査で直接瘻孔の存在を確認，もしくは気管支への造影剤の流出を証明できれば，確定的な診断根拠となる．なお，造影剤による肺炎の合併を極力抑えるために水溶性ヨード造影剤を使用する[1]．

■ 治療
- 内視鏡下にクリップ，フィブリン糊，アロンアルファ®を用いた閉塞を行うこともあるが，効果が不確実かつ一時的なことも多い．
- 外科的治療により瘻孔を閉鎖する．近年は胸腔鏡下の手術が行われることが多い．とくに食道憩室を伴う場合は根治性から外科手術が望ましいと考えられる．

（小池智幸・有泉　健）

文献
1) 加藤広行，百目木泰，中島政信，ほか．用語解説　食道気管支瘻．日気食会報 2014；65（6）：491-2.
2) Braimbridge MV, Keith HI. Oesophago-bronchial fistula in the adult. Thorax 1965；2：226-33.

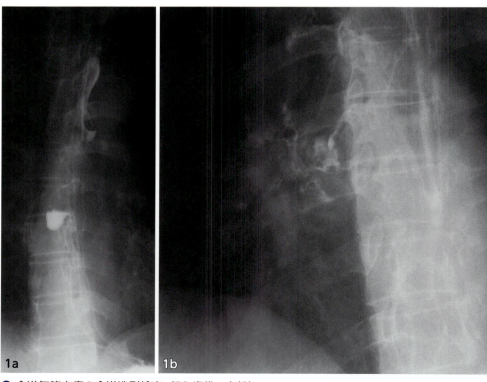

❶ 食道気管支瘻の食道造影検査（50歳代，女性）
内視鏡所見（❷）とあわせて，Braimbridge Type Ⅰ の食道気管支瘻と診断した．
a：胸部中部食道に突出した造影剤のたまり，憩室を認める．
b：造影剤の気管支への流出が確認される．

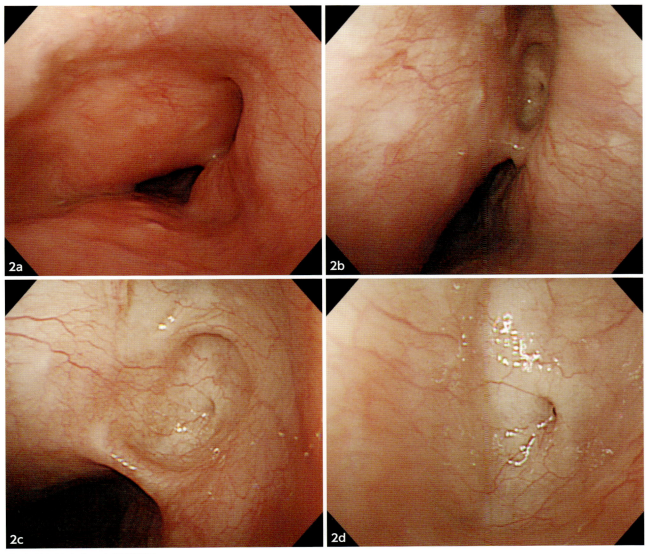

❷ 食道気管支瘻の内視鏡所見
約10年前から食事,飲水時に咳嗽が出現していたが,増悪したため,呼吸器内科より消化器内科に紹介となる.
a,b:胸部中部食道に憩室を認める.
c,d:憩室の底部に深い小孔が認められ,食道気管支瘻が疑われる.

Ⅰ 咽頭・食道・胃・十二指腸　2 食道　A 非腫瘍性疾患　(5) 外因性その他

剥離性食道炎

■ 概要
- 剥離性食道炎は食道粘膜の剥離を特徴とする．
- 原因は，飲食物，薬剤，天疱瘡などであり，嘔吐などによる食道内圧の上昇により食道の粘膜内に亀裂が生じて剥離が進展，食道損傷から粘膜下血腫が生じ剥離が進展する機序などが推察されている．
- 症状は，吐血，嚥下痛，胸骨後部痛が多く，剥離した食道粘膜を吐出する膜様物吐出が特徴的である[1]．

■ 典型的な画像所見とその成り立ち
- 剥離した食道粘膜上皮を認める（❶a，b）．
- 粘膜下血腫を認めることも多い（❶c）．

■ 確定診断へのプロセス
- 剥離した粘膜上皮を認めることから診断は比較的容易である．

■ 治療
- 絶食で補液など保存的治療が多くなされ，予後は良好である（❷）が，ごくまれに狭窄をきたすことがある[2]．

（小池智幸・白木健悠・伏谷　淳）

文献
1) 石井圭太，三浦利温，今泉　弘，ほか．上中部食道潰瘍の臨床的検討―剥離性食道炎本邦50例の検討を含めて．Gastroenterol Endosc 1992；34（2）：363-71．
2) 上田重彦，松本昌美，安　辰一，ほか．経過中に食道狭窄をきたした，熱い食餌の反復摂取が原因と思われる剥離性食道炎の1例．Gastroenterol Endosc 1999；41（11）：2374-81．

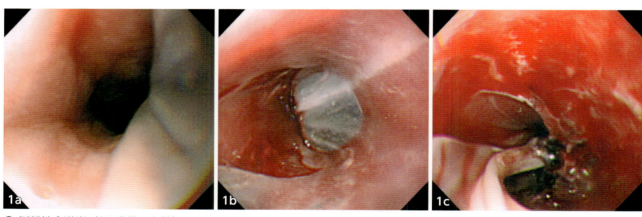

❶ 剥離性食道炎（30歳代，女性）
食物を十分に咀嚼せず，やや大きな塊のまま嚥下し，喉に引っかかる感じあり．その後，咽頭痛が持続，数回嘔吐し，吐物に血液の混入あり受診．上部消化管内視鏡施行．剥離性食道炎と診断した．
a：食道入口部．3時方向に血腫を認めた．
b：中部食道．3時方向を中心に約半周性に内腔に突出する粘膜下血腫を認めた．その口側の上皮は剥離した状態だった．
c：下部食道．剥離した上皮が脱落し，湧出性出血を認めた．

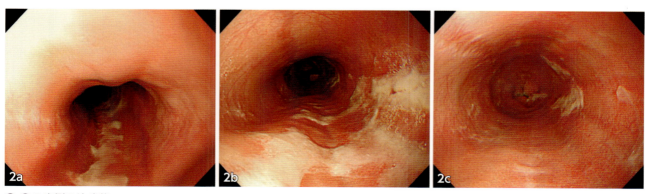

❷ ❶の症例の治療後
絶食，補液による保存的治療を行い，3日後より食事開始．1週間後の内視鏡所見．一部白苔が残存しているが，剥離した部位での上皮化が進んでいる．
a：上部食道．b：中部食道．c：下部食道．

I 咽頭・食道・胃・十二指腸　2 食道　B 腫瘍性疾患　(1) 上皮性腫瘍・腫瘍様病変

炎症性食道胃接合部ポリープ

■ 概要

- 食道胃接合部（EGJ）に発生する良性の隆起性病変で，組織学的に腺窩上皮型（foveolar type，F型），扁平上皮型（squamous type，S型），混合型に大別される．F型が70〜80 %，S型が20〜30 %を占め，混合型は少ない．
- GERDを背景になんらかの機械的刺激が加わり発生すると推測されており，逆流性食道炎の2.5 %に発生するとの報告がある．

■ 典型的な画像所見とその成り立ち

- 両型ともEGJ1時方向あるいは胃小彎側に好発し，主に5〜10 mm程度の単発小隆起として認められ，病変周囲にはびらん・白苔，逆流性食道炎を伴うことが多い．
- F型は胃の過形成性ポリープ類似の発赤調ポリープで，EGJよりやや胃側に存在し，しばしば胃側から連続するひだを伴う．組織学的にも腺窩上皮の過形成性である（❶a〜e）．
- S型は増生した間葉系細胞や高度の炎症細胞浸潤巣を核とし，表面は増生した扁平上皮で覆われ，比較的平滑であるが，所々上皮が欠損してびらん・白苔を形成する．発赤と白色が混在したモザイク状となり，典型例ではヨード染色で扁平上皮の被覆部分がまだらに染色される「サッカーボール状」を呈する．S型はF型と比べ，立ち上がりの急峻な山田II型〜III型の形態を示すものが多く，EGJのやや食道側に存在することが多い（❷a〜e）．

■ 確定診断へのプロセス

- F型は胃過形成性ポリープと同様に通常あるいは拡大観察で均一な過形成性パターンがみられ（「胃過形成性ポリープ」〈p.131〉を参照），診断は比較的容易である．不整なびらん，凹凸不整などの所見があれば，食道胃接合部癌，Barrett食道腺癌等の鑑別のため，生検で確認することが望ましい．

- S型は通常観察所見とサッカーボール状のヨード染色所見があれば肉眼診断は比較的容易であるが，生検組織像では炎症に伴って増生した間葉系細胞や扁平上皮細胞に強い異型を伴う場合があり，overdiagnosisとならないように注意が必要である．すなわち，pseudomalignant polypやpseudosarcomatous lesionなどともよばれてきたように扁平上皮癌や癌肉腫など悪性病変との鑑別が問題となる組織像を呈する場合があることを認識しておく必要がある．

■ 治療

- F型の多くはPPIを中心とした酸分泌抑制薬で縮小・消失する（❶f，g）．
- S型も酸分泌抑制薬で縮小することがあるが（❷f，g），F型ほどではなく，前述のように生検で悪性腫瘍との鑑別が問題となることもあることから，詳細な組織診断を兼ねて内視鏡的切除も考慮される．病変の発生部位は解剖学的に機械的刺激を受けやすく，生検後に脱落するものもある．

（阿部靖彦）

参考文献

1) 小沢俊文，渡辺秀紀，堀江裕子，ほか．食道胃接合部における炎症性ポリープの臨床病理学的検討．Gastroenterol Endosc 2002；44：980-9.
2) 又野　豊，本田ゆかり，亀田正二，ほか．病理組織学的にpseudosarcomatous granulationの像を呈した食道胃粘膜接合部炎症性ポリープの1例．Gastroenterol Endosc 2008；50：2834-39.
3) 藤盛孝博．消化管の病理学．第2版．医学書院；2008．p.62-3.
4) Abraham SC, Singh VK, Yardley JH, et al. Hyperplastic polyps of the esophagus and esophagogastric junction: histologic and clinicopathologic findings. Am J Surg Pathol 2001；25：1180-7.
5) Long KB, Odze RD. Gastroesophageal junction hyperplastic (inflammatory) polyps: a clinical and pathologic study of 46 cases. Am J Surg Pathol 2011；35：1038-44.

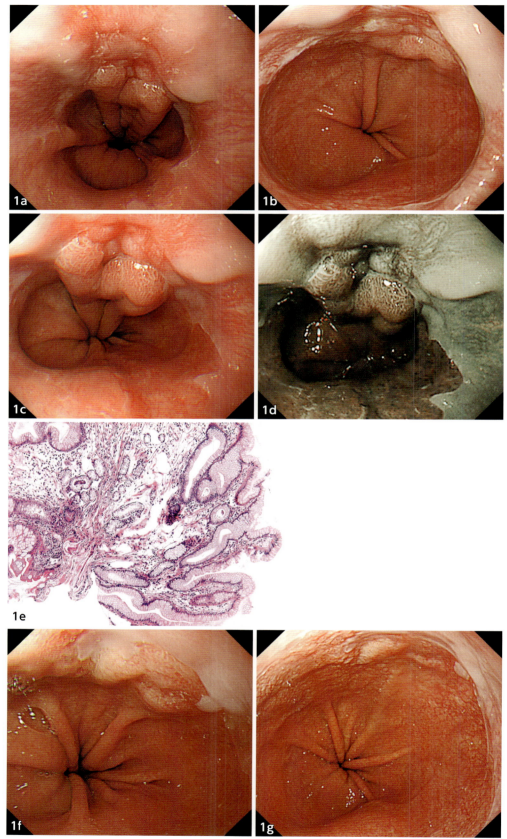

❶ 腺窩上皮型の炎症性 EGJ ポリープ

a：EGJ 12 時方向に逆流性食道炎によるびらんの肛門側に 7〜8 mm の発赤調の隆起性病変を認める．
b：病変は伸展しても隆起として観察され，肛門側からのひだを伴っている．
c：近接すると過形成性の表面構造が確認できる．
d：NBI 観察．
e：生検組織像．表層は腺窩上皮の過形成，間質には噴門腺様の腺組織を認める．
f，g：PPI 治療 8 週後の内視鏡像．EGJ 12 時方向のびらんは治癒，肛門側の隆起性病変は縮小，平坦化している．

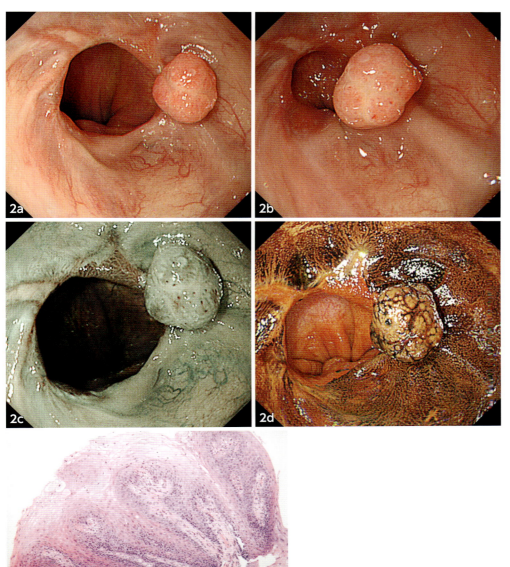
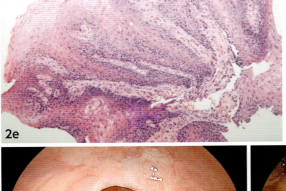
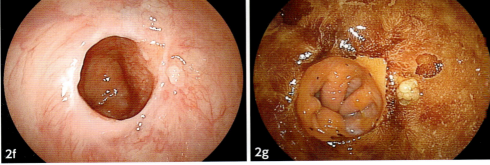

❷ 扁平上皮型の炎症性 EGJ ポリープ
a：EGJ は輪状にひきつれ，11 時方向に逆流性食道炎によるびらん，3 時方向に 7〜8 mm 程度の比較的立ち上がりの急峻な隆起を認める．
b：隆起性病変は発赤調と白色調の部分が混在し，表面は平滑で光沢がある．
c：NBI 観察．血管成分は目立たない．
d：ヨード染色像．扁平上皮被覆部が網目状に染色されサッカーボール状の特徴的な染色所見を呈する．
e：生検組織像．扁平上皮の過形成，間質の炎症細胞浸潤，線維増生を認める．
f，g：PPI 治療 8 週後の内視鏡像．g はヨード染色像．逆流性食道炎は治癒，EGJ 3 時方向のポリープはかなり縮小し 2 mm 程度の白色小隆起となっている．

Ⅰ 咽頭・食道・胃・十二指腸　2 食道　B 腫瘍性疾患　(1) 上皮性腫瘍・腫瘍様病変

食道乳頭腫，咽頭乳頭腫

■概要
- 乳頭腫は，血管結合織を芯にした重層扁平上皮の乳頭状増殖から成る良性の上皮性腫瘍である[1]．
- 肉眼形態は，桑実状・半球状の白色～淡発赤調を呈する小隆起で，NBIで観察すると隆起内部には延長した乳頭血管がみられる．時に火炎状・イソギンチャク様の形態をとることもある．
- 組織学的分類としてOdzeら[2]は①狭い血管結合織を芯とし外方に角化層が増生しているexophytic type，②丸く平坦な上皮の内方に角化層が増生しているendophytic type，また，③錯角化をきたした角化層がスパイク状に突出し，ケラトヒアリン顆粒を伴う顆粒細胞の増生を特徴とするspiked typeに分類しているが，咽頭・食道に見つかる乳頭腫の多くは半球状・桑実状またはイソギンチャク様の肉眼形態をとるexophytic typeが多い[3]．
- 咽頭・食道の乳頭腫の発生原因としては，逆流性食道炎や食道裂孔ヘルニアの合併が多いことから成因は胃酸の逆流による慢性刺激が関係しているとの報告もあるが，ヒトパピローマウイルス感染との関係性については不明である[1]．

■典型的な画像所見とその成り立ち
- 咽頭・食道の乳頭腫の典型像は白色～淡発赤調の広基性または分葉状の柔らかな小隆起である．イソギンチャク様（❶），桑実状（❷），時に平坦隆起（❸）や舌状・有茎性ポリープ（❹）となる場合もある．
- NBI拡大観察では隆起内部に引き延ばされた乳頭血管ループが観察されるが（❺），口径不同などの異型像はない．時にループ血管を取り囲む上皮部分が白いリング状に観察されることもある．

■確定診断へのプロセス
- 乳頭状の形態と異型のないIPCLの延長像が確認できれば通常観察およびNBI拡大観察で診断可能であり，イソギンチャク型や桑実型のものは容易に診断できる．平坦型はsquamous intraepithelial neoplasiaやcarcinoma in situなどとの鑑別を要する場合がある．
- 生検による組織学的検索では，病変は錯角化をきたした重層扁平上皮の乳頭状増殖から成っており，肥厚した角化層には核異型がなく，淡明で肥大した細胞質を有する細胞が層構造をなして増生している（❻）．

■治療
- 基本的には良性腫瘍性病変であり経過観察でよいが，咽頭や食道の通過障害の原因となる場合や悪性病変を完全に否定できない場合は内視鏡切除を検討する．

（加藤勝章・千葉隆士）

文献
1) 岩下明徳．食道・胃　赤木忠厚（監），松原　修，真鍋俊明，吉野　正（編）．カラーアトラス病理組織の見方と鑑別診断．5版．医歯薬出版；2007．p.151-6．
2) Odze R, Antonioli D Shocket D, et al. Esophageal squamous papillomas. A clinicopathologic study of 38 squamous lesions and analysis for human papillomavirus by polymerase chain reaction. Am J Pathol 1993；17：803-12．
3) 太田敦子，岩下明徳，原岡誠司，ほか．食道扁平乳頭腫の臨床病理学的・免疫組織化学的検索．胃と腸　2008；43：289-95．

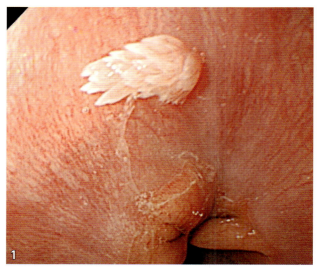

❶ 下部食道に生じたイソギンチャク様の乳頭腫
白色の指状の突起が連なる．

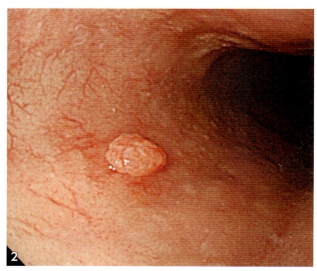

❷ 中部食道の亜有茎性隆起
表面は桑実状でゴツゴツしている．

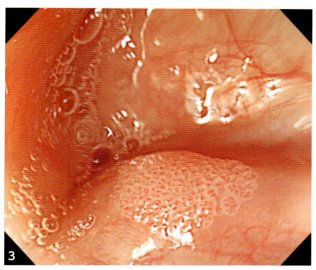

❸ 下咽頭右梨状陥凹の後壁側にみられた平坦型の乳頭腫
表面は桑実状で中心に乳頭血管による小発赤点を伴う乳白色微細顆粒が連なる．イクラ状模様を呈する表在性上皮癌との鑑別が求められるが，乳頭血管に異型はない．

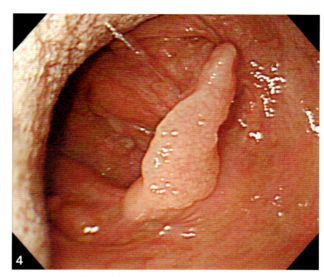

❹ 中咽頭口蓋帆に生じた大きな乳頭腫
乳白色調の舌状ポリープであるが，自覚症状はなかった．

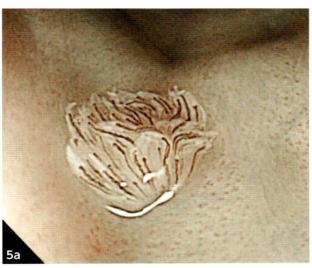

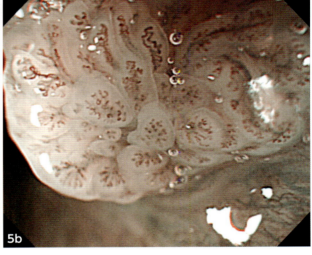

❺ イソギンチャク型のNBI拡大観察
a：房状の乳頭状増殖と内部に延長した血管が観察された．
b：房状の乳頭状増殖の内部に延長した乳頭血管ループが観察されるが，口径不同や形状不均一などの異型像は認めない．

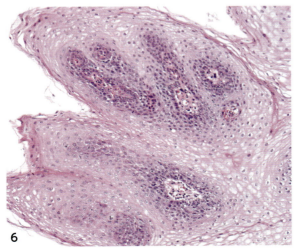

❻ 病理組織像
血管を中心とした間質と扁平上皮の乳頭状増殖を認める．

I 咽頭・食道・胃・十二指腸　2 食道　B 腫瘍性疾患　(1) 上皮性腫瘍・腫瘍様病変

表在型食道癌（扁平上皮癌）

■ 概要

- 食道癌のうち，癌腫の壁深達度が粘膜下層までにとどまるものを表在型食道癌，このうち粘膜層までにとどまるものを「早期食道癌」と定義している（リンパ節転移の有無は問わない）[1].
- 食道癌全国登録調査における登録食道癌症例の約30％が表在型食道癌であり，そのうち約半数が早期食道癌である.
- 食道扁平上皮癌の危険因子は，飲酒，喫煙，野菜・果物の摂取不足，低 BMI であり，禁酒により異時性食道癌発生が抑制されることが報告されている[2].
- 食道粘膜におけるヨード不染帯（Lugol-voiding lesions：LVL）が高度に認められるにつれて，食道癌発生の危険性が高くなる.

■ 典型的な画像所見とその成り立ち（❶〜❺）

白色光観察（❶a，b，❷a，❸a，❹a，❺a）

- 領域性のある異常所見（発赤，正常血管透見の消失，凹凸不整，白色隆起，発赤陥凹，顆粒状変化など）.
- 丈の高い隆起，深い陥凹，結節状の凹凸，明瞭な辺縁隆起，空気量による病変の変形不良は壁深達度 SM2 以深を示唆する. 粗大顆粒状構造，浅い陥凹や軽度の辺縁隆起は壁深達度 MM/SM1 を示唆する.

NBI 観察（❷b，❸b，❹b，❺b，❻）

- NBI 非拡大では，表在型食道癌は brownish area として描出され，拾い上げに有用である.
- NBI 拡大内視鏡診断は，日本食道学会分類が用いられる. 表在型食道癌では，血管診断は B1 血管（ループ様の異常血管，壁深達度 EP/LPM 疑い），B2 血管（ループ形成に乏しい異常血管，MM/SM1 疑い），B3 血管（高度に拡張した異常血管，SM2/3 疑い）となっており（❻），ほかにも avascular area（AVA）による診断（AVA-small：〜0.5 mm，AVA-middle：0.5〜3 mm，AVA-large：3 mm〜）も行われる.

ヨード染色（❶c，❷c，❸c，❹c，❺c）

- 腫瘍が露出している部分では，淡黄色調の淡染や不染を呈する.
- 病変内に島状の扁平上皮の取り残しが散見される場合，あるいは畳目模様が残存している場合は壁深達度 EP/LPM 疑いである.

EUS（❼）

- 食道壁は，EUS にて5層に観察され，第1，2層が粘膜，第3層が粘膜下層，第4層が固有筋層，第5層が外膜に相当する.
- 高周波（20 MHz，30 MHz）では，食道壁は9層構造となり，第1層が粘膜上皮，第2層が粘膜固有層，第3層が粘膜筋板，第4，5層が粘膜下層，第6層が内

輪筋，第7層が境界エコーを含む結合織，第8層が外縦筋，第9層が外膜に相当する.
EP/LPM 癌：腫瘍による低エコー性肥厚が 2/9 層にとどまり，3/9 層は保たれている.
MM/SM1 癌：腫瘍による低エコー性肥厚により 3/9 層の不整あるいは断裂を認めるが，4/9 層には及んでいない.
SM2/3 癌：腫瘍による低エコー性肥厚が 4/9 層あるいは 5/9 層まで及ぶが，5/9 層の断裂は認めない.

■ 確定診断へのプロセス

- 食道癌の確定診断は生検にて行う（内視鏡治療を行う予定の場合は，線維化を防ぐため浅めの生検を心がける）.
- 色素内視鏡検査を含む内視鏡検査，NBI 拡大観察，EUS などにより壁深達度診断を行う.
- CT もしくは EUS により転移の有無の診断を行う.

■ 治療

- 壁深達度 EP/LPM では，リンパ節転移はきわめてまれで，内視鏡治療適応であり，完全切除であれば追加治療を行う必要はない[3].
- 内視鏡治療を行い，壁深達度 MM で脈管侵襲陽性あるいは INFc，垂直断端陽性の場合は，外科治療，化学放射線療法，放射線療法，化学療法のいずれかの追加治療を考慮する[3].
- 内視鏡治療を行い，壁深達度 MM で脈管侵襲陰性，INFc，垂直断端陰性の場合は，十分なインフォームド・コンセントのもとで経過観察を行う選択肢もありうるが，リンパ節再発の危険性があるため，6〜12か月ごとの内視鏡検査に加え，3〜6か月ごとの CT または EUS によるリンパ節再発の検索が必要である[3].
- 壁深達度 SM 病変では，外科治療，化学放射線療法，放射線療法，化学療法のいずれかの追加治療を考慮する.
- JCOG0508 試験では，cSM1〜2 食道扁平上皮癌に対し，内視鏡的切除後の病理結果により追加化学放射線療法を行う治療戦略は外科切除に匹敵する生存期間が得られると報告された[4].

（八田和久・荒　誠之・小池智幸）

文献

1）日本食道学会（編）. 食道癌取扱い規約. 11版. 金原出版；2015.
2）Katada C, Yokoyama T, Yano T, et al. Alcohol consumption and multiple dysplastic lesions increase risk of squamous cell carcinoma in the esophagus, head, and neck. Gastroenterology 2016；151（5）：860-9.
3）日本食道学会（編）. 食道癌診断・治療ガイドライン. 2012年4月版. 金原出版；2012.
4）三梨桂子，武藤　学，二瓶圭二，ほか. cSM 食道癌に対する EMR と CRT 併用治療の有効性に関する非ランダム化検証的試験：JCOG0508. 日本食道学会学術集会プログラム・抄録集 70 回 p.19.

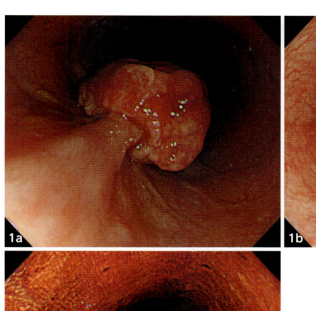
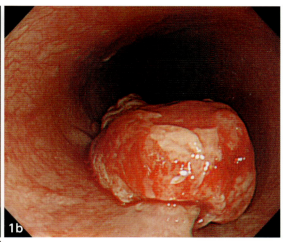
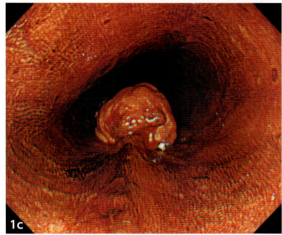

❶ 表在型食道癌（0-Ⅰ）症例
高さが1mmを超える隆起の場合，0-Ⅰと呼称する．
a，b：通常白色光観察．中部食道後壁に丈が高く凹凸不整で表面に白苔が付着し，発赤調隆起性病変を認める．病変は周囲粘膜のひきつれを伴い，深達度SM2以深を疑う．
c：ヨード染色．隆起性病変に一致してヨード不染帯となる．

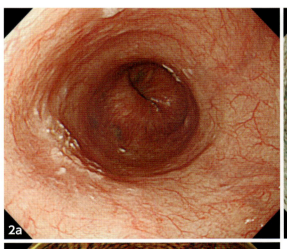
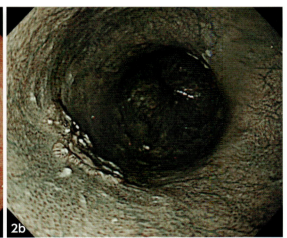
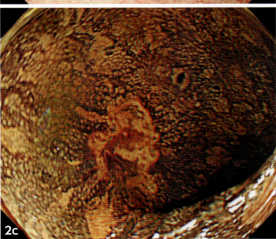

❷ 表在型食道癌（0-Ⅱa）症例
a：通常白色光観察．下部食道左壁に褪色調で表面凹凸不整な扁平隆起性病変を認める．
b：NBI観察．ややbrownishな扁平隆起性病変となる．
c：ヨード染色．隆起性病変はヨード染色でほぼ不染帯となるが，病変中央部では染色されている．

表在型食道癌（扁平上皮癌） 57

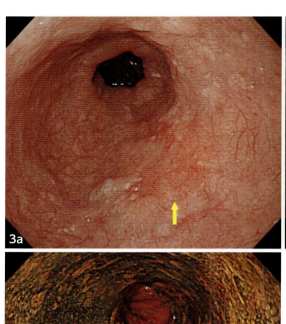
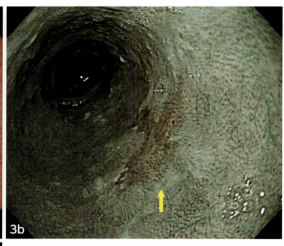
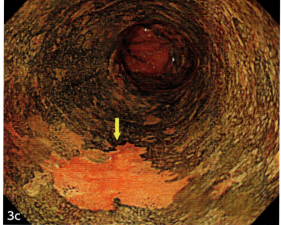

❸ 表在型食道癌（0-Ⅱb）症例

a：通常白色光観察．下部食道後壁に平坦で境界不明瞭な淡い発赤を認める（矢印）．
b：NBI観察．brownish area として描出され（矢印），境界も比較的明瞭となっている．
c：ヨード染色．明瞭なヨード不染帯となる（矢印）．

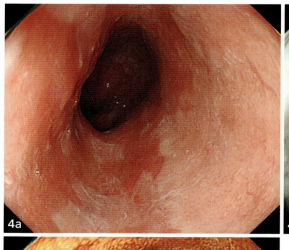
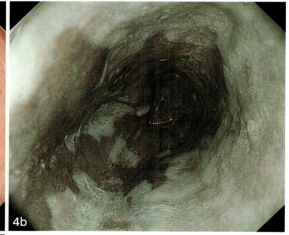
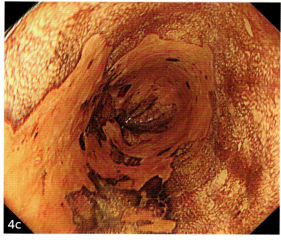

❹ 表在型食道癌（0-Ⅱc）症例

a：通常白色光観察．下部食道に不整形の浅い発赤調陥凹性病変を認める．病変は左壁に拡がっている．
b：NBI観察．明瞭な brownish area として描出され，病変肛門側では全周性となっている．
c：ヨード染色．NBI の brownish area に一致してヨード不染帯となる．

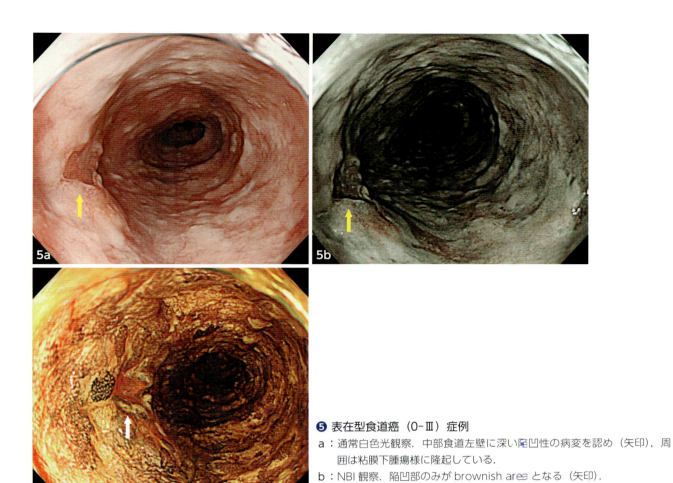

❺ 表在型食道癌（0-Ⅲ）症例
a：通常白色光観察．中部食道左壁に深い陥凹性の病変を認め（矢印），周囲は粘膜下腫瘍様に隆起している．
b：NBI 観察．陥凹部のみが brownish area となる（矢印）．
c：ヨード染色．陥凹部のみが不染帯となる（矢印）．

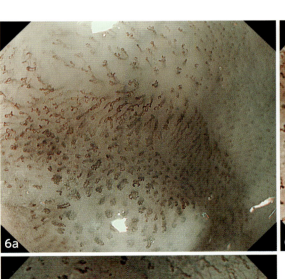

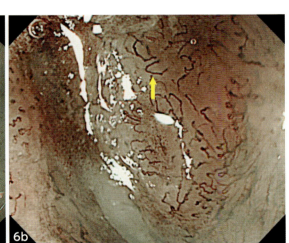

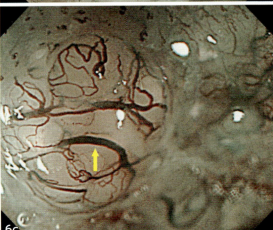

❻ NBI 拡大内視鏡日本食道学会分類
a：B1 血管．乳頭内血管ループ（IPCL）様血管の口径不同を認め，IPCL 様血管はループ形成を認める．
b：B2 血管（矢印）．ループ形成に乏しい異常血管を認める．
c：B3 血管（矢印）．高度に拡張した不整な血管を認める．

表在型食道癌（扁平上皮癌）

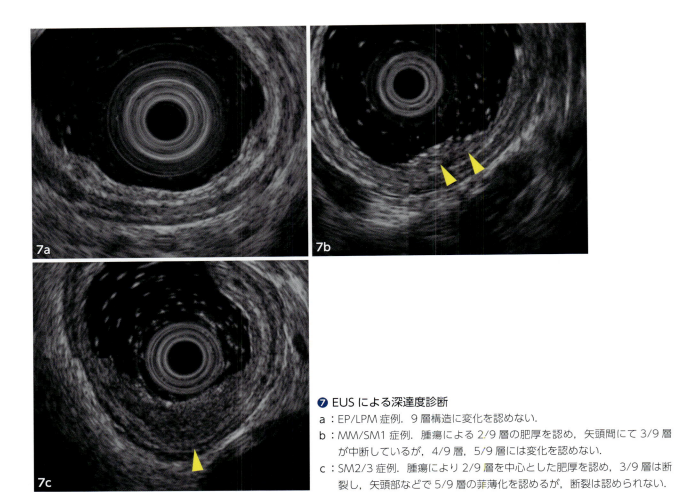

❼ EUS による深達度診断
a：EP/LPM 症例．9 層構造に変化を認めない．
b：MM/SM1 症例．腫瘍による 2/9 層の肥厚を認め，矢頭間にて 3/9 層が中断しているが，4/9 層，5/9 層には変化を認めない．
c：SM2/3 症例．腫瘍により 2/9 層を中心とした肥厚を認め，3/9 層は断裂し，矢頭部などで 5/9 層の菲薄化を認めるが，断裂は認められない．

I 咽頭・食道・胃・十二指腸　2 食道　B 腫瘍性疾患　(1) 上皮性腫瘍・腫瘍様病変

進行型食道癌（扁平上皮癌）

■ 概要
- 固有筋層以深に浸潤する食道癌を進行型食道癌と呼称する[1]。
- 食道癌全国登録調査における登録食道癌症例の約70％が進行型食道癌である．
- 食道癌の年齢調整罹患率は男性では増加傾向，女性では横ばいだが，年齢調整死亡率は男女ともに減少傾向にある．
- 進行型食道癌の大部分は，狭窄感，嚥下困難などの有症状で発見されている．

■ 典型的な画像所見とその成り立ち
- 1型は限局性隆起性腫瘍で，隆起の丈は高く，表面はびらん状であることが多い（❶）．
- 2型は潰瘍限局型（❷），3型は潰瘍浸潤型（❸）で，潰瘍形成を伴う．
- 4型はびまん浸潤型であり，目立つ潰瘍性，隆起性変化を伴わず，食道壁内に広く浸潤，進展し，食道内腔の狭小化，硬化をきたす（❹）．
- EUSでは，壁深達度MPでは粘膜下層の断裂・筋層の肥厚を認めるものの外膜は保たれており，壁深達度ADでは壁外に不整に突出する像を認め，壁深達度AIでは他臓器との境界エコーが不明瞭となる（❺）．

■ 確定診断へのプロセス
- 治療前の組織診断は生検にて行う．
- 壁深達度診断は，通常白色光観察，EUSにて行うことが多く，遠隔転移・リンパ節転移診断は，超音波検査（腹部・頸部），CT，MRI，EUS，FDG-PET，骨シンチグラフィなどを行い，総合的に判断する．
- 進行癌（およびT1b-SM病変）では，術前にFDG-PET検査を行うことが推奨されている．

■ 治療[2]
- 切除可能なStage II・III胸部食道癌に対しては，術前化学療法＋根治手術が本邦における標準的治療である．
- 化学放射線療法は非外科的治療を行う際の標準的な治療であり，Stage IA症例では外科手術との同等性が期待されているが，Stage IB〜III症例では，術前化学療法＋根治手術の成績が化学放射線療法を上回ると推定されている．
- 遠隔転移を有する症例や術後遠隔再発例では，化学療法が選択される．

（八田和久・小池智幸）

文献
1) 日本食道学会（編）．食道癌取扱い規約．11版．金原出版；2015．
2) 日本食道学会（編）．食道癌診断・治療ガイドライン．2012年4月版．金原出版；2012．

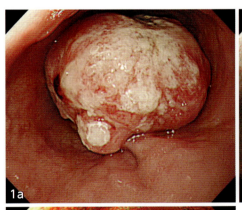
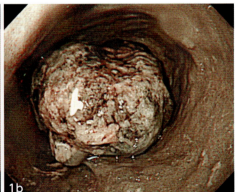
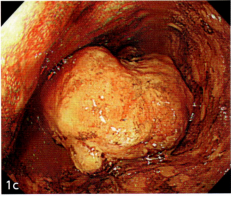

❶ 進行型食道癌（1型）症例
a：通常白色光観察．中部食道後壁に凹凸不整で白苔の付着する隆起性病変を認める．
b：NBI観察．隆起性病変はやや brownish となる．
c：ヨード染色．隆起性病変はヨード不染帯となる．

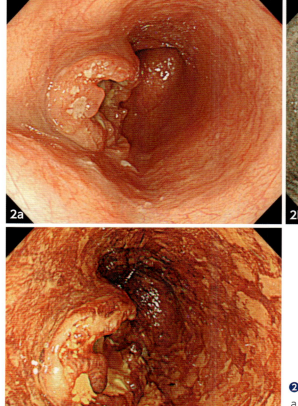
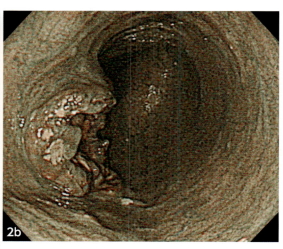
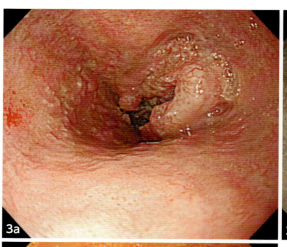

❷ 進行型食道癌（2型）症例
a：通常白色光観察．下部食道左壁に腫瘤を認め，潰瘍形成とともに境界明瞭な周堤を伴う．
b：NBI 観察．周堤部分もやや brownish となる．
c：ヨード染色．周堤部は淡染となり，潰瘍部で不染帯となる．

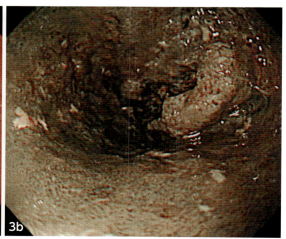
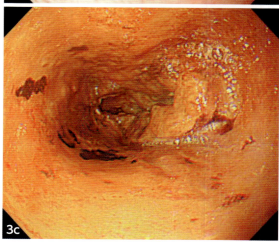

❸ 進行型食道癌（3型）症例
a：通常白色光観察．中部食道右壁に腫瘤を認め，潰瘍形成とともに一部境界不明瞭となる周堤を伴う．腫瘤周囲粘膜も血管像が透見できなくなっており，前壁側では顆粒状隆起を伴う．
b：NBI 観察．右壁の腫瘤形成とともに，周囲粘膜は brownish となっている．
c：ヨード染色．腫瘤部分，周囲粘膜ともにヨード不染帯となり，全周性病変である．

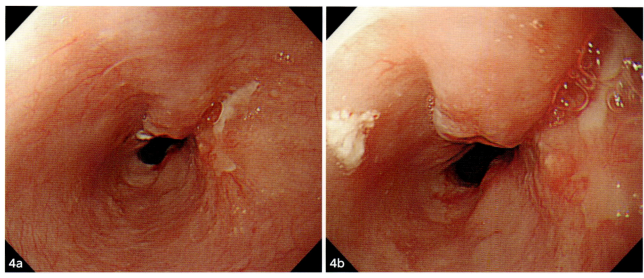

❹ 進行型食道癌（4型）症例
a, b：通常白色光観察．中下部食道にわたって食道壁の肥厚，硬化を認め，癌部と非癌部との境界が不明瞭となっている．深い潰瘍形成などは認められない．

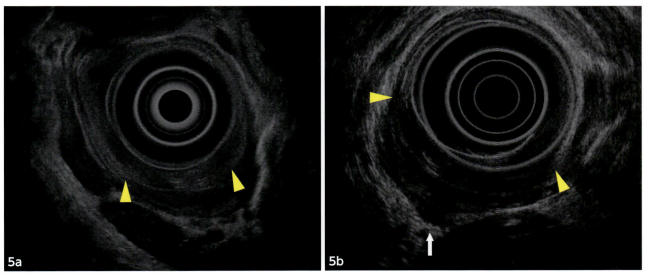

❺ 進行型食道癌の EUS
a：壁深達度 MP 症例．癌腫は低エコー性腫瘤であり，これにより粘膜下層は矢頭間で断裂し，固有筋層の肥厚を認める．
b：壁深達度 AD 症例．低エコー性の癌腫により粘膜下層は矢頭間で断裂，固有筋層の肥厚を認め，一部不整に壁外に突出している（矢印）．

進行型食道癌（扁平上皮癌） 63

I 咽頭・食道・胃・十二指腸　2 食道　B 腫瘍性疾患　(1) 上皮性腫瘍・腫瘍様病変

特殊型食道癌

■ 概要
- 広義では悪性リンパ腫などの非上皮性悪性腫瘍も含めて特殊型食道癌とすることもあるが，狭義では腺扁平上皮癌（粘表皮癌含），腺様嚢胞癌，類基底細胞癌，未分化癌（非小細胞型・小細胞型），癌肉腫，神経内分泌腫瘍をさす．
- 2004年の食道癌全国登録報告では，特殊型食道癌（狭義）は食道癌の2.9 %である[1]．

■ 典型的な画像所見とその成り立ち
- 隆起を主体とした発育を示し，腫瘍辺縁が非腫瘍性粘膜上皮に被覆されている部分を有するなどの上皮下発育傾向があるという特徴がある．
- 「基部の広さ，丈の高さ，立ち上がり，表面の形状，周囲の上皮内進展の有無，硬さ，色調，大きさ」を中心に観察する．
- 基部の広い隆起を示す組織型としては，低分化型食道扁平上皮癌，類基底細胞癌（❶〜❸），未分化癌，腺様嚢胞癌があげられる．
- 類基底細胞癌は，粘膜下腫瘍様隆起でありながら多結節状変化や浅い陥凹などを認めることが多い．また多彩な内視鏡所見を呈し，表層から辺縁に上皮内扁平上皮癌を伴うことが多い（❷）．
- 基部の狭い隆起（有茎性・亜有茎性）を示す組織型としては，低分化型扁平上皮癌や癌肉腫（❹）が多く，癌肉腫では比較的平滑で基部に扁平上皮癌を伴うことが多い[2]．

■ 確定診断へのプロセス
- 非腫瘍上皮に覆われていることもあり，表層のみの生検ではなく，腫瘍本体からの確実な生検が必要である．
- 通常生検での腫瘍本体からの検体採取が困難な際には，ボーリング生検なども考慮する．
- 最も大事なことは，特殊組織型の腫瘍の内視鏡的特徴を知り，疑うことである．

■ 治療
- 基本的には，通常型食道扁平上皮癌に準じた治療を行うが，遠隔転移がなければ外科手術が選択されることが多い．

（八田和久・小池智幸・藤島史喜）

文献
1) The Registration Committee for Esophageal Cancer. Comprehensive Registry of Esophageal Cancer in Japan, 2004. The Japan Esophageal Society.
2) 門馬久美子，藤原純子，加藤　剛，ほか．隆起型食道腫瘍の鑑別診断　内視鏡の立場から．胃と腸 2013；48：292-307.

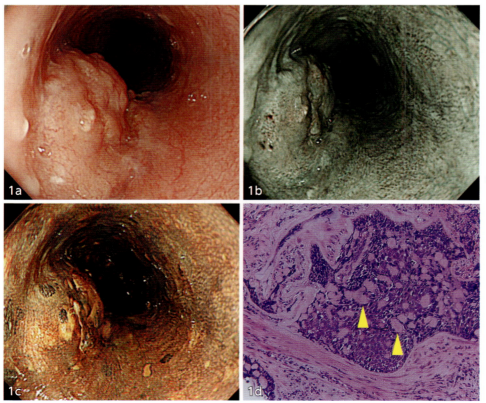

❶ 類基底細胞癌症例
a〜c：内視鏡（a：通常白色光観察，b：NBI観察，c：ヨード染色）．比較的なだらかな立ち上がりで多結節状であり，表面の大半は非腫瘍上皮で覆われている．
d：病理組織像（生検組織，HE染色）．腫瘍胞巣周囲にはHEでは好酸性で（矢頭）PAS陽性を示す基底膜様物質の沈着を認め，類基底細胞癌と診断した．

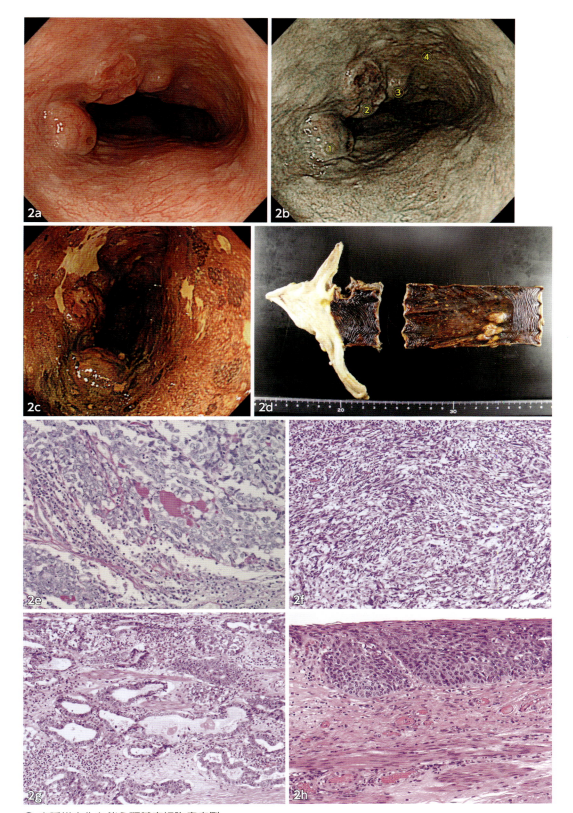

❷ 肉腫様変化を伴う類基底細胞癌症例

a〜c：内視鏡（a：通常白色光観察，b：NBI観察，c：ヨード染色）．①〜③の3つの粘膜下腫瘍様隆起（②では凹凸不整な腫瘍が露出）を呈し，④ではNBIにてbrownish area，ヨードにて不染帯となった．

d：外科切除標本．

e〜h：病理組織像（e：隆起部①・PAS染色，f：隆起部②・HE染色，g：隆起部③・HE染色，h：浅い陥凹部④・HE染色）．多彩な組織像を呈し，①ではPAS陽性の基底膜様物質を伴う典型的な類基底細胞癌構造，②では肉腫様変化，③では腺腔形成，④では扁平上皮癌構造をとっていた．

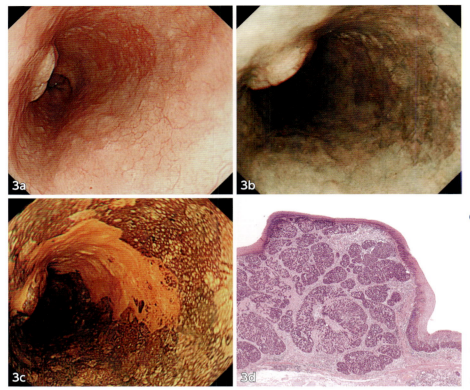

❸ 類基底細胞癌症例
a〜c：内視鏡（a：通常白色光観察，b：NBI観察，c：ヨード染色）．隆起部は比較的急峻な立ち上がりで表面の大部分は非腫瘍上皮で覆われており，周囲に扁平上皮癌を伴っていた．
d：病理組織像（HE染色）．腫瘍は上皮下に充実性に増殖している．
（岩手県立磐井病院 横沢 聡先生より提供）

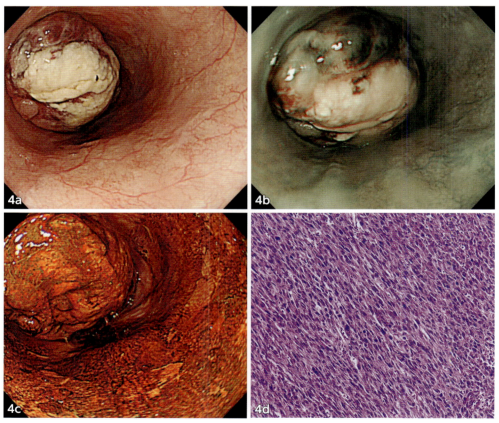

❹ 癌肉腫症例
a〜c：内視鏡（a：通常白色光観察，b：NBI観察，c：ヨード染色）．隆起部は比較的急峻な立ち上がりで表面の大部分は非腫瘍上皮で覆われており，周囲に扁平上皮癌を伴っていた．
d：病理組織像（HE染色）．紡錘形の異型細胞が増殖し，間葉系マーカーのビメンチン陽性であった．
（東北大学 中野 徹先生・亀井 尚先生より提供）

I 咽頭・食道・胃・十二指腸　**2 食道**　B 腫瘍性疾患　(1) 上皮性腫瘍・腫瘍様病変

Barrett 食道腺癌

■ 概要
- 本邦では食道癌の9割以上が扁平上皮癌であり，Barrett 食道腺癌の頻度は欧米に比較しきわめて低率である．
- *Helicobacter pylori* 感染率の低下や，食生活の欧米化による胃酸分泌能の上昇などに起因する胃食道逆流症（GERD）の増加に伴い，その合併症である Barrett 食道腺癌の増加が報告されている．
- 表在型 Barrett 食道腺癌に対する内視鏡治療が広く施行されるようになってきており[1]，Barrett 食道腺癌をいかに早期で発見できるかが重要となっている[2]．
- Barrett 食道腺癌の壁深達度を❶に示す[3]．

■ 典型的な画像所見とその成り立ち
- Barrett 食道は，3cm 以上の long segment Barrett's esophagus（LSBE）と3cm 未満の short segment Barrett's esophagus（SSBE）に分類される（「Barrett 食道」〈p.21〉を参照）が，本邦では，LSBE に合併する腺癌の報告は少なく，8割以上が SSBE に合併する腺癌とされている[4]．
- 病変の色調は，8割以上で発赤調を呈している[4]．
- 表在型 Barrett 食道腺癌のほとんどが0〜3時方向の前壁から右壁方向に認められる[4]．

■ 確定診断へのプロセス
- 本邦では SSBE に伴う Barrett 食道腺癌が多いので，食道胃接合部を深吸気で注意深く観察することが重要である[2]．
- とくに0〜3時方向の発赤調の病変に注意する．

- 酢酸もしくは酢酸加インジゴカルミン散布にて発赤がより明瞭になり拾い上げ診断や範囲診断に有用なことがある（❷〜❹）．
- NBI，BLI に代表される画像強調内視鏡（IEE）による拡大観察が範囲診断に有用なことも多い（❸）．基本的には胃癌の診断に準じ表面構造と血管構造に注目する（❸g，h）．
- LSBE に合併した腺癌の範囲診断に難渋することもある．
- 多発例の存在も念頭に観察する（❸）．
- 逆流性食道炎のびらん・潰瘍が重度な場合は，PPI を投与後に経過観察することにより，Barrett 食道腺癌が明らかになることがある[4]．
- 生検や PPI 投与により扁平上皮で被覆され病変が認識しにくくなる例が存在する[2]．
- 本邦でも，Barrett 食道の経過観察中に発見される癌の報告が増加しつつある（❹，❺）．

■ 治療
- 表在癌に対しては ESD を中心とした内視鏡治療が広く行われているが，症例数が少ないためガイドラインはまだない[1,5]．
- 本邦の多施設共同研究の結果から，粘膜下層500 μm までの浸潤で，脈管侵襲のない，未分化型成分を含まない，大きさ3cm 未満の例ではリンパ節転移の可能性がきわめて低いことが示され，今後多施設での prospective な検討結果が待たれる[6]．

（小池智幸・齊藤真弘・菊池弘樹）

❶ Barrett 食道腺癌の壁深達度

TX	癌腫の深達度が判定不可能
T0	原発巣としての癌腫を認めない
T1a	癌腫が深層粘膜筋板を超えない病変
T1a-SMM	癌腫が円柱上皮層または浅層粘膜筋板にとどまる病変
T1a-LPM	癌腫が浅層粘膜筋板を超えるが，深層粘膜筋板に達しない病変
T1a-DMM	深層粘膜筋板に浸潤する病変
T1b	癌腫が粘膜下層にとどまる病変
T1b-SM1	粘膜筋板を3等分し，上1/3にとどまる病変
T1b-SM2	粘膜筋板を3等分し，中1/3にとどまる病変
T1b-SM3	粘膜筋板を3等分し，下1/3に達する病変
T2	癌腫が固有筋層にとどまる病変
T3	癌腫が食道外膜に浸潤している病変
T4	癌腫が食道周囲臓器に浸潤している病変

（日本食道学会（編）．臨床・病理　食道癌取扱い規約．第11版．金原出版；2015[3] より抜粋）

文献
1) Koike T, Nakagawa K, Iijima K, et al. Endoscopic resection (endoscopic submucosal dissection/endoscopic mucosal resection) for superficial Barrett's esophageal cancer. Dig Endosc 2013；25：20-8.
2) 小池智幸，阿部靖彦，飯島克則，ほか．Barrett 食道癌の内視鏡診断　通常観察での拾い上げ診断のポイント．胃と腸 2011；46（12）：1800-14.
3) 日本食道学会（編）．臨床・病理　食道癌取扱い規約．第11版．金原出版；2015.
4) 小池智幸，齊藤真弘，菊池弘樹，ほか．バレット食道・腺癌—逆流性食道炎との関連と診断の実際．消化器の臨床 2016；19（2）：152-9.
5) Nakagawa K, Koike T, Iijima K, et al. Comparison of the long-term outcomes of endoscopic resection for superficial squamous cell carcinoma and adenocarcinoma of the esophagus in Japan. Am J Gastroenterol 2014；109（3）：348-56.
6) Ishihara R, Oyama T, Abe S, et al. Risk of metastasis in adenocarcinoma of the esophagus：a multicenter retrospective study in a Japanese population. J Gastroenterol 2017；52（7）：800-8.

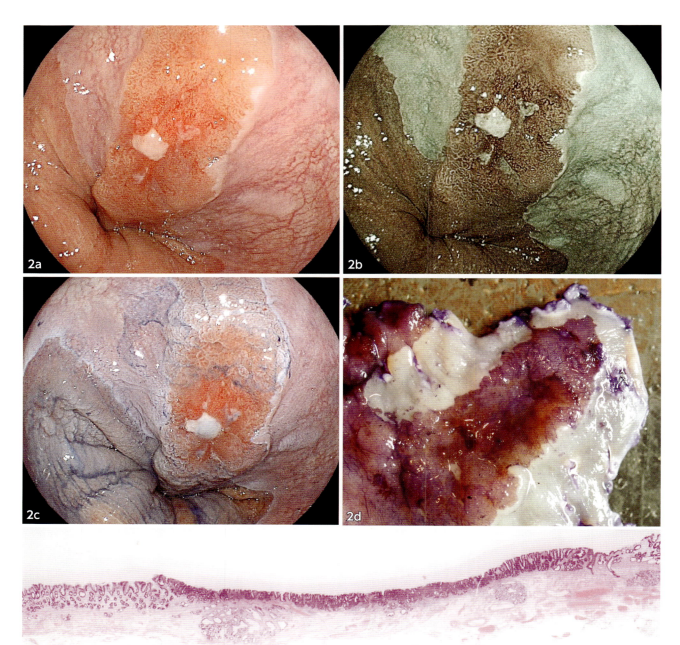

❷ 典型的 Barrett 食道腺癌（70 歳代，男性）
a：白色光観察．1 時方向に舌状に伸びる SSBE 内の発赤調の病変．
b：BLI 観察．病変は brownish area を呈する．
c：酢酸加インジゴカルミン散布にて病変はより境界明瞭となる．
d：ESD 施行．切除標本．
e：病理組織の結果は，adenocarcinoma in the Barrett esophagus, moderately differentiated type, DMM, ly0, v0, INFa, HM0, VM0 であった．

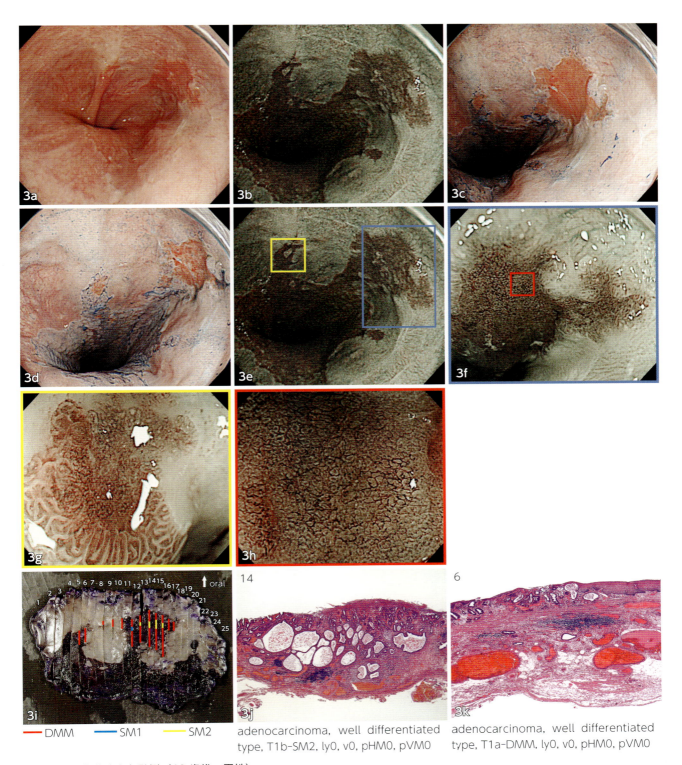

— DMM　— SM1　— SM2

adenocarcinoma, well differentiated type, T1b-SM2, ly0, v0, pHM0, pVM0

adenocarcinoma, well differentiated type, T1a-DMM, ly0, v0, pHM0, pVM0

❸ Barrett食道腺癌多発例（60歳代，男性）
a：白色光観察．1時方向に厚みのある不整な発赤調の粘膜面を認める．さらに，0時方向にも小さな発赤調病変を認める．
b：NBI観察．
c，d：酢酸加インジゴカルミン散布により，主病巣はより明瞭となる．さらに，0時方向の病変も明瞭に領域性のある小病変として認識可能となる．
e〜h：NBI併用拡大観察．1時方向の主病巣はNBI拡大観察で小型で密な粘膜模様とネットワークを形成する不整な血管が認められ，高分化型腺癌に矛盾しない所見を呈する（h）．0時方向の小病変もNBI拡大観察でdemarcation line明瞭な病変として認識でき，高分化型腺癌に矛盾しない（g）．
i：ESD施行．切除標本．
j：1時方向の主病巣はSM2浸潤を認める高分化型腺癌で追加外科手術施行．遺残病変，リンパ節転移なし．
k：0時方向の病変も高分化型腺癌であった．

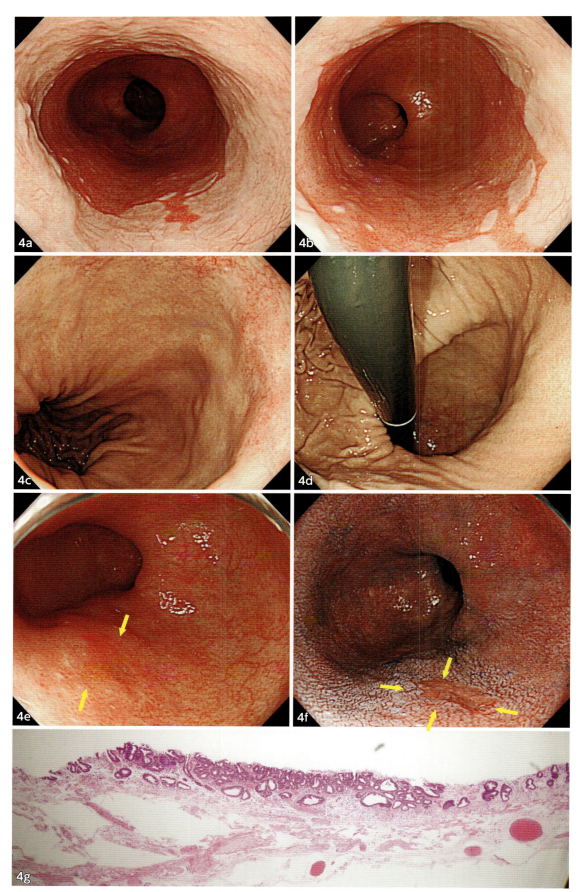

❹ LSBE 経過観察中に発生した Barrett 食道腺癌（50 歳代，男性）

LSBE にて近医より紹介（PPI 継続内服中）．著明な食道裂孔ヘルニア（c，d）と LSBE（a，b）を認めた．2 年 6 か月後内視鏡．白色光観察で LSBE 内に発赤調病変（矢印）を認める（e）．酢酸加インジゴカルミン散布にて 6 時方向の境界明瞭な発赤調病変（矢印）を認める（f）．ESD を施行し，adenocarcinoma in the Barrett esophagus, well differentiated type, pT1a-DMM ly0, v0, HM0, VM0 と診断（g）．

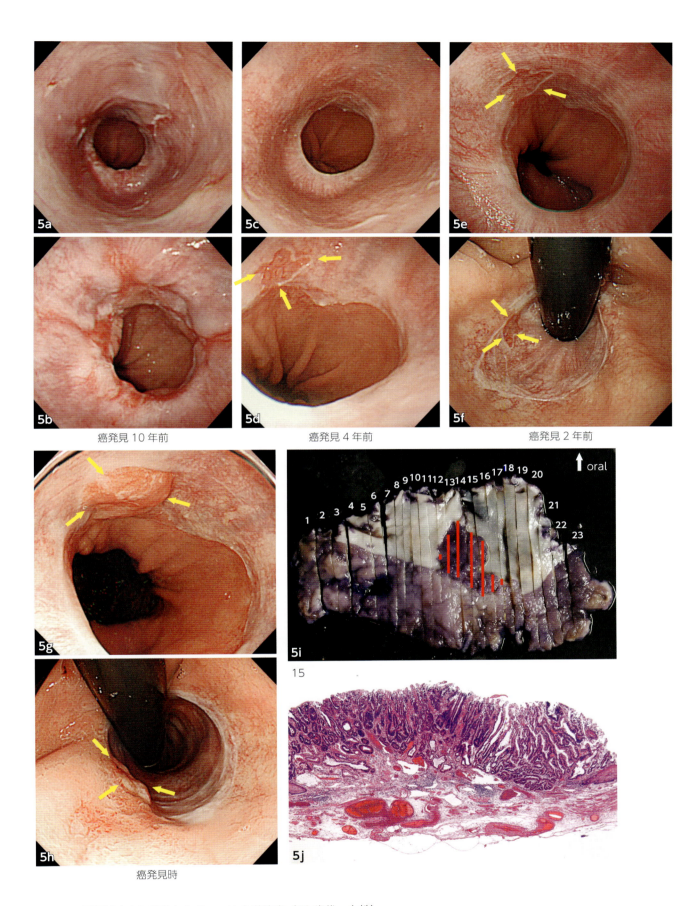

癌発見 10 年前　　　　癌発見 4 年前　　　　癌発見 2 年前

癌発見時

❺ SSBE 経過観察中に発生した Barrett 食道腺癌（70 歳代，女性）
癌発見 10 年前ロスアンジェルス分類 grade C の逆流性食道炎を認めた（a，b）．以後 PPI 投与下に SSBE および逆流性食道炎の経過観察目的に基本的に年 1 回の内視鏡検査を受けていた．PPI 投与にて逆流性食道炎は治癒，舌状の SSBE（矢印）を認めるのみ（c，d）．癌発見 2 年前も SSBE（矢印）のみの所見であった（e，f）が，その 2 年後に SSBE を置換するように IIa 病変（矢印）を認め（g，h），ESD を施行した．i：切除標本．j：病理組織像．adenocarcinoma, well differentiated type, pT1a-SMM ly0, v0, pHM0, pVM0.
（一部の内視鏡写真は，いのまた胃と腸・内科クリニック　猪股芳文先生，JR 仙台病院　菊地亮介先生より提供）

顆粒細胞腫

■ 概要
- 顆粒細胞腫（granular cell tumor：GCT）は，1926年に初めてAbrikossoffにより報告されたSchwann細胞由来の腫瘍で，好発部位は舌・皮膚・乳腺である．消化管には約6％，食道には約2％の頻度で発生するとされている[1]．多くは中部・下部食道に発生する[2]．
- 食道顆粒細胞腫は一般的に良性で，悪性例はきわめてまれである[2]．

■ 典型的な画像所見とその成り立ち
- 立ち上がりの境界が明瞭で，正常上皮に覆われた白色調・黄色調の隆起性病変として認識される．
- 典型的なものは隆起の頂部が陥凹しており，その特徴的な形状から「大臼歯様」と表現されるが（❶a，b），小さいものは半球状ないし台状の形態を呈する（❷）．腫瘍が上皮直下に存在するため表面の上皮が伸展し，血管透見は一部不明瞭となり（❶c），ヨード染色では淡染となる．

■ 確定診断へのプロセス
- 上皮直下に腫瘍が存在するため，頂部からの生検により比較的容易に診断が得られる．必要に応じボーリング生検を行う．
- 病理学的には，扁平上皮下に顆粒状で好酸性の胞体と小型の核を有する腫瘍細胞の増殖を認め（❸a，b），細胞質内の顆粒はPAS染色陽性となる．また，免疫染色ではS-100蛋白（❸c），NSEが陽性となる．壊死像，核多形性，紡錘形の腫瘍細胞，大きな核小体をもつ小胞体核，核分裂像，N/C比，P53陽性率，Ki-67 indexなどが悪性診断に用いられる[3]．
- また，病変表層の扁平上皮に癌真珠様の所見を示している場合，pseudoepitheliomatous hyperplasiaとよばれ，扁平上皮癌との鑑別が必要であるとされる[2]．

■ 治療
- 生検で悪性が否定的で無症状であれば経過観察も可能である．内視鏡的切除を行う際には，腫瘍を遺残させると局所再発するため完全切除を行う必要がある[4]．
- 内視鏡的切除が困難な腫瘍径の大きなものや，生検で悪性所見が疑われる場合は外科手術を考慮する．

（大矢内　幹）

文献
1) Lack EE, Worsham GF, Callihan MD, et al. Granular cell tumor: A clinicopathologic study of 110 patients. J Surg Oncol 1980；13：301-16.
2) 高木靖寛，岩下明徳，山田　豊，ほか．消化管顆粒細胞腫の診断と治療．胃と腸 2004；39：628-39.
3) Fanburg-Smith JC, Meis-Kindblom JM, Fante R, et al. Malignant granular cell tumor of soft tissue：diagnostic criteria and clinicopathologic correlation. Am J Surg Pathol 1998；22：779-94.
4) 門馬久美子，吉田　操，藤原純子，ほか．まれな食道良性腫瘍および腫瘍性病変の内視鏡診断．胃と腸 2008；43：267-77.

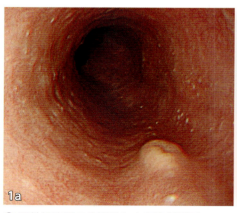 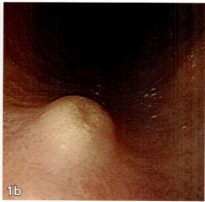 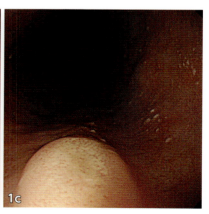

❶ 顆粒細胞腫の典型的な大臼歯様所見
a：食道に7mmほどの白色調隆起性病変を認める．
b：正常の上皮が覆っており，頂部が陥凹し「大臼歯様」である．
c：腫瘍が上皮直下に存在するため，表層の血管は部分的に不明瞭となっている．

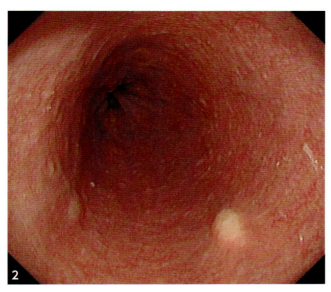

❷ 小さい顆粒細胞腫の画像所見
食道に5mmほどの白色調隆起性病変を認め，表面平滑な丈の低い半球状の形態を呈している．

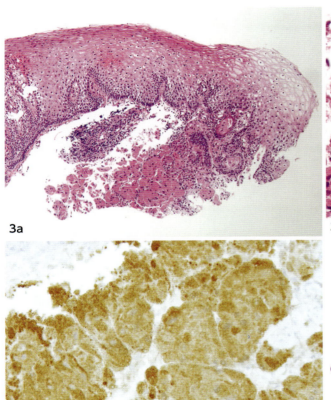

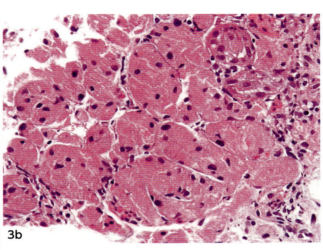

❸ 生検標本の病理組織像（❶と同一症例）
a：重層扁平上皮下に好酸性の胞体をもった細胞の集簇が認められる（HE染色）．
b：個々の細胞は豊かな胞体と小型の核をもち，胞体は顆粒状である（HE染色）．
c：免疫組織化学的には，S-100蛋白が陽性である（S-100蛋白免疫染色）．

食道悪性黒色腫

■ 概要
- 全食道悪性腫瘍の0.1〜0.2％を占めるまれな疾患であり[1]，きわめて予後不良である．
- 食道メラノーシスが悪性化し悪性黒色腫に変化したことを証明した報告は非常に少ないものの，食道悪性黒色腫の外科切除標本の検討では，25〜30％に食道メラノーシスが併存し，悪性黒色腫の前駆病変であるとする報告がなされている[2]．食道メラノーシスはアルコール多飲・喫煙などの関与が指摘されており，経過観察の際には悪性黒色腫のみならず，扁平上皮癌の合併にも注意が必要である（「食道メラノーシス」〈p.18〉を参照）．
- 食道原発悪性黒色腫の本邦報告例193例に対する検討で，生検群と非生検群で予後に有意差がないことが報告されており[3]，近年は診断のための生検は許容されている．

■ 典型的な画像所見とその成り立ち
- 中下部食道に好発し，隆起型を呈することが多い（広基性，有茎性，亜有茎性などさまざま）（❶，❷）．隆起の表面は分葉し比較的平滑なことが多く，腫瘍の大きさに比し柔らかい[4,5]．

■ 確定診断へのプロセス
- 黒色の色素沈着が特徴的であるが，色素沈着を認めるものは切除標本の71％，内視鏡上の46％のみと報告されており[4]，特殊型食道癌などとの鑑別のために生検による診断が必要である（❸）．
- メラノーシスと初期の悪性黒色腫の鑑別は困難であり，黒色色素沈着が濃淡不整を示したり，形態変化を認めた場合は悪性黒色腫を疑う[4]．

■ 治療
- 外科的切除を中心に，集学的治療が行われる．

（近藤　穣）

文献
1) Bisceglia M, Perri F, Tucci A, et al. Primary malignant melanoma of the esophagus: a clinicopathologic study of a case with comprehensive literature review. Adv Anat Pathol 2011；18（3）：235-52.
2) Chang F, Deere H. Esophageal melanocytosis morphologic features and review of the literature. Arch Pathol Lab Med 2006；130：552-7.
3) 山口智弘, 塩飽保博, 小出一真, ほか. 食道原発悪性黒色腫の1例と本邦報告例（193例）の検討. 日消誌 2004；101：1087-94.
4) 門馬久美子, 藤原純子, 加藤 剛, ほか. 隆起型食道腫瘍の鑑別診断 内視鏡の立場から. 胃と腸 2013；48（3）：292-307.
5) 濱田健太, 石原 立, 加藤 穣, ほか. 特異的な色調を示す病変の特徴と鑑別. 胃と腸 2016；51（2）：228-35.

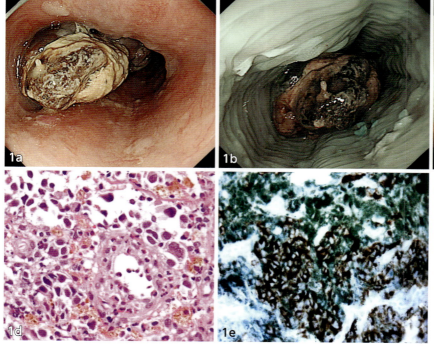

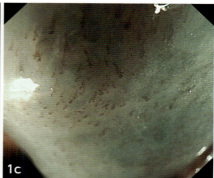

❶ 食道悪性黒色腫（60歳代，男性）
a：中部食道に分葉状で一部白苔の付着した，黒色調の隆起性病変を認める．
b，c：NBI観察．拡大ではIPCLの異常を認めない．
d：HE染色，強拡大像．扁平上皮下に，胞体内にメラニン顆粒と思われる顆粒を伴う異型細胞が密に増生している．
e：HMB45陽性．

（大崎市民病院　伊藤博敬先生・大矢内 幹先生より提供）

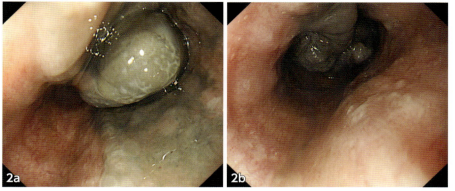

❷ 食道悪性黒色腫（60歳代，男性）
a：上部〜中部食道に黒色粘膜が広がっており，中部食道に光沢のある黒色調の隆起性病変を認める．
b：下部食道にも亜有茎性の分葉状の黒色調隆起性病変を認める．
(八戸市民病院 岩井 渉先生より提供)

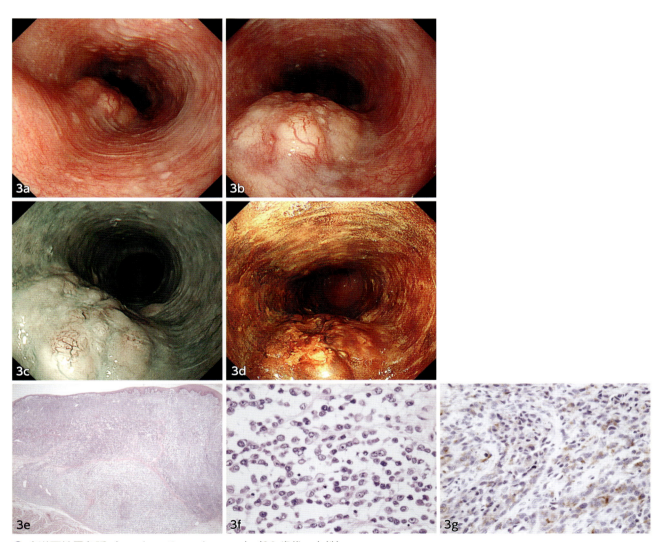

❸ 食道悪性黒色腫（amelanotic melanoma）（80歳代，女性）
a，b：下部食道に広基性の白色調隆起性病変を認める．腫瘍表面は凹凸が目立ち，類基底細胞癌等も鑑別にあがる．
c：NBI観察．細い樹枝状の血管が観察されるが，そのほかはIPCLの変化は目立たず，正常上皮で被覆されていることが示唆される．
d：ヨード散布像．腫瘍により菲薄化した上皮部分が淡染となっている．
e：外科切除標本HE染色マクロ像．
f：HE染色，強拡大．
g：HMB45陽性．
(岩手県立磐井病院 横沢 聡先生より提供)

食道悪性黒色腫

I 咽頭・食道・胃・十二指腸　2 食道　B 腫瘍性疾患　(2) 非上皮性腫瘍

食道粘膜下腫瘍

■ 概要

● 食道の粘膜下腫瘍（submucosal tumor：SMT）のうち，非上皮性腫瘍で最も頻度の高いものは平滑筋腫（固有筋層内由来，粘膜筋板由来）である．その他，顆粒細胞腫，脂肪腫，血管腫，リンパ管腫，神経鞘腫，GIST などがあげられる．

● 上皮性腫瘍として，粘膜下腫瘍様の形態を呈する特殊な組織型の食道癌や，食道癌の壁内転移などがある．

■ 典型的な画像所見とその成り立ち

通常内視鏡

● 通常観察では，大きさ，形状，立ち上がり，色調，表面の血管像，鉗子での触診による硬さや可動性，上皮性変化の有無といったポイントをもとに質的評価を行う．

● 明らかに増大傾向にあるものや，形状が不整形なものは悪性が疑われる．立ち上がりが急峻であれば比較的浅い位置にあるもの（❶a），なだらかであれば固有筋層由来など深い位置にあるもの（❷a）や壁外圧排を疑う．粘膜から透見される色調が黄色調なら脂肪腫（❸），青色・紫調なら血管腫（❹a），透明感があればリンパ管腫の可能性が高い．表面の血管像が不明瞭であれば粘膜表層の腫瘍を，血管透見像が明瞭であれば粘膜固有層より深部の腫瘍を疑う[1]．

● 触診でクッションサイン（容易にくぼむ所見）を認めれば脂肪腫やリンパ管腫などの柔らかい腫瘍を疑う．触診や蠕動で可動性があれば，粘膜筋板由来の平滑筋腫といった，固有筋層より浅層に存在する病変である．可動性がない場合は固有筋層に連続，またはそれ以深の病変と考えられる[2]．

● 上皮性変化を伴う場合は粘膜下腫瘍様の形態を示す食道癌を，深部浸潤の食道癌が併存している場合は壁内転移を鑑別に入れる（❺a，b）．

EUS

● 通常観察である程度の推測はできるが，最終的には EUS による評価が有用である．

● 平滑筋腫：粘膜筋板（❶b），または固有筋層（❷b）に連続する境界明瞭な低エコー腫瘤．分葉状の形態を呈することもある．固有筋層由来のものでは，石灰化を示す音響陰影を伴う高エコーを伴うこともある[1]．

● 脂肪腫：粘膜下層に存在する均一な高エコー腫瘤．エコーの減衰を伴うことがある．

● 血管腫：粘膜下層に存在する均一な高エコーの腫瘤で，エコーの減衰は伴わない．内部に低エコーが混在することもある（❹b）．

● リンパ管腫：粘膜下層に存在する，内部に隔壁を有する無エコー域．

CT，MRI

● CT や MRI は，大きい病変の評価や壁外病変による圧排との鑑別の一助となる．

■ 確定診断へのプロセス

● 通常観察や，大きい病変は CT や MRI などで評価をしたうえで，EUS による精査を行う．

● 上皮下の浅い病変であれば，生検鉗子による生検（必要に応じボーリング生検）で診断が可能なことが多い（❶c）．深い位置に存在し通常の生検で診断が困難な病変に対しては，超音波内視鏡下吸引針生検（EUS-FNA）による診断が有用である．

● 大きさ3cm 以上，表面不整で結節状を呈し陥凹や潰瘍を伴うもの，急速に増大してくるものは，悪性の可能性が高い[2]．

■ 治療

● 悪性が否定的で無症候性であれば経過観察が選択される．

● 生検などで悪性が疑われる例，腫瘍による通過障害や胸痛などの有症状例，潰瘍形成など出血の危険がある場合は，治療が必要である．固有筋層に連続する病変は外科的切除を行う．固有筋層に連続していない浅層の病変で比較的小さいものは内視鏡的切除も考慮する．

（大矢内　幹）

文献

1）有馬美和子，都宮美華，福田　俊，ほか．咽頭・食道粘膜下腫瘍の内視鏡・EUS の診断．消内視鏡 2016；28：195-203.

2）門馬久美子，藤原純子，立石陽子，ほか．隆起を主体とする非上皮性病変の特徴と鑑別．胃と腸 2016；51：174-189.

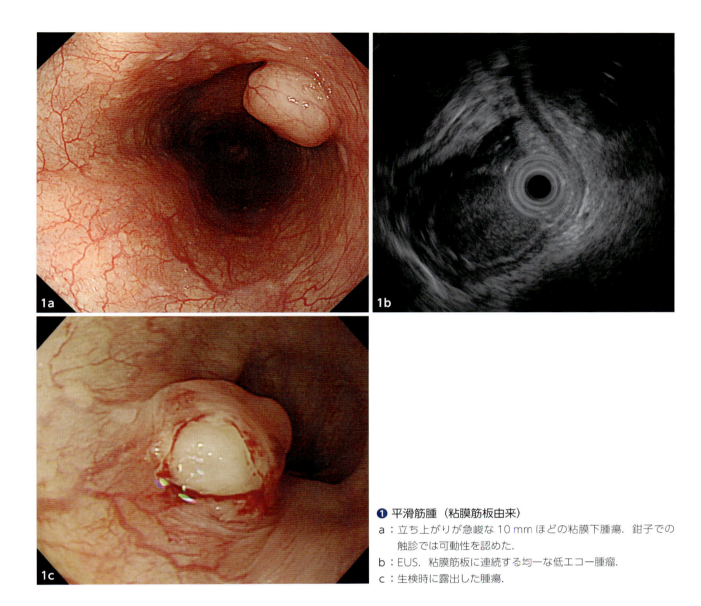

❶ 平滑筋腫（粘膜筋板由来）
a：立ち上がりが急峻な 10 mm ほどの粘膜下腫瘍．鉗子での触診では可動性を認めた．
b：EUS．粘膜筋板に連続する均一な低エコー腫瘤．
c：生検時に露出した腫瘍．

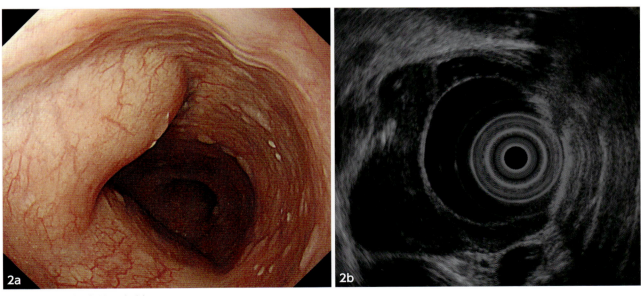

❷ 平滑筋腫（固有筋層由来）
a：立ち上がりがなだらかな粘膜下腫瘍．
b：EUS．固有筋層に連続した低エコー腫瘤．一部石灰化による高エコーを認める．

食道粘膜下腫瘍

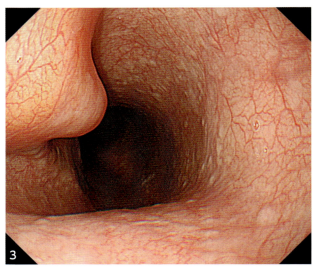

❸ 脂肪腫
黄色調の粘膜下腫瘍．鉗子による触診は柔らかい所見であった．

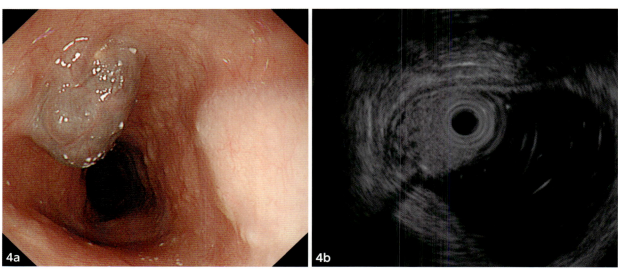

❹ 血管腫
a：青みがかった粘膜下腫瘍．
b：EUS．均一な高エコー腫瘤．プローブの圧排で容易に変形する．

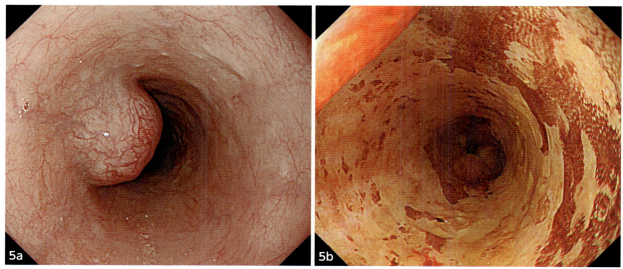

❺ 食道癌の壁内転移
a：中部食道に 20 mm 大の粘膜下腫瘍を認めた．
b：ヨード染色像．隆起のすぐ肛門側に SM 浸潤表在癌を認めた．隆起部のボーリング生検，および肛門側病変からの生検で扁平上皮癌が採取され，食道癌の壁内転移と診断した．

I 咽頭・食道・胃・十二指腸 **3 胃** **A 正常**

H. pylori 陰性胃

■ 概要
● 胃は組織学的には単層円柱上皮から成り粘膜内には固有胃腺がみられ，固有胃腺は噴門腺・胃底腺・幽門腺の3種類がある．噴門腺は食道胃接合部から1cm程度の噴門部領域にみられ，主に粘液を分泌している．胃底腺は穹窿部～体部の広い領域にみられ，主細胞（chief cell）・壁細胞（parietal cell）・副細胞（mucous neck cell）から成り酸・ペプシン・粘液などを分泌する．幽門腺は前庭部～幽門部にみられ，粘液とG細胞からガストリンを分泌する．

■ 典型的な画像所見とその成り立ち
● 通常内視鏡（❶）では光沢をもつ正色調粘膜と透明な粘液が観察される．胃壁は送気にてよく伸展され，体部大彎側には腫大のない皺襞がみられる．内視鏡的粘膜萎縮はみられないが，幽門腺粘膜は胃底腺粘膜に比べ薄いため，軽度萎縮と鑑別が難しいこともある．

● *Helicobacter pylori* 陰性胃の内視鏡所見には，RAC（regular arrangement of collecting venules）[1]・稜線状発赤（red streak）・ヘマチン（hematin）・隆起型びらん（raised erosion）がある[2]．

● RACは穹窿部～体部・胃角部の胃底腺領域にみられる規則的なヒトデ様血管である（❷）．拡大内視鏡でみると粘膜表面に円形の腺開口部を取り巻くようにみられる上皮下毛細血管（subepithelial vessel）とそれに連続する集合細静脈（collecting venules）がみられ（❸a），RACが集合細静脈であることがわかる．*H. pylori* 未感染者では体下部～胃角小彎までRACがみられることが多い[1]．これに対し幽門腺領域の拡大内視鏡像では溝状の腺開口部とコイル状の毛細血管がみられRACはみられない（❸b）．

● 稜線状発赤は胃体部～前庭部に縦走する発赤帯であり（❹），胃収縮時の酸との接触・血流変化との関連が考えられている．ヘマチンは体部～前庭部の粘膜表面にみられる黒色変化であり（❹），微小な胃粘膜出血が原因と考えられている．隆起型びらんは幽門輪近傍にみられるポリープ状・数珠状の粘膜変化であり，多発し頂部に発赤びらんを伴うことが多い（❺）．

● その他 *H. pylori* 陰性胃に随伴して胃底腺ポリープ（fundic gland polyp）がみられることもある．また，近年PPI（プロトンポンプ阻害薬）投与と関連して穹窿部～体部に多発白色扁平隆起（multiple white and flat elevated lesions）（❻）がみられることも報告されている[3]．

● 上述した *H. pylori* 陰性胃の内視鏡所見は，*H. pylori* 未感染胃のみならず，*H. pylori* 除菌後の慢性炎症改善時にもみられることがあり注意が必要である．

■ 確定診断へのプロセス
● 内視鏡的萎縮がみられない．
● 体下部～角小彎までのRACがみられる．
● 稜線状発赤・ヘマチン・隆起型びらんなどの所見がみられる．

（川村昌司）

文献
1) Yagi K, Nakamura A, Sekine A. Comparison between magnifying endoscopy and histological, culture and urease test findings from the mucosa of the corpus. Endoscopy 2002；34：376-81.
2) 春間 賢，加藤元嗣，井上和彦，ほか．胃炎の京都分類．日本メディカルセンター：2014.
3) 川口 実，新井英二，野澤秀樹，ほか．胃体部にみられる白色扁平隆起の検討．Gastroenterol Endosc 2007；49（Suppl 1）：958.

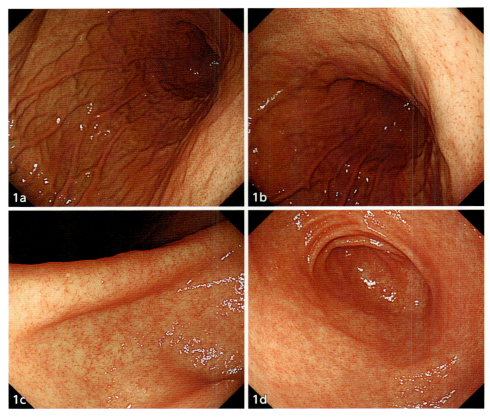

❶ *H. pylori* 陰性胃（未感染）の内視鏡像

a，b：胃体部粘膜には光沢をもつ正色調粘膜がみられ，大彎には腫大のない皺襞がみられる．
c：胃角部小彎にも RAC が観察される．
d：前庭部にも萎縮はみられない．

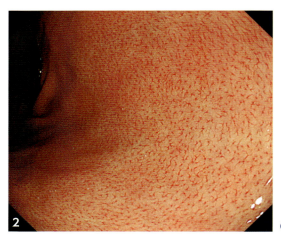

❷ *H. pylori* 陰性の胃体部にみられる規則的なヒトデ様血管（RAC）

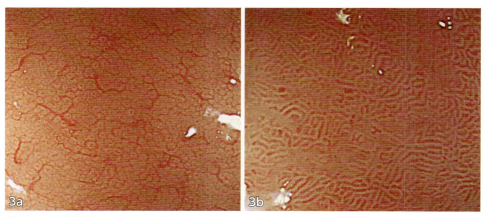

❸ *H. pylori* 陰性胃の拡大内視鏡像

a：胃底腺領域（胃体部）粘膜．円形の腺開口部を取り巻くようにみられる上皮下毛細血管とそれに連続する集合細静脈がみられる．
b：幽門腺領域（前庭部）粘膜．溝状の腺開口部とコイル状の毛細血管がみられ RAC はみられない．

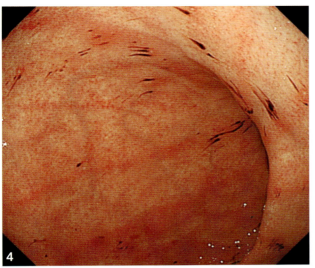
❹ H. pylori 陰性の胃体部にみられる稜線状発赤とヘマチン

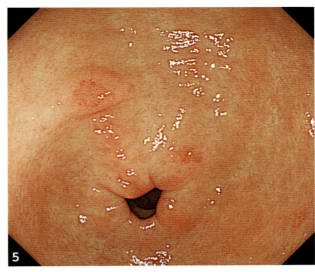
❺ H. pylori 陰性の前庭部幽門輪近傍にみられる隆起型びらん

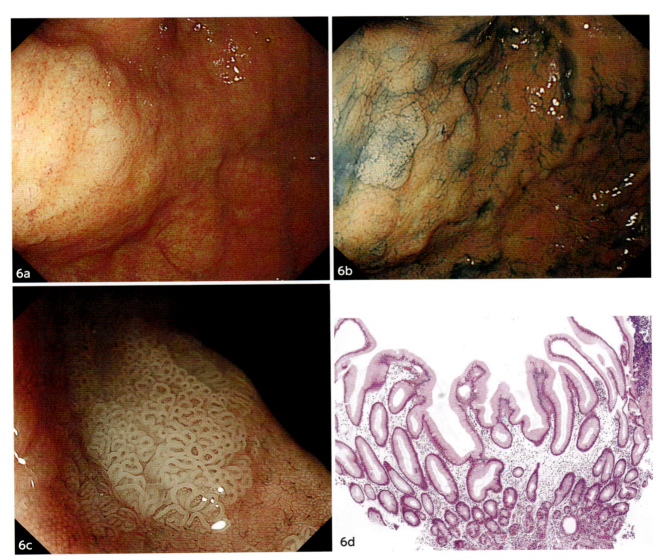
❻ H. pylori 陰性胃の多発白色扁平隆起
a：H. pylori 陰性の穹窿部にみられる多発白色扁平隆起．
b：インジゴカルミン散布像．
c：NBI 拡大観察では規則的な顆粒状構造を認めた．
d：生検では腺窩上皮の過形成がみられた．

胃憩室

■ 概要
- 胃憩室は胃壁の一部が囊状に拡張突出し盲端腔を形成したものであり[1]，上部X線造影検査や上部消化管内視鏡検査で偶然発見されることが多い．
- 胃憩室の好発部位は噴門部後壁が最も多く，次いで幽門前庭部にみられ，体部にもわずかにみられる[1]．
- 憩室は発生機序から圧出性・牽引性，突出部の壁構造から粘膜・筋層・漿膜を含む真性憩室と筋層を欠く仮性憩室に分けられる．
- 噴門部は解剖学的に縦走筋が大彎・小彎に分離して走行しており，また，腹膜を欠いているなどのため脆弱部位が形成され，胃の内圧がかかりやすく圧出性憩室が多いとされている．
- 幽門部は胆囊や膵臓などの周囲の臓器の炎症や癒着による牽引性憩室が多いとされている[2]．
- 幽門前庭部の小憩室は時に粘膜下腫瘍（SMT）様の形態をとり，迷入膵や粘膜下異所腺との鑑別を要する場合もある．粘膜下異所腺との違いは，胃憩室は粘膜筋板を伴って胃粘膜全体が粘膜下層に陥入した病態であるのに対し，粘膜下異所腺は筋板を伴わないことである．
- 体部大彎にできる胃憩室は胃重複症などとの関係が指摘されている．

■ 典型的な画像所見とその成り立ち
- 上部X線造影検査では辺縁が平滑な囊状や半球形の突出像として描出されるものが多い（❶）．
- 上部消化管内視鏡検査では，健常粘膜で覆われた囊状の陥凹として認識される（❷）．
- 幽門前庭部に生じた憩室は開口を有する粘膜下腫瘍様の形態をとる場合がある（❸）．
- 小さな憩室で陥凹内部が盛り上がり開口部がふさがっていると憩室と判断するのが難しい（❹）．
- まれではあるが胃体部大彎にも憩室が見つかる場合がある（❺，❻）．

■ 確定診断へのプロセス
- 胃の上部にできた憩室は上部X線造影検査もしくは内視鏡検査で診断は容易である．ひだなどに紛れて陥凹内部がわかりにくい場合は鉗子を使って開口部を拡げてよく観察する（❻）．
- 幽門前庭部の憩室は迷入膵と鑑別を要する場合があり（❸），診断が困難な場合は生検や超音波内視鏡検査などを実施する．

■ 治療
- 胃憩室の多くは無症状で治療する必要はない．
- まれに胃憩室炎，胃潰瘍，出血などの合併がみられるがまず保存的治療を行い，保存的治療で改善がみられない場合や穿孔などが疑われた場合は手術を検討する．

（加藤勝章・千葉隆士）

文献
1) 林　紀夫，日比紀文，坪内博仁（編）．標準消化器病学．医学書院；2003．
2) 秋山吉照，白枝親司．胃憩室．胃と腸 1969；4（6）：711-20．

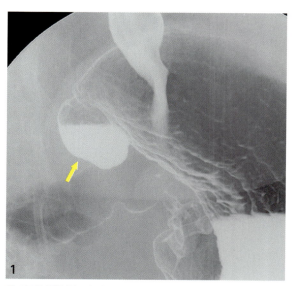

❶ 穹窿部後壁の辺縁平滑な憩室
半立位第1斜位像で穹窿部後壁の憩室内に貯留したバリウムがニボー（矢印）を形成している．

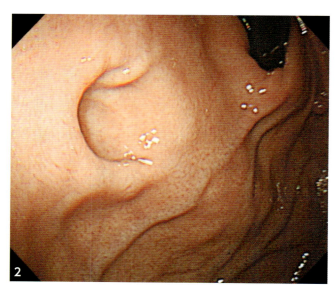

❷ 穹窿部後壁の憩室
胃壁のくぼみを認める．辺縁および内腔ともに周辺粘膜と同じ健常粘膜で覆われている．

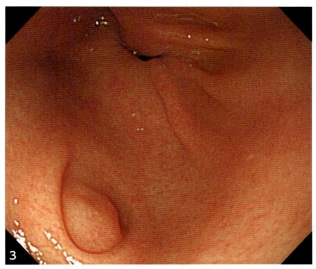

❸ 幽門部大彎の憩室
くぼみの内部に SMT 様の盛り上がりがあり，迷入膵との鑑別を要する．

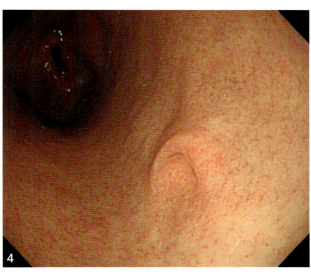

❹ 小さな憩室
前庭部大彎に辺縁がわずかに盛り上がった小さなくぼみを認める．陥凹内部の盛り上がりで開口部がふさがっていると憩室と判断するのが難しい．

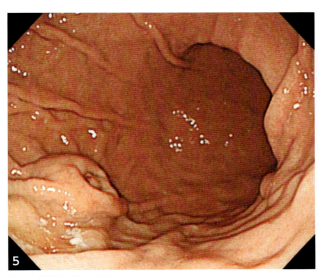

❺ 胃体部大彎の憩室
胃体下部大彎に SMT 様隆起を認める．中心は陥凹しており，delle を有する SMT や SMT 様の形態をとる癌との鑑別が問題となる．

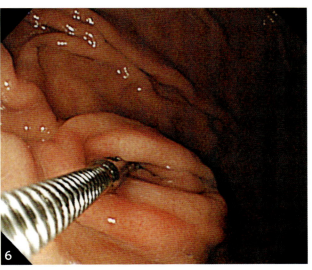

❻ 胃体部大彎の憩室の観察
SMT 様の形態をとる憩室と判断するには陥凹内部の性状を丁寧に観察する必要がある．鉗子を用いて開口内部を押し開いた観察や，隆起の硬さの確認は，診断に有用である．

胃粘膜下異所腺

■ 概要
- 胃粘膜下異所腺（submucosal heterotopic gastric gland）とは，本来は粘膜固有層内に存在する胃腺組織が異所性かつ粘膜下に認められるものである．
- 切除胃の4.0％に認められると報告されている[1]．
- 繰り返す胃粘膜のびらん・再生により腺組織が粘膜下層に波及し形成される，という後天性の発生機序が有力視されている[2]．

■ 典型的な画像所見とその成り立ち
- 内視鏡所見：さまざまな肉眼形態を示すが，異所腺内に粘液が貯留し囊胞を形成すると粘膜下腫瘍の形態を呈する（❶，❷）．
- EUS所見：囊胞状病変（無エコー域）を第3層内に認める（❸）．
- 病理所見：粘膜下層内に囊胞状に拡張した腺構造を認める（❹）．

■ 確定診断へのプロセス
- 鑑別診断として迷入膵，GIST，その他胃粘膜下腫瘍，粘膜下腫瘍様の発育を呈する胃癌などが考えられる．
- 存在部位（胃体部に多い），背景粘膜の性状（萎縮性胃炎や腸上皮化生を示す場合が多い）は診断の一助となりうる．

■ 治療
- 胃粘膜下異所腺自体は基本的に良性の病態であるが，異所腺自体からの発癌が示唆された症例も報告されている[3]．
- 胃内にびまん性に存在する場合は多発癌や異時性癌の発生頻度が高いとされており，慎重な経過観察が必要である．
- 胃癌を合併した場合，範囲診断・深達度診断が困難となる場合もあり，注意が必要である[4]．

（伊藤博敬・大矢内　幹）

文献
1) 岩永　剛，古河　洋，石黒信吾．胃粘膜下びまん性異所腺の102例の検討による胃癌発生機序に関する研究．最新医学 1986；41：2418-26．
2) 佐藤暢人，北上英彦，横山和之，ほか．びまん性胃粘膜下異所腺に併存した多発早期胃癌の1例．日消外会誌 2004；37：142-6．
3) 中松　大，西田　勉，井上拓也，ほか．病理学的に診断された粘膜下異所性胃腺より発生した進行胃癌の1例．日消誌 2013；110：290-3．
4) 梶山　徹，門脇則光，辻　康平，ほか．超音波内視鏡による多発性胃粘膜下囊腫の臨床診断．Gastroenterol Endosc 1989；31：2078-88．

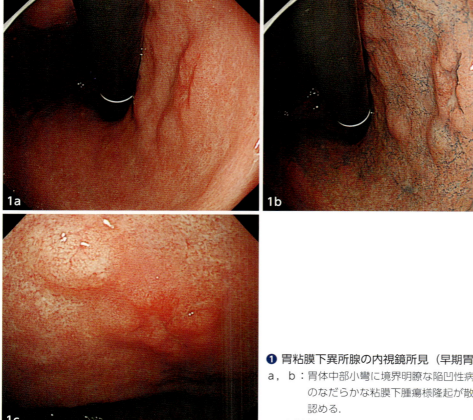

❶ 胃粘膜下異所腺の内視鏡所見（早期胃癌合併例）
a，b：胃体中部小彎に境界明瞭な陥凹性病変（早期胃癌）と，周囲に1cm弱のなだらかな粘膜下腫瘍様隆起が散見される．背景粘膜は萎縮性変化を認める．
c：近接撮影．

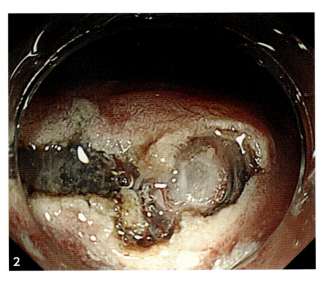

❷ 胃粘膜下異所腺の粘膜下層の内視鏡所見
内視鏡的粘膜下層剝離術（ESD）にて粘膜切開を行うと，粘膜下層に囊胞状病変を認める．

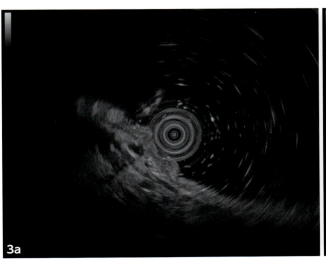
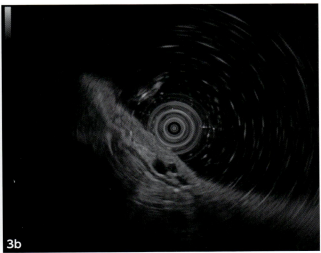

❸ 胃粘膜下異所腺のEUS所見
第3層内に囊胞性病変（無エコー域）が多発している．

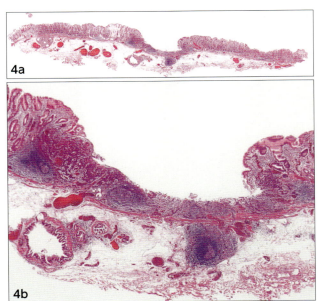

❹ 胃粘膜下異所腺の病理組織像
a：ルーペ像．
b：弱拡大．病変部の粘膜下層内に胃粘膜下異所腺の存在が確認された．

胃重複症

■概要
- 胃重複症は，消化管重複症という先天奇形の一つである（消化管重複症の2.9〜10.4％）[1]．
- 診断基準として，①胃に近接して存在する囊胞性病変，②病変が胃固有筋層に連なる平滑筋層に囲まれる，③囊胞内腔が消化管上皮組織で覆われている，という3条件があげられる．
- 分類：形状（管状／球状）・消化管との交通（交通性／非交通性）・胃固有筋層に取り囲まれているか否か（非分離型／分離型）で分類される．
- 主な臨床症状は腹痛である．随伴症状として，胃排出障害，腫瘤部の潰瘍化による出血・穿孔，胃癌併存などの報告がある[2]．

■典型的な画像所見とその成り立ち
- 内視鏡所見・胃透視像は表面平滑な粘膜下腫瘍である（❶）．
- EUS像は固有筋層に局在する囊胞性病変で，とくに囊胞内腔側が粘膜上皮層に相当する低エコー層と粘膜下層に相当する高エコー層とで裏打ちされるような像が特徴的である[1]（❷）．

■確定診断へのプロセス
- 内視鏡像・透視像で粘膜下腫瘍として認識されることが多く，粘膜下腫瘍様形態を呈する胃病変の鑑別診断としてあげられる．しかし，貯留物の性状・多寡などにより重複胃内内圧が異なるため，粘膜下腫瘍の立ち上がり・緊満感・触診所見はさまざまである．
- CT・MRI・腹部エコーでも腹腔内囊胞性病変として認識される（❸，❹）．
- EUSにより，固有筋層に局在する無エコーな囊胞性病変で，低エコー層・高エコー層の囊胞の裏打ちが描出されれば，診断の一助になる．しかし，囊胞径の大きなものでは，腫瘍の局在の同定が困難なものもある．また，囊胞の大小・密度や囊胞内容物の性状などによって，さまざまな内部エコー像を呈することがある[1]．
- 術前診断における内視鏡的生検・EUS-FNA（細胞診・腫瘍マーカー）・FDG-PETの位置づけは確立されていない[3,4]（❺）．
- 多彩な臨床像・内視鏡所見を呈するため，画像診断のみによる術前の確定診断は困難である[1,5]．
- 確定診断には手術（〈腹腔鏡下〉胃部分切除）による切除標本の病理組織学的検討が必要とされる（❻，❼）．

■治療
- 症状を有する場合や悪性腫瘍の併存が否定できない場合には，外科手術が第一選択となる．
- 今後，内視鏡的胃壁全層切除術などの低侵襲医療技術の開発による新たな診断・治療体系の確立が期待される．

（宇野　要）

文献
1) 眞坂智寛，宇野　要，阿部靖彦，ほか．著明な形態変化と非典型的なEUS像を呈した成人胃重複症の1例．Gastroenterol Endosc 2010；52：51-7.
2) Kuraoka K, Nakayama H, Kagawa T, et al. Adenocarcinoma arising from a gastric duplication cyst with invasion to the stomach: a case report with literature review. J Clin Pathol 2004；57：428-31.
3) Wang B, Hunter WJ, Bin-Sagheer S, et al. Rare potential pitfall in endoscopic ultrasound-guided fine needle aspiration biopsy in gastric duplication cyst: a case report. Acta Cytol 2009；53：219-22.
4) Johnston J, Wheatley GH 3rd, El Sayed HF, et al. Gastric duplication cysts expressing carcinoembryonic antigen mimicking cystic pancreatic neoplasms in two adults. Am Surg 2008；74：91-4.
5) Bailey CE, Fritz MB, Webb L, et al. Gastric duplication cyst masquerading as a mucinous pancreatic cyst: case report and literature review. Ann R Coll Surg Engl 2014；96：88E-90E.

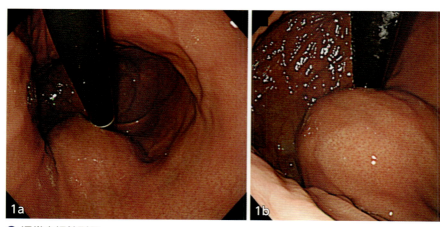

❶ 通常内視鏡所見
胃体上部前壁に，表面平滑で立ち上がり急峻な40 mm大の粘膜下腫瘍様病変を認めた．触診では可動性不良で弾性硬であった．

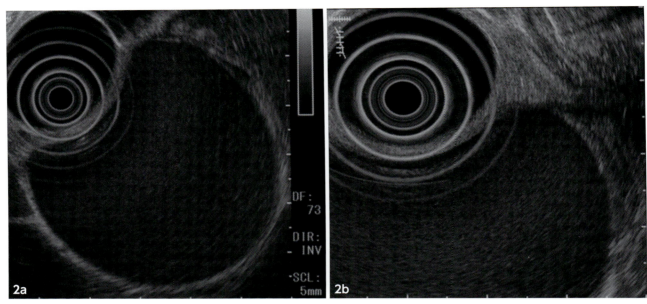

❷ EUS（12 MHz）
バルーンによる圧迫で容易に変形する 40 mm 大の囊胞性病変が認められた．内部エコーは均一無エコーで，囊胞内腔側は一層の高エコー性構造物の裏打ちを伴っていたが，腫瘤の胃壁における主座の同定は困難であった．

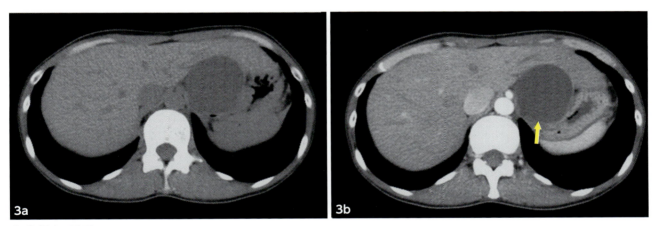

❸ 腹部 CT 所見
胃体部に造影効果に乏しい囊胞性病変（矢印）を認め，内部は均一な low density であった．

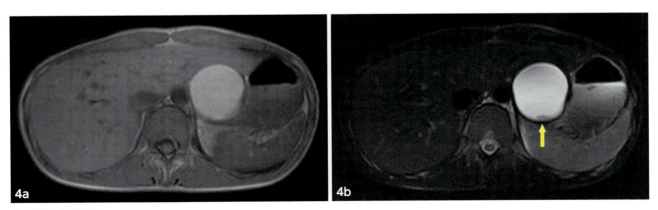

❹ 腹部 MRI 所見
胃体部に囊胞性病変を認め，囊胞内部は T1 low intensity, T2 high intensity な内容物の貯留が認められた．囊胞壁の一部に壁肥厚所見（矢印）も伴っていた．
　a：T1 強調像，b：T2 強調像．

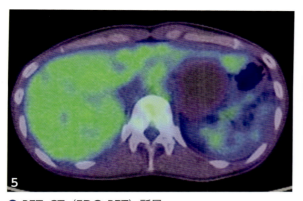

❺ PET-CT（FDG-PET）所見
囊胞内部への FDG の集積は認められなかった．

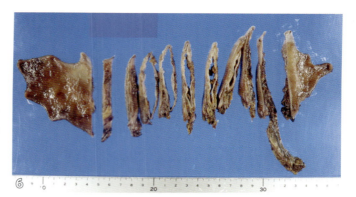

❻ 切除標本肉眼所見（割面像）
弾性硬の緊満した球形を呈する病変で，被覆する胃粘膜上皮には異常所見を認めなかった．粘性の異なる液体が内部に貯留した単房性囊胞であった（囊胞内容穿刺液：CEA 754 ng/mL, CA19-9 357,600 U/mL）．

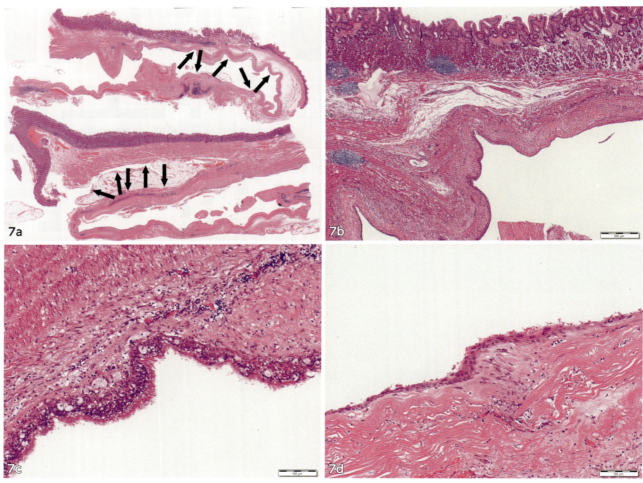

❼ 病理組織像
胃固有筋層内に，固有筋層より連続する菲薄化した平滑筋で囲まれた囊胞構造（矢印）を認めた（a, b）．囊胞内壁は一層の正常な線毛円柱上皮組織（c）および扁平上皮組織（d）で裏打ちされていた．
a：ルーペ像．
b：弱拡大（×40）．
c, d：強拡大（×100）．

Ⅰ 咽頭・食道・胃・十二指腸 **3 胃** **B 非腫瘍性疾患** （2）脈管性疾患

胃静脈瘤

■ 概要

● 胃静脈瘤とは，胃上部の粘膜下層を主座として静脈が拡張蛇行し，瘤状に隆起した連続血管走行として肉眼的に認められたものをいう[1]．

● いったん出血すると，胃静脈瘤は食道静脈瘤に比べ出血量が多く，ショックになりやすく，また二次性肝不全をきたし致命的となりやすい[2]．

● 胃静脈瘤は，噴門部胃静脈瘤（Lg-c）と孤立性胃静脈瘤（Lg-f），その混在（Lg-cf）に分けられ（❶），それぞれの治療法にかかわる．

■ 典型的な画像所見とその成り立ち

● 主に内視鏡検査で指摘されることが多く，噴門部小彎にみられる Lg-c はやや直線状の拡張血管として食道から連続してみられる．時に胃のひだとの鑑別が難しい場合がある．穹窿部後壁にみられる Lg-f は粘膜下腫瘍様の隆起性病変を呈することがあり，時に腫瘍性病変との鑑別に迷うことがある．本病変は血管性病変であり柔らかいことが粘膜下腫瘍との鑑別点である．しばしば造影 CT で F2～3 程度の胃静脈瘤が指摘されることがあり，その際は管腔内に静脈瘤が存在するかを内視鏡で確認する必要がある．

● Lg-c は主に左胃静脈を供血路とし，食道静脈瘤をその排血路とすることが多い．Lg-f は短胃静脈などを供血路とし，主に左腎静脈を排血路とする．食道静脈瘤とは連続性を認めないことが多く，また血流が非常に多く，出血（❷）した際は通常の止血術では治療困難な病態である．

■ 確定診断へのアプローチ

● 内視鏡検査上，胃噴門部小彎の瘤状血管拡張像や穹窿部後壁の粘膜下腫瘍様隆起や瘤状血管拡張を認めれば診断は容易である．できれば EUS で病変の壁在性とドップラー法での血流の有無を評価すると確診できる．

● 治療法とも関連するため，供血路と排血路の同定のために血行動態を造影 CT や EUS，MRI で評価を行う．

■ 治療

● 胃静脈瘤治療は内視鏡治療，interventional radiology（IVR：血管内治療），外科治療といった選択肢があり，各施設で得意とした治療法で行われているのが現状である[2]．

● 内視鏡治療としては，組織接着剤であるシアノアクリレート系薬剤（n-ブチル-2-シアノアクリレート〈ヒストアクリル®〉，α-シアノアクリレートモノマー〈アロンアルファA®：保険適応未承認〉）を用いた EIS を行う（❸）．ヒストアクリル® は造影剤リピオドールと混合し 62.5～75 ％の濃度で使用することが推奨されているが，混合液が血液と触れると 3～4 秒で重合する（固まる）とされ，ある程度の熟練が必要な手技である[2]．

● IVR による治療は，胃腎シャント（GR シャント）を有していればバルーン下逆行性経静脈的塞栓術（B-RTO），腹水がなければ経皮経肝的塞栓術（PTO）などが選択肢となる．Child-Pugh 分類 C の肝機能不良例や排血路が複数ある場合は硬化剤（オレイン酸エタノールアミン〈オルダミン®〉など）が静脈瘤内で十分に停滞できず血栓化が得られず不十分な治療となるため，他の治療法を検討する．

● 外科治療としては，経胸経腹的に行われる食道離断術（杉浦法；胃上部血行遮断，脾摘，下部食道血行遮断，食道離断，幽門形成）や Hassab 手術（下部食道・胃上部血行遮断，脾摘術）などがある．Hassab 手術の場合，食道の静脈瘤は残存するので，合併例に関しては EIS の追加が必要となる．外科手術は侵襲が大きいので，Child-Pugh 分類 A の肝予備能が良好な症例が適応となる．

● 予防的治療の適応に関しては，出血の予知が困難であることから施設間で意見が分かれるが，いわゆる「risky varices」の所見として，F2 以上の静脈瘤や RC sign 陽性の静脈瘤，静脈瘤上にびらんや潰瘍を有するもの，急速に増大した静脈瘤（❹）などは予防的治療を考慮すべきと考えられる．

● 静脈瘤破裂をきたした緊急時は循環状態の安定化を図り，緊急内視鏡や造影 CT で出血源を確認後，一時止血を試みる．手法は各施設で行える手技によるが，準備に時間がかかる場合は Sengstaken-Blakemore（S-B）チューブ等によるバルーンタンポナーデ法が短時間の止血には有効である．その後に EIS や IVR を行う．

（野口謙治）

文献

1）杉本恒明（編）．内科学．第 9 版．朝倉書店：2007．p.813-8.

2）日本門脈圧亢進症学会（編）：門脈圧亢進症診療マニュアル 食道・胃静脈瘤の診かたと治療．南江堂：2015.

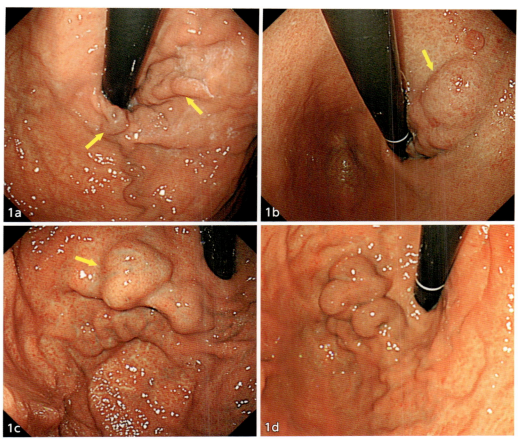

❶ 胃静脈瘤の占拠部位と形態
a：Lg-c F1（矢印），b：Lg-c F2（矢印），c：Lg-f F2（矢印），d：Lg-f F2.

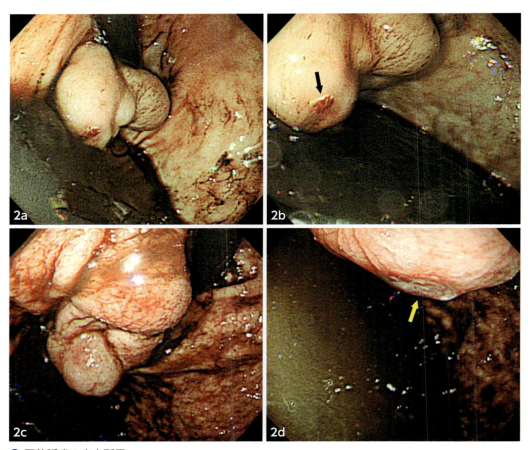

❷ 胃静脈瘤の出血所見
a：Lg-cf F3，b：a の頂部の red plug（矢印），c：Lg-cf F3，d：c の頂部の white plug（矢印）．

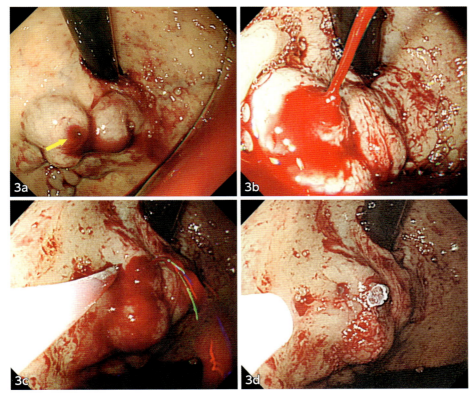

❸ 胃静脈瘤の緊急 EIS
a：Lg-cf F2 gushing bleeding（矢印）.
b：spurting bleeding.
c：EIS（75％ヒストアクリル®）.
d：抜針直後.

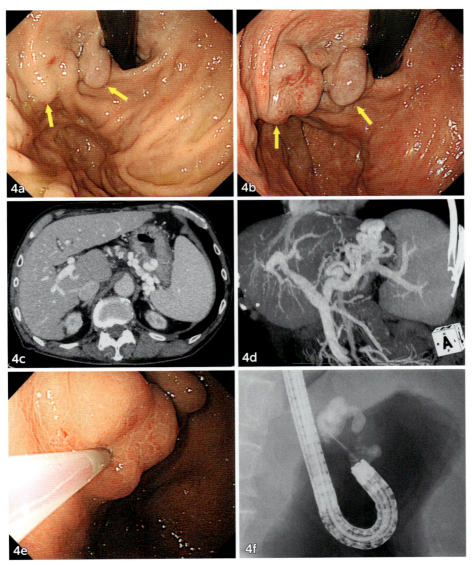

❹ 胃静脈瘤の予防的 EIS
a：Lg-cf F1（矢印）.
b：食道静脈瘤 EIS から 3 か月後に Lg-cf F2（矢印）へと増悪.
c：CT.
c：CT（冠状断）.
e：EIS（75％アロンアルファA®）.
f：静脈瘤造影像.

胃静脈瘤

胃前庭部毛細血管拡張症（GAVE），びまん性前庭部毛細血管拡張症（DAVE）

■概要
- 胃前庭部を中心に毛細血管拡張を認める病態．
- GAVE（gastric antral vascular ectasia）は1953年にRiderにより著明な毛細血管拡張を伴う胃切除例として最初に報告され[1]．その後1984年にJabbariがその特徴的な放射状に縦走する血管拡張をwatermelon stomachとして定義した[2]．
- DAVE（diffuse antral vascular ectasia）は1984年にLeeがびまん性に前庭部に血管拡張をみる病態として報告した[3]．
- GAVEもDAVEも消化管出血の原因として重要である．
- 慢性腎不全，肝硬変，心不全などの基礎疾患をもつ症例に合併することが多い．
- 放射線照射後の胃粘膜にも同様の血管拡張所見がみられることがある．

■典型的な画像所見とその成り立ち
- GAVEの場合は前庭部に縦走する血管拡張（watermelon stomach）が特徴（❶）．
- DAVEの場合は前庭部にびまん性に血管拡張が分布する（❷）．
- どちらも近接すると毛細血管の拡張像が確認できる．

■確定診断へのプロセス
- 貧血の進行にて本症を疑い，上部消化管内視鏡検査で診断確定する．

■治療
- APC（アルゴンプラズマ凝固法）が有用[4]（❸）．難治性のものには食道静脈瘤治療で用いるEVLデバイスを応用したEBL（endoscopic band ligation）の報告もある[5]．
- 治療にて貧血の改善が得られるが，再発を繰り返す症例も多い．

（荒　誠之）

文献
1) Rider JA, Klotz AP, Kirsner JB. Gastritis with veno-capillary ectasia as a source of massive gastric hemorrhage. Gastroenterology 1953；24：118-23.
2) Jabbari M, Cherry R, Lough JO, et al. Gastric antral vascular ectasia: the watermelon stomach. Gastroenterology 1984；87：1165-70.
3) Lee FI, Costello F, Flanagan N, et al. Diffuse antral vascular ectasia. Gastrointest Endosc 1984；30：87-90.
4) Yusoff I, Brennan F, Ormonde D, et al. Argon plasma coagulation for treatment of watermelon stomach. Endoscopy 2002；34：407-10.
5) Zepeda-Gomez S, Sultanian R, Teshima C, et al. Gastric antral vascular ectasia: a prospective study of treatment with endoscopic band ligation. Endoscopy 2015；47：538-40.

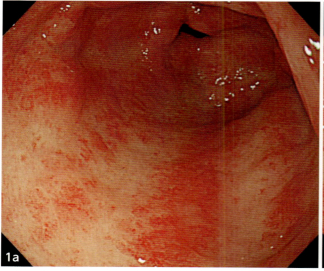 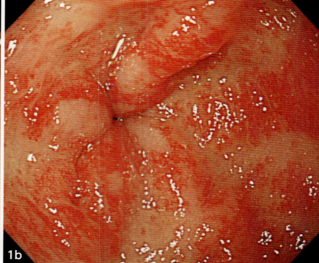

❶ GAVE（80歳代，女性）
幽門前庭部に毛細血管拡張が放射状にみられる（watermelon stomach）．

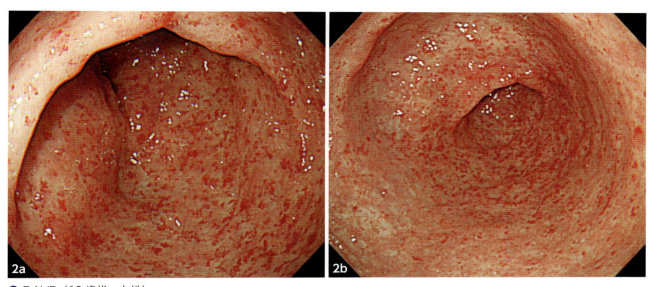

❷ DAVE（60歳代，女性）
幽門前庭部に毛細血管拡張がびまん性に確認できる．

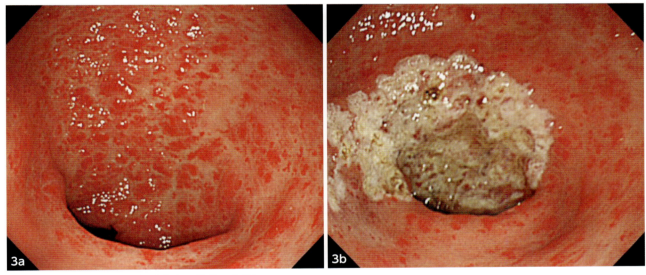

❸ DAVE に対する APC 焼灼例（70歳代，女性）
貧血を繰り返すことから焼灼治療となった．
a：幽門前庭部の DAVE．
b：APC 焼灼後．

胃前庭部毛細血管拡張症（GAVE），びまん性前庭部毛細血管拡張症（DAVE）

急性胃粘膜病変（AGML）

■ 概要
- 急性胃粘膜病変（acute gastric mucosal lesion：AGML）は薬剤，飲酒，精神的あるいは身体的ストレス，Helicobacter pylori の急性感染，全身性疾患などにより胃粘膜に引き起こされる発赤，びらん，潰瘍性病変などの炎症所見で，多くの場合突発する上腹部痛や吐き気，吐血または下血を伴うものとされている[1]．
- かつては内視鏡検査後に発症する AGML（経内視鏡的な H. pylori の急性感染）が問題となったが，消毒洗浄技術の改善に伴い，日本では現在は内視鏡後の AGML をほぼ認めなくなった．
- 食道（esophagus）に発生する AEML，十二指腸（duodenum）に発生する ADML も報告されるが，その頻度は AGML に比してまれである．

■ 典型的な画像所見とその成り立ち（❶～❸）
- 典型像としては地図状の広範な浅い潰瘍形成で，ひだに沿った発赤やびらんを認めることも多い．
- 比較的予後良好で3～5日以内に改善し，治癒に向かうものが多いとされる．

■ 確定診断へのプロセス
- 有症状で緊急内視鏡となり，胃粘膜に病変を認めるため診断自体は難しくないが，この疾患概念は H. pylori の発見以前からあるもので，症候に関連した多彩な内視鏡所見を含んでいることには注意を要する．
- AGML は急性発症であり，慢性的な潰瘍形成とは異なる機序も提言されているが，実際の臨床上は数日で改善する経過をもって AGML であったと判断される場合もある．

■ 治療
- 絶食，補液，酸分泌抑制薬（H_2受容体拮抗薬，PPIなど）にて数日で症状は軽快することが多い[2]．潰瘍形成時には内視鏡的な治癒は時間を要する．
- 出血性潰瘍治療に準じて対応する．とくに動脈性出血を伴う Forrest 分類Ⅰ，または露出血管陽性のⅡaでは内視鏡的止血術を考慮する．

（菅野　武・小池智幸）

文献
1) 並木正義．急性潰瘍と AGML，ADML の概念．日本臨牀 1984；42（1）：40-2．
2) Spirt MJ. Stress-related mucosal disease: risk factors and prophylactic therapy. Clin Ther 2004；26：197-213．

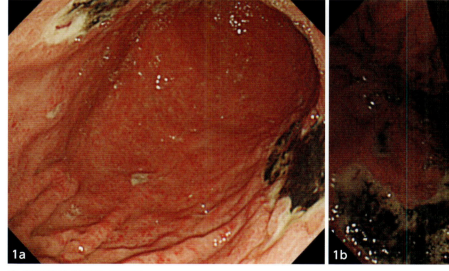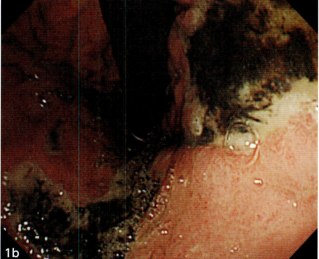

❶ 典型的な AGML の所見
a，b：胃体下部前壁および後壁に広範に存在する比較的浅い地図状潰瘍．急性発症直後と思われる黒苔の潰瘍底への付着を認める．aの画像では大彎側にも発赤が多発している．

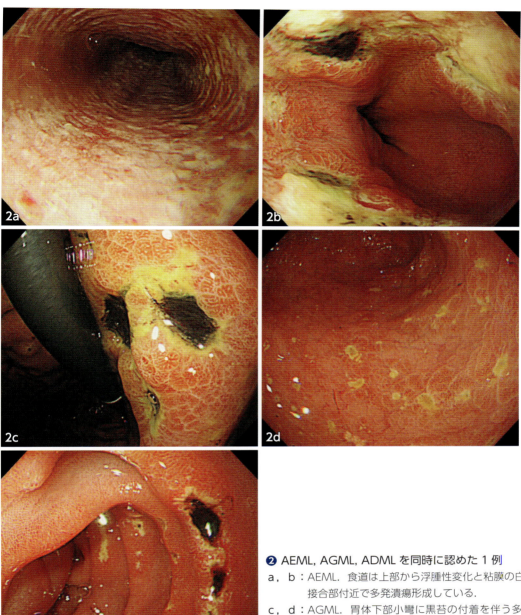

❷ AEML, AGML, ADML を同時に認めた 1 例
　a，b：AEML．食道は上部から浮腫性変化と粘膜の白濁・発赤が強く，食道胃接合部付近で多発潰瘍形成している．
　c，d：AGML．胃体下部小彎に黒苔の付着を伴う多発潰瘍形成，胃角部〜前庭部大彎に発赤浮腫性変化と多発びらんを認める．
　e：ADML．十二指腸 SDA 対側にひだに沿う黒苔を伴う線状潰瘍とその肛門側にびらんを認める．

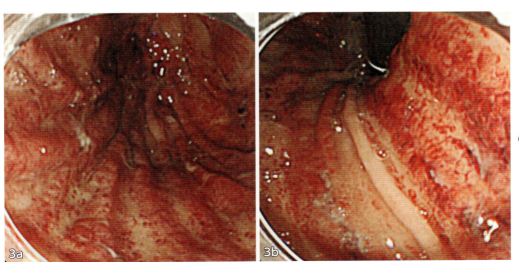

❸ 集中治療室（ICU）入室後に認められた AGML
　a，b：胃全体にひだに沿うように縦走する発赤を認める．その後 PPI 投与にて軽快した．

急性胃粘膜病変（AGML）

Ⅰ 咽頭・食道・胃・十二指腸　**3 胃**　B 非腫瘍性疾患　（3）炎症・感染性疾患

慢性胃炎（*H. pylori* 関連）

■ 概要

- *Helicobacter pylori* 感染は胃粘膜固有層に好中球・リンパ球浸潤による炎症性変化をきたし，炎症の持続により固有胃腺の萎縮や腸上皮化生がみられる.
- 以前から *H. pylori* 感染と疾患の関連が指摘されており，*H. pylori* 感染患者は未感染患者に対して胃潰瘍で3.2倍，十二指腸潰瘍で4.0倍，胃癌においては2.8〜6.0倍のリスクがあることが報告されている[1].
- *H. pylori* 感染による組織学的胃炎・萎縮の変化と内視鏡像の関連について，近年拡大内視鏡を用いた胃粘膜像と組織学的変化が関連する報告がみられる（**❶**）[2]. このような微細な粘膜変化が次に述べるような通常観察に影響していると考えられる.

■ 典型的な画像所見とその成り立ち

- *H. pylori* 陽性胃粘膜の通常内視鏡所見では炎症に伴い発赤がみられる（びまん性発赤〈diffuse redness，**❷**〉，点状発赤〈spotty redness，**❸**〉）[3]. また体部大彎の皺襞腫大・蛇行（enlarged fold，**❹**）や白濁粘液（sticky mucus，**❺**）もみられる. 一方，*H. pylori* 未感染粘膜にみられた体下部〜胃角小彎のヒトデ様集合細静脈（RAC）は炎症に伴い視認されないことが多い.
- 高度の炎症を伴う例では前庭部にびまん性小結節隆起がみられることがある（鳥肌胃炎〈nodularity〉，**❻**）. 小結節隆起の主体は炎症によるリンパ濾胞であり，鳥肌胃炎は若年女性の未分化型癌発生との関連が報告されており注意が必要である.
- 一方，*H. pylori* 感染者では組織学的の腺萎縮・腸上皮化生と関連して，内視鏡的萎縮・腸上皮化生がみられる. 褪色調粘膜と粘膜下層の血管透見がみられる内視鏡的萎縮（atrophy）は幽門前庭部から体部小彎側を中心に広がり，さらに進むと体部大彎まで広範な萎縮がみられる（**❼**）. 内視鏡的萎縮分類として木村・竹本らは，軽度の萎縮をC-1〜C-3，噴門を越える高度の萎縮をO-1〜O-3まで，萎縮変化の広がりを段階的に分類している[5].
- *H. pylori* 感染に伴う内視鏡的萎縮部位には腸上皮化生粘膜がみられることがある. 内視鏡的腸上皮化生（intestinal metaplasia）は，粘膜萎縮域を中心とした灰白色粘膜として観察され，生検で高率に組織学的腸上皮化生がみられる（**❽**）.
- また，発赤調の腺窩上皮過形成性ポリープ（foveolar-hyperplastic polyp，**❾**）や黄色腫（xanthoma，**❿**）

も *H. pylori* 感染患者でみられる所見である.

- *H. pylori* の除菌により粘膜内の組織学的胃炎は改善していくが，腺萎縮・腸上皮化生は多くが残存する. よって *H. pylori* 既感染（除菌療法後・自然除菌後）の内視鏡所見には組織学的変化の影響を受けて，炎症の改善を主体とした *H. pylori* 陰性所見（びまん性・点状発赤の改善〈**⓫**〉，皺襞腫大・白濁粘液の消失，非萎縮部位でRACの再出現〈**⓬**〉，鳥肌胃炎の改善〈**⓭**〉，過形成性ポリープの縮小・消失）と，内視鏡的萎縮・腸上皮化生などの *H. pylori* 陽性所見が混在するため注意が必要である.
- *H. pylori* 既感染に特徴的な内視鏡所見として，前庭部〜体部の萎縮領域にみられる境界明瞭な発赤（斑状〜地図状発赤〈map-like redness〉）がみられることがあり（**⓮**），組織学的腸上皮化生と関連する報告がみられる[5].

■ 確定診断へのプロセス

- *H. pylori* 感染による炎症所見（びまん性発赤・点状発赤・皺襞腫大・白濁粘液・鳥肌胃炎）がみられる.
- 内視鏡的萎縮，内視鏡的腸上皮化生の所見がみられる.
- 過形成性ポリープや黄色腫などの随伴所見がみられる.
- 除菌後粘膜では斑状〜地図状発赤がみられる.

■ 治療

- *H. pylori* 除菌療法により，胃粘膜の炎症改善がみられ，胃・十二指腸潰瘍のリスクは減少する.
- また胃癌発生リスクも減少するが，除菌後に発生する胃癌の報告もあり，注意が必要である.

（川村昌司）

文献

1）Uemura N, Okamoto S, Yamamoto S, et al. *Helicobacter pylori* infection and the development of gastric cancer. N Engl J Med 2001；345：784-89.
2）Kawamura M, Abe S, Oikawa K, et al. Topographic differences in gastric micromucosal patterns observed by magnifying endoscopy with narrow band imaging. J Gastroenterol Hepatol 2011；26：477-83.
3）春間 賢，加藤元嗣，井上和彦，ほか．胃炎の京都分類．日本メディカルセンター：2014.
4）Kimura K, Takemoto T. Endoscopic atrophy border. Endoscopy 1969；1：1-3.
5）Nagata N, Shimbo T, Akiyama J, et al. Predictability of gastric intestinal metaplasia by mottled patchy erythema seen on endoscopy. Gastroenterology Res 2011；4：203-9.

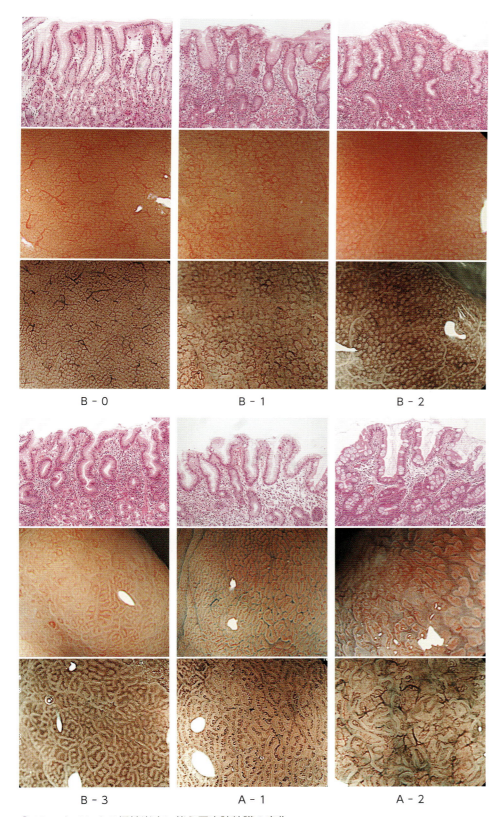

❶ *H. pylori* による慢性炎症に伴う胃底腺粘膜の変化

上段：病理組織像，中段：拡大観察（白色光），下段；拡大観察（NBI）．
B-0：*H. pylori* 未感染の胃粘膜では規則的な円形の腺開口部とヒトデ様集合細静脈（RAC）がみられる．
B-1：*H. pylori* 感染による炎症細胞浸潤により RAC が不明瞭化する．
B-2：炎症細胞浸潤が進むと粘膜全体に発赤像がみられ，表面には溝状構造（胃小溝）がみられる．
B-3：炎症の持続により胃小溝が密となる．
A-1：炎症の持続により腺萎縮が進むと，胃小溝はさらに密になり幽門腺粘膜様の管状構造がみられる．
A-2：さらに萎縮が進むと腸上皮化生を伴い胃小溝は開大し顆粒状構造がみられる．これらの拡大内視鏡所見は混在してみられることが多い．

(Kawamura M, et al. J Gastroenterol Hepatol 2011[2] より)

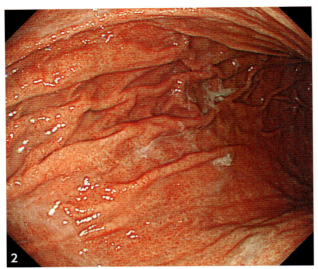

❷ *H. pylori* 陽性患者にみられた胃粘膜全体の発赤（びまん性発赤）

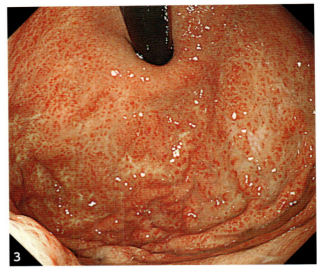

❸ *H. pylori* 陽性患者にみられた点状発赤

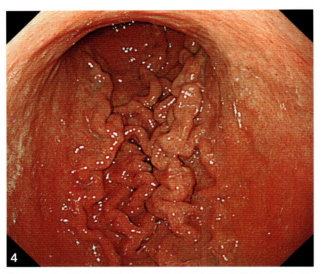

❹ *H. pylori* 陽性患者にみられた体部大彎の皺襞腫大・蛇行

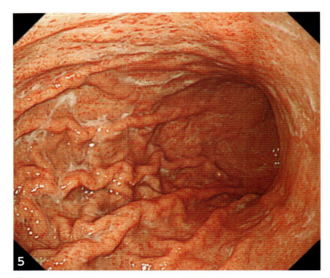

❺ *H. pylori* 陽性患者にみられた白濁粘液

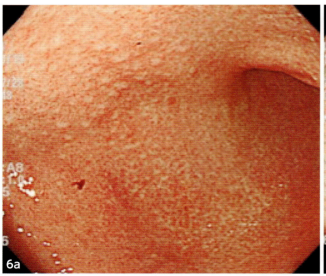
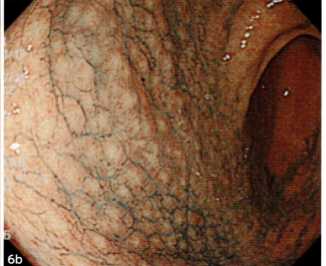

❻ *H. pylori* 陽性患者にみられた鳥肌胃炎
a：前庭部の鳥肌胃炎（びまん性小結節隆起）．
b：インジゴカルミン散布像．

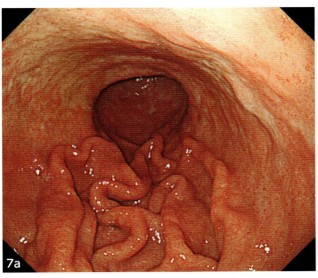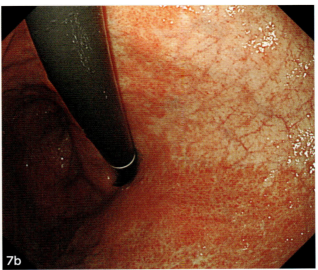

❼ H. pylori 陽性患者にみられた内視鏡的萎縮
a：褪色調を示す内視鏡的萎縮．
b：萎縮域では粘膜下層の血管透見がみられる．

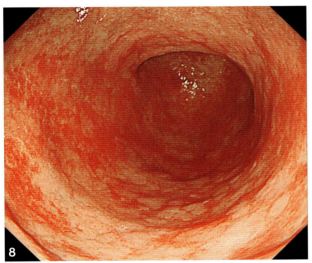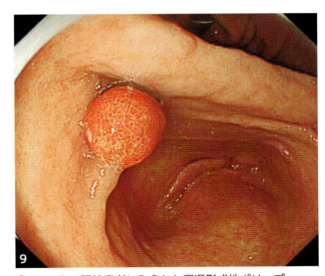

❽ H. pylori 陽性患者にみられた前庭部の内視鏡的腸上皮化生（灰白色粘膜）

❾ H. pylori 陽性患者にみられた胃過形成性ポリープ

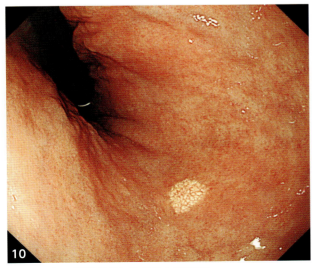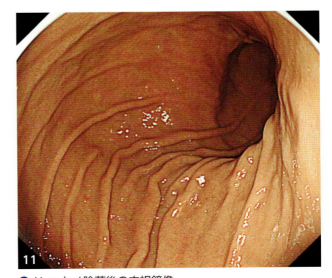

❿ H. pylori 陽性患者にみられた黄色腫

⓫ H. pylori 除菌後の内視鏡像
発赤・皺襞腫大などはみられない．

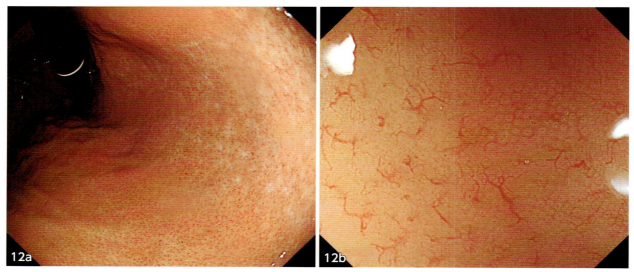

⓬ *H. pylori* 除菌後の内視鏡像
　a：*H. pylori* 除菌後も内視鏡的萎縮は残存している．
　b：体部の一部には炎症の改善とともに RAC がみられる．

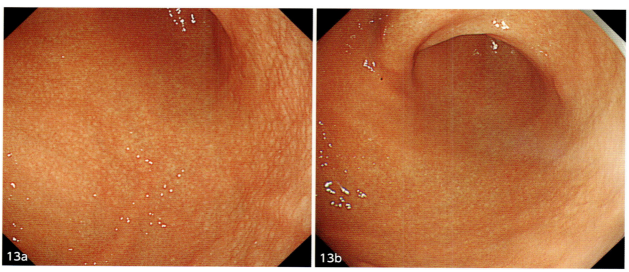

⓭ *H. pylori* 除菌後の内視鏡像
　a：*H. pylori* 陽性患者にみられた鳥肌胃炎．
　b：*H. pylori* 除菌後，鳥肌胃炎の改善がみられる．

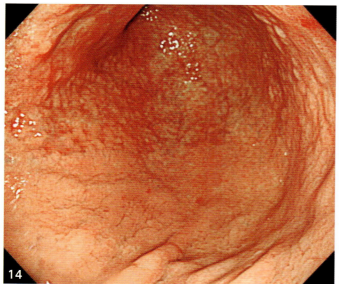

⓮ *H. pylori* 除菌後にみられた地図状発赤

I 咽頭・食道・胃・十二指腸　3 胃　B 非腫瘍性疾患　(3) 炎症・感染性疾患

腸上皮化生

■ 概要

● 胃粘膜における腸上皮化生（intestinal metaplasia：IM）は，*Helicobacter pylori* 感染による慢性胃炎を背景に発生する．

● 胃粘膜における腸上皮化生は組織学的に完全型・不完全型に分類される．完全型腸上皮化生は刷子縁様構造・杯細胞・Paneth 細胞がみられ，小腸型形質をもつと考えられる．また，不完全型腸上皮化生は前述の構造を欠き，胃型（もしくは腸型）形質をもつと考えられている．

● 組織学的腸上皮化生（組織学的 IM）は慢性胃炎の進展とともに前庭部から体部に広がり，完全型が胃底腺領域に多く，不完全型が幽門腺領域に多くみられる．組織学的 IM は胃癌発生の背景粘膜として重要な所見と考えられている[1]．

■ 典型的な画像所見とその成り立ち

● 組織学的 IM と関連する典型的内視鏡所見として，横山・竹本らの報告する「特異型腸上皮化生」がある[2]．これは，主に幽門腺領域に灰白色隆起が敷石状にみられるのが特徴であり，同部位では高率に組織学的 IM がみられる（❶）．灰白色変化は，典型的な扁平隆起型以外に平坦型もみられ（❷），萎縮の進展とともに体部まで広がる．

● しかし，通常観察で組織学的 IM をすべて診断することは難しく，灰白色以外の部位からの生検でも組織学的 IM がみられることがある[3]．近年，NBI などの内視鏡機器の発達により，組織学的 IM と関連する所見として，粘膜表面構造の青白い縁取り（light blue crest：LBC）が報告されている（❸）[4]．LBC は組織学的 IM にみられる刷子縁様構造と関連している．また灰白色部位では NBI 拡大観察にて粘膜表面に白色物質が散見されることが多く（❹），組織学的 IM の内視鏡診断に有用である．

● 一方，除菌後にみられる斑状発赤・地図状発赤に関しても，除菌前に存在した組織学的 IM が顕著化することが報告されており[5]，腸上皮化生関連の内視鏡所見と考えられる（❺，❻）．

■ 確定診断へのプロセス

● 幽門前庭部を中心とする内視鏡萎縮域にみられる灰白色粘膜．

● 扁平隆起型（特異型腸上皮化生）や平坦型がみられる．

● NBI では LBC や白色変化としてみられることがある．

■ 治療

● *H. pylori* 除菌後の腸上皮化生の改善については，改善がみられる報告[6]と改善がみられない報告がある．

(川村昌司)

文献

1) Correa P. Human gastric carcinogenesis: a multistep and multifactorial process — First American Cancer Society Award Lecture on Cancer Epidemiology and Prevention. Cancer Res 1992；52：6735-40.

2) 横山　泉，竹本忠良，木村　健. 腸上皮化生の内視鏡診断. 胃と腸 1971；6：869-74.

3) Kaminishi M, Yamaguchi H, Nomura S, et al. Endoscopic classification of chronic gastritis based on a pilot study by the Research Society for Gastritis. Dig Endosc 2002；14：138-51.

4) Uedo N, Ishihara R, Iishi H, et al. A new method of diagnosing gastric intestinal metaplasia: narrow-band imaging with magnifying endoscopy. Endoscopy 2006；38：819-24.

5) Nagata N, Shimbo T, Akiyama J, et al. Predictability of gastric intestinal metaplasia by mottled patchy erythema seen on endoscopy. Gastroenterology Res 2011；4：203-9.

6) 村上和成，兒玉雅明，中川善文，ほか. *Helicobacter pylori* 除菌によって何が変わるのか？　除菌後長期経過の胃粘膜萎縮（腸上皮化生を含む）の変化. 胃と腸 2012；47：1657-62.

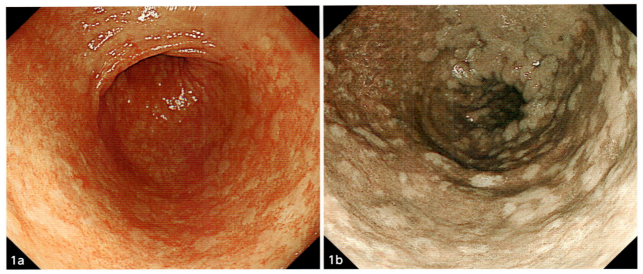

❶ H. pylori 陽性の萎縮性胃炎にみられた前庭部の灰白色粘膜（特異型腸上皮化生）
a：通常観察.
b：NBI 観察ではコントラストの差により腸上皮化生部位が明瞭となった.

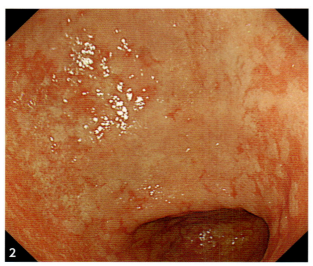

❷ 平坦型の灰白色の腸上皮化生粘膜

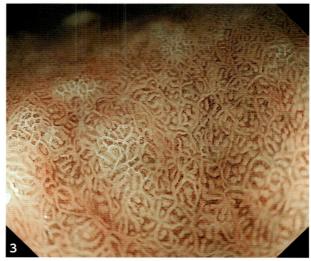

❸ NBI 拡大観察にて灰白色粘膜以外の部位にみられた LBC（❷と同一症例）

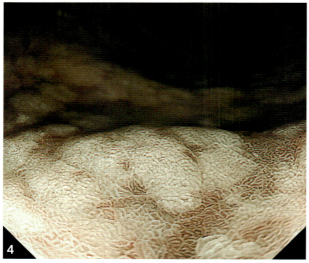

❹ 腸上皮化生の NBI 拡大観察にて灰白色部位にみられた白色変化

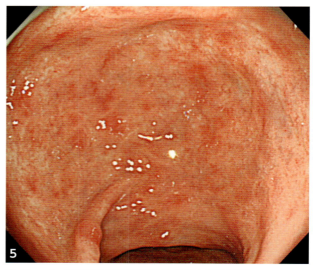

❺ H. pylori 除菌後の前庭部にみられた斑状発赤

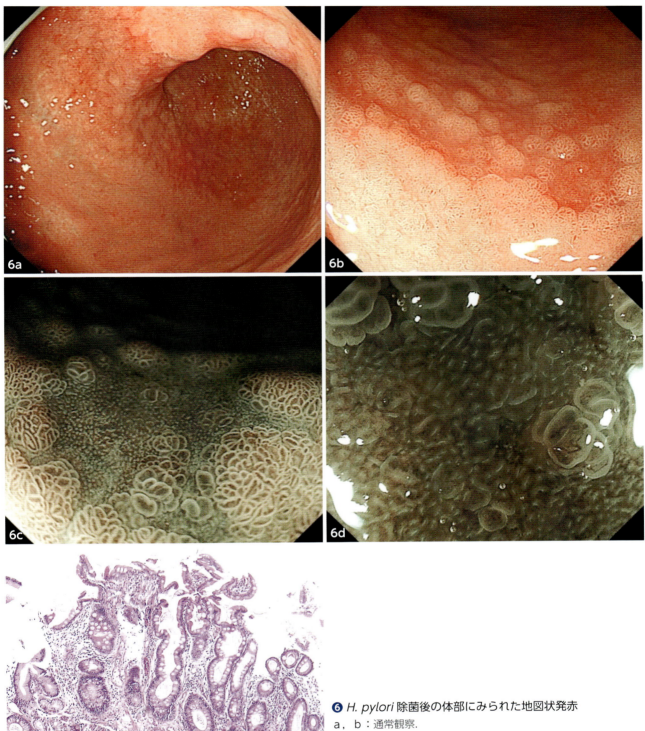

❻ *H. pylori* 除菌後の体部にみられた地図状発赤
a, b：通常観察.
c, d：NBI 拡大観察では，発赤部位の腺開口部周囲に LBC がみられた.
e：同部位からの生検では組織学的腸上皮化生がみられた.

腸上皮化生 103

Ⅰ 咽頭・食道・胃・十二指腸 **3 胃** **B** 非腫瘍性疾患 （3）炎症・感染性疾患

胃潰瘍

■ 概要

- 潰瘍は粘膜面の欠損として定義され，一般的に粘膜欠損部が5 mm 以上のものを潰瘍（ulcer），それより小さなものはびらん（erosion）とされる．大きさは反転時のスコープ径や鉗子を参考にして推定する．
- 良性潰瘍の2大原因は *Helicobacter pylori* 感染とNSAIDs（低用量アスピリンを含む）である．衛生状況の改善と除菌療法の普及により *H. pylori* 感染率は低下し，高齢化に伴う鎮痛や抗血小板作用目的のNSAIDs 使用から NSAIDs 関連潰瘍は増加している．両者が陰性の特発性潰瘍も本邦で12 ％を占め，欧米同様増加傾向にあると考えられている[1]．
- ガストリノーマ（Zollinger-Ellison 症候群），Crohn病，サイトメガロウイルス（cytomegalovirus：CMV）等のウイルス感染，頭部外傷や全身熱傷，放射線化学療法，また災害時ストレスも潰瘍発生のリスクである[2]．

■ 典型的な画像所見とその成り立ち

- 内視鏡所見の記載時に，潰瘍形成から治癒過程をActive（活動期，**❶**），Healing（治癒期，**❷**），Scarring（瘢痕期，**❸**）に分け，細分類としてA1（潰瘍周囲の浮腫，潰瘍底に汚れた白苔）→ A2（浮腫の軽減，比較的きれいな白苔）→ H1（浮腫の消失，再生性変化＜50 ％）→ H2（再生性変化≧50 ％）→ S1（赤色瘢痕）→ S2（白色瘢痕）の各ステージで評価する崎田分類[3] が本邦では以前からよく用いられている．
- 潰瘍の深さを評価する村上分類では，粘膜までの欠損（UL-Ⅰ），粘膜下層まで（UL-Ⅱ），固有筋層まで（UL-Ⅲ），固有筋層を越えるもの（UL-Ⅳ）に分けられる．
- Dieulafoy 潰瘍は，ごく小さな潰瘍の中心に太い露出血管を認める潰瘍である．典型的には突然の大量吐血（または下血）で発症し，事前に痛みなどの症状を伴わないものとされる．

■ 確定診断へのプロセス

- 潰瘍診療において重要な点は，悪性潰瘍の否定と出血リスクの管理，成因の同定である（**❹**）．
- 良性潰瘍は一般的に辺縁が整であることが多いが，不整形であっても良悪性ともに存在し，とくに単発の場合は部位や内視鏡所見のみで両者を区別することは難しい場合もあり，生検を追加し判断する．
- *H. pylori* 感染に関連する潰瘍は胃角部に好発し，萎縮の進展に伴って体部に潰瘍発生をみることが多くなる．NSAIDs 関連潰瘍は典型的には前庭部に多発することが多い．

❺ 改変 Forrest 分類

Ⅰ. 活動性出血
a. 噴出性出血（Spurting bleeding）
b. 湧出性出血（Oozing bleeding）

Ⅱ. 出血の痕跡を認める潰瘍
a. 非出血性露出血管（Non-bleeding visible vessel）
b. 血餅付着（Adherent blood clot）
c. 黒色潰瘍底（Black base）

Ⅲ. きれいな潰瘍（Clean base）

■ 治療

- PPI を中心とする強力な酸分泌抑制薬の登場により，潰瘍による穿孔・死亡の合併は明らかに抑制され予後は改善している．胃内に停留し PPI が失活する可能性のある病態（狭窄，排出障害）の場合，経静脈的投与や酸で失活しにくい P-CAB（potassium-competitive acid blocker；ボノプラザン）の使用などを検討する．
- *H. pylori* 感染陽性例では除菌治療を検討する．ただし NSAIDs 処方継続下での除菌治療は潰瘍治癒を遅延させるおそれがあるので，治癒後に除菌する[4]．
- NSAIDs 内服のある場合は内服中止や COX-2 選択的阻害薬への変更を検討．ただし，抗血小板薬など中止が心血管イベント誘発に関連しうる薬剤は中止時のリスクも考慮する．
- 出血性潰瘍に対しては，内視鏡的処置の必要性の観点から改変 Forrest 分類がよく用いられ（**❺**），活動性出血Ⅰ群と非出血性露出血管ありのⅡa 群においては内視鏡的止血術が有意に再出血を予防することが報告されている[4,5]．

（菅野　武）

文献

1) Kanno T, Iijima K, Abe Y, et al. A multicenter prospective study on the prevalence of Helicobacter pylori-negative and nonsteroidal anti-inflammatory drugs-negative idiopathic peptic ulcers in Japan. J Gastroenterol Hepatol 2015；30：842-8.
2) Kanno T, Iijima K, Abe Y, et al. Peptic ulcers after the Great East Japan earthquake and tsunami. J Gastroenterol 2013；48：483-90.
3) 崎田隆夫，三輪　剛．悪性潰瘍の内視鏡診断―早期診断のために．日消誌 1970；67：984-9.
4) 日本消化器病学会（編）．消化性潰瘍診療ガイドライン 2015. 改訂第2版．南江堂；2015.
5) Laine L, Jensen DM. Management of patients with ulcer bleeding. Am J Gastroenterol 2012；107：345-60.

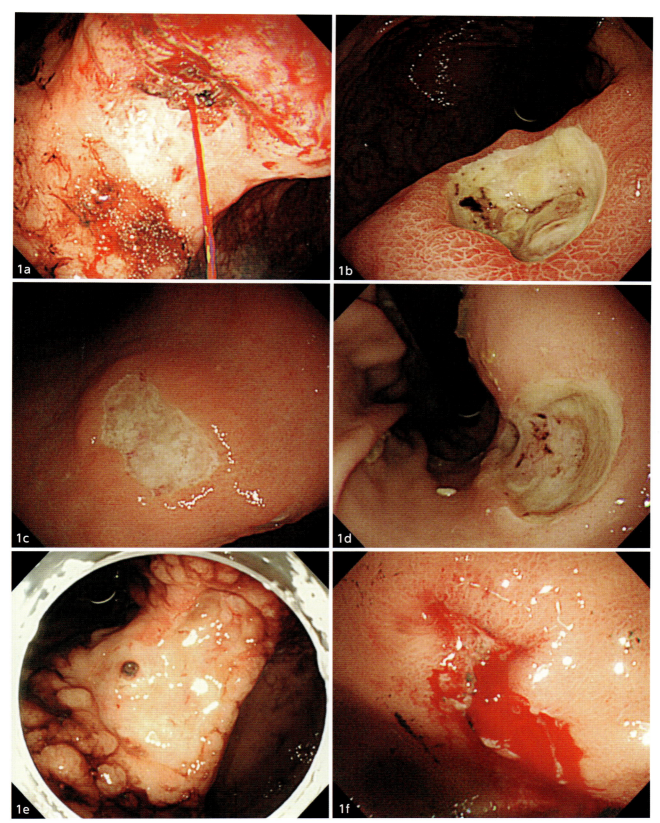

❶ Active stage（活動期）

a：60歳代，男性．胃角部小彎のA1潰瘍．Forrest Ia（噴出性出血）で緊急止血の適応．
b：70歳代，男性．胃体上部小彎のA1潰瘍．潰瘍周囲の浮腫性変化あり．*H. pylori* 陽性潰瘍．
c：70歳代，男性．胃角部小彎のA2潰瘍．*H. pylori* 陽性潰瘍．
d：40歳代，女性．胃体下部小彎のA2潰瘍．NSAIDs（ジクロフェナク座薬）の頻回使用あり．
e：60歳代，女性．胃角部小彎のA1潰瘍．タール便にて緊急内視鏡を行ったところ，観察時活動性の出血はないが，潰瘍底に明らかな露出血管を認め，Forrest IIaと判断し鉗子で把持しソフト凝固にて止血した．
f：20歳代，男性．体下部前壁のA1潰瘍．心窩部痛や嘔気などの前駆症状なく，突然の吐血で発症，救急搬送され内視鏡．小さな潰瘍面に噴出性の露出血管を認め，Dieulafoy潰瘍と考えられる．

胃潰瘍　105

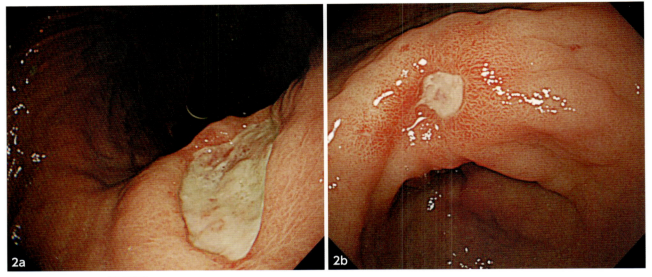

❷ Healing stage（治癒期）
a：60 歳代，女性．胃角部小彎の H1 潰瘍．口側辺縁中心に発赤再生性変化あるも全体の半分未満．潰瘍周囲の浮腫性変化は Active stage と比して軽度．
b：60 歳代，男性．前庭部小彎の H2 潰瘍．発赤調の再生粘膜が 50 ％以上．*H. pylori* 陽性潰瘍．

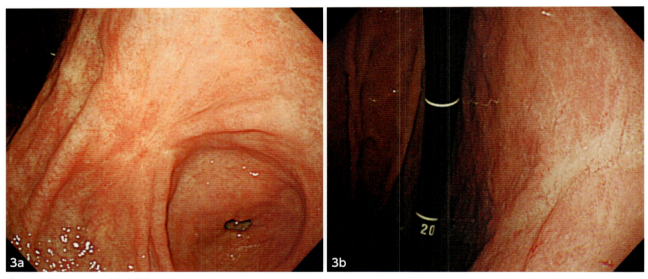

❸ Scarring stage（瘢痕期）
a：60 歳代，男性．前庭部小彎前壁よりの S1 瘢痕．赤色瘢痕．
b：40 歳代，男性．体下部前壁（反転操作）の S2 瘢痕．白色瘢痕．

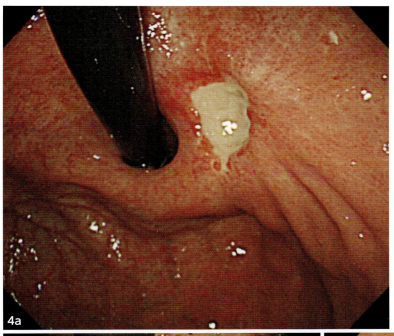
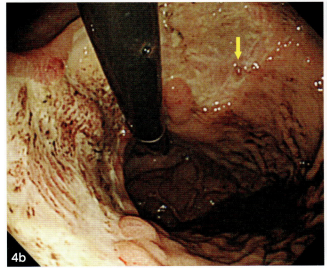
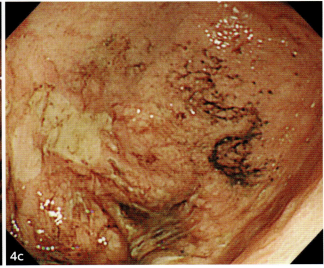

❹ 特殊な原因による潰瘍

a：70歳代，男性．噴門部小彎の難治性，再発性潰瘍．下部食道癌に対する放射線化学療法（FP＋60Gy）後から，同部位に難治性の潰瘍が発生した．当初 *H. pylori* 陽性で除菌療法を行うも，除菌成功後も改善なく，現在は PPI と防御因子製剤を継続し，改善と増悪を繰り返している．

b，c：50歳代，男性．災害時ストレスに関連した胃潰瘍．大規模災害に伴う避難所から，タール便および意識消失で救急搬送された．内部に露出血管（矢印）を伴う体部小彎全体に及ぶ広範な潰瘍（b）を認め，体下部前壁（c）に不整形の潰瘍を同時に認めた．*H. pylori* 感染陰性で，NSAIDs の使用なく，外傷もなかったため，災害時のストレスに伴う胃潰瘍であると考えられた．

黄色腫（キサントーマ）

■概要
- 胃黄色腫（gastric xanthoma／xanthelasma）は胃粘膜にみられる黄色～白色調の良性病変であり（❶，❷），1929年にLubarschとBorchardtがgastric lipid islandとして報告している[1]．
- 組織学的には粘膜固有層に細胞質の明るい空胞状の泡沫細胞の集簇を認め（❸），その本態はコレステロール・中性脂肪などの脂質を貪食した組織球（マクロファージ）の像と考えられている．
- 胃黄色腫は萎縮性胃炎にみられることが多く，Helicobacter pylori感染，H. pylori除菌後にもみられる．
- 生成の機序は明らかではないが，萎縮性胃炎，腸上皮化生，胆汁逆流などの関与の可能性が考えられている．

■典型的な画像所見とその成り立ち
- 通常観察では平坦～扁平隆起を呈し，10 mm以下の小病変が多い．表面には黄色～白色調の細顆粒模様を認めることもある（❶b）．発生部位は萎縮性胃炎を背景に幽門前庭部から体部粘膜にみられ，まれに噴門部領域にもみられる[2]．
- NBI併用拡大観察では窩間部（腺窩と腺窩の間）に白色調の沈着物がみられるが（❷b），上皮性腫瘍や腸上皮化生に伴ってみられる白色不透明物質（white opaque substance：WOS）[3]，腸上皮化生（「腸上皮化生」〈p.101〉を参照）と異なり微小血管が視認できる例が多い．

■確定診断へのプロセス
- 穹窿部・体部～幽門部の内視鏡的萎縮域にみられる小黄白色病変．
- 表面に細顆粒模様を認めることがある．

（川村昌司）

文献
1) Lubarsch O, Borchardt H. Handbuch der speziellen pathologischen Anatomie und Histologie. Bd 4. Teil 3. s.11-8. hrsg. Von Henke O. Lubarsch O. Springer；1929.
2) 左高万理夫，飯田洋三，榊 信広，ほか．胃キサントーマの背景粘膜の検討—とくに周辺粘膜について Gastroenterol Endosc 1982；24：739-43.
3) Yao K, Iwashita A, Tanabe H, et al. White opaque substance within superficial elevated gastric neoplasm as visualized by magnification endoscopy with narrow-band imaging: a new optical sign for differentiating between adenoma and carcinoma. Gastrointest Endosc 2008；68：574-80.

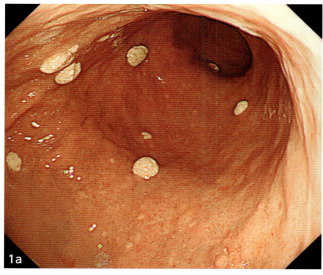 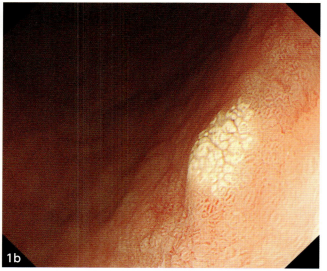

❶ H. pylori陽性例にみられた黄色腫の内視鏡像
a：体部に約5 mmの黄白色調の扁平隆起が多発している．
b：黄色腫の表面には細顆粒模様がみられた．

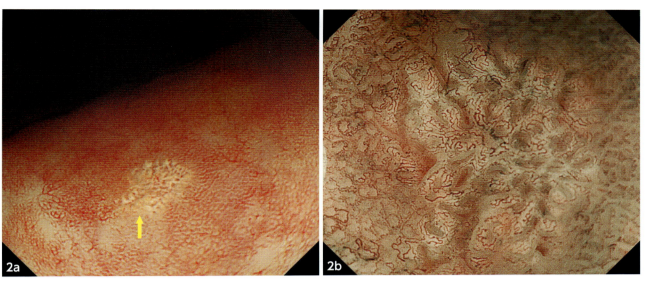

❷ 平坦型黄色腫の内視鏡像
a：前庭部に平坦型の黄色腫（矢印）がみられた．
b：NBI併用拡大観察では同部位に白色調の沈着物がみられた．黄色腫では上皮性腫瘍や腸上皮化生に伴ってみられる白色不透明物質（WOS）と異なり微小血管が視認できる例が多い．

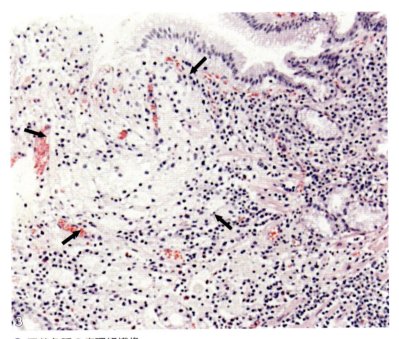

❸ 胃黄色腫の病理組織像
粘膜固有層に細胞質の明るい空胞状の泡沫細胞の集簇を認める（矢印）．

黄色腫（キサントーマ） 109

I 咽頭・食道・胃・十二指腸　3 胃　B 非腫瘍性疾患　(3) 炎症・感染性疾患

A 型胃炎

■ 概要

● A 型胃炎は Strickland らが 1973 年に慢性胃炎の分類で提唱した概念であり，幽門腺萎縮から体部に広がる通常胃炎（B 型胃炎）に対し，幽門腺萎縮はないか軽度であるが，胃底腺萎縮が高度となる胃炎である[1]．

● B 型胃炎の成因が *Helicobacter pylori* 感染であるのに対し，A 型胃炎は抗胃壁細胞に対する自己免疫機序により胃底腺領域を中心に炎症・萎縮性変化をきたすと考えられている．A 型胃炎では胃壁細胞の萎縮・消失により高度の低酸〜無酸状態となり，さらに高ガストリン血症をきたす．

● A 型胃炎の合併症として，従来カルチノイド腫瘍といわれていた神経内分泌腫瘍（NET）が重要である（❶g，h）．NET の発生は高ガストリン血症による胃底腺 ECL 細胞（腸クロム親和性細胞）の過形成が原因と考えられている．また，内因子抗体陽性例ではビタミン B_{12} の吸収阻害から悪性貧血をきたす症例もあり注意が必要である．

● 本邦での A 型胃炎の頻度は欧米に比べ低率（0.003〜0.004 %）と考えられてきたが，近年の報告では 0.77 % と従来より多く存在する可能性があることが指摘されている[2,3]．

■ 典型的な画像所見とその成り立ち

● A 型胃炎の内視鏡像は穹窿部〜体部の胃底腺領域に高度の粘膜萎縮がみられ（❶a，b），幽門腺領域である前庭部〜幽門輪近傍の萎縮はみられない（❶c，d）．胃底腺領域に NET などの粘膜下腫瘍発生の危険性があり観察には注意が必要である．一方，*H. pylori* 感染を伴った A 型胃炎では粘膜萎縮の評価では診断困難な例が存在すると考えられる．

● A 型胃炎の NBI 拡大観察では，初期の胃底腺変化は粘膜中層から始まることから，*H. pylori* 未感染類似の円形の腺開口部がみられることが報告されている[4]．また，粘膜の小隆起に胃底腺の取り残しがみられる様子が報告されている（❶e，f）．

■ 確定診断へのプロセス

● 穹窿部〜体部の高度萎縮がみられ，幽門腺領域の萎縮がみられない．

(川村昌司)

文献

1) Strickland RG, Mackay IR. A reappraisal of the nature and significance of chronic atrophic gastritis. Am J Dig Dis 1973；18：426-40.
2) 丸山保彦，景岡正信，大畠昭彦，ほか．A 型胃炎の診断．胃と腸 2016；51：77-86.
3) 寺尾秀一，當銘正友，久禮　泉，ほか．D 群のほとんどは，「高度の萎縮と I.M. のために *H. pylori* が駆逐された」群ではない．日ヘリコバクター会誌 2013；14：5-14.
4) Yagi K, Nakamura A, Sekine A, et al. Features of the atrophic corpus mucosa in three cases of autoimmune gastritis revealed by magnifying endoscopy. Case Rep Med 2012；2012：368160.

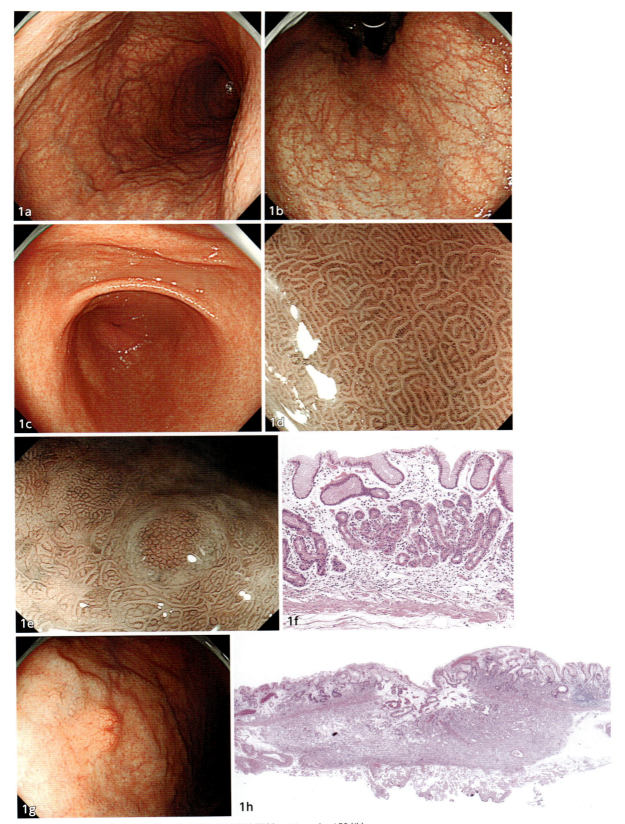

❶ A 型胃炎（50 歳代，女性，抗胃壁細胞抗体陽性，H. pylori 陰性）
a，b：胃体部は高度の萎縮がみられた．
c：前庭部に萎縮は目立たない．
d：前庭部粘膜の NBI 拡大観察．萎縮のない H. pylori 未感染と同様の管状構造がみられる．
e：体部粘膜の NBI 拡大観察．円形の腺開口部がみられるが血管はやや不整であった．胃底腺の取り残し部位と考えられる小隆起部位には規則的な網目状血管がみられる．
f：体部粘膜の病理組織像．固有胃底腺の萎縮がみられる．
g：併発した神経内分泌腫瘍（頂部は生検の影響）．
h：神経内分泌腫瘍の切除病理組織像．腫瘍は粘膜固有層〜粘膜下層に存在する．

好酸球性胃腸炎

■ 概要
- 好酸球性胃腸炎（eosinophilic gastroenteritis：EGE）は，1937年にKaijserによって最初に報告された[1]．消化管に著明な好酸球浸潤をきたすことにより下痢・嘔吐・腹痛などの消化器症状を呈する疾患である．
- 男女差はほとんどなく，平均発症年齢は30歳代．
- 末梢血好酸球増多が約80％にみられ，IgEの上昇が約60％の症例にみられる．
- Kleinらにより，以下の3型に分類されている[2]．
  ① 粘膜主体型：粘膜層への好酸球浸潤が中心で，下痢・嘔吐・腹痛・吸収不良などを認める．
  ② 筋層主体型：筋層への好酸球浸潤が中心で，壁肥厚による狭窄を認める．
  ③ 漿膜下主体型：漿膜下への好酸球浸潤が中心で，漿膜肥厚および好酸球性腹水を認める．

■ 典型的な画像所見とその成り立ち
- 上部内視鏡検査で非特異的な所見を呈する．発赤・びらん・潰瘍（❶a）・褪色域（❷a，b）・ひだ肥厚・浮腫・狭窄など多彩である．
- 生検にて著明な好酸球浸潤を確認できる（とくに粘膜主体型）（❶b，❷c）．

■ 確定診断へのプロセス
- 以下の3項目を満たすことで診断するTalleyの診断基準[3]が用いられている．
  ① 消化器症状の存在
  ② 組織学的な好酸球浸潤を伴う，もしくは末梢血好酸球増多を認める消化管病変
  ③ 寄生虫感染などのその他の好酸球増加疾患の除外

■ 治療
- ステロイド投与（プレドニゾロンで20〜40 mg/日）が有効であるが[4]，減量により再燃を認めることが多く，ステロイド維持療法が必要になる症例もある．PPIや抗アレルギー薬が有効な場合もある．

（荒　誠之）

文献
1) Kaijser R. Zur Kenntnis der allegischen Affectioner desima Verdauungskanal von Standpnkt desima Chirurgen aus. Arch Klin Chir 1937；188：36-64.
2) Klein NC, Hargrove RL, Sleisenger MH, et al. Eosinophilic gastroenteritis. Medicine 1970；49：299-319.
3) Talley NJ, Shorter RG, Phillips SF, et al. Eosinophilic gastroenteritis: a clinicopathological study of patients with disease of the mucosa, muscle layer, and subserosal tissues. Gut 1990；31：54-8.
4) Rothenberg ME. Eosinophilic gastrointestinal disorders (EGID). J Allergy Clin Immunol 2004；113：11-28.

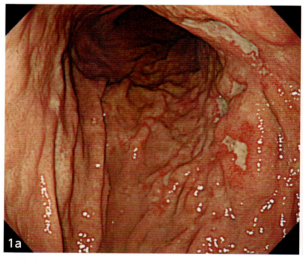
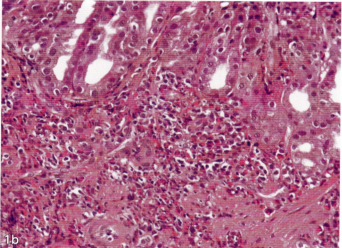

❶ 潰瘍性病変を呈する好酸球性胃腸炎（40歳代，男性）
a：胃体中部後壁を中心に多発する潰瘍性病変を認める．周囲には潰瘍瘢痕をいくつか伴っており，潰瘍の再発治癒を繰り返していることが推測される．
b：潰瘍辺縁部の病理組織像．粘膜固有層内に高度の好酸球浸潤を認める．

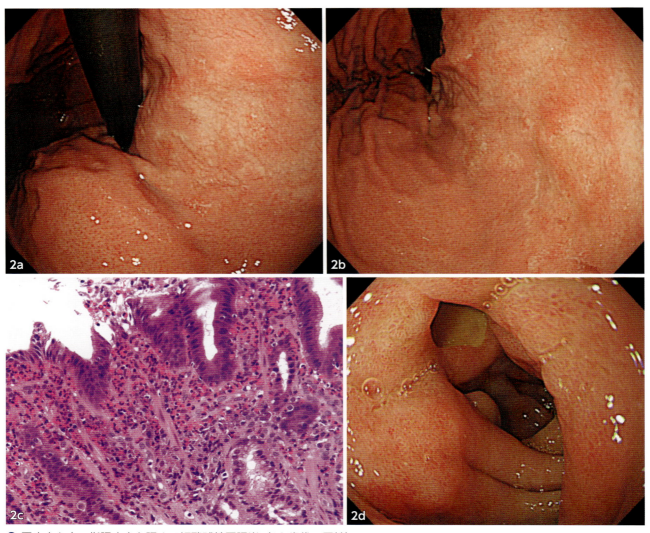

❷ 胃病変と十二指腸病変を認める好酸球性胃腸炎（10歳代，男性）
a，b：胃体上部小彎から胃体下部小彎にかけて，発赤と褪色を混じた粗糙な粘膜変化を認める．H. pylori は陰性であった．
c：粗糙な粘膜からの生検病理組織像．粘膜固有層内に著明な好酸球浸潤を認める．
d：本症例は再発性の球部後壁の十二指腸潰瘍を認め，生検組織で著明な好酸球浸潤が証明された．

Ⅰ 咽頭・食道・胃・十二指腸　3 胃　B 非腫瘍性疾患　(3) 炎症・感染性疾患

gastritis cystica polyposa

■ 概要

- 1972年，Littlerらが胃切除後の胃空腸吻合部近傍に発生するポリープ様隆起をgastritis cystica polyposaとして報告した[1]．その後Kogaらが複数症例における同様の病変に対し検討を行い，stomal polypoid hypertrophic gastritisと称して報告している[2]．組織学的には腺窩上皮の過形成および粘膜深部や粘膜下層の囊胞状腺管拡張が特徴的である．
- Billroth Ⅱ法再建の胃空腸吻合部近傍にみられることが多く，十二指腸液の逆流が関与していると推測されており，残胃癌との関連も報告されている[3]．
- Franzinらは同様の所見が非切除胃にもみられることを報告し，腺管の囊胞状拡張が粘膜下層に及ぶものを腸管でみられるcolitis cystica profundaになぞらえ，胃切除の有無を問わずgastritis cystica profundaと提唱した[4]．

■ 典型的な画像所見とその成り立ち（❶，❷）

- 胃空腸吻合部の胃側の粘膜に，粘膜深部や粘膜下層の囊胞状拡張腺管を反映するポリープ状の隆起を認める．

■ 確定診断へのプロセス

- 残胃の吻合部付近に存在するポリープ状隆起を認めれば診断は容易であるが，発癌との関連から，慎重な観察が必要である．

■ 治療

- 経過観察．

（近藤　穣）

文献
1) Littler ER, Gleibermann E. Gastritis cystica polyposa.（Gastric mucosal prolapse at gastroenterostomy site, with cystic and infiltrative epithelial hyperplasia）. Cancer 1972；29（1）：205-9.
2) Koga S, Watanabe H, Enjoji M. Stomal polypoid hypertrophic gastritis: a polypoid gastric lesion at gastroenterostomy site. Cancer 1979；43（2）：647-57.
3) 岩下明德，黒岩重和，遠城寺宗知．Stomal polypoid hypertrophic gastritis（SPHG）（gastritis cystica polyposa：GCP）に発生した1型早期胃癌の1例．胃と腸 1982；17：1333-9.
4) Franzin G, Novelli P. Gastritis cystica profunda. Histopathology 1981；5（5）：535-47.

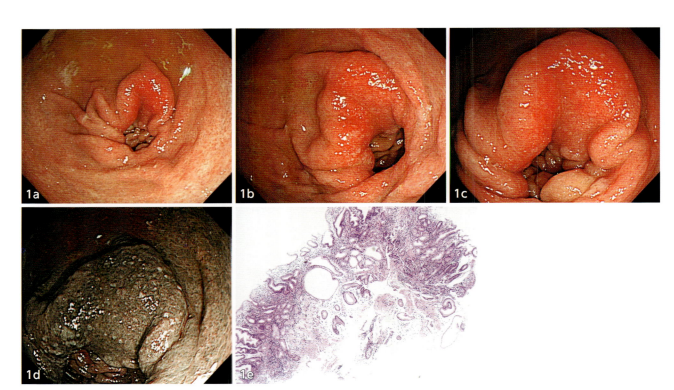

❶ gastritis cystica polyposa（70歳代，男性）
幽門側胃切除術・Billroth Ⅱ法再建後20年．
a～c：胃空腸吻合部の胃側前壁小彎側に，平皿状の発赤調隆起性病変を認める．
d：NBI観察．
e：HE染色像．腺窩上皮の過形成および，囊胞状腺管拡張を認める．

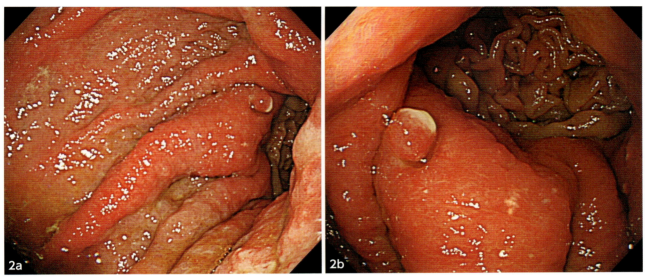
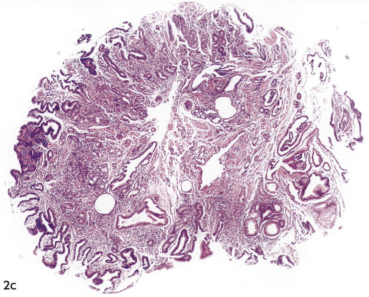

❷ gastritis cystica polyposa（70歳代，男性）
幽門側胃切除術・Billroth Ⅱ法再建後 11 年.
a，b：胃空腸吻合部の胃側大彎側のひだの肥厚を認め，前壁側に限局性の隆起性病変を認める.
c：HE 染色像.

I 咽頭・食道・胃・十二指腸　3 胃　B 非腫瘍性疾患　(3) 炎症・感染性疾患

collagenous gastritis

■ 概要
- collagenous gastritis は，1989 年に Colletti らにより初めて報告された[1]．
- 病理組織学的に粘膜上皮下の 10 μm 以上の collagen band の沈着と粘膜固有層の炎症細胞浸潤が認められ[2]，診断に特徴的な所見とされているが，報告例が少ないためその病態や病因はいまだ不明である．
- 若年中心の胃に病変が限局するタイプと中高年中心の collagenous colitis 合併を伴うタイプがあり，本邦報告例はすべて前者である．

■ 典型的な画像所見とその成り立ち
- 大小不同のポリポーシス様外観が特徴的である（❶）．
- 隆起部を取り囲む陥凹性変化が本態であり，組織学的には，炎症細胞浸潤が一様でなく腺管萎縮がまだらに起こるので顆粒状，島状に粘膜が取り残されたものと推察される．

■ 確定診断へのプロセス
- 大小不同のポリポーシス様外観を示すが，病変の本態は陥凹部であり，顆粒状，島状に粘膜が取り残されているという特徴的な内視鏡所見を認識しておく．
- 内視鏡にて陥凹部と隆起部からそれぞれ生検を行い，陥凹部に一致する炎症所見や collagen band を確認する（❷）．

■ 治療
- 無治療で経過をみて変化を認めないとする報告が多い（❸）．
- 合併する上腹部症状に対して PPI 投与などが行われることがある[3]．

（小池智幸・金　笑奕・白根昭男）

文献
1) Colletti RB, Trainer TD. Collagenous gastritis. Gastroenterology 1989 ; 97 : 1552-5.
2) 山崎琢士. Collagenous gastritis. G.I.Research 2014 ; 22 (3) : 265-71.
3) Jin X, Koike T, Chiba T, et al. Collagenous gastritis. Dig Endosc 2013 ; 25 : 547-9.

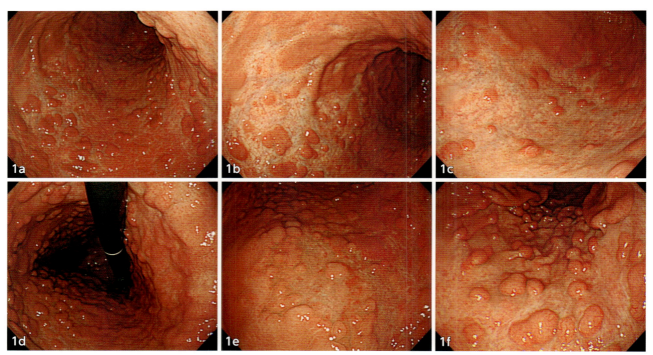

❶ 当院初診時の内視鏡所見（20 歳代，男性）
胃体上部から胃体下部にかけて大彎中心に広範囲な褪色調の陥凹面を認め，その内部に島状・顆粒状の取り残し様粘膜が敷石状に多発している．陥凹面は，萎縮粘膜様で，周囲の健常粘膜との境界は比較的明瞭である．同様の内視鏡所見は，近医にて 3 年前より指摘されており，3 年間著変なかったが，胃もたれ，胃痛悪化あり紹介となった．

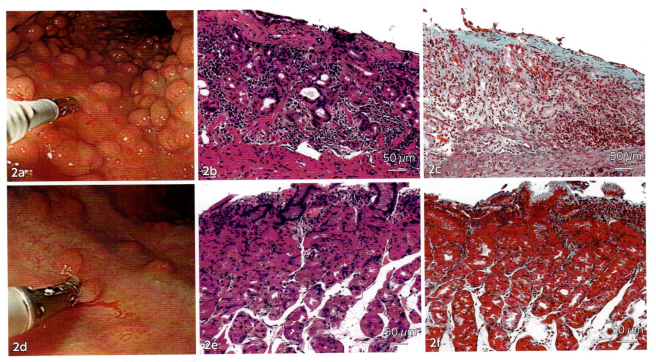

❷ 生検病理組織所見（❶と同一症例）
a：陥凹部から生検．
b：HE 染色．粘膜固有層には炎症細胞浸潤もみられる．胃粘膜表層域に膜状の collagen band（弱好酸性の線維状組織）を認める．
c：同部は Elastica-Masson 染色にて light green 好性に膜状に染色された（膠原線維成分）．
d：結節部位から生検．
e：HE 染色．萎縮等なく正常胃粘膜の所見．
f：Elastica-Masson 染色で collagen band を認めない．
(Jin X, et al. Dig Endosc 2013[3] より)

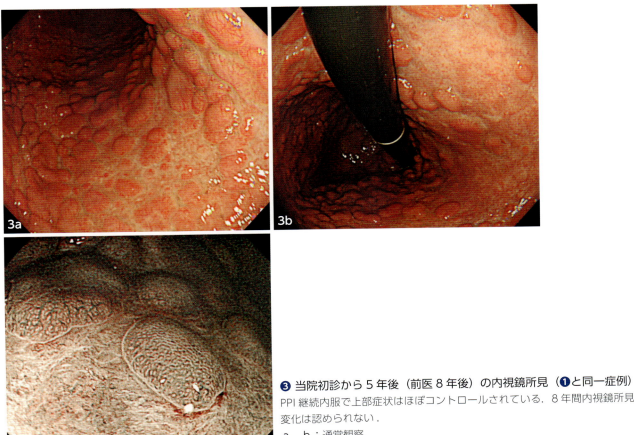

❸ 当院初診から 5 年後（前医 8 年後）の内視鏡所見（❶と同一症例）
PPI 継続内服で上部症状はほぼコントロールされている．8 年間内視鏡所見に変化は認められない．
a，b：通常観察．
c：NBI 観察．

collagenous gastritis 117

感染症に伴う胃炎(サイトメガロウイルス, 梅毒)

胃サイトメガロウイルス感染症

■ 概要
- 免疫抑制状態(臓器移植・悪性腫瘍に対する化学療法患者, AIDS患者)の際の日和見感染として重要視されている.

■ 典型的な画像所見とその成り立ち
- 胃角から前庭部にかけて多発するびらん・潰瘍を呈し, 時に打ち抜き様の潰瘍(❶a)となる[1].

■ 確定診断へのプロセス
- 生検組織によるサイトメガロウイルスの証明(核内封入体の存在, 免疫染色, PCRなど, ❶b).

■ 治療
- ガンシクロビル投与[2].

胃梅毒

■ 概要
- 代表的な性行為感染症(STD)の一つであり, 近年増加傾向にある.
- 第2期梅毒の全身血行性播種により梅毒トレポネーマ(*Treponema pallidum*)が胃に浸潤して生じる.

■ 典型的な画像所見とその成り立ち
- 幽門前庭部に好発し, びまん性の融合傾向のある不整形多発潰瘍・びらんを呈する[3,4](❷a〜c). 送気伸展やスコープの接触で容易に出血する(❷a).
- 副病変として, 胃体部に梅毒性皮疹に類似した中央に発赤域を伴った褪色調の隆起を認めることがある(扁平コンジローマ類似の胃粘膜疹, ❷c).

■ 確定診断へのプロセス
- 病変部の生検で梅毒トレポネーマを証明(Warthin-Starry染色, 蛍光抗体法, PCR法, ❷d).

■ 治療
- ペニシリン系抗菌薬が第一選択.

(荒 誠之)

文献
1) 長島雄一, 飯田三雄, 平川克哉, ほか. サイトメガロウイルス感染症. 胃と腸 2002;37:399-403.
2) Goodrich JM, Mori M, Gleaves CA, et al. Early treatment with ganciclovir to prevent cytomegalovirus disease after allogenic bone marrow transplantation. N Engl J Med 1991;325:1601-7.
3) 野口良樹, 後藤和夫, 白木茂博, ほか. 胃生検で確信された第Ⅱ期胃梅毒の1例. Gastroenterol Endosc 1987;29:951-6.
4) 西田憲一, 岡 芳彦, 村山 寛, ほか. 胃梅毒の1例と最近21年間の本邦報告列の分析. Gastroenterol Endosc 1990;32:1386-93.

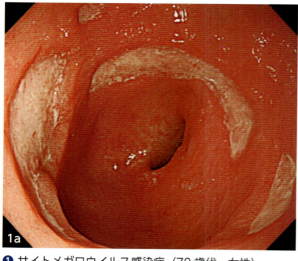
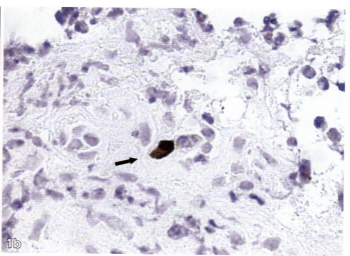

❶ サイトメガロウイルス感染症(70歳代, 女性)
関節リウマチ, 壊疽性膿皮症にてステロイドと免疫抑制剤を投与されている.
a:前庭部に多発する浅い打ち抜き様の潰瘍性病変を認める.
b:生検組織のサイトメガロウイルス免疫染色では, 核内封入体を認めるサイトメガロウイルス陽性細胞(矢印)が確認された.

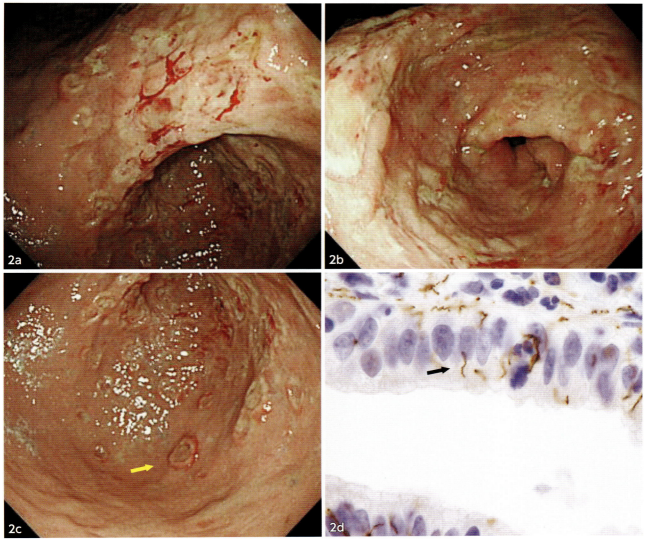

❷ 胃梅毒（60歳代，男性）

a〜c：胃体下部〜前庭部にかけて，びまん性で融合傾向のある不整形の多発びらん・潰瘍を認める．送気にて容易に病変部より出血する（a）．周囲に副病変としての梅毒性胃粘膜疹（扁平コンジローマ様）を，中央に陥凹を伴う褪色隆起として確認できる（c，矢印）．

d：生検組織の免疫染色にて梅毒トレポネーマを確認した（矢印）．

（社団医療法人養生会かしま病院 佐藤勝久先生より提供）

Ⅰ 咽頭・食道・胃・十二指腸　3 胃　B 非腫瘍性疾患　(3) 炎症・感染性疾患

薬剤性消化管傷害（NSAIDs，アスピリン）

■ 概要
- 人口の高齢化に伴い，整形外科疾患や脳血管・心血管系疾患に処方される非ステロイド性抗炎症薬（NSAIDs）や低用量アスピリン（LDA）の服用者が増加し，これらに起因する上部消化管粘膜傷害が問題となっている[1,2]．
- 粘膜傷害は COX-1 阻害による粘膜防御機構を担うプロスタグランジン（PG）の産生が低下することが大きな要因であるが，薬剤そのものによる直接的な胃粘膜傷害作用も関与している．
- 上腹部症状を伴わずに出血症状で発症することが多く，高齢者，潰瘍・出血の既往，高用量のステロイド併用，抗血栓薬併用，H. pylori 感染などが出血リスク因子として知られている[3]．

■ 典型的な画像所見とその成り立ち
- 上部内視鏡検査：発赤・びらんを伴う浅く不整形の多発潰瘍を呈することが多く，胃前庭部に好発する（❶～❸）．NSAIDs 服用者では時に深掘れの潰瘍（❷）を認めることもある．

■ 確定診断へのプロセス
- 病歴・服薬歴を含めた詳細な問診が重要．
- 症状を認めなくても NSAIDs や LDA 服用者で貧血があれば積極的に内視鏡にて病変の有無を確認する必要がある．

■ 治療
- 潰瘍の治療には NSAIDs の場合は中止が勧められるが，LDA の場合は休薬不可の場合も多く，PG 製剤や PPI などの酸分泌抑制薬の投与が中心となる．
- とくに NSAIDs・LDA による潰瘍予防には PPI，PG 製剤の投与，COX-2 阻害薬の使用，H. pylori の除菌が有用である[4,5]．

（荒　誠之）

文献
1) Massó González EL, Patrignani P, Tacconelli S, et al. Variability among nonsteroidal antiinflammatory drugs in risk of upper gastrointestinal bleeding. Arthritis Rhuem 2010；62：1592-601.
2) Uemura N, Sugano K, Hiraishi H, et al. Risk factor profiles, drug usage, and prevalence of aspirin-associated gastroduodenal injuries among high-risk cardiovascular Japanese patients: the results from the MAGIC study. J Gatroenterol 2014；49：814-24.
3) Almadi MA, Barkun A, Brophy J. Antiplatelet and anticoagulant therapy in patients with gastrointestinal bleeding: an 86-year-old woman with peptic ulcer disease. JAMA 2011；306：2367-74.
4) Hooper L, Brown TJ, Elliott R, et al. The effectiveness of five strategies for the prevention of gastrointestinal toxicity induced by non-steroidal anti-inflammatory drugs: systematic review. BMJ 2004；329：948.
5) Chan FK, Chung SC, Suen BY, et al. Preventing recurrent upper gastrointestinal bleeding in patients with Helicobacter pylori infection who are taking low-dose aspirin or naproxen. N Engl J Med 2001；344：967-73.

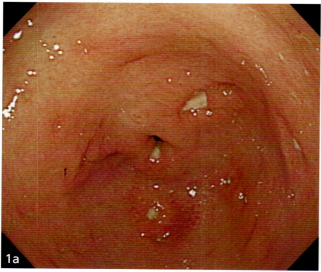
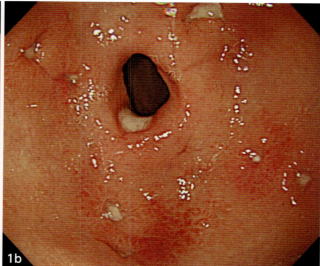

❶ 内頸動脈狭窄症で低用量アスピリン服用（70 歳代，女性）
前庭部から幽門輪にかけて小さなびらんや潰瘍が多発している．潰瘍は不整形で比較的浅い．

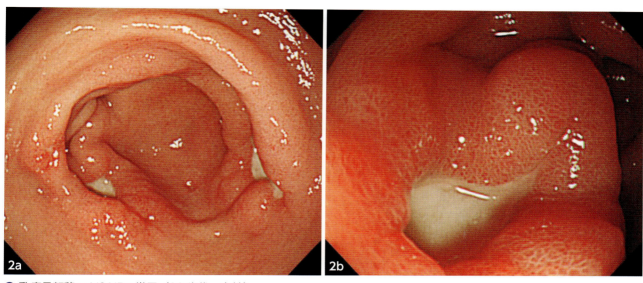

❷ 乳癌骨転移で NSAIDs 常用（80 歳代，女性）
前庭部に小びらんや潰瘍が多発している．潰瘍はやや深掘れである．

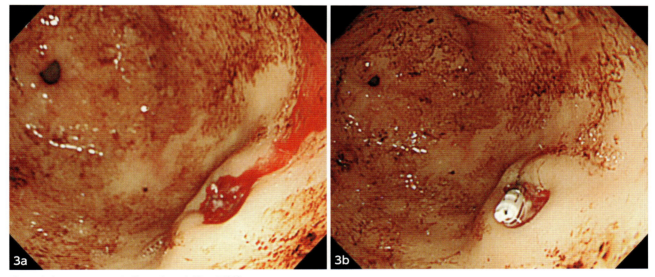

❸ 腰痛症で NSAIDs を常用（80 歳代，男性）
黒色便にて緊急内視鏡施行．前庭部大彎後壁に露出血管を伴う小潰瘍を認め，露出血管に対してクリッピングにて止血処置を施行した．

薬剤性消化管傷害（NSAIDs，アスピリン） 121

胃アニサキス症

■概要
- アニサキスは，回虫目アニサキス科アニサキス属に属する線虫の総称で，胃アニサキス症はその幼線虫が寄生した海産魚介類（サバ，イカ，アジ，カツオ，サケなど）を生食することにより，胃壁に虫体が刺入して引き起こされる[1]．
- 摂取後数時間で上腹部痛・悪心・嘔吐などの症状が出現する．症状にはアレルギー反応が関与しており，アニサキスが刺入した胃壁の攣縮や浮腫などの局所反応だけではなく，蕁麻疹やアナフィラキシーショックなどの全身的な反応を呈することもある[2]．
- 小腸・大腸に罹患した場合（腸アニサキス症）は診断がつきにくく，腸閉塞や急性腹症で発症し，手術を施行して初めて診断される例もある[3,4]．
- 時に無症状でスクリーニングの上部消化管内視鏡検査で見つかる場合もある．

■典型的な画像所見とその成り立ち
- 上部消化管内視鏡検査：白いアニサキス虫体が糸状に胃粘膜に刺入する所見がみられる．刺入部の周囲は発赤・浮腫状に隆起していることが多く（❶，❷），同部は組織学的に粘膜下に高度な好酸球浸潤と浮腫を認める．

■確定診断へのプロセス
- 詳細な問診が不可欠である．上腹部痛患者に関しては本症を念頭において海産魚介類の生食の有無を確認する必要がある．
- 本症を疑う場合は上部消化管内視鏡検査をすみやかに行い，虫体を確認する．虫体は1匹でないこともあり，胃内にほかにも虫体がないか，また食道・十二指腸もくまなく検索する．

■治療
- 内視鏡的な摘出が基本である．生検鉗子で刺入点付近を把持して虫体が切れないようにゆっくりと摘出する（❸）．摘出後，すみやかに症状は消失する．
- 虫体は－20℃で24時間，60℃以上で短時間で死滅するため，本症の予防には冷凍・熱処理が大事であるが，生食の場合は調理や摂食時に十分注意することが重要である．

（荒　誠之）

文献
1) Van Thiel P, Kuipers FC, Roskam RT. A nematode parasitic to herring, causing acute abdominal syndromes in man. Trop Geogr Med 1960；2：97-113.
2) Moreno-Ancillo A, Caballero MT, Cabanas R, et al. Allergic reactions to anisakis simplex parasitizing seafood. Ann Allergy Asthma Immunol 1997；79（3）：246-50.
3) Sasaki T, Fukumori D, Matsumoto H, et al. Small bowel obstruction caused by anisakiasis of the small intestine: report of a case. Surg Today 2003；33（2）：123-5.
4) Hernandez-Prera JC, Polydorides AD. Anisakidosis of the sigmoid colon disguising as metastatic carcinoma: a case report and review of the literature. Pathol Res Pract 2012；208（7）：433-5.

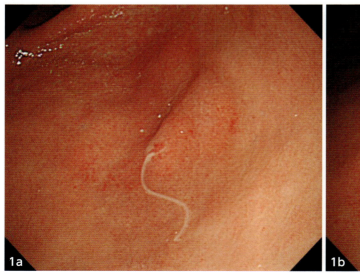
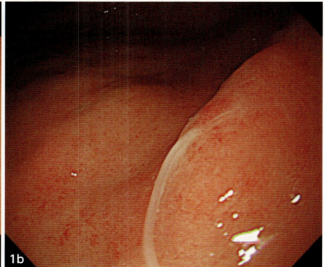

❶ イカの刺身を摂取後に心窩部痛で発症（60歳代，女性）
a：前庭部大彎にアニサキスが刺入しており，周囲が浮腫状に腫大している．
b：刺入部の近接．刺入部周囲に発赤が比較的強い．

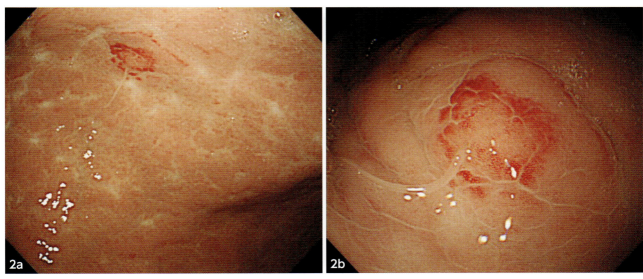

❷ 前日にタラの刺身を摂取後に心窩部痛・嘔吐で発症（60歳代，男性）
a：胃体中部前壁にアニサキスが刺入しており，周囲が強く発赤している．
b：刺入部の近接．刺入部周囲に強い発赤を認める．

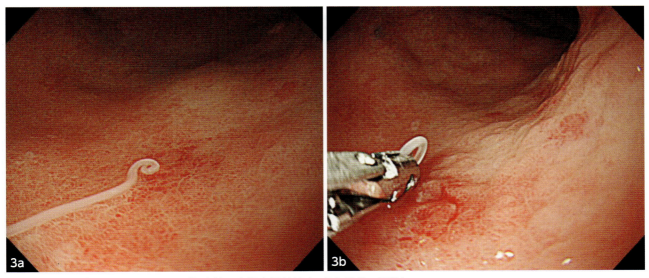

❸ 3日前にサバの刺身を摂取したが無症状の定期内視鏡検査（80歳代，男性）
a：胃体下部大彎後壁にアニサキスが刺入している．
b：ほかにも虫体がいないことを確認して，鉗子で虫体を摘出した．

胃アニサキス症 123

I 咽頭・食道・胃・十二指腸　3 胃　B 非腫瘍性疾患　(4) その他

胃アミロイドーシス

■ 概要

● アミロイドーシスはアミロイド（細線維性蛋白）が全身の諸臓器に沈着し，臓器障害をきたす疾患の総称であり，全身性と限局性がある．

● 全身性の定義は，血清中にアミロイド前駆蛋白が存在し，また2か所以上の臓器または組織にてアミロイド沈着が証明されることである．

● 消化管限局性アミロイドーシスは AL 型が多く，予後は良好である．

● 胃限局性アミロイドーシスでは，粘膜固有層と粘膜下層にアミロイドが沈着することが多い．

■ 典型的な画像所見とその成り立ち

● AL 型では粘膜下腫瘍様隆起，AA 型では微細顆粒状粘膜と結節状小隆起の多発（❶a）を特徴とし，ひび割れ状粘膜と潰瘍の出現は両化学型で認められる[1]．

● 限局性アミロイドーシスでは，陥凹性病変（❶c）や腫瘤形成をきたすことが多いとされる[2]．

● 限局性アミロイドーシスは EUS では第2～3層を主座とする中等度エコーを呈することもあるが，限局性アミロイドーシスの EUS 像は定まっていない．

■ 確定診断へのプロセス

● 生検でのアミロイド沈着の証明：①コンゴーレッド染色で赤橙色陽性，②偏光顕微鏡にて緑色の複屈折性，③電子顕微鏡にて10 nm のアミロイド細線維，④免疫染色にて amyloid P，ApoE 陽性（①②は必須）[3]．（最近では，より精度の高い direct fast scarlet 4 BS によるコンゴーレッド染色〈通称 DFS 染色またはダイロン染色〉を用いることも多い[4]．）（❷）

● 特異抗体（AA，AL，ATTR〈amyloidogenic transthyretin〉，β_2-ミクログロブリン）による生検組織の免疫組織化学にてアミロイドーシスの病型診断をする[3]．

● AL 陽性では多発性骨髄腫の有無で「多発性骨髄腫に伴う AL アミロイドーシス」もしくは「原発性 AL アミロイドーシス」の診断，AA 陽性では「続発性／反応性 AA アミロイドーシス」の診断となり基礎疾患

（関節リウマチ，成人型 Still 病，悪性リンパ腫など）の検索を行い，ATTR 陽性では血清診断（質量分析）または遺伝子診断の結果で変異 transthyretin（TTR）なら「遺伝性 TTR アミロイドーシス」，野生 TTR であれば「老人性全身性アミロイドーシス」の診断，β_2-ミクログロブリン陽性では「透析アミロイドーシス」，すべて陰性では「その他のアミロイドーシス」の診断となる．

■ 治療

● 各病型によって異なる．①全身性 AL アミロイドーシス：化学療法，②限局性 AL アミロイドーシス：外科的切除または経過観察，③AA アミロイドーシス：原疾患の治療と IL-6 や TNF-α などを標的とした抗サイトカイン療法，④透析アミロイドーシス：透析膜の工夫・対症療法，⑤遺伝性 TTR アミロイドーシス：肝移植や TTR 安定化薬剤，⑥老人性全身性アミロイドーシス：TTR 安定化薬剤[5]．

● 限局性では無症状の場合，経過観察されるが，長期観察中に全身性に進展したとの報告もある[6]．

（八田和久・小池智幸・藤島史喜）

文献

1）前畠裕司，江崎幹宏，一瀬理沙，ほか．消化管アミロイドーシスの臨床像　画像診断を中心に—胃・十二指腸病変の特徴．胃と腸 2014；49：301-10.

2）種本理那，竹林晃一，岡田千津子，ほか．6年間進展を認めなかった胃限局性アミロイドーシスの1例．Gastroenterol Endosc 2014；56：2386-92.

3）アミロイドーシスに関する調査研究班（研究代表者：山田正仁），アミロイドーシス診療ガイドライン 2010．厚生労働科学研究費補助金，難治性疾患克服研究事業，2010. http://amyloid1.umin.ne.jp/guideline2010.pdf

4）新井冨生，松田陽子，津山直子，ほか．消化管アミロイドーシスの病理診断．胃と腸 2014；49：287-99.

5）加藤修明，池田修一．全身性アミロイドーシスの分類・病態と治療．胃と腸 2014；49：278-85.

6）大島敏裕，額賀健治，山本　圭，ほか．全身性原発性 AA 型アミロイドーシスの1例．日本大腸検査学会雑誌 2009；25：126-32.

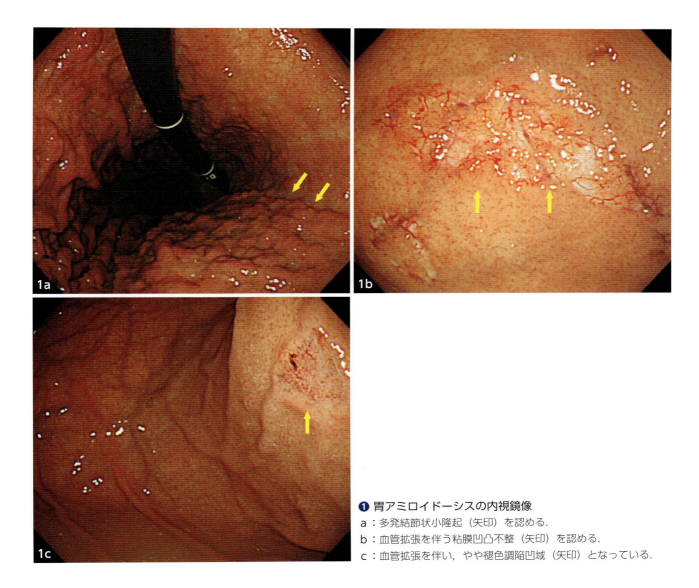

❶ 胃アミロイドーシスの内視鏡像
a：多発結節状小隆起（矢印）を認める．
b：血管拡張を伴う粘膜凹凸不整（矢印）を認める．
c：血管拡張を伴い，やや褪色調陥凹域（矢印）となっている．

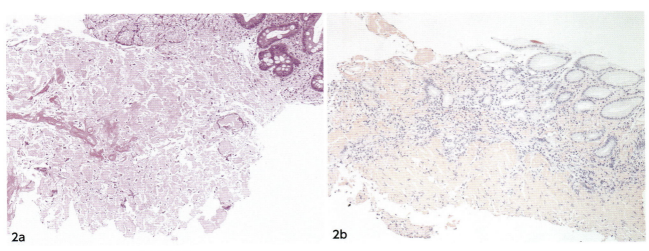

❷ 胃アミロイドーシスの病理組織像
a：HE染色．淡好酸性の無構造物が結節状に沈着する．
b：DFS染色．赤橙色を呈するアミロイドが粘膜固有層内に認められる．

I 咽頭・食道・胃・十二指腸　3 胃　B 非腫瘍性疾患　(4) その他

門脈圧亢進症性胃症

■ 概要

● 門脈圧亢進症性胃症（portal hypertensive gastropathy：PHG）は門脈圧の上昇を背景として発生する胃粘膜のうっ血病変であり，病理組織学的には炎症所見に乏しく，粘膜あるいは粘膜下層の血管拡張を特徴とし[1]，その頻度は門脈圧亢進症患者の50〜90 %と報告されている[2].

● 自覚症状はとくになく，出血の頻度は低いが，時に急性ないし慢性の難治性消化管出血を呈し[2]，内視鏡検査によってのみ診断される[3].

● その病態生理は門脈圧亢進症が最も関与している．一方で，ガストリン・エンドセリンなどが関与する胃微小循環障害，胃粘膜プロスタグランジン含有量の低下など血管拡張因子の関与も想定されているが，いまだ明確な結論は得られていない[4].

● 門脈圧亢進症取扱い規約第3版では，門脈圧亢進症性胃腸症（portal hypertensive gastroenteropathy：PHGE）の一つとして記され，同様の所見が小腸・大腸にみられた場合を門脈圧亢進症性腸症としている[5].

■ 典型的な画像所見とその成り立ち

● PHG は主に胃体部，穹窿部に生じ，さまざまな程度の発赤を伴った典型的なモザイクパターンを示し，前庭部ではほとんど観察されない[2].

● PHG は内視鏡検査で診断されるが（❶），内視鏡分類は 1985 年に McCormack により発表された分類が広く用いられている[1]．この分類では 5 つの所見を軽症（mild）と重症（severe）に分類し，①軽度の発赤斑（fine pink speckling），②表層性発赤（superficial reddening：SR），③細い白色の網目状ラインによる発赤浮腫状粘膜の区画（snake skin appearance：SSA＝モザイクパターン）の 3 つを軽症，④高度の発赤（cherry red spots：CRS），⑤びまん性出血（diffuse hemorrhage：DH）の 2 つを重症としている．このなかで最も頻繁に遭遇する所見は SSA とされている[6].

■ 確定診断へのプロセス

● 肝疾患患者の内視鏡検査で胃体上部を中心とした粘膜の多発性小発赤を認めれば診断は比較的容易と思われる．軽症の PHG と *H. pylori* 陽性胃粘膜にみられる胃炎の京都分類上におけるびまん性発赤との鑑別は困難な場合がある.

● 類似の疾患に胃前庭部毛細血管拡張症（GAVE）（「胃前庭部毛細血管拡張症〈GAVE〉，びまん性前庭部毛細血管拡張症〈DAVE〉」〈p.92〉を参照）があるが，その鑑別は，部位の違いと，病理組織上 GAVE では拡張した毛細血管内腔にフィブリン血栓と粘膜下層での線維筋過形成，紡錘細胞増殖がみられることが PHG と異なる[2].

■ 治療

● 現時点において，無症状例における予防治療には明確なエビデンスはない[3]．出血例に対しては，根本的には門脈圧を低下させることが求められ，薬物療法が推奨されている.

● 慢性的な出血例に対する第 1 選択は非選択的 β 遮断薬のプロプラノロールであり，現在最も広く使用されている．投与量は経口で 1 日 40〜320 mg，安静時心拍数 55〜60/分を目標とする．ただし，上部消化管出血は保険適用になっていないことに注意が必要である.

● 急性出血に対してもプロプラノロールが効果的とされるが，近年アルゴンプラズマ凝固法（APC）による内視鏡治療が有効とする報告がみられる[6].

（野口謙治）

文献

1）McCormack T. Gastric lesions in portal hypertension: inflammatory gastritis or congestive gastropathy. Gut 1985；26：1226-32.

2）福本晃平．門脈圧亢進症患者における胃粘膜病変．日門脈圧亢進症会誌 2009；15：281-5.

3）西崎泰弘．門亢症と胃粘膜病変　門脈圧亢進症性胃症．日門脈圧亢進症会誌 2010；16：58-68.

4）杉本恒明（編）．内科学．第 9 版．朝倉書店；2007．p.813-8.

5）日本門脈圧亢進症学会（編）．門脈圧亢進症取扱い規約．第 3 版．金原出版；2013.

6）日本門脈圧亢進症学会（編）．門脈圧亢進症診療マニュアル　食道・胃静脈瘤の診かたと治療．南江堂；2015.

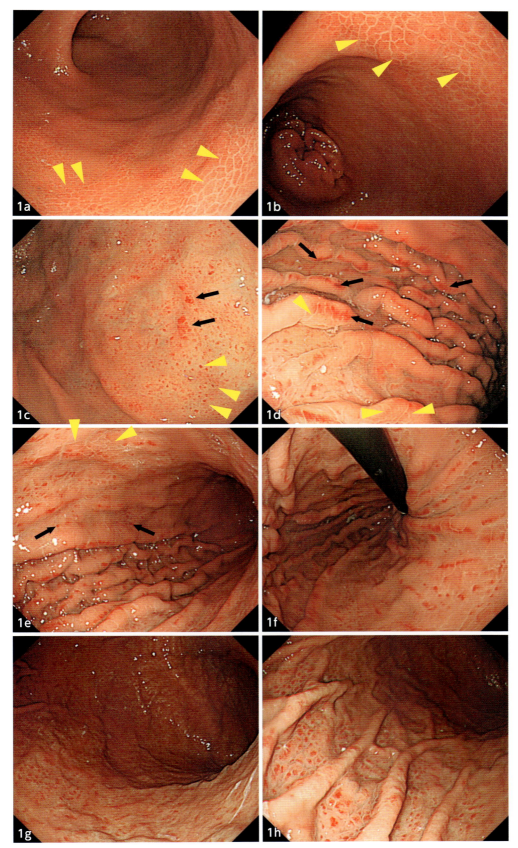

❶ 胃内視鏡所見

a, b：snake skin appearance（SSA，矢頭）．
c：cherry red spots（CRS，矢頭），diffuse hemorrhage（DH，矢印）．
d：DH（矢印），SSA（矢頭）．
e：CRS（矢印），SSA（矢頭）．
f〜h：DH と CRS の多発．

門脈圧亢進症性胃症

GVHDに関連した胃・十二指腸病変

■概要
- 移植片対宿主病（graft-versus-host disease：GVHD）は，造血幹細胞移植後に生じるドナーリンパ球が起こす組織傷害で，急性GVHD（移植後100日以内）では主に皮膚・消化管・肝臓の3臓器が障害される[1]．
- 消化管GVHDの多くは移植2～3週間後から皮膚症状に続いて発症し，腹痛，嘔吐，食欲不振，水様性下痢を認めることが多い．
- 本邦における上部消化管GVHDの発症頻度は10～20％，下部消化管で10～30％とされる[2]．

■典型的な画像所見とその成り立ち（❶～❹）
- 初期または軽度の胃GVHDでは粘膜の浮腫・発赤・びらんなど，非特異的所見が多い．重症例では，潰瘍やびまん性出血，広範な粘膜脱落が起こる[3]．
- 病理組織学的には，炎症細胞浸潤，腺窩上皮細胞のアポトーシス，腺窩膿瘍，腺窩の減少，上皮の脱落がみられる（「GVHD腸炎」〈p.255〉を参照）．

■確定診断へのプロセス
- 造血幹細胞移植後に消化器症状を認める場合，本症を念頭に内視鏡検査を行い，内視鏡所見および生検検体で評価する．インジゴカルミンなど色素内視鏡で病変が明瞭となることもある．
- 内視鏡所見に乏しくとも組織学的にアポトーシスを認めることもあり，積極的な生検が望ましいが，血小板減少や出血傾向など全身状態を考慮し実施の判断をする．
- 免疫不全のためサイトメガロウイルス（cytomegalovirus：CMV），Epstein-Barr virus（EBV），単純ヘルペスウイルス（herpes simplex virus：HSV）などの感染をしばしば合併する．とくにCMVは頻度が高く，本症と発症時期も重なりやすい．感染と本症は症状や内視鏡所見のみでの鑑別は容易でなく，免疫染色も組み合わせる．

■治療
- 急性GVHDの一次治療としてはステロイドを用い，予防薬（メトトレキサートとシクロスポリンまたはタクロリムス）を継続する．急性GVHDの二次治療としてパルス療法を含めたステロイドの増量，また保険適用外ではあるが抗ヒトT細胞グロブリン，ミコフェノール酸モフェチルなども使用される[4]．

（菅野　武・小池智幸）

文献
1) Iqubal N, Salzman D, Lazenby AJ, et al. Diagnosis of gastrointestinal graft-versus-host disease. Am J Gastroenterol 2000；95（11）：3034-8.
2) 小野尚子，加藤元嗣，久保田佳奈子，ほか．Graft-versus-host-diseaseの消化管病変．胃と腸 2011；46（3）：283-93.
3) Xu CF, Zhu LX, Xu XM, et al. Endoscopic diagnosis of gastrointestinal graft-versus host disease. World J Gastroenterol 2008；14（14）：2262-7.
4) 日本造血細胞移植学会．造血細胞移植ガイドライン GVHD. 2008.

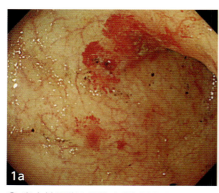 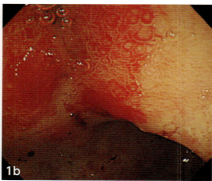 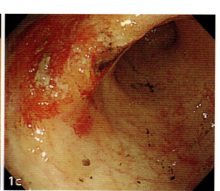

❶ 出血性胃炎を呈した胃GVHD
慢性GVHDとして幹細胞移植後5か月に発症．
a：胃角部前壁に出血を伴う発赤調病変が認められる．周囲にも同様の発赤領域が散見される．
b：近接すると，うっ血腫大した腺管構造から滲出性に出血を認めた．
c：持続性の出血部位に対してアルゴンプラズマ凝固法（APC）を用いて止血した．その後，対症療法としてのPPI追加と，免疫抑制剤およびステロイドの増量を行った．

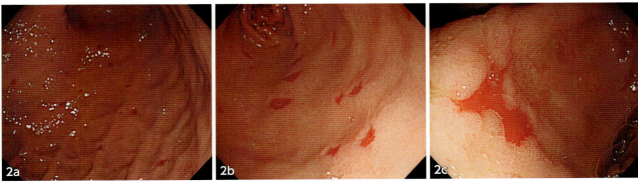

❷ 多発するびらん，潰瘍を呈した胃 GVHD
急性 GVHD として幹細胞移植後 1 か月に発症．
　a，b：胃体部〜前庭部にかけて，粘膜が脱落しているような発赤陥凹面の多発を認める．
　c：近接すると不整形の潰瘍を形成しているが，深さは比較的均一であった．

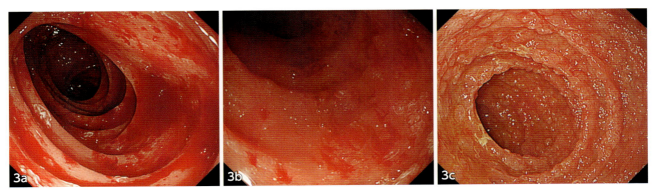

❸ 出血性十二指腸炎を呈した十二指腸 GVHD
急性 GVHD として幹細胞移植後 1 か月に発症．
　a：十二指腸下行脚から多中心性に滲出性出血を認めた．
　b：近接すると，各所に粘膜上皮の脱落様の所見を認めた．
　c：ステロイド増量され，a，bから 1 週間後の所見．再生性変化を認め治癒傾向と判断した．

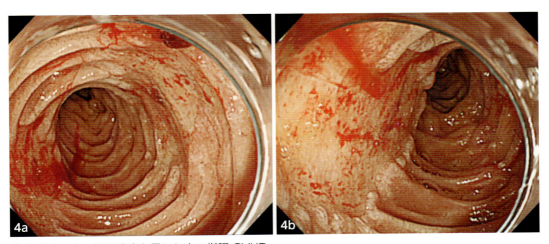

❹ 多発する十二指腸潰瘍を呈した十二指腸 GVHD
急性 GVHD からいったん改善するもステロイド減量中の移植後 5 か月に発症．
　a：腹痛，下血で発症し十二指腸下行脚に多発する縦走潰瘍を認めた．
　b：近接すると，比較的均一な深さで粘膜が脱落していた．クリップを用いて出血点に対して止血を行ったが，その後数週間にわたり新たな粘膜脱落，再出血を繰り返し治療に難渋した．

GVHD に関連した胃・十二指腸病変　129

I 咽頭・食道・胃・十二指腸　3 胃　B 非腫瘍性疾患　(4) その他

胃石

■ 概要
- 食物や毛髪など誤飲した物質が，胃内で不溶性の結石となったもの．構成成分により植物胃石（柿胃石などの果実胃石，線維胃石），毛髪胃石，毛髪植物胃石などに分類される．
- 本邦では柿胃石が全体の70％を占める[1]．胃運動の低下，胃排出障害が関与しているとされており，迷走神経切除を伴う胃切除後の残胃，糖尿病性神経障害などの症例で形成されやすい．
- 自覚症状としては上腹部症状や腹部膨満，悪心嘔吐，消化管出血などがあるが，無症状のこともある．合併症として胃潰瘍や腸閉塞がある．

■ 典型的な画像所見とその成り立ち
- 内視鏡では，柿胃石は茶色〜黒褐色で数cm大の大きな塊として認識される（❶a）．胃潰瘍を合併することがあるため，周辺に潰瘍が存在しないかを確認する（❶b）．
- CTでは，造影効果を伴わない内部に空気を含んだモザイク状の塊として認識される（❶c）．
- 腹部超音波では，音響陰影を伴う胃内腫瘤として認識される．

■ 確定診断へのプロセス
- 内視鏡による直視，採取材料による赤外線吸収スペクトル分析（柿胃石ではタンニンの確認）．

■ 治療
- 内科的治療として，溶解療法・内視鏡的治療がある．溶解療法としては主にコーラ溶解療法が用いられるが，単独では十分な効果が得られないこともあり，内視鏡的治療の併用を要することが多い．
- 内視鏡的治療は，把持鉗子，スネア，胆管結石用バスケットなどを用いた砕石術が行われる（❶d）．自作砕石器を用いた内視鏡治療の報告もある[2]．3cm以上の胃石は小腸嵌頓による腸閉塞の原因となるとされているため，内視鏡的破砕時には2cm以下にする必要があるとされている[3]．破片はなるべく細かくする，経口的に除去する，などの工夫が必要である．破片による腸閉塞に対しては，イレウス管を用いたコーラ溶解療法が有用である．
- 内科的治療が困難な場合，腹腔鏡手術などの外科的治療も考慮する．

（大矢内　幹）

文献
1) 牧野惟義，木村幸三郎，奈良英功．本邦における植物胃石の統計学的観察．外科診療 1964；6：647-57.
2) 高田昌史，上田　弘，石川洋一，ほか．ガイドワイヤーを用いた自作砕石器による巨大柿胃石の内視鏡的摘出法．Gastroenterol Endosc 2016；58：1069-74.
3) 磯野忠大，中田晴夏，芦沢直樹，ほか．内視鏡破砕後に腸閉塞をきたした胃石の1例．日臨外会誌 2013；74：3297-300.

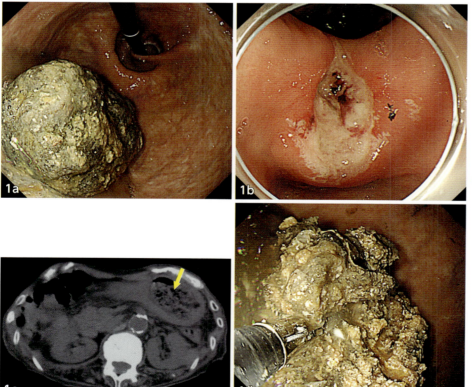

❶ 胃石症例（70歳代，女性）の内視鏡・CT所見

a：巨大な胃石を認める（柿胃石）．
b：前庭部小彎には出血性胃潰瘍が合併していた．
c：CT所見．胃内に，空気を含んだモザイク状の塊（矢印）を認める．
d：内視鏡治療中の写真．把持鉗子やスネアにより破砕を行い，大きい破片は経口的に除去した．その後コーラ飲料を服用させ，数日後の内視鏡・CT検査で消化管からの消失を確認した．

胃過形成性ポリープ

■概要
- 胃過形成性ポリープは炎症性変化を背景として発生する発赤調隆起性病変である（❶〜❸）．その成因は*Helicobacter pylori*感染などの炎症・びらんに対する過剰再生と考えられている[1,2]．
- 組織学的（❹c）には腺窩上皮の延長・分岐・拡張などの過形成変化を中心とする．表層部にはびらん・肉芽組織の増生を伴うこともあり，間質には炎症細胞浸潤・浮腫の所見がみられる．
- 胃過形成性ポリープは良性隆起性病変であるが，その1.5〜4.5％に癌化がみられ10 mm以上のポリープには注意が必要である[3]．
- 自然経過では不変，または増大傾向が認められることが多いが，近年*H. pylori*除菌により縮小・消失する例（❺）が報告されている．除菌により約80％が消失した報告もみられる[4]．

■典型的な画像所見とその成り立ち
- 内視鏡像では血管が豊富なため正常粘膜に比べ発赤調を呈し，表面にびらんや白苔付着を認めることもある（❶〜❸）．粘膜表面構造は腺窩上皮過形成により正常粘膜に比べ肥大した像を呈することが多い（❹b）．

■確定診断へのプロセス
- *H. pylori*感染を伴った萎縮性胃粘膜にみられる発赤調ポリープ．
- ポリープ表面に白苔・びらんを伴うことがある．

■治療
- 出血や通過障害などをきたす場合には内視鏡ポリープ切除術が行われてきたが，*H. pylori*除菌療法も胃過形成性ポリープに対する治療法の一つと考えられる（❺）．

（川村昌司）

文献
1) Jain R, Chetty R. Gastric hyperplastic polyps: a review. Dig Dis Sci 2009；54：1839-46.
2) 大草敏史，堀内洋志，荒川廣志，ほか．胃ポリープの自然史とmalignant potential—腺窩上皮型過形成性ポリープ．胃と腸 2012；47：1216-26.
3) Ahn JY, Son da H, Choi KD, et al. Neoplasms arising in large gastric hyperplastic polyps: endoscopic and pathologic features. Gastrointest Endosc 2014；80：1005-13. e2.
4) Ohkusa T, Takashimizu I, Fujiki K, et al. Disappearance of hyperplastic polyps in the stomach after eradication of *Helicobacter pylori*. A randomized, clinical trial. Ann Intern Med 1998；129：712-5.

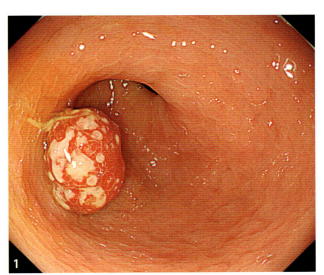

❶ *H. pylori*感染者の前庭部にみられた過形成性ポリープ
発赤調の亜有茎性ポリープで表面に白苔を伴っていた．

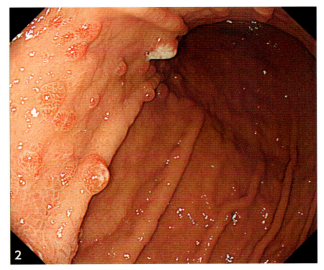

❷ 体部に多発する過形成性ポリープ
過形成性ポリープは多発することがある．

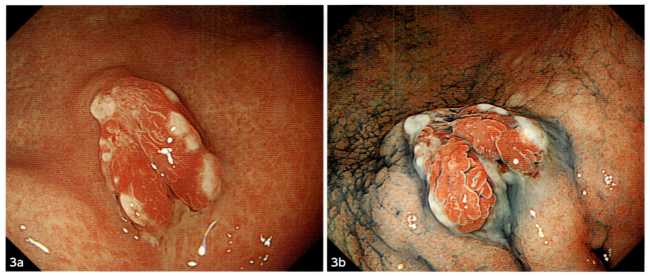

❸ 体部にみられた過形成性ポリープ
a：通常観察．b：インジゴカルミン散布像．
白苔を伴う分葉状の形態がみられた．

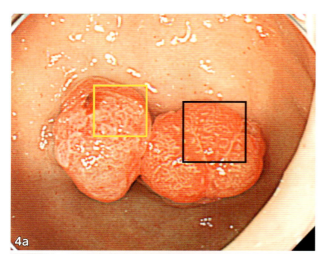

❹ 前庭部にみられた過形成性ポリープ
a：前庭部にみられた2個の過形成性ポリープ．
b：右側（黒枠）のNBI併用拡大観察．表面構造は肥大化がみられるが規則的な構造を保っていた．内部には微小血管の増生がみられた．
c：右側（黒枠）の病理組織像．腺窩上皮の延長・分岐・拡張がみられ，間質には炎症細胞浸潤・浮腫の所見がみられた．

（つづき↗）

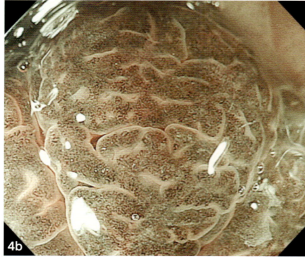
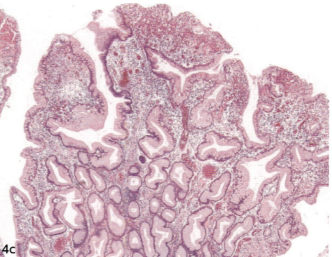

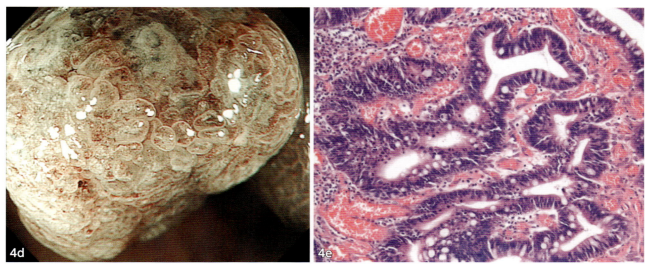

❹ つづき
d：左側（黄枠）のNBI併用拡大観察．不整な顆粒状構造がみられる．
e：左側（黄枠）の病理組織像．過形成性ポリープの頂部に高分化型腺癌がみられた．
過形成性ポリープは癌化の可能性があり，一部に不整な形態がないか注意が必要である．

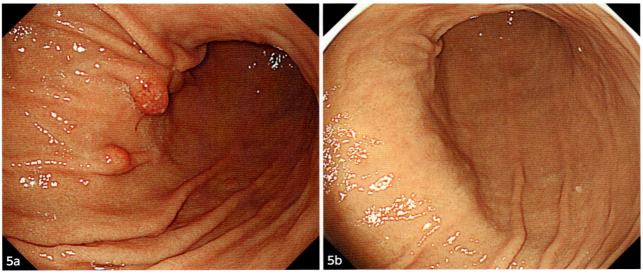

❺ H. pylori 感染者にみられた過形成性ポリープ
a：体部前壁に発赤調の過形成性ポリープを認めた．
b：H. pylori 除菌後に炎症反応の改善とともに過形成性ポリープは消失した．

胃過形成性ポリープ　133

I 咽頭・食道・胃・十二指腸　3 胃　C 腫瘍性疾患　(1) 上皮性腫瘍・腫瘍様病変

胃底腺ポリープ

■ 概要

- 胃底腺ポリープ (fundic gland polyp) は胃粘膜に発生する正常粘膜と同色調の隆起性病変である (❶). 以前は家族性大腸腺腫症と合併する病変として考えられていたが, 現在では家族性大腸腺腫症と関連のない胃底腺ポリープが多数診断されている[1,2].
- 組織学的には胃底腺組織の過形成・嚢胞状の拡張腺管を特徴とする (❷).
- 胃底腺ポリープの成因は明らかではないが, Helicobacter pylori 陰性の組織学的胃粘膜萎縮がみられない症例に多く (❶, ❸), 過形成性ポリープと比較すると胃腺腫・胃癌の合併が少ない.
- 近年, PPI (プロトンポンプ阻害薬) 長期内服患者において胃底腺ポリープ様の隆起性病変が多発する例が報告されており[3,4], 投与中止により縮小がみらる例もある (❹). 今後, H. pylori 陰性例や PPI 長期投与例の増加が考えられ, 胃底腺ポリープ発見の頻度が高くなる可能性がある.

■ 典型的な画像所見とその成り立ち

- 内視鏡上は, 体部の胃底腺領域に正色〜やや発赤調の山田分類Ⅱ型を呈することが多く, 単発例 (❸)・多発例 (❶) がある. 比較的若年の女性に多くみられ, 大きさは 5 mm 以下の小ポリープが多い[2].

■ 確定診断へのプロセス

- 萎縮のない粘膜にみられる同色調の小ポリープ.
- H. pylori 陰性者で PPI 長期投与患者にも同様の所見がみられることがある. 病理組織では, 胃底腺の嚢胞状拡張が認められる. PPI 休薬により縮小がみられる例がある (❹).

(川村昌司)

文献

1) 飯田三雄, 八尾恒良, 渡辺英伸, ほか. 大腸腺腫症を伴わない胃底腺ポリポージス 胃と腸 1980；15：1111-8.
2) 山本明子, 市川正章, 高原 理, ほか. 胃底腺ポリープの臨床的検討. 日消誌 1998；98：1101-9.
3) 菅原通子, 今井幸紀, 齋藤詠子, ほか. プロトンポンプ阻害薬長期投与中に増大した胃底腺ポリープの検討. Gastroenterol Endosc 2009；51：1686-91.
4) Hongo M, Fujimoto K. Gastric Polyps Study Group. Incidence and risk factor of fundic gland polyp and hyperplastic polyp in long-term proton pump inhibitor therapy: a prospective study in Japan. J Gastroenterol 2010；45：618-24.

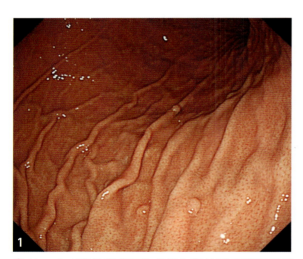

❶ H. pylori 陰性患者にみられた胃体部の胃底腺ポリープ
正色調・山田分類Ⅱ型のポリープが多発している.

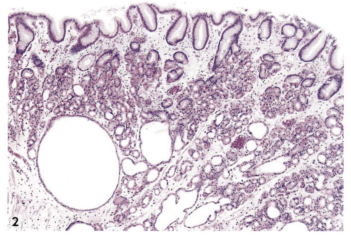

❷ 胃底腺ポリープの病理組織像
胃底腺組織の過形成・嚢胞状の拡張腺管がみられる.

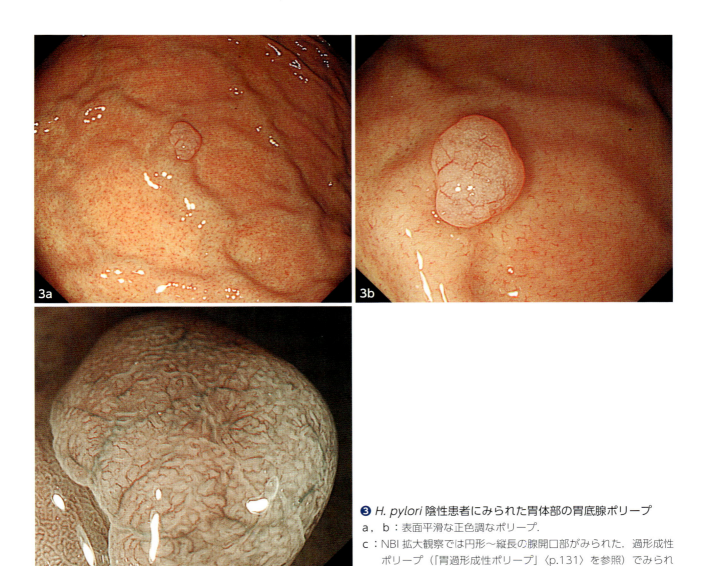

❸ *H. pylori* 陰性患者にみられた胃体部の胃底腺ポリープ
a，b：表面平滑な正色調なポリープ．
c：NBI 拡大観察では円形〜縦長の腺開口部がみられた．過形成性ポリープ（「胃過形成性ポリープ」〈p.131〉を参照）でみられるような拡張した血管はみられない．

❹ *H. pylori* 陰性・PPI 長期内服患者にみられた胃底腺ポリープ
a：体部に正色調の亜有茎性ポリープが多発していた．
b：PPI 中止 3 か月後の内視鏡像では，ポリープの著明な縮小がみられた．

I 咽頭・食道・胃・十二指腸　3 胃　C 腫瘍性疾患　(1) 上皮性腫瘍・腫瘍様病変

胃腺腫

■概要
- 胃腺腫は萎縮性胃炎を背景に生じる褪色～白色調の扁平隆起病変であり（❶），胃生検組織分類にて Group 3 に分類される良性上皮性病変である[1]．
- 組織学的には高円柱細胞から成る規則的で密な管状腺管の増生がみられ，紡錘形の核が基底膜側に整然と配列する（❶d）．粘膜深層には非腫瘍性腺管（幽門腺）が残存することがあり，いわゆる 2 層構造を呈することが多い（❷d）．
- 胃腺腫の多くは長期的観察で形態変化を認めないが，一部の腺腫では経過観察中に増大や形態変化を認め，癌化がみられることがあり（❷）注意が必要である．癌化をきたす腺腫の特徴として病変径 20 mm 以上・発赤調を有すること[2]や陥凹型腺腫[3]がある．
- 近年，胃腺腫のなかに胃型形質を有する病変が報告されている．胃型腺腫のうち頻度が高い幽門腺型腺腫（❸）は体部～噴門部の非萎縮域にみられ，半球状～結節状の広基性隆起性病変を呈する．胃型腺腫については癌の併存の報告もあり注意が必要である[4]．

■典型的な画像所見とその成り立ち
- 肉眼的には扁平隆起を呈することが多いが（❶a），一部の腺腫で陥凹型の形態を呈するものもある．色調は褪色調で，インジゴカルミン散布では均一な表面性状を示す（❶b）．

■確定診断へのプロセス
- 萎縮性胃炎を背景とした褪色扁平隆起で表面は均一な形状．
- 褪色調の陥凹を呈することもある．
- 幽門腺型腺腫では半球状～結節性の広基性隆起性病変がみられる．
- 胃腺腫の診断にあたっては生検組織診断の限界（生検標本の大きさ，病変内に腺腫・癌が混在している可能性など）を考慮する．

■治療
- 病変径 20 mm 以上・病変内に発赤調を有する・陥凹型・生検で高異型度などがみられた場合は，注意深い経過観察や，癌化の可能性も考え診断を目的とした内視鏡的粘膜切除などを行う．

（川村昌司）

文献
1) 日本胃癌学会（編）．胃癌取扱い規約．第 14 版．金原出版；2010．
2) 近藤 仁，斉藤大三，山口 肇，ほか．胃良・悪性境界領域病変の臨床経過と治療方針の選択．胃と腸 1994；29：197-204．
3) Nakamura K, Sakaguchi H, Enjoji M, et al. Depressed adenoma of the stomach. Cancer 1988；62：2197-202．
4) 九嶋亮治，向所賢一，馬場正道，ほか．胃腺腫の病理診断—特に胃型（幽門腺型）腺腫について．胃と腸 2003；38：1377-87．

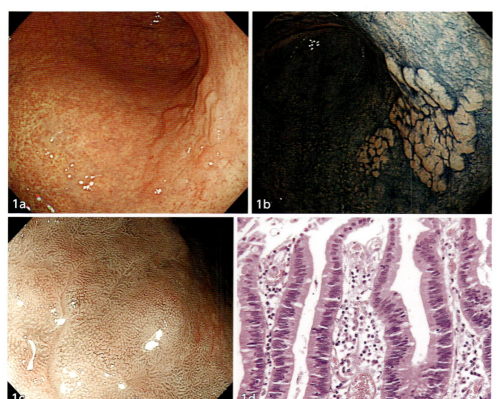

❶ 胃体部の萎縮域にみられた腺腫
a：通常観察では褪色扁平隆起を呈している．
b：インジゴカルミン散布では境界明瞭となり，均一な表面性状がみられた．
c：NBI 併用拡大観察では，表面の粘膜構造に不整はみられなかった．
d：同病変の病理組織像では，紡錘形の核をもつが基底膜側に整然と配列していた．

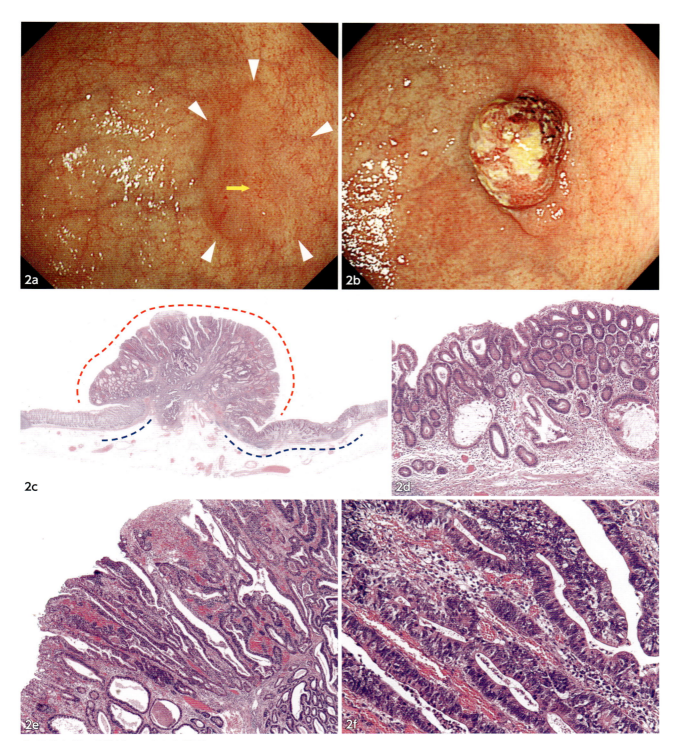

❷ 胃前庭部の萎縮域にみられた腺腫

a：前庭部に褪色調の扁平隆起を呈する腺腫がみられ（矢頭），中央にやや発赤陥凹がみられた（矢印）．
b：1年後の観察にて不整な発赤隆起性がみられた．
c：切除標本病理組織像．腺腫（青点線）内に0-Ⅰ型の分化型早期癌（赤点線）がみられた．
d：腺腫部では密な管状構造がみられたが構造異型は目立たなかった．
e，f：癌部では構造異型・細胞異型がみられ高分化型管状腺癌がみられた．

胃腺腫 137

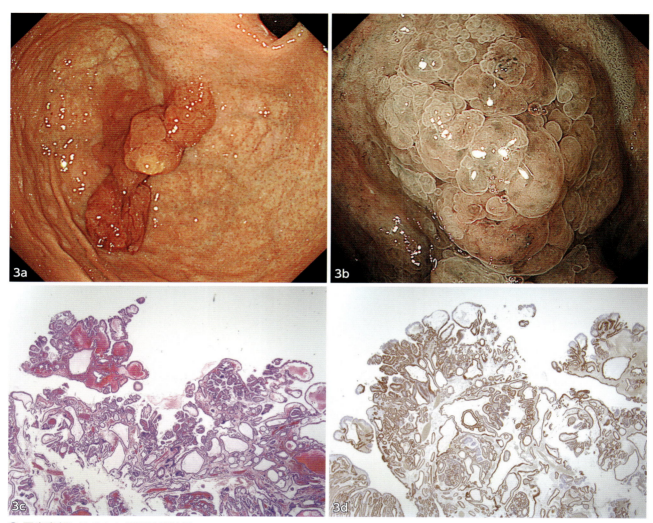

❸ 胃穹窿部にみられた幽門腺型腺腫
a：通常観察では亜有茎〜有茎の隆起性病変がみられた．
b：NBI併用拡大観察では，小結節状の表面構造がみられた．
c：病理組織像では淡明な胞体を有する円柱上皮から成る腺管構造が密にみられ，分葉状を示していた．
d：病変内の表層を除く腺管にはMUC6の発現がみられ，幽門腺型腺腫の診断であった．

I 咽頭・食道・胃・十二指腸　3 胃　C 腫瘍性疾患　(1) 上皮性腫瘍・腫瘍様病変

早期胃癌

■ 概要

● 胃癌の多くは粘膜層から発生し，初期の段階では粘膜内（T1a）にとどまるが，進行すると粘膜下層（T1b）・筋層（T2）・漿膜下層（T3）へ浸潤がみられる．「早期胃癌」は深達度が粘膜〜粘膜下層（T1）にとどまるものとされる[1]．

● 早期胃癌の肉眼型は，隆起型（0-Ⅰ型，❶）・表面隆起型（0-Ⅱa型，❷）・表面平坦型（0-Ⅱb型，❸）・表面陥凹型（0-Ⅱc型，❹〜❼）・陥凹型（0-Ⅲ型，❽）に分類される．

● 胃癌は深達度が深くなると転移の危険性が高くなる．粘膜内病変では転移は少ないが，粘膜下層浸潤がみられると10〜15％程度の転移の危険性がある[2]．

■ 典型的な画像所見とその成り立ち

● 早期胃癌は周囲粘膜との差——高低差（隆起・陥凹）・色調変化（発色・褪色）——をとらえることで診断する．性状としては，形状・境界に不整な変化がみられることが多い．

● 早期胃癌はその組織型によって特徴的な画像がみられる．胃癌の組織型は主に分化型腺癌（高・中分化型腺癌・乳頭腺癌）・未分化型腺癌（低分化型腺癌・印環細胞癌）に分類される．頻度の高い0-Ⅱc型における肉眼像の特徴を❹に示す．

● 0-Ⅱc型の分化型癌では，発赤調，棘状境界，辺縁隆起を有することが多く（❺，❻），これは分化型癌の組織学的増殖形式が膨張性発育を示すことに関連している．

● 0-Ⅱc型の未分化型癌は，褪色調，平滑（蚕食像）な陥凹境界を有することが多い（❼）．未分化型癌の増殖進展は主に固有胃腺の腺頸部からびまん性に浸潤をきたすことから，陥凹内部に正常粘膜の取り残し（Insel，❼b，e）がみられることもある．

● 胃癌の深達度診断は，胃X線撮影や通常観察で変形像（側面変形・空気変形），表面性状，ひだのひきつれなどに注意しながら診断を行うが[3]，EUSを用いることでさらに詳細な深達度診断が可能となる．

● 近年，内視鏡機器の進歩によりNBIやblue laser imaging（BLI）などの画像強調観察が可能となり，拡大内視鏡との組み合わせにより腫瘍の詳細な観察が可能となってきた[4]．

● 拡大内視鏡では，病変の境界（demarcation line：DL）・不整な微細表面構造（irregular microsurface pattern：IMSP）・不整な微細血管（irregular microvascular pattern：IMVP）を評価し胃癌の診断を行う（❶c，❷c，❸c，❺c，d，❼c，❽c）．また組織型に応じて，分化型癌では網目状（network，❺d），未分化型癌ではcorkscrewやwavy microvessel（❼c）といわれる血管構造がみられることもある[5]．

■ 確定診断へのプロセス

● 不整な境界・表面性状をもつ腫瘍性病変．肉眼型は表在型を呈する．

● 頻度の高い0-Ⅱc型では，分化型癌は萎縮域の発赤病変，未分化型癌は非萎縮域〜萎縮境界の褪色病変としてみられることが多い．また陥凹境界の特徴として分化型癌で棘状（鋸歯状），未分化型癌で平滑（蚕食像）を呈する．

● 深達度診断では，変形（側面変形・空気変形），表面性状，ひだのひきつれに注意しながら行う．EUSによる深達度診断も有用である．

● リンパ腫などの非上皮性腫瘍との鑑別が必要である．

■ 治療

● 早期胃癌の治療は転移の有無・転移の危険性に応じて行う[2]．転移の危険性が低い病変では，内視鏡的粘膜下層剝離術（ESD）などの内視鏡治療を行うことが多い．転移の危険性が高い病変ではリンパ節郭清を含めた外科的治療を検討する．転移がみられた場合には外科的切除のほかに化学療法を行うこともある．

（川村昌司）

文献

1）日本胃癌学会（編）．胃癌取扱い規約．第14版．金原出版；2010.

2）日本胃癌学会（編）．胃癌治療ガイドライン．第4版．金原出版；2014.

3）馬場保昌，清水　宏，武本憲重，ほか．胃癌組織型分類とX線・内視鏡所見．胃と腸 1991；26：1109-24.

4）Magnifying endoscopy simple diagnostic algorithm for early gastric cancer（MESDA-G）. Dig Endosc 2016；26：379-93.

5）Nakayoshi T, Tajiri H, Matsuda K, et al. Magnifying endoscopy combined with narrow band imaging system for early gastric cancer. Endoscopy 2004；36：1080-4.

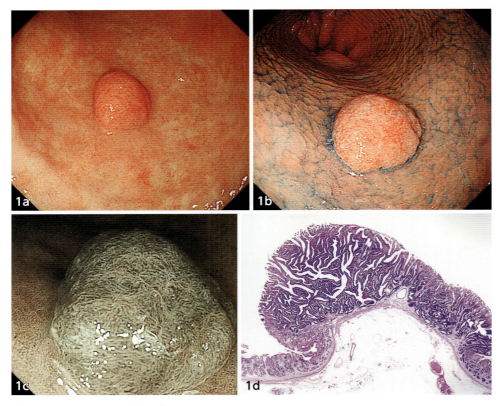

❶ 前庭部の 0-Ⅰ型の早期胃癌
a：前庭部の萎縮域にみられた発赤隆起． b：インジゴカルミン散布では隆起表面はやや不整であった．
c：NBI拡大観察では不整な管状構造がみられた． d：病理組織では 0-Ⅰ型の早期胃癌（高分化型管状腺癌）がみられた．

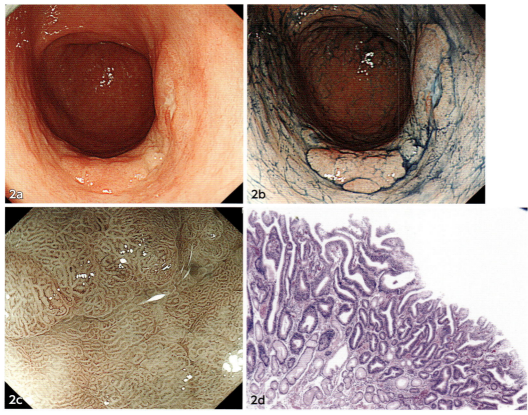

❷ 前庭部の 0-Ⅱa型の早期胃癌
a：前庭部大彎に扁平隆起がみられる． b：インジゴカルミン散布では隆起表面に不整がみられた．
c：NBI拡大観察では境界は明瞭で，周辺粘膜に比べ不整な表面・血管構造がみられた．
d：病理組織像では 0-Ⅱa型の早期胃癌（高分化型腺癌）であった．

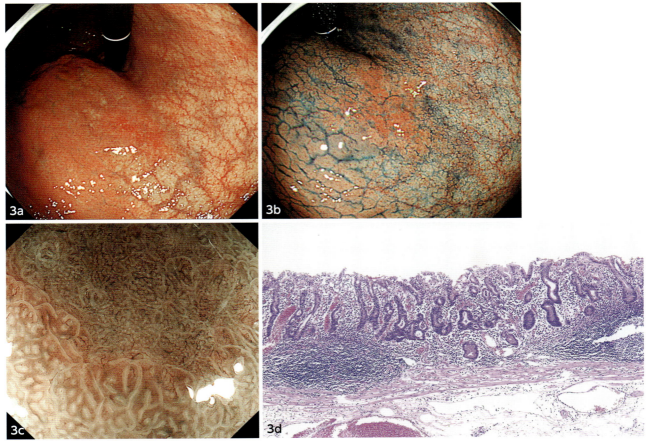

❸ 体部の 0-Ⅱb 型の早期胃癌
a：体上部小彎にみられた発赤病変．
b：インジゴカルミン散布では平坦型の早期胃癌が疑われた．
c：NBI 拡大観察では境界（DL）と内部に不整な微細構造（IMSP）／微細血管（IMVP）がみられた．
d：病理組織像では中分化型腺癌がみられ，0-Ⅱb 型の早期胃癌であった．

❹ 0-Ⅱc 型早期胃癌の組織型別の形態的差異

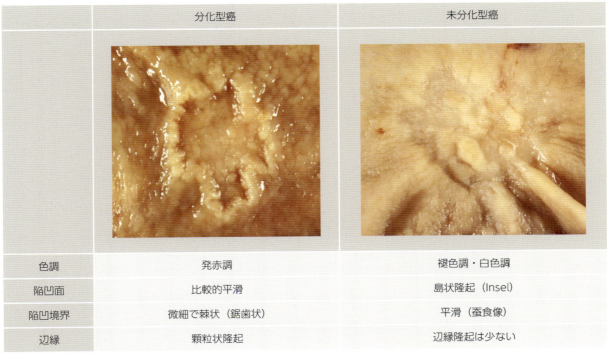

	分化型癌	未分化型癌
色調	発赤調	褪色調・白色調
陥凹面	比較的平滑	島状隆起（Insel）
陥凹境界	微細で棘状（鋸歯状）	平滑（蚕食像）
辺縁	顆粒状隆起	辺縁隆起は少ない

（画像は阿部内視鏡内科 阿部慎哉先生より提供）

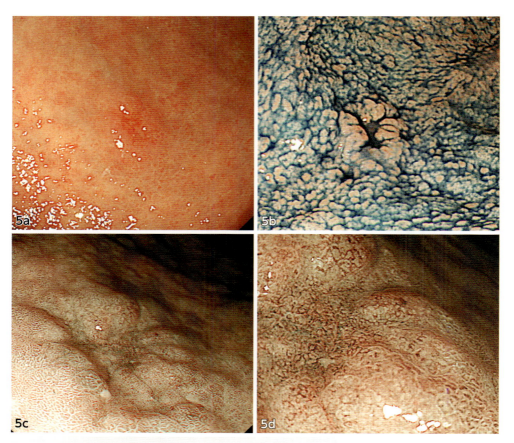

❺ 体部の0-Ⅱc型早期胃癌（分化型癌）
a：体下部前壁に発赤病変がみられる．
b：インジゴカルミン散布では陥凹境界は鋸歯状で，周囲に隆起を伴っている．
c：NBI観察ではDL/IMSP/IMVPがみられた．
d：内部の血管にはnetwork patternがみられた．
e：病理組織像では高分化型癌がみられ，粘膜内は膨張性発育がみられる．

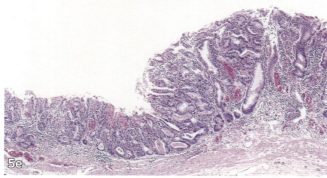

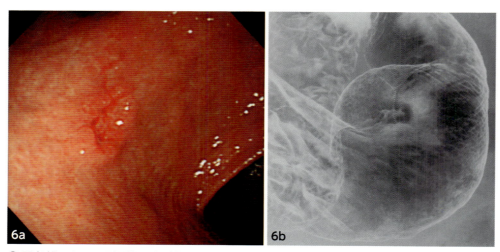

❻ 胃角部の0-Ⅱc型早期胃癌（分化型癌）
a：胃角前壁に発赤陥凹変化がみられる．
b：X線像では辺縁隆起を伴う鋸歯状の境界を伴う陥凹性病変がみられた．病理組織では粘膜内に分化型腺癌がみられ，0-Ⅱc型の早期胃癌であった．
（宮城県対がん協会 加藤勝章先生より提供）

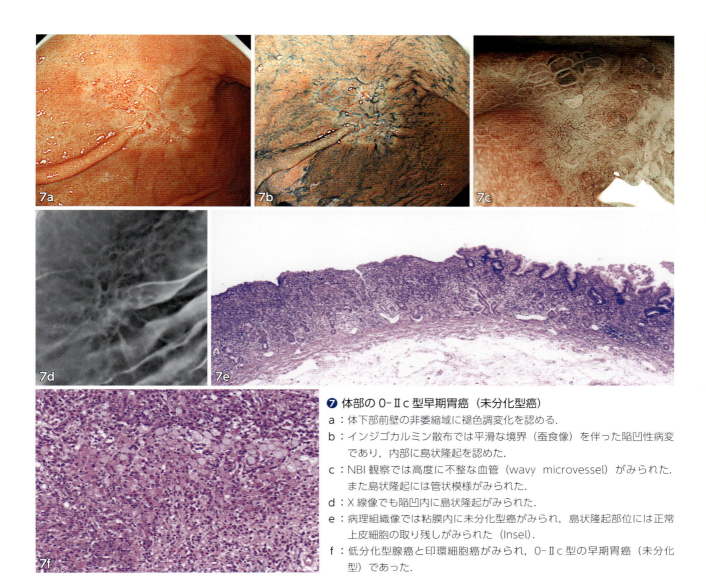

❼ 体部の 0-Ⅱc 型早期胃癌（未分化型癌）
a：体下部前壁の非萎縮域に褪色調変化を認める．
b：インジゴカルミン散布では平滑な境界（蚕食像）を伴った陥凹性病変であり，内部に島状隆起を認めた．
c：NBI 観察では高度に不整な血管（wavy microvessel）がみられた．また島状隆起には管状模様がみられた．
d：X線像でも陥凹内に島状隆起がみられた．
e：病理組織像では粘膜内に未分化型癌がみられ，島状隆起部位には正常上皮細胞の取り残しがみられた（Insel）．
f：低分化型腺癌と印環細胞癌がみられ，0-Ⅱc 型の早期胃癌（未分化型）であった．

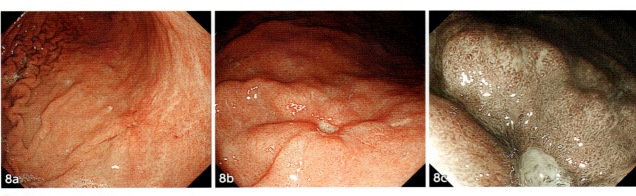

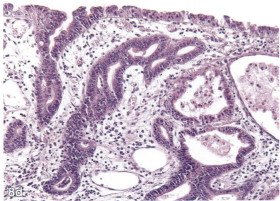

❽ 体上部の 0-Ⅱc+Ⅲ型の早期胃癌
a：体上部後壁に陥凹性変化がみられる．
b：白苔を伴う深い陥凹の周囲に浅い陥凹がみられた．
c：NBI 観察では陥凹周囲に不整な粘膜がみられた．
d：病理組織像では陥凹周囲に高〜中分化型腺癌がみられ，0-Ⅱc+Ⅲ型の早期胃癌であった．

I 咽頭・食道・胃・十二指腸　3 胃　C 腫瘍性疾患　(1) 上皮性腫瘍・腫瘍様病変

進行胃癌

■ 概要
- 胃癌の進行した状態で，腫瘍が筋層以深にみられるものを「進行胃癌」と定義する[1].
- 進行胃癌ではリンパ節・他臓器転移の頻度が高くなることから，治療にあたっては範囲・深達度診断のみならず，転移の有無について検査する必要がある.
- 腫瘍の増大により周囲臓器浸潤や腹膜浸潤を認めることもある.

■ 典型的な画像所見とその成り立ち
- 進行胃癌の肉眼型は「進行型」といわれる形態を呈することが多い．肉眼型分類では，以下のように分けられている.
  1 型：腫瘤型．明らかに隆起した形態を呈し，周囲粘膜と境界が明瞭なもの（❶）
  2 型：潰瘍限局型．潰瘍を形成し，潰瘍をとりまく胃壁が肥厚し周囲粘膜との境界が比較的明瞭な周堤を呈するもの（❷）
  3 型：潰瘍浸潤型．潰瘍を形成し，潰瘍をとりまく胃壁が肥厚し周囲粘膜との境界が不明瞭な周堤を形成するもの（❸）
  4 型：びまん浸潤型．著明な潰瘍や周堤もなく，胃壁の肥厚と硬化像を特徴とし，病巣と周囲粘膜との境界が不明瞭なもの（❹）
  5 型：分類不能型

■ 確定診断へのプロセス
- 不整な境界・表面性状をもつ腫瘍性病変．肉眼型は進行型を呈することが多い.
- 通常内視鏡での範囲診断・深達度診断に加え，胃 X 線検査や EUS などを行うことにより詳細な診断が行える.
- 転移の有無については，CT，PET-CT などが有用である.

■ 治療
- 進行胃癌の治療はその進行度分類によって行う[2]．進行胃癌は内視鏡治療の適応はなく，外科的治療の適応となる場合が多い．領域リンパ節以外の転移がみられる（Stage Ⅳ）場合には化学療法・緩和療法などを念頭に治療を行う.

（川村昌司）

文献
1）日本胃癌学会（編）. 胃癌取扱い規約. 第 14 版. 金原出版；2010.
2）日本胃癌学会（編）. 胃癌治療ガイドライン. 第 4 版. 金原出版；2014.

❶ 1型進行癌

a：胃穹隆部大彎に不整隆起病変がみられる．
b，c：胃X線像では不整な結節を伴う隆起性変化であり，側面像では腫瘍部位に壁変形を伴っていた．
d：EUS では第4層までの変化がみられた．
e：手術切除標本．
f，g：中分化型管状腺癌と低分化型腺癌が混在し，固有筋層の深部まで増殖がみられた．

(U, Post, Type 1, 50×50 mm, tub2>por, pT2, pN0；Stage IB)

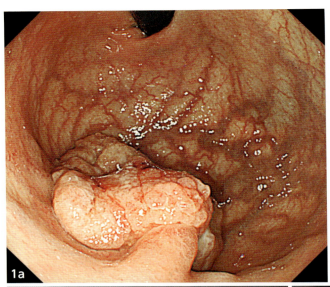
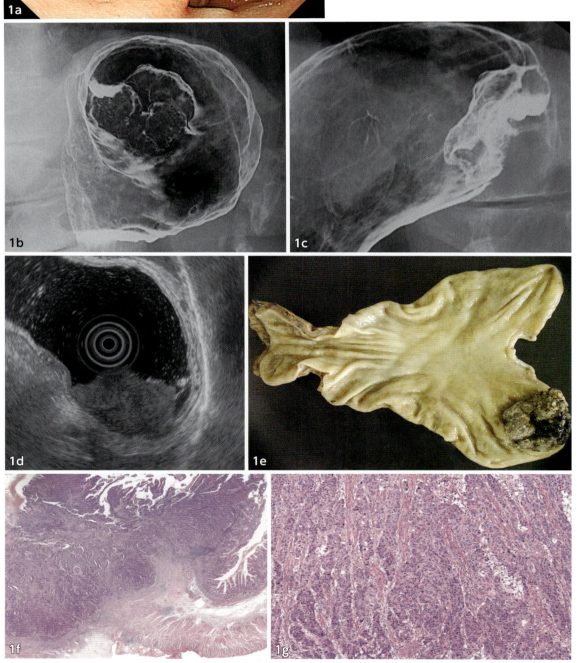

a：胃穹隆部大彎に不整隆起病変がみられる．
b，c：胃X線像では不整な結節を伴う隆起性変化であり，

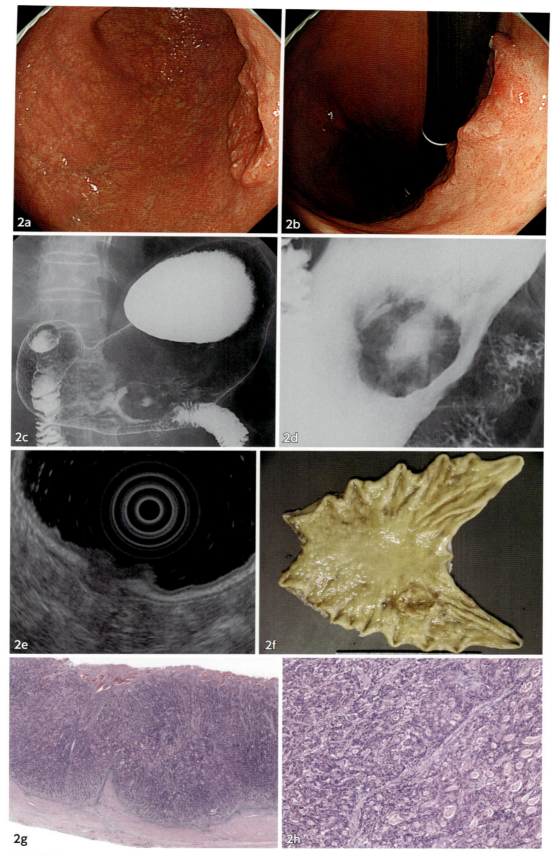

❷ 2型進行癌

a, b:体下部後壁に周堤を伴う不整陥凹病変がみられる.
c, d:胃X線像では不整な周囲と陥凹がみられ,圧迫像でも周堤は残存した.
e:EUSでは第3層の途絶と第4層への浸潤が疑われた.
f:手術切除標本.
g, h:中分化型管状腺癌と一部高分化型腺癌が筋層まで増殖浸潤していた.
(L, Post, Type 2, 30×27 mm, tub2>tub1, pT2, pN0:Stage IB)

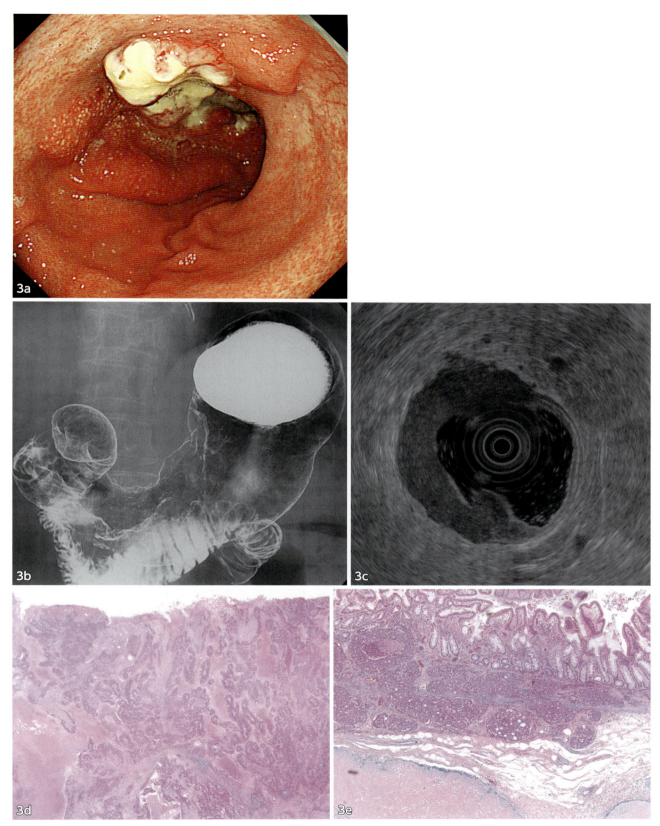

❸ 3型進行癌
a：胃体部から前庭部前壁までの不整潰瘍の周囲に発赤粘膜がみられた．境界の一部は不明瞭であった．
b：胃X線像では著明な壁変形を伴う不整像がみられた．
c：EUSでは第4層の変化を中心とし，一部では5層の不整もみられた．
d，e：切除標本病理組織像では中心部で中分化〜低分化型癌が全層にわたりみられ漿膜下まで浸潤がみられた．潰瘍周囲にも粘膜〜粘膜下層へ腫瘍の浸潤がみられた．
(LM, Ant, Type 3, 120×65 mm, tub2>por, pT4a, pN1：Stage IIIA)

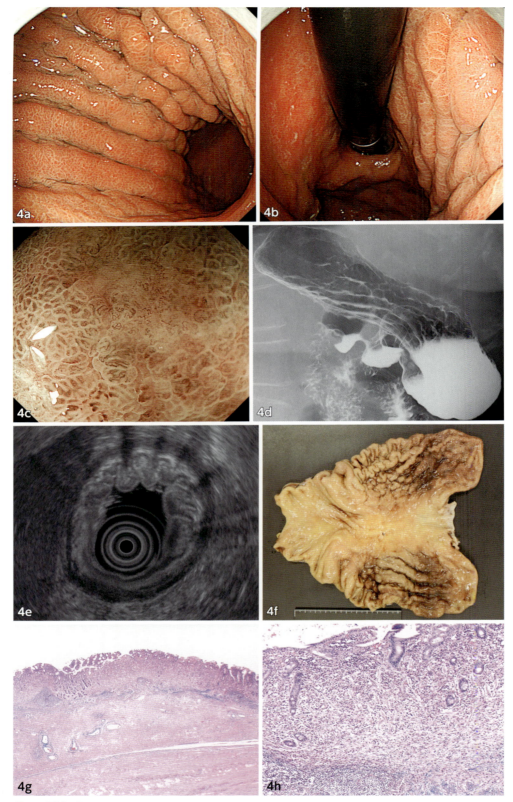

❹ 4型進行癌

a：胃体部大彎のひだの肥大がみられる．送気を行うも壁伸展はみられなかった．
b：ひだの肥大は体上部までみられ，一部でびらんを伴う発赤粘膜がみられた．
c：NBI併用拡大観察にて，ひだ上に不整な血管・粘膜構造が散見された．
d：胃X線像では大彎の不整なひだ肥厚がみられた．
e：EUSでは体部全周に粘膜層〜第4層までに肥厚所見がみられた．
f：切除標本マクロ像．
g，h：切除標本病理組織像では，一部壁構造を保ちながら，低分化型腺癌と印環細胞癌が粘膜固有層〜筋層までびまん性に増殖していた．癌は漿膜下組織まで浸潤しており，周囲リンパ節にも多数転移がみられた．

(UM, Circ, Type 4, 150×100 mm, por>sig, pT4a, pN3a；Stage IIIB)

I 咽頭・食道・胃・十二指腸　3 胃　C 腫瘍性疾患　（1）上皮性腫瘍・腫瘍様病変

胃底腺型胃癌

■ 概要

● 胃底腺型胃癌（gastric adenocarcinoma of the fundic gland：GA-FG）は，Ueyama ら[1] により提唱された胃底腺への分化を示す分化型胃癌の一組織型で，免疫染色では主細胞のマーカーのペプシノゲンⅠまたは壁細胞のマーカーの H^+/K^+-ATPase が陽性となる胃腫瘍である．

● 当初は胃底腺の主細胞に類似した腫瘍細胞が主である病変として診断されたため，gastric adenocarcinoma of the fundic gland type（chief cell predominant type），胃底腺型胃癌（主細胞優位型）という名称であったが，その後腺窩上皮や粘液腺細胞への分化もみられる例もあることが判明した．これらは胃底腺粘膜型胃癌とよばれるが，いまだその概念が広く認識されているとは言い難い．したがって，本項では近年比較的報告例も増加しつつある主細胞優位型胃底腺型胃癌について解説する．

臨床像の特徴

● 主細胞優位型胃底腺型胃癌の臨床像としては，胃上部の粘膜萎縮の少ない胃底腺粘膜領域に発生し，比較的小さい段階で sm 浸潤をきたす例がみられるが，低悪性度・低異型度の腫瘍という特徴があげられる．

● 従来の胃癌の大部分が H. pylori 陽性粘膜に発生するのに対し，本病変は H. pylori 感染を伴わない例が多いことが特徴の一つとされたが，発見例の増加に伴い従来型胃癌ほどではないが H. pylori 陽性例も少なからず存在することが明らかとなってきた[2]．

● 当院の集計では，GA-FG は 25 例 27 病変（多発例 2 例）で，性別は男性 16 例，年齢は 44～88 歳，平均65 歳であった．肉眼型はⅡa が 12 病変，Ⅱb が 9 病変，Ⅱc が 4 病変，0-Ⅰ型と中心に明らかな陥凹を有するⅡa+Ⅱc 型が 1 病変ずつであった．病変の局在は U 領域が 23 例 25 病変，M 領域が 2 例 2 病変で，L 領域には 1 例もみられなかった．H. pylori 感染は，検査未施行の 1 例を除き陰性 14 例（58.3 %），陽性10 例で，従来型胃癌よりは陰性率が高かった[2]．

■ 典型的な画像所見とその成り立ち

● GA-FG の内視鏡所見の典型像は，色調が白色調や褪色調で，表層の血管増生が目立つ点とされている[3,4]（❶～❻）．

● 10 例と比較的多くの例を検討した Ueyama らは，粘膜下腫瘍様形態も一つの特徴としてあげている[5]．これは，GA-FG の多くが，病変部最表層の上皮が周辺粘膜と連続する健常上皮で被覆されていることを意味している．しかし，「粘膜下腫瘍」という表現は病変主座が粘膜下層に存在することになるが，実際には病変最表層の粘膜上皮自体は周辺粘膜から腫瘍部に移行し，その上皮下に腫瘍本体が存在する例が大部分であり，「粘膜下腫瘍」というよりは「上皮下腫瘍」と表現するほうがよいのではないかと考えられた．

■ 確定診断へのプロセス

● 胃上部の比較的萎縮の少ない粘膜を背景とした白色調で表層に血管拡張が目立つ病変は，GA-FG を疑うべきと考えられるが，確定診断には生検や粘膜切除による病理診断（❷b，❻b）が必要である．

■ 治療

● GA-FG は，提唱されて日が浅く，また経験症例数も限られ，その治療後の経過観察期間も短いため，治療法に関して確立されたものはない．

● これまで報告されている GA-FG のほとんどが小病変で内視鏡的切除されており，m 癌はもとより sm 浸潤がみられた例に関しても，追加外科手術の有無にかかわらず，再発はみられていない．しかし，今後の症例の蓄積と，より長い経過観察による検討が必要である．

（大原秀一・加藤勝章・北川　靖）

文献

1）Ueyama H, Yao T, Nakashima Y, et al. Gastric adenocarcinoma of fundic gland type (chief cell predominant type): proposal for a new entity of gastric adenocarcinoma. Am J Surg Pathol 2010；34：609-19.

2）大原秀一，北川　靖，加藤勝明，ほか．胃底腺型胃癌の臨床的特徴．胃と腸 2015；50：1507-20.

3）八尾隆史，上山浩也，九嶋亮治，ほか．新しいタイプの胃癌—胃底腺型胃癌：臨床病理学的特徴と発育進展様式および悪性度．胃と腸 2010；45：1192-202.

4）大廻あゆみ，宮崎慎一，森田照美，ほか．胃底腺型胃癌の1例．胃と腸 2015；50：457-65.

5）Ueyama H, Matsumoto K, Nagahara A, et al. Gastric adenocarcinoma of the fundic gland type (chief cell predominant type). Endoscopy 2014；46：153-7.

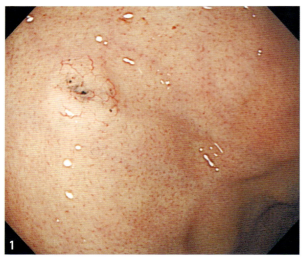

❶ 70 歳代，女性
穹隆部大彎に 7 mm 程度の，中心が陥凹し表層に血管増生拡張が目立ち，上皮下に白色調腫瘤の存在を疑わせる表面平滑な隆起を認めた．

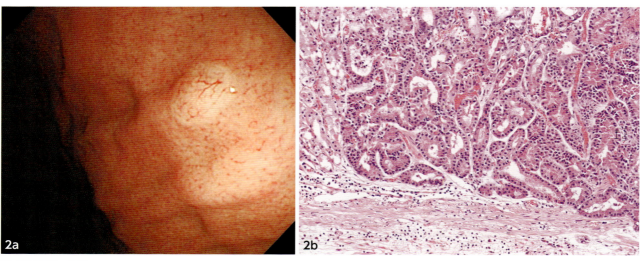

❷ 50 歳代，男性
a：胃体上部前壁に 5 mm 程度の，表層に血管増生拡張が目立ち，上皮下に白色調腫瘤の存在を疑わせる表面平滑な隆起を認めた．
b：ESD 標本病理像．粘膜深層に，周辺胃底腺と明瞭な境界を有する主細胞類似の密な腺管群を認める．

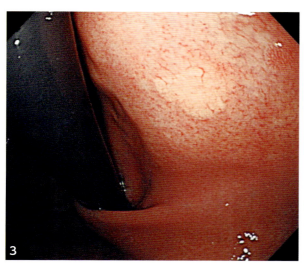

❸ 50 歳代，女性
噴門部小彎に 5 mm 程度の，周辺粘膜より軽度に表層血管拡張があり上皮下に白色調腫瘤の存在を疑わせる表面平滑なごく低い扁平隆起を認めた．

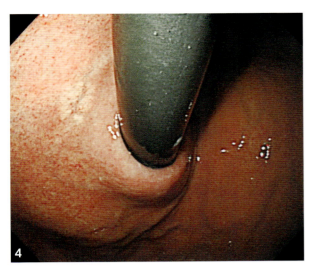

❹ 80歳代，女性
噴門部後壁に，表層に軽度の血管拡張が目立ち，白色調の軽度に凹凸を示すほぼ平坦な病変を認めた．

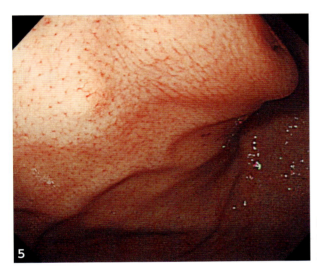

❺ 40歳代，女性
噴門部後壁に，表層血管がごく軽度に拡張したやや白色調の2mm程度の小隆起を認めた．

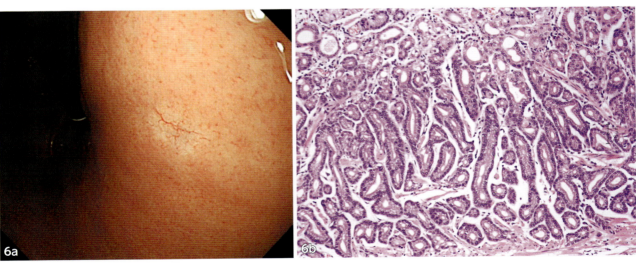

❻ 70歳代，女性
a：胃体上部小彎に，表層血管増生拡張を伴う白色調のわずかな陥凹を認めた．
b：ESD標本病理像．粘膜深層に，主細胞類似の分岐や癒合のみられる管状腺管の密な増生がみられる．

胃底腺型胃癌

I 咽頭・食道・胃・十二指腸 **3 胃** **C 腫瘍性疾患** **(1) 上皮性腫瘍・腫瘍様病変**

内分泌細胞癌

■ 概要

- 内分泌細胞癌は，全胃癌の 0.1～0.4 ％とまれな疾患であり[1]，急速に発育し，早期より高度に脈管侵襲と転移をきたす予後不良な高悪性度癌である．
- 胃癌取扱い規約では，内分泌細胞癌は小細胞型，大細胞型に分けられており，また，内分泌細胞癌と腺癌が共存する場合は，それらの量的割合を問わず腺内分泌細胞癌と呼称する[2]．
- WHO 分類では，G3（Ki-67 指数 >20 ％，核分裂数 >20/10HPF）となる神経内分泌腫瘍を neuroendocrine carcinoma（NEC）と定義しており，少量の腺癌（量的に癌巣の 30 ％未満）を含んでいても NEC として組織型分類される[3]．
- WHO 分類では，MANEC（mixed adenoneuroendocrine carcinoma）は同一病巣に腺癌成分と NEC 成分が共存し，それぞれが量的に病巣の 30 ％以上を占めるもの，と定義される[3]．
- 発生経路としては，腺癌細胞の分化により出現した増殖能の高い腫瘍性内分泌細胞が急速に増殖する経路が最も多いとされており，神経内分泌腫瘍（カルチノイド）から内分泌細胞癌となる経路はまれ，とされている．

■ 典型的な画像所見とその成り立ち

- 初期は高分化型腺癌として発生することが多いため，腺癌としての肉眼像を呈する．
- 内分泌細胞癌部分が増加するに従い，粘膜下腫瘍様所見のある隆起型や中心陥凹を有する隆起～潰瘍限局型を呈する．

■ 確定診断へのプロセス

- 確定診断は，組織にて複数の内分泌マーカー染色（クロモグラニン A，シナプトフィジン，neural cell adhesion molecule 染色など）を総合して，内分泌細胞癌を想定した充実性腫瘍を構成する大部分（約 2/3 以上）の腫瘍細胞が内分泌マーカー陽性である場合になされる．
- とくに大細胞型（**❶**，**❷**）では充実型低分化型腺癌との鑑別が困難であること，腺内分泌細胞癌（**❸**）であることが多く，内分泌細胞癌成分を採取できないことがあることから，術前に診断される頻度は少ない．

■ 治療

- 遠隔転移がない場合は，リンパ節郭清を伴う外科手術が選択される．
- 早期癌にて内視鏡治療が行われた報告もある[4]．
- 遠隔転移を伴う場合には，化学療法が選択され，小細胞肺癌に準じた治療選択をとることが推奨され，本邦では保険適応はないがシスプラチン＋イリノテカンが用いられることも多い[5]．

（八田和久・小池智幸・藤島史喜）

文献
1) Matsusaka T, Watanabe H, Enjyoji H, et al. Oat cell carcinoma of the stomach. Fukuoka Igaku Zasshi 1976 ; 67 : 65-73.
2) 日本胃癌学会（編）．胃癌取扱い規約．第 14 版．金原出版；2010.
3) Bosman FT, Carneiro F, Hruban RH, et al. WHO Classification of Tumours of the Digestive System. ed 4. IARC press ; 2010.
4) Nakayama Y, Higure A, Shibao K, et al. Synchronous occurrence of early neuroendocrine carcinoma and tubular adenocarcinoma in the stomach. Clin J Gastroenterol 2012 ; 5 : 307-11.
5) 日本神経内分泌腫瘍研究会（JNETS）膵・消化管神経内分泌腫瘍診療ガイドライン作成委員会．膵・消化管神経内分泌腫瘍（NET）診療ガイドライン 2015 年．第 1 版．金原出版；2015.

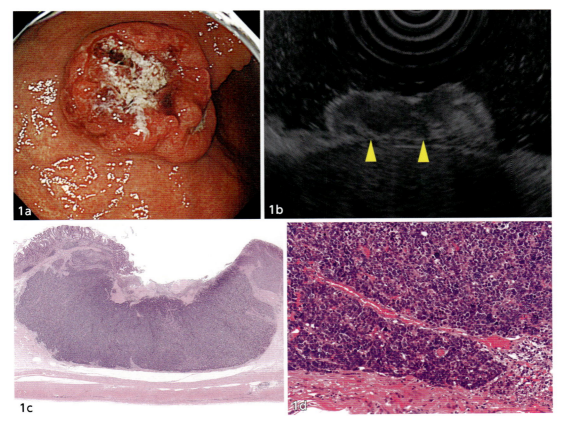

❶ 内分泌細胞癌（大細胞型）
a：通常観察．体下部前壁の腫瘍は，不整形の潰瘍を形成し，その周囲は肥厚して周堤を形成する．
b：EUS．腫瘍は第2層に主座を置き，第3層の菲薄化（矢頭）を認めるが，第4層に変化を認めず，深達度SM2と考えられた．
c，d：HE染色．類円形核を有するやや大型の異型細胞が充実胞巣状に粘膜下層深部まで浸潤している．シナプトフィジン陽性，CD56陽性であり，内分泌細胞癌と診断した．
（東北大学病院 武者宏昭先生より提供）

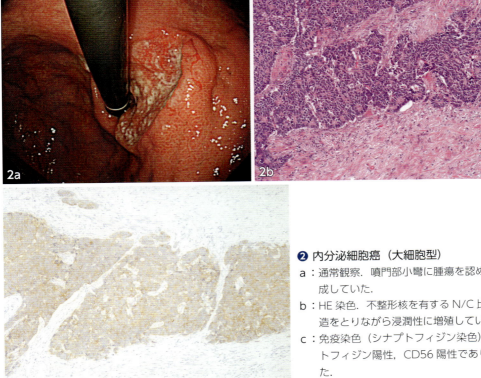

❷ 内分泌細胞癌（大細胞型）
a：通常観察．噴門部小彎に腫瘍を認め，広い潰瘍，その周囲に周堤を形成していた．
b：HE染色．不整形核を有するN/C比の高い異型細胞が，充実胞巣状構造をとりながら浸潤性に増殖している．
c：免疫染色（シナプトフィジン染色）．クロモグラニンA陽性，シナプトフィジン陽性，CD56陽性であり，Ki-67陽性率は35.6％であった．
（東北大学病院 武者宏昭先生より提供）

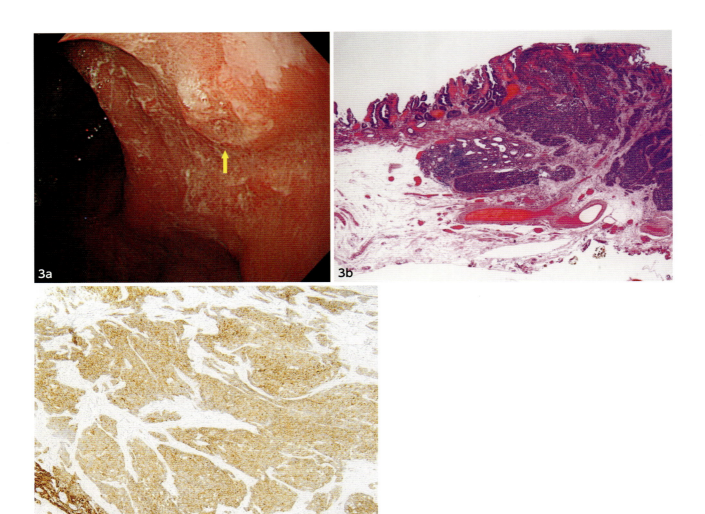

❸ 腺内分泌細胞癌

a：通常観察．不整な褪色域を認め，病変内部に中心陥凹を伴う隆起を認める（矢印）．

b：HE 染色．褪色域は粘膜内にとどまる高分化型腺癌であり，病変内部の隆起部では充実胞巣状に粘膜下層深部に浸潤する内分泌細胞癌の所見であった．

c：免疫染色（シナプトフィジン染色）．病変内部の隆起部ではクロモグラニン A 陽性，シナプトフィジン陽性，CD56 陽性であり，Ki-67 陽性率は 35 ％であった．

胃悪性リンパ腫（MALTリンパ腫以外）

■ **概要**
- 胃に生じた悪性リンパ腫である．
- びまん性大細胞型B細胞リンパ腫（diffuse large B-cell lymphoma：DLBCL）は胃の悪性リンパ腫の約30％を占める．

■ **典型的な画像所見とその成り立ち**
- 通常観察で多彩な像を呈する（❶〜❸）．
- しばしば病変は多発する．

■ **確定診断へのプロセス**
- 確定診断は生検標本の病理組織像による．
- DLBCLでは大型B細胞（非腫瘍性リンパ球の2倍以上の大きさ）のびまん性増殖を認める（❹）．

■ **治療**
- 化学療法（リツキシマブを加えたCHOP療法〈R-CHOP〉）や放射線療法（RT）により治療される（❺，❻）．
- 止血困難な出血や穿孔をきたした場合には手術療法も検討される．
- 濾胞性リンパ腫は進行が緩徐であるため，watch-and-waitで経過観察されることが多い（❼，❽）．

（浅野直喜・千葉隆士・小池智幸）

参考文献
1）佐藤 俊，長南明道，三島利之，ほか．消化管原発aggressive lymphoma diffuse large B-cell lymphoma 胃DLBCLの診断と治療 診断．胃と腸 2014；49（5）：710-9．
2）杉山敏郎．胃悪性リンパ腫診療の新展開．日消誌 2011；108（9）：1528-34．
3）Ghimire P, Wu GY, Zhu L. Primary gastrointestinal lymphoma. World J Gastroenterol 2011；17（6）：697-707．

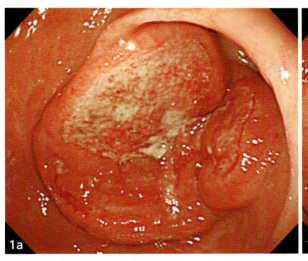
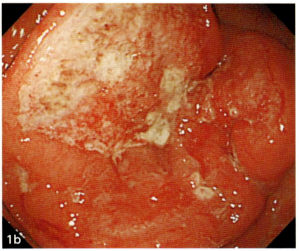

❶ 腫瘤形成型（潰瘍型）胃DLBCL
胃前庭部大彎を占める平皿状の潰瘍性病変として認めた．

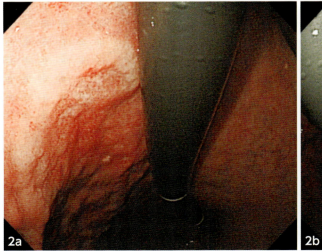
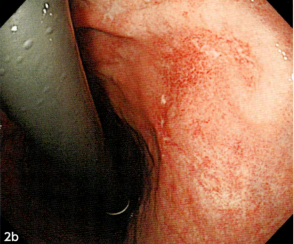

❷ 平坦型胃DLBCL
胃体中部小彎に平坦な病変として認めた．

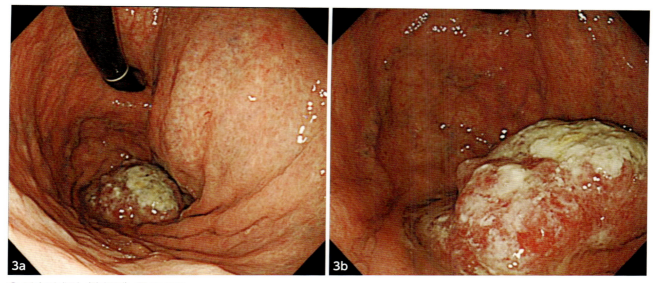

❸ 腫瘤形成型（隆起型）胃 DLBCL
胃穹隆部大彎に表面に白苔を伴う隆起性病変として認めた．

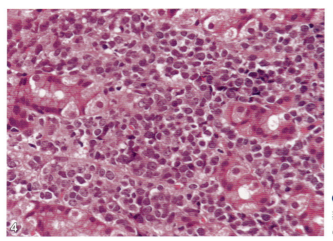

❹ 胃 DLBCL の病理組織像
非腫瘍性リンパ球の 2 倍以上の大きさの腫瘍性 B 細胞の浸潤を認めた．

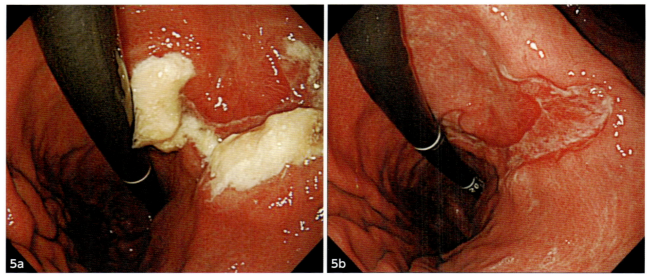

❺ 腫瘤形成型（潰瘍型）胃 DLBCL —治療
a：胃体下部小彎に分厚い白苔を伴う潰瘍性病変として認めた．
b：同病変の治療（R-CHOP）後の所見．

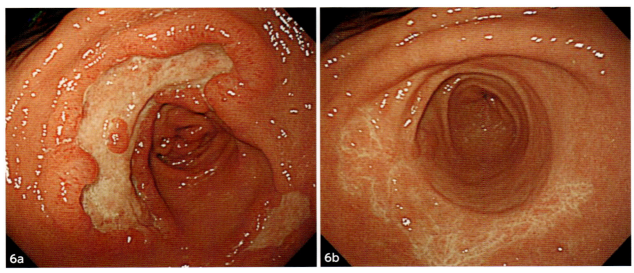

❻ 腫瘤形成型（潰瘍型）胃 DLBCL —治療
　a：前庭部に巨大な潰瘍性病変として認めた．b：同病変の治療（R-CHOP＋RT）後の所見．

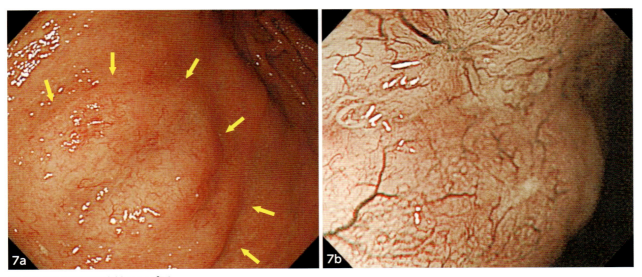

❼ 表層拡大型胃濾胞性リンパ腫
　a：胃体中部前壁大彎に境界不明瞭な褪色調粘膜（矢印）として認めた．b：NBI 拡大観察では腺管構造の消失，樹枝状の異常血管の走行を認めた．

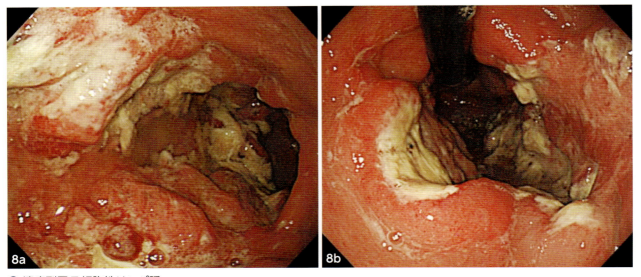

❽ 潰瘍型胃 T 細胞性リンパ腫
　胃体上部から胃体下部を占める潰瘍性病変を認めた．

胃 MALT リンパ腫

■ 概要
- 胃に生じた MALT リンパ腫（extranodal marginal zone lymphoma of mucosa-associated lymphoid tissue）である．
- 胃原発悪性リンパ腫の 40〜50％を占める．
- 約 90％は *Helicobacter pylori* に感染しており，その約 80％の症例では除菌により完全寛解となることから，*H. pylori* 感染はその病因と密接に関与していると考えられている．
- *H. pylori* 陰性例で多くみられる t(11;18)(q21;q21) 転座は恒常的な NF-κB の活性化を惹起し，それが MALT リンパ腫の発生に関与していると考えられている．

■ 典型的な画像所見とその成り立ち
- 通常観察で粘膜下腫瘍型，びらん・潰瘍型，早期胃癌類似型，褪色調粘膜等多彩な像を呈する（❶, ❷）．
- 粘膜表層部では浸潤細胞は少なく，深部から粘膜下にかけてのより深い部分に多数の浸潤細胞を認めるため，粘膜が伸展されその表面の血管が引き伸ばされたような所見を呈することがある．

■ 確定診断へのプロセス
- 確定診断は生検標本の病理組織による．

- しばしば腫瘍 B 細胞が腺管上皮間に浸潤し，LEL (lymphoepithelial lesion) を形成する（❸）．

■ 治療
- 治療の第一選択としては *H. pylori* 感染の有無を問わず，除菌療法が推奨されている．
- 除菌療法が無効な場合には放射線療法やリツキシマブを含む化学療法などが検討される．

（浅野直喜・小池智幸）

参考文献
1) 田近正洋，中村常哉，田中 努，ほか．消化管原発 low-grade lymphoma MALT リンパ腫 胃 MALT リンパ腫の診断と治療 診断．胃と腸 2014；49（5）：603-15．
2) Nakamura S, Matsumoto T. *Helicobacter pylori* and gastric mucosa-associated lymphoid tissue lymphoma: recent progress in pathogenesis and management. World J Gastroenterol 2013；19（45）：8181-7.
3) 中村昌太郎，松本主之．胃 MALT リンパ腫除菌治療後の長期予後．日消誌 2012；109（1）：47-53．
4) Nonaka K, Ishikawa K, Shimizu M, et al. Education and Imaging. Gastrointestinal: gastric mucosa-associated lymphoma presented with unique vascular features on magnified endoscopy combined with narrow-band imaging. J Gastroenterol Hepatol 2009；24（10）：1697.

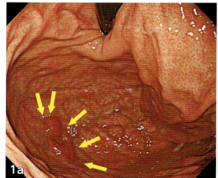
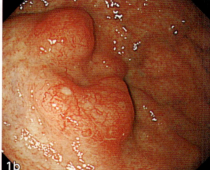
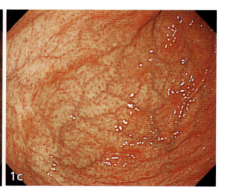

❶ 腫瘤型胃 MALT リンパ腫
a，b：治療前．胃穹隆部に発生した腫瘤型の MALT リンパ腫（矢印）．粘膜下腫瘍様の形態を呈し，表面には拡張した血管が目立つ．
c：治療後．同病変に対して放射線治療を施行した後の内視鏡所見．

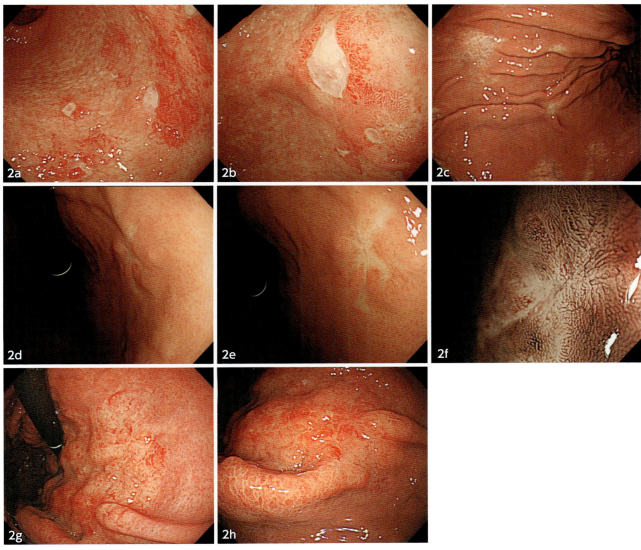

❷ 多彩な形態を呈する胃MALTリンパ腫
a, b：前庭部大彎, 後壁の浅い潰瘍として認めた.
c：胃体部大彎に多発する褪色調粘膜として認めた.
d, e：胃体下部小彎の褪色陥凹として認めた.
f：d, eのNBI拡大観察. 褪色陥凹内の腺管構造は不明瞭で, tree-like appearanceと称される樹枝状の異常血管の走行を認めた.
g, h：胃体上部の発赤した凹凸不整な粘膜として認めた.

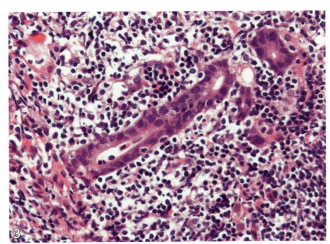

❸ 胃MALTリンパ腫の病理組織像
リンパ腫細胞が腺管構造を破壊しているLELが観察される.

I 咽頭・食道・胃・十二指腸 **3 胃** C 腫瘍性疾患 （2）非上皮性腫瘍

胃粘膜下腫瘍

■ 概要

- 胃粘膜下腫瘍（submucosal tumor：SMT）は，粘膜よりも下方に存在する壁内病変により粘膜が挙上されて生じた隆起の総称である．
- 上部消化管内視鏡で発見される胃SMTの頻度は約0.4％とされており，間葉系腫瘍（消化管間質腫瘍〈GIST〉，平滑筋腫，神経鞘腫など）が54％と最も多い[1]．
- 間葉系腫瘍に次いでは，異所性膵，囊胞，脂肪腫，神経内分泌腫瘍（NET）（カルチノイド），リンパ管腫，血管腫の順に多いとされている[1]（「胃迷入膵」〈p.164〉，「胃神経内分泌腫瘍」〈p.168〉を参照）．
- 各腫瘍により治療方針が異なる．

■ 典型的な画像所見とその成り立ち

- 壁外性圧排との鑑別が必要となるが，立ち上がりはなだらかではあるものの壁外性圧排に比しては急峻であること，病変境界がある程度わかること，呼吸性変動が少ないことなどが通常観察での鑑別点となる．
- 通常観察では，サイズ，色調，表面潰瘍の有無，硬さにより腫瘍の特性を判別し，囊胞，脂肪腫（❶a），リンパ管腫，血管系腫瘍（グロムス腫瘍〈❷a〉，血管腫）はクッションサイン陽性，また，脂肪腫では黄色味を帯び，血管系腫瘍では青紫色，リンパ管腫では白色〜黄色の透光性があることが多い．
- EUSでは，胃壁内のどの層に連続するかが鑑別のポイントとなる．
  脂肪腫（❶b）：第3層に連続する高エコー性腫瘤となる．
  グロムス腫瘍（❷b）：第4層に連続する高〜低エコー性腫瘤となる．
  GIST（❸b）：第4層に連続する腫瘍で，小さいときは低エコーで内部均一，大きく悪性度が高くなると，内部不均一となる．
  平滑筋腫（❹b）：第4層に連続する腫瘍で，低エコーで内部均一となる．
  神経鞘腫（❺b）：第4層に連続する低エコーで内部均一な腫瘤となる．
  囊胞：第2〜3層に連続する無エコー域となる．

血管腫：第3層に連続する低〜高エコー性腫瘤となる．
- GISTと平滑筋腫・神経鞘腫との鑑別は，通常観察・EUS・CTでは困難なことも多い．

■ 確定診断へのプロセス

- ❻の胃SMTの治療方針アルゴリズム[2]に従う．
- 15mm未満の病変では細径プローブ，15mm以上では専用機を用いたEUSが行われることが多く，CTは腫瘍の造影効果の有無の評価，大きな病変の評価，壁外性圧排との鑑別に有用である．
- 病理組織診断には，超音波内視鏡下吸引針生検（EUS-FNA），あるいは粘膜切開直視下生検[3]が行われる（❶c，❷c，❸c，d，❹c，❺c，d）．

■ 治療

- GISTの診断がつけば基本的には外科的切除が推奨されるが[2]，NCCNやESMOのガイドラインでは，2cm未満のhigh risk featureのない無症状のGISTは経過観察でよいとされており，近年では本邦でも同様の考え方がある[4]（❻）．
- 近年，内視鏡と腹腔鏡の両者共同で切除する腹腔鏡・内視鏡合同手術（LECS）が行われるようになってきており，食道胃接合部，幽門付近，小彎の腫瘍に対して有用とされている．
- 平滑筋腫，神経鞘腫，脂肪腫などでは経過観察されるが，増大傾向を認める場合には外科的切除が考慮される．

（八田和久・小池智幸・藤島史喜）

文献

1）今津博雄，貝瀬　満，田尻久雄．粘膜下腫瘍の診断過程―上部消化管．消内視鏡 2009；21：1631-8.
2）日本癌治療学会，日本胃癌学会，GIST研究会（編）．GIST診療ガイドライン．第3版．金原出版；2014.
3）木下幾晴，木下真樹子，上畠寧子，ほか．2cm未満の胃粘膜下腫瘍に対する粘膜切開直視下生検法の有用性．Gastroenterol Endosc 2015；57：1509-15.
4）Nishida T, Blay JY, Hirota S, et al. The standard diagnosis, treatment, and follow-up of gastrointestinal stromal tumors based on guidelines. Gastric Cancer 2016；19：3-14.

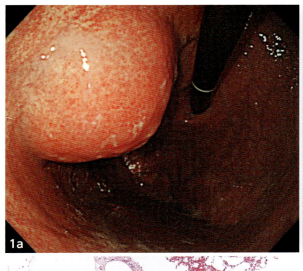
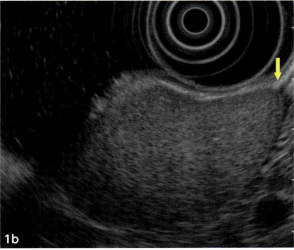
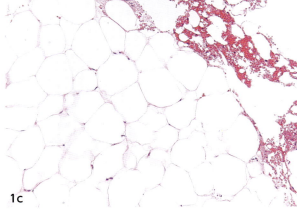

❶ 脂肪腫症例
a：通常観察．胃体上部後壁に表面発赤を伴う SMT を認める．
b：EUS．第 3 層に連続（矢印）する均一な高エコー性腫瘤であり，バルーン圧迫にて変形する軟らかい腫瘤である．
c：病理組織像（EUS-FNA，HE 染色）．成熟脂肪細胞の集簇から成る病変である．

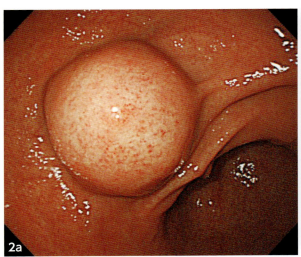
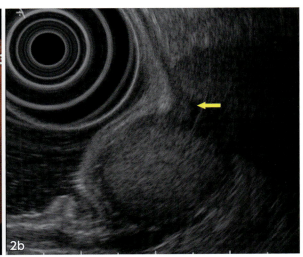
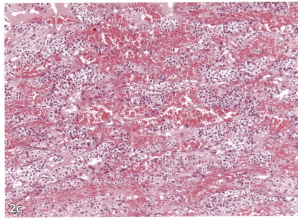

❷ グロムス腫瘍症例
a：通常観察．胃前庭部小彎に半球状の SMT を認める．
b：EUS．第 4 層に連続（矢印）する均一な中〜高エコー性腫瘤である．
c：病理組織像（HE 染色）．固有筋層内に淡明な細胞質と類円形の核を有する類円形〜多角形の細胞が小型の充実胞巣を形成し，胞巣間には細血管が介在していた．

（東北大学病院 武者宏昭先生より提供）

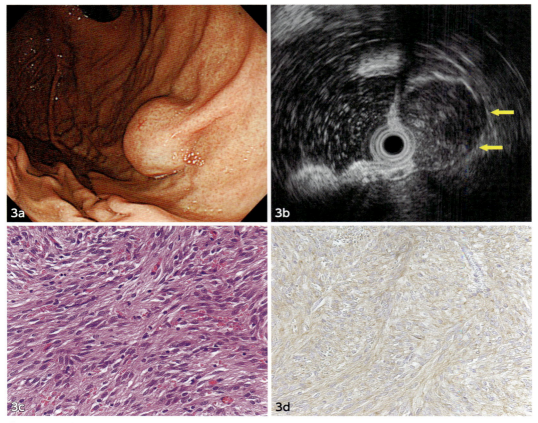

❸ GIST 症例
a：通常観察．胃体上部前壁大彎に bridging fold を伴う SMT を認める．
b：EUS．第 4 層に連続（矢印）する均一な低エコー性腫瘤である．
c：HE 染色．紡錘形の核を有する好酸性の紡錘形細胞が錯綜するように増生している．
d：免疫染色（c-kit 染色）．c-kit・CD34・DOG1 陽性，S-100・デスミン・α-SMA 陰性であり，GIST の診断となった．
（東北大学病院 武者宏昭先生より提供）

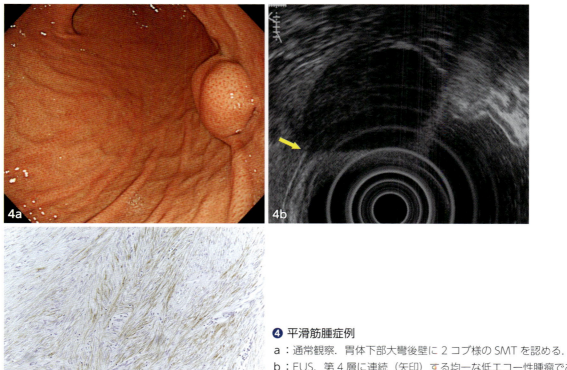

❹ 平滑筋腫症例
a：通常観察．胃体下部大彎後壁に 2 コブ様の SMT を認める．
b：EUS．第 4 層に連続（矢印）する均一な低エコー性腫瘤である．
c：病理組織像（デスミン染色）．紡錘形細胞の増生を認め，α-SMA・デスミン陽性，c-kit・CD34・S-100 陰性であり，平滑筋腫の診断となった．
（東北大学病院 武者宏昭先生より提供）

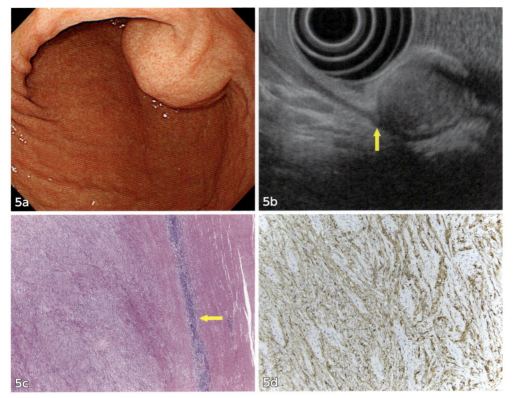

❺ 神経鞘腫症例
a：通常観察．胃角部後壁に bridging fold を伴う SMT を認める．
b：EUS．第4層に連続（矢印）する均一な高エコー性腫瘤である．
c，d：病理組織像（c：HE 染色，d：S-100 染色）．紡錘形細胞が束状に増殖しており，HE 染色では腫瘍辺縁部にリンパ球の集簇した lymphoid cuff を認めた（矢印）．免疫染色では，S-100・ビメンチン陽性，c-kit・CD34・DOG1・α-SMA 陰性であった．
（東北大学病院 武者宏昭先生より提供）

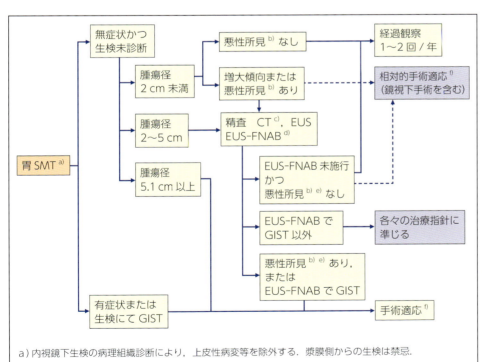

a）内視鏡下生検の病理組織診断により，上皮性病変等を除外する．漿膜側からの生検は禁忌．
b）潰瘍形成，辺縁不整，増大．
c）経口・経静脈的造影剤を使用し，5 mm スライス厚以下の連続スライスが望ましい．
d）EUS-FNAB 施行が望まれるが，必須ではない．
e）CT で壊死・出血，辺縁不整，造影効果を含め実質の不均一性，EUS で実質エコー不均一，辺縁不整，（リンパ節腫大）．
f）術前組織診断ができていない場合は，術中病理診断を行うことが望ましい．

❻ 胃粘膜下腫瘍の治療指針
（日本癌治療学会ほか〈編〉．GIST 診療ガイドライン．第3版．金原出版；2014[2] より〈エビデンスレベル，推奨度は省略〉）

Ⅰ 咽頭・食道・胃・十二指腸　3 胃　C 腫瘍性疾患　(2) 非上皮性腫瘍

胃迷入膵

■ 概要
- 正常の膵と解剖学的ならびに血行動態的に離れた部位に膵組織が存在するものを迷入膵（異所性膵，副膵）という．
- 好発部位は胃（24～38 %），十二指腸（9～36 %），空腸（0.5～27 %），Meckel憩室（2～6.5 %）である[1]．胃では前庭部に多い．
- 通常は無症状であるが，迷入膵組織による急性膵炎[2]や癌化例（迷入膵全体の0.7～1.8 %）の報告[3,4]もある．
- 組織学的分類としてHeinrich分類が用いられており，Ⅰ型（Langerhans島，腺房細胞，導管すべてを含む完全な膵組織），Ⅱ型（腺房細胞，導管から成る），Ⅲ型（平滑筋と導管をもつ）に分類される[5]．

■ 典型的な画像所見とその成り立ち
- 粘膜下腫瘍の形態をとり，頂部に開口部を伴うことがある（❶a，b，❷，❸a～c）．
- EUS（❸d）では第3層および第4層に局在する低エコー性腫瘤を呈し，内部に導管を表す無エコーを呈することもある．腫瘤の背側の第4層は肥厚する．

■ 確定診断へのプロセス
- 形態およびEUSにより診断が可能である．増大例では生検やEUS-FNAによる病理組織診断（❶c，d）が必要となる．

■ 治療
- 通常は治療の必要はないが，急性膵炎例や癌化例では切除術の適応となる場合があり，有症状・増大傾向のある場合は精査が必要となる．3 cm以上は手術を考慮する必要があるとする報告もある[4]．

（近藤　穣）

文献
1) Thoeni RF, Gedgaudas RK. Ectopic pancreas: usual and unusual features. Gastrointest Radiol 1980 ; 5 : 37-42.
2) Thangasamy SJ, Zheng L, Mcintosh L, et al. Dynamic contrast-enhanced MRI findings of acute pancreatitis in ectopic pancreatic tissue: case report and review of the literature. JOP 2014 ; 15（4）: 407-10.
3) Makhlouf HR, Almeida JL, Sobin LH. Carcinoma in jejunal pancreatic heterotopia. Arch Pathol Lab Med 1999 ; 123 : 707-11.
4) 木村　準，加治正英，山本精一，ほか．癌性腹膜炎を伴う胃原発異所性膵癌の1例．日消外会誌 2008 ; 41（4）: 399-405.
5) Heinrich H. Ein Beitag zur Historogie des sogen akzessorischen pancreas. Virchows Arch 1909 ; 198 : 392-401.

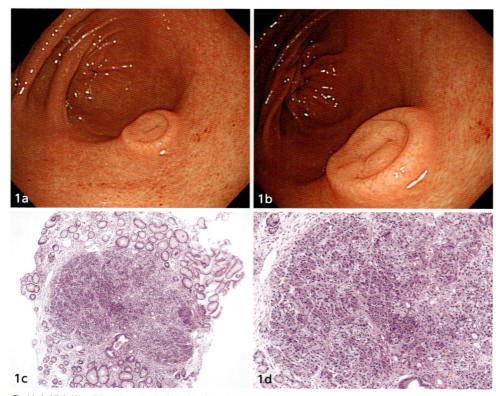

❶ 前庭部大彎に認められた胃迷入膵（30歳代，男性）
a：前庭部大彎に，平皿上の粘膜下腫瘍を認める．b：近接像．内部に開口部を伴う．
c：HE染色弱拡大像．d：HE染色中拡大像．膵腺房細胞を認める．

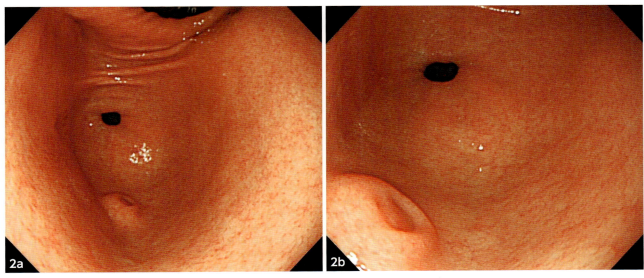

❷ 幽門前庭部に認められた胃迷入膵（30歳代，男性）
a：幽門前庭部大彎に粘膜下腫瘍を認める．
b：開口部を伴う．

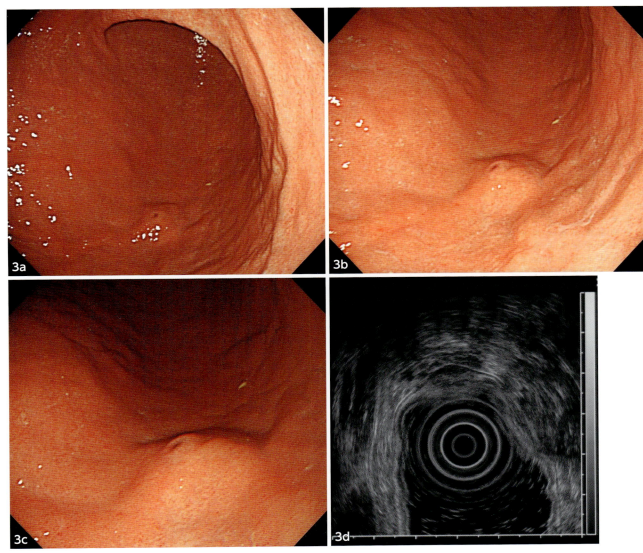

❸ 胃体下部大彎に認められた胃迷入膵（30歳代，男性）
a〜c：胃体下部大彎に，頂部に開口部を伴う粘膜下腫瘍を認める．
d：EUS．第3層に一部無エコーを伴う低エコーおよび第4層の肥厚を認める．

胃迷入膵 165

Ⅰ 咽頭・食道・胃・十二指腸　3 胃　C 腫瘍性疾患　(2) 非上皮性腫瘍

転移性胃腫瘍

■ 概要
- 本邦の報告では固形癌剖検例の5％程度で認めるとされる[1].
- 血行性転移が多く，転移巣は胃のU・M領域の大彎側に多い[2].
- 原発巣としては，肺癌，乳癌（❶），食道癌，悪性黒色腫（皮膚・脈絡膜）（❷）の順に多いとされている[1,2].

■ 典型的な画像所見とその成り立ち
- 約半数の例で粘膜下腫瘍様の隆起を呈し[1]，典型的には中央付近に陥凹もしくは潰瘍を伴う bull's eye sign を認める[3].
- 特徴的なものとして，多発する黒色斑を呈する悪性黒色腫の転移や（❷），4型進行胃癌（linitis plastica）様の所見を呈する乳癌の転移があげられる[4]（❶）.

■ 確定診断へのプロセス
- 多発例は比較的診断は容易であるが，単発例では原発性胃癌との鑑別が重要である．
- 原発性胃癌に類似した所見を呈することもあり，鑑別が困難な場合もある．内視鏡的生検が診断には必須であり，免疫染色による原発巣の同定が必要である．
- 近年の内視鏡検査の普及により，転移性胃腫瘍が原発巣の発見契機になることも考えられ，転移巣であることを念頭においた内視鏡診療が重要である．

■ 治療
- 一般に転移性胃腫瘍を診断された患者は Stage Ⅳであり，原発巣に準じた化学療法が行われることもあるが，すでに BSC（best supportive care）の方針となっていることも多い．
- 腫瘍による出血・穿孔・狭窄などの場合に全身状態に応じて手術を検討することもある．
- 特殊な例として腎細胞癌の転移性胃腫瘍があげられ（❸），slow growing で転移巣切除により予後が期待できることから，内視鏡治療や手術による切除の報告がみられる[5].

（荒　誠之）

文献
1) Oda I, Kondo H, Yamao T, et al. Metastatic tumors to the stomach: analysis of 54 patients diagnosed at endoscopy and 347 autopsy cases. Endoscopy 2001；33：507-10.
2) De Palma GD, Masone S, Rega M, et al. Metastatic tumors to the stomach: clinical and endoscopic features. World J Gastroenterol 2006；12：7326-8.
3) Pomerantz H, Margorin HN. Metastases to the gastrointestinal tract from malignant melanoma. Am J Roentgenol 1962；88：712-7.
4) Yagi Y, Sasaki S, Yoshikawa A, et al. Metastatic gastric carcinoma from breast cancer mimicking primary linitis plastica: A case report. Oncol Lett 2015；10（6）：3483-7.
5) Rita H, Isabel A, Iolanda C, et al. Treatment of gastric metastases from renal cell carcinoma with endoscopic therapy. Clin J Gatroenterol 2014；7：148-54.

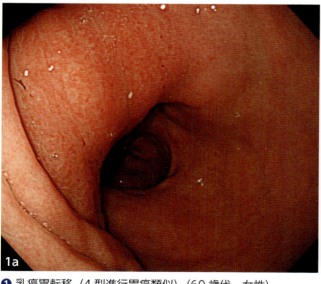
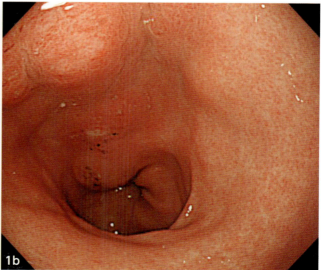

❶ 乳癌胃転移（4型進行胃癌類似）（60歳代，女性）
a：胃角小彎は厚みを伴っており，淡発赤調に肥厚している．
b：前庭部小彎に不整な発赤・びらんを認める．
胃角小彎の壁肥厚も前庭部のびらんも生検で乳癌胃転移（浸潤性小葉癌）の診断であった．

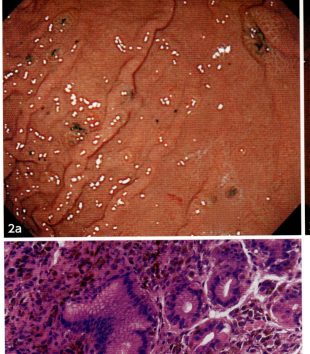
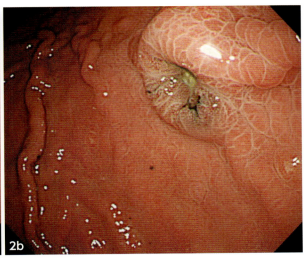

❷ 脈絡膜悪性黒色腫胃転移（60歳代，男性）
a：胃体部全体に大小の黒色斑を認める．
b：胃体下部後壁に中央に潰瘍を伴う粘膜下腫瘍様隆起を認める．隆起の表面には黒色の色調変化を伴っている．
c：bの生検病理組織像．細胞質に褐色のメラニンを含有する異型メラノサイトが粘膜固有層内に多数認められる．

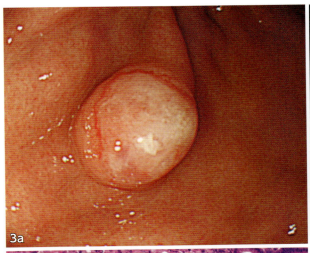
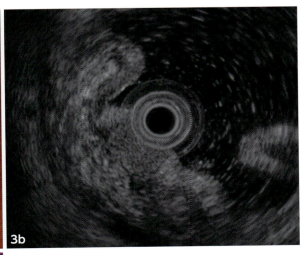
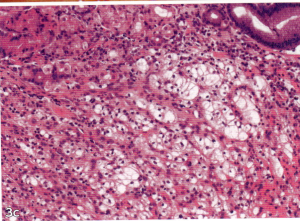

❸ 腎細胞癌胃転移（70歳代，男性）
a：胃角前壁に粘膜下腫瘍様の立ち上がりを伴う隆起性病変を認める．表面の上皮は脱落しており，腫瘍の露出が疑われる．
b：EUS（細径プローブ：20 MHz）．第2層から第3層浅層に低エコー性腫瘤が確認できる．
c：病理組織像．淡明な胞体を有する異型上皮細胞が大小の充実胞巣状構造をとって増生している．免疫組織化学的な特徴も既往の腎明細胞癌の切除標本と一致した．

転移性胃腫瘍

I 咽頭・食道・胃・十二指腸　3 胃　C 腫瘍性疾患　（2）非上皮性腫瘍

胃神経内分泌腫瘍

■ 概要

- 胃神経内分泌腫瘍（NET）は，本邦では直腸，十二指腸に次いで3番目に多く，消化管NETの15.1 %を占める[1]．
- NETは，WHO分類にてG1（Ki-67指数≦2 %，核分裂数＜2/10HPF），G2（Ki-67指数3〜20 %，核分裂数2〜20/10 HPF）に分類される．
- 従来カルチノイドとされてきた病変は，2010年WHO分類ではNETに相当する．
- Rindi分類は，腫瘍の悪性度や臨床経過とよく相関することから広く用いられており，背景疾患によりType 1（A型胃炎あるいは慢性萎縮性胃炎），Type 2（多発性内分泌腫瘍1型/Zollinger-Ellison症候群），Type 3（孤発性）に分類される[2]．
- Type 1・2は，ECL細胞がその増殖因子であるガストリン刺激により腫瘍化したもので，高ガストリン血症を伴う[3]．
- Type 3は，高ガストリン血症を伴わない．

■ 典型的な画像所見とその成り立ち

- 固有胃腺深部に存在するECL細胞あるいはその他の内分泌細胞から発生した腫瘍細胞が深部に向かって増殖するため，内視鏡では血管拡張を伴うやや黄白色調の粘膜下腫瘍（SMT）の形態をとることが多い[4]．
- 腫瘍の形態から病型分類を推定することは困難であるが，Type 1・2（❶，❷）では径1 cm以下の小腫瘍が胃底腺領域に多発することが多い．
- Type 3（❸）は，単発で径2 cmを超えるものが多いとされているが，本邦では径1 cm以下のものも多い[5]．
- NBIにてNETに特異的な所見はないが，胃癌に認められるような不整腺管構造・不整血管構造は認められず，血管拡張がより強調される[5]（❶b）．
- 典型的なEUS所見は，第2，3層に主座をもつ，境界明瞭な低エコー性病変である（❷b）．

■ 確定診断へのプロセス

- 確定診断は生検標本の病理組織像によるが（❹），診断がつかない際にはボーリング生検やEUS-FNAが行われることもある．
- 診断のための免疫組織化学的神経内分泌マーカーとしては，クロモグラニンA，シナプトフィジンなどが用いられる（❹b，c）．
- 胃NETの確定診断がついたら，抗胃壁細胞抗体・抗内因子抗体（ともに保険適応外）・ガストリンなどの血液検査，H. pylori検査，CTなどを行い，背景疾患の検索から病型分類を行う．

■ 治療

- 病型（Rindi分類）により治療方針が異なる．
- Type 1・2のうち，腫瘍径1 cm以下かつ5個以下，MP浸潤なし，画像にてリンパ節転移なしの場合，経過観察もしくは内視鏡切除が推奨される．
- Type 1・2のうち，腫瘍径＞2 cm，6個以上，MP浸潤あり，画像にてリンパ節転移ありのいずれかがある場合は，リンパ節郭清を伴う胃切除術が推奨される．
- Type 3では，Type 1・2に比し生物学的悪性度が高いとされ，遠隔転移がなければリンパ節郭清を伴う胃切除術が推奨される．

（八田和久・小池智幸・藤島史喜）

文献

1) Ito T, Sasano H, Tanaka M, et al. Epidemiological study of gastroenteropancreatic neuroendocrine tumors in Japan. J Gastroenterol 2010 ; 45 : 234-43.
2) Delle Fave G, Kwekkeboom DJ, Van Cutsem E, et al. ENETS Consensus Guidelines for the management of patients with gastroduodenal neoplasms. Neuroendocrinology 2012 ; 95 : 74-87.
3) 日本神経内分泌腫瘍研究会（JNETS）膵・消化管神経内分泌腫瘍診療ガイドライン作成委員会. 膵・消化管神経内分泌腫瘍（NET）診療ガイドライン2015年. 第1版. 金原出版; 2015.
4) 八田和久，小池智幸，飯島克則，ほか. 胃・十二指腸神経内分泌腫瘍の内視鏡診断と治療方針. 最新医学　2015 ; 70 : 1938-44.
5) 乗田一明，八田和久，小池智幸，ほか. 術前に詳細な内視鏡観察を行ったType3胃神経内分泌腫瘍の1例. Gastroenterol Endosc 2017 ; 59 : 177-83.

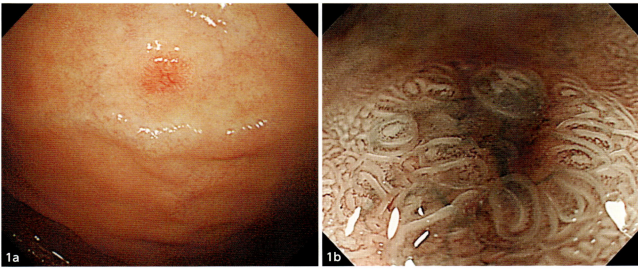

❶ Type 1 胃 NET（G1）
a：通常観察．胃体下部前壁に血管拡張を伴う小発赤調隆起を認める．
b：NBI 拡大観察．中心部が陥凹しており，シアン調の拡張血管を認める．

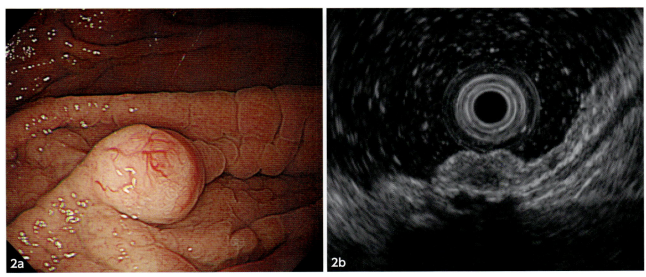

❷ Type 2 胃 NET（G1）
a：通常観察．胃体上部大彎に血管拡張を伴う白色調の半球状隆起を認める．
b：EUS．第 2 層を主座とする低エコー性腫瘤を認め，第 3 層が菲薄化しており，壁深達度 SM と診断した．

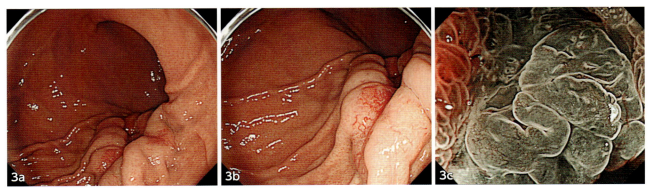

❸ Type 3 胃 NET（G2）
a，b：通常観察．胃体下部大彎後壁に中心に深い陥凹を伴う SMT 様隆起性病変を認め，辺縁部では血管拡張を伴う．
c：NBI 拡大観察．中心陥凹部では粘膜構造が粗大となっており，口径不同を伴わない細血管が観察される．病理組織像では，表面に一層の非腫瘍上皮を認めた．

胃神経内分泌腫瘍 169

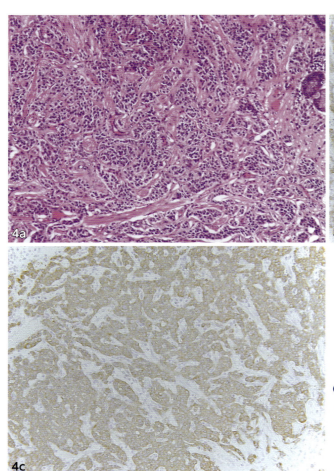
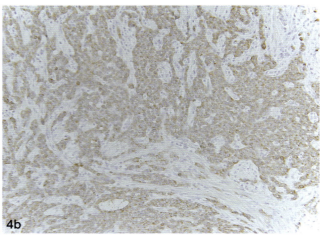

❹ 胃 NET の病理組織像
a：HE 染色．類円形核と微細顆粒状の胞体を有する異型細胞がリボン状や索状胞巣を形成し増殖している．
b，c：免疫染色（b：クロモグラニン A 染色，c：シナプトフィジン染色）．クロモグラニン A，シナプトフィジン，CD56 がいずれも陽性であった．

十二指腸リンパ濾胞過形成

■ 概要
- 十二指腸のリンパ濾胞過形成は粘膜固有層のリンパ濾胞の増生が本態である．

■ 典型的な画像所見とその成り立ち
- 内視鏡所見の特徴（❶a～d）：十二指腸球部に，白色～褪色調の類円形の小隆起を呈する．隆起の径は1～2mmほどで，一定の間隔をとりながら多発する[1]．
- 粘膜固有層に存在するリンパ濾胞が隆起を形成する主体となっており，隆起部分を近接して観察すると頂部が相対的にわずかに陥凹していることが多い．陥凹直下にリンパ濾胞が存在すると考えられる．

■ 確定診断へのプロセス
- 特徴的な内視鏡像で本症を疑うことができる．
- 内視鏡像で他の隆起性病変の鑑別が困難な場合には，狙撃生検により粘膜固有層にリンパ濾胞の増生が確認できれば確定診断できる（❶e）．
- 隆起の配列が規則的で，間隔が一定であること，隆起の径が数mm程度と小さく，一定であることが本症の特徴であり，これらに当てはまらない場合には濾胞性リンパ腫の可能性も念頭に入れて生検を行うことが必要となる．

■ 治療
- 本症と診断できれば特別な治療は必要ない．
- 濾胞性リンパ腫の初期に生検組織による病理診断で本症と診断されていたとする報告[2]もあり，疑わしい場合には経過観察することも必要である．

（米地　真）

文献
1) 吉村　昇，鈴木武志，田尻久雄．［十二指腸］隆起．長南明道，ほか（編）．内視鏡診断のプロセスと疾患別内視鏡像．改訂第3版．日本メディカルセンター：2011. p.277.
2) 關場一麿，岡本　真，小田原成彬，ほか．小腸カプセル内視鏡が病変範囲診断の一助となった十二指腸濾胞性リンパ腫の1例．消内視鏡の進歩 2015；87：158-9.

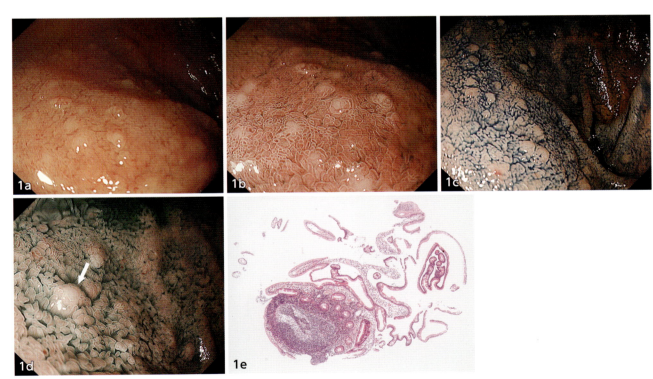

❶ 十二指腸リンパ濾胞過形成
a：通常観察．十二指腸球部下壁に，白色～褪色調の類円形の小隆起が散在している．
b：NBI観察．隆起の中心がより白色の構造としてとらえられ，明瞭化する．隆起の径は1～2mmほどで，一定の間隔をとりながら多発している．
c：色素散布像．小隆起が等間隔で散在していることが確認される．
d：色素散布後のNBI観察．絨毛構造に囲まれた隆起の中心部（矢印）が無構造でやや陥凹していることがわかる．
e：病理組織像．円柱上皮に覆われた絨毛構造を有する粘膜内にリンパ濾胞を伴っている．

十二指腸 Brunner 腺過形成

■ 概要
- 十二指腸固有腺である Brunner 腺は，1688 年にスイスの解剖学者 Johan Conrad Brunner が初めて報告したとされる[1]．
- 主に十二指腸球部の粘膜下層に分布するが，一部は粘膜固有層に突出し陰窩底に開口する．アルカリ性ムコイド物質を分泌することによって胃酸から腸粘膜を保護するとともに膵消化酵素活性を上昇させる．
- 正常 Brunner 腺は粘液を多く含む明るい胞体をもち，核は基底側に圧排・扁平化された形態を示す管状胞状腺である[2]．
- Brunner 腺腫とよばれてきた隆起性病変の大半は，正常 Brunner 腺が平滑筋隔壁による分葉構造を呈し結節性に増生した増殖性病変の Brunner 腺過形成である（❸c）[2]．
- 一方，まれではあるが Brunner 腺由来の腫瘍性病変である腺腫（Brunner 腺腫）も存在し Brunner 腺過形成と混同されるが，両者は明確に区別されるべきである．
- Brunner 腺腫は，正常 Brunner 腺とは明らかに異なった腫大した核をもつ腺細胞が，管状から管状乳頭状の増殖を示す．十二指腸上皮由来の腺腫と異なり胃型形質の MUC6 陽性を示し，発生細胞である Brunner 腺との移行帯を認めることもある．通常観察では亜有茎性の形態を示す報告が多い[3]．

■ 典型的な画像所見とその成り立ち
- Brunner 腺過形成は主に十二指腸球部から下行脚に存在し，20 mm 以下の無茎から亜有茎性の粘膜下腫瘍様形態を呈し，一部は中心陥凹を伴うことがある[4]（❶〜❸）．

■ 確定診断へのプロセス
- 粘膜下腫瘍様の形態を示し，表面が正常十二指腸粘膜に覆われており，通常観察による他の腫瘍性病変との鑑別は時に困難である[4]．
- 半数が多発し，約 10 ％に腺開口部を認める[4]．
- EUS では第 3 層に連続した均一な高エコーレベルとの報告が多いが，等〜低エコーの報告もある（❸b）．腫瘤内に囊胞状変化を伴うことがある[5]．

■ 治療
- 基本的には無治療・経過観察が可能だが，出血や狭窄など症状を呈するもの，または 20 mm 以上のものは，まれではあるが癌化の報告があり切除を検討する[6]．

（淺沼清孝）

文献
1) Tan YM, Wong WK. Giant Brunneroma as an unusnal cause of upper gastrointestinal hemorrhage. Surg Today 2002；32：910-2.
2) 服部行紀，松原亜季子，関根茂樹，ほか．十二指腸の腫瘍・腫瘍様病変の病理診断．胃と腸 2011；46（11）：1596-603.
3) 高橋 誠，浜田修二，中村和彦，ほか．十二指腸の上皮性腫瘍の臨床診断と治療―Brunner 腺由来の腺腫・癌の特徴．胃と腸 2011；46（11）：1619-25.
4) 遠藤昌樹，松本主之，菅井 有．十二指腸腫瘍の診断と治療．Gastroenterol Endosc 2014；56（11）：3763-72.
5) 前田和弘，小山泰寛，西村宏達，ほか．十二指腸 Brunner 腺過形成における超音波内視鏡像の検討．Gastroenterol Endosc 2000；42：2273-8.
6) 矢野愛恵，平野厚宜，大下理史，ほか．タール便を契機に発見された十二指腸腫瘍の 1 例．山口医学 2015；64（2）：115-20.

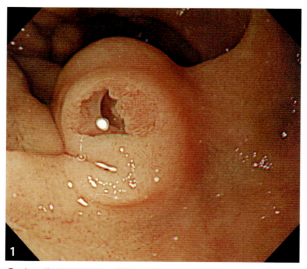

❶ 十二指腸下行脚に単発で認めた 10 mm の粘膜下腫瘍様隆起
中央の腺開口部から粘液の漏出を認めた．

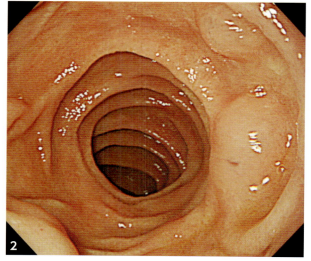

❷ 十二指腸下行脚に多発する粘膜下腫瘍様隆起

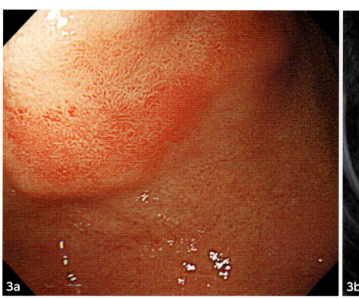
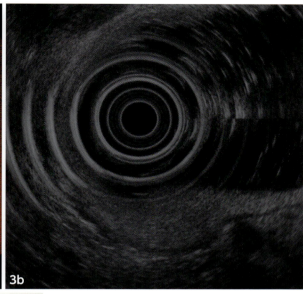
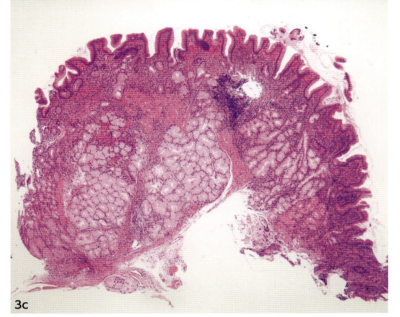

❸ 十二指腸球部の Brunner 腺過形成
a：単発で，表面がやや発赤した正常十二指腸粘膜に覆われている粘膜下腫瘍様隆起．
b：EUS にて第 3 層に存在する均一な低エコー腫瘤．
c：生検で正常 Brunner 腺の分葉状増生を認めた．

I 咽頭・食道・胃・十二指腸　4 十二指腸　A 非腫瘍性疾患　(1) 先天異常・構造異常

先天性十二指腸狭窄症

■ 概要
- 先天性十二指腸狭窄症（congenital duodenal web）は 9,000～40,000 出生に 1 例とされている先天異常[1]．
- 十二指腸内腔に膜様の狭窄が存在し，小孔によって口側と肛門側の腸管の交通が得られている．
- 多くは幼少期までに食後の腹部膨満感・腹痛・嘔吐などで発症することが多いが，孔の大きさにより成人発症例も報告されている[2,3]．

■ 典型的な画像所見とその成り立ち
- 上部消化管造影検査（❶b）：膜様透亮像とその口側に嚢状の造影剤貯留．
- 上部内視鏡検査（❶a）：小孔を伴う膜様狭窄とその口側腸管の拡張．送気や吸引により膜様部がパラシュート状に伸展・引き込まれる所見．

■ 確定診断へのプロセス
- 症状にて本疾患を疑い，透視と内視鏡にて診断．
- 内視鏡的生検や CT，EUS なども用いて十二指腸癌，膵癌，輪状膵，上腸間膜動脈症候群などの他の狭窄をきたす疾患との鑑別が必要．

■ 治療
- 従来は開腹手術（十二指腸縦切開・膜切除・横縫合）（❷）が中心．
- 内視鏡治療（バルーン拡張[4]，高周波メスによる膜様部切開・切除[2]，ポリペクトミースネアによる膜様部切除[2,3]）の報告が近年増えてきている．
- 治療に際しては，さらに肛門側での別の狭窄の有無や，Vater 乳頭部より口側での狭窄の場合は乳頭部の損傷に気をつける必要がある．

（荒　誠之）

文献
1) Rehbein F, Hoffman S. Knochenverletzungen im Kindesalter. Langenbeck Arch Klin Chir 1963；340：539.
2) 赤松拓司，山下幸孝，中西祐貴，ほか．内視鏡的に治療した十二指腸膜様狭窄症の1例．Gastroenterol Endosc 2007；49：1136-44.
3) 國井　伸，荒川直之，青木孝太，ほか．内視鏡的膜様部切除術を施行した先天性十二指腸膜様狭窄症の1成人例．Gastroenterol Endosc 2010；52：1874-80.
4) 大津一弘，古田靖彦，亀井尚美，ほか．内視鏡的拡張術で軽快した先天性十二指腸膜様狭窄の2ヵ月女児例．日小外会誌 2007；43：166-9.

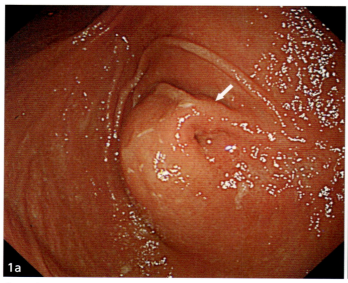
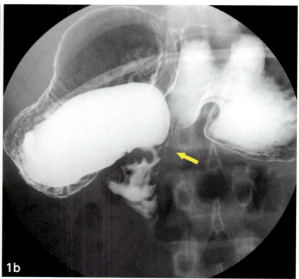

❶ 嘔吐にて発症した先天性十二指腸膜様狭窄症（20歳代，男性）
a：内視鏡所見．十二指腸球部は著明に拡張しており，下行脚に入ってすぐに偏在性の小孔を伴う膜様の狭窄（矢印）を認めた．
b：十二指腸透視所見．十二指腸狭窄部の口側に造影剤の貯留を認め，狭窄部（矢印）は造影剤がかろうじて通過可能だった．

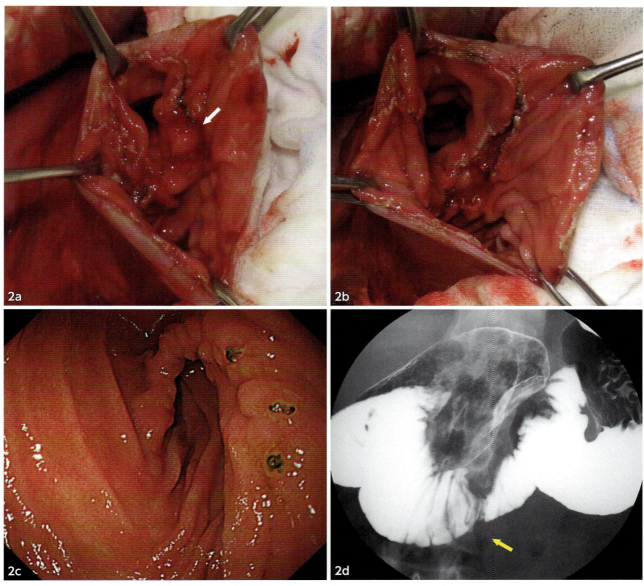

❷ 嘔吐にて発症した先天性十二指腸膜様狭窄症（20歳代，男性）の手術所見，術後所見
a：手術所見．狭窄部十二指腸を縦切開し，膜様狭窄部（矢印）を露出した．
b：手術所見．膜様狭窄部切除後．その後切開部を横縫合して終了した．
c：術後内視鏡所見．膜様部切除により内視鏡通過が良好となるまで開存が得られている．
d：術後十二指腸透視所見．造影剤の通過も良好となっている（矢印）．
（石巻市立病院　故 内山哲之先生より提供）

十二指腸憩室

■概要
- 消化管憩室では大腸憩室の次に頻度が高い．部位は下行脚内側が約70％と最も多く，その大部分がVater乳頭近傍に発生する．
- 多くは筋層を欠く仮性憩室である．胆管や膵管が筋層を貫通する傍乳頭部や，小血管が筋層を貫通する部位といった先天的な脆弱部に，十二指腸内圧亢進，加齢による組織の脆弱性などが加わり後天的に発生するとされている．高齢者ほど頻度が増加する．
- 合併症として潰瘍，出血，憩室炎，穿孔などがあるが，頻度は少ない．憩室の大きさが10mmを超えると合併症の発生率が増加するとされている[1]．

■典型的な画像所見とその成り立ち
- 内視鏡では，十二指腸壁に連続して，十二指腸粘膜の一部が外側に突出する囊状のくぼみとして認識される．傍乳頭憩室では，憩室辺縁や憩室内に乳頭開口部を認める（❶）．憩室出血では，出血源がDieulafoy様の露出血管であることが多い（❷a，b）．
- CTでは，十二指腸壁外に突出する囊状の空間として認識される．
- 十二指腸造影では，十二指腸壁から外側に突出した表面平滑な囊状の造影剤貯留像として認識される（❸）．

■確定診断へのプロセス
- 内視鏡観察では，側視鏡や透明フードを装着した直視鏡を用いると，内部の詳細な観察がしやすい．無理な操作は穿孔の原因となるため，愛護的な内視鏡操作を心がける．
- 造影CTでは，憩室出血の場合，憩室内への造影剤の流出が確認されることがある．また，憩室穿孔の場合は，腹腔内や後腹膜腔内のfree airや憩室周辺の脂肪織濃度上昇といった所見が診断に有用である．

■治療
- 無症状であれば治療は不要であるが，合併症が発生した場合は治療の適応となる．
- 憩室出血では，内視鏡的止血術を第一に行う．方法としてクリップ法（❷c），アドレナリン添加高張食塩水局注，エタノール局注，止血鉗子による凝固止血などがあり，透明フードを装着した内視鏡を用いたクリップ法による止血が有用とする報告もある[2]．内視鏡的止血が困難な場合はIVRや外科手術が選択される．
- 憩室穿孔では外科手術が行われるが，小さな穿孔で腹膜炎が軽度の場合は，内視鏡によるクリップ閉鎖や抗生物質投与による内科的治療も考慮される．

（大矢内　幹）

文献
1) 渋江　正，松元　淳，山口淳正．傍乳頭憩室と胆道疾患．胆と膵 1983；4：315-21．
2) 横山　潔，宇野昭毅，山口俊一，ほか．透明フードの使用により診断・止血しえた十二指腸憩室出血の1例．Gastroenterol Endosc 2004；46：163-8．

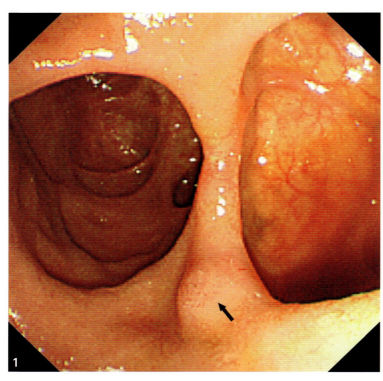

❶ 十二指腸憩室の典型像（傍乳頭憩室）
2つの憩室間に乳頭（矢印）を認める．

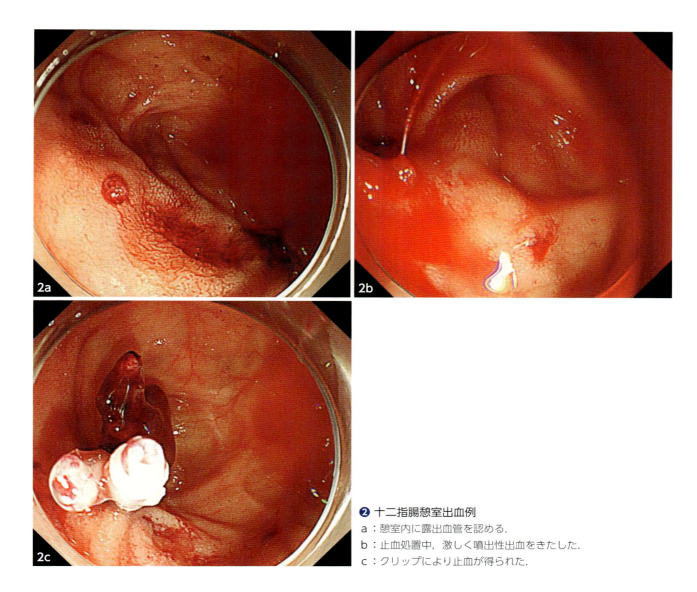

❷ 十二指腸憩室出血例
a：憩室内に露出血管を認める.
b：止血処置中，激しく噴出性出血をきたした.
c：クリップにより止血が得られた.

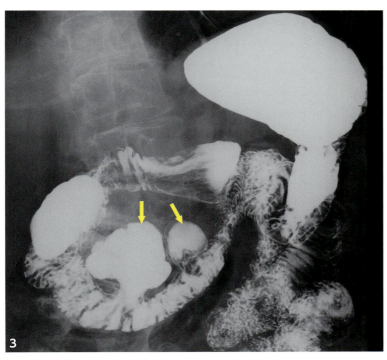

❸ 十二指腸造影像
下十二指腸角，水平脚に憩室（矢印）を認める.

I 咽頭・食道・胃・十二指腸　4 十二指腸　A 非腫瘍性疾患　(1) 先天異常・構造異常

異所性胃粘膜，胃上皮化生

■ 概要
- 十二指腸の粘膜は絨毛から成り，本来，吸収上皮と杯細胞から構成されている．その被覆上皮が胃の腺窩上皮に類似の粘液細胞に置換された状態になることがある．
- Lessels ら[1]は異所性胃粘膜を組織像から，①胃表層上皮からのみの化生によるもの，②幽門腺に壁細胞や主細胞を混じうるもので，迷入より化生と考えられるもの，③胃底腺を伴う真の迷入によるものの3つに分類し，③を狭義での異所性胃粘膜としている．
- 加藤ら[2]は壁細胞や主細胞がわずかでも見いだせるものは異所性胃粘膜とするべきだと論じている．
- 異所性胃粘膜と胃上皮化生の定義に関しては，いまだ異なる見解が存在するのが現状である．

■ 典型的な画像所見とその成り立ち
- 内視鏡所見の特徴（❶，❷a～d）：十二指腸球部に，類円形の顆粒状隆起を認める．色調は発赤調～正色調である．隆起の大きさは数mm～1cm程度までのものが多く，大小が入り混じる[3]．多発することが多いが，単発例もある．
- 中井ら[4]は内視鏡所見から，①球状隆起散在型，②集簇隆起型，③びらん隆起型，④顆粒隆起型の4つの形態に分類し，集簇隆起型は異所性胃粘膜，びらん隆起型と顆粒隆起型は胃上皮化生，球状隆起散在型は両者にみられると報告している．
- 実際には異所性胃粘膜と胃上皮化生の鑑別は困難なことが多い．

■ 確定診断へのプロセス
- 十二指腸球部に小隆起性病変を認め，表面構造を近接もしくは拡大観察した際に胃小窩模様に類似した pit 様構造や胃腺窩上皮に類似し周囲絨毛より粗大な構造を認める場合には胃粘膜の存在を考える．
- 内視鏡像で異所性胃粘膜と胃上皮化生を鑑別できるとする報告もある[3,4]が，実際には困難なことが多い．
- 生検を施行しても粘膜深部にある胃底腺組織を正確に採取できていない可能性も考えられ，両者の鑑別を正確に行うことは難しい．

■ 治療
- 異所性胃粘膜でも胃上皮化生でも特別な治療は必要ない．
- 異所性胃粘膜を母地に上皮性腫瘍が発生することもあり，表面性状から腫瘍の合併が疑われた場合には内視鏡治療の適応となることもある．

（米地　真）

文献
1) Lessels AM, Martin DF. Heterotopic gastric mucosa in the duodenum. J Clin Pathol 1982；35：591-5.
2) 加藤　洋，望月邦夫，山本理智子，ほか．十二指腸病変の病理―隆起性病変を中心に．消内視鏡 2009；21：1503-22.
3) 吉村　昇，鈴木武志，田尻久雄．［十二指腸］隆起．長南明道，ほか（編）．内視鏡診断のプロセスと疾患別内視鏡像．改訂第3版．日本メディカルセンター；2011. p.277.
4) 中井久雄，田辺　聡，小泉和三郎，ほか．胃型被覆上皮を伴った十二指腸隆起性病変の鑑別．胃と腸 2001；36：1499-506.

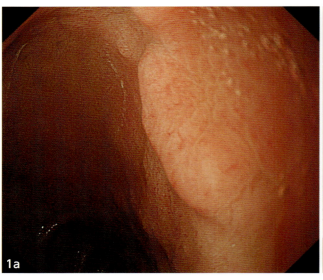
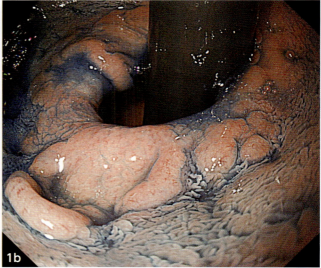

❶ 異所性胃粘膜
a：通常観察．十二指腸球部後壁に，正色調の扁平隆起を認める．
b：色素散布像（反転観察）．幽門輪を越えてすぐの十二指腸球部に扁平な隆起が集簇している．

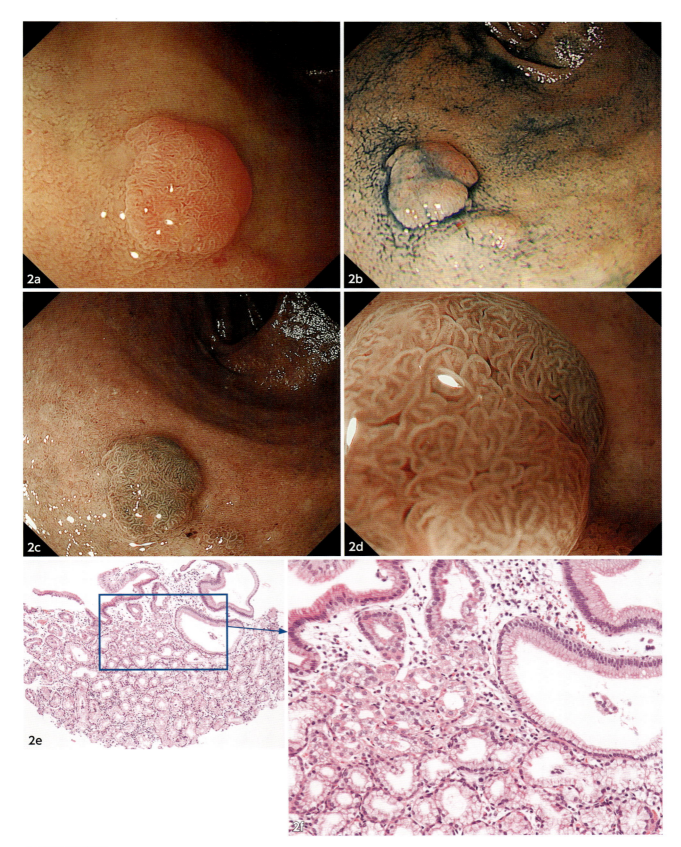

❷ 異所性胃粘膜
a：通常観察．十二指腸球部前壁に，径 7～8 mm ほどの類円形の丈の低い隆起を認める．色調は軽度発赤調である．
b：色素散布像．比較的急峻に立ち上がる隆起の境界が明瞭となる．近傍に通常観察では気づきにくかった小さな隆起を認識できる．
c：NBI 非拡大観察．
d：NBI 拡大観察．表面の微細構造は管状模様を呈し，整った white zone に囲まれた窩間部が観察される．
e，f：病理組織像．腺窩上皮で被覆された粘膜組織を認め，間質には軽度の炎症細胞浸潤を伴っている．胃底腺の増生が認められる．異所性胃粘膜と考えられる組織像である．

異所性胃粘膜，胃上皮化生

I 咽頭・食道・胃・十二指腸　4 十二指腸　A 非腫瘍性疾患 （2）脈管性疾患

十二指腸静脈瘤

■ 概要

● 十二指腸静脈瘤は，食道・胃静脈瘤を除いた異所性静脈瘤の一つで，比較的まれな疾患である．

● 門脈圧亢進症患者のうち 0.4 ％にすぎないとされ[1]，熊谷らが行った全国調査[2]によると，静脈瘤硬化療法施行例のうち，十二指腸静脈瘤の頻度は 0.345 ％（64/18,540 例）である．しかし食道・胃静脈瘤以外の異所性静脈瘤中，直腸静脈瘤に次いでみられる疾患で，好発部位は下行脚から水平脚に多く，近年報告例が増加している．

■ 典型的な画像所見とその成り立ち

● 十二指腸静脈瘤の原因は門脈圧亢進症によるが，本邦では肝硬変が最も多く（71.9 ％）（❶，❷），次いで，膵癌・膵炎・血栓などによる肝外門脈閉塞症（extrahepatic portal obstruction：EHO）（12.5 ％），特発性門脈圧亢進症（idiopathic portal hypertension：IPH）（9.4 ％）などが続く．

● 血行動態は基礎疾患により異なり，肝硬変の場合は門脈から分岐した膵十二指腸静脈などが供血路となり，遠肝性血流として発達した途中で十二指腸に静脈瘤を形成し，右腎静脈や卵巣静脈，精巣静脈，また右腎被膜静脈などの腎被膜周囲静脈を経て下大静脈へと流入することが多い．EHO の場合は，閉塞した門脈を迂回して肝臓へ流入する求肝性血流として発達することが多い[3]．

● 内視鏡所見（❶a，b，❷a）としては，Form は F2 ないし F3 で，出血例においても RC サインを認めず，出血因子は RC サインではなく F 因子であるとされている．

● また，食道・胃静脈瘤の合併やその治療歴を有する症例も多く，十二指腸静脈瘤は上部消化管出血の出血源として常に考慮すべきである[4]．

■ 確定診断へのプロセス

● 十二指腸静脈瘤破裂はその疾患概念を認識していないと，意外と診断することができない．当然吐下血などの臨床症状を契機に検査を行うことから，まず上部消化管内視鏡検査（esophagogastroduodenoscopy：EGD）を行い出血源を探すことになるが，静脈瘤は下行脚や水平脚に存在することが多く，十二指腸深部まで観察する意識をもつことが重要である．

● また，十二指腸静脈瘤は複雑な血行動態を示すことも多く，治療法の選択にもかかわるため，3D-CT による血行動態の検討が必要である．少なくとも 2 mm スライスで胸部から腹部骨盤まで撮影し，動脈相，平行相，門脈相の 3 phase で撮影する．その後，冠状断や thin slice 再構成画像にて短絡路の形態，流入路と排血路の評価を行い，画像をスクロールしながら，十二指腸静脈瘤を同定し，供血路と排血路を探索する．

■ 治療

● 十二指腸静脈瘤に対する治療はまだ確立されておらず，種々の治療を模索的に行っているのが現状と思われる．

● しかし十二指腸静脈瘤は，いったん破裂出血すると血流量が多量で致命的になることも多い．そのため迅速な止血処置が必要である．

● 予防治療については，まだ議論の余地がある．一般に治療法としては，内視鏡的治療，IVR を用いた塞栓術，外科治療の 3 つがあげられる[5]．以前は外科的治療としての静脈瘤結紮術や十二指腸部分切除術が行われたが，近年は B-RTO をはじめとする IVR やシアノアクリレート系薬剤（ヒストアクリル® 〈HA〉，a-シアノアクリレートモノマー〈CA〉）を用いた EIS などの内視鏡的治療（保険適応外）が行われている（❷c，d）．

（野口謙治）

文献

1）Hashizume M, Tanoue K, Ohta M, et al. Vascular anatomy of duodenal varices: angiographic and histopathological assessments. Am J Gastroenterol 1993；88：1942-5.

2）熊谷義也，大森　泰，武田雄一ほか．まれな消化管静脈瘤．幕内博康，吉田　操（編）．食道静脈瘤硬化療法．文光堂；1992. p.311-6.

3）松井繁長，工藤正俊．十二指腸静脈瘤の臨床的特徴と診断，治療．日門脈圧亢進症会誌 2009；15：190-4.

4）幕内博康．十二指腸静脈瘤．熊谷義也，幕内博康，大森　泰（編）．稀な消化管静脈瘤．東京医学社；1995. p.25-34.

5）高橋祥一，茶山一彰．十二指腸静脈瘤．別冊日本臨牀　消化管症候群（第 2 版）上—その他の消化管疾患を含めて．2009. p.595-8.

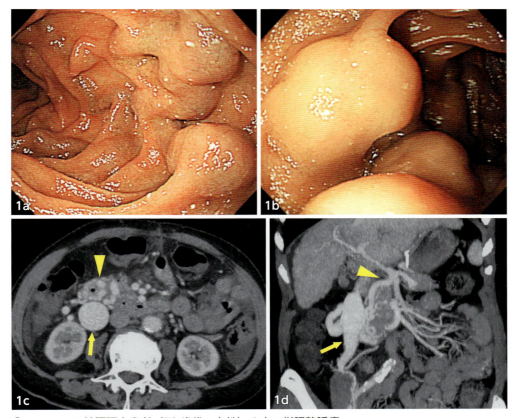

❶ アルコール性肝硬変患者（70歳代，女性）の十二指腸静脈瘤
EGDで十二指腸下行脚にF2〜3の静脈瘤を認める（a，b）．CTで十二指腸周囲の血管の発達を認め（c，矢頭），排血路である拡張した右卵巣静脈（c，d，矢印），供血路である膵十二指腸静脈を確認できる（d，矢頭）．

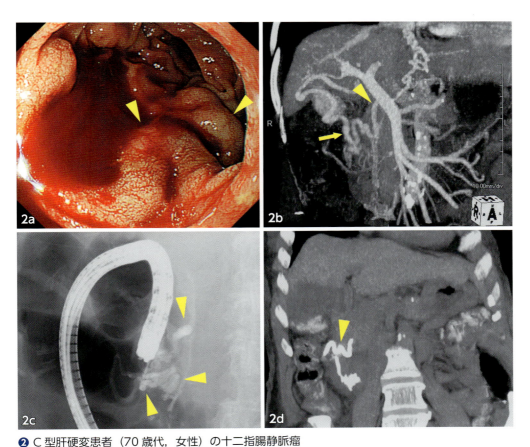

❷ C型肝硬変患者（70歳代，女性）の十二指腸静脈瘤
EGDで十二指腸下行脚にF2の静脈瘤（a，矢頭）と出血を認める．CTで膵十二指腸静脈（b，矢頭）を供血路とした十二指腸静脈瘤（b，矢印）を認め，EIS（リピオドール付加ヒストアクリル®2 mL注入）施行（c，矢頭）．EIS翌日の単純CT像で静脈瘤内にリピオドール付加ヒストアクリル®が残存し（d，矢頭），他部位に流出していないことが確認できる．

IgA血管炎（HSP）に伴う十二指腸病変

■概要
- IgA血管炎（Henoch-Schönlein紫斑病：HSP）はIgA免疫複合体が全身性の微小血管炎をきたす．先行するA群β溶連菌などの上気道感染や食物・薬物アレルギー反応が契機となる．
- 欧米の報告で発症率は10万人あたり年間10～20人である．3～7歳の小児に多く発症し，成人発症は全体の10％未満とされる[1]．本邦の頻度に関するデータは少ない．
- 紫斑・腹痛・関節痛の3徴，または腎症を加えて4徴となる．
- 腹痛，嘔吐，消化管出血などの症状は70～85％と高頻度に出現し，本症診断の契機となることも多い[2]．
- 病変の部位別発生頻度は胃60％，十二指腸87％，小腸93～100％との報告がある[3]．

■典型的な画像所見とその成り立ち
- 内視鏡所見（❶，❷）は多彩で，粘膜の発赤，紫斑様病変，浮腫，びらん，粘膜下出血，潰瘍形成，血腫様隆起，点状出血などが多発する傾向にある[2,4]．
- 十二指腸では下行脚に横走傾向をもつ潰瘍が多い．また潰瘍周囲の発赤浮腫，潰瘍底の発赤・凹凸が目立つ不整形潰瘍も報告されている[3]．

■確定診断へのプロセス
- 特徴的な病理組織学的所見は，IgA免疫複合体の沈着と好中球の核破砕を特徴とする小血管炎（leukocytoclastic vasculitis：LCV）であるが，消化管病変の生検では虚血や炎症など非典型的所見のみのこともあり，紫斑部の皮膚生検や腎生検と併せて診断する[4]．
- 鑑別疾患としてサイトメガロウイルス（cytomegalovirus：CMV）や腸チフスなど感染症，アミロイドーシスや特発性腸間膜静脈硬化症など血管変性があげられる．

■治療
- IgA血管炎の多くは予後良好で，治療は安静など対症療法が中心となる．
- 消化器症状や関節症状が強い場合や，1g/日以上の蛋白尿を伴う腎症の場合には，ステロイド投与を行うことがある[1]．
- 外科的治療はまれで，虚血を伴う腸重積やイレウス，穿孔合併の場合に行われる．

（菅野　武・尾花伸哉・小池智幸）

文献
1) Saulsbury FT. Clinical update: Henoch-Schönlein purpura. Lancet 2007；369：976-8.
2) Esaki M, Matsumoto T, Nakamura S, et al. GI involvement in Henoch-Schönlein purpura. Gastrointest Endosc 2002；56(6)：920-3.
3) 江﨑幹宏，梅野淳嗣，前畠裕司，ほか．血管炎による消化管病変の臨床診断—IgA血管炎（Henoch-Schoenlein紫斑病）．胃と腸 2015；50（11）：1363-71.
4) 田代良彦，河合雅也，宗像慎也，ほか．腸重積を発症した成人IgA血管炎（Henoch-Schoenlein）の一例．Gastroenterol Endosc 2015；57（2）：149-53.

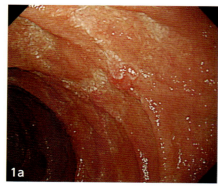 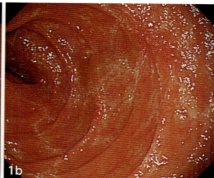 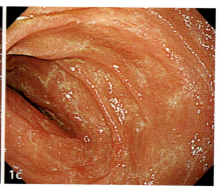

❶ 上十二指腸角～下行脚の潰瘍性病変
a：縦走する潰瘍形成とその内部に発赤調の再生性変化を認める．粘膜面は浮腫を伴っている．
b：再生性変化と瘢痕化を認め，治癒過程にあると考えられる．
c：瘢痕化した潰瘍とその奥に発赤を伴う粘膜を認める．

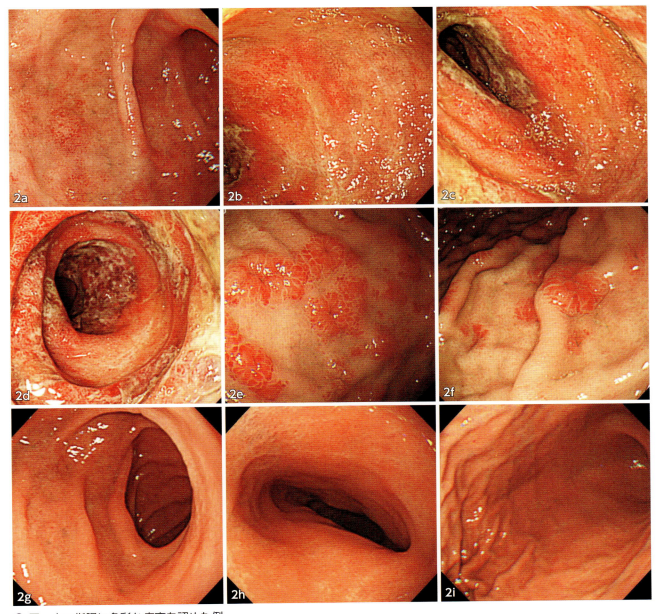

❷ 胃～十二指腸に多彩な病変を認めた例
a～f：治療開始前．g～i：ステロイド投与開始後の治癒所見．
a：（球部）点状出血，紫斑様変化．
b，c：（上十二指腸角）発赤，浮腫，潰瘍瘢痕など．
d：（下行脚）浮腫と多発する潰瘍．
e，f：（胃体部大彎）発赤と浮腫．
g，h：十二指腸．
i：胃体部大彎．
（大崎市民病院 尾花伸哉先生より提供）

Ⅰ 咽頭・食道・胃・十二指腸　4 十二指腸　A 非腫瘍性疾患　(3) 炎症性疾患

十二指腸潰瘍

■ 概要
- 胃潰瘍と十二指腸潰瘍をあわせ消化性潰瘍（peptic ulcer）と表現し[1]，粘膜欠損部5mm以上を潰瘍とする定義や，Helicobacter pylori 感染とNSAIDsが2大原因であるなど共通の部分が多い．
- 胃潰瘍との相違として，球部十二指腸潰瘍は過酸による影響をより受けやすい．また下行脚以深の潰瘍では，胆汁や膵液の曝露刺激により難治・PPI抵抗性を呈することもある．

■ 典型的な画像所見とその成り立ち
- 内視鏡的な評価，記載としては，胃潰瘍と同様にActive（❶），Healing（❷），Scarring（❸）の各ステージに分けて表現する崎田分類[2]，また出血性潰瘍（❹）に対しては改変Forrest分類[3]がよく用いられる（「胃潰瘍」〈p.104〉を参照）．
- H. pylori 感染に関連した十二指腸潰瘍は，典型的には萎縮の進んでいない過酸状態（前庭部胃炎）で発生しやすく空腹時痛を呈する．
- Dieulafoy潰瘍は，ごく小さな潰瘍の中心に太い露出血管を認める潰瘍である．典型的には突然の大量吐血（または下血）で発症し（❹a），事前に痛みなどの症状を伴わないものとされる．胃に多いが，まれに十二指腸潰瘍でも観察される．

■ 確定診断へのプロセス
- 胃潰瘍に比して悪性腫瘍による潰瘍形成は少ないが，多発潰瘍の場合には全身性疾患（Crohn病，ガストリノーマ，免疫抑制下のウイルス感染，熱傷に伴うCurling潰瘍など身体ストレス，災害時などの精神ストレス）の影響で発生している可能性を想定し，診断を進める[1]．
- とくに，CMV感染は診断（生検検体の免疫染色，血中アンチゲネミアなどを参考）し，抗ウイルス薬（ガンシクロビル）投与につなげないと容易に再発・出血しうる．

■ 治療
- PPI，ボノプラザンなどの酸分泌抑制薬，胆汁の曝露があり難治の場合には蛋白分解酵素阻害薬（ナファモスタット）も考慮される．
- H. pylori 感染陽性例では除菌治療を検討する．
- NSAIDs内服のある場合は内服中止やCOX-2選択的阻害薬への変更を検討する．ただし，抗血小板薬などの中止が心血管イベント誘発に関連しうる薬剤は中止時のリスクも考慮する．
- CMV感染の診断では抗ウイルス薬（ガンシクロビル）を投与する．
- 出血性潰瘍（Forrest分類Ⅰ，またはⅡa）（❹）では内視鏡的止血術を考慮する（「胃潰瘍」〈p.104〉を参照）．

（菅野　武・小池智幸）

文献
1) Malfertheiner P, Chan FK, McColl KE. Peptic ulcer disease. Lancet 2009；374：1449-61. Review.
2) 崎田隆夫，三輪　剛．悪性潰瘍の内視鏡診断―早期診断のために．日消誌 1970；67：984-9.
3) Laine L, Jensen DM. Management of patients with ulcer bleeding. Am J Gastroenterol 2012；107：345-60.

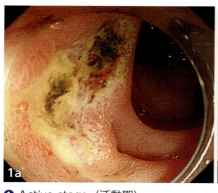
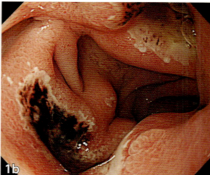
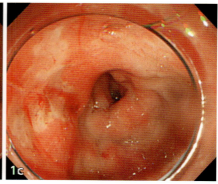

❶ Active stage（活動期）
a：球部前壁のA1潰瘍．汚れた潰瘍底で周囲の浮腫性変化あり．
b：球部前壁および後壁のA1潰瘍．潰瘍底に黒苔の付着を伴う．周囲の粘膜は浮腫性変化あり．互いに向き合うように発生する潰瘍はKissing ulcer といわれる．
c：球部前壁のA2潰瘍．潰瘍底は比較的きれいで，周囲の粘膜の浮腫性変化も軽い．

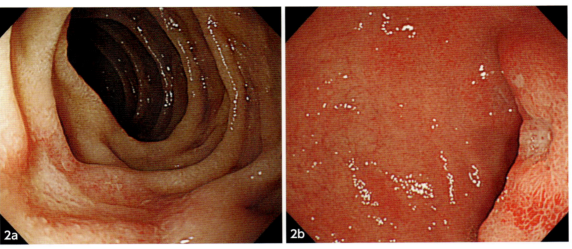

❷ Healing stage（治癒期）
a：上十二指腸角前壁の H1 潰瘍．潰瘍底には周囲から再生性の発赤粘膜が認められるが再生の変化は半分未満．
b：球部後壁の H2 潰瘍．潰瘍の治癒が進み，50 % 以上が再生上皮に覆われている．

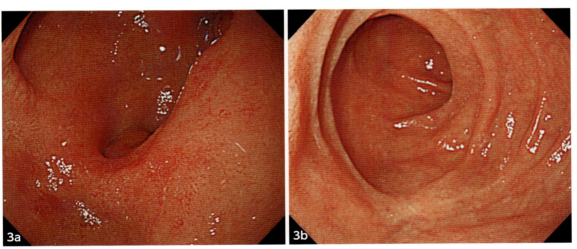

❸ Scarring stage（瘢痕期）
a：球部前壁〜下壁の S1 瘢痕．赤色瘢痕．球部の潰瘍は瘢痕化の過程でこのように pocket formation を呈することがある．
b：球部下壁の S2 瘢痕．周囲のひだ集中を伴う白色瘢痕．

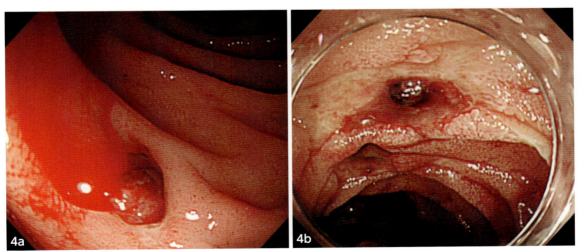

❹ 出血性十二指腸潰瘍
a：上十二指腸角の Forrest Ⅰb（湧出性出血）を呈する Dieulafoy 潰瘍．前駆症状なく吐血し救急搬送され，緊急内視鏡にて指摘，クリップで止血された．
b：下行脚の Forrest Ⅱa（露出血管陽性）を呈する不整形 A2 潰瘍．非露出血管部の潰瘍底から生検し CMV 陽性細胞が認められた．露出血管に対してはクリップで止血を得た．

十二指腸炎

■ 概要
- 種々の原因によって生じる十二指腸の炎症性病変．原因の明らかでない原発性（非特異性）と続発性に分類される[1]．前者は胃酸や *Helicobacter pylori* 感染の影響，もしくは除菌後における胃の高酸状態との関連が示唆されているが詳細は不明である[2]．続発性の原因は，自己免疫疾患やCrohn病，全大腸型の潰瘍性大腸炎に伴うもの，また感染症など多岐にわたる[3]．
- 大部分は原発性であり，球部から下行脚に好発するが，続発性は各々の疾患特異性がある[1,3]．
- 十二指腸潰瘍との明らかな連続性は報告されておらず，独立した疾患と考えられている[4]．

■ 典型的な画像所見とその成り立ち
- 原発性十二指腸炎の内視鏡分類[1,4]
  ①発赤型（❶）：明らかな白苔のない限局性発赤，時に浮腫を伴う．
  ②びらん型（❷）：白苔や凝血塊に覆われた大小さまざまなびらんと周囲の発赤・浮腫を伴う．
  ③粘膜粗糙型（❸a）：粘膜がびまん性に凸凹隆起を示し，時に発赤を伴う．
- ①と②は互いに移行を認め急性変化であるのに対し，③は慢性変化と位置づけられる．粗大隆起の主体は増生したBrunner腺であるが（❸b），胃上皮化生による顆粒状隆起型や平皿状陥凹を呈する亜型がある．

■ 確定診断へのプロセス
- 原発性十二指腸炎の特異的な検査方法は確立されていない．続発性は，個々の疾患特異性を反映した十二指腸病理から原因疾患を特定できる場合がある[3]．
- 原発性における粘膜粗糙型は，リンパ管嚢腫や濾胞性リンパ腫，アミロイドーシスとの鑑別を要する場合があり，組織診断を必要とすることがある[5]．

■ 治療
- 心窩部痛など症状を呈する場合は酸分泌抑制薬を投与し，*H. pylori* 陽性者は除菌を考慮する[5]．発赤・びらん型は経過観察でも半数が自然治癒し，粗糙型は不変であるが，いずれも潰瘍への移行はないとされている[4]．

（淺沼清孝）

文献
1) 稲土修嗣．十二指腸の非腫瘍性びまん性病変の診断．胃と腸 2002；37（6）：773-9.
2) 後藤 亨，菱木 智，田中正仁，ほか．*Helicobacter pylori* 除菌後に生じたびらん型十二指腸炎の検討．日消誌 1999；96（1）：14-20.
3) 岩下明徳，蒲池紫乃，高木靖寛，ほか．十二指腸の非腫瘍性びまん性病変，特に十二指腸炎の病理．胃と腸 2002；37（6）：762-72.
4) 稲土修嗣．484例の十二指腸炎における臨床的検討．Gastroenterol Endosc 1989；1：403-12.
5) 稲土修嗣．十二指腸炎．Gastroenterol Endosc 2012；24（11）：1730.

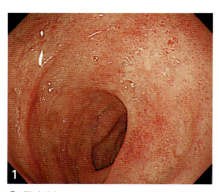

❶ 発赤型　十二指腸球部のびまん性の発赤．

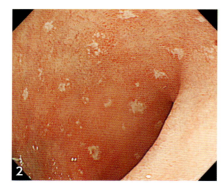

❷ びらん型　十二指腸球部に多発する白苔を伴う浅いびらん．

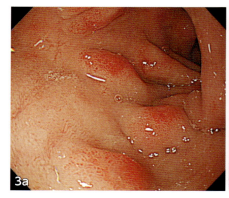

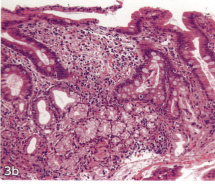

❸ 粘膜粗糙型
a：発赤粘膜を伴う多発する粘膜下腫瘍様隆起．
b：生検にて粘膜内に炎症細胞浸潤とBrunner腺を認めた．

十二指腸アミロイドーシス

■ 概要
- アミロイドーシスは，アミロイド（細線維性蛋白）が臓器に沈着し，臓器障害をきたす疾患の総称である．
- AA型アミロイドは毛細血管・小血管壁・粘膜固有層に沈着する傾向にあり，AL型アミロイドは消化管では粘膜筋板，粘膜下層，固有筋層に沈着する傾向にある．
- アミロイド蛋白の沈着は，消化管のなかでも十二指腸・小腸が顕著であり，十二指腸はアミロイドーシスの診断において生検陽性率が最も高い部位とされている[1,2]．

■ 典型的な画像所見とその成り立ち
- 十二指腸アミロイドーシスは，褪色域，多発びらん，粗造粘膜，顆粒状粘膜，凹凸不整粘膜，浮腫状粘膜，皺襞腫大，多発結節状隆起，粘膜下腫瘍様隆起など多彩な像をとる（❶）．
- アミロイド沈着（❷）の程度と上記内視鏡所見との関連性は明らかではない[3]．

■ 確定診断へのプロセス
- 「胃アミロイドーシス」（p.124）を参照．

■ 治療
- 「胃アミロイドーシス」（p.124）を参照．

（八田和久・小池智幸・藤島史喜）

文献
1) Tada S, Iida M, Iwashita A, et al. Endoscopic and biopsy findings of the upper digestive tract in patients with amyloidosis. Gastrointest Endosc 1990；36：10-4.
2) Kobayashi H, Tada S, Fuchigami T, et al. Secondary amyloidosis in patients with rheumatoid arthritis: diagnostic and prognostic value of gastroduodenal biopsy. Br J Rheumatol 1996；35：44-9.
3) 前畠裕司，江崎幹宏，一瀬理沙，ほか．消化管アミロイドーシスの臨床像　画像診断を中心に―胃・十二指腸病変の特徴．胃と腸 2014；49：301-10.

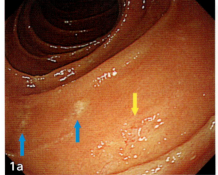 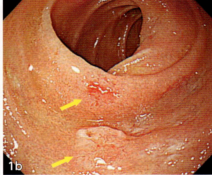 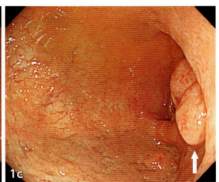

❶ 十二指腸アミロイドーシスの内視鏡像
a：褪色域（青矢印），凹凸不整粘膜（黄矢印）を認める．
b：凹凸不整粘膜を認める（黄矢印）．
c：表面に血管拡張を伴うポリープ状隆起を認める（白矢印）．

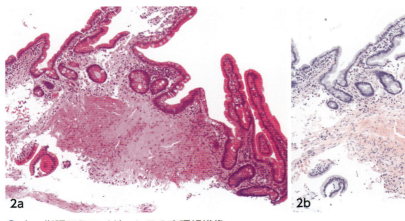

❷ 十二指腸アミロイドーシスの病理組織像
a：HE染色．淡好酸性の無構造物が結節状に沈着する．
b：DFS染色．アミロイド沈着を認める．

I 咽頭・食道・胃・十二指腸　4 十二指腸　B 腫瘍性疾患　(1) 上皮性腫瘍

十二指腸腺腫

■ 概要
- 乳頭部を除く十二指腸上皮性腫瘍はきわめてまれで，内視鏡スクリーニング検査時の発見率は 0.03 %[1] と報告されている．
- 組織学的には腸型腺腫，胃型腺腫，Brunner 腺腫に大別され，腸型が圧倒的に多い．
- 局在は球部，下行脚に多い．
- 部位別に粘液形質を検討した報告では，球部では胃型が多く，下行部では腸型が多いとされる[2]．

■ 典型的な画像所見とその成り立ち
- 内視鏡所見の特徴（❶，❷，❸a，b，❹，❺）：色調としては病変の白色化がきわめて高率．肉眼型としては隆起型が多いが，陥凹型や陥凹成分を伴う症例の報告[1]も散見される．
- 遠藤ら[2]は十二指腸上皮性腫瘍の拡大内視鏡所見を convoluted pattern，leaf pattern，reticular/sulciolar pattern，colon like pattern に分類しており，colon like pattern では従来の大腸拡大内視鏡診断学が応用可能と報告している．
- 病変の白色化（❺a）は上皮細胞内に蓄積した脂肪滴であるとされるが，Yoshimura ら[3]はこの所見が病変全体にみられた場合には低異型度腺腫である頻度が高いと報告している．

■ 確定診断へのプロセス
- 内視鏡所見として十二指腸上皮性腫瘍は境界明瞭な隆起性病変を呈することが多く，存在診断は比較的容易である．
- 色調の白色化が高率に認められることが手がかりになる．
- 生検で腫瘍性病変であることが確診されるが（❸c，d），腺腫か粘膜内癌かの鑑別は困難であることも多い．

■ 治療
- 内視鏡的切除が考慮されるが，その適応は明確には定められていない．
- 低異型度の腺腫は経過観察可能で，高異型度腺腫や粘膜内癌が内視鏡治療の適応だとする意見もあるが，術前診断が確立されていないことが問題である[4]．
- 十二指腸腫瘍の内視鏡治療は管腔が狭く，屈曲しているうえに，壁が非常に薄いことから，他の消化管に比べて手技的な難易度が高いことが知られている[5]．
- 生検を行うと粘膜下層の線維化をきたし，その後の内視鏡治療が困難となることがあるため，漫然と生検を繰り返すことは避けるべきである[4]．

（米地　真）

文献
1) 稲土修嗣, 前田宜延. 十二指腸上皮性腫瘍の臨床診断と治療—腺腫・癌. 胃と腸 2011；46：1604-17.
2) 遠藤昌樹, 松本主之, 菅井 有. 十二指腸腫瘍の診断と治療. Gastroenterol Endosc 2014；51：3763-74.
3) Yoshimura N, Goda K, Tajiri H, et al. Endoscopic features of nonampullary duodenal tumors with narrow-band imaging. Hepatogastroenterology 2010；57：462-7.
4) 落合康利, 飽本哲兵, 木下 聡, ほか. 十二指腸腺腫・腺癌の鑑別診断と治療. 消内視鏡 2015；27：133-40.
5) 角嶋直美, 小野裕之, 滝沢耕平, ほか. 十二指腸表在性腫瘍に対する EMR. 消内視鏡 2015；27：1103-7.

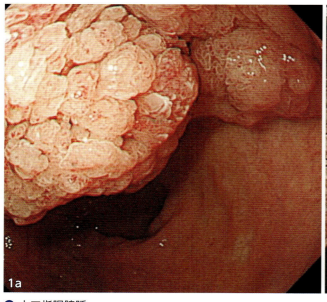
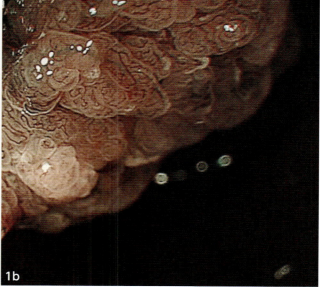

❶ 十二指腸腺腫
a：通常観察．十二指腸球部前壁〜上壁を主座として乳頭状の隆起の集簇から成る隆起性病変を認める．
b：NBI 観察．white zone に囲まれた窩間部をループ状の血管が走行する像が認められる．

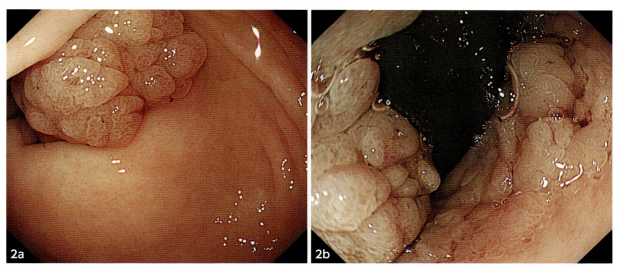

❷ 十二指腸腺腫
a：通常観察．幽門輪から胃側に飛び出した乳頭状隆起の集簇する病変を認める．
b：通常観察（反転観察）．幽門輪近くの下壁側を主座とする大小不揃いの結節から成る隆起性病変．丈の低い領域や丈の高い領域が混在している．

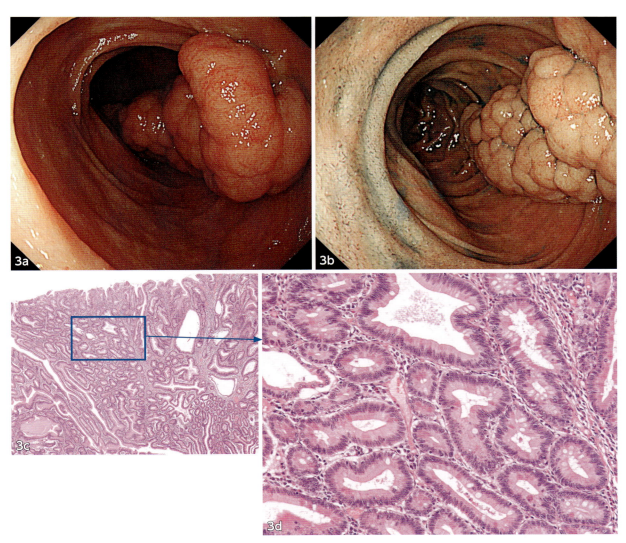

❸ 十二指腸腺腫
a：通常観察．十二指腸球部水平脚外側に存在する軽度発赤調の結節状隆起が集簇する病変．亜有茎性であった．
b：色素散布像．大小の結節が入り混じる像が明瞭となる．
c，d：病理組織像．紡錘形核と好酸性の細胞質を有した異型円柱状細胞が大小不規則な管状腺管形成性に密に増殖している．核の極性は保たれており，管状腺腫と診断した．

十二指腸腺腫　189

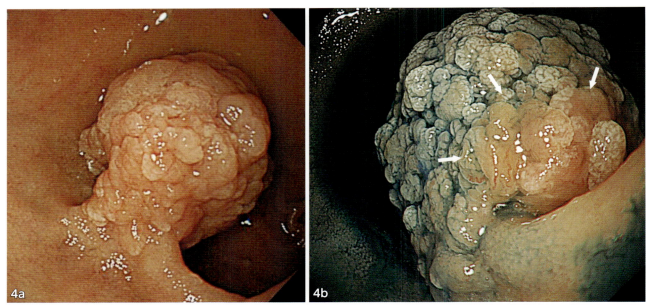

❹ 十二指腸腺腫
a：通常観察．上十二指腸角対側の亜有茎性隆起．多くの部分が白色化している．基部に軽度発赤調の領域が存在し，異型度が高い可能性が考えられた．生検では腺腫の範疇との診断であった．
b：色素散布像．大小の結節が入り混じる像が明瞭となる．基部はやや構造が崩れているようにみえる．

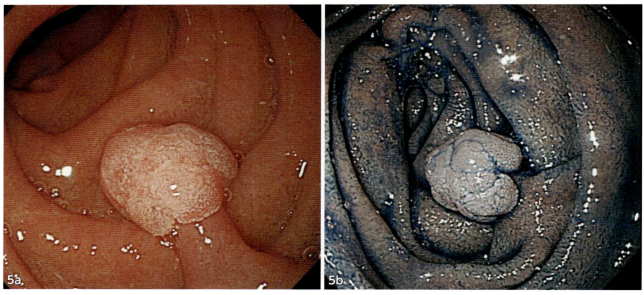

❺ 十二指腸腺腫
a：通常観察．十二指腸下行脚背側に存在する有茎性隆起．全体に均一に白色化している．
b：色素散布像．隆起はいくつかの結節から形成されている．

I 咽頭・食道・胃・十二指腸　4 十二指腸　B 腫瘍性疾患　(1) 上皮性腫瘍

十二指腸表在癌

■ 概要

- 「十二指腸腺腫」の項〈p.188〉で述べたように，乳頭部を除く十二指腸上皮性腫瘍はきわめてまれである．
- 組織学的には十二指腸腺腫の癌化，異所性胃粘膜の癌化，Brunner 腺の癌化，*de novo* 発生に大別される．
- 最近の調査では分化型癌が多く（99％），粘膜内癌が多い（94％）とされている[1]．

■ 典型的な画像所見とその成り立ち

- 内視鏡所見の特徴：肉眼型は隆起型（❶a，b，❷〜❹）が多いとされており，藤澤ら[2]は早期癌の文献報告249例を検討したところ，隆起型が93％であったと報告している．
- 近年は内視鏡検査の進歩により陥凹型（❺）の頻度も増加している．
- 色調としては腺腫と同様に病変の白色化（❶，❷，❹，❺）が重要である．
- Goda ら[1]は組織学的異型度から低異型度腺腫と高異型度腺腫／表在性腺癌の2つに大別し，その内視鏡像に関して検討した．後者は有意に腫瘍径が大きく，赤色調を呈する頻度が高かった．
- Yoshimura ら[3]は，白色化が全体にわたる entire type は低異型度腺腫，白色化が辺縁にとどまる marginal type は高異型度腺腫ないしは粘膜内癌が有意に多かったと報告している．
- Yoshimura ら[3]はさらに，微小血管構築像を network pattern と intra-villous structure pattern に分類し，network pattern は異型度が高いことを報告している．

■ 確定診断へのプロセス

- 内視鏡で病変の存在を認識することは腺腫同様に比較的容易である．
- 腺腫か粘膜内癌かの鑑別は困難なことが多い．とくに高異型度腺腫と粘膜内癌を鑑別することは現状では不可能に近い．両者は組織学的にも鑑別困難なことが多い．
- 異型度が高い病変の内視鏡的な特徴を理解し，完全生検を目的として内視鏡的な切除を行い，切除標本で確定診断を得ることが望ましいとする考え方もある[4]．

■ 治療

- 十二指腸癌の治療に関する明確な基準は定められていない．
- 表在癌では，リンパ節転移のない粘膜内癌に対しては内視鏡治療が施行されていることが多い．
- しかしながら，十二指腸表在癌では症例の蓄積が少なく，転移のリスクが明確でないこと，手技が難しく偶発症がまれではないことが大きな問題である．
- 内視鏡的な治療に手技的な困難さがあるとしても，外科手術はその侵襲の大きさから躊躇されることが多い．とくに十二指腸の膵臓側では膵臓の切除も必要となることから，より慎重に手術適応を決定せざるをえない．
- 腹腔鏡・内視鏡合同手術の報告も散見されるが，その適応や安全性などについて不明な点も多い．

（米地　真）

文献

1) Goda K, Kikuchi D, Yamamoto Y, et al. Endoscopic diagnosis of superficial non-ampullary duodenal epithelial tumors in Japan: Multicere case series. Dig Endosc 2014；26：23-9.
2) 藤澤貴史，友藤喜信，黒田信稔. 腺管絨毛腺腫を伴う早期十二指腸癌の1例：本邦報告例249例の臨床病理学的検討. Gastroenterol Endosc 1993；37：2768-75.
3) Yoshimura N, Goda K, Tajiri H, et al. Endoscopic features of nonampullary duodenal tumors with narrow-band imaging. Hepatogastroenterology 2010；57：462-7.
4) 落合康利，飽本哲兵，木下　聡，ほか. 十二指腸腺腫・腺癌の鑑別診断と治療. 消内視鏡 2015；27：133-40.

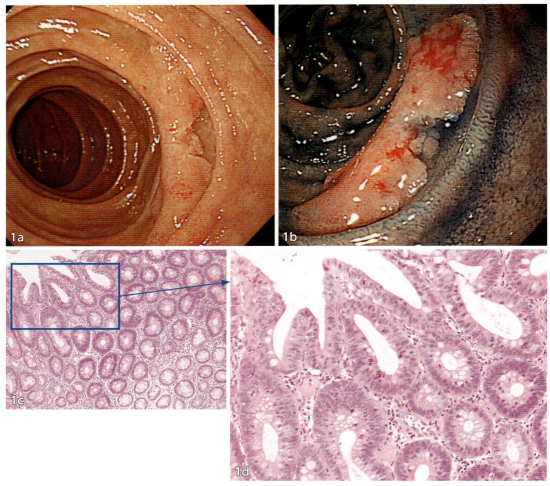

❶ 十二指腸表在癌
a：通常観察．十二指腸下行脚外側に正色調の扁平隆起性病変を認める．白色化は辺縁にのみ認められる．自然出血もあり，易出血性である．
b：色素散布像．境界がより明瞭となる．全体として隆起しているが，辺縁部に対して内部はわずかに陥凹していることがわかる．肉眼型としては0-Ⅱa+Ⅱcと診断した．
c，d：核腫大を示す異型細胞から成る腺管が密に観察される．腺管構成細胞の核異型や核の偽重層化が強まっており，核分裂像も散見される．高分化腺癌と診断した．

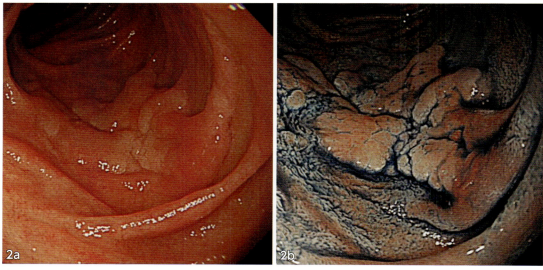

❷ 十二指腸表在癌
a：通常観察．十二指腸下行脚背側に白色と軽度発赤の入り混じった扁平隆起性病変を認める．白色化は部分的に認められる．病変中心部にはわずかな引きつれを伴っている．
b：色素散布像．病変の境界が明瞭となる．肉眼型としては0-Ⅱaと診断した．

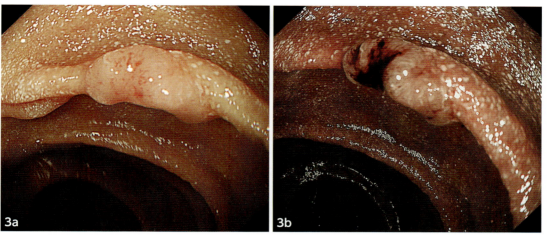

❸ 十二指腸表在癌
a：通常観察．十二指腸下行脚腹側に正色調の頂部に陥凹を伴う隆起性病変を認める．陥凹部には不整な血管が認められる．
b：NBI観察．病変中心部から自然出血を伴う．肉眼型としては0-Ⅱa＋Ⅱcと診断した．

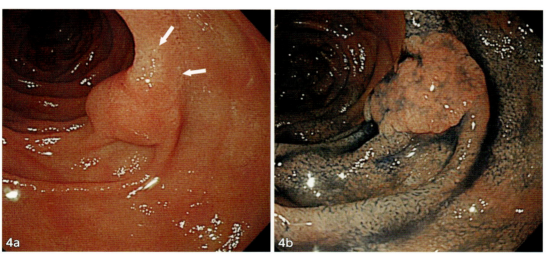

❹ 十二指腸表在癌
a：通常観察．十二指腸下行脚外側に発赤調の隆起性病変を認める．この病変も辺縁にはわずかに白色化（矢印）を伴っている．
b：色素散布像．境界が明瞭となる．全体として隆起しているが，辺縁部に対して内部はわずかに陥凹していることがわかる．陥凹内も均一ではなく，凹凸が目立つ．肉眼型としては0-Ⅱa＋Ⅱcと診断した．

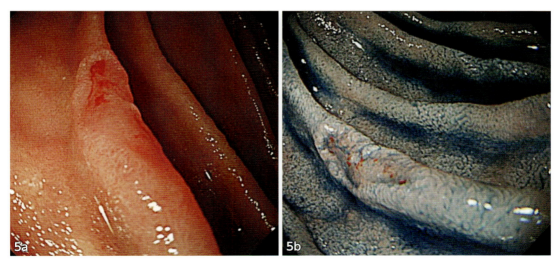

❺ 十二指腸表在癌
a：通常観察．十二指腸下行脚背側〜内側のKerckring皺襞上に正色調の陥凹性病変を認める．自然出血を伴い，易出血性である．白色化は辺縁にのみ認められる．
b：色素散布像．病変の境界が明瞭となる．肉眼型としては0-Ⅱcと診断した．

十二指腸進行癌

■概要
- 原発性十二指腸進行癌はきわめてまれである．
- 表在癌と同様に組織学的には十二指腸腺腫の癌化，異所性胃粘膜の癌化，Brunner 腺の癌化，*de novo* の発生経路が想定される．
- 局在は表在癌と同様に球部〜下行脚に多い[1]．

■典型的な画像所見とその成り立ち
- 内視鏡および消化管造影所見の特徴（❶〜❺）：肉眼型は 2 型（❷，❹）が最も多い[2]．1 型や 3 型も散見されるが 4 型の報告は少ない．
- 実地臨床では病変の進行・増大のために全貌を確認することができず，肉眼型の同定が困難な場合もある．

■確定診断へのプロセス
- 上部消化管内視鏡検査のルーチン観察において下行脚まで十分に観察することで発見される[3]．
- 確定診断は生検によって腺癌を確認することでなされる．
- 膵癌や胆管癌，大腸癌などの浸潤や転移性腫瘍との鑑別が必要となる．
- 水平脚や上行脚の病変は有症状例において造影検査を加えることにより診断されていることが多い[4]．

■治療
- 外科手術が可能な場合は膵頭十二指腸切除術が選択される[5]．
- 水平脚〜上行脚の病変に対しては膵を温存する治療が模索されることもあるが，進行癌では腸管近傍のリンパ節郭清のみでは不十分とされ，膵頭十二指腸切除術が必要である[5]．
- 切除不能例では化学療法も試みられるが，いまだ確立されたレジメンはない．

（米地　真）

文献
1) 尾上俊介，加藤岳人，柴田佳久，ほか．原発性十二指腸癌自験例 10 例の臨床病理学的検討．日消外会誌 2006；39：1458-63．
2) 猪瀬悟史，土屋嘉昭，野村達也，ほか．原発性十二指腸癌 27 切除例の臨床病理学的検討．日消外会誌 2010；43：135-40．
3) 坂田泰志，朝長元輔，松永圭司，ほか．上部消化管内視鏡検査で発見された十二指腸上行脚原発性十二指腸癌の 1 例．日消がん検診誌 2011；49：266-72．
4) Tocchi A, Mazzoni G, Puma F, et al. Adenocarcinoma of the third and fourth portion of the duodenum: results of surgical treatment. Arch Surg 2003；138：80-5.
5) 高橋 遍，小西 大，木下 平，ほか．原発性十二指腸癌に対する外科的治療方針．臨外 2008；63：1571-5．

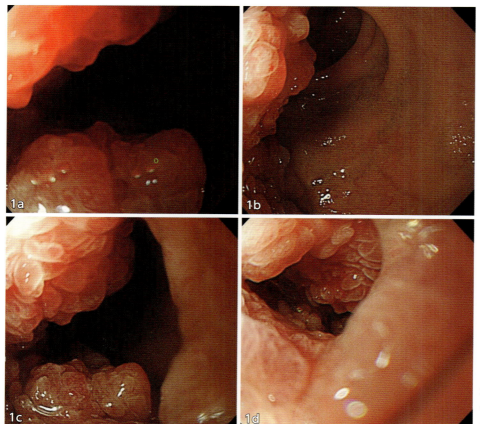

❶ 十二指腸球部に認める進行癌
通常観察．十二指腸球部の進行癌で全体像をとらえるのが困難であった．
a：球部前壁を中心に乳頭状の隆起が集簇する像を認める．
b：病変の肛門側は上十二指腸角を越えて下行脚にかかる部分まで進展している．
c：幽門近くでは球部内腔をほぼ占拠するような状態である．
d：幽門から腫瘍の一部が顔を出しているが，胃側に浸潤はしていない．
本症例は開腹手術を試みたが腫瘍の局所浸潤のために切除不能であった．バイパス手術を施行した．

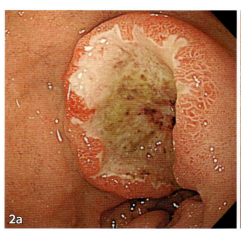
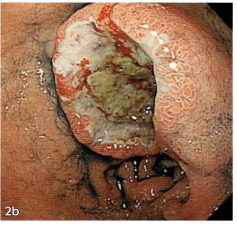

❷ 深い潰瘍を伴う2型腫瘍
a：通常観察．十二指腸球部上壁に2型腫瘍を認める．かなり深い潰瘍面を伴っている．
b：色素散布像．一見耳介様の周堤にもみえるが，周堤内側の形状が不規則である．
（大崎市民病院 大矢内 幹先生より提供）

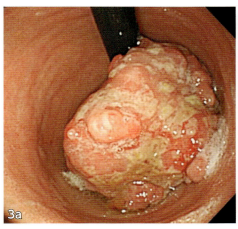
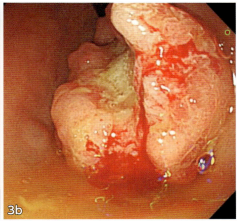

❸ 潰瘍形成を伴う隆起性病変
a：通常観察（反転観察）．十二指腸球部に隆起性病変を認める．大小不同の結節が認められ，表面は凹凸に富んでいる．
b：通常観察（反転観察）．3か月後．中心に潰瘍形成がはっきりとしてきている．
（東北労災病院 大原秀一先生より提供）

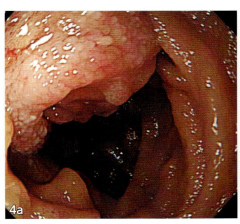
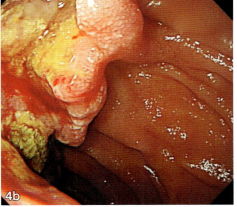

❹ 周堤を形成する2型腫瘍
a：通常観察．十二指腸下行脚内側に2型腫瘍を認める．乳頭部よりは口側．
b：色素散布像．隆起は周堤を形成し，中心は深い潰瘍を形成している．
（東北労災病院 大原秀一先生より提供）

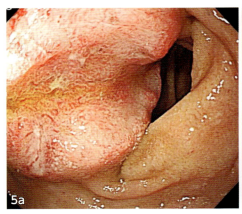
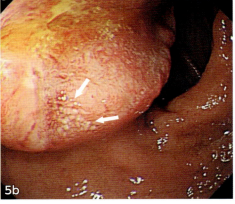

❺ 陥凹を伴う病変
a：通常観察．十二指腸球部前壁に隆起とその中心に陥凹を伴う病変を認める．
b：通常観察．周堤のごく一部には白色化した絨毛様の構造が残存している．
（東北労災病院 大原秀一先生より提供）

十二指腸粘膜下腫瘍

■ 概要

- 十二指腸粘膜下腫瘍（submucosal tumor：SMT）は，胃底腺・幽門腺化生，Brunner 腺過形成，リンパ管腫などの良性疾患が多く，真の腫瘍性病変では神経内分泌腫瘍（「十二指腸神経内分泌腫瘍」〈p.199〉を参照）の占める割合が高い．
- 消化管間質腫瘍（GIST）のうち十二指腸に発生するものは 3～5 ％であるが[1]，胃 GIST と異なり KIT 遺伝子エクソン 9 変異を伴い，KIT 陽性であるが CD34 はしばしば陰性を示し，病理遺伝子的には小腸 GIST と同じ特徴を有する[2]．
- 脂肪腫は消化管良性腫瘍の約 4 ％を占め[3]，十二指腸にはこのうち 4～5 ％が認められる．
- 迷入膵は，剖検では 13 ％に認められ，部位別では十二指腸が約 30 ％と最も多い[4]．
- 血管腫は，下血や貧血などを契機に診断されることが多い．

■ 典型的な画像所見とその成り立ち

GIST（❶，❷）

- 通常内視鏡観察では正常粘膜に覆われた硬い腫瘤であり，頂部にびらんや潰瘍を伴うことがある．
- EUS では，典型的には第 4 層に連続する低エコー性腫瘤であり，内部構造不均一は悪性を示唆する所見とされるが，必ずしも一致しない．

脂肪腫（❸）

- 通常内視鏡観察では正常粘膜に覆われた軟な腫瘤であり，黄色調を呈することもある．
- EUS では，第 3 層に連続する均一な高エコー性腫瘤として描出されることが多い．

囊胞（❹）

- 通常内視鏡観察では軟らかい腫瘤で，立ち上がりはなだらかである．
- EUS では，第 3 層を主座とすることが多く，境界明瞭な無エコー像を呈する．

迷入膵（❺）

- 通常内視鏡観察ではやや軟であり，なだらかな隆起を呈することが多い．

- EUS では，第 3 層を主座として通常の第 3 層よりやや低エコーの紡錘形腫瘤として認められることが多く，典型的には，導管を反映する無エコー域，第 4 層に固有筋層内での存在を反映する肥厚を認める．

血管腫

- 多くは，通常内視鏡観察で単発性の扁平～亜有茎で軟らかい暗赤色～暗青色の腫瘤として認められる．

■ 確定診断へのプロセス

- びらんや潰瘍形成を伴わない場合には，一般的には生検による診断は困難であり，確定診断には EUS-FNA が有用である（血管腫を疑った場合には，EUS-FNA は禁忌）．
- EUS では，「主存在層」「内部エコーレベル」「内部エコーパターン」から病変組織を推定する．
- CT は，病変径の大きな腫瘍，壁外発育型の腫瘍，壁外性圧排か否かの判別に有用であり，造影 CT にて腫瘍内部の壊死，出血，辺縁不整，造影効果不均一を認めた場合には，悪性を疑う指標ともなる．

■ 治療

- 十二指腸 GIST は，小腸 GIST のなかでも潜在的な悪性度が高いとされており，積極的な外科手術が推奨される[2]．
- 脂肪腫，迷入膵，胃底腺・幽門腺化生，Brunner 腺過形成，リンパ管腫では経過観察が推奨される．
- 血管腫は，下血や貧血などを呈する場合には内視鏡的切除，局注療法，外科的切除が行われる．

（八田和久・小池智幸・藤島史喜）

文献

1）Cavallaro G, Polistena A, D'Ermo G, et al. Duodenal gastrointestinal stromal tumors: review on clinical and surgical aspects. Int J Surg 2012；10：463-5.
2）西田俊朗. 十二指腸 GIST に対する治療方針とその治療成績. 臨外 2008；63：1565-70.
3）Mayo CW, Pagtalunan RJ, Brown DJ, et al. Lipoma of the alimentary tract. Surgery 1963；53：598-603.
4）佐藤 公，田中圭祐，岩本史光，ほか. 十二指腸粘膜下腫瘍および類似病変の診断および治療. 消内視鏡 2016；28：257-65.

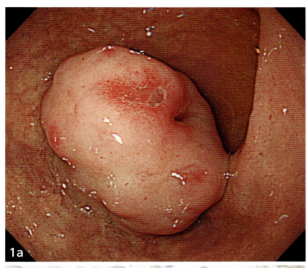
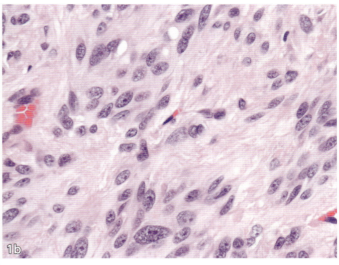
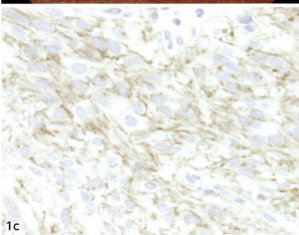

❶ 表面にびらん形成を伴う GIST
a：通常観察．十二指腸球部前壁に，表面に潰瘍形成を伴い，くびれを有する粘膜下腫瘍を認めた．
b，c：病理組織像（b：HE 染色，c：c-kit 染色）．紡錘形細胞の増殖を認め，c-kit（＋），CD34（＋），SMA（－），S-100（－）であり，GIST と診断された．
（白河厚生総合病院　土井孝志先生・竹村真一先生，野沢佳弘先生より提供）

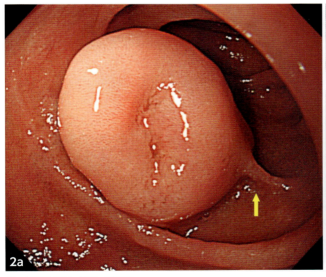
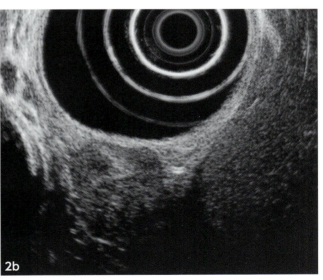

❷ 表面陥凹を伴う GIST
a：通常観察．十二指腸下行脚に，表面陥凹を伴う粘膜下腫瘍を認め，bridging fold（矢印）を伴う．
b：EUS．層構造の分離が不良であったが，内部不均一な低エコー性病変である．
（東北労災病院　近藤 穣先生より提供）

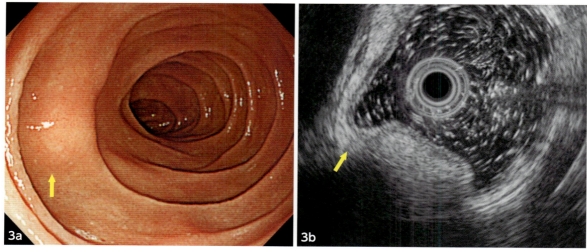

❸ 脂肪腫
a：通常観察．十二指腸下行脚に，なだらかな立ち上がりの粘膜下腫瘍を認める（矢印）．
b：EUS．第3層と連続性を有する（矢印）均一な高エコー像から脂肪腫と診断できる．

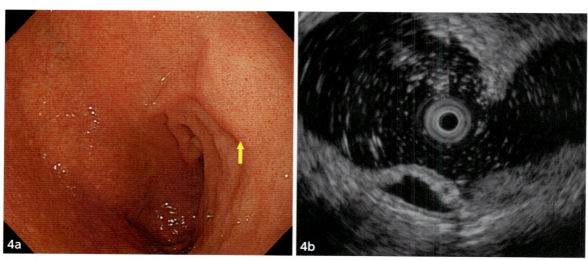

❹ 囊胞
a：通常観察．十二指腸球部後壁に，なだらかな立ち上がりの粘膜下腫瘍を認める（矢印）．
b：EUS．第3層と連続性を有する無エコー像から囊胞と診断できる．

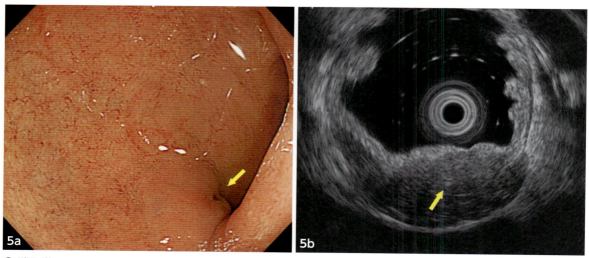

❺ 迷入膵
a：通常観察．下十二指腸角に，開口部を伴うなだらかな立ち上がりの粘膜下腫瘍を認める（矢印）．
b：EUS．第3層に点状高エコー（矢印）を伴う紡錘形の中から低エコー性腫瘍を認め，第4層は肥厚している．

I 咽頭・食道・胃・十二指腸　**4 十二指腸**　**B** 腫瘍性疾患　（2）非上皮性腫瘍

十二指腸神経内分泌腫瘍

■ 概要

● 神経内分泌腫瘍（NET）の臓器別の頻度としては，本邦では十二指腸（16.7 %）は直腸に次いで2番目に多い[1]．

● 従来カルチノイドとされてきた病変は，2010年WHO分類によりNETに相当する[2]．

● 多くの症例では，ホルモン／アミン産生による症状を呈することは少なく，非機能性NETである．

● ホルモン産生により症状を引き起こす機能性NETも少ないながら存在し，Zollinger-Ellison症候群（6〜13 %），カルチノイド症候群（2.9 %），Cushing症候群（0.6〜6 %）がある．

● Zollinger-Ellison症候群を呈する十二指腸NETはガストリノーマと総称され，本質的に悪性であり，転移を伴うことが多い．

● 乳頭部NETと非乳頭部NETに分けられるが，非乳頭部NETの割合が多い．

■ 典型的な画像所見とその成り立ち

● 粘膜深層の内分泌細胞より膨張性に発育するため，小さいものでは内視鏡上半球状の粘膜下腫瘍として認められることが多く，血管拡張所見を伴うこともある[3]（**❶**）．

● 腫瘍径が大きくなるにつれて，頂部の被覆粘膜が菲薄化し，中心陥凹（delle）や潰瘍が出現することが多い（**❷**）．

● NBIでは癌に認められるような特徴的な腺管構造所見を認めず，色調としても変化を認めないことが多いが，血管に関しては，口径不同などは認められないものの，前述の腫瘍膨張性発育に伴う粘膜血管拡張がより所見としてとらえやすくなる[4]．

● 典型的な十二指腸NETのEUS所見は，第2，3層に主座をもつ，境界明瞭な低エコー性病変である（**❸**）．

■ 確定診断へのプロセス

● 確定診断は生検標本の病理組織によるが（**❹**a），診断がつかない際にはボーリング生検やEUS-FNAが行われることもある．

● 診断のために，神経内分泌系マーカー（クロモグラニンA，シナプトフィジン）の免疫組織化学的検索が必要である（**❹**b，c）．

■ 治療

● ガストリノーマは，その転移率の高さ（50〜90 %）よりリンパ節郭清を伴う外科手術が推奨される．

● 乳頭部NETは，腫瘍の性質が非乳頭部と異なる可能性があり，部位的な問題からも外科手術が推奨されている[5]．

● エビデンスレベルの高い報告はほとんどないが，非乳頭部NETに対しては，ENETSガイドラインでは腫瘍径10 mm以下では内視鏡治療，20 mmを超えるものでは外科手術が推奨されている[5]．

（八田和久・小池智幸・藤島史喜）

文献

1）Ito T, Sasano H, Tanaka M, et al. Epidemiological study of gastroenteropancreatic neuroendocrine tumors in Japan. J Gastroenterol 2010；45：234-43.

2）Bosman F, Carneiro F, Hruban R, et al. WHO Classification of Tumours of the Digestive System. ed 4. IARC press；2010.

3）八田和久，小池智幸，飯島克則，ほか．胃・十二指腸神経内分泌腫瘍の内視鏡診断と治療方針．最新医学　2015；70：1938-44.

4）八田和久，小池智幸，浅野直喜，ほか．十二指腸神経内分泌腫瘍の診断と治療．Gastroenterol Endosc 2016；58：191-200.

5）Delle Fave G, Kwekkeboom DJ, Van Cutsem E, et al. ENETS Consensus Guidelines for the management of patients with gastroduodenal neoplasms. Neuroendocrinology 2012；95：74-87.

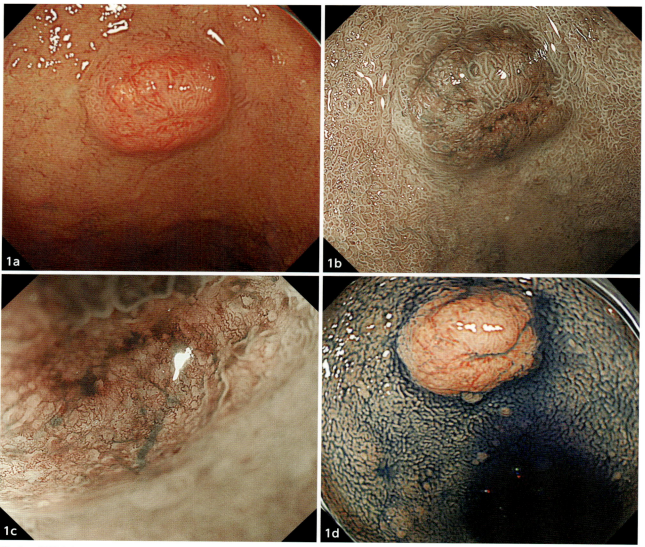

❶ 十二指腸 NET
a：通常観察． b：NBI 観察． c：NBI 拡大観察． d：インジゴカルミン散布後．
十二指腸球部前壁に局在する，立ち上がりが急峻で表面に血管拡張を伴う半球状隆起性病変であり，NBI 拡大観察では細い血管，シアン調の拡張血管を認める．

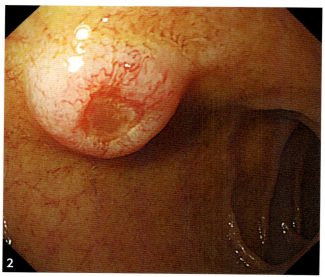

❷ 潰瘍を伴う十二指腸 NET
十二指腸球部前壁に，中心に潰瘍を伴う粘膜下腫瘍様隆起を認め，表面には拡張血管を認める．

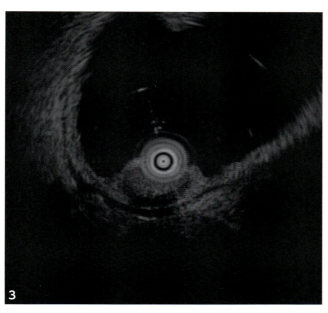

❸ 十二指腸 NET の典型的な EUS 像
第 2，3 層に主座をおく低エコー性病変であり，壁深達度 SM と診断した．

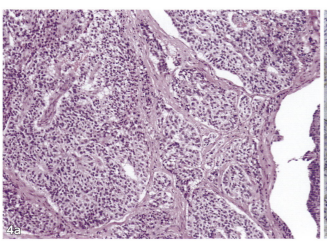
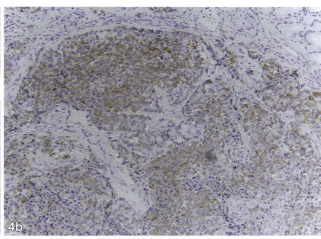
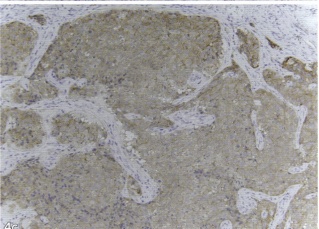

❹ 十二指腸 NET の病理組織像
a：HE 染色．類円形核と好酸性細胞質を有する異型細胞が索状胞巣や篩状様構造をとりながら増殖している．
b，c：免疫染色（b：クロモグラニン A 染色，c：シナプトフィジン染色）．クロモグラニン A，シナプトフィジンともに陽性であった．

I 咽頭・食道・胃・十二指腸　4 十二指腸　B 腫瘍性疾患　(2) 非上皮性腫瘍

十二指腸悪性リンパ腫

■概要
- 十二指腸に生じた悪性リンパ腫である．
- 病理組織型は濾胞性リンパ腫が多い．

■典型的な画像所見とその成り立ち
- 多彩な像を呈するが（❶〜❻），濾胞性リンパ腫は集簇する白色顆粒状隆起として認識されることが多い（❶a, ❷）．

■確定診断へのプロセス
- 確定診断は生検標本の病理組織による（❶b）．

■治療
- 濾胞性リンパ腫は進行が緩徐であるため，watch-and-wait で経過観察されることが多い．
- MALT リンパ腫では *H. pylori* 除菌療法が奏効したとの報告がある．
- びまん性大細胞型 B 細胞リンパ腫に対しては化学療法や放射線療法が行われる．

（浅野直喜・千葉隆士・小池智幸）

参考文献
1) 田利 晶, 麻奥英毅, 藤原 恵, ほか. 消化管原発 low-grade lymphoma 濾胞性リンパ腫とマントル細胞リンパ腫 濾胞性リンパ腫の診断と治療—腸管原発濾胞性リンパ腫の治療 "watch and wait" の立場から. 胃と腸 2014；49（5）：664-74.
2) Schmatz AI, Streubel B, Kretschmer-Chott E, et al. Primary follicular lymphoma of the duodenum is a distinct mucosal/submucosal variant of follicular lymphoma: a retrospective study of 63 cases. J Clin Oncol 2011；29（11）：1445-51.
3) Nakamura S, Matsumoto T, Takeshita M, et al. A clinicopathologic study of primary small intestine lymphoma: prognostic significance of mucosa-associated lymphoid tissue-derived lymphoma. Cancer 2000；88（2）：286-94.
4) Nagashima R, Takeda H, Maeda K, et al. Regression of duodenal mucosa-associated lymphoid tissue lymphoma after eradication of Helicobacter pylori. Gastroenterology 1996；111（6）：1674-8.

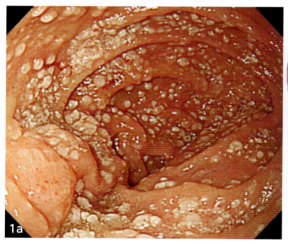
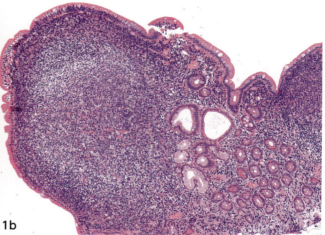

❶ 十二指腸濾胞性リンパ腫
a：下行部にびまん性の白色顆粒状隆起として認めた．
b：病理組織像．リンパ腫細胞が粘膜固有層内に結節状構造を呈しながら増生している像が観察される．

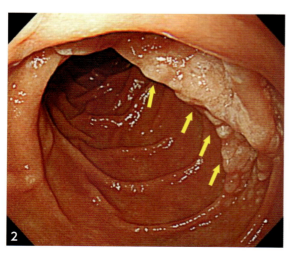

❷ 十二指腸濾胞性リンパ腫
下行部に限局的な白色顆粒状隆起の集簇（矢印）として認めた．

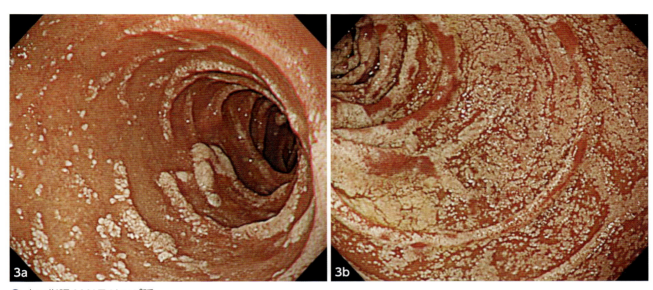

❸ 十二指腸MALTリンパ腫
球部から下行部にかけて粘膜面を覆いつくすような細かい白色顆粒状隆起として認めた.

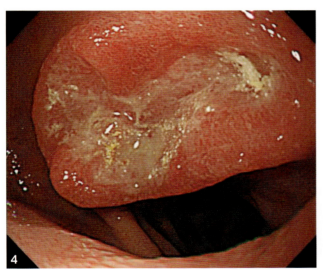

❹ 十二指腸びまん性大細胞型B細胞リンパ腫
上十二指腸角に潰瘍を伴う腫瘤として認めた.

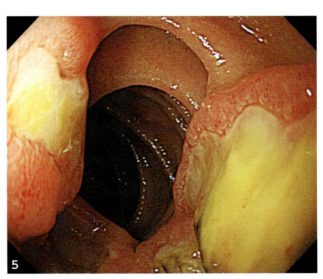

❺ 十二指腸びまん性大細胞型B細胞リンパ腫
下行部に潰瘍性病変として認めた.

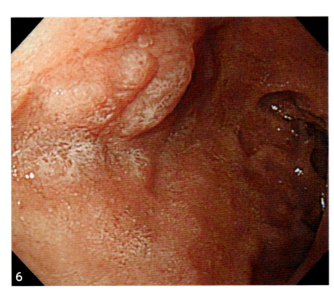

❻ 十二指腸T細胞性リンパ腫
球部前壁に結節状の隆起として認めた.

転移性十二指腸腫瘍（直接浸潤を含む）

■ 概要
- 転移性十二指腸腫瘍はまれな疾患である．剖検例での検討では，消化管転移性腫瘍のなかでは小腸転移が最多で，小腸＞大腸＞胃＞食道の順であったと報告されている[1,2]．
- 転移性十二指腸腫瘍の頻度についての報告は少ないが，中ら[3]の報告では，小腸転移を認めた剖検例294例のうち十二指腸転移は139例（47％）を占めており，原発臓器は胃＞膵＞胆道の順であった．
- 十二指腸と解剖学的に近い胃・膵・胆道・結腸・腎などからの直接浸潤・転移（❶）だけでなく，遠隔臓器（腹腔内・腹腔外）からの転移もみられる（❷〜❹）．

■ 典型的な画像所見とその成り立ち
- 表面に潰瘍を伴う粘膜下腫瘍（SMT）様の隆起性病変が典型的である（❸〜❺）が，膵・胆道など近傍の臓器からの転移では圧排像を呈することも多く（❶），狭窄・潰瘍を呈するものもある[4]．

■ 確定診断へのプロセス
- 形態から転移性腫瘍を想定することは可能であるが，非特異的な所見を呈することもあり，適切な生検ならびに各種画像検査も併せ総合的に診断する必要がある．

■ 治療
- 原疾患の進行度・治療方針による．

（近藤　稜）

文献
1) 原岡誠司，岩下明徳，中山吉福．病理から見た消化管転移性腫瘍．胃と腸 2003；38：1755-71．
2) 加藤　洋，神田浩明，二宮浩範，ほか．消化管転移性腫瘍の頻度と病理学的特徴．消内視鏡 2016；28（6）：829-39．
3) 中　英男，本告　匡，岡慎一郎，ほか．剖検例における消化管転移癌の臨床病理学的研究．北里医学 1989；19：254-7．
4) 宮川国久，佐藤奈都子，立石宇貴秀，ほか．転移性腫瘍の形態的特徴—十二指腸．胃と腸 2003；38：1790-8．

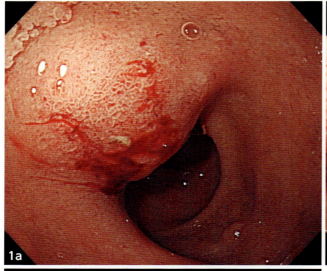
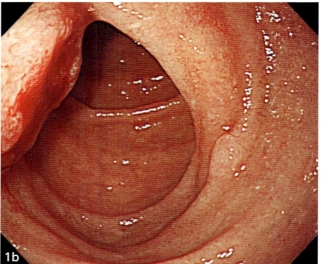
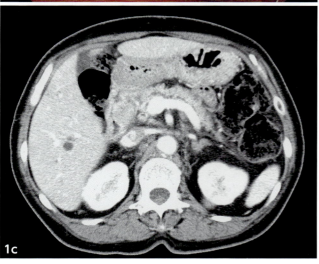

❶ 膵頭部癌十二指腸下行部直接浸潤例（60歳代，女性）
a：上十二指腸角対側に，立ち上がりがなだらかで，一部粗大な表面構造をもつ外圧排様の隆起性病変を認める．
b：下行部．頂部には陥凹面を伴う．生検にて腺癌と判明し，膵頭部癌の十二指腸浸潤と診断した．
c：CT所見．Vater乳頭口側に軟部影を認める．

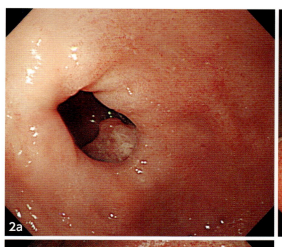
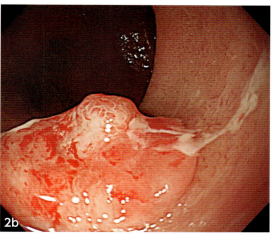
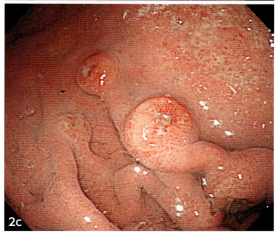

❷ 前立腺平滑筋肉腫十二指腸転移例（70 歳代，男性）
a：胃側より，球部の隆起性病変が観察される．
b：十二指腸球部下壁に，平皿状の発赤調隆起性病変を認める．肛門側の一段高い隆起部分のみ絨毛構造が残存しているが，その他の表面構造は不明瞭となっている．生検にて平滑筋肉腫の転移と診断した．
c：胃体上部大彎にも，陥凹を伴う SMT 様隆起が多発していた．いずれも平滑筋肉腫の転移であった．

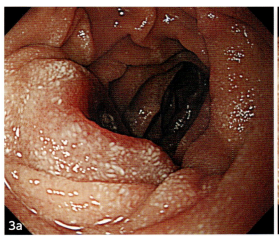
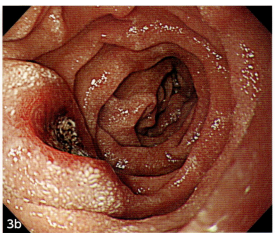
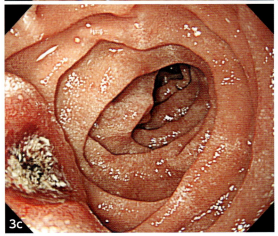

❸ 肺小細胞癌十二指腸転移例（70 歳代，男性）
十二指腸下行部に，頂部に潰瘍面を伴う SMT 様隆起を認める．隆起部はリンパ管拡張を伴う正常粘膜で覆われている．生検にて肺小細胞癌の転移と診断した．

転移性十二指腸腫瘍（直接浸潤を含む）　205

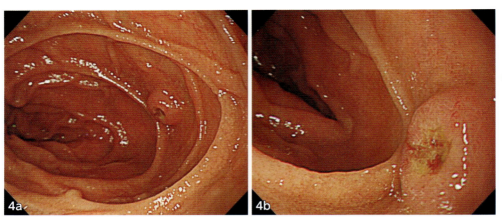

❹ 肺腺癌十二指腸転移例（50歳代，女性）
a：十二指腸下行部，Vater乳頭対側に，頂部に陥凹面を伴うSMT様隆起を認める．隆起部は正常粘膜で被覆されている．
b：近接像．生検にて肺腺癌の転移と診断した．

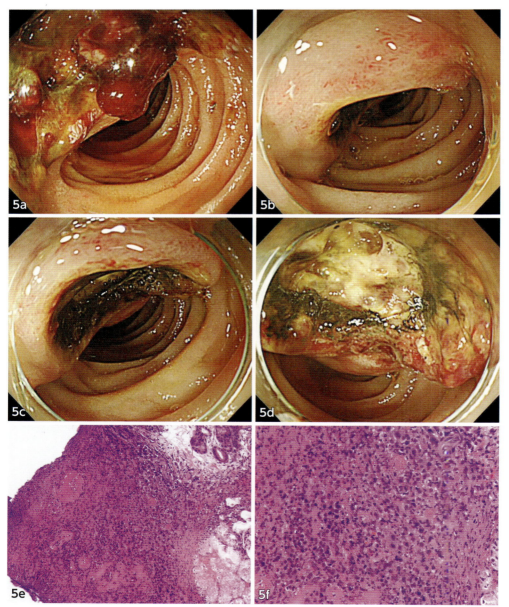

❺ 血管肉腫十二指腸転移例（50歳代，男性）
貧血の進行があり，上部消化管内視鏡検査を施行した．
a：十二指腸下行部に，凝血塊の付着した潰瘍性病変を認める．止血処置を施行した．
b〜d：再検時の上部内視鏡検査画像．SMT様の立ち上がりを呈し頂部に潰瘍面を伴う隆起性病変として認識できる．
e：HE染色弱拡大像．
f：HE染色強拡大像．壊死や出血を背景に，核濃染・核形不整を示す異型細胞が観察される．免疫染色にて血管肉腫の転移と診断した．

II

小腸・大腸

編集 ▶ 遠藤克哉

II 小腸・大腸　A 非腫瘍性疾患　(1) 脈管性疾患

虚血性大腸炎

■ 概要
- 1963年Boleyら[1]が一つの疾患単位として提唱し，1966年Marstonら[2]が虚血性大腸炎と呼称．
- 発生には，腸管壁の微小循環障害や腸管内圧上昇などの関与が示唆されている．
- 男性より女性に多く，突然の腹痛，下痢，血便を主訴とする．
- 左側結腸が好発部位であるが，直腸や横行結腸，上行結腸に病変が及ぶこともある．
- 一過性型，狭窄型，壊死型に分類される[2]が，一過性型と狭窄型を合わせて狭義の虚血性大腸炎とよばれる．
- 壊死型虚血性大腸炎は，一過性型や狭窄型と比べてその頻度は低いものの，予後不良である．

■ 典型的な画像所見とその成り立ち
- 注腸X線検査の拇指圧痕像が有名であるが，最近ではとくに急性期に注腸検査を行うことが少なく，実際に見る機会は少ない．
- 内視鏡検査では，縦走潰瘍（❶）やびらんを認め，発赤や浮腫を伴う．
- 大川ら[3]の検討によると，縦走病変（❷a）とうろこ模様（白い線で区画されたうろこ様にみえる発赤）（❷b）が内視鏡診断に有用であり，うろこ模様の本態は粘膜内出血とされている．
- 腹部骨盤部CT検査にては，腸管壁の浮腫性肥厚を認める（❸c）．

■ 確定診断へのプロセス
- 病歴や内視鏡所見から診断は比較的容易．
- 抗生物質の未使用，糞便あるいは生検組織の細胞培養陰性の確認が必要．
- 急性期の組織像では，とくに腺管の枠が残存したまま上皮が脱落する，いわゆるghost-like appearanceが特徴（❸d）．

■ 治療
- 壊死型は緊急手術の適応．
- 軽症なら自然軽快，中等症以上は，入院し絶食補液管理とする．
- 発熱がみられたり，炎症反応高値の際は抗菌薬投与が必要．

（岩渕正広・杉村美華子）

文献
1) Boley SJ, Schwartz S, Lash J, et al. Reversible vascular occlusion of the colon. Surg Gynecol Obstet 1963；116：53-60.
2) Marston A, Pheils MT, Thomas ML, et al. Ischaemic colitis. Gut 1966；7：1-15.
3) 大川清孝，青木哲哉，上田渉，ほか．虚血性大腸炎の臨床像．胃と腸 2013；48：1689-702.

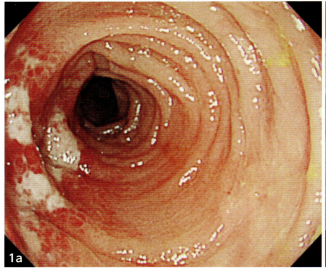
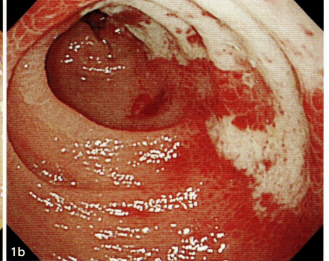

❶ 虚血性大腸炎の内視鏡所見（70歳代，女性）
S状結腸に典型的な縦走潰瘍を認める．
（東北大学病院消化器内科より提供）

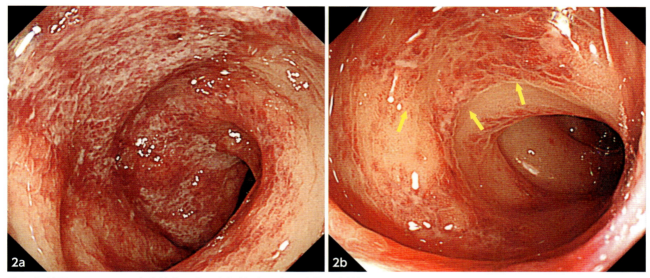

❷ 下行結腸に認められる虚血性大腸炎の内視鏡所見（80 歳代，女性）
下行結腸に縦走性のびらん，発赤，浮腫（a）とその周囲にうろこ模様（b，矢印）を認める．

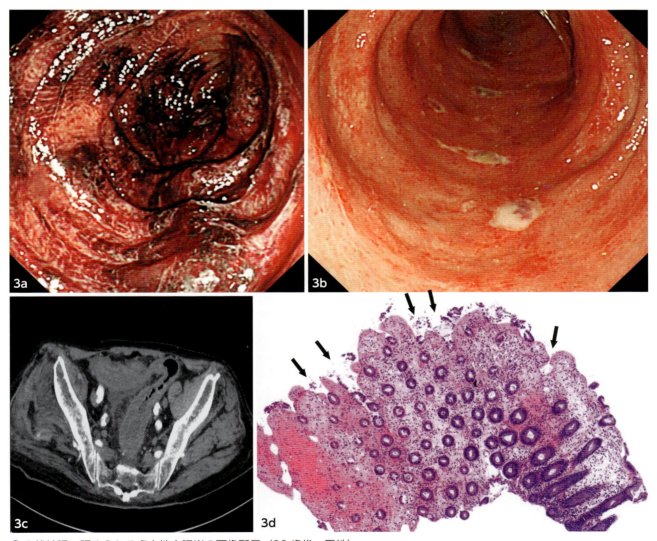

❸ S 状結腸に認められる虚血性大腸炎の画像所見（90 歳代，男性）
a：発症直後の内視鏡検査では，暗赤色調の強い色調変化と浮腫状粘膜を認める．
b：8 日後の内視鏡検査では，縦列する小潰瘍がみられるが，炎症は改善傾向にある．
c：発症直後の腹部骨盤部 CT 検査では，S 状結腸壁に浮腫性肥厚を認める．
d：病変部からの生検では，間質にうっ血と炎症細胞浸潤を認める．腺管が脱落し枠のみが残存した ghost-like appearance（矢印）もみられる．

Ⅱ 小腸・大腸　A 非腫瘍性疾患　(1) 脈管性疾患

小腸血管性病変

■ 概要

● 小腸血管性病変は上下部内視鏡検査を行っても出血源が特定できない消化管出血（obscure gastrointestinal bleeding：OGIB）の出血源として診断される．小腸出血のうち，23〜52％を小腸血管性病変が占めるとされる[1]．

● 病態が異なる静脈瘤などを除けば，以下の3種類に分類できる．

①静脈・毛細血管の特徴をもつ病変；angioectasia：薄い血管壁から成り内弾性板をもたない静脈の特徴をもった異常血管が拡張・蛇行した病変．

②動脈の特徴をもつ病変；Dieulafoy's lesion：粘膜下層には通常存在しない異常に太い動脈が粘膜に接して蛇行している病変．

③動脈と静脈の特徴をもつ病変；AVM（arteriovenous malformation）．

■ 典型的な画像所見とその成り立ち

● 病理組織学的な背景から小腸血管性病変の拍動性の有無に注目した内視鏡分類（Yano・Yamamoto分類，❶）が提唱されている．Type 1aと1bはangioectasia（❷，❸），Type 2aと2bはDieulafoy's lesion（❹，❺），Type 3はAVM（❻）に相当すると考えられ，分類できない特異な形態をもつ病変はType 4（❼）としている．

● Yano・Yamamoto分類は内視鏡所見により病理組織学的特徴を推定し作成された分類である．Kasaiらは手術標本の病理学的所見からType 2b病変がDieulafoy's lesionであることを報告している[2]．

❶ 小腸血管性病変の内視鏡分類（Yano・Yamamoto分類）

Type 1a		点状（1mm未満）発赤で，出血していないか滲出性出血するもの
Type 1b		斑状（数mm）発赤で，出血していないか滲出性出血するもの
Type 2a		点状（1mm未満）で，拍動性出血するもの
Type 2b		拍動を伴う赤い隆起で，周囲に静脈拡張を伴わないもの
Type 3		拍動を伴う赤い隆起で，周囲に静脈拡張を伴うもの
Type 4	?	上記に分類されないもの

（矢野智則，他．日消誌 2009；106：19-25 より）

■ 確定診断へのプロセス

● 慢性腎不全（とくに透析期），肝硬変等による門脈圧亢進症，心疾患（弁膜症，心不全，虚血性心疾患）があれば血管性病変の合併頻度が高いとされる．若年より反復する鼻出血，およびそのような家族歴を有する場合は遺伝性出血性末梢血管拡張症（Rendu-Osler-Weber病）を疑う必要がある[3]．

● 初期評価として腹部造影CTを撮影し，caliber changeを伴うような小腸狭窄，粗大な腫瘍性病変や炎症性疾患を疑うような壁肥厚，リンパ節腫大，造影剤の消化管内への漏出，大きな異常血管の有無をチェックする．

● 出血源が推定できる場合には，病変に近い経路からBAE（balloon assisted endoscopy）を行う．出血源ははっきりしないが，顕性出血が持続している（ongoing overt bleeding）場合は，診断と同時に治療が可能なBAEを選択する．顕性出血がない（occult bleeding）か，すでに止血している（previous overt bleeding）場合には，狭窄症状がないことを確認したうえでカプセル内視鏡を行う．

● 事前に出血源が特定できていないongoing overt bleedingの場合には，前処置なしでの経口ルートを選択する．小腸内では腸液の逆流が少ないため，経口ルートでの挿入中に血性腸液が見つかれば，その近くに出血源があると考えてよい．逆に経肛門ルートで挿入すると，流れてくる血性腸液で視野確保が困難であるばかりか，送気や送水により血性腸液を逆流させてしまい，出血源を探すための重要な位置情報を失ってしまうことになる．ただし，出血源までの回盲弁からの距離が確定できており，回盲弁から近い場合には，経肛門ルートを選択する場合もある．

● occult bleedingかprevious overt bleedingの場合で，事前検査で病変部位があらかじめわかっている場合には，病変に近いほうのルートを選択する．病変の手がかりがない場合には，より低侵襲で膵炎の危険がほぼない経肛門ルートを先に選択する．

■ 治療

● 小腸血管性病変が出血源となっている場合の多くは内視鏡治療の適応となる．

● 小腸出血に対する内視鏡的止血術で最も難しいのは，出血点を同定することである．小腸にはランドマークがないため，怪しい部位を見つけても見失いやすい．重要な手がかりとなる血性腸液を見つけたら，洗浄よりも先にマーキングクリップでランドマークを作ってから出血点を検索する．

● 他部位の消化管出血と同様に，電気焼灼法，止血ク

リップ，局注法などが選択可能である．当科ではYano・Yamamoto 分類に基づいて治療方法を選択している．
- Type 1 病変に対してはアルゴンプラズマ凝固法（APC）を行う．oozing を伴う場合，アドレナリン加生理食塩水を局注して出血をコントロールしたうえで焼灼している．
- Type 2 病変に対しては粘膜下の異常血管を結紮するように止血クリップをかける．Type 2b ではとくに，治療中に大量出血をきたし視野を失う可能性もあるため，必ず近傍にマーキングクリップを置いてから処置を開始する．出血により視野の確保が困難な場合は，gel immersion 法が有用である[4]．
- Type 3 病変に対しても止血クリップをかけることで治療可能な場合がある．しかし，大きな病変についてはマーキングクリップと点墨を行って，IVR や外科的治療を検討する．
- 血管性病変のなかには，有茎性ポリープ様の病変や粘膜下腫瘍様の病変など内視鏡所見だけでは診断できないような特異な形態を示す病変もあり，これらがType 4 に相当する．EUS や血管造影，3D-angio CT なども検討し，適切な治療方法を慎重に選択する必要がある．

（馬込省吾・矢野智則）

文献
1) 矢野智則，山本博徳．手技の解説　小腸出血の内視鏡的止血. Gastroenterol Endosc 2010；52：2730-7.
2) Kasai T, Kawabe K. Histological findings of a lesion of Yano-Yamamoto classification type2b. Dig Endosc 2016；28：611-21.
3) 小腸内視鏡診療ガイドライン作成委員会（編）．小腸内視鏡診療ガイドライン．Gastroenterol Endosc 2015；57：2685-720.
4) Yano T, Nemoto D, Ono K, et al. Gel immersion endoscopy: a novel method secure the visual field during endoscopy in bleeding patients (with videos). Gastrointest Endosc 2016；83：809-11.

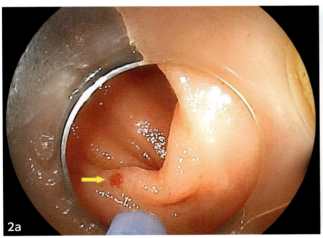
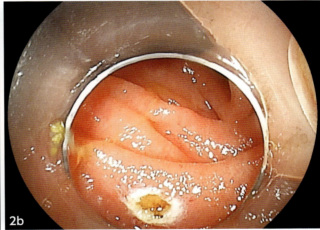

❷ Yano・Yamamoto 分類 Type 1a
a：1 mm 未満の点状発赤（矢印）．
b：APC による焼灼治療後．

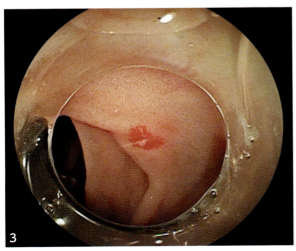

❸ Yano・Yamamoto 分類 Type 1b
病変中央に白色栓を認め出血源と考えられる．

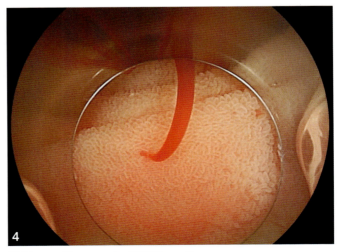

❹ Yano・Yamamoto 分類 Type 2a
点状の病変で拍動性出血を伴う．

小腸血管性病変

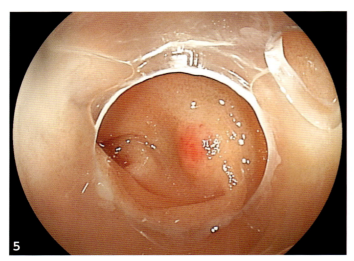

❺ Yano・Yamamoto 分類 Type 2b
拍動性を有する発赤調隆起．周囲の血管拡張は認めない．

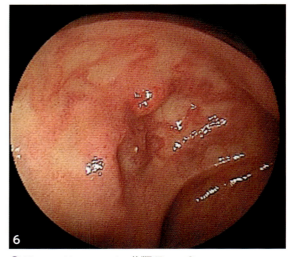

❻ Yano・Yamamoto 分類 Type 3
拍動性を有する発赤調隆起．周囲血管の拡張を認める．

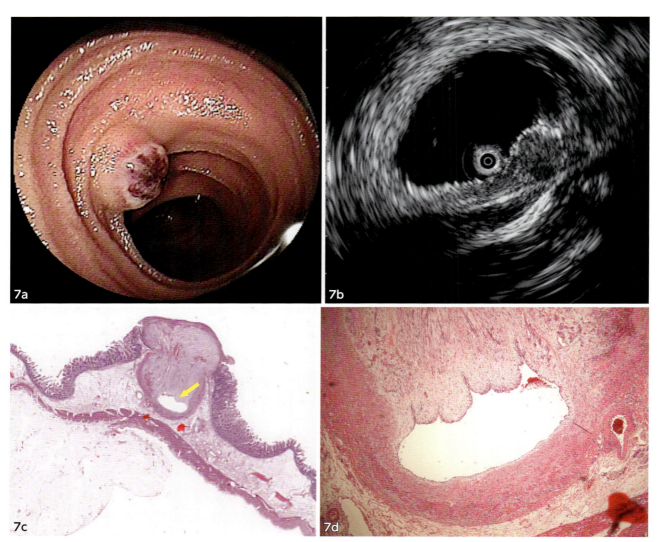

❼ Yano・Yamamoto 分類 Type 4
a：頂部に潰瘍を伴う粘膜下腫瘍様隆起．
b：EUS．第2層を主座とする低エコー病変．内部にさらに低エコーを呈する領域を認める．
c，d：病理組織像．粘膜下層に異常に太い静脈性血管を認める（矢印）．壁の一部は肥厚し平滑筋細胞が増生している．内腔側の血管壁は破綻し，周囲に出血を伴う肉芽組織を認める．内腔は線維芽細胞や毛細血管の増生と出血や炎症細胞浸潤を伴い，粘液腫様基質が混在する肉芽組織でほとんどふさがっている．

II 小腸・大腸　A 非腫瘍性疾患（2）感染症

カンピロバクター腸炎

■概要
- Campylobacter jejuni/coli 接触による経口感染により発生する．
- 家畜や家禽の腸管内に高率に保菌され，汚染した家畜や家禽の食肉，あるいはそこから二次汚染された飲食物を介してヒトに感染する[1]．
- 2～5日の潜伏期間を経過して腹痛，下痢，血便，嘔吐，発熱を認める．

■典型的な画像所見とその成り立ち
- 大腸全域に，びらん，小潰瘍，出血，発赤斑，粘膜浮腫等を散在性に認める．直腸から連続性，びまん性に認めることもあり潰瘍性大腸炎と鑑別を要する（❶）．
- 回盲弁上に境界明瞭な潰瘍を認めることが多い[2]．

■確定診断へのプロセス
- 食中毒の起因菌の側面もあることから問診が重要である．
- 潰瘍性大腸炎と鑑別を要する大腸内視鏡検査所見も散見され，便培養による起因菌検出や臨床経過が重要である．

■治療
- 軽症例は1～6週の間に対症療法で自然治癒となることが多い．症状が強い場合や重症化が懸念される場合は入院のうえ，点滴，抗菌薬投与の適応となる．
- 第一選択はマクロライド系抗菌薬が用いられる．ニューキノロン系抗菌薬に対しては近年，耐性株が増加している[1]．
- 急性の四肢筋力低下と深部腱反射消失を主徴とする重篤な運動神経の麻痺を起こすGuillain-Barré症候群が，腸管症状発症1～2週間後に続発することがあり注意を要する[3]．

（梅村　賢）

文献
1）久松知子，中崎信彦，二本柳 伸，ほか．急性下痢症患者から分離した Campylobacter jejuni/coli の薬剤感受性とその年次推移．感染症学雑誌 2008；82：638-43．
2）福定繁紀，西江裕忠，水島隆史，ほか．露出血管を伴った回盲部潰瘍から出血を繰り返したカンピロバクター腸炎の1例．Gastroenterol Endosc 2015；57（10）：2463-8．
3）北尾孝司，前田美奈，石丸美架．ヒトおよび鶏から分離された Campylobacter jejuni におけるギラン・バレー症候群関連遺伝子の保有状況調査．医学検査 2015；64（2）：173-8．

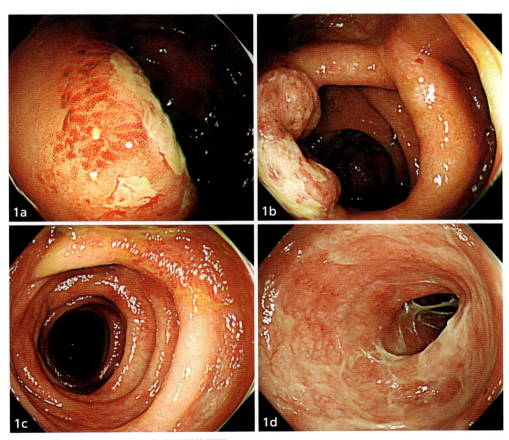

❶ カンピロバクター腸炎の典型的画像所見
回盲弁に潰瘍，びらん，発赤を伴う粘膜浮腫を認める．また，上行結腸から直腸には発赤斑を伴う粘膜浮腫を認める．

Ⅱ 小腸・大腸　A 非腫瘍性疾患　(2) 感染症

サルモネラ腸炎

■ 概要
- サルモネラ（Salmonella）属菌の感染によって発症する．
- 食中毒の原因として頻度が高い．汚染した肉，乳製品，卵の経口摂取後8〜48時間の潜伏期間を経て発症する[1,2]．
- 約20〜30％の症例が1日20行以上の激しい下痢，血便を認める．その他，発熱，悪心，嘔吐を伴う[2]．

■ 典型的な画像所見とその成り立ち
- 内視鏡像は粘膜浮腫，発赤，出血，潰瘍，びらんなど多彩な像を呈する（❶）．
- 病変の範囲はS状結腸から上行結腸に多く直腸病変は少ない[1,2]．

■ 確定診断へのプロセス
- 食中毒発生に起因する頻度が高いことから問診が重要であり，確定診断には便培養によるサルモネラ属菌の検出が必要である．

■ 治療
- 軽症例は対症療法で自然治癒となることが多い．症状が強い場合や重症化が懸念される場合は入院のうえ，点滴，抗菌薬投与の適応となる．
- 抗菌薬の第一選択はニューキノロン系抗菌薬，ホスホマイシンを用いる．
- 重症例に対する止痢薬使用は中毒性巨大結腸症誘発の危険性があり禁忌である．
- 糖尿病，肝疾患や悪性疾患などの基礎疾患を有する男性の高齢者例では，約25％に急性腎不全を併発し重篤な経過をとることから注意を要する[3,4]．

（梅村　賢）

文献
1) 藤沼澄夫，阿部　剛，服部克哉，ほか．サルモネラ腸炎の内視鏡的検討．消内視鏡の進歩 2005；66：22-5．
2) 中村昌太郎，松本主之，中村滋郎，ほか．細菌感染症 サルモネラ腸炎の臨床像 X線および内視鏡所見を中心に．胃と腸 2002；37：352-8．
3) 油野友二，松村隆弘，山口俊男，ほか．サルモネラ腸炎に伴う急性腎不全の1例．日赤検査 2013；46：46-9．
4) 岩田康義，三宅剛平，島田典明，ほか．サルモネラ腸炎に伴う急性腎不全の検討．倉敷中央病院年報 2003；66：7-11．

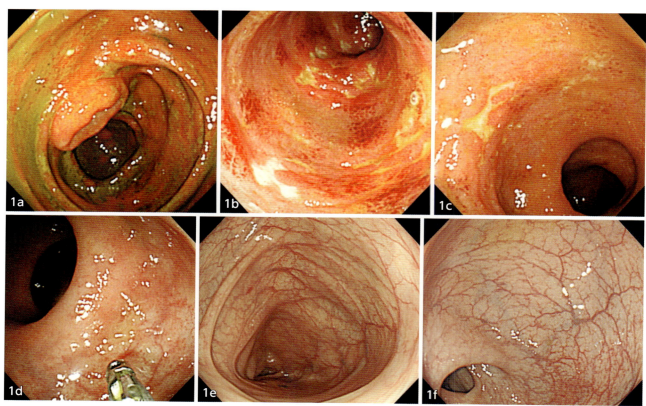

❶ サルモネラ腸炎の典型的画像所見
a〜d：治療前．横行結腸からS状結腸に潰瘍，びらん，発赤斑を伴う粘膜浮腫を認める．回盲弁と直腸には異常所見を認めない．
e，f：治療後．腸管内の異常所見は改善している．

Ⅱ 小腸・大腸　A 非腫瘍性疾患　(2) 感染症

病原性大腸菌腸炎

■ 概要

● 大腸菌（*Escherichia coli*）はヒトおよび動物の腸管内常在菌で，腸内細菌叢の大腸菌属に属するグラム陰性無芽胞性の通性嫌気性桿菌である．そのうちで下痢などの症状を起こすものを下痢原性大腸菌（病原性大腸菌）とよぶ．

● 病原性大腸菌は，引き起こされる腸炎の病態により①腸管出血性大腸菌（EHEC）[1]，②腸管病原性大腸菌（EPEC），③腸管侵入性大腸菌（EIEC），④腸管毒素性大腸菌（ETEC），⑤腸管凝集性大腸菌（EAggEC）の5群に分類[2]されている．また血清型分類として，①O抗原（菌体表面の多糖体抗原），②H抗原（鞭毛抗原），③K抗原（莢膜抗原）に分類される．

● EHECは溶血性尿毒症症候群（hemolytic uremic syndrome：HUS）や血栓性血小板減少性紫斑病（thrombotic thrombocytopenic purpura：TTP），脳症などの重篤な合併症を引き起こすことがあるが，これ以外の病原性大腸菌は成人で重篤な症状を呈することは少ない．

● 以下，重篤な合併症を起こす可能性のあるEHECを主に記載する．EHECはベロ毒素（verotoxin：VT）産生能を有する病原性大腸菌であり，代表的な血清型は，O157（72 %），O26（19 %），O111（3.5 %）である．VTにはVT1・VT2のサブタイプが存在し，毒性はVT2が強いとされ，HUSを発症した症例の大半でVT2が検出される．

● 感染症新法により第三類感染症に分類され，EHECが分離・同定され，かつVT産生が証明された場合は直ちに保健所長を経て知事への届け出が必要となる．

■ 典型的な画像所見とその成り立ち

● EHECの病変範囲は腹部超音波検査やCTで確認できる．右側結腸優位の著明な腸管の壁肥厚像が認められるが，壁肥厚はS状結腸から直腸まで及ぶこともある（❶a，b，❷）．また肝・胆・膵・腎・脾などの各臓器の腫大や腹水貯留（❷），右側優位の胸水を認めることもある．

● 内視鏡検査では著明な全周性浮腫による管腔の狭小化，粘膜の発赤，びらん，潰瘍形成，出血を認める（❶c〜f）．それらは深部結腸を優位として認められるが，病変間に健常粘膜が介在することもあり（❶c），また縦走潰瘍の所見を認めることもある（❶

f）．所見は肛門側でより軽度となる[3]．

● EHECが大腸粘膜に付着して増殖する際にVTを産生し，腸粘膜の出血，浮腫，粘膜表層部の局所壊死などをきたすため，上記のような像を呈するとされる．それにより血性下痢を引き起こす．

■ 確定診断へのプロセス

● 便培養で病原体を分離・同定し，かつ分離菌においてVT産生を確認するかPCR法等でVT産生遺伝子を検出することで確定診断を得る[4]．

■ 治療

● 抗菌薬の使用は経口投与を原則とし，小児ではホスホマイシン（FOM），ノルフロキサシン（NFLX），カナマイシン（KM），成人ではニューキノロン，FOMを投与する．

● 抗菌薬の投与については，必要とする意見（抗菌薬治療にて重篤な反応は少なく，重症化を防ぎ周囲への伝播を減らす効果もあるため）と，必要でない（抗菌薬治療により菌体からVTが一度に排出されて重篤化してしまうリスクがあるため）という意見の両方があり，現時点で抗菌薬治療に対しての推奨は統一されていない．しかし抗菌薬を使用した群のなかでは早期に投与された者ほどHUSの発症率が低かったとの報告もある[4,5]．

● HUSの治療は小児と成人とでは異なるが，全身管理が基本となる．重症合併症の危険因子（乳幼児や高齢者，激しい症状を呈する者等）を考慮し，採血等にて慎重に経過をみていく必要がある[4]．

（菊地達也）

文献

1）Riley LW, Remis RS, Helgerson SD, et al. Hemorrhagic colitis associated with a rare Escherichia coli serotype. N Engl J Med 1983：308：681-5.

2）柳原　格，河野原吾，本田武司．感染症の類型　疾病概念及び対応　3類感染症（腸管出血性大腸菌感染症）．日内会誌 1999：88：2154-9.

3）北江秀博，安藤三男，田橋賢久，ほか．病原性大腸菌腸炎．胃と腸 2002：37：359-63.

4）五十嵐　隆．溶血性尿毒症症候群の診断・治療ガイドライン．東京医学社；2014．p1-10.

5）大西健児，相野田祐介，今村顕史，ほか．一般社団法人日本感染症学会，公益社団法人日本化学療法学会 JAID/JSC 感染症治療ガイド・ガイドライン作成委員会腸管感染症ワーキンググループ．JAID/JSC 感染症治療ガイドライン2015　腸管感染症．日化療会誌 2016：64（1）：31-65.

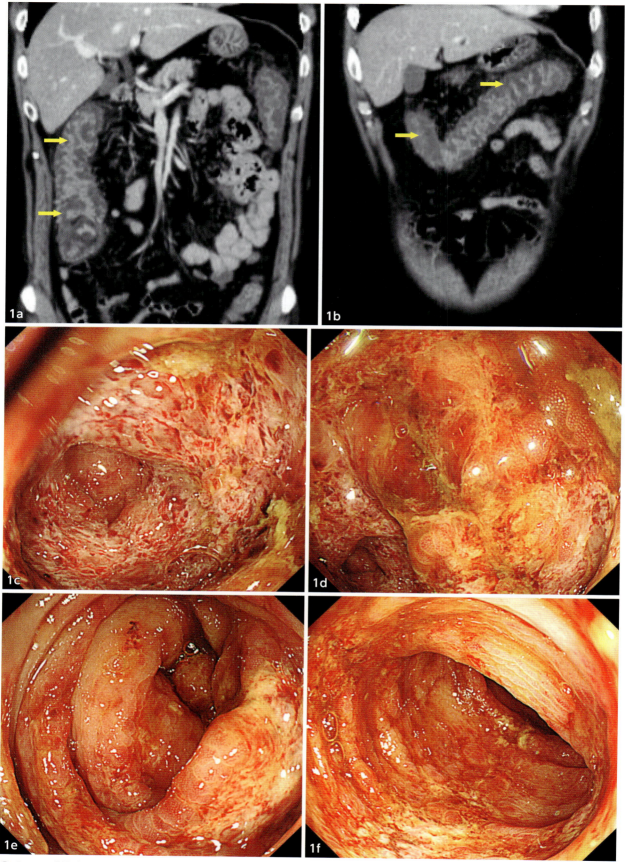

❶ O157感染症

a，b：CT冠状断面．上行結腸から横行結腸の著明な壁肥厚像（矢印）を認める．
c：内視鏡像．上行結腸では全周性に著明な浮腫と粘膜壊死・出血を認めるが，深部には正常粘膜の介在も認められる．
d：内視鏡像．上行結腸肝彎曲部付近では強い浮腫を伴った潰瘍・出血を認め，深部での管腔狭小化を認める．
e：内視鏡像．右側横行結腸では浮腫や潰瘍形成を認め，管腔の狭小化を認める．
f：内視鏡像．左横行結腸では全周性の浮腫と縦走潰瘍を認めるが深部に比較し軽度となる．

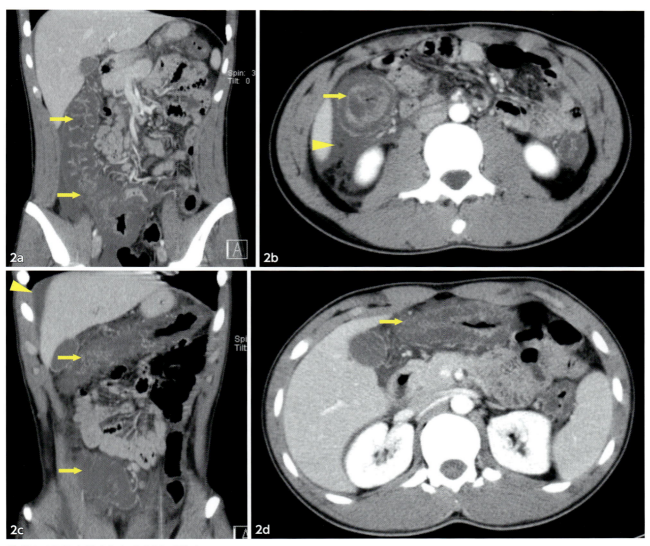

❷ 後に HUS を発症した O111 感染症
a，b：CT 冠状断面と体軸断面．上行結腸の著明な壁肥厚像（矢印）と腸管・右腎周囲の腹水（矢頭）を認める．
c，d：CT 冠状断面と体軸断面．上行から横行結腸の著明な壁肥厚像（矢印）と肝表面の腹水（矢頭）を認める．

病原性大腸菌腸炎　217

Ⅱ 小腸・大腸　A 非腫瘍性疾患　（2）感染症

エルシニア腸炎

■ 概要

● グラム陰性嫌気性桿菌であるエルシニア（*Yersinia*）属菌の腸管感染症であり，*Y. enterocolitica* または *Y. pseudotuberculosis* が原因菌である.

● これらの菌の発育至適温度は28〜30℃と他の腸内細菌よりも低い．リンパ組織に親和性の高い菌であり，腸管リンパ装置への侵入から感染が始まり，血行性に全身散布に至る場合がある.

● 感染経路：宿主動物（ブタ，イヌ，ネコ，鳥類等）の糞便やそれに汚染された井戸水や山水を介した経口感染，宿主となっているブタの肉（腸など）の摂取.

● 症状：1〜10日の潜伏期間の後に下痢，右下腹部痛，発熱で発症．関節炎などの全身症状を伴う場合もある．胃腸炎型，回盲部炎症型，結節性紅斑型，関節炎型，敗血症型などの病型がある.

■ 典型的な画像所見とその成り立ち

● 回盲部が腸炎所見の好発部位である．とくに回腸末端に病変がみられることが多い.

● 本症の画像診断には内視鏡，腹部超音波・CT が重要である.

● 回腸末端の典型的な内視鏡所見（❶〜❸）：リンパ濾胞腫大による半球状隆起．パイエル板の腫大を認め，その頂部にびらんや小潰瘍を呈する．炎症が高度であれば浮腫性狭窄を呈することもある．多発リンパ濾胞が敷石様にみえたり，パイエル板上の潰瘍が縦走潰瘍にみえることがあり Crohn 病との鑑別を要する.

● 大腸の内視鏡所見：回盲弁の発赤，腫大，びらん・潰瘍，右側結腸のアフタなど.

● 腹部超音波・腹部 CT 所見：回盲部〜回腸末端の壁肥厚，周囲リンパ節腫大がみられる.

■ 確定診断へのプロセス

● 通常の生検による病理組織学的所見ではリンパ球・好中球・好酸球浸潤を伴う非特異的炎症所見を呈するのみであり，培養検査による細菌学的な証明が必須である.

● 通常の便培養での陽性率は低く，本症を見落としてしまう可能性があることに留意する．便を25〜28℃の低温かつ選択培地で長時間（48時間推奨）培養することが重要であるため，微生物検査担当部署には本症を疑っている旨を伝える必要性がある.

● 便培養以上に，内視鏡による生検組織を用いた培養（低温，選択培地，長時間培養）が本菌の検出に最も有効である[1]．微生物検査担当部署には本症を疑っている旨を伝える必要性がある．生検培養は本症を疑った場合には必須の検査である.

● ペア血清も診断の参考になるが，陽性率は高くない.

■ 治療

● 軽症例は対症療法のみで自然軽快することが多い.

● 中等症以上や，免疫力低下者では感受性のある抗菌薬の投与を行う．抗菌薬の選択には培養検査による感受性試験の結果を参考にする.

〔遠藤克哉・小野寺基之・千葉宏文〕

文献

1) Bayerdörffer E, Höchter W, Schwarzkopf-Steinhauser G, et al. Bioptic microbiology in the differential diagnosis of enterocolitis. Endoscopy 1986；18（5）：177-81.

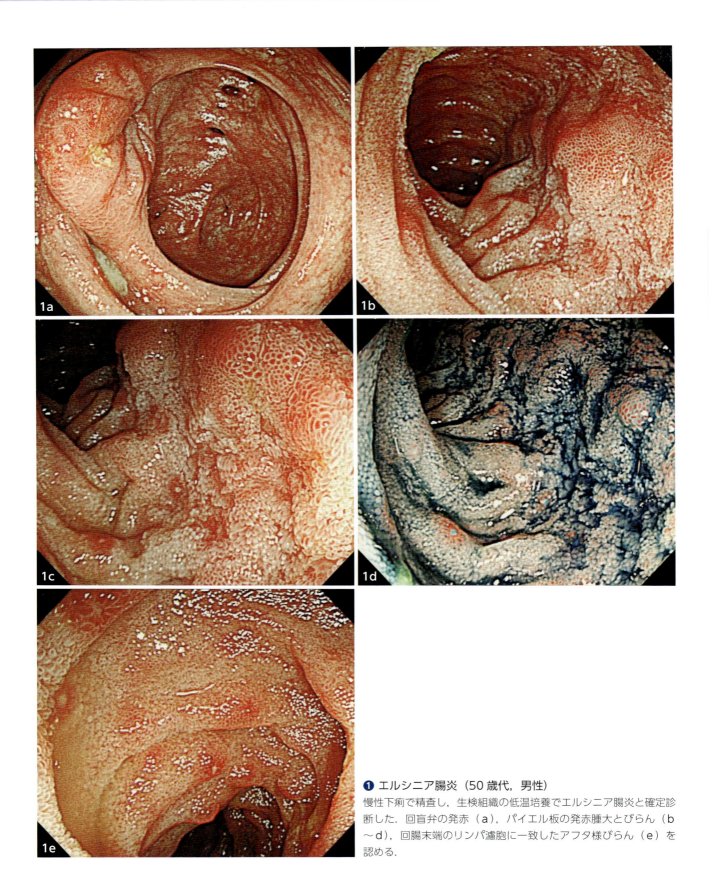

❶ エルシニア腸炎（50歳代，男性）
慢性下痢で精査し，生検組織の低温培養でエルシニア腸炎と確定診断した．回盲弁の発赤（a），パイエル板の発赤腫大とびらん（b〜d），回腸末端のリンパ濾胞に一致したアフタ様びらん（e）を認める．

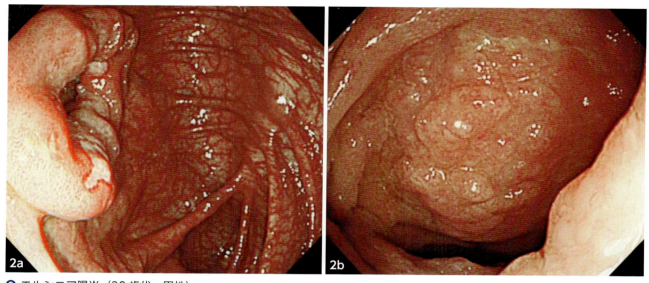

❷ エルシニア腸炎（30歳代，男性）
生検組織の低温培養でエルシニア腸炎と確定診断した．回盲弁上にびらん（a），パイエル板の腫大とびらん（b）を認める．

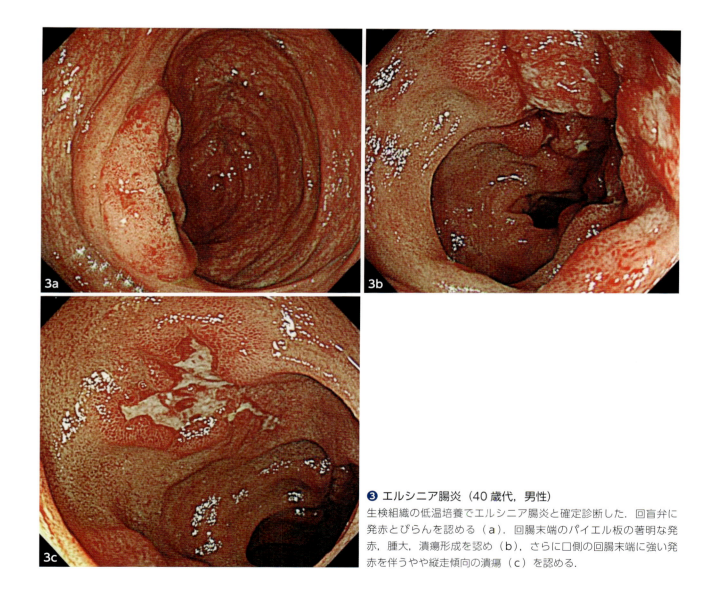

❸ エルシニア腸炎（40歳代，男性）
生検組織の低温培養でエルシニア腸炎と確定診断した．回盲弁に発赤とびらんを認める（a）．回腸末端のパイエル板の著明な発赤，腫大，潰瘍形成を認め（b），さらに口側の回腸末端に強い発赤を伴うやや縦走傾向の潰瘍（c）を認める．

アメーバ赤痢

II 小腸・大腸　A 非腫瘍性疾患　(2) 感染症

■ 概要

● 赤痢アメーバ原虫（*Entamoeba histolytica*）の感染により引き起こされる感染症であり，下痢，粘血便，腹痛，しぶり腹といった症状を呈する．

● *E. histolytica* には嚢子と栄養型の2つの形態があり，感染者の多く（約90%）は無症候性嚢子保有者であるが，残り10%では経口摂取された嚢子が小腸で栄養型になり，大腸（とくに盲腸）で成熟し，粘膜に侵入し症状が発現する．

● まれに劇症化する症例もあり，大腸の広範な壊死・穿孔，腹膜炎，敗血症などをきたし高い致死率に及ぶ[1]．本疾患を契機に経門脈経路で肝膿瘍（❺）を形成することもある（「アメーバ性肝膿瘍」〈p.362〉を参照）．

● 感染経路は，国外感染であれば飲食物を介した経口感染が多く，国内感染であれば性行為感染が多いとされている[2,3]．以前は男性同性愛者間での感染が多かったが，最近では風俗店で働く女性にも感染が拡大しており，異性間感染が増加している[3]．

● HIV，梅毒との混合感染例も多く[4]，本疾患と診断した際にはこれらの感染も調べる必要がある．

● 本疾患は第五類感染症であり，診断したら保健所への届け出義務がある．

■ 典型的な画像所見とその成り立ち

● 本疾患はその感染経路から盲腸，直腸に病変が好発するが（❶〜❹），劇症型では全大腸に病変を呈する．

● 直腸などで，周囲に発赤隆起を呈するいわゆるタコイボびらんを多数認めるのが典型的所見とされている（❷）．

● びらんに白苔が付着していたり，自然出血をきたすこともある（❸〜❺a，b）．他疾患との鑑別点で重要になるが，病変の間の介在粘膜は正常であることが多い．重症例では全周性に偽膜が付着していることもある（❻）．

■ 確定診断へのプロセス

● 内視鏡所見で疑うことから診断が始まる．

● 本症は潰瘍性大腸炎（UC）の鑑別疾患として重要である[3]．内視鏡所見は明らかに UC のそれとは異なることが多いが，粘液や白苔が付着していると観察が不十分であったり，症状も UC と類似していることから直腸病変のみを認めると UC と誤診する可能性がある．

● 診断確定の方法としては，生検による虫体確認，アメーバ抗体，糞便検査などがあげられる．各検査単体では感度はそれほど高くはないため，複数の検査を組み合わせる必要がある．生検の部位としては，アメーバが多く存在する白苔から採取することが重要である．また，生検の際は，必ず病理医に本疾患を鑑別にあげていることを伝えるべきである．白苔の直接鏡検は迅速に検査が可能であり，感度も高く有用である．アメーバ抗体は肝膿瘍の症例に比べ，腸炎の症例では陽性率が低めとされており[5]，注意を要する．

■ 治療

● 治療の第一選択はメトロニダゾール1,500 mg/日，分3，10日間，が基本である．症状に応じて増量することもある．副作用は味覚障害，嘔気，嘔吐などがある．ジスルフィラム作用があるため，内服中および内服終了後1週間は飲酒を控えるよう説明する．

● メトロニダゾール抵抗性の場合はチニダゾール（保険適用外），パロモマイシンといった選択肢がある．パロモマイシンは腸管から吸収されず，腸管内の *E. histolytica* に効率的に作用する．投与方法は1,500 mg/日，分3，10日間である．

（諸井林太郎）

文献

1）森 至，清水 貞，西口 幸，ほか．当院における劇症型アメーバ性大腸炎症例の検討．日消誌 2015；112：871-9.
2）飯室 正，中村 志，松本 誉．アメーバ性大腸炎と IBD との鑑別．IBD Research 2013；7：119-25.
3）大川 清，青木 哲，上田 渉，ほか．潰瘍性大腸炎と感染性腸炎の鑑別．臨牀と研究 2014；91：1012-6.
4）増田 剛，味澤 篤．STD としてのアメーバ赤痢診療のコツ．治療 2002；84：2003-6.
5）Haque R, Huston CD, Hughes M, et al. Amebiasis. N Engl J Med 2003；348：1565-73.

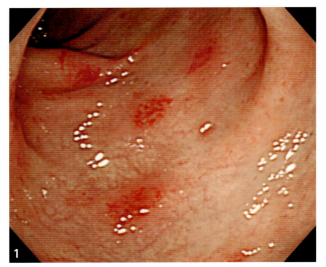

❶ アメーバ赤痢の直腸病変
軽度の発赤隆起のみ．

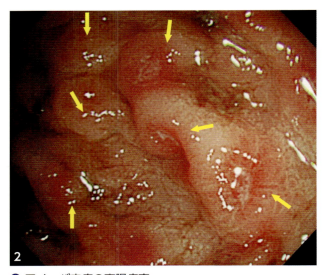

❷ アメーバ赤痢の直腸病変
頂部に少量の白苔を伴うタコイボびらん（矢印）が多発している．

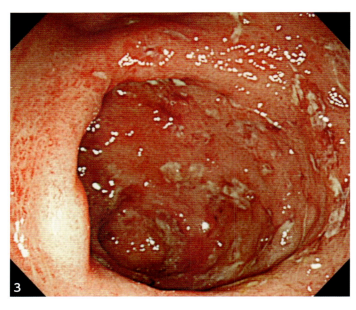

❸ アメーバ赤痢の盲腸病変
全体に発赤浮腫状の粘膜で，軽度出血，白苔の付着などを認める．

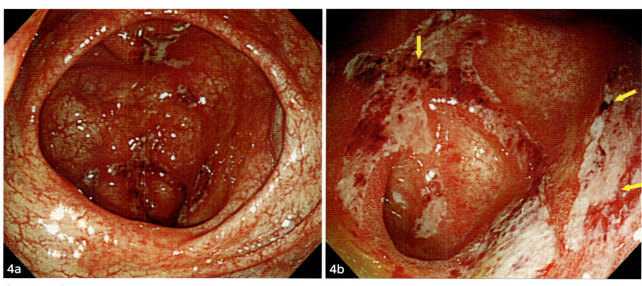

❹ アメーバ赤痢の盲腸病変
a：遠景像．
b：近接像．浅い不整形の潰瘍であり，白苔付着，少量の coagula 付着（矢印）を認める．

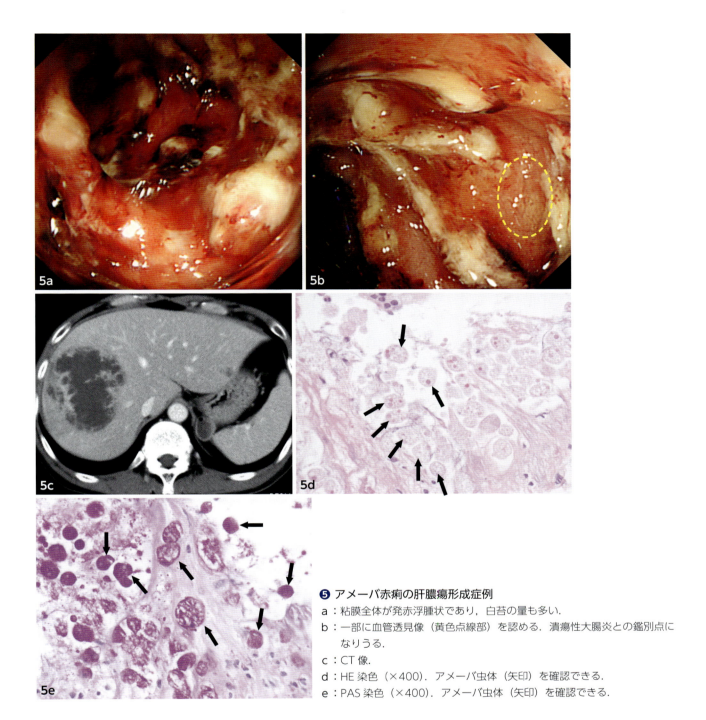

❺ アメーバ赤痢の肝膿瘍形成症例
a：粘膜全体が発赤浮腫状であり，白苔の量も多い．
b：一部に血管透見像（黄色点線部）を認める．潰瘍性大腸炎との鑑別点になりうる．
c：CT像．
d：HE染色（×400）．アメーバ虫体（矢印）を確認できる．
e：PAS染色（×400）．アメーバ虫体（矢印）を確認できる．

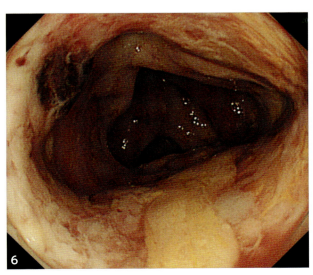

❻ アメーバ赤痢の重症例
全体に白苔の付着を認める．

アメーバ赤痢　223

Ⅱ 小腸・大腸　A 非腫瘍性疾患　(2) 感染症

サイトメガロウイルス腸炎

■ 概要
- サイトメガロウイルス（cytomegalovirus：CMV）の再活性化または初感染により生じる．
- 免疫不全を呈する疾患の合併や，ステロイドなどの免疫抑制作用をもつ薬剤の投与下で再活性化しやすいが，健常者での報告もみられる．また潰瘍性大腸炎合併例の報告も多い．
- 直腸，S状結腸が好発部位であるが，その他の全大腸，回腸にも発生する．

■ 典型的な画像所見とその成り立ち
- 内視鏡像としては発赤，びらん，類円形，打ち抜き様の潰瘍（❶a，b，❷，❹），地図状（❸），縦走（❺），大腸癌に類似した形態等の多彩な所見がみられる．
- CMVが血管内皮細胞に侵入し巨細胞化することで血管内腔が狭小化し，粘膜に虚血性変化をもたらすため，上記のような像を呈するといわれている[1]．

■ 確定診断へのプロセス
- 基本的には免疫抑制状態で起こりやすいので，化学療法中，ステロイド使用中，HIV感染がベースにある場合は鑑別にあげる必要がある．
- 生検病理組織から核内封入体（❶c，d）を検出できれば確実であるが，感度は低い．核内封入体は潰瘍底からの生検で検出率が高い．
- その他の検査として白血球中のCMV pp65抗原，血清DNAを用いたリアルタイムPCR法が参考になる．
- 生検病理組織からのリアルタイムPCR法が感度，特異度とも高いが，本邦では保険未承認である[2]．

■ 治療
- 健常人に発症した場合は自然軽快もありうる．
- 免疫抑制下の場合はガンシクロビルが第一選択であるが，耐性株に対してはホスカルネットが用いられる．
- 潰瘍性大腸炎合併例では，ステロイドやシクロスポリンが再活性化の因子となりうる．そのため合併時はすみやかに減量し，他の治療へ切り替えて炎症をコントロールする必要がある．

（木村智哉）

文献
1) Cohen EB, Komorowski RA, Kauffman HM Jr, et al. Unexpectedly high incidence of cytomegalovirus infection in apparent peptic ulcers in renal transplant recipients. Surgery 1985；97（5）：606-12.
2) Yoshino T, Nakase H, Ueno S, et al. Usefulness of quantitative real-time PCR assay for early detection of cytomegalovirus infection in patients with ulcerative colitis refractory to immunosuppressive therapies. Inflamm Bowel Dis 2007；13（12）：1516-21.

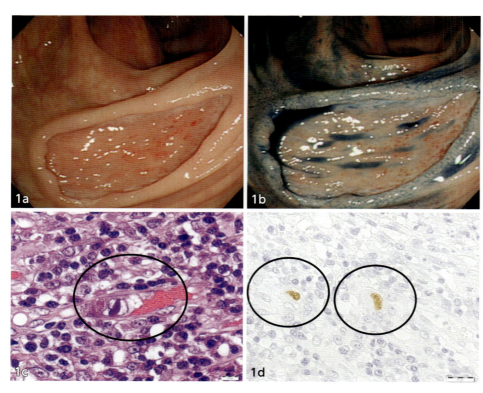

❶ 上行結腸の打ち抜き様の潰瘍を認めたCMV腸炎
a，b：内視鏡所見．
c：核内封入体（HE染色）．
d：免疫染色陽性細胞．

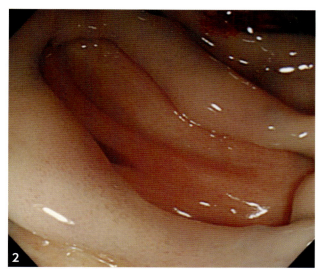

❷ 回腸の打ち抜き様病変を認めた CMV 腸炎

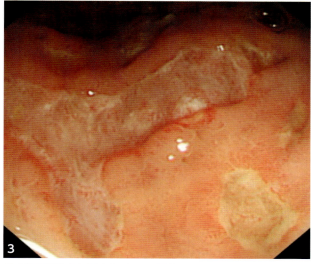

❸ 地図状潰瘍を認めた CMV 腸炎

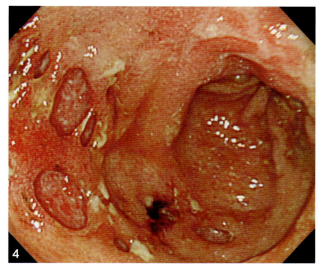

❹ 潰瘍性大腸炎に合併した CMV 腸炎：打ち抜き様

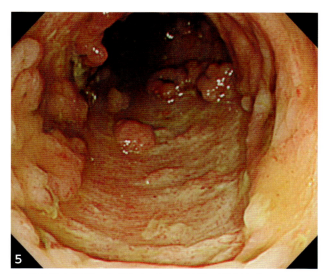

❺ 潰瘍性大腸炎に合併した CMV 腸炎：縦走潰瘍

サイトメガロウイルス腸炎　225

II 小腸・大腸　A 非腫瘍性疾患　(2) 感染症

腸結核

■ 概要
- 腸結核はヒト型結核菌（*Mycobacterium tuberculosis*）の消化管や近傍のリンパ組織への感染によって引き起こされる腸炎である．
- 以前は肺結核に合併する続発性が多かったが，近年は原発性が半数以上を占める[1]．
- 近年ではHIV患者への感染や抗TNF-α抗体などの生物学的製剤による結核の再活性化も問題となっている．また，20歳代の結核患者の2割が外国籍である．

■ 典型的な画像所見とその成り立ち
- 病変の好発部位は終末回腸から上行結腸である．
- 小腸では腸壁の弾性が乏しくパイエル板などのリンパ組織に結核菌が圧着し，リンパ濾胞に侵入しやすいと考えられている．このため，病変はリンパ装置が発達した終末回腸から上行結腸を含む回盲部に好発する．
- 活動期の腸結核では，黒丸分類（❶）に示すような多彩な潰瘍性病変を生じる．はじめに腸管壁内に侵入した結核菌は粟粒大の結核結節，乾酪性肉芽腫から成る小隆起を形成する（Ⅰ型）．次にその結節が中心壊死に陥り被覆粘膜を破って排出されると類円形潰瘍（Ⅱ型）から不整形潰瘍（Ⅲ型）（❷）となる．さらに，隣接する小潰瘍が融合して大きな潰瘍となる（Ⅳ型〜Ⅷ型）（❸〜❺a）．なかでも，リンパ管は腸間膜付着部に向かって腸管を取り囲むように広がっており，横軸方向に広がる輪状潰瘍（ⅣA型）（❹，❺a）や管腔の全周を占める帯状潰瘍（ⅣB型）が典型例である[2]．
- 腸結核は自然治癒傾向があるため，活動性潰瘍の周囲に再生粘膜，瘢痕や炎症性ポリープを混在することが多い（❻）．とくに炎症性ポリープは比較的小型（2〜3mm）で散在性に認められる（❹）．また，潰瘍が多発すると面をもった瘢痕萎縮が生じる（萎縮瘢痕帯）（❼）．さらに，輪状潰瘍の治癒に伴い輪状狭窄や両側性狭小化，腸管の長軸方向への短縮を認め（❺b），多発する潰瘍の瘢痕収縮により憩室様変形（偽憩室），回盲弁の開大など，さまざまな腸管変形がみられる（❼，❽）．

■ 確定診断へのプロセス
- 診断の基本は，①腸結核に特徴的な画像所見を認識すること，②結核菌感染を同定することである．
- Paustianらが提唱した診断基準では，病変部に結核菌の存在を証明するか，病理組織学的に乾酪性肉芽腫を証明することが必要とされているが[3]，乾酪性肉芽腫の腸結核での陽性率は20%程度にすぎない．非乾酪性肉芽腫であっても，大型で融合傾向が強い肉芽腫は，腸結核の可能性が高いといわれている．
- 結核菌の証明に関しては，小川培地を用いた便や生検組織の培養検査やZiehl-Neelsen染色による抗酸菌染色検査が行われてきたが，診断感度は十分とはいえない．また，核酸増幅法（PCR法など）は迅速な診断が可能であるが，死菌と生菌との区別ができず，検出率も高率ではない．培養検査やPCR法を組み合わせて行うことが必要である．
- また，結核症の間接的診断法としてツベルクリン反応に代わり，BCG接種や非結核性抗酸菌との鑑別が可能なインターフェロンγ遊離試験（interferon-gamma release assay：IGRA）も腸結核診断の一助となる．
- 画像所見から腸結核が疑われるが結核菌が証明できない症例も少なくない．その場合，結核疑診例と考え，診断的治療として抗結核療法を行い，所見が改善されれば腸結核と最終診断する．

■ 治療
- 活動期の腸結核では，肺結核治療に準じた抗結核療法を行う．多剤耐性菌を防ぐために4剤併用（イソニアジド，リファンピシン，ピラジナミド，エタンブトールまたはストレプトマイシン）による短期化学療法が推奨されている．
- 治療開始2〜3週間で臨床症状の改善がみられ，4〜8週で活動性潰瘍は瘢痕化する．潰瘍の瘢痕化に伴い，狭窄が進行し通過障害をきたした際には，バルーン拡張術や手術が必要となる．

（小野寺基之・遠藤克哉）

文献
1) 八尾恒良，桜井俊弘，山本淳也，ほか．最近の腸結核—10年間の本邦報告例の解析．胃と腸 1995；30：485-90.
2) 黒丸五郎．腸結核症の病理．結核新書（12）．医学書院；1952. p.28.
3) Paustian FF, Marshall JB. Intestinal tuberculosis. Berk JE, et al, ed. Bockus Gastroenterology. vol 3. 4th ed. WB Saunders；1985. p.2018.

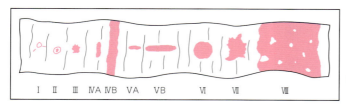

❶ 黒丸分類
（黒丸五郎．結核新書（12）．医学書院；1952[2] より）

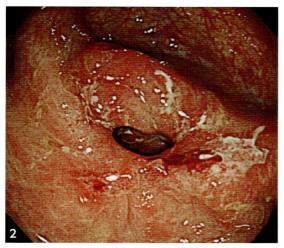

❷ 不整形潰瘍を伴う腸結核
上行結腸に輪状狭窄と不整形潰瘍を認める．

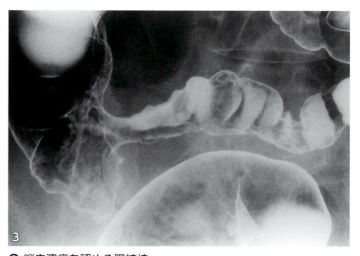

❸ 縦走潰瘍を認める腸結核
回腸末端に広範な縦走潰瘍を認める．

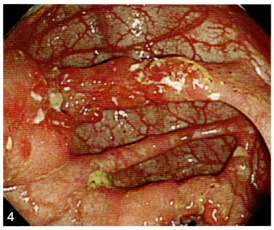

❹ 輪状潰瘍と炎症性ポリープを認める腸結核
上行結腸に小型の炎症性ポリープを伴う輪状潰瘍を認める．

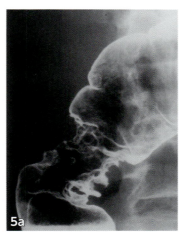 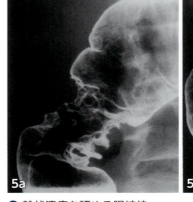

❺ 輪状潰瘍を認める腸結核
a：上行結腸に輪状潰瘍を認める．
b：治療後，瘢痕は収縮し，短縮を認める．

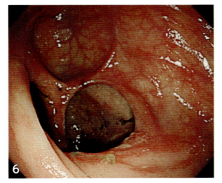

❻ 活動性潰瘍と瘢痕が混在する腸結核
盲腸に活動性潰瘍と瘢痕が混在している．

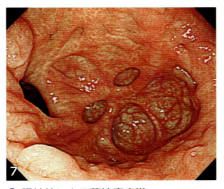

❼ 腸結核による萎縮瘢痕帯
盲腸に萎縮瘢痕帯と回盲弁の開大を認める．

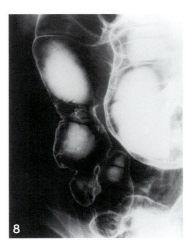

❽ 腸結核による腸管変形
上行結腸中部に輪状潰瘍瘢痕，炎症性ポリープを認める．盲腸も萎縮している．

Ⅱ 小腸・大腸

腸結核　227

II 小腸・大腸　A 非腫瘍性疾患　(2) 感染症

クラミジア直腸炎

■ 概要
- 性行為感染症（sexually transmitted disease：STD）の病原体である *Chlamydia trachomatis* の直腸粘膜感染により生じる．
- 主な感染経路として，肛門性交による直接侵入と，泌尿生殖器感染部の分泌液の肛門侵入が想定されており[1]，後者の場合は解剖学的に女性に感染が成立する可能性が高くなり，本邦報告例の8割は女性とされている[2]．

■ 典型的な画像所見とその成り立ち
- 好発部位は直腸で，下部直腸に限局することがほとんどである．
- 内視鏡的には，大きさが比較的均一な，光沢のある半球状小隆起の集簇所見が特徴的で（❶a），その外観から典型例は「イクラ状粘膜」とよばれる（❶b）．
- 半球状小隆起の本態は，非特異的なリンパ濾胞炎である．

■ 確定診断へのプロセス
- 無症状の便潜血陽性，あるいは程度の軽い粘血便が続くことを主訴に受診して大腸内視鏡検査が行われ，特徴的な内視鏡所見から本疾患を疑われることが多い．
- 確定診断には，病変部の検体を用いた，酵素免疫法による抗原検出法や，PCRによる遺伝子検出法が有用であり，婦人科領域で用いられている擦過診断キットが用いられることが多い（2017年時点では保険適用なし）．
- なお，*C. trachomatis* は偏性細胞内寄生菌であるため，分離培養法は一般的には行われず[3]，血清抗体価は，感度・特異度ともに低いため，あくまでも補助的に用いられることが多い．

■ 治療
- 性器クラミジア感染症治療に準じ，マクロライド，テトラサイクリン，ニューキノロン系抗菌薬が有効であるが，投与期間は性器クラミジア感染症と比べて長期間必要であることが多いとされている[4]．自験例ではレボフロキサシン投与により，病変部クラミジア抗原は陰性化し，内視鏡所見の改善も確認できた（❷）．
- 本疾患を診断した際には，性器クラミジア感染の合併の有無，さらにはセックスパートナーのクラミジア感染の有無も検索して治療介入することが望ましい．

(尾花伸哉)

文献
1) Quinn TC, Goodell SE, Mkrtichian E, et al. Chramydia trachomatis proctitis. N Engl J Med 1981；305：195-200.
2) 池谷賢太郎, 丸山保彦, 景岡正信, ほか. クラミジア直腸炎. 胃と腸 2008；43：1663-9.
3) 松本哲郎. クラミジアトラコマティス抗原・抗体. Medicina 2005；42増刊：391-3.
4) 寺井志保, 及川圭介, 菅原和彦, ほか. クラミジア直腸炎の1例. 胃と腸 2005；40：931-6.

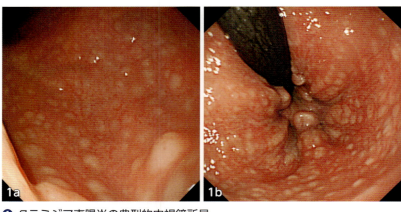

❶ クラミジア直腸炎の典型的内視鏡所見
a：下部直腸に光沢のある半球状小隆起の多発を認める．
b：直腸反転像．「イクラ状粘膜」が認められる．

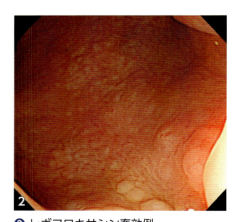

❷ レボフロキサシン奏効例
レボフロキサシン内服により，小隆起の平低化を認める．

Ⅱ 小腸・大腸　A 非腫瘍性疾患　(2) 感染症

鞭虫症

■ 概要
- 線虫類の一種である鞭虫（*Trichuris trichiura*）による感染症である.
- 土壌媒介性寄生虫感染症であり，ヒトに経口感染する.
- 無症状のことが多く，内視鏡検査で偶然発見されることが多い．多数が寄生すると異食症，腹痛，下痢，下血をきたすことがある.
- 寄生部位は，ほとんどが盲腸と上行結腸だが，直腸での寄生も報告がある.

■ 典型的な画像所見とその成り立ち（❶）
- 成熟虫卵に汚染された土壌や野菜などの摂取により経口感染する．ヒトの消化管内で虫卵から脱出し，食道を腸管の粘膜に刺入し寄生する.
- 成虫の大きさは，オス 3.0〜4.5 mm，メス 3.5〜5 mm とややメスが大きく，名前のとおり寄生時は鞭のような形態をとるのが特徴である.

■ 確定診断へのプロセス
- 内視鏡的に虫体を確認，もしくは糞便検査での虫卵の検出にて診断が可能である．便潜血検査に反応することもある.

■ 治療
- メベンダゾール 400mg/日の経口投与が基本である．ただし単数感染例では，内視鏡的に摘除できれば虫卵検査にて経過観察でもよいとされている.

（木村智哉）

文献
1) 宇賀昭二. 回虫, 鞭虫, 蟯虫. 臨床と微生物 2013；40：335-9.

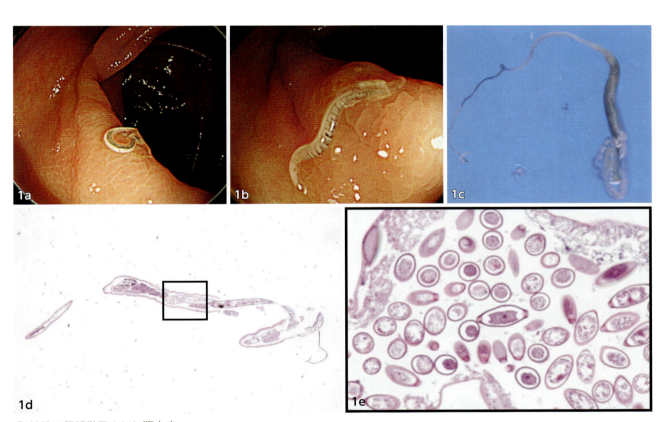

❶ 健診で偶然発見された鞭虫症
a，b：上行結腸に鞭状の形態をした虫体を認める（a：遠景像，b：近接像）.
c：摘出された虫体（左が虫体の食道側）.
d：虫体の標本（左が虫体の食道側）.
e（dの枠内）：虫体には虫卵が充満している.

II 小腸・大腸　A 非腫瘍性疾患　(2) 感染症

日本海裂頭条虫症／広節裂頭条虫症

■ 概要
- 本邦において裂頭条虫症はまれな疾患と考えられがちであるが，近年，グルメ嗜好者や海外旅行者数増加，生鮮物流機構の発達等に伴い，増加傾向であることを念頭におくべきである[1]．
- 日本海裂頭条虫と広節裂頭条虫はきわめて形態が類似しているが，1986年に山根らが本邦における裂頭条虫症の多くは日本海裂頭条虫によるものと提唱した[2]．以下，日本海裂頭条虫症を中心に解説する．
- 日本海を回遊するサクラマスやカラフトマスの筋肉内に寄生しており，主に刺身や鱒寿司などを食べることにより感染する[2]．
- 臨床症状は下痢，腹痛，腹部不快感，疲労倦怠感，めまい等．虫体排泄以外に自覚症状を認めない症例も約20%認める[1]．

■ 典型的な画像所見とその成り立ち
- 成虫の体幅は1.5 cmで体長は最大で10 mとなる．
- 消化管造影での虫体確認は困難なことが多い．
- 内視鏡検査所見では白色〜黄色調のジッパー様外観を呈し，頭節と約4,000個の体節とよばれる構造を特徴とする（❶）．

■ 確定診断へのプロセス
- サクラマスやカラフトマスの生食歴について問診聴取が重要である．
- 近年，虫類確認については肉眼での識別のみでは困難であることからMultiplex PCRを用いた遺伝子解析検査が行われるようになっている．裂頭条虫類のミトコンドリアゲノムでコードされる*cox1*や*atp6*遺伝子内に認める塩基配列の違いを検索する[1,3]．

■ 治療
- 頭節が腸管内に残存すると体節が再生することから，頭節を含めた完全排泄が必要である（❷）．
- 十二指腸ゾンデ，あるいは，上部内視鏡を十二指腸下行脚まで挿入しガストログラフィンを100〜300 mL注入し虫体を仮死状態にして排泄を促す．身体的侵襲，費用対効果の問題点がある[1]．
- プラジカンテルを1錠（600 mg）内服する方法は簡便で駆虫率も高い．しかし，虫体が破壊され，頭節が完全排泄されたか評価困難となることから，治療後再発の有無について経過観察する必要がある．また，有鉤条虫に使用すると虫体破壊後，虫卵から六鉤幼虫が出て腸壁に侵入し体内の各部に運ばれ有鉤嚢虫を形成する危険性があり注意が必要である．

（梅村　賢）

文献
1) 太田和義，山崎　哲，高井哲成，ほか．マス生食によると思われた日本海裂頭条虫症の1例．日内会誌 2011；100：3336-8.
2) Yamane Y, Kamo H, Bylund G, et al. Diphyllobothrium nihonkaiense sp. nov (cestoda：diphyllobothriidae). Revised identification of Japanese broad tapeworm. Shimane J Med Sci 1986；10（2）：29-48.
3) 小野沙耶香，森本徳仁，是永正敬，ほか．日本海裂頭条虫の形態学的検討およびミトコンドリア遺伝子解析．臨床病理 2010；58：1085-92.

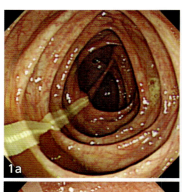
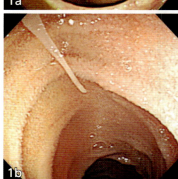
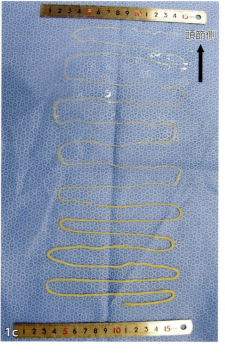
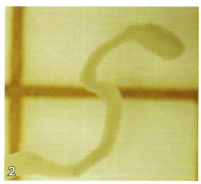

❷ **日本海裂頭条虫の頭節の拡大写真**
頭節の先端部は棍棒状に腫大した形態をとる．頭節最先端部の形態は，完全排泄の確認に重要である．
〔東北大学病院消化器内科より提供〕

❶ **日本海裂頭条虫症の典型的画像所見**
上行結腸から回腸末端に日本海裂頭条虫を認める（a）．頭節は回腸末端に刺入されていた（b）．回収した虫体の全長は245 cmであった（c）．

抗生物質起因性出血性大腸炎

■概要
- 抗生物質の経口投与により発症する腸炎であり，内視鏡所見上，偽膜形成を伴わず，*Clostridium difficile* や toxin を検出しないことから偽膜性腸炎と区別される．
- 起因となる抗生物質はペニシリン系が最も多い．
- ペニシリン耐性菌である *Klebsiella oxitoca* が高頻度に検出されることから菌交代現象が疑われているが，発症機序はいまだ不明である[1]．
- 偽膜性腸炎より比較的若年層（20～50歳代）に多く発症する．
- 抗生物質服用数日後に血性下痢と激しい腹痛により突然発症する．血性下痢は必発症状である．
- 血液検査所見では，白血球増多，CRP上昇，赤沈亢進などの炎症所見が主体であるが，比較的軽度である．

■典型的な画像所見とその成り立ち
- 粘膜浮腫，びまん性の発赤，びらん，粘膜内出血を認め（❶），潰瘍形成やアフタを認めることもあり，所見は多彩である．粘膜内出血が比較的特徴的である．
- 好発部位は右側結腸で，病変は区域性である．S状結腸から直腸にはほとんど認めない．
- 虚血性腸炎と類似した所見を呈することがあるが，本疾患の好発部位が右側結腸であることが鑑別点の一つとなる．

■確定診断へのプロセス
- 詳細な病歴（抗生物質の投与，内容，症状発現までの期間）の聴取が重要である．
- 病歴と併せて，特徴的な内視鏡所見が診断上重要である．
- 診断において，①発症直前に起因薬剤が投与されていること，②便培養検査による感染性腸炎の除外がなされていること，③疑われる起因薬剤の投与中止により症状と画像所見の改善を認めること，の3つの条件を満たすことが必要である[2]．
- 便培養により *K. oxitoca* が検出されれば本疾患である可能性はきわめて高い．ただし，本菌の検出は診断に必須ではない．

■治療
- 原因薬剤の中止によりすみやかに症状の改善を認める．
- 症状が強い場合は入院が必要になることもあるが，基本的には対症療法である．
- 治癒後の再発はなく，予後良好である．

（日下　順・遠藤克哉）

文献
1) LaHatte LJ, Tededco FJ, Schuman BM, et al. Anti-biotic-associated injury to the gut. Haubrich WS, Schaffner F, Berk JE, ed. Bockus Gastroenterology. 5th ed. WB Saunders；1995. p.1657-71.
2) 櫻井幸弘. 薬剤性大腸炎の治療と予防. 日医雑誌 1996；115：1381.

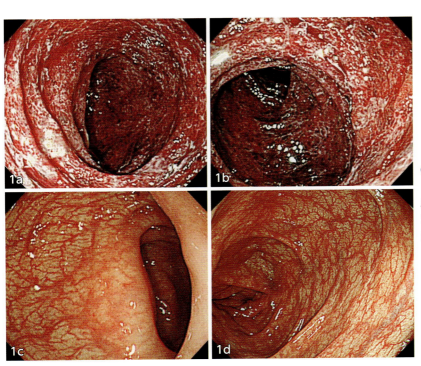

❶ 出血性大腸炎の内視鏡所見（70歳代，男性）
Helicobacter pylori 除菌のためアモキシシリンを内服し，4日後より腹痛，血性下痢で発症．便培養で *Klebsiella oxitoca* が検出された．
a，b：右側横行結腸．粘膜浮腫，発赤，びまん性のびらんを認め，易出血性粘膜である．
c：S状結腸．左側横行結腸より肛門側は正常粘膜である．
d：右側横行結腸．アモキシシリン服用中止後，粘膜変化は改善した．

C. difficile 関連腸炎

■ 概要
- 菌交代により増殖した Clostridium difficile（CD）による腸炎である．
- CD は偏性嫌気性グラム陽性有芽胞桿菌であり，①酸素の存在下では増殖できないため，嫌気培養検査を行わなければ分離培養が不可能である．②いったん芽胞が形成されるとアルコール系消毒薬に抵抗を示し，数か月〜数年間は，乾燥した環境下に生存できる，などの特徴を有する．
- CD が産生する毒素は病原性に大きな役割を果たしている．CD 毒素としてはエンテロトキシンである toxin A と，サイトトキシンである toxin B があり，毒素産生能から，toxin A 陽性 toxin B 陽性菌株（A+B+），toxin A 陰性 toxin B 陽性菌株（A-B+），どちらも産生しない菌株（A-B-）に分類される．A-B+ 菌株も A+B+ 菌株も，CD 関連下痢症（CDAD）を起こしうる．
- 原因薬剤はセフェム系，リンコマイシン系が代表的であるが，カルバペネム系やニューキノロン系でも起こりうる．本疾患のほとんどが院内感染によると考えられている．
- 抗菌薬投与後，数日〜2,3週間後に緩慢に下痢を発症する．便性状は水様のことが多いが，泥状便，粘液便，粘血便のこともある．しばしば38℃を超える発熱がみられる．まれに麻痺性イレウスや中毒性巨大結腸症を併発することがある．

■ 典型的な画像所見とその成り立ち
- 典型的内視鏡像としては，主に遠位側大腸に，小円形の偽膜が多発する所見があげられる（❶）．偽膜は菌体，フィブリン，壊死組織などにより形成され，白色〜黄白色の半球状の隆起を呈する．水洗での剝離は困難なことが多い（❷）．
- 軽症の場合や発症初期，回復期には偽膜は認められず，アフタ様病変や，血管透見の不明瞭化／消失像，粘液の付着のみが観察されることもある（❸）．
- 重症例では，偽膜が大型化することや，融合することにより，全周性病変を形成する場合がある（❹）．

■ 確定診断へのプロセス
- 入院後数日たってからの下痢で，抗菌薬の使用歴が確認される場合，CDAD を考えるべきである．さらに，toxin の迅速検査が陽性であったり，内視鏡検査で上述の画像所見が得られた場合には CDAD の診断が確定となる．
- toxin の迅速検査の判定を以下に示す．
  抗原陽性・毒素陽性：CD 毒素産生菌が存在することを示す．
  抗原陽性・毒素陰性：CD が存在しているが毒素を産生していない．ただし検査感度以下の毒素産生の可能性はあり，便検体でCD の分離培養を行ったうえで毒素の再検査を行うことも検討すべきである．
  抗原陰性・毒素陰性：CD 毒素産生菌が存在していない可能性が高い．

■ 治療
- CDAD の患者，もしくは疑われる患者では，使用中の抗菌薬をいったん中止することで，20〜25％の例で症状が改善する．
- 軽症例では，メトロニダゾールが第一選択となる（成人1,000〜1,500 mg／日を，分3〜4で経口投与）．
- 重症例（1日10回以上の下痢，末梢血白血球数15,000／μL 以上，もしくは強い腹痛を伴う症例），メトロニダゾール不応例（治療開始後2,3日で症状の軽減が得られない症例），2回目以降の再発例に対しては，バンコマイシンが選択される（成人500〜2,000 mg／日を，分4で経口投与）．
- 入院中の患者が CDAD に罹患した場合は，アルコール抵抗性であることなどを銘記し，①原則個室管理（室内トイレを使用），②流水と石鹸を使った手洗いの遵守，③トイレ使用後は0.1％次亜塩素酸ナトリウムガーゼで毎回清拭すること，などに留意する．

（大森信弥・大楽尚弘・高橋成一・手塚文明）

文献
1) 清水誠治, 南 竜城, 福田 亘, ほか. 抗生物質起因性大腸炎の臨床像と鑑別診断. 消内視鏡 2008；20（8）：1282-5.
2) Mandell GL, Bennett JE, Dolin R. Principles and Practice of Infectious Disease. 7th ed. Churchill Livingstone；2010.
3) Gerding N, Muto CA, Owens RC Jr. Treatment of Clostridium difficile infection. Clin Infect Dis 2008；46（Suppl 1）：S32-S42.

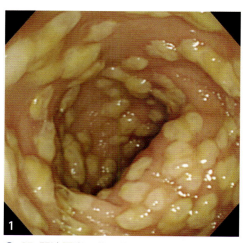

❶ CD 関連腸炎の典型的内視鏡像
主に遠位側大腸において，小円形の偽膜が多発する所見を認める．

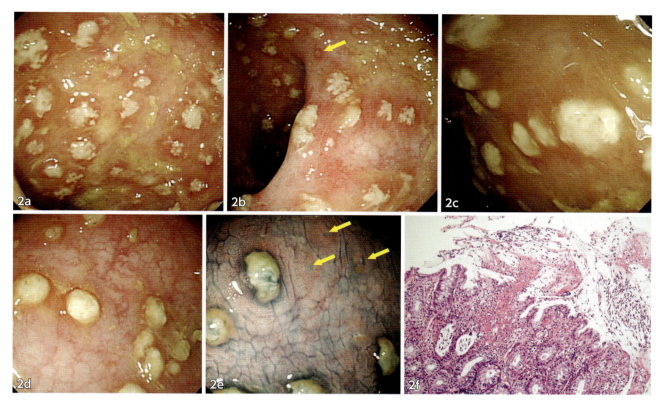

❷ アフタ様所見が視認されるCD関連腸炎の典型的内視鏡像
a：小円形の偽膜の多発を認める．
b：数回の水洗後であるが，偽膜の剥離は困難．剥離された部位は，アフタ様所見を呈している（矢印）．
c：偽膜の近接像．
d：偽膜周辺の介在粘膜は一見，正常粘膜のようにみえる．
e：dの部位のインジゴカルミン散布像．正常粘膜と思われた介在粘膜にも，アフタ様所見（矢印）を視認しうる．
f：粘膜表層に小びらんの形成があり，壊死，フィブリン析出，好中球浸潤を伴う．

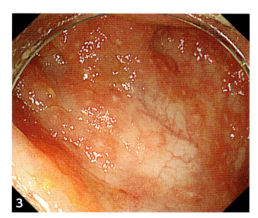

❸ CD関連腸炎軽症例の内視鏡像
軽症の場合や発症初期，回復期には偽膜は認められず，アフタ様病変や，血管透見の不明瞭化/消失像，粘液の付着のみ観察される．

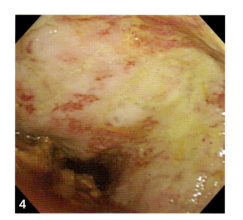

❹ CD関連腸炎重症例の内視鏡像
偽膜が大型化することや，融合することにより，全周性病変を形成する場合がある．

C. difficile 関連腸炎

Ⅱ 小腸・大腸　A 非腫瘍性疾患　(3) 薬剤起因性／医原性腸炎

NSAIDs 起因性腸炎

■ 概要
- 低用量アスピリン（low dose aspirin：LDA）も含め非ステロイド性抗炎症薬（non-steroidal anti-inflammatory drugs：NSAIDs）は上部消化管のみならず，小腸・大腸にも粘膜障害をきたす．
- 障害の機序としては，NSAIDs による粘膜への直接障害や，内因性プロスタグランジン合成酵素であるCOX の阻害による粘膜防御機能の障害があげられるが，それ以外にもさまざまな因子が関与している．
- 腸管のびらん，潰瘍，全周性の狭窄病変を呈することから，臨床的には急性消化管出血，慢性貧血，腸閉塞，OGIB（obscure gastrointestinal bleeding）の原因となりうる．ただし，軽症例では自覚症状を認めないことも多い．

■ 典型的な画像所見とその成り立ち
- 回盲部に好発する．病変は多発することが多く，多彩な内視鏡所見を呈する．
- 典型的には境界明瞭な打ち抜き様の潰瘍病変，アフタ様病変，びらん，小腸絨毛の欠損，類円形潰瘍，不整形潰瘍などである（❶，❷）．腸管膜付着側との関係は明らかではない．
- 辺縁がシャープな輪状潰瘍（❸）と潰瘍瘢痕，数年間にわたる NSAIDs 使用歴を有する症例ではそれに伴う膜様狭窄を呈する（❹）．
- 発赤，浮腫，血管透見の消失，アフタなどのびまん性腸炎像を呈することもある（❺）．

■ 確定診断へのプロセス
- 本症の画像所見と病理所見は非特異的な所見にとどまることが多いため，炎症性腸疾患や細菌感染症など他疾患の除外が必要となる．
- NSAIDs 使用歴に関する詳細な問診と，中止による病変治癒の有無の確認が診断に有用である．

- 病理組織学的には，好酸球浸潤を主体とした非特異的な炎症細胞浸潤を認めるのみであるが，上皮にアポトーシス小体を認めることが特徴的所見とされる（❺b）．

■ 治療
- NSAIDs の休薬が第一である．
- 休薬が不可能な場合は減量や，通常の NSAIDs から選択的 COX-2 阻害薬への変更も考慮される．しかし，小腸粘膜障害の頻度は通常の NSAIDs と同等とする報告もある[1]．
- プロスタグランジン製剤であるミソプロストール（サイトテック®）や粘膜保護薬であるレバミピド（ムコスタ®）が NSAIDs 起因性小腸障害の予防や治療に有用とされるが，少数例での検討しかなく確立したものではない[2,3]．
- NSAIDs による膜様狭窄は通常 UL-Ⅱ までの潰瘍瘢痕で固有筋層は保たれている．そのため狭窄部の内視鏡的バルーン拡張術が有用である．

（黒羽正剛）

文献
1) Maehata Y, Esaki M, Morishita T, et al. Small bowel injury induced by selective cyclooxygenase-2 inhibitors: a prospective, double-blind, randomized clinical trial comparing celecoxib and meloxicam. J Gastroenterol 2012；47（4）：387-93.
2) Niwa Y, Nakamura M, Ohmiya N, et al. Efficacy of rebamipide for diclofenac-induced small-intestinal mucosal injuries in healthy subjects: a prospective, randomized, double-blinded, placebo-controlled, cross-over study. J Gastroenterol 2008；43：270-6.
3) Fujimori S, Seo T, Gudis K, et al. Prevention of nonsteroidal anti-inflammatory drug-induced small-intestinal injury by prostaglandin: a pilot randomized controlled trial evaluated by capsule endoscopy. Gastrointest Endosc 2009；69：1339-46.

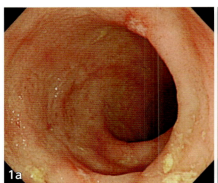 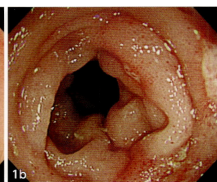 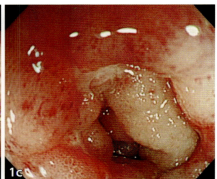

❶ LDA（バイアスピリン®）内服中
回腸末端に多発する小潰瘍，びらん，絨毛の欠損像，輪状狭窄を認める．

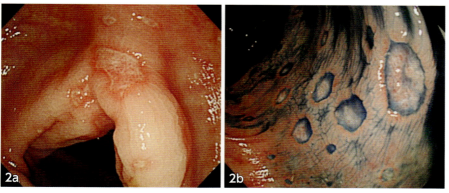

❷ ジクロフェナクナトリウム内服中
盲腸から上行結腸にかけて不整形潰瘍（a），境界明瞭な類円形潰瘍（b）が多発．

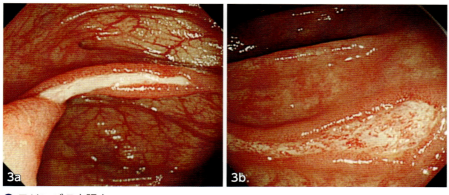

❸ スリンダク内服中
盲腸（a），横行結腸（b）に，輪走する境界明瞭な潰瘍が多発．

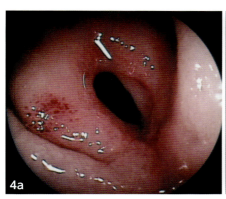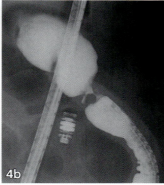

❹ ジクロフェナクナトリウム内服中
膜様狭窄部でカプセル内視鏡が回腸に滞留したため，内視鏡的バルーン拡張術後に回収．
　a：ダブルバルーン小腸内視鏡検査．回腸に輪状の潰瘍瘢痕および狭小化を認める．
　b：内視鏡下の造影で輪状潰瘍を認める．

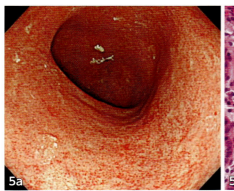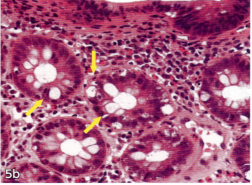

❺ ジクロフェナクナトリウム坐薬使用中
　a：全大腸にわたり血管透見不明瞭化，発赤，浮腫を認める．
　b：病理組織像．アポトーシス小体（矢印）が多発（HE染色）．
（東北大学病院 藤島史喜先生より提供）

collagenous colitis

■ 概要
- 1976年に初めて報告[1]された，慢性に経過する非血性水様性下痢便を主訴とし，大腸被蓋上皮下にcollagen bandの沈着を特徴とする疾患である．他の症状としては便失禁，腹痛，体重減少などがある．
- 本邦でも本疾患が認知されるに伴い，報告が増加しつつある．従来は中年〜高齢女性に多いとされてきたが，最近では性別，年齢に関係なく発症報告がある．
- 病因は不明であるが，免疫異常が関連していると考えられている．本邦ではランソプラゾールを中心にNSAIDs，チクロピジンなどの内服例での報告が多い．

■ 典型的な画像所見とその成り立ち
- 従来，内視鏡所見や注腸造影などでは所見に乏しいとされてきたが，近年になり縦走潰瘍，瘢痕などの所見が報告されるようになってきた．しかし本疾患に特異的な所見ではないので，診断確定には生検が必須である．
- 本疾患の縦走潰瘍はmucosal tears, linear mucosal defectと表現されるように，Crohn病などの縦走潰瘍に比して，細長く，潰瘍辺縁の発赤浮腫が乏しいこと（❶a）が特徴的である[2]．collagen bandが沈着することで粘膜の強度が低下し（❷），縦走潰瘍を形成すると推測されている[3]．最近ではcat scracth sign（ひっかき傷様所見，❸）の報告[4]もある．
- 他の内視鏡所見として，毛細血管の増生・走行異常（❹），粗糙・細顆粒状粘膜などがあげられるが，本疾患に特異的な所見ではない．

■ 確定診断へのプロセス
- 慢性下痢便を主訴とする他疾患（感染性腸炎，炎症性腸疾患，過敏性腸症候群など）との鑑別が重要である．
- ランソプラゾール，NSAIDsに代表される，原因となりうる被疑薬が存在すれば本疾患を想起する一助になる．
- 基本的には生検により被蓋上皮下に10μmを超えるcollagen bandが沈着していること（❺a），炎症細胞の浸潤を認めること（❺b）で診断確定となる．
- まれに急性症状を呈する症例もある[5]ので，急性腹症の鑑別診断としても重要である．

■ 治療
- 原因薬剤があれば中止する．本疾患の大半は良性の経過をたどることが多く，それで改善することが多いが，原因薬剤がない場合，または被疑薬中止でも効果がなければ止痢薬などを併用する．
- first-lineの治療法として，海外ではブデソニドの有用性が報告されている．

（諸井林太郎）

文献
1) Lindstrom CG. 'Collagenous colitis' with watery diarrhoea — a new entity? Pathol Eur 1976 ; 11 : 87-9.
2) Umeno J, Matsumoto T, Nakamura S, et al. Linear mucosal defect may be characteristic of lansoprazole-associated collagenous colitis. Gastrointest Endosc 2008 ; 67 : 1185-91.
3) Cruz-Correa M, Milligan F, Giardiello FM, et al. Collagenous colitis with mucosal tears on endoscopic insufflation: a unique presentation. Gut 2002 ; 51 : 600.
4) 原 明, 宮澤 祥, 鈴木 剛, ほか. Cat scratch colonを呈したcollagenous colitisの1例. Gastroenterol Endosc 2012 ; 54 : 1651-5.
5) Moroi R, Endo K, Kuhroha M, et al. Acute onset collagenous colitis with unique endoscopic findings. Case Rep Gastrointest Med 2014 ; 2014 : 986092.

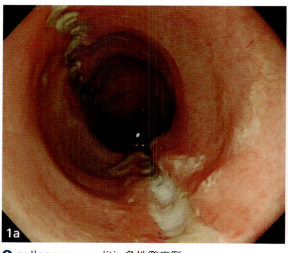 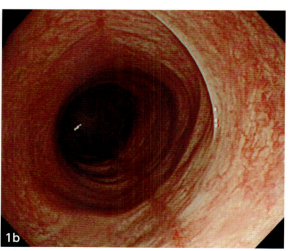

❶ collagenous colitis 急性発症例
a：縦走潰瘍を認める．潰瘍の辺縁はあまり発赤浮腫などの炎症所見は強くない．
b：ランソプラゾール中止後．縦走潰瘍が瘢痕化した．

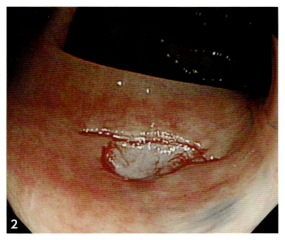

❷ 粘膜の強度低下を認める collagenous colitis
生検後．粘膜の脆弱性のため裂けたような所見を呈する．

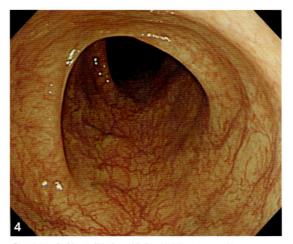

❹ 毛細血管の増生，蛇行を認める collagenous colitis

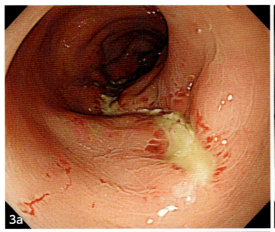

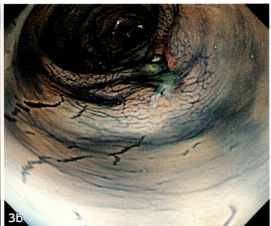

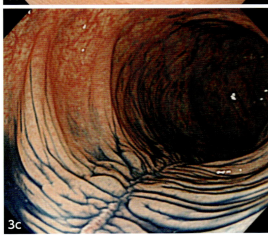

❸ collagenous colitis に認められたひっかき傷様所見（cat scratch sign）
a：縦走潰瘍の肛門側に cat scratch sign を認める．
b：インジゴカルミン散布後．cat scratch sign が明瞭化した．
c：潰瘍が瘢痕化した．

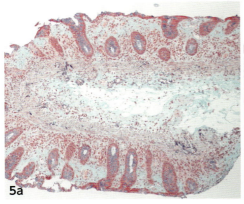

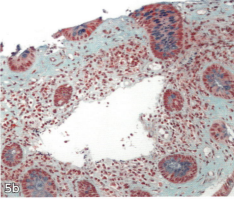

❺ collagenous colitis の病理組織像（❶と同症例）
a：被蓋上皮下に collagen band の沈着を認める．
b：炎症細胞の浸潤も認める．

collagenous colitis 237

II 小腸・大腸　A 非腫瘍性疾患　(3) 薬剤起因性/医原性腸炎

放射線性腸炎

■ 概要
- 放射線性腸炎は，前立腺癌や子宮頸癌，直腸癌等の骨盤内癌に対する放射線治療の後に，近接する腸管に炎症を惹起し，出血，疼痛，下痢，残便感，漏便などの症状をきたす疾患である．
- 本項では，放射線療法中，あるいは治療後6週間以内に出現する急性放射線障害は扱わず，治療後3か月から数年，場合により10年以上の経過で症状が出現する晩発性障害のみについて概説する．
- 発症頻度は，放射線治療症例の2～20％程度と報告され[1]，治療法や照射量に影響を受ける．
- 閉塞性の動脈内膜炎と虚血による循環障害が根底にあり，上皮の萎縮や毛細血管拡張，粘膜の線維化を惹起すると考えられている．

■ 典型的な画像所見とその成り立ち
- 照射野近傍に一致し，典型的には，拡張蛇行した新生血管が散在あるいは密生する（❶～❸）．
- 拡張蛇行した新生血管は，脆弱で，内視鏡や硬便の接触により容易に出血をきたす．
- 時に難治性の潰瘍形成がみられ，腸管狭窄や瘻孔をきたす症例も報告されている．
- 子宮頸癌治療後の難治性潰瘍は，直腸下部前壁側に出現する（❹）．

■ 確定診断へのプロセス
- 骨盤内癌に対する放射線治療歴を聴取することが，診断の第一歩となる．
- 硬便や内視鏡との接触により容易に出血し，観察不良に陥ることがあるため，内視鏡と粘膜面との接触に気を使う．
- NSAIDs起因性腸炎や抗生物質起因性腸炎，感染性腸炎は，医療面接や便培養，下部内視鏡検査で鑑別は容易である．直腸炎型潰瘍性大腸炎は，びまん性の炎症像を呈することで，直腸静脈瘤は，より肛門側の太い深層血管の蛇行を特徴とすることで鑑別される．

- 生検により難治性潰瘍や瘻孔形成の報告もあり，放射線による二次発癌が疑われる場合以外は，生検は推奨されない．

■ 治療
- 出血量がわずかで症状が軽微な場合は，治療の必要はない．また，緩下薬等で便を軟らかく保つことで，出血量は抑制される．
- エビデンスは乏しいが，5-ASAやスルファサラジンの経口薬や坐薬，ステロイドの坐薬や注腸製剤が，臨床的にはしばしば用いられる．
- スクラルファート注腸の有効性がいくつか報告されている[2,3]．
- アルゴンプラズマ凝固法は，薬物療法に不応の場合に選択されることが多い[4]．
- 高圧酸素療法は，限られた施設でのみ施行可能であるが，一部著効例がある（❹）[5]．
- 保存的治療で改善なく，許容できない症状が持続する場合は，人工肛門造設術や腸管摘出手術が考慮される．

（高橋成一）

文献
1) Tagkalidis PP, Tjandra JJ. Chronic radiation proctitis. ANZ J surg 2001；71 (4)：230-7.
2) Kochhar R, Patel F, Dhar A, et al. Radiation-induced proctosigmoiditis. Prospective, randomized, double-blind controlled trial of oral sulfasalazine plus rectal steroids versus rectal sucralfate. Dig Dis Sci 1991；36 (1)：103-7.
3) Kochhar R, Sriram PV, Sharma SC, et al. Natural history of late radiation proctosigmoiditis treated with topical sucralfate suspension. Dig Dis Sci 1999；44 (5)：973-8.
4) Silva RA, Correia AJ, Dias LM, et al. Argon plasma coagulation therapy for hemorrhagic radiation proctosigmoiditis. Gastrointest Endosc 1999；50 (2)：221-4.
5) Bennett MH, Feldmeier J, Hampson N, et al. Hyperbaric oxygen therapy for late radiation tissue injury. Cochrane Database Syst Rev 2012；5 (5)：CD005005.

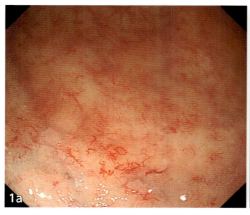
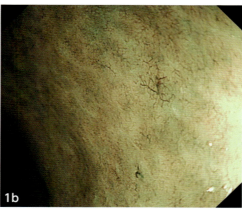

❶ 軽微な放射線性直腸炎の内視鏡所見
a：拡張蛇行した新生血管が点在する．
b：同症例のNBI観察．

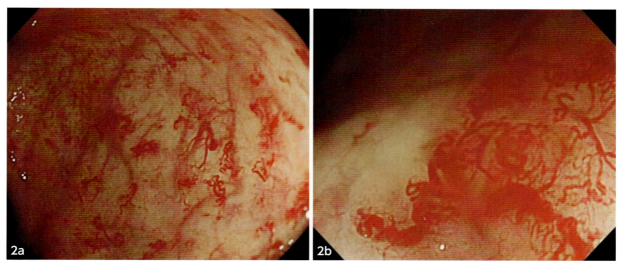

❷ 放射線性腸炎の典型的内視鏡所見
拡張蛇行した新生血管が散在する．

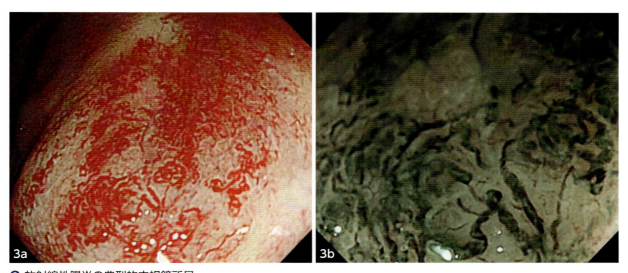

❸ 放射線性腸炎の典型的内視鏡所見
a：拡張蛇行した新生血管が密生する．
b：同症例のNBI観察．

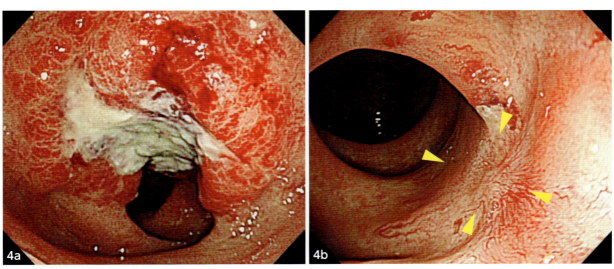

❹ 放射線性直腸潰瘍
a：子宮頸癌放射線治療による直腸潰瘍で，直腸下部前壁側に位置する．
b：高圧酸素療法により，潰瘍は治癒，瘢痕化した（矢頭）．

放射線性腸炎 239

Ⅱ 小腸・大腸　A 非腫瘍性疾患　（3）薬剤起因性／医原性腸炎

腸間膜静脈硬化症（静脈硬化性大腸炎）

■ 概要
- 1993年に岩下らが提唱した疾患概念．腸間膜静脈硬化症に起因した還流障害による慢性虚血性大腸炎とされる[1]．
- 日本人を中心としたアジア人が多く罹患する．平均年齢58.4歳で，男女比は8：13でやや女性に多い[2]．
- 原因は山梔子（サンシシ）を含有する漢方薬の長期服用が関与しているといわれる[3]．しかし，報告例が日本人に偏っていることから他因子の関与も疑われている．
- 主症状は腹痛，下痢，便秘，腹部膨満等で，血便は少ない．

■ 典型的な画像所見とその成り立ち
- 腹部単純X線検査では右側腹部に線状石灰化像（❶a）を，腹部CT検査では右半結腸優位に腸管壁肥厚，腸間膜に一致した石灰化像を認める[4]（❶b，c）．石灰化像形成の理由は不明である．
- 大腸内視鏡検査（❷）では右半結腸優位に粘膜に暗青〜赤色，あるいは褐色などの色調変化を認める．山梔子の成分である配糖体が腸内細菌由来のβ–グルコシダーゼにより分解され生成されるgenipinがアミノ酸や蛋白質と接触すると濃青色色素を形成することが知られており，これが腸管内色調変化に影響している可能性がある[3]．
- その他，粘膜浮腫，狭窄，びらん，潰瘍，血管透見像消失を認めるとされる[4]．

■ 確定診断へのプロセス
- 原因として薬剤の関与が疑われるので，山梔子を含有する漢方薬服用歴の有無を確認する必要がある．
- 鑑別診断として大腸メラノーシス，腸管アミロイドーシス，collagenous colitis等があげられる．薬剤服用歴の聴取や大腸内視鏡検査所見，腹部X線，CT所見，生検による病理組織学的所見から診断可能である．

- 病理組織像（❸）としては，①静脈壁の著明な線維性肥厚と石灰化，②粘膜下層の高度線維化と粘膜固有層の著明な膠原線維の血管線維性沈着，③主に粘膜下層における小血管壁への泡沫細胞出現，④随伴動脈壁の肥厚石灰化，⑤血栓形成を認めない所見，を特徴とする[1,4]．
- 生検では，粘膜固有層の著明な膠原線維の血管線維性沈着と静脈壁の著明な線維性肥厚を確認することで診断する（❸）．

■ 治療
- 山梔子を含有する漢方薬の服用中止．山梔子を含有する漢方薬の服用中止後，長期観察例の一部に臨床症状や画像所見の改善が報告されている[5]．
- 軽症例では経過観察となることが多い．ただし年単位で症状が悪化することも念頭におく必要がある．
- 狭窄をきたした場合には手術が選択される場合もある．
- その他，抗凝固薬や5-ASA製剤服用等の内科的治療も試みられているが有効性は不明である．

（梅村　賢）

文献
1) 岩下明徳，竹村　聡，山田　豊，ほか．原因別にみた虚血性腸病変の病理形態．胃と腸 1993；28：927-41.
2) 大津健聖，松井敏幸，西村　拓，ほか．漢方薬内服により発症した腸間膜静脈硬化症の臨床経過．日消誌 2014；111：61-8.
3) Hiramatsu K, Sakata H, Horita Y, et al. Mesenteric phlebosclerosis associated with long-term oral intake of geniposide, an ingredient of herbal medicine. Aliment Pharmacol Ther 2012；36：575-86.
4) 池田圭祐，岩下明徳，田邉　寛，ほか．特発性腸間膜静脈硬化症の組織から病態を解明できるか？　分子消化器病 2015；12：37-42.
5) 清水誠治，富岡秀夫，石田英和，ほか．腸間膜静脈硬化症における漢方薬中止後の病像変化．胃と腸 2016；51：483-90.

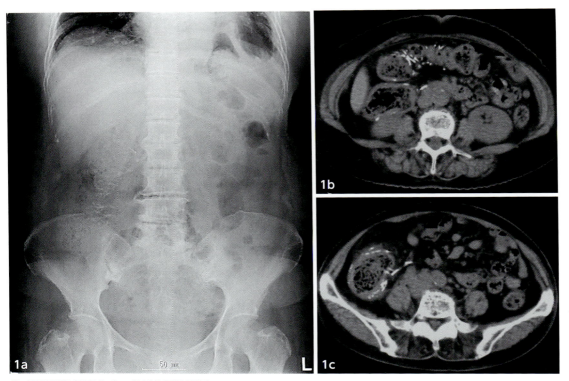

❶ 腸間膜静脈硬化症の典型的画像所見
a：腹部単純 X 線所見．右側腹部に石灰化所見を認める．
b，c：腹部 CT 所見．横行結腸から上行結腸の腸管壁肥厚，腸管膜周囲石灰化所見を認める．

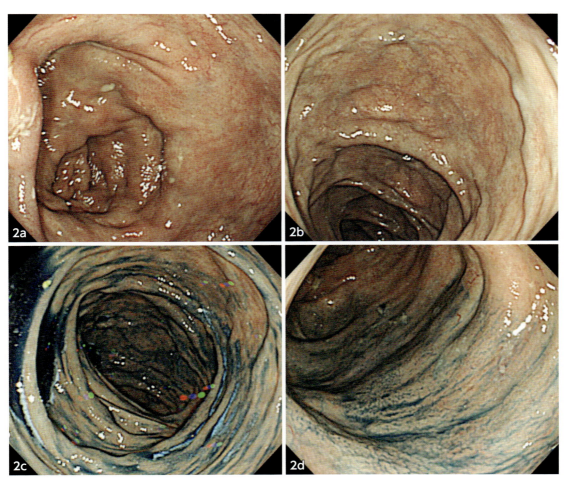

❷ 腸間膜静脈硬化症の典型的内視鏡所見
a〜d：横行結腸から深部大腸の粘膜に暗青〜赤色，あるいは褐色などの色調変化を認める．粘膜浮腫，血管透見像消失を認める．インジゴカルミン散布で顆粒状粘膜や小びらん，粘膜浮腫像が明瞭となる．

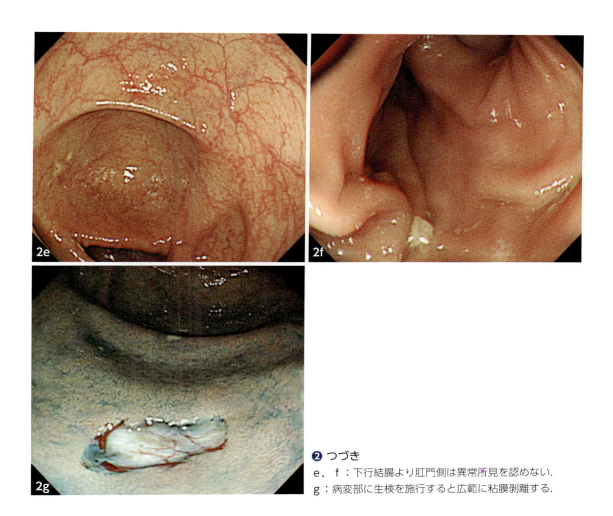

❷ つづき
e，f：下行結腸より肛門側は異常所見を認めない．
g：病変部に生検を施行すると広範に粘膜剥離する．

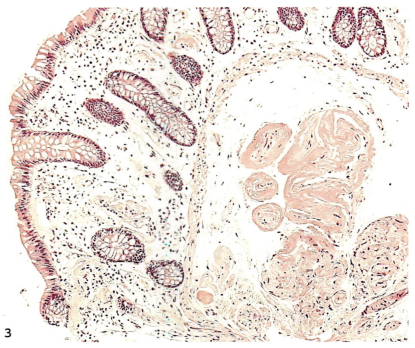

❸ 腸間膜静脈硬化症の生検による病理組織像（HE染色）
粘膜固有層の著明な膠原線維の血管線維性沈着と静脈壁の著明な線維性肥厚を認める．

Ⅱ 小腸・大腸　A 非腫瘍性疾患　(4) 炎症性腸疾患

潰瘍性大腸炎

■ 概要
- 潰瘍性大腸炎（ulcerative colitis）は，主として粘膜を侵し，しばしばびらんや潰瘍を形成する，大腸の原因不明のびまん性非特異性炎症性疾患である．

■ 典型的な画像所見とその成り立ち
- 基本的には直腸から連続性に口側に広がる病変が認められ，病変の進展範囲によって直腸炎型，左側大腸炎型，全大腸炎型に分類される．
- 画像検査の中心は内視鏡である．
  活動期の内視鏡所見：軽症例（❶，❷）では，血管透見像の不明瞭化・消失，発赤，びらん，小白色点，細顆粒状粘膜．中等症例（❸～❺）では，血管透見像の消失，粗糙粘膜，強い発赤，びらん・潰瘍，浮腫，膿汁の付着，易出血性（軽度の自然出血や内視鏡接触による出血），偽ポリポーシス．重症例（❻，❼）では，深い潰瘍形成，著明な自然出血．
  寛解期の内視鏡所見（❽，❾）：血管透見の低下，再生粘膜，潰瘍瘢痕を認める．
- 注腸造影：腸の鉛管状外観，ハウストラ消失，潰瘍形成によるカフスボタン所見を認める．
- 病理組織像
  活動期（❿）：粘膜全層のびまん性炎症細胞浸潤，陰窩膿瘍，高度な杯細胞減少．
  寛解期（⓫）：腺の配列異常，萎縮．
- 口側からの連続性を欠く区域性の炎症所見を呈する症例も存在する．

■ 確定診断へのプロセス
- 「難治性炎症性腸管障害に関する調査研究」（鈴木班）の診断基準が参考になる[1]．研究班の診断基準は見直し・改訂が行われることがあるため，常に最新のものを参照する．参考として，「平成27年度 改訂版」に掲載されている2010年2月改訂の診断基準を⓬に示す．
- 潰瘍性大腸炎の確定診断は除外診断によりなされるという側面も強いため，感染症や他の原因による腸炎を十分に除外することが診断には欠かせない．
- とくにアメーバ赤痢，サルモネラ腸炎，カンピロバク

ター腸炎，クラミジア腸炎などの感染症は潰瘍性大腸炎と類似の内視鏡像を呈することがあり，鑑別に留意する．
- 難治例ではCMV腸炎を合併している場合がある．CMV腸炎合併例では潰瘍，とくに打ち抜き様潰瘍を呈する頻度が高い（「サイトメガロウイルス腸炎」〈p.224〉も参照）．

■ 治療
- 寛解導入では重症度，罹患範囲に応じ，治療法の選択を行う．基本薬は経口の5-アミノサリチル酸製剤（5-ASA）である．注腸，坐薬などの局所製剤は病型に応じて使用する．中等症以上ではステロイド（プレドニゾロン）の全身投与を行う．劇症例では手術を検討する．
- ステロイド治療によるコントロールが困難な場合は「難治例」と位置づけられる．ステロイド抵抗性の場合には，血球成分除去療法，タクロリムス，インフリキシマブ，アダリムマブなどの選択肢がある．劇症ではシクロスポリン静注も選択肢であるが，保険適用外である．ステロイド依存性では免疫調節薬（チオプリン製剤）が第一選択である．チオプリンでのコントロールが困難な場合，インフリキシマブ，アダリムマブがよい適応となる．ただし，依存例でも血球成分除去，タクロリムスを考慮してもよい．
- 寛解維持の基本薬は経口5-ASA製剤である．また5-ASA注腸，坐薬も有効である．難治例ではチオプリン製剤，インフリキシマブ，アダリムマブが選択肢となる．
- 新規治療法の登場もあるため，常に最新の治療指針を参照するよう心がける．

（遠藤克哉・藤島史喜）

文献
1）「難治性炎症性腸管障害に関する調査研究」（鈴木班）．潰瘍性大腸炎・クローン病 診断基準・治療指針．平成27年度分担研究報告書 別冊．2016.

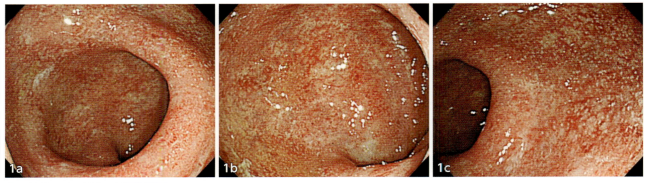

❶ 活動期：軽症例の内視鏡所見
血管透見像は不明瞭化し一部消失し，散在する発赤粘膜面に小白色点が多数観察される．

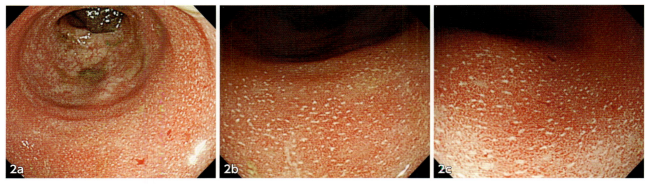

❷ 活動期：軽症例の内視鏡所見
直腸に限局して血管透見不明瞭な発赤粘膜を認め，小白色点が多発している．

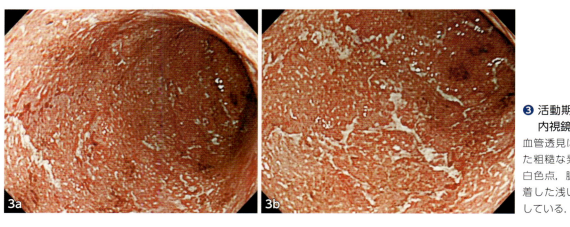

❸ 活動期：中等症例の内視鏡所見
血管透見は完全に消失した粗糙な発赤粘膜内に小白色点，膿性分泌物が付着した浅いびらんが散在している．

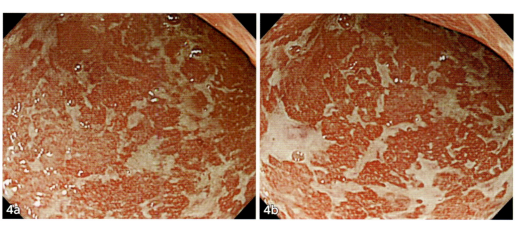

❹ 活動期：中等症例の内視鏡所見
血管透見は完全に消失し，発赤粘膜内に膿性分泌物が付着した地図上の浅いびらんが多発している．

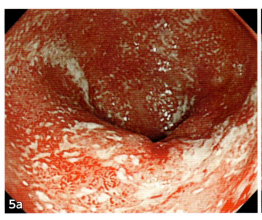
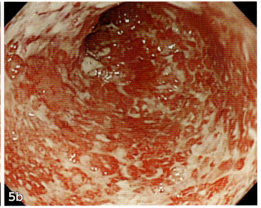

❺ 活動期：中等症例の内視鏡所見
血管透見は完全に消失し，浮腫状の強い発赤粘膜内に膿性分泌物が付着したびらん・潰瘍が広い範囲にみられる．内視鏡接触による易出血性が認められた．

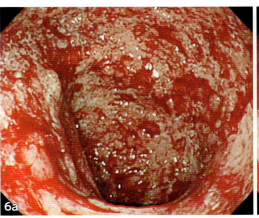
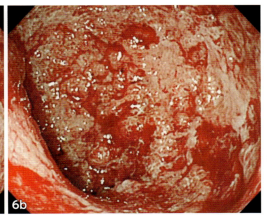

❻ 活動期：重症例の内視鏡所見
広範に粘膜上皮が脱落し，著明な自然出血を認める．

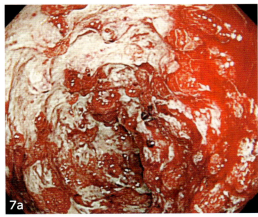
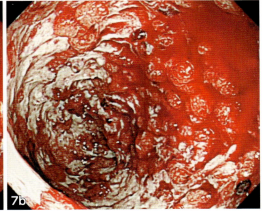

❼ 活動期：重症例の内視鏡所見
広範な深い潰瘍形成により残存粘膜は偽ポリポーシス像を呈し，自然出血が見られる．

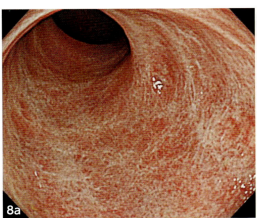
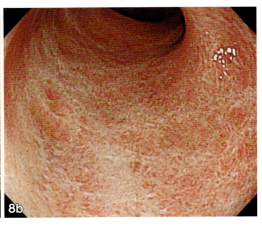

❽ 寛解期における内視鏡所見
血管透見の低下した再生粘膜，潰瘍瘢痕を認める．

潰瘍性大腸炎　245

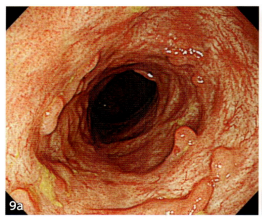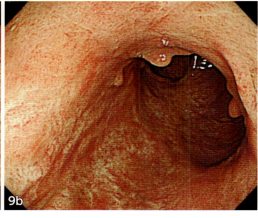

❾ **寛解期における内視鏡所見**
再生粘膜，潰瘍瘢痕を認め，偽ポリポーシスを一部に認める．

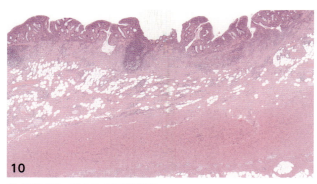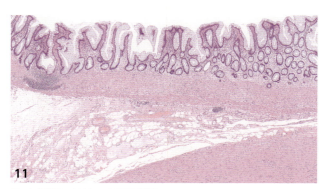

❿ **活動期における病理組織像**
粘膜固有層を主体とした連続性の炎症性細胞浸潤．腺管の配列が乱れ，深部側で腺管の拡張を伴う．

⓫ **寛解期における病理組織像**
炎症性細胞浸潤は目立たないが，腺管の形状不整がみられる．

⓬ **潰瘍性大腸炎診断基準（2010年2月改訂）**

次のa）のほか，b）のうちの1項目，およびc）を満たし，下記の疾患が除外できれば，確診となる．
a）**臨床症状**：持続性または反復性の粘血・血便，あるいはその既往がある．
b）①**内視鏡検査**：i）粘膜はびまん性におかされ，血管透見像は消失し，粗ぞうまたは細顆粒状を呈する．さらに，もろくて易出血性（接触出血）を伴い，粘血膿性の分泌物が付着しているか，ii）多発性のびらん，潰瘍あるいは偽ポリポーシスを認める．
②**注腸X線検査**：i）粗ぞうまたは細顆粒状の粘膜表面のびまん性変化，ii）多発性のびらん，潰瘍，iii）偽ポリポーシスを認める．その他，ハウストラの消失（鉛管像）や腸管の狭小・短縮が認められる．
c）**生検組織学的検査**：活動期では粘膜全層にびまん性炎症性細胞浸潤，陰窩膿瘍，高度な杯細胞減少が認められる．いずれも非特異的所見であるので，総合的に判断する．寛解期では腺の配列異常（蛇行・分岐），萎縮が残存する．上記変化は通常直腸から連続性に口側にみられる．

b）c）の検査が不十分，あるいは施行できなくとも切除手術または剖検により，肉眼的および組織学的に本症に特徴的な所見を認める場合は，下記の疾患が除外できれば，確診とする．

除外すべき疾患は，細菌性赤痢，アメーバ性大腸炎，サルモネラ腸炎，キャンピロバクタ腸炎，大腸結核，クラミジア腸炎などの感染性腸炎が主体で，その他にクローン病，放射線照射性大腸炎，薬剤性大腸炎，リンパ濾胞増殖症，虚血性大腸炎，腸型ベーチェットなどがある．

（「難治性炎症性腸管障害に関する調査研究」（鈴木班）．平成27年度分担研究報告書[1]より抜粋）

Crohn 病

■ 概要
● 消化管に浮腫や潰瘍などの慢性炎症を認め，腸管狭窄や瘻孔など特徴的な病態を合併する肉芽腫性炎症性疾患である．
● 口から肛門までの消化管のあらゆる部位に起こりうるが，とくに小腸・大腸・肛門に好発する．

■ 典型的な画像所見とその成り立ち
● 典型的な病変に縦走潰瘍・敷石像があり，診断基準の主要所見である．
● 腸管合併症として狭窄や瘻孔形成がある．
● 大多数は小腸や大腸に病変を認め，主要所見の罹患範囲から小腸型・小腸大腸型・大腸型に分類される．
● 上部消化管病変として，竹の節状外観，ノッチ状外観，不整形潰瘍，アフタ・びらんなどが認められ，副所見として診断の一助となることがある．

典型的な画像所見
● 縦走潰瘍 (longitudinal ulcer)：小腸，大腸に認める4〜5 cm 以上の長さを有する腸管の長軸に沿った潰瘍 (❶〜❹)．小腸の縦走潰瘍は，基本的に腸間膜付着側に認められる (❹)．長軸に沿った潰瘍だが，長さが基準に満たないものは「縦走傾向のある潰瘍」と表現されることがある．
● 敷石像 (cobblestone appearance)：縦走潰瘍やその周辺の小潰瘍などの間に介在する大小不同の密集した粘膜隆起 (❺〜❼)．石畳の外観に類似することに由来する．
● 不整形〜類円形潰瘍およびアフタ：さまざまな形態の潰瘍性病変が消化管の広範囲に認められ，時に縦列傾向を示すことがある (❽)．
● 瘻孔 (fistula)：腸管の炎症の進行や狭窄病変による通過障害に伴い，腸管から外部への交通ができる．隣接臓器への内瘻 (腸管腸管瘻〈❾〉，腸管膀胱瘻など) と，腸管から皮膚への外瘻 (腸管皮膚瘻) に分けられる．
● 狭窄 (stenosis)：炎症性に腸管が浮腫状に狭窄をきたす場合や，繰り返す炎症に伴う瘢痕性の線維性狭窄がある (❿，⓫)．
● 竹の節状外観 (bamboo-joint sign)：Crohn 病に特徴的とされる病変．胃体中部小彎から噴門部小彎に2〜4条の腫大した皺襞と，ひだを横切る亀裂状陥凹が縦に配列する所見と定義されている (⓬)．十二指腸にも同様の所見を認めることがある (⓭)．
● ノッチ状外観：十二指腸に認める，ケルクリング皺襞を横切るような陥凹所見．ノッチ様変化，ノッチ様陥凹などともよばれる (⓮)．

病理組織学的所見
● 非乾酪性類上皮細胞肉芽腫：Crohn 病の主要所見の一つであり特異度は比較的高いが，とくに生検標本では検出できないことがあり，連続切片作製および，消化管に精通した病理医による判定が望ましい (⓯)．
● その他，全層性炎症，局所性—不均衡炎症などの所見が特徴的である (⓰)．

■ 確定診断へのプロセス
● 厚生労働省「難治性炎症性腸管障害に関する調査研究」班の診断基準が参考になる[1]．診断基準は改訂が行われるため，常に最新のものを参照する．参考として 2013 年 1 月改訂の診断基準を⓱に示す．
● 一般的には，若年者での慢性で難治性の下痢や腹痛，体重減少，発熱，栄養障害などで疑われ，内視鏡所見，生検による病理所見を確認することにより総合的に診断される．
● Crohn 病疑診例でアフタや小潰瘍が縦列することがあり，時間経過とともに縦走潰瘍に進展し，確定診断に至ることがある (❽)．
● 初診時に確定に至らなくても，臨床的に可能性が疑われ，上記のような初期病変を疑う場合や，鑑別が困難な急性腸炎が存在する場合は，今後の病状の変化によって確定に至る可能性を患者に説明したうえで，経過観察をする必要がある．

■ 治療
● 根治治療はないため，治療目標は，活動性のコントロールと患者 QOL の向上である．
● 内科治療としては，薬物療法・栄養療法があり，内科治療でコントロールができない出血や穿孔，狭窄や膿瘍は必要に応じて外科手術を行う．ただし，外科手術は根治治療ではなく，吻合部などに高率に再発するため，頻回の手術による短腸症候群を回避するためには，いかに外科手術を要するような病変をもたらさずコントロールするかが重要である．
● 初発・診断時・活動期に行う寛解導入療法と，導入後の寛解維持療法がある．
● 活動期の治療は重症度，罹患範囲に応じ，治療法の選択を行うが，前出の厚労省研究班が作成する最新の「クローン病治療指針」「クローン病外科治療指針」が参考になる．
● 活動期の治療として，軽症〜中等症ではブデソニドおよび 5-アミノサリチル酸製剤 (5-ASA) の内服が用いられるが，栄養療法の併用や，中等症以上ではプレドニゾロンの全身投与，インフリキシマブ，アダリムマブ，ウステキヌマブが用いられる．大腸病変が主体の場合には顆粒球除去療法を行うこともある．
● 寛解維持治療としては，5-ASA および栄養療法が基本であるが，難治例ではチオプリン製剤 (アザチオプ

リン，6-メルカプトプリン）や，インフリキシマブ・アダリムマブ・ウステキヌマブによる治療が行われる．
- 抗TNF-α抗体の強力な作用により，Crohn病の治療目標を症状の改善から内視鏡的な寛解とすることが可能となった（⑱）．現在は，抗体製剤特有の二次無効が問題となっている．
- 今後，新規治療法の登場が予定されており，常に最新の治療指針を参照するよう心がける．

（角田洋一・藤島史喜）

文献
1) 「難治性炎症性腸管障害に関する調査研究」（鈴木班）．潰瘍性大腸炎・クローン病 診断基準・治療指針．平成27年度分担研究報告書 別冊．2016．

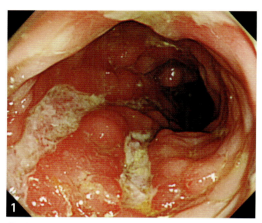

❶ 大腸の縦走潰瘍（内視鏡像）
S状結腸に認めた複数の潰瘍．潰瘍周辺はやや隆起している．

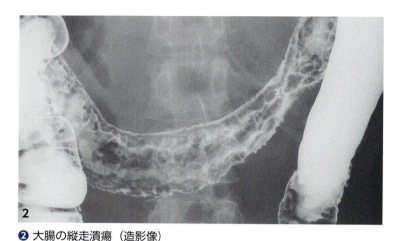

❷ 大腸の縦走潰瘍（造影像）
横行結腸に管腔の長軸に沿った線状のバリウムの貯留として複数の縦走潰瘍を認める．

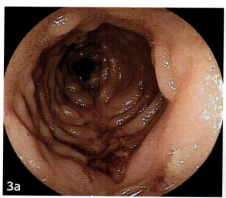 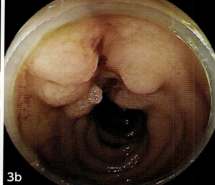 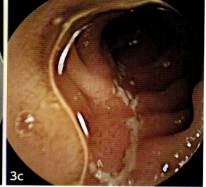

❸ 小腸の縦走潰瘍（内視鏡像）
バルーン付き内視鏡（a，b）およびカプセル内視鏡（c）で確認された縦走潰瘍．ひだの引きつれを伴うもの（a）や，周辺の隆起が目立つもの（b）などがある．

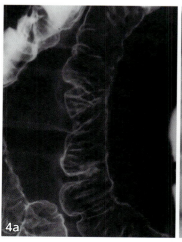 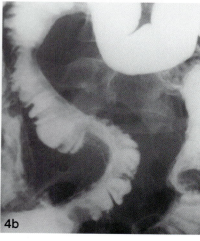

❹ 小腸の縦走潰瘍（造影像）
a：縦走潰瘍は片側性の壁の変形（直線化）として認められ，腸間膜付着側に好発する．
b：縦走潰瘍病変が広範囲で進行しており，腸管の変形や狭小化を伴っている．

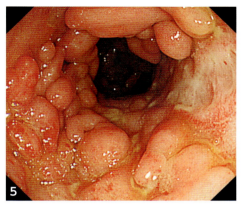
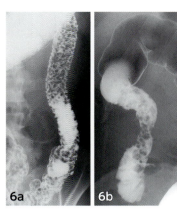
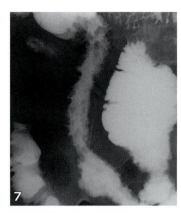

❺ 敷石像（内視鏡像）
大腸の縦走潰瘍近傍に存在する敷石像．潰瘍病変や小潰瘍などに介在する形で多発する隆起した粘膜を認めるが，発赤などの所見は比較的乏しい．

❻ 敷石像（注腸造影像）
a：下行結腸に広範に拡がる典型的な敷石像を認める．
b：上行結腸の一部に限局する敷石像で，腸管の伸展不良・狭小化を認める．

❼ 敷石像（小腸造影像）
回腸の敷石像．変形や伸展不良，前後の腸管径の拡張を認める．

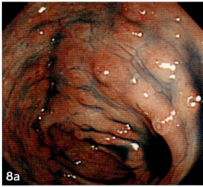
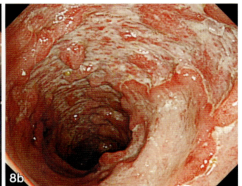

❽ アフタ病変
a：初診時のS状結腸インジゴカルミン散布内視鏡像．周辺隆起を伴う小びらんが多発し，縦列傾向を示している．
b：約2年半後の内視鏡像．同部位は広範に拡がる縦走潰瘍への変化を認めた．

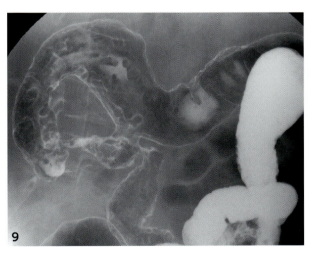
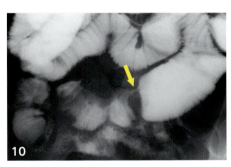

❾ 瘻孔（注腸造影像）
横行結腸–回腸瘻を認める．上行結腸は炎症により短縮し，回盲部の狭窄とその口側回腸の拡張を認め，同部位から横行結腸と内瘻を形成している．

❿ 狭窄（造影像）
回腸に狭窄（矢印）を認め，口側の腸管は著明に拡張している．

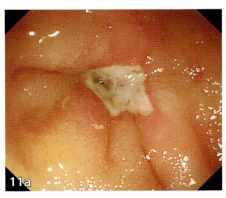
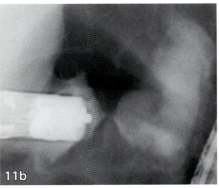

⓫ 狭窄
a：術後の吻合部に潰瘍を伴うピンホール状の高度な狭窄を認める．
b：内視鏡下の逆行性造影でその狭窄長が評価可能である．

Crohn病　249

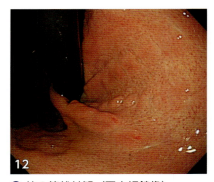

⑫ 竹の節状外観（胃内視鏡像）
噴門部から体上部の小彎にかけて，ひだとそれを横切るような陥凹（竹の節状外観）を認める．

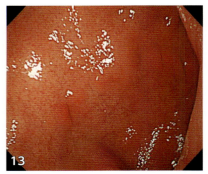

⑬ 竹の節状外観（十二指腸内視鏡像）
十二指腸球部―上十二指腸角の前壁に線状びらんが縦列して存在し，胃の竹の節状外観に類似した所見を認める．

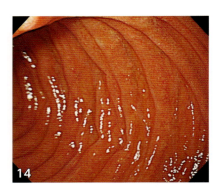

⑭ ノッチ状外観（十二指腸内視鏡像）
十二指腸下行脚に，ひだを横切るようなスリット状の陥凹（ノッチ状外観）を認める．

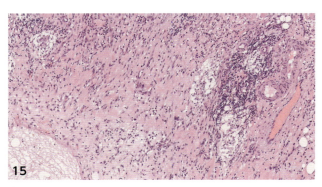

⑮ 病理組織像
小型の肉芽腫が散見される．

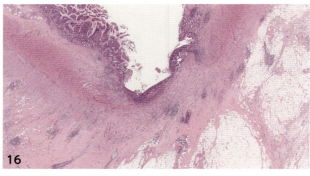

⑯ 病理組織像
固有筋層に達する縦走潰瘍部．漿膜下層に散在性に炎症細胞の集簇がみられる．

⑰ Crohn 病診断基準（2013 年 1 月改訂）

(1) 主要所見
 A．縦走潰瘍
 B．敷石像
 C．非乾酪性類上皮細胞肉芽腫

(2) 副所見
 a．消化管の広範囲に認める不整形〜類円形潰瘍またはアフタ
 b．特徴的な肛門病変
 c．特徴的な胃・十二指腸病変

確診例：
 [1] 主要所見の A または B を有するもの
 [2] 主要所見の C と副所見の a または b を有するもの
 [3] 副所見の a，b，c すべてを有するもの

疑診例：
 [1] 主要所見の C と副所見の c を有するもの
 [2] 主要所見の A または B を有するが潰瘍性大腸炎や腸型ベーチェット病，単純性潰瘍，虚血性腸病変と鑑別ができないもの
 [3] 主要所見の C のみを有するもの
 [4] 副所見のいずれか 2 つまたは 1 つのみを有するもの

（「難治性炎症性腸管障害に関する調査研究」（鈴木班）．平成 27 年度分担研究報告書[1] より抜粋）

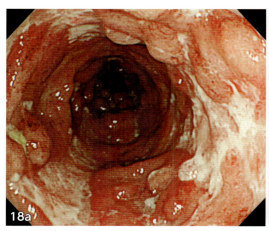
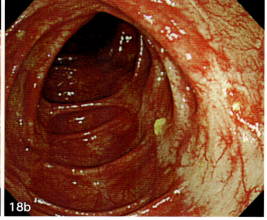

⑱ 治療による寛解
a：治療前（活動期）．
b：治療後（寛解期）．
横行結腸に複数の活動性の縦走潰瘍を認めていたが（a），インフリキシマブによる寛解導入治療により潰瘍は瘢痕化し寛解に至っている（b）．

II 小腸・大腸 **A** 非腫瘍性疾患 （4）炎症性腸疾患

Behçet 病 / 単純性潰瘍

■ 概要

- Behçet 病は，口腔粘膜の再発性アフタ性潰瘍，皮膚症状，眼症状，外陰部潰瘍を主症状とする難治性全身性炎症性疾患である．
- 1937 年にトルコ人の皮膚科医 Behçet が報告し[1]，その名から Behçet 病とよばれる．
- トルコを中心として，地中海，中近東から東アジアにかけてシルクロードに沿った地域に患者が偏り，シルクロード病の別名もある．
- 日本では指定難病にあたり，現在約 2 万人の患者が特定疾患医療受給者証の交付を受けている．
- 病因は不明であるが，遺伝的要因と環境的要因がかかわる多因子疾患で，HLA-B51 の保有者が多い．
- Behçet 病で，特殊病変として消化器病変を有する腸管 Behçet 病は，腹痛，発熱，血便等の症状をきたす．
- 単純性潰瘍は，Behçet 病の診断基準は満たさないが，腸管病変が Behçet 病典型例とまったく同一の形態をとる疾患である．

■ 典型的な画像所見とその成り立ち

- 口腔粘膜の再発性アフタ性潰瘍は，非 Behçet 病のアフタ性病変に比較し，より大きく多発する傾向がある（❶）．
- 食道病変は，アフタ性病変，小さな打ち抜き潰瘍，不整形の多発性潰瘍性病変（❷）など，多彩な像をとる[2]．
- Behçet 病／単純性潰瘍の典型例では，回腸末端付近からバウヒン弁，盲腸，上行結腸近位部にかけて深掘れの打ち抜き潰瘍を形成し，時に多発する（❸〜❺）．
- 典型例での大きな潰瘍性病変は，腸間膜付着対側に出現することが多い[3]．
- 近年，Behçet 病の確定診断症例で，びまん性の顆粒状炎症粘膜など非典型的な消化管病変の報告が散見される[4]（❻）．

■ 確定診断へのプロセス

- 厚生労働省ベーチェット病診断基準に基づき，Behçet 病完全型，不全型，疑いに分類する．完全型と不全型で特殊病変として回盲部潰瘍で代表される"典型的な"消化器病変を有するものを腸管 Behçet 病とよび，疑いあるいは Behçet 病の主症状がまったくみられなくとも潰瘍形態が同一で区別できない場合は単純性潰瘍として扱う．

- しかし Behçet 病の徴候は経過中に出現すればよく，単純性潰瘍から腸管 Behçet 病に診断が変更される場合もあり，治療法も類似していることから，指定難病の申請と治療薬の保険適応の問題点を除けば，両者を区別する意義は乏しい．

- 類似の消化器症状を呈する他の疾患，急性虫垂炎，Crohn 病，潰瘍性大腸炎，急性・慢性膵炎，感染性腸炎，薬剤性腸炎，腸結核を否定する．

■ 治療

- 疾患特異的な根治療法はなく，炎症のコントロールに主眼をおいた対症療法にとどまる．
- ステロイドは活動期治療の基本治療薬である．
- その他 5-ASA 製剤，アザチオプリン，経腸栄養剤などが，Crohn 病や潰瘍性大腸炎の治療に準じて用いられる．
- 抗 TNF-α 抗体製剤（インフリキシマブ，アダリムマブ）は治療効果が高く，既存治療で効果不十分な腸管 Behçet 病には良い適応である．一方の単純性潰瘍は，同等の治療効果が予測されるも保険適用はない．
- 大出血，穿孔，内科治療限界例では腸管切除が選択されるが，再発率が高い．

（高橋成一）

文献

1) Behçet H. Uber rezidivierende, aphthose durch ein virus verursachte geschwure am mund, am auge und an der genitalen. Dermatologische Wochenschrift 1937；105：1152.
2) 長沼 誠，岩男 泰．食道病変これ 1 冊 ベーチェット病・単純性潰瘍．消内視鏡 2014；26（10）：1688-9.
3) 太田敦子，岩下明徳，池田圭祐，ほか．腸管ベーチェット病と単純性潰瘍 腸管ベーチェット病と単純性潰瘍：病理像．INTESTINE 2014；18（6）：555-9.
4) 生野浩和，大宮直木，平田一郎．腸管ベーチェット病と単純性潰瘍 腸管ベーチェット病の非定型例．INTESTINE 2014；18（6）：599-602.

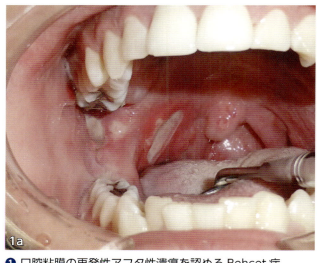
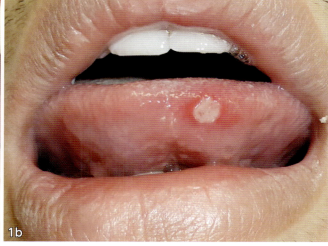

❶ 口腔粘膜の再発性アフタ性潰瘍を認める Behçet 病
a：右軟口蓋と右上大臼歯に接する頬粘膜にアフタ性潰瘍を認める.
b：舌下面に，周囲に紅暈を伴うアフタ性潰瘍を認める.

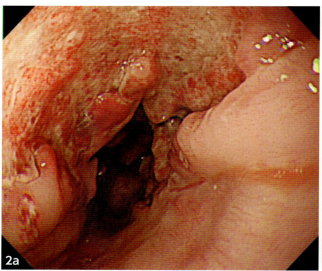
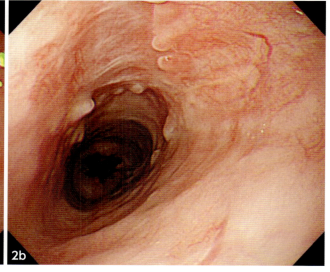

❷ Behçet 病の食道病変
a：治療前の広範な深掘れ不整形食道潰瘍.
b：治療後の食道潰瘍瘢痕.

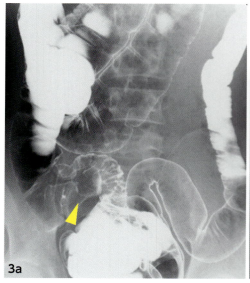
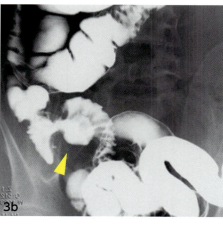

❸ 回腸末端の類円形打ち抜き潰瘍を認める Behçet 病
a：仰臥位注腸造影像で，回腸末端に病変（矢頭）を認める.
b：腹臥位注腸造影像で，類円形打ち抜き潰瘍部にバリウムが貯留し（矢頭），周囲のひだが寄っている.

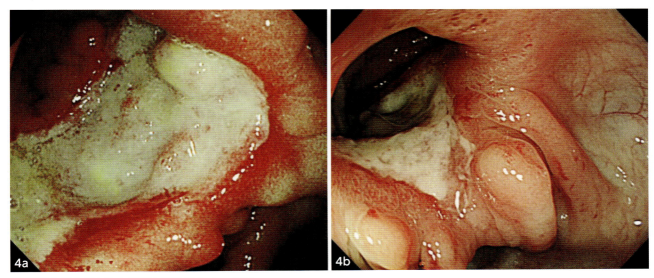

❹ 回腸末端の打ち抜き潰瘍を認める Behçet 病
　a：回腸末端の打ち抜き潰瘍で，辺縁の発赤が目立つ．　b：回腸末端の打ち抜き潰瘍で，腸間膜付着対側に位置する．

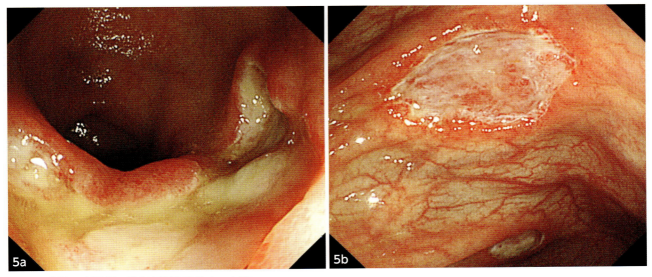

❺ 回腸末端と盲腸部の潰瘍を認める Behçet 病
　a：回腸末端の打ち抜き潰瘍．　b：同症例の盲腸部に認められた多発類円形潰瘍．

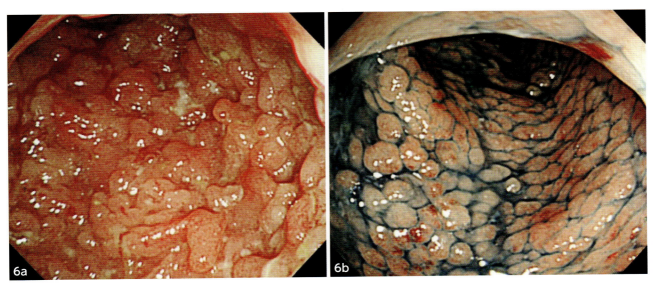

❻ Behçet 病に併発した非典型的大腸病変
　a：不全型 Behçet 病に認められた上行結腸のびまん性炎症性病変．
　b：同症例のインジゴカルミン散布像で，血管透見が消失した小隆起の集簇が観察される．

Behçet 病／単純性潰瘍　253

II 小腸・大腸　A 非腫瘍性疾患　(5) 全身疾患に伴う腸炎

全身性エリテマトーデスに伴う腸管漿膜炎

■ 概要
- 若年期から壮年期の女性に好発し，嘔吐，下痢，腹痛，発熱などの症状を呈する．
- 全身性エリテマトーデス（systemic lupus erythematosus：SLE）自体に起因する消化管病変の発現頻度は8〜27％とされ[1]，病型として急性のループス腸炎と慢性に経過する蛋白漏出性胃腸症型に大別される．前者は小腸に好発する虚血性腸炎型と大腸に好発する多発潰瘍型に分類される．
- 腹膜組織の小血管壁や漿膜内膜への免疫グロブリンや補体の沈着などから，免疫複合体による血管炎が腸炎の病態に関与していることが示唆されている[1]．

■ 典型的な画像所見とその成り立ち[1]
- X線造影検査では，腸管虚血に起因する浮腫により小腸の母指圧痕像，鋸歯像，管腔狭小化，皺襞腫大などを認める．
- 内視鏡検査では伸展不良を伴う浮腫状変化を認めるが，漿膜側が炎症の主座であるため，びらんや潰瘍などの粘膜障害は通常目立たない．
- 腸管壁肥厚は造影CTでは腸粘膜と漿膜が造影され，浮腫性に全周性肥厚した粘膜下層が造影されないtarget signまたはdouble haloや腸間膜動静脈の拡張（comb sign）を呈する（❶）．

■ 確定診断へのプロセス
- SLEを背景にもつ患者やSLEを疑う他所見を有する患者の腹部症状の際には本症も念頭に採血，尿，通常の自己抗体検査，CTなどを検討する．
- SLEに伴う腸管漿膜炎の診断には造影CTが最も有用である．
- SLEの症状や検査異常は変動するため，既往の問診，データ再検に努める．
- SLEの診断はアメリカリウマチ学会（ACR）のSLE分類基準などを参考にする．
- ループス腸炎は診断に明確な基準はなく，SLE患者にみられる消化管病変で他の原因を除外したSLEの一病態である．
- 急性型は他の外科手術を要する腹痛疾患との鑑別が重要である．

■ 治療
- ループス腸炎は一般的にステロイドに反応するが，多発潰瘍型では難治例が存在する[2]．
- アザチオプリン，シクロホスファミド，ヒドロキシクロロキン（2015年7月に本邦でも保険認可）などが用いられることもある．

（平本圭一郎）

文献
1）前畠裕司，江崎幹宏，浅野光一，ほか．血管炎による消化管病変の臨床診断　全身性エリテマトーデス．胃と腸 2015；50：1397-405.
2）城由起彦，松本主之，檜沢一興，ほか．全身性エリテマトーデス．胃と腸 2003；38：513-9.

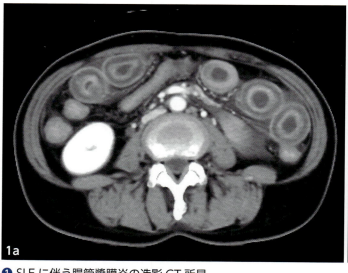
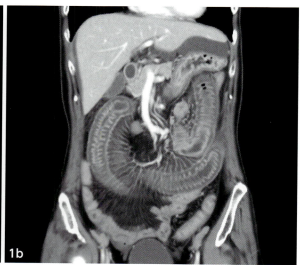

❶ SLEに伴う腸管漿膜炎の造影CT所見
a：水平断．target signを呈する小腸壁の肥厚を認める．
b：冠状断．腸間膜動静脈の拡張（comb sign）を認める．

II 小腸・大腸　A 非腫瘍性疾患　(5) 全身疾患に伴う腸炎

GVHD 腸炎

■ 概要

● GVHD（graft-versus-host disease〈移植片対宿主病〉）は同種造血幹細胞移植後に，移植片であるドナーリンパ球が宿主組織を非自己と認識して傷害する病態である．標的臓器として皮膚，肝，消化管が主に傷害される．

● GVHD は急性 GVHD と慢性 GVHD に分類されるが，GVHD 腸炎はほぼ急性 GVHD の一病態として認められる．したがって，本項では急性 GVHD 腸炎を扱う．

● 急性 GVHD 腸炎の特徴的な症状は水様性下痢である．GVHD 病態が進行するほど大量の水様性下痢がみられるようになる．3 日間の平均下痢量は重症度分類に反映されている[1]．その他，腹痛，血便などもみられることがある．重症例では麻痺性イレウスを呈する．

● 上部消化管にも急性 GVHD 病変を合併することがあり，症状としては腹痛，嘔気などがみられる（「GVHD に関連した胃・十二指腸病変」〈p.128〉を参照）．

■ 典型的な画像所見とその成り立ち

● 大腸内視鏡所見（❶〜❺）：回腸末端では絨毛の萎縮，発赤，浮腫，びらん，潰瘍など所見は多彩である．大腸は浮腫，血管透見不良，白色粘膜，発赤，びらん（粘膜脱落），重症例では潰瘍など，所見は多彩である．また，GVHD 腸炎に特徴的な所見として亀甲状粘膜の報告がある[2]．

● GVHD 腸炎では腺管上皮を標的にリンパ球浸潤が生じ，腺管上皮細胞のアポトーシスが誘導される．病理組織学的には，上皮細胞がアポトーシスに陥り核崩壊物として空胞状に認められ，周囲にリンパ球を中心とした炎症細胞浸潤が認められる（❹c）．

● 腺管上皮のアポトーシスが進行し，腺管単位での脱落が生じ，この脱落が融合・拡大することで粘膜欠損，びらん，潰瘍に進行するものと推測される．

● 亀甲状粘膜は組織学的に大腸粘膜固有層の浮腫を反映した所見である．浮腫により粘膜固有層が拡大し腺管開口部および無名溝が明瞭化することに起因すると考えられている[3]．本所見は色素散布でより明瞭化するため（❶b，❷b，❸b，❹b），GVHD 腸炎を疑う場合には積極的に色素散布による観察を行うべきである．

■ 確定診断へのプロセス

● 腸炎に先行して皮膚病変が生じていることが多い．皮膚病変出現後に腹部症状が出現した際には消化管 GVHD を強く疑う．

● 水様性下痢に代表される下部消化管に関連する症状がみられ，急性 GVHD 腸炎が疑われる場合，基本的には大腸内視鏡検査を行う．

● 回腸や深部結腸での有所見率が高いとの報告もあるが，診断には S 状結腸までの観察で十分とする報告も多く，観察すべき範囲についての統一された見解はない．患者の全身状態に応じて全大腸内視鏡検査とするか，S 状結腸までの観察にとどめるかを慎重に判断する．

● 大腸内視鏡の特徴的所見を観察し生検を行い，腺管上皮へのリンパ球浸潤，腺管上皮のアポトーシスを証明することで診断を下す．

● 鑑別すべき疾患として，サイトメガロウイルス（CMV）感染などの感染性腸炎，血栓性微小血管傷害（thrombotic microangiopathy：TMA）による腸管傷害などがあげられる．GVHD 腸炎を含め，これらは類似の症状をきたすうえ，互いの合併例も多く，診断は容易ではない．血液検査所見，生検病理所見から総合的な判断が求められる．

■ 治療

● 一次治療の標準薬はステロイド（メチルプレドニゾロン）である．GVHD 予防目的に投与されている免疫抑制薬を基本的には継続したうえで投与する．

● 一次治療無効例に対しての確立された治療法はないが，ステロイドの増量，中等量〜大量ステロイドパルス療法，抗胸腺細胞グロブリン，タクロリムス，ミコフェノール酸モフェチルなどが考慮される．

（遠藤克哉・藤島史喜）

文献

1）日本造血細胞移植学会；伊藤雅文，井上雅美，加藤剛二，ほか．造血細胞移植ガイドライン　GVHD．日本造血細胞移植学会：2008．p.1-55.

2）真柴寿枝，宇佐美明彦，曽我美子．GVHD 腸炎症例の内視鏡像の検討．Gastroenterol Endosc 2003；45（5）：929-33.

3）江頭由太郎，芥川　寛，枝川　豪，ほか．GVHD related colitis．別冊日本臨牀　消化管症候群（下）．第 2 版．2009．p.590-3.

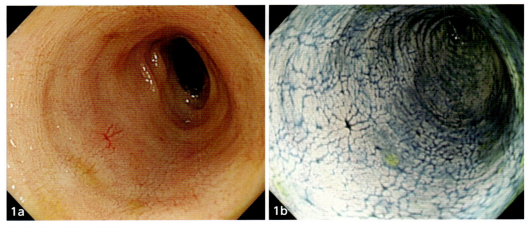

❶ GVHD 腸炎（男児）
急性リンパ性白血病にて造血幹細胞移植後 28 日目．
a：S 状結腸に，血管透見が不明瞭化した軽度の浮腫状粘膜を認める．
b：色素散布により亀甲状粘膜所見が明瞭に観察された．
生検にて GVHD 腸炎と確定診断した．

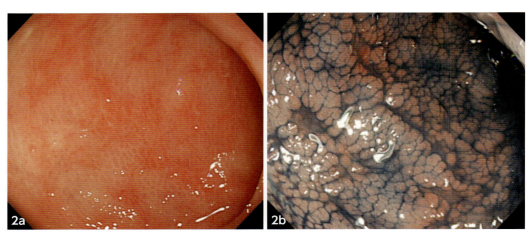

❷ GVHD 腸炎（30 歳代，女性）
急性リンパ性白血病にて造血幹細胞移植後 35 日目．
a：S 状結腸に，血管透見が消失し，発赤が散在する浮腫状粘膜を認める．
b：色素散布により，所々に小さな粘膜欠損を伴う亀甲状粘膜所見が明瞭に観察された．
生検にて GVHD 腸炎と確定診断した．

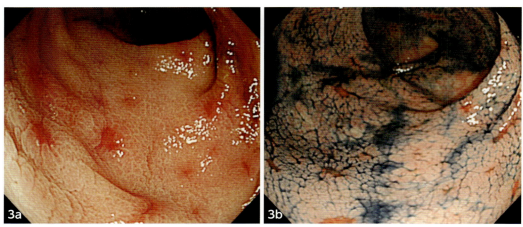

❸ GVHD 腸炎（50 歳代，女性）
急性骨髄性白血病にて造血幹細胞移植後 42 日目．
a：S 状結腸に，血管透見が消失した浮腫状粘膜を認める．強い発赤を伴う粘膜欠損が散見される．
b：色素散布により，粘膜欠損を伴う亀甲状粘膜所見が明瞭に観察された．
生検にて GVHD 腸炎と確定診断した．

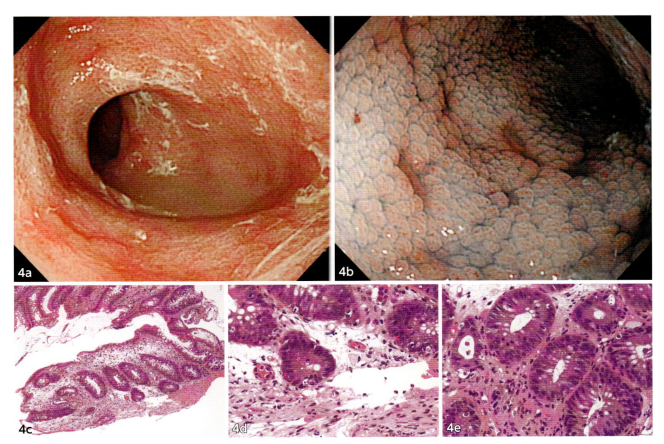

❹ GVHD 腸炎（女児）
悪性リンパ腫にて造血幹細胞移植後 32 日目.
a：直腸に，血管透見が消失し，発赤が散在する浮腫状粘膜を認める.
b：色素散布により，所々に小さな粘膜欠損を伴う亀甲状粘膜所見が明瞭に観察された.
c〜e：陰窩底部においてアポトーシスが散見される.

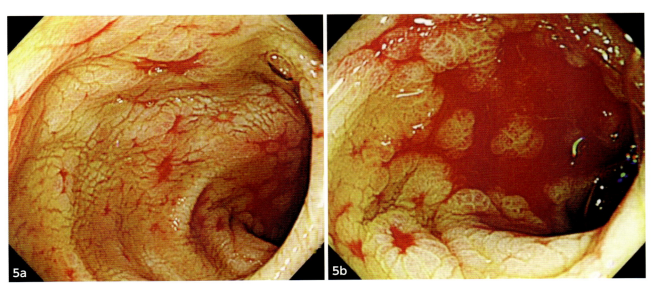

❺ GVHD 腸炎（10 歳代，女性）
悪性リンパ腫にて造血幹細胞移植後 57 日目.
a：S 状結腸に，浮腫性粘膜を背景に強い発赤を伴う不整形の粘膜欠損が多発している.
b：不整形，地図状の粘膜欠損を認める.

Ⅱ 小腸・大腸　A 非腫瘍性疾患　（5）全身疾患に伴う腸炎

アミロイドーシス

■ 概要
- アミロイドーシスは，線維構造体をもつ不溶性蛋白質であるアミロイドが臓器に沈着することにより機能障害を引き起こす原因不明の疾患である．
- 消化管に沈着するアミロイドーシスはAA（amyloid A）型，AL（amyloid-light chain）型，ATTR（amyloidgenic transthyretin）型，Aβ_2M（amyloid β_2 microglobulin）型の4種類である．このうちAA型とAL型が圧倒的に多い．
- AA型アミロイドは全身性に沈着する．関節リウマチなどの慢性炎症疾患に合併するため反応性アミロイドーシスともよばれる．
- AL型アミロイドの沈着は全身性と限局性に区別され，全身性には基礎疾患（多発性骨髄腫や原発性マクログロブリン血症）を有する続発性と，原発性がある．また，病変が消化管に限局する場合は限局性とされる[1]．

■ 典型的な画像所見とその成り立ち
- AA型は主に粘膜固有層と粘膜下層の血管壁の周囲にアミロイドが沈着する．そのため，消化管粘膜は微細顆粒状変化や粗糙粘膜を呈する．沈着量が多くなると上皮が脱落してびらんや潰瘍を形成する[2]（❶）．
- AL型は消化管壁のどの層にも沈着しうる．粘膜筋板，粘膜下層，固有筋層への塊状沈着を特徴とし，粘膜下腫瘍様の隆起やひだの肥厚が特徴とされる[2]．血管壁に対する親和性が高く，粘膜下出血や潰瘍など，血管の脆弱性や虚血による二次的変化を呈する（❷，❸）．アミロイドの沈着量や沈着部位により多彩な内視鏡像をとる．

■ 確定診断へのプロセス
- 確定診断には組織生検が必要で，まずは胃，十二指腸からの生検を試みる．
- 大腸は小腸や十二指腸に比べてアミロイドの沈着が少なく非典型的な所見にとどまることが多い．直腸の生検は容易であることから試みるべきである．
- 小腸（とくに空腸）は十二指腸に並ぶアミロイド沈着の好発部位で，特徴的な内視鏡所見が得られやすい．

全身状態が不良な症例では検査の適応について慎重に判断する．
- アミロイドの沈着はコンゴーレッド染色で赤橙色に染色され，偏光顕微鏡で緑色の複屈折性を示す．コンゴーレッド染色の偽陽性を改良したDFS染色やダイロン染色をルーチンにしている施設も多い[3]（❶e，❷d）．
- 過マンガン酸カリウム処置後，コンゴーレッドの染色性が低下すればAA型，染色性が保たれれば非AA型と判断される．しかしこの方法では判定が不確実なため，amyloid A，免疫グロブリン軽鎖（κ鎖，λ鎖）等に対する免疫染色が勧められる（❶f，❷e）．
- AL型で全身性の沈着が否定されれば限局性とするが，判断には慎重を要する．

■ 治療
- AA型の治療は基礎となる慢性疾患の炎症を抑制することである．
- 全身性AL型は一般に予後不良で，心不全の有無が予後を左右する．自家末梢血幹細胞移植やメルファラン／デキサメタゾン（MD）療法，ボルテゾミブ，レナリドミドなどの新規薬剤の有用性が報告されているが十分なデータはない[4]．
- 消化管限局性AL型では無治療でも良好な経過をとる[5]．

（黒羽正剛）

文献
1）厚生労働科学研究難治性疾患克服研究事業アミロイドーシスに関する調査研究班．アミロイドーシス診療ガイドライン2010．http://amyloid1.umin.ne.jp/guideline2010.pdf
2）Hokama A, Kishimoto K, Nakamoto M, et al. Endoscopic and histopathological features of gastrointestinal amyloidosis. World J Gastrointest Endosc 2011；3：157-61.
3）新井冨生，松田陽子，津山直子，ほか．消化管アミロイドーシスの病理診断．胃と腸 2014；49：287-99.
4）日本血液学会．造血器腫瘍診療ガイドライン2013年版．http://www.jshem.or.jp/gui-hemali/index.html
5）Katoh N, Matsuda M, Ikeda S. Clinical, endoscopic, and histopathological features of localized immunoglobulin light chain（AL）amyloidosis in the gastrointestinal tract. Amyloid 2015；22：254-6.

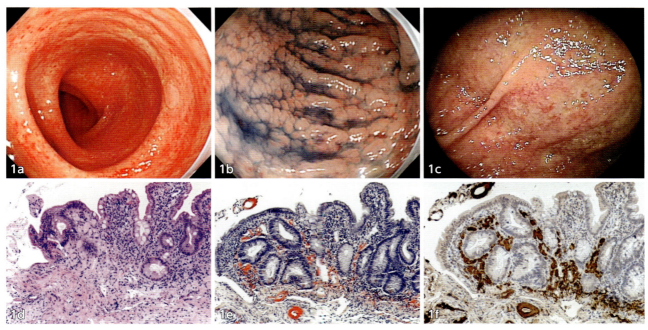

❶ AA 型アミロイドーシス

関節リウマチで加療中，下痢のため紹介．

a：下部消化管（下行結腸）に，易出血性で脆弱化な粘膜を認める． b：インジゴカルミン染色（S 状結腸）で，粗糙で凹凸不整な粘膜を認める． c：ダブルバルーン小腸内視鏡（空腸）にて，発赤，微細顆粒状粘膜を認める．

d～f：病理組織像．粘膜固有層，粘膜下層に無構造沈着物（d，HE 染色），DFS 染色陽性（e），amyloid A 染色陽性（f）．

（仙台市立病院 野村栄樹先生より提供）

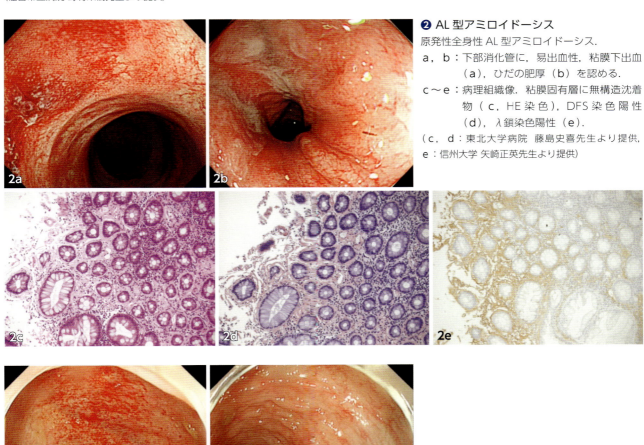

❷ AL 型アミロイドーシス

原発性全身性 AL 型アミロイドーシス．

a，b：下部消化管に，易出血性，粘膜下出血（a），ひだの肥厚（b）を認める．

c～e：病理組織像．粘膜固有層に無構造沈着物（c，HE 染色），DFS 染色陽性（d），λ 鎖染色陽性（e）．

（c，d：東北大学病院 藤島史喜先生より提供，e：信州大学 矢崎正英先生より提供）

❸ AL 型アミロイドーシス

多発性骨髄腫．下部消化管に，点状発赤，浮腫状の粗糙粘膜，粘膜下腫瘍様の小隆起を認める．

（仙台市立病院 野村栄樹先生より提供）

アミロイドーシス 259

II 小腸・大腸　A 非腫瘍性疾患 （6）腸間膜疾患

腸間膜脂肪織炎

■ 概要
- 腸間膜脂肪組織に生じる原因不明の非特異的な炎症性疾患である．
- 病理組織学的には腸間膜脂肪織への非特異的な慢性炎症細胞浸潤，線維化，脂肪壊死を特徴とする．
- 病初期は脂肪壊死（adipocyte necrosis）に始まり腸間膜脂肪織炎（mesenteric panniculitis）を経て，最終的に硬化性腸間膜炎（sclerosing mesenteritis）に進行するとされる．これらの病名で報告されている症例は同一の疾患概念に包括されるものと推測されている．
- 好発部位には人種差があり，欧米人では小腸腸間膜での発生頻度が高いのに対し，日本人では大腸，とくにS状結腸腸間膜での頻度が高いが，その理由は不明である[1]．

■ 典型的な画像所見とその成り立ち
- 腹部超音波：低エコー像を呈することが多いが，病期によってさまざまな像を呈する．
- 腹部CT：診断に最も有用な画像検査とされる．病期によりCT像は異なる．病初期～中期で，脂肪壊死から炎症が病変の主体の場合，低信号で不均一な像を呈する（❶～❸）．進行し線維化が進むと均一な高信号像を呈する．
腸間膜内を走行する血管周囲の正常脂肪組織の存在による「fat ring sign」や，腫瘤状の脂肪織炎病変と正常部位に線状の境界を認める「tumoral pseudo-capsule」（❶，❸a）が特徴的であるとされる[2-5]．
- 注腸造影（❷c）：大腸の腸間膜脂肪織炎では有用である．腸間膜の炎症性疾患であるため，腸間膜付着側を中心とする片側性の壁硬化像，伸展不良，鋸歯状の辺縁不整な狭小化像を認めるのが特徴．ただし，病変の進行により全周性病変としてとらえられる場合もある．病変部と健常部の境界は明瞭である．

■ 確定診断へのプロセス
- 症状は腹痛，発熱，腹部腫瘤など非特異的なものが多い．血液生化学検査でも白血球増加，赤沈亢進，CRP値上昇など非特異的なものが多い．鑑別診断に本疾患があがる場合には，診断に最も有用であるCT検査を積極的に行う．
- 無症状で血液生化学検査も異常を示さないこともあり，他疾患精査のためのCT検査等で偶然に発見されることもある．
- 確立された診断基準はなく，主に典型的なCT画像所見をとらえることにより診断する．
- 腫瘍との鑑別が困難な例では，病変の摘出手術または病変の一部の外科的生検による病理組織学的診断を考慮する必要がある．

■ 治療
- 確立された治療方法はない．
- 可逆的なこともあるため，無症状例では経過観察．有症状例でも保存的治療が原則である．
- 副腎皮質ステロイド，抗生物質，免疫抑制薬などが有効な場合がある．

（遠藤克哉・佐藤雄一郎）

文献
1) Endo K, Moroi R, Sugimura M, et al. Refractory sclerosing mesenteritis involving the small intestinal mesentery: a case report and literature review. Intern Med 2014；53（13）：1419-27.
2) Horton KM, Lawler LP, Fishman EK. CT findings in sclerosing mesenteritis (panniculitis) : spectrum of disease. Radiographics 2003；23：1561-7.
3) Sabate JM, Torrubia S, Maideu J, et al. Sclerosing mesenteritis: imaging findings in 17 patients. AJR Am J Roentgenol 1999；172：625-9.
4) Valls C. Fat-ring sign in sclerosing mesenteritis. AJR Am J Roentgenol 2000；174：259-60.
5) Okino Y, Kiyosue H, Mori H, et al. Root of the small-bowel mesentery: correlative anatomy and CT features of pathologic conditions. Radiographics 2001；21：1475-90.

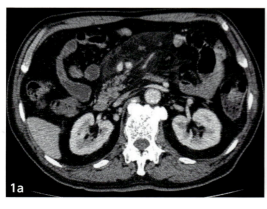
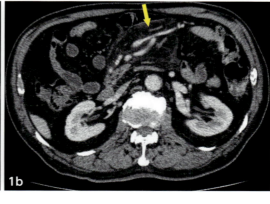

❶ 小腸の腸間膜脂肪織炎
tumoral pseudo-capsule所見（矢印）を呈している．

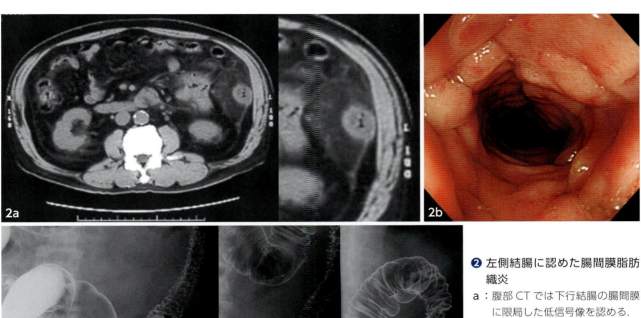
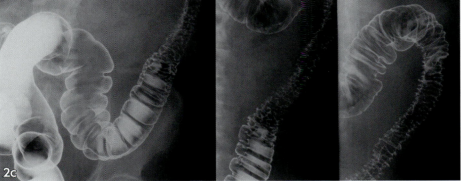

❷ 左側結腸に認めた腸間膜脂肪織炎

a：腹部CTでは下行結腸の腸間膜に限局した低信号像を認める．

b：大腸内視鏡所見．0時方向半周を中心に著明な浮腫，伸展不良を認めるが，粘膜表面構造は保たれている．

c：注腸造影所見．下行結腸に限局した境界明瞭な伸展不良，辺縁の鋸歯状変化を認める．

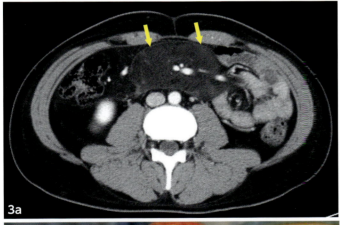

❸ 小腸の腸間膜脂肪織炎

a：小腸間膜に内部不均一，低信号の腫瘤状の病変（矢印）を認める．tumoral pseudocapsule所見を呈している．

b：腫瘍性病変を否定できず，確定診断のため，腹腔鏡補助下に小開腹生検を施行した．小腸間膜に限局した腫瘤状病変を認める．

c：病理組織像（HE染色，×10）．炎症細胞浸潤を伴う脂肪壊死を認め，腸間膜脂肪織炎と確定診断した．

(Endo M, et al. Intern Med 2014[1]に掲載の症例と同一の症例)

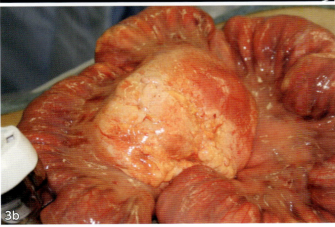
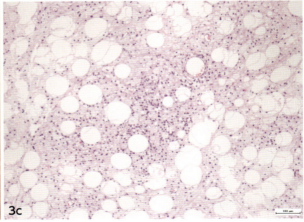

腸間膜脂肪織炎 261

II 小腸・大腸　A 非腫瘍性疾患　(7) その他

急性出血性直腸潰瘍

■概要
- 脳血管疾患などの基礎疾患を有する，PS・ADLの低下した長期臥床の高齢者に好発する潰瘍である．
- 直腸潰瘍には急性出血性直腸潰瘍（acute hemorrhagic rectal ulcer：AHRU）や宿便性直腸潰瘍などがある．
- 低アルブミンなどの栄養状態不良も関与している．
- 急性出血性直腸潰瘍はストレスや臥床などによる直腸粘膜の血流低下で発症すると考えられている[1]．
- 宿便性直腸潰瘍は高度の便秘による便塊の腸管への機械的圧迫による血流低下が潰瘍形成の主な原因と考えられている[2]．
- いずれの疾患も輸血を必要とするような大量血便をきたすことがあり，早急で適切な治療を要する．

■典型的な画像所見とその成り立ち
- 急性出血性直腸潰瘍は下部直腸の歯状線近傍に発生する不整形潰瘍が主で，輪状に分布するのが特徴である[1]（❶）．
- 宿便性直腸潰瘍は類円形ないし不整形潰瘍であり，びらんから穿孔をきたすものまであるが，歯状線近傍にはみられない点が急性出血性直腸潰瘍との鑑別点である[2]（❷）．

■確定診断へのプロセス
- 下部消化管内視鏡検査による肉眼的診断．
- 問診で本疾患を疑った場合は，患者背景を考慮したうえで緊急内視鏡を考慮する．

■治療
- 内視鏡的止血術．
- 露出血管を伴うものに関してはクリッピングや純エタノール局注法，ソフト凝固などによる凝固療法よる内視鏡的止血術が行われることが一般的である．
- 穿孔例では，全身状態に配慮したうえで手術を考慮する．
- 貧血を伴うような大量出血をきたした場合は輸血が必要である．

（佐々木敦宏・織内優好・土佐正規）

文献
1) 福澤誠克，今井康晴，森安史典．血便をきたす疾患の特徴・内視鏡像と対処法　急性出血性直腸潰瘍・宿便性潰瘍．消内視鏡 2015；27（10）：1649-54．
2) 清水誠治，横溝千尋，石田哲士，ほか．下部直腸・肛門部疾患の診断と治療　宿便性潰瘍．臨消内科 2013；28（11）：1501-6．

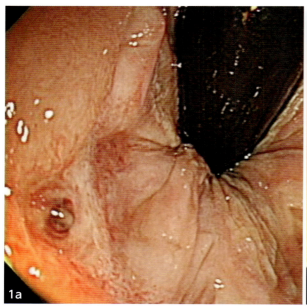
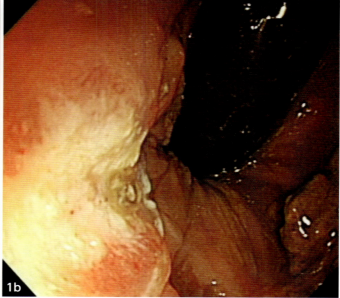

❶ 浅い潰瘍を認める急性出血性直腸潰瘍（60歳代，男性）
脳出血で寝たきり．主訴は血便．
a：十分な洗浄により，歯状線に連続するように浅い潰瘍を認め，露出血管を認める．
b：ICC200 ソフト凝固，50Wで焼灼．

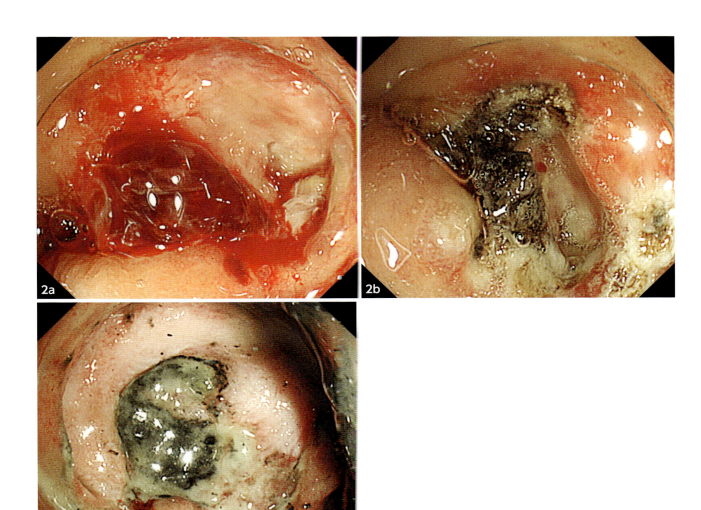

❷ 直腸膣瘻を形成した急性出血性直腸潰瘍（80歳代，女性）
子宮頸癌術後，慢性便秘．
a：直腸 Ra から Rb にかけて深掘れの潰瘍を認め，露出血管を認める．
b：エタノール局注療法に加え凝固療法で止血．
c：重篤な心疾患のため抗凝固薬を多剤併用しており，長期間にわたりたびたび出血を繰り返す難治性潰瘍であった．止血術を繰り返し最終的には直腸膣瘻を形成．

II 小腸・大腸　A 非腫瘍性疾患　(7) その他

粘膜脱症候群

■ 概要
- 孤立性直腸潰瘍症候群や深在嚢胞性大腸炎を総称した概念で，1983年にdu Boulayらにより提唱された．
- 排便時の過度のいきみにより，直腸粘膜が機械的刺激や虚血性変化を受け，直腸粘膜に隆起性病変，平坦発赤病変や潰瘍性病変を生じる疾患である．
- 生検組織では，粘膜固有層における平滑筋線維と膠原線維の増生（線維筋症〈fibromuscular obliteration〉）が特徴的である．
- 症状として血便，粘液便，粘膜脱出，しぶり腹などが多い．

■ 典型的な画像所見とその成り立ち
- 排便時のいきみにより顕性，不顕性の直腸粘膜の脱出が起こり，機械的刺激や虚血性変化により潰瘍形成や粘膜の肥厚，過形成をきたす．
- 肉眼型は，①平坦型，②潰瘍型，③隆起型に分類され，多彩な形態をとる．
- 病変は下部直腸前壁に好発し，多発することもある．潰瘍型は隆起型に比し口側に多い．
- 平坦型は粘膜の斑状発赤で全周性となることもある（❶，❷）．
- 潰瘍型は円形，卵円形，不整形などさまざまで，辺縁は発赤，浮腫状である（❸，❹）．
- 隆起型は境界不明瞭な半球状〜イモ虫状隆起で，表面に発赤，びらん，浅い潰瘍を伴うこともある（❺，❻）．

■ 確定診断へのプロセス
- 排便習慣の異常（排便時間が長い，排便時のいきみ）の問診が重要である．
- 生検にてfibromuscular obliterationを証明する（❻d）．
- 排便造影では，直腸内重積，粘膜脱などの形態的異常，いきみ時の骨盤底筋群の奇異性収縮，不完全排泄などの機能的異常を認める（❻b，c）．
- 肉眼形態は多彩な病像を呈するため，癌，悪性リンパ腫や他の炎症性腸疾患との鑑別が重要である．

■ 治療
- 排便習慣の改善が重要で，いきみの中止，排便時間の短縮を指導する．薬物療法として緩下薬を投与する．
- 保存的治療で改善しない場合は，外科的治療の適応となるが，隆起型に対して内視鏡下摘除が有用との報告もある．

（小島康弘）

文献
1) 大川清孝，青木哲哉，上田　渉，ほか．直腸粘膜脱症候群診断のこつ．Gastroenterol Endosc 2014；56（3）：494-503．
2) 藤沼澄夫，掛村忠義，佐藤浩一郎，ほか．直腸粘膜脱症候群（mucosal prolapse syndrome）の診断と治療．Gastroenterol Endosc 2008；50（12）：3010-8．
3) 太田玉紀，味岡洋一，渡辺英伸．直腸の粘膜脱症候群—病理の立場から．胃と腸 1990；25（11）：1301-11．

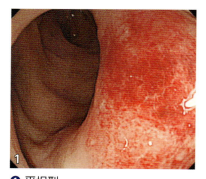

❶ 平坦型
下部直腸前壁に発赤を認める．

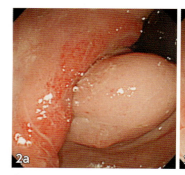

❷ 平坦型
ヒューストン弁上に軽度結節状の発赤を認める．

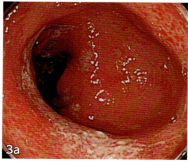

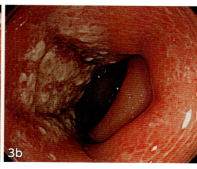

❸ 潰瘍型
a：下部直腸にびまん性に発赤，ヒューストン弁上にびらんを認める．
b：上部直腸に虚血による潰瘍を認める．

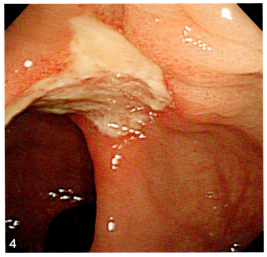

❹ 潰瘍型
下部直腸に潰瘍を認め，周囲粘膜は発赤調である．

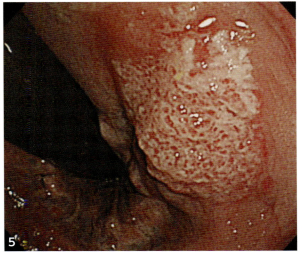

❺ 隆起型
下部直腸前壁に隆起を認め，表面はびらんで覆われている．

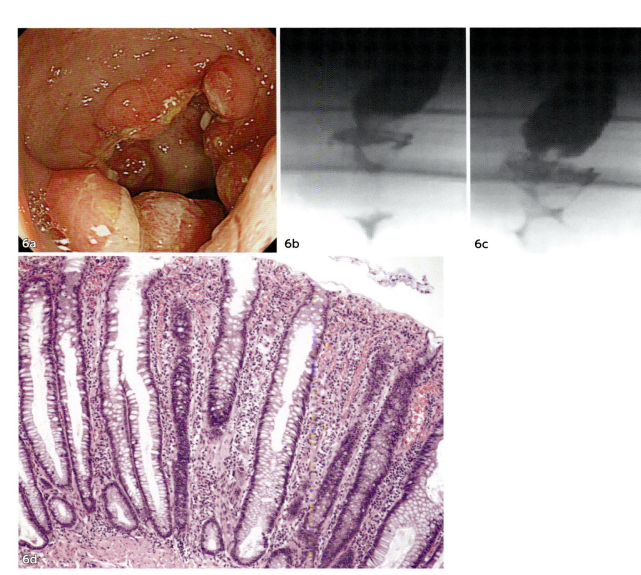

❻ 隆起型
a：直腸に発赤調の隆起を多数認める．隆起の表面に粘液の付着したびらんを認める．
b，c：排便造影（b：安静時，c：怒責時）．隆起した粘膜の重積により排便障害をきたす．
d：病理組織像．粘膜表層の毛細血管拡張，線維筋症（fibromuscular obliteration）を認める．

粘膜脱症候群 265

Ⅱ 小腸・大腸　A 非腫瘍性疾患　(7) その他

腸管子宮内膜症

■ 概要

● 子宮内膜症は子宮内膜組織が異所性に増殖する疾患で, 病変が腸管に存在する場合に腸管子宮内膜症とよばれる.

● 腸管子宮内膜症は子宮内膜症の5～27％を占めると報告され, その部位は70～85％が直腸・S状結腸で, まれに虫垂, 盲腸, 回腸にも発生することがある[1].

● 子宮内膜症の発生機序は体腔上皮が子宮内膜に化生したとする体腔上皮化生説, 経卵管性あるいはリンパ行性, 血行性に転移して生着する移植説, これらを組み合わせた複合説などが提唱されているが, そのほかの要因も病変の成立には不可欠だと考えられている[2].

● 本邦では30～42歳に好発し, 最も多い症状は腹痛で, 次は血便である. 約半数程度が月経周期に関連して症状が出現すると報告されている[3].

● 形態から, 腫瘤を形成するendometrioma型と主に壁の線維化が主体となるdiffuse endometriosis型の2つに分類される[4].

■ 典型的な画像所見とその成り立ち

● 病変は漿膜側から粘膜側に進展するため, 内視鏡検査では腸管外からの圧排像や粘膜下腫瘍様の隆起性病変として観察され, しばしばひだの引きつれを伴う (❶). 病変が表層まで達すると発赤調の結節が観察され (❷), 併せてびらん, 潰瘍が認められることがある (❸).

● 注腸X線検査でも病変は漿膜と固有筋層に存在するため, 粘膜下腫瘍様の隆起, 腸管壁の変形, 管腔の狭小化として描出される. また特徴的な所見として, 固有筋層の線維化による引きつれを反映した複数の腫大した横走ひだ (transverse ridging) が病変に伴うことがあげられる[5] (❹). 粘膜面に病変が存在する場合は敷石像様の変化が認められる.

■ 確定診断へのプロセス

● 病歴聴取の際に月経と関連する症状の出現があれば診断の目安となるが, 月経と関連しない症例や, 症状が持続する場合や無症状の場合もあることを念頭におく必要がある.

● 血清マーカーとして末梢血中のCA-125が上昇することが多く, 診断の補助となりうるが[2], 月経周期によって変動するので注意を要する.

● 月経時期の違いによって注腸X線検査所見や内視鏡所見が変化することがあり, 腸管子宮内膜症が疑わしい場合は月経時期を変えて検査をすることも検討する.

● 確定診断を得るためには生検により子宮内膜腺類似の腺管を証明する必要がある (❺) が, 生検の診断率は9％と報告されている[3]. 発赤, びらん等粘膜に変化がある場合, 病変が粘膜に近い層まで進展あるいは露出していると考えられ, それらの部分からの生検で確定診断が得られる可能性が高くなると推測されている[3]. またEUS-FNAを用いた生検で診断率が上昇するという報告もみられる.

● EUS, MRIなどの有用性についての報告もあるが, 画像所見のみでは転移性大腸癌やびまん浸潤型大腸癌, 炎症性腸疾患との鑑別が困難なことも多く, また生検での診断率も低いため, 確定診断が困難な場合も少なくない.

■ 治療

● 軽症例では薬物による偽閉経療法, 偽妊娠療法が選択される. どの治療を選択するかは年齢・社会状況などを考慮することが必要である. また薬物療法に根治性はなく, 再発する例や, まれに子宮内膜症から悪性腫瘍が発生することがあるので注意を要する.

● 線維化による腸管狭窄例などのため薬物療法が奏効しない症例や悪性腫瘍が否定できない症例, 挙児を希望する場合などは手術療法を検討する.

（白木　学・黒羽正剛・高木　承）

文献

1) Faccioli N, Manfredi R, Mainardi P, et al. Barium enema evaluation of colonic involvement in endometriosis. Am J Roentgenol 2008 ; 190 (4) : 1050-4.

2) Olive DL, Schwartz LB. Endometriosis. N Engl J Med 1993 ; 328 (24) : 1759-69.

3) 松隈則人, 松尾義人, 鶴田　修, ほか. 腸管子宮内膜症の2例—本邦報告例78例の検討を含めて. Gastroenterol Endosc 1989 ; 31 (6) : 1577-84.

4) 泉　泰治, 松永浩明, 梶原正章, ほか. 直腸, S字状結腸子宮内膜症の2例. 日消外会誌 1994 ; 27 (4) : 932-6.

5) McSwain B, Linn RJ, Haley RL Jr, et al. Endometriosis of the colon : report of 14 patients requiring partial colectomy. South Med J 1974 ; 67 (6) : 651-8.

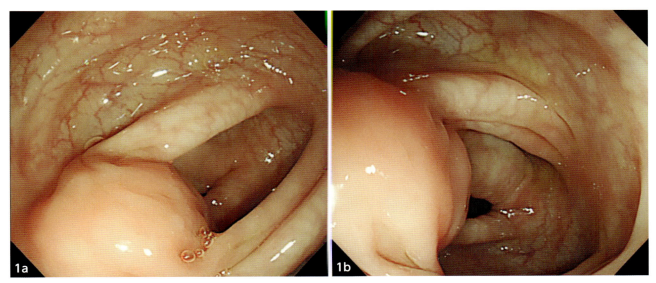

❶ 粘膜下腫瘍様内視鏡像（30歳代，女性）
周囲からのひだの引きつれを伴う境界不明瞭な粘膜下腫瘍様の隆起を認める．

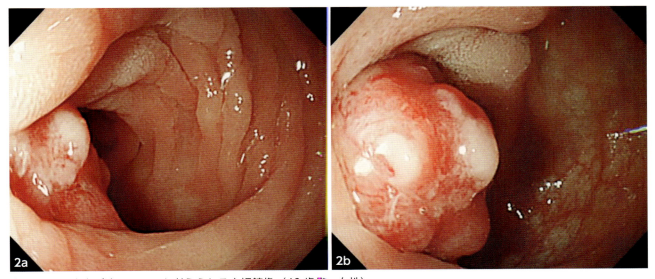

❷ 表面まで病変が達していると考えられる内視鏡像（40歳代，女性）
直腸S状部にひだの引きつれを伴う隆起性病変が認められる．表面に発赤調の凹凸不整像が認められる．

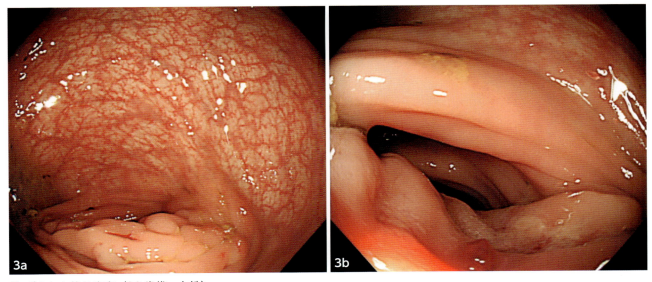

❸ びらんを伴う病変（30歳代，女性）
直腸S状部にひだの引きつれを伴う隆起が認められ，中心は浅く陥凹しており，びらんと発赤調顆粒状結節を認める．

腸管子宮内膜症　267

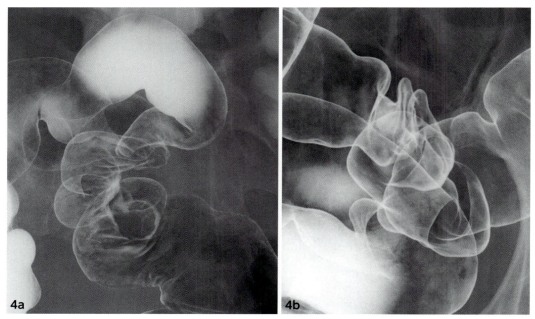

❹ 横走ひだ（transverse ridging）を伴う病変
a：40 歳代，女性．直腸 S 状部にひだの収束像を伴う管腔の狭小化が認められ，病変の肛門側に隆起を示唆する透亮像も認められる．
b：30 歳代，女性．S 状結腸に腫大した横走ひだを伴う，比較的平滑な表面の隆起性病変が認められる．

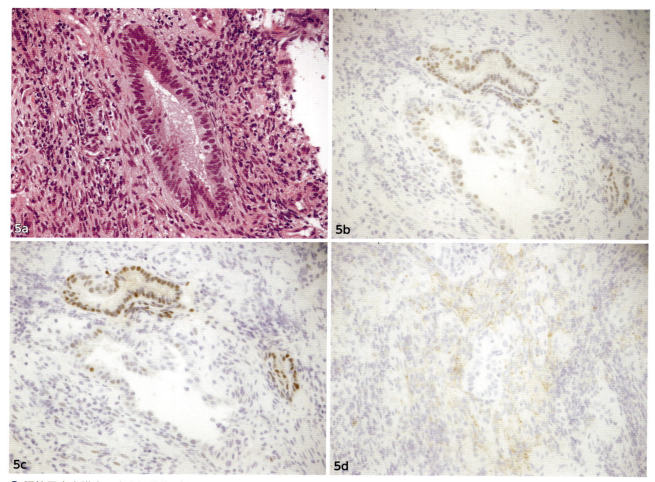

❺ 腸管子宮内膜症の病理組織像（生検）（40 歳代，女性）
a：HE 染色，×40．b：ER，×40．c：PgR，×40．d：CD10，×40．
CD10 陽性の子宮内膜間質を伴う ER 陽性，PgR 陽性の腺管構造が認められ，異所性の子宮内膜組織と診断できる．⊢⊣：10μm．

Ⅱ 小腸・大腸 **A 非腫瘍性疾患** （7）その他

腸管嚢腫様気腫症（PCI）

■ 概要

●腸管嚢腫様気腫症（pneumatosis cystoides intestinalis：PCI）は腸管壁内にガスが貯留し，嚢胞状の拡張を生じる比較的まれな疾患である.

●その発症機序については機械説，細菌説，化学説などがあるが，不明な点が多い.

●特発性と続発性に分けられ，続発性PCIは併存疾患（消化管狭窄，膠原病，慢性閉塞性肺疾患）に伴うものや薬剤性（α-グルコシダーゼ阻害薬，ソルビトール，ラクツロース，ステロイド，免疫抑制薬など），または有機溶媒の一種であるトリクロロエチレン（精密機械工場などで使用）曝露によるものなどが報告されている.

●とくに好発年齢はないが，20～50歳代に比較的多く，性差はないとされる.

●食道から直腸までのすべての消化管に発生するが，好発部位は小腸および結腸であり，腸管壁の粘膜下層や漿膜下層に形成される.

●症状は血便，腹部膨満感，腹痛，便通異常などがあるが，症状をほとんど呈さないこともあり，別の目的で行った腹部単純X線やCT検査で偶然発見されることもある.

■ 典型的な画像所見とその成り立ち

●腹部単純X線：腸管壁の走行に一致して，ぶどうの房状～蜂窩状に多発する透亮像を認める（❶a，❷a）.

●注腸X線：大小不同の多発性の半球状陰影欠損を認め，隆起の表面は平滑であり，側面像で隆起に一致して嚢胞内のガスが描出される（❶b）.

●CT：病変部の腸管に一致して，大小不同の含気性嚢胞の集簇像を呈する（❶c，❷b）.

●内視鏡：半球状を呈した柔らかい粘膜下腫瘍様隆起が多発し，表面は平滑で時に発赤やびらんを伴うことがある（❶d，❷c）.鉗子で圧迫すると容易に変形し，局注針による穿刺や生検により虚脱する（❷d）.治癒すると褪色調の円形ないし類円形の瘢痕を形成する

（❶e）.

●EUS：隆起に一致して第3層や第5層にacoustic shadowを伴う高エコー帯とその直下の低エコー領域を認める（❶f）.

●病理組織像：粘膜下層や漿膜下層に空胞形成がみられ，空胞周囲に多核巨細胞を伴う組織球の集簇がみられる.

■ 確定診断へのプロセス

●単純X線・注腸X線，CTや内視鏡像などの特徴的な画像所見から診断は容易である.

●時に漿膜下の気腫が破裂し，腹腔内遊離ガス像を呈することがあり，消化管穿孔との鑑別を要する.

●続発性PCIでは時に外科的治療が必要な疾患によるものの場合があり，鑑別に留意が必要である.

■ 治療

●続発性PCIは原疾患の治療や原因薬剤等の中止が治療となるため，既往歴や薬剤使用歴，職業歴などの聴取が重要である.

●自覚症状がないか，軽微のことも多く，その場合には経過観察が行われる.症状がある場合には高圧酸素療法／高濃度酸素療法，抗菌薬の投与が行われることもある.

●消化管穿孔，腸管壊死，絞扼性イレウス等を基礎に発症した例や，きわめてまれではあるがPCIによる通過障害，腸重積，大量出血例では，外科的治療の適応となることがある.

（金澤義丈）

文献

1）Galandiuk S, Fazio VW. Pneumatosis cystoides intestinalis. A review of the literature. Dis Colon Rectum 1986；29：358-63.

2）綾部時芳.腸管嚢胞性気腫症.浅香正博，菅野健太郎，千葉勉（編）.消化器病学 基礎と臨床.西村書店；2013.p.884-5.

3）藤澤律子，松本主之，中村昌太郎，ほか.腸管嚢胞様気腫症.胃と腸 2005；40：657-60.

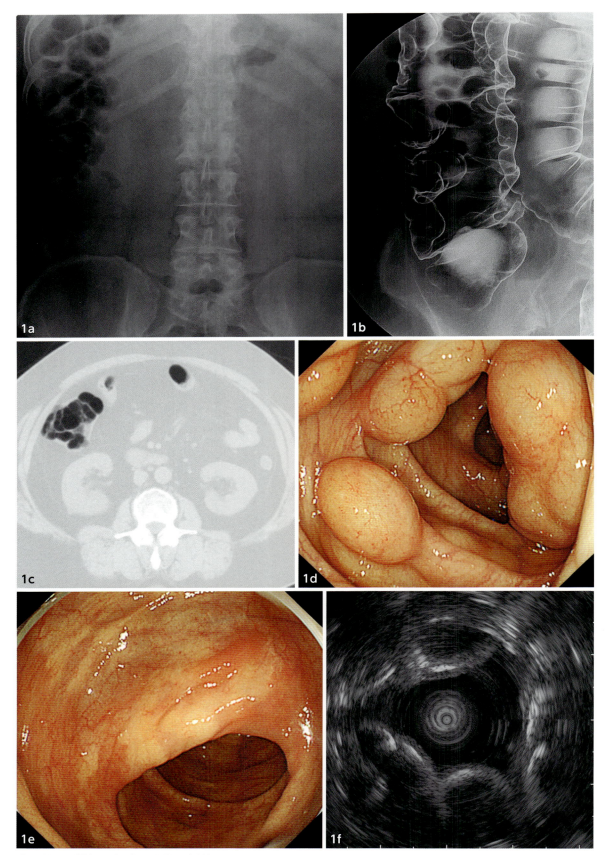

❶ 腸管嚢腫様気腫症（60歳代，女性）

a：腹部単純X線像．右上腹部にぶどうの房状の透亮像の集簇を認める．
b：注腸X線像．上行結腸に半球状で大小不同の粘膜下腫瘍様の隆起が多発し，隆起に一致して透亮像を認める．
c：腹部単純CT所見（肺野条件）．上行結腸に含気性嚢胞の集簇を認める．
d：内視鏡像（治療前）．大小不同の粘膜下腫瘍様の隆起を複数認める．
e：内視鏡像（治療後）．高圧酸素療法施行7か月後．粘膜下腫瘍様の隆起の消失と，同部位に一致した褪色調の粘膜を認める．
f：EUS．第3層上縁にacoustic shadowを伴う高エコー帯とその直下の低エコー領域を認める．

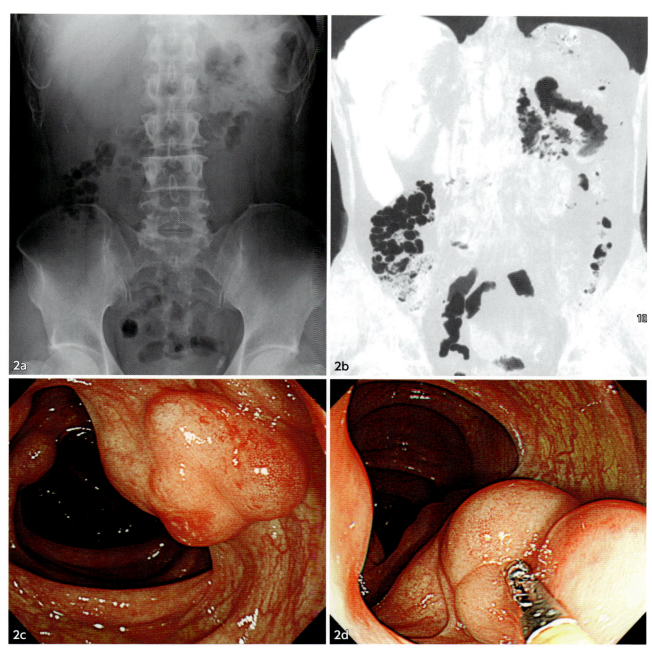

❷ 腸管嚢腫様気腫症（50歳代，男性）
a：腹部単純X線像．右腹部にぶどうの房状の透亮像の集簇を認める．
b：腹部単純CT所見，冠状断像（肺野条件）．上行結腸に一致して含気性嚢胞の集簇を認める．
c，d：内視鏡像．多結節性の粘膜下腫瘍様の隆起を複数認め，一部では頂部に発赤とびらんを認める．鉗子による圧迫で容易に変形する（クッションサイン陽性）．

II 小腸・大腸　B 腫瘍性疾患　(1) 上皮性腫瘍

原発性小腸癌

■ 概要
- 十二指腸癌を除く原発性小腸癌はまれな疾患であり，全消化管悪性腫瘍の 0.6〜3.2 % である[1]．男女比は 2：1 と男性に多く，好発年齢は 50〜60 歳である[2]．
- 発生部位は空腸 53 %，回腸 46 % とやや空腸に多い．空腸癌（❶，❷）はトライツ靱帯より 50 cm 以内が 76 %，回腸癌はバウヒン弁より 50 cm 以内が 76.5 % と，近位空腸と終末回腸に多い[2]．
- 組織型は高〜中分化型腺癌が多い．
- 臨床症状としては腹痛，嘔気などの腸閉塞症状や，貧血，下血，黒色便，便潜血陽性などの消化管出血があげられる．上部，下部消化管内視鏡検査で明らかな出血源のない原因不明の消化管出血（obscure gastrointestinal bleeding：OGIB）の原因の一つとなる．原発性小腸癌は特異的な症状に乏しく，発見時すでに進行癌であることが多い．

■ 典型的な画像所見とその成り立ち
- 早期癌は表面隆起型，側方発育を呈するものが多い．
- 進行癌は輪状狭窄を呈する 2 型進行癌（潰瘍限局型，❶d，e）が多い．狭窄長は比較的短いことが特徴とされる．
- X 線造影検査では napkin-ring sign とよばれる短い狭窄を認める（❷c）．

■ 確定診断へのプロセス
- OGIB などの消化管出血症例では，腸閉塞症状がなければカプセル内視鏡検査や小腸造影検査が適応となる．病変位置を同定後，バルーン小腸内視鏡を用いて病変から組織生検をすることで確定診断が得られる．
- 腸閉塞症状を有する症例では腹部造影 CT 検査により病変を疑う部位を同定可能なことが多い．イレウス管からの造影検査で病変を描出可能である．

■ 治療
- 治療の原則は外科的切除である．
- 切除不能小腸癌や非治癒切除症例に対する化学療法は確立されたものはない．

（黒羽正剛）

文献
1) 松井敏幸，八尾恒良．小腸腫瘍―疫学と分類．臨床内科 1995；10：197-205.
2) 三澤俊一，堀江久永，熊野秀俊，ほか．当院での原発性小腸癌 10 例の臨床病理学的検討と最近 5 年間の本邦報告例 116 例の文献的考察．日消誌 2011；108：429-35.

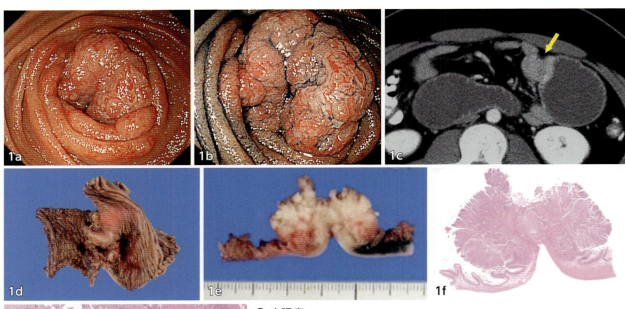

 空腸癌

a，b：バルーン小腸内視鏡（a：通常観察，b：インジゴカルミン色素観察）．トライツ靱帯より 15 cm 肛門側の小腸に管腔を占める全周性の不整形隆起性病変を認める．
c：腹部造影 CT 検査．空腸壁の肥厚（矢印）と，口側小腸の拡張を認める．
d，e：切除標本肉眼所見．切除空腸に 35×35 mm の周辺隆起を伴う不整形潰瘍性病変を認める．潰瘍限局型の空腸癌と考えられた．
f，g：病理組織学的所見．核濃染，核型不整の異型細胞が癒合腺管状に増殖し，中分化型の腺癌と診断．固有筋層を越えて漿膜表面へ露出している．
（東北大学病院　藤島史喜先生より提供）

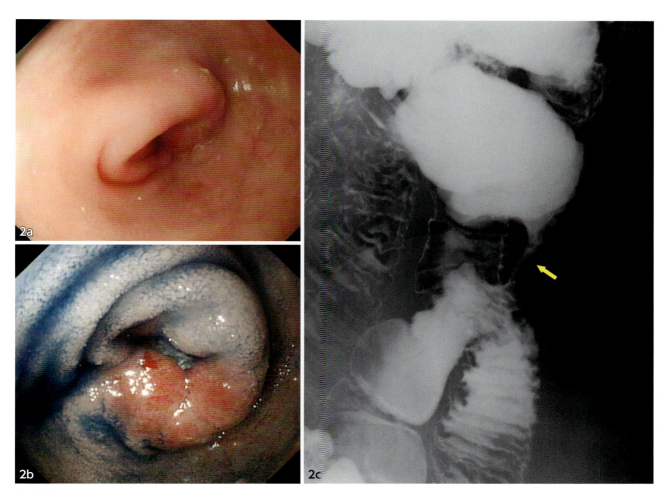

❷ 空腸癌

a, b：バルーン小腸内視鏡（a：通常観察, b：インジゴカルミン色素観察）. トライツ靱帯より 40 cm 肛門側に全周性狭窄を呈する腫瘍を認める.

c：小腸造影検査. 腸閉塞症状を有するためガストログラフィンで造影した. 空腸に短い輪状狭窄（napkin-ring sign, 矢印）と, 口側小腸の拡張を認める.

Ⅱ 小腸・大腸　B 腫瘍性疾患　(1) 上皮性腫瘍

大腸鋸歯状病変（HP，SSA/P，TSA）

■ 概要

● 大腸鋸歯状病変は歴史的変遷があり，本邦の渡辺ら[1]をはじめ，国内外の多くの研究者によって報告されてきた．

● 2010年にWHO分類が提示され，鋸歯状病変は，過形成性ポリープ（hyperplastic polyp：HP），広基性鋸歯状腺腫/ポリープ（sessile serrated adenoma/polyp：SSA/P），鋸歯状腺腫（traditional serrated adenoma：TSA）に亜分類された（❶）．

● なかでもSSA/Pは，マイクロサテライト不安定性（microsatellite instability：MSI）を示す大腸癌の前駆病変として，serrated neoplasia pathwayとされる発癌経路を考えるうえで注目されている[2]．日本でも，大腸癌研究会プロジェクト研究においてSSA/Pの組織学的診断基準が示されている（❷）．

● しかし，これら大腸鋸歯状病変の臨床病理学的，分子生物学的特徴や発育進展については不明点も多いのが現状である．

■ 典型的な画像所見とその成り立ち

● HPは，左側大腸・直腸に好発する表面平滑な無茎性隆起型病変（❸a，b）．褪色または同色調，大きさは10mm未満であることが多い．NBI拡大観察では血管網が目立たないnon brownish areaとして観察されることが多く，ピオクタニン染色拡大観察像では，星芒状pitを認めるとされる（❸c）．

● SSA/Pは，右側大腸に好発する表面隆起型（❹a）あるいは無茎性隆起型病変．白色から同色調，大きさは10mmを超えるものが多く，表面を粘液に覆われた像を示すことが多い（❹b，❺a）．ただし，HPとは従来の内視鏡的観察では鑑別困難なことも多い．NBI拡大観察では，開大したpit様構造や，VMV（varicose microvascular vessel）とよばれる拡張・蛇行した血管が観察されることがある[3]（❺b，c）．ピオクタニン染色拡大観察像では，開大した腺管開口部が特徴である[4]（❺d，e）．

● TSAは，左側大腸・直腸に好発し，発赤調の有茎性隆起型病変であることが多い（❻a）．松毬状や枝サンゴ状と表現される特徴的な形態を呈し，拡大観察ではⅣ型pit構造に鋸歯状所見を伴うことが多い[4]（❻c）．

■ 確定診断へのプロセス

● 特徴的な内視鏡所見（通常内視鏡のみならず，NBIおよびピオクタニン染色拡大内視鏡所見が有用）の観察．

● 病理組織診断で確定診断（❹c，d，❻d〜f）．

■ 治療

● TSA，SSA/Pは癌化の可能性を有し，TSAは通常の腺腫と同様径5mm以上の病変を，またSSA/Pは径10mm以上の病変を，それぞれ治療の適応とすることが多い[5]．

● HPについては，径5mm以下の病変は治療の適応とされていない．ただし，右側大腸で径10mm以上の，SSA/Pと鑑別困難な病変については治療するべきとされている[5]．

（杉村美華子・岩渕正広）

文献

1）渡辺　晃，奈良坂俊樹，上江洲ジュリオ，ほか．大腸ポリープについて．臨床外科 1973；28：19-30.

2）Leggett B, Whitehall V. Role of the serrated pathway in colorectal cancer pathogenesis. Gastroenterology 2010；138：2088-100.

3）Uraoka T, Higashi R, Horii J, et al. Prospective evaluation of endoscopic criteria characteristic of sessile serrated adenomas/polyps. J Gastroenterol 2015；50：555-63.

4）木村友昭，山野泰穂，菅井　有，ほか．大腸鋸歯状病変の内視鏡診断— pit pattern所見を中心に．胃と腸 2011；46：418-26.

5）日本消化器病学会（編）．大腸ポリープ診療ガイドライン2014．日本消化器病学会；2014.

---

❶ 鋸歯状病変のWHO分類

HP（過形成性ポリープ）	MVHP（microvesicular HP）
	GCHP（goblet cell-rich HP）
	MPHP（mucin-poor HP）
SSA/P（広基性鋸歯状腺腫/ポリープ）	
TSA（鋸歯状腺腫）	
SSA/P with cytological dysplasia	

（WHO Classification of Tumours of the Digestive System. 4th ed. IARC；2010による）

---

❷ SSA/Pの組織学的診断基準

①陰窩の拡張

②陰窩の不規則分岐

③陰窩底部の水平方向への変形

　（逆T字型・L字型陰窩の出現）

上記3因子の2因子以上を10％以上の領域で認める

（大腸癌研究会プロジェクト研究による）

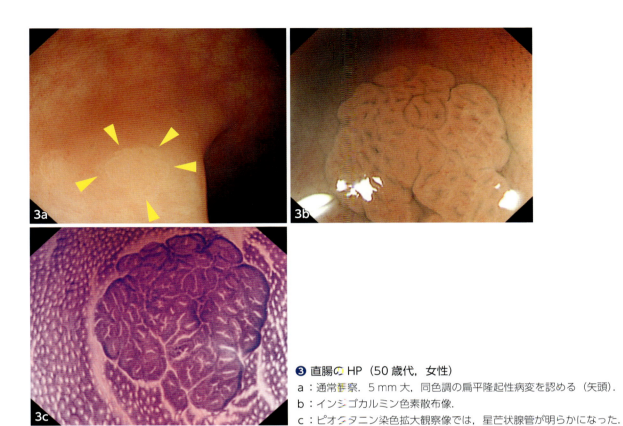

❸ 直腸のHP（50歳代，女性）
a：通常観察．5mm大，同色調の扁平隆起性病変を認める（矢頭）．
b：インジゴカルミン色素散布像．
c：ピオクタニン染色拡大観察像では，星芒状腺管が明らかになった．

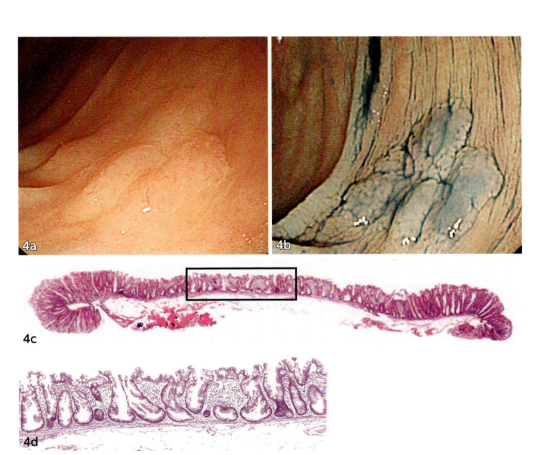

❹ 上行結腸のSSA/P（50歳代，女性）
a：通常観察．12mm大の同色調表面隆起型病変を認める．
b：インジゴカルミン色素散布像．表面に粘液付着を認める．
c：内視鏡的切除標本のルーペ像．
d：強拡大像（cの黒枠部分）では，陰窩の拡張，不規則分岐，陰窩底部の水平方向への変形（逆T字型・L字型陰窩の出現）を認め，SSA/Pの診断とした．なお，BRAF変異陽性であった．

大腸鋸歯状病変（HP, SSA/P, TSA） 275

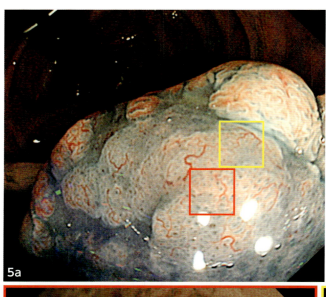
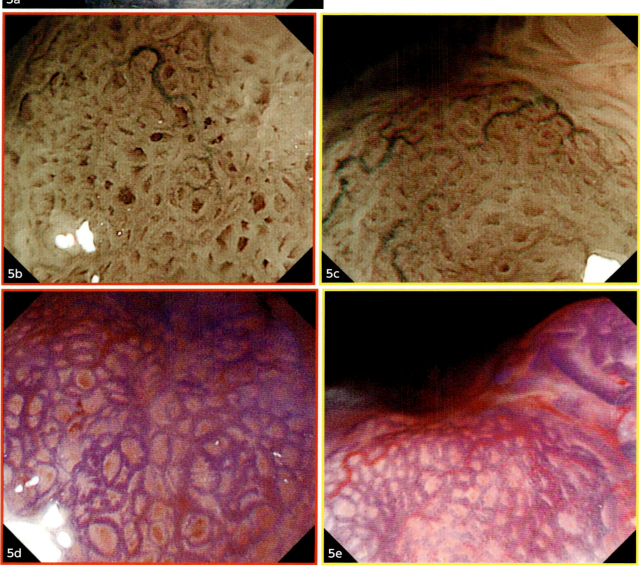

❺ 上行結腸のSSA/P（40歳代，男性）
a：インジゴカルミン色素散布像．表面に豊富な粘液付着を認める．
b，c：NBI拡大観察．bはaの赤枠部分，cはaの黄枠部分．pit様構造が開大し，拡張・蛇行した血管（VMV）を認める．
d，e：ピオクタニン染色拡大観察像．開大した腺管を認める．

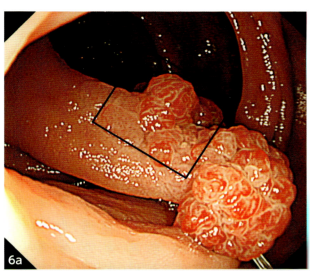

❻ 上行結腸のTSA（30歳代，男性）
a：通常観察．15 mm 大の有茎性病変．頭部は発赤調である．
b：インジゴカルミン色素散布像（aの黒枠部分）．
c：拡大内視鏡像（bの黄枠部分）．いわゆるⅣ型 pit で，一部に鋸歯状変化を伴う．
d～f：病理組織像．好酸性の細胞質を有し，腺管は乳頭状の増殖をしている．TSA に特徴的な異所性陰窩（ectopic crypt formation：ECF）を認める．eはdの黒枠部分，fはeの赤枠部分．

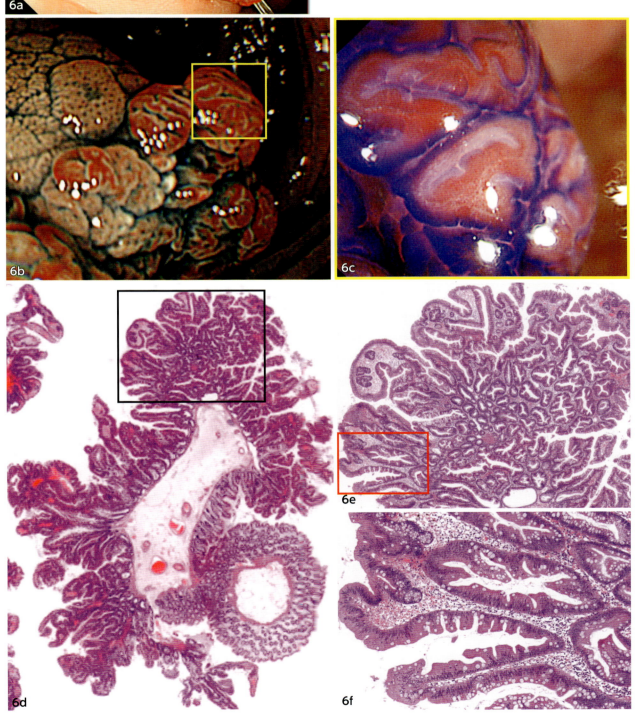

大腸鋸歯状病変(HP，SSA/P，TSA) 277

大腸腺腫

■ 概要
● 大腸腺腫は大腸癌の前駆病変としてよく知られている．また，大腸ポリープの大多数が腺腫である．よって，腺腫病変の発見，切除治療，適切な経過観察は大腸癌発症予防の観点から臨床的に重要な位置を占めている．

■ 典型的な画像所見とその成り立ち
● 組織所見は核異型を伴った腺上皮の密在性増殖を呈し，細胞異型と構造異型の程度により軽度，高度に分類されている．大腸癌取扱い規約[1]にて①管状腺腫（tubular adenoma），②管状絨毛腺腫（tubulovillous adenoma），③絨毛腺腫（villous adenoma），④鋸歯状腺腫（serrated adenoma）の4つに分類されている．①は管状の腫瘍腺管で占拠され（**❶** f），③は狭小な間質と粘膜筋板から櫛状に突出する villous components のみで占拠されている（**❷** e，f）．①と③の成分が混在するものが②に相当する．④は本書「大腸鋸歯状病変（HP，SSA/P，TSA）」〈p.274〉の項で取り扱うため割愛する．

● 病変は周囲正常粘膜と明瞭な境界を有し，病変全体が発赤調（一部は正色調）を呈することが多い．①ではⅢL型 pit（**❶** d），②・③ではⅣ型 pit（**❷** b，c）を呈する場合が多い．表面構造の拡大観察は補助診断として有用である（pit pattern 分類については，「早期大腸癌（M 癌）」〈p.284〉を参照）．

● 形状は早期大腸癌の肉眼形態表記法に準じて表現する．

● 10 mm を超えるⅡa病変を工藤らは laterally spreading tumor（LST）と呼称し，4つの亜分類に分けている[2]．その多くが腺腫性病変であり，癌の併存率や線維化など腫瘍の特性を把握するうえで亜分類は有用である[3]．

■ 確定診断へのプロセス
● 病変の拾い上げが重要であり，発見率向上に心がける．

● 病変全体をくまなく観察することも重要で，non-traumatic catheter や体位変換などを適宜利用する（**❸** b）．

● 生検は診断や治療の障害となることも少なくない．安易な生検は極力避けるべきである．

● 癌を疑う微細な所見（凹凸不整，陥凹局面，不整な発赤，硬化像，緊満感など）の有無に注意を払いたい．疑わしい領域の拡大観察は必須であり，不整腺管もしくは無構造領域の有無を評価する（**❹**）．

● 切除標本の病理組織診断により診断が確定する．病理診断が術前診断と乖離する症例は，内視鏡写真と病理標本の見直しを行い，診断力向上に役立てるべきである．

■ 治療
● 5 mm 以下の腫瘍性病変では担癌率が低いとする報告に基づき，大腸ポリープ診療ガイドライン 2014 では「①6 mm 以上の病変を内視鏡的摘除の適応として実施すること，②5 mm 以下でも平坦陥凹型腫瘍及び癌との鑑別を要する病変は摘除すること」が提案されている．

● 病変の局在，形態，大きさなどの条件によってポリペクトミーや EMR（内視鏡的粘膜切除術，**❺** a～c）を行う．一括切除が望ましい病変で，EMR では根治性の確保が困難な場合には ESD（内視鏡的粘膜下層剥離術，**❺** d～f）や外科手術を検討する．LST のうち顆粒均一型など，一部の症例では計画的な分割切除も容認される．

● 治療後のサーベイランスに関し，明確なガイドラインは存在しないなか，clean colon または semi-clean colon が複数回得られた場合，3 年後の再検を推奨する論文がある[4,5]．

（横山　大・平澤　元）

文献
1）大腸癌研究会（編）．大腸癌取扱い規約．第8版．金原出版；2013．p.54.
2）工藤進英，工藤由比，笹島圭太，ほか．LST の定義．早期大腸癌 2006；10：377-82.
3）山野泰穂，松下弘雄，黒田浩平，ほか．いわゆる側方発育型大腸腫瘍における治療法選択のための質的診断　内視鏡診断（拡大内視鏡を中心に）．胃と腸 2005；40：1759-69.
4）豊永敬之，西野晴夫，鈴木康元，ほか．大腸腺腫の内視鏡的摘除後の適正なサーベイランス法．Gastroenterol Endosc 2009；51：1121-8.
5）松田尚久，佐野　寧，藤井隆広．消化管　大腸ポリープ摘除後サーベイランス：Japan Polyp Study 結果報告．Annu Rev 消化器 2016；63-7.

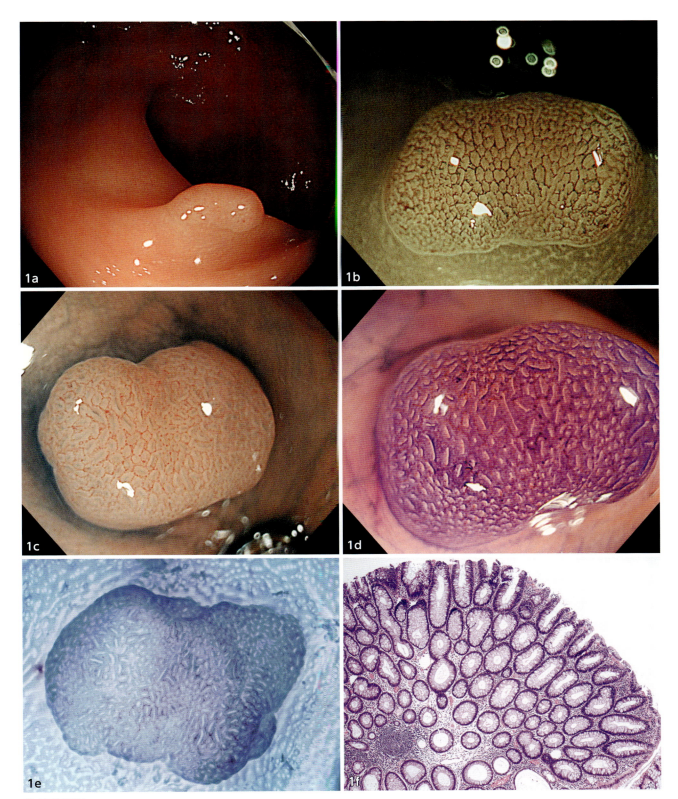

❶ 管状腺腫
a：径 5 mm の Is 病変（下部直腸）．
b：NBI 観察で血管のネットワーク構造が乱れなく保持されている．
c〜e：インジゴカルミン散布，クリスタルバイオレット染色，実体顕微鏡観察で明瞭な ⅢL pit pattern が視認される．
f：病理組織診断は tubular adenoma, low grade であった．

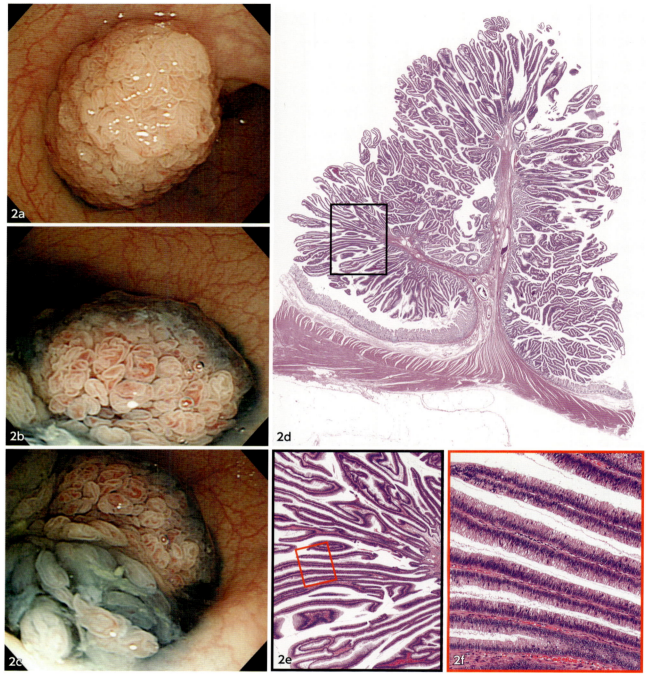

❷ 絨毛腺腫

a：径 4 cm の隆起性病変（S 状結腸）．
b，c：絨毛状の構造によって覆われている．粘液産生が豊富なため散布色素がはじかれる．
d：ルーペ像で粘膜筋板から直線的に櫛状に伸びる絨毛構造を認識できる．
e：個々の絨毛状突起は単純な針状構造のほかに，菲薄な葉状構造を示し，切れ方によっては乳頭状にみえる．
f：突起内の間質は狭く，高円柱状の上皮で覆われる．病理組織診断は villous adenoma であった．

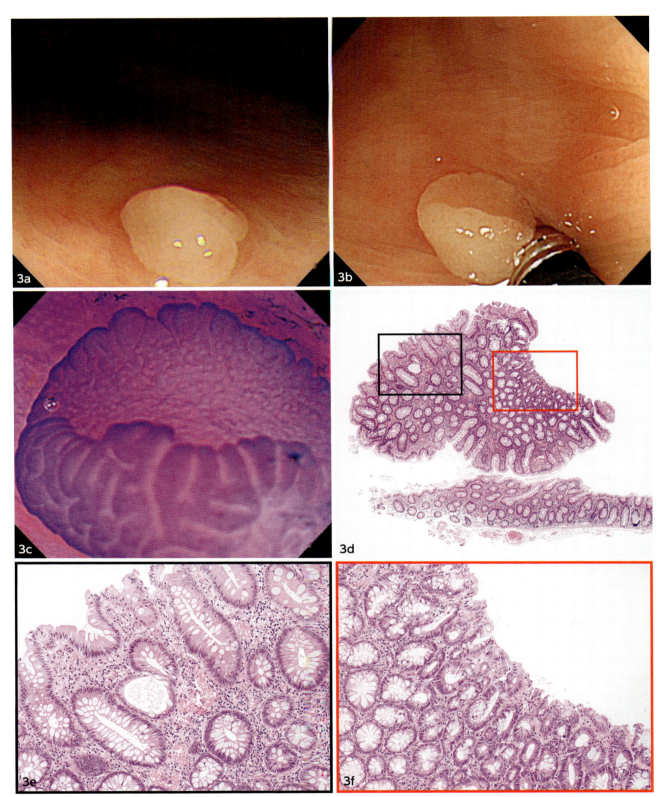

❸ 管状腺腫
a：径3 mm の隆起性病変（上行結腸）．
b：non-traumatic catheter で病変を傾け，口側に明瞭な陥凹面が視認される．
c：隆起部分はⅢL pit，陥凹面はⅢs pit により構成されている．
d〜f：病理組織診断は，隆起部分，陥凹部分いずれも tubular adenoma，low grade であった．

大腸腺腫　281

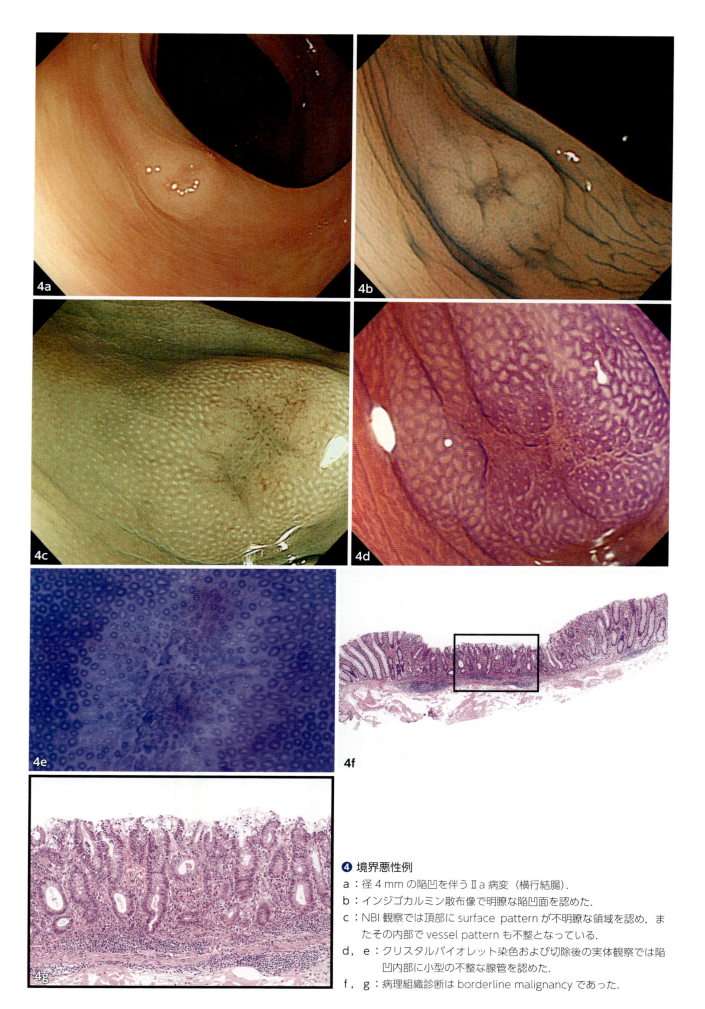

❹ 境界悪性例

a：径4mmの陥凹を伴うⅡa病変（横行結腸）．
b：インジゴカルミン散布像で明瞭な陥凹面を認めた．
c：NBI観察では頂部にsurface patternが不明瞭な領域を認め，またその内部でvessel patternも不整となっている．
d，e：クリスタルバイオレット染色および切除後の実体観察では陥凹内部に小型の不整な腺管を認めた．
f，g：病理組織診断はborderline malignancyであった．

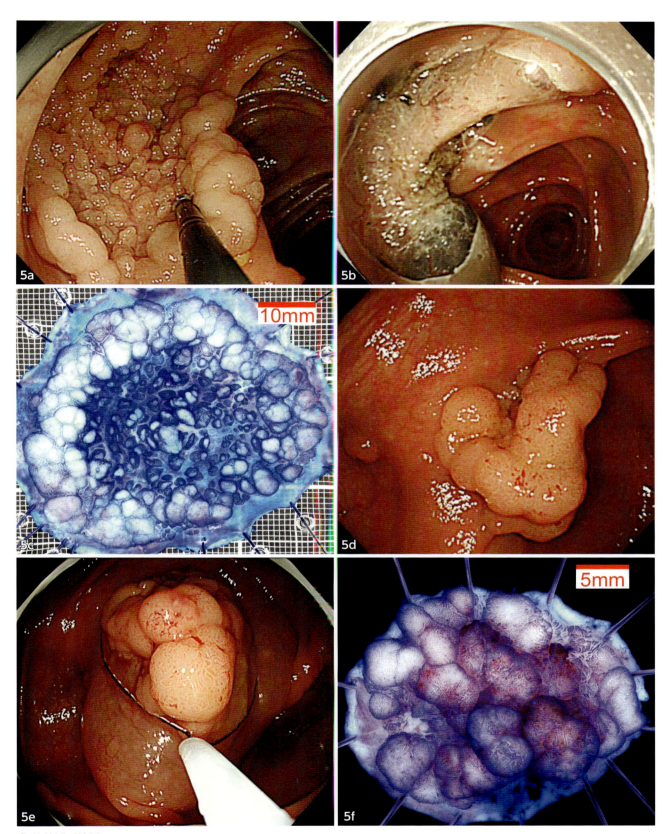

❺ 管状絨毛腺腫

a〜c：55×47 mm の LST（上行結腸）．計画的 EPMR も困難と判断し，ESD で一括切除した．病理組織診断は tubulovillous adenoma，low grade であった．

d〜f：28×24 mm の隆起性病変（盲腸）．局注で良好な膨隆が得られ，EMR で一括切除した．病理組織診断は tubulovillous adenoma，low〜high grade であった．

II 小腸・大腸 **B 腫瘍性疾患** （1）上皮性腫瘍

早期大腸癌（M癌）

■概要
- 癌が粘膜内にとどまり，粘膜下層に及んでいない癌を粘膜内癌（M癌）とする．
- 転移のリスクがきわめて低い粘膜下層（SM）軽度浸潤癌も，M癌と同様の所見を呈し，治療も重複しているため，併記して述べられることが多い．

■典型的な画像所見とその成り立ち
- SM高度浸潤癌の特徴的な所見は壁や病変の伸展不良所見であるが（詳細は「早期大腸癌（SM高度浸潤癌）」〈p.288〉を参照），M癌（およびSM軽度浸潤癌）では逆にこれらの所見を認めない．
- M癌では表面構造が保たれており，クリスタルバイオレット染色とNBIによる拡大内視鏡観察が診断に有用である．
- クリスタルバイオレット染色による拡大内視鏡観察では，腺管開口部（pit）の所見に応じたpit pattern分類（工藤・鶴田分類）が用いられる[1]（❶，❷c，❸d，❹d）．

  この分類ではⅢs型，ⅢL型，Ⅳ型において腺腫主体ではあるもののM癌が含まれ，ⅤI型軽度不整（❷c，❸c，❹c）では幅が広いものの主にM癌からSM軽度浸潤癌に相当する．

  ただし，病変表層の観察に限定されるため，表層に変化が表れにくい隆起型病変などでは診断に注意が必要である．
- NBIによる拡大内視鏡観察では，血管所見に応じた分類としてcapillary pattern分類（佐野分類）が提唱された．その後もさまざまな分類が提唱されたが，最近になって統一した分類としてJNET分類が提唱された（❺）[2]．

  この分類はvessel patternとsurface patternを加味した分類となっており，Type 2Aが腺腫から低異型度（M癌），Type 2Bが高異型度癌（M癌からSM軽度浸潤癌）に相当する．

NBIによる診断は色素が不要で簡便だが，あくまでpit pattern診断がゴールドスタンダードであることに留意する．

■確定診断へのプロセス
- 遠景で病変の全体像を，徐々に近景として病変の近接像を撮影する．
- 胃などと比較して病変の拡がりは把握しやすいが，一見すると隆起型病変でも周囲に平坦型病変を伴うこともあり，インジゴカルミンを用いた色素内視鏡観察も有用である（❸a，b）．

■治療
- リンパ節転移の可能性がほとんどないため，内視鏡治療としてポリペクトミーや内視鏡的粘膜切除術（EMR）を行う（❻）[3]．
- 上記の内視鏡治療により無理なく一括切除できる病変は最大径2cm程度までであるが，それを超える病変であっても，技術的に可能であれば内視鏡的粘膜下層剥離術（ESD）により一括切除が可能である（❻）[3]．
- 内視鏡治療は摘除生検（excisional biopsy）であり，切除標本の病理組織学的な検索を行うことで治療の根治性を判断する．
- SM癌であった場合は外科的追加腸切除が原則だが，組織型・浸潤度・脈管侵襲・簇出（budding）を考慮し，転移リスクがきわめて低いSM軽度浸潤癌であれば経過観察が可能である（❼）[3]．

（志賀永嗣・遠藤克哉）

文献
1）河野弘志，鶴田　修，長谷川申，ほか．pit pattern観察による早期大腸癌の深達度診断．胃と腸 2015；50：676-85.
2）Sano Y, Tanaka S, Kudo SE, et al. Narrow-band imaging（NBI）magnifying endoscopic classification of colorectal tumors proposed by the Japan NBI Expert Team. Dig Endosc 2016；28：526-33.
3）大腸癌研究会（編）．大腸癌治療ガイドライン医師用2016年版．金原出版；2016.

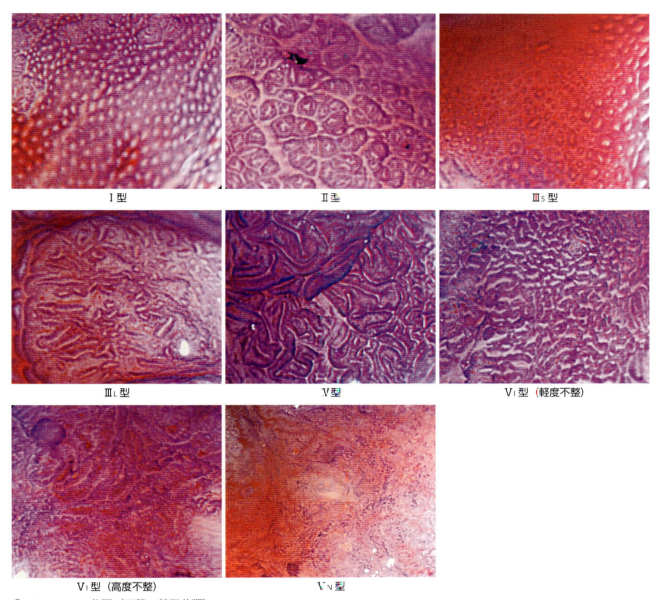

❶ pit pattern 分類（工藤・鶴田分類）
Ⅰ型：類円形 pit pattern．Ⅱ型：星芒状 pit pattern．Ⅲs型：正常より小型の管状，類円形 pit pattern．ⅢL型：正常より大型の管状，類円形 pit pattern．Ⅳ型：樹枝状，脳回転状 pit pattern．VI型：不整な pit pattern（軽度不整および高度不整に亜分類される）．VN型：無構造または無構造に近い pit pattern．

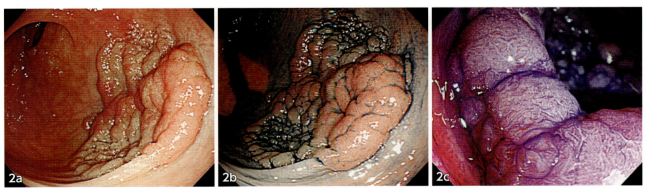

❷ 管状腺腫を伴った M 癌
a，b：通常観察．病変中央部は腫瘍の厚みがあり，ひだの引きつれを伴うが，全体に伸展は良好である．
c：拡大観察．病変中央部は VI 型軽度不整の pit を呈していた．内視鏡治療を行い，管状腺腫を伴った M 癌であった．

早期大腸癌（M 癌） 285

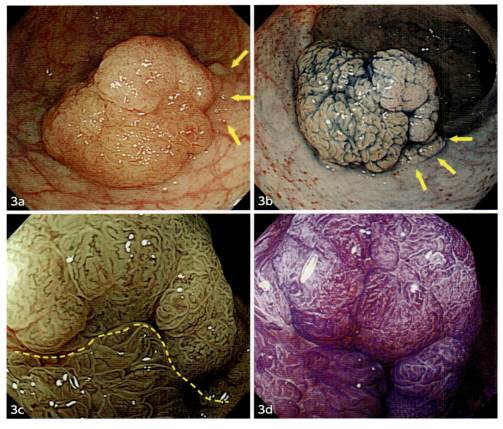

❸ 管状絨毛腺腫を伴った M 癌

a, b：通常観察. 基部の絨毛様の成分（a：矢印）と頂部のやや褪色調の成分から成る隆起型病変. インジゴカルミン散布により, 病変の右側に平坦型病変の拡がり（b：矢印）が明瞭となり, 病変の口側にも連続していた.

c, d：拡大観察. NBI により, 病変の基部と頂部で異なる成分で構成されていることがわかる. クリスタルバイオレット染色を行うと, 頂部が V_I 型軽度不整の pit を呈していた. 内視鏡治療を行うと, 管状絨毛腺腫を伴った M 癌であった.

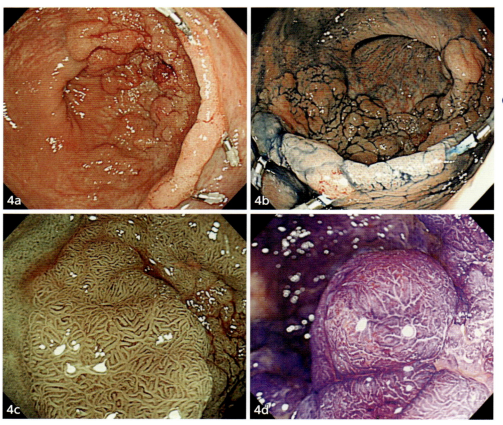

❹ 管状腺腫を伴った M 癌

a, b：通常観察. 直腸 Ra に認めた広範な平坦型病変. 前医で外科手術が想定され, 腫瘍の肛門側にクリップがかけられていた. しかし全体に伸展は良好で, 粗大結節などは伴わず, 腺腫あるいは腺腫内癌と予想された.

c, d：拡大観察. NBI では, 大部分が均一な網目様模様を呈していた. クリスタルバイオレット染色を行うと, 大部分が III_L〜IV 型の pit であったが, 一部で V_I 型軽度不整の pit を呈していた. 内視鏡治療を行い, 管状腺腫を伴った M 癌であった.

❺ JNET 分類

NBI	Type 1	Type 2A	Type 2B	Type 3
vessel pattern	・認識不可 ※1	・口径整 ・均一な分布 （網目・らせん状）※2	・口径不同 ・不均一な分布	・疎血管野領域 ・太い血管の途絶
surface pattern	・規則的な黒色または白色点 ・周囲の正常粘膜と類似	・整（管状・枝状・乳頭状）	・不整または不明瞭	・無構造領域
予想組織型	過形成性ポリープ	腺腫〜低異型度癌（Tis）	高異型度癌（Tis/T1a）※3	高異型度癌（T1b〜）

(Sano Y, et al. Dig Endosc 2016[2] より改変)

※1：認識可能な場合，周囲正常粘膜と同一径．
※2：陥凹型においては，微細血管が点状に分布されることが多く，整った網目・らせん状血管が観察されないこともある．
※3：T1b が含まれることもある．

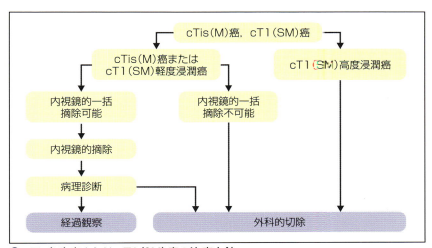

❻ cTis（M）癌または cT1（SM）癌の治療方針
（大腸癌研究会（編）．大腸癌治療ガイドライン医師用 2016 年版．金原出版；2016[3] より）

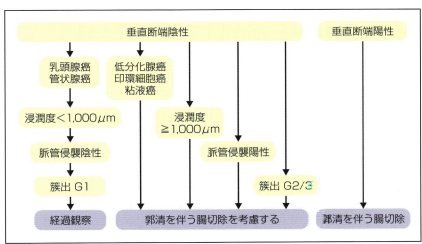

❼ 内視鏡的摘除後の pT1（SM）癌の治療方針
（大腸癌研究会（編）．大腸癌治療ガイドライン医師用 2016 年版．金原出版；2016[3] より）

Ⅱ 小腸・大腸　B 腫瘍性疾患　(1) 上皮性腫瘍

早期大腸癌（SM 高度浸潤癌）

■概要
- 癌が粘膜下層までにとどまり，固有筋層に及んでいない癌を粘膜下層癌（SM 癌）とする．
- 本項では SM 軽度浸潤癌を除く SM 癌について解説する．

■典型的な画像所見とその成り立ち
- 通常観察での特徴的な内視鏡所見として「緊満感，びらん，潰瘍，ヒダ集中，変形・硬化像」があげられている[1]（❶〜❺）．
- そのほか，凹凸不整（❻，❼c），とくに平坦型病変における陥凹内隆起，台状挙上，空気変形なし（病変の硬さのため空気量を減らしても病変の形態が変化しないこと）が深達度診断の参考となる．
- 粘膜下層に浸潤した癌量が多くなると，これらの所見が形成される．
- 「ひだ集中＝3 本以上の皺襞が集中する所見」であるが，いわゆる側方発育型腫瘍（laterally spreading tumor：LST）では深達度診断の指標にならないことがあり注意を要する．

■確定診断へのプロセス
- M 癌と同様に，遠景（全体像）から近景（近接像）まで見落としのないよう撮影する．
- 空気量の増減を行うことで，伸展不良所見がより明瞭となる．
- 通常観察での内視鏡所見に加えて，X 線造影検査，拡大内視鏡観察，EUS 所見などが参考になる．
- 拡大内視鏡観察において，クリスタルバイオレット染色を用いた pit pattern 分類（工藤・鶴田分類）では V_I 型高度不整（❼d）と V_N 型，NBI を用いた JNET 分類では Type 3 が SM 高度浸潤癌に相当する（「早期大腸癌〈M 癌〉」〈p.284〉を参照）．

■治療
- SM 癌では約 10％のリンパ節転移があるため，リンパ節郭清（D2 郭清）を伴う外科手術を行う[1]．

（志賀永嗣・遠藤克哉）

文献
1）大腸癌研究会（編）．大腸癌治療ガイドライン医師用 2016 年版．金原出版；2016．

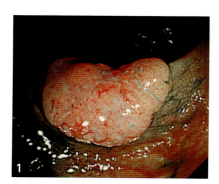

❶ SM 高度浸潤癌：緊満感

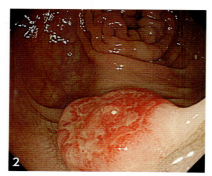

❷ SM 高度浸潤癌：びらん

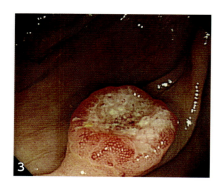

❸ SM 高度浸潤癌：潰瘍

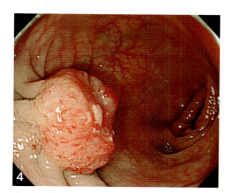

❹ SM 高度浸潤癌：ひだ集中

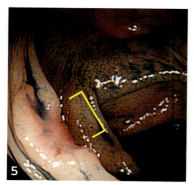

❺ SM 高度浸潤癌：変形・硬化

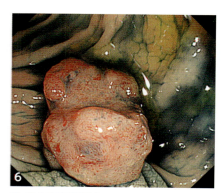

❻ SM 高度浸潤癌：凹凸不整

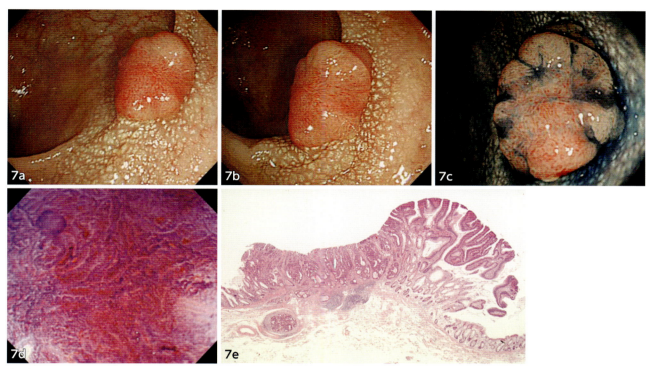

❼ 腺腫を伴った SM 高度浸潤癌

a〜c：通常観察．緊満感を有する隆起性病変であり（a），空気量を減らすことで病変の厚みや硬さがとらえられる（b）．インジゴカルミン散布により，凹凸不整がより明瞭になる．

d：拡大観察．クリスタルバイオレット染色を行うと，V_I型高度不整の pit を呈していた．

e：病理組織像（HE 染色）．外科手術を行うと，腺腫を伴った SM 高度浸潤癌であった．

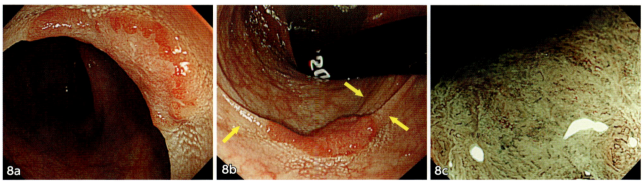

❽ 平坦型の SM 高度浸潤癌

a，b：通常観察．弧の硬化像を伴う平坦型病変であり，空気量が多い状態でも陥凹部に厚みや硬さを認める（a）．また，病変に向かって引きつれ（矢印）を伴っている（b）．

c：拡大観察．NBI では，血管が途絶し，surface pattern が消失していた．外科手術を行ったところ，SM 高度浸潤癌であった．

Ⅱ 小腸・大腸　B 腫瘍性疾患　(1) 上皮性腫瘍

進行大腸癌

■ 概要

● 大腸癌では深達度が T2（固有筋層）以深の癌を進行癌という．転移の有無は問わない．

● 日本における大腸癌死亡数は増加を続け，2014 年には 48,485 人と 30 年前の約 2.6 倍になった．部位別がん死亡数では第 2 位（男性第 3 位，女性第 1 位），2012 年の部位別がん罹患数では第 1 位（男女ともに第 2 位）となっている[1]．

● 大腸癌の発生機序として，腺腫から癌が発生する adenoma-carcinoma sequence と，最初から癌として発生する de novo 型が以前から提唱されてきた．最近では鋸歯状病変から発生する serrated pathway や炎症性腸疾患を母地とした dysplasia-carcinoma pathway も注目されている．

■ 典型的な画像所見とその成り立ち

● 大腸癌の肉眼型は 0～5 型に分類され，典型的な進行癌の形態は 1～4 型をとることが多い．0 型は早期癌と推定される病変に用いるが，肉眼型分類は病理組織学的検索の結果で変更しないとされており，0 型とされた病変が組織学的に進行癌であっても 0 型のままとする[2]．0～4 型のいずれにも分類しがたいものを 5 型（分類不能）とする．以下では典型的な画像所見として，1～4 型の病変を提示する．

● 1 型（隆起腫瘤型）は，明らかに隆起した形態を示し，周囲粘膜との境界が明瞭なもの（❶a，b）．早期癌との鑑別が難しい症例もあるが，注腸 X 線検査や大腸 CT 検査（仮想注腸像）の側面像で台形状変形を認めた場合は進行癌の可能性が高い（❶c）．

● 2 型（潰瘍限局型）は，潰瘍とその周囲に周堤を形成し，周堤と周囲粘膜との境界が比較的明瞭なもので（❷），大腸進行癌の大半を占める．全局を占めるような病変では（❸a），注腸 X 線検査や仮想注腸像において apple core sign といわれる特徴的な所見を示す（❸b）．

● 3 型（潰瘍浸潤型）は，潰瘍を形成するが，周堤の立ち上がりはなだらかで周囲粘膜との境界が不明瞭なもの（❹）．

● 4 型（びまん浸潤型）は，著明な潰瘍形成も周堤もなく，壁の肥厚や硬化を特徴とし，病巣と周囲粘膜との境界が不明瞭なもの（❺）．粘膜面の変化には乏しいが，それより深いところで浸潤増殖するため著明な狭窄を呈し，腹痛や便通異常など狭窄による症状が多い．大腸癌の 1 ％未満とされるまれな肉眼型で，内視鏡観察は難しく，生検陽性率は高くなく，炎症性腸疾患に類似した形態を示すなど，他の肉眼型に比して診断を困難にする要素が多い．

■ 確定診断へのプロセス

● 大腸内視鏡検査とその際の生検により癌の確定診断を得ることが重要．4 型は生検での陽性率は高くないので多数個の採取が必要であり，また，びらんがあればそこからの生検を行うべきである．

● T2 以深と診断するには，注腸 X 線検査や大腸 CT 検査（仮想注腸像）における壁変形所見が有用である．早期癌との鑑別が困難な場合，EUS を行うこともある．

● 治療方針を決定するために，腹部超音波検査や CT 検査等にて転移の有無を判定することは不可欠で，状況によって MRI や PET 等を追加する．再発の把握のため腫瘍マーカー（CEA，CA19-9）を測定する．

■ 治療[3]

● ステージ分類による進行度と全身状態により治療法が考慮される．

● 術前のステージ Ⅰ～Ⅲ に対しては手術が第一選択である．手術の結果，R0 切除であったステージⅢや再発リスクが高いと考えられたステージⅡでは補助化学療法が検討される．

● ステージⅣでは，遠隔転移巣と原発巣の切除可能性および原発巣による症状を考慮して，治療方針を決定する．遠隔転移巣への切除以外の治療法として，化学療法，熱凝固療法，放射線療法などが行われる．

● がん治療は症状緩和が図られた状態で行うことが原則であり，治療の当初から緩和医療を導入することが望ましい．

（島田剛延・岩渕正広・梅村　賢）

文献

1）国立がん研究センターがん対策情報センター．最新がん統計．http://ganjoho.jp/reg_stat/statistics/stat/summary.html（2016.09.27）

2）大腸癌研究会（編）．大腸癌取扱い規約．第 8 版．金原出版；2013.

3）大腸癌研究会（編）．大腸癌治療ガイドライン医師用 2014 年版．金原出版；2014.

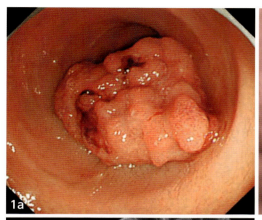
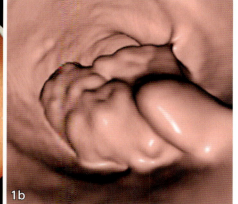
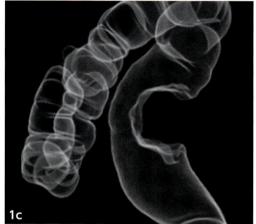

❶ 1型（隆起腫瘤型）
a：内視鏡所見．直腸に明らかに隆起した病変を認めた．
b：大腸CT所見（仮想内視鏡像）．中心部では内視鏡と同様の形態を示すが，辺縁ではやや歪みが強くなっている．
c：大腸CT所見（仮想注腸像）．側面像で台形状変形を認め，進行癌と考えられた．

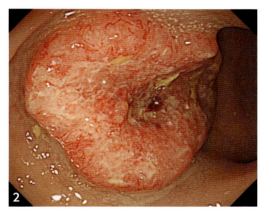

❷ 2型（潰瘍限局型）
内視鏡所見．腸管の半周弱を占める典型的な2型．

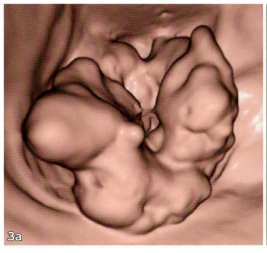
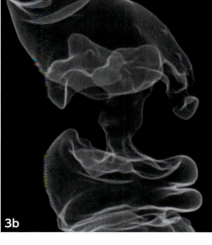

❸ 全周性の2型（潰瘍限局型）
a：大腸CT所見（仮想内視鏡像）．腸管の全周を占める病変で，内視鏡は通過できない．
b：大腸CT所見（仮想注腸像）．周堤と狭窄によりapple core signといわれる所見を呈する．

進行大腸癌　291

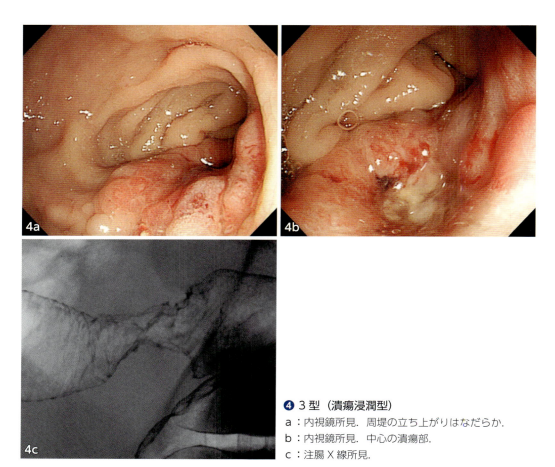

❹ 3型（潰瘍浸潤型）
a：内視鏡所見．周堤の立ち上がりはなだらか．
b：内視鏡所見．中心の潰瘍部．
c：注腸X線所見．

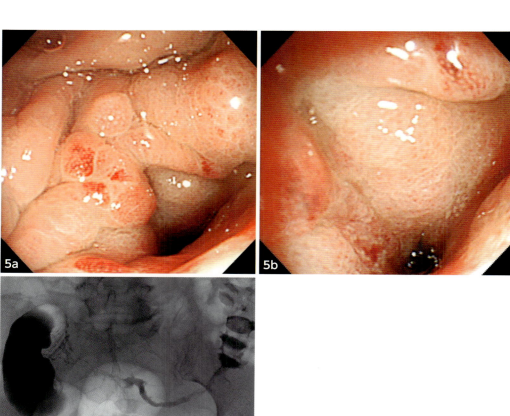

❺ 4型（びまん浸潤型）
a：内視鏡所見．狭窄部の肛門側．粘膜面の変化はあるが，上皮性腫瘍を示す所見は明らかではない．
b：内視鏡所見．狭窄部へ少し入ったところ．
c：注腸X線所見．S状結腸に長い著明な狭窄を認める．

II 小腸・大腸　B 腫瘍性疾患　(1) 上皮性腫瘍

転移性大腸癌

■ 概要
- 他臓器より孤立性に大腸に転移したいわゆる転移性大腸癌は，大腸癌全体の約0.1～1％と比較的まれである[1]．転移性大腸癌は，胃癌からの大腸転移が最も多く，次いで婦人科領域の癌と報告されている[2]．
- 転移部位は横行結腸が最多で，次いでS状結腸，直腸の順であり，この3区域で約80％を占めるといわれている[2]．

■ 典型的な画像所見とその成り立ち
- 悪性腫瘍の大腸への転移経路としては，血行性，リンパ行性，播種性，あるいは直接浸潤があげられる．いずれの転移形式においても，粘膜面より下層に病変の主座があるため粘膜下腫瘍の性格をもつといわれている．
- 病勢が進行し増大していくと，決潰して潰瘍形成を伴い，原発性の上皮性腫瘍との鑑別に苦慮することもある．
- 症例1（膵癌の大腸浸潤）：膵癌の直接浸潤により横行結腸において管腔外より浸潤した腫瘍性病変が露出しており，表面に潰瘍を伴っている（❶）．
- 症例2（原因不明癌の大腸多発転移）：最終的に原発不明であったが全大腸にわたって多発した転移巣が腸管壁に密生していて生検で印環細胞癌の診断であった（❷）．

■ 確定診断へのプロセス
- 粘膜下腫瘍様立ち上がりを有し表面に発赤，びらん，潰瘍を伴う特徴的な内視鏡像に加え[3]，生検による病理組織学検査にて確定診断可能である．
- 直接浸潤や癌性腹膜炎で生検による確定診断が得られない場合，CT画像，MRI画像と合わせての総合診断が必要である．

■ 治療
- 癌末期の全身転移の一部症状として認められるだけでなく，その転移巣も通常多発であるため，全身的な抗癌剤投与などの保存的加療が治療の中心とならざるをえない．
- 直接浸潤や癌性腹膜炎による腸管狭窄が著明である場合，全身状態を鑑みて姑息的なストーマ造設術，内視鏡的ステント挿入術も考慮する必要がある．

（織内優好・佐々木敦宏・土佐正規）

文献
1) Balthazar EJ, Rosenberg HD, Davidian MM. Primary and metastatic scirrhous carcinoma of the rectum. Am J Roentgenol 1979；132：711-5.
2) 太田博俊，畦倉薫，関誠，ほか．転移性大腸癌の臨床病理．胃と腸 1988；23：633-43.
3) 小林広幸，渕上忠彦，堺勇二．転移性大腸癌の形態学的特徴　X線像を中心として．胃と腸 2003；38：1815-30.

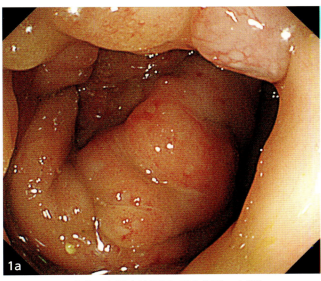
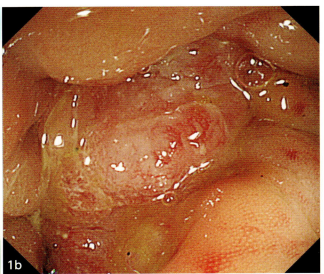

❶ [症例1] 膵癌の大腸直接浸潤（60歳代，女性）
主訴：嘔吐．CTにて膵頭部に巨大な腫瘤形成を認める．
a：横行結腸に管腔外からと思われる粘膜下腫瘍様立ち上がりの中心部に不整形の潰瘍の露出を認める．
b：潰瘍面の拡大像．同部位の生検により膵癌の組織像を得る．

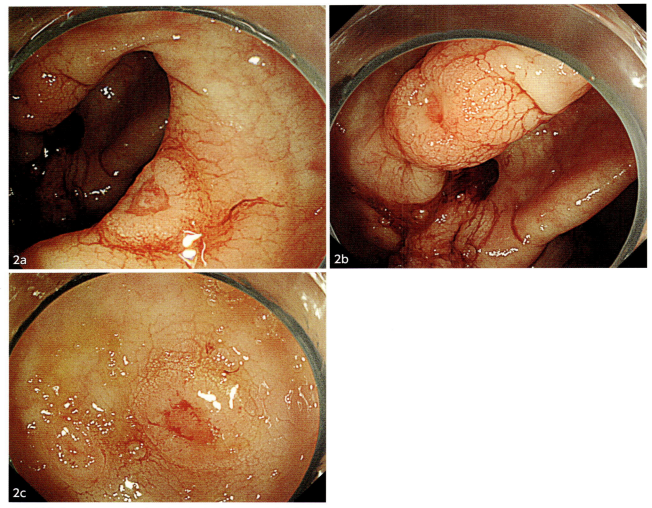

❷ ［症例 2］原因不明癌の大腸多発転移（70 歳代，女性）
頸部リンパ節腫脹を主訴に来院．
全大腸に大小不同の粘膜下腫瘍様立ち上がりに不整なびらん，潰瘍を認める病変が多発し，同部位からの生検で印環細胞癌であった．カプセル内視鏡で全小腸にも同様の病変を認めたが原発巣は最終的に特定できず BSC となり転院した．

虫垂粘液嚢腫

Ⅱ 小腸・大腸　B 腫瘍性疾患（1）上皮性腫瘍

■ 概要

● 虫垂粘液嚢腫／虫垂粘液腫は本邦では（appendiceal）mucocele としてやや曖昧な疾患概念としてとらえられてきたが，1990年代末ごろから異型度によって虫垂粘液嚢胞腺腫（mucinous cystadenoma），虫垂粘液嚢胞腺癌（mucinous cystadenocarcinoma）の良悪性腫瘍に分類し，良性の粘液貯留性疾患と併せて虫垂粘液腫としてとらえる試みがなされてきた．頻度は剖検例でも1％未満とまれな疾患である．

● しかし，2011年のWHO分類[1]では，粘液産生の多い胞体を有し異型度の低い一層の円柱上皮細胞からなる腫瘍を総称して，低異型度虫垂粘液性腫瘍（low-grade appendiceal mucinous neoplasm：LAMNs）と称するようになった．それを加味して大腸癌取扱い規約第8版[2]では2011年WHO分類との整合性を考慮して，低異型度虫垂粘液性腫瘍として総称し，従来の規約に記載されていた粘液嚢胞腺腫と粘液嚢胞腺癌とを分類する疾患概念を排した．2011年WHO分類による低異型度虫垂粘液性腫瘍は，従来の規約の粘液嚢胞腺腫の大部分と粘液嚢胞腺癌の一部を包含する疾患概念と考えられる．異型度の高い粘液産生の目立つ腺癌は粘液癌に分類される．また，単なる粘液の貯留のみで腺腫成分が存在しない場合には虫垂粘液嚢胞とよぶことが多い．

● 症状は右下腹部痛を生じることが多いとされているが，無症状で発見されることも多い．ほかに右下腹部の腫瘤触知，腸重積などで発見されることもある．

■ 典型的な画像所見とその成り立ち

● 腫瘍成分の増殖（低異型度虫垂粘液性腫瘍などの腫瘍疾患）や，虫垂根部の過形成性病変，炎症などで虫垂開口部が閉塞することによって虫垂内部に粘液貯留が生じることで以下のような画像所見を呈する．

● 大腸内視鏡検査では虫垂開口部に一致して粘膜下腫瘍様の隆起を認める（❶）．送気で膨張したS状結腸による外圧排を除外するために脱気して観察することや，体位変換をして観察することなどが診断に資す

る．半球状隆起の頂部に虫垂開口部が見られる所見は火山の噴火口様の外観を呈するため「volcano sign」とよばれ，本症に特徴的な所見である（❷a）．

● 注腸造影では虫垂は描出されず，腫大した虫垂による盲腸の壁外圧排像がとらえられる．

● エコー像は貯留する内容物によってさまざまであるが，一般に無エコーないし，低エコーを呈し，時に内部不均一な像をとることもある．

● CTでは内部に均一な液体成分を容れた嚢胞性病変が虫垂の部位に一致して存在する（❷b）．MRIではT2で高信号を呈することが特徴的とされている．

● 虫垂壁に結節などの不均一な肥厚を認める場合には異型度が高い徴候であるという報告もあるが，実臨床では鑑別は困難であることが多い．

■ 確定診断へのプロセス

● 診断は複数のモダリティを組み合わせて行う．

● 典型的内視鏡所見，エコー，CT，MRIなどから虫垂粘液嚢腫と診断することは困難ではないが，質的診断，良悪性の診断は画像診断のみでは確定できない．

● 最終的な質的診断は外科的切除後の病理組織学的評価により行われる．

■ 治療

● 画像所見のみでは良悪性の鑑別を含めた質的診断が困難であること，仮に良性であっても虫垂穿破によって腫瘍成分が腹腔内に漏れると難治性の腹膜偽粘液腫を生じることから，原則として外科的の手術を行う．

● 腹腔内への粘液成分の漏出などがなければ回盲部切除術（粘液成分を漏らさないように配慮しながら腹腔鏡で切除を施行することも有用との報告がある）を行って病理学的に質的診断を行う．

（相澤宏樹・内海　潔）

文献

1）WHO Classification of Tumors of the Digestive System. 2010.
2）大腸癌研究会（編）．大腸癌取扱い規約．第8版．金原出版；2013.

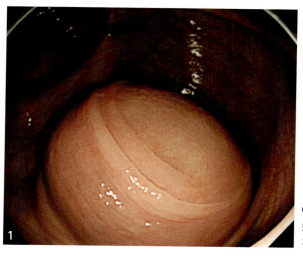

❶ 典型的な LAMNs の内視鏡像
虫垂開口部に一致した粘膜下腫瘍様の隆起を認める典型例．回盲部切除を施行した．

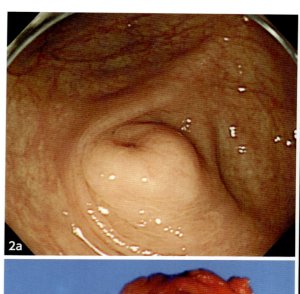
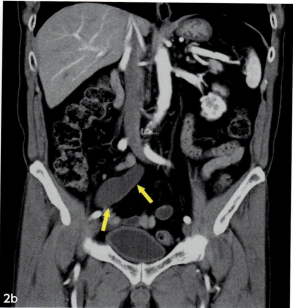
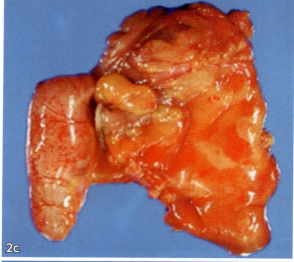
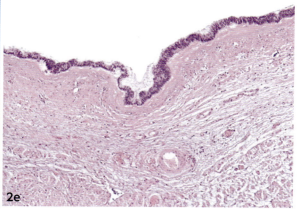
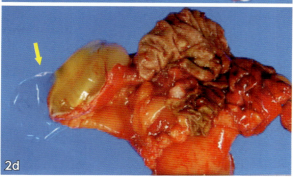

❷ 回盲部切除を施行した LAMNs
a：通常内視鏡像．虫垂開口部を中心とした粘膜下腫瘍様の形態．隆起上に虫垂開口部が見られる volcano sign を呈している．
b：CT 像．虫垂は囊胞状に 80 mm ほどの細長い形状に腫大（矢印）していた．
c，d：手術標本の肉眼所見．虫垂は著明に腫大（c）．虫垂内腔にはゼリー状の粘液（矢印）が充満していた（d）．
e：病理組織像．虫垂の残存上皮に軽度の異型は認めるものの悪性ととれる所見は認めなかった．

II 小腸・大腸　B 腫瘍性疾患　(2) 非上皮性腫瘍

リンパ管腫

■ 概要
- 粘膜下層のリンパ管が拡張して増殖する良性腫瘍である[1]（❹）.
- 大腸に多く，次いで小腸に好発する[2].
- 大腸では右側結腸，小腸では回腸に多い[2].
- 多発例も存在する.
- 無症状のものが多いが，大きなものでは腸重積や腹痛，出血をきたす例もある[2,3].

■ 典型的な画像所見とその成り立ち
- 表面平滑で光沢を有する粘膜下腫瘍で，蒼白〜灰白色調で透明感を伴うことが多い（❶）.
- 無茎性が多いが有茎性の病変もある.
- 柔らかくクッションサイン陽性で送気や体位変換で形態が変化する（❷）.
- 小腸の病変で粘膜固有層に主座がある場合は表面に白点が多発する[3].
- EUSでは多くは第3層を主座とし，内部が無エコーで隔壁構造を伴う腫瘍像として描出される（❸）.

■ 確定診断へのプロセス
- 右側結腸，回腸に存在する柔うかく透光性のある粘膜下腫瘍である.
- 小腸の病変では表面に白斑が多発することがある.
- EUSが特徴的である.

■ 治療
- 無症状例では経過観察とされることが多い.
- 有症状例では治療適応となる.
- 大腸リンパ管腫では腺腫や癌などの上皮性腫瘍の合併の報告があり注意が必要となる[2].

（佐藤雄一郎）

文献
1) 小林清典，小川大志，春木聡美，ほか．大腸粘膜下腫瘍の内視鏡診断．Gastroenterol Endosc 2007；49（9）：2462-73.
2) 古賀秀樹，清水香代子，垂水研一，ほか．消化管脈管系腫瘍（血管腫・リンパ管腫）の診断と治療．胃と腸 2004；39（4）：612-27.
3) 矢野智則，坂本博次，永山 学，ほか．空腸・回腸の粘膜下腫瘍の診断と治療．消内視鏡 2016；28（2）：276-82.

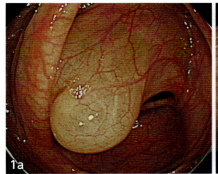
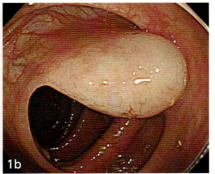
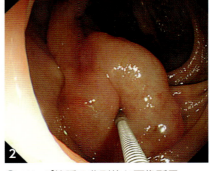

❶ リンパ管腫の典型的な画像所見
表面平滑で光沢を有する粘膜下腫瘍.
（東北労災病院 小島康弘先生より提供）

❷ リンパ管腫の典型的な画像所見
クッションサイン陽性で柔らかい.
（仙台赤十字病院 大森信弥先生より提供）

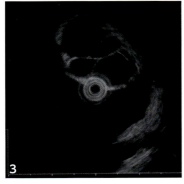

❸ リンパ管腫のEUS
内部が無エコーで隔壁構造を伴う腫瘍像として描出.
（仙台赤十字病院 大森信弥先生より提供）

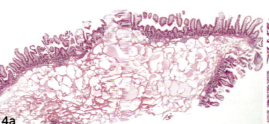
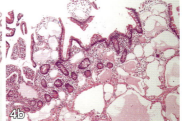

❹ リンパ管腫の病理組織像（小腸）
a：HE染色，×20．小腸の粘膜下層を中心として拡張したリンパ管の密な集簇が認められる.
b：HE染色，×100．拡張したリンパ管は粘膜固有層や絨毛内にも認められる.
（大崎市民病院 坂元和宏先生より提供）

II 小腸・大腸　B 腫瘍性疾患　(2) 非上皮性腫瘍

脂肪腫

■ 概要
- 成熟した脂肪組織が限局性に増殖する良性腫瘍である[1].
- 頻度は大腸が最も多く，十二指腸・小腸，胃，食道の順である．
- 大腸では盲腸，上行結腸，小腸では回腸に多い[2].
- 通常単発だが多発例も認める．
- 無症状のものが多いが，時に腹痛，嘔気，血便，腸重積等をきたすことがある[2,3].

■ 典型的な画像所見とその成り立ち
- 表面平滑な粘膜下腫瘍で黄色調を呈するものが多く，有茎性，亜有茎性のものが多い（❶a，❷a，b）.
- 柔らかくクッションサイン陽性である（❶b）.
- 腸重積をきたすと頂部にびらん，潰瘍を形成し，表面も凹凸不整となり，また慢性炎症による線維化で硬くなるため悪性腫瘍との鑑別が必要な場合がある[2,4].
- EUSでは第3層を主座とし内部が均一で境界明瞭な高エコーの腫瘍像として描出される（❷c）.

■ 確定診断へのプロセス
- 上行結腸や回腸に存在する柔らかい黄色調の粘膜下腫瘍である．
- EUSの所見が特徴的である．
- CTやMRIが質的診断の参考となる（❷d）.

■ 治療
- 悪性化はほとんどなく，無症状の場合は経過観察のみの場合が多い．
- 症状を伴う場合は治療適応となる．
- 最近では内視鏡治療を行った報告例もみられる（❷e～h）.

（佐藤雄一郎・平澤　元）

文献
1) 小林清典，小川大志，春木聡美，ほか．大腸粘膜下腫瘍の内視鏡診断．Gastroenterol Endosc 2007；49（9）：2462-73.
2) 平田一郎，梅垣英次，林　勝吉，ほか．消化管脂肪腫の診断と治療．胃と腸 2004；39（4）：601-11.
3) 矢野智則，坂本博次，永山　学，ほか．空腸・回腸の粘膜下腫瘍の診断と治療．消内視鏡 2016；28（2）：276-82.
4) 雨宮可奈，河村卓二，宇野耕治．非典型的形態を呈した大腸脂肪腫．消内視鏡 2016；28（2）：308-9.

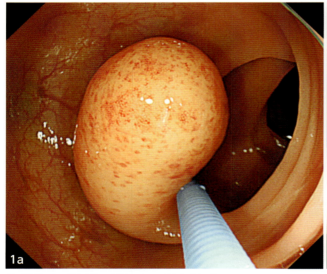
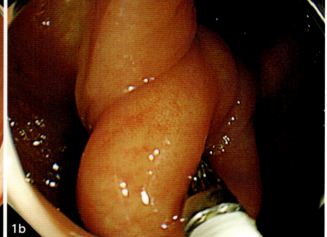

❶ 脂肪腫の典型的な画像所見（上行結腸）
a：表面平滑な粘膜下腫瘍で黄色調を呈している．
b：柔らかくクッションサイン陽性である．
（仙台市立病院 野村栄樹先生より提供）

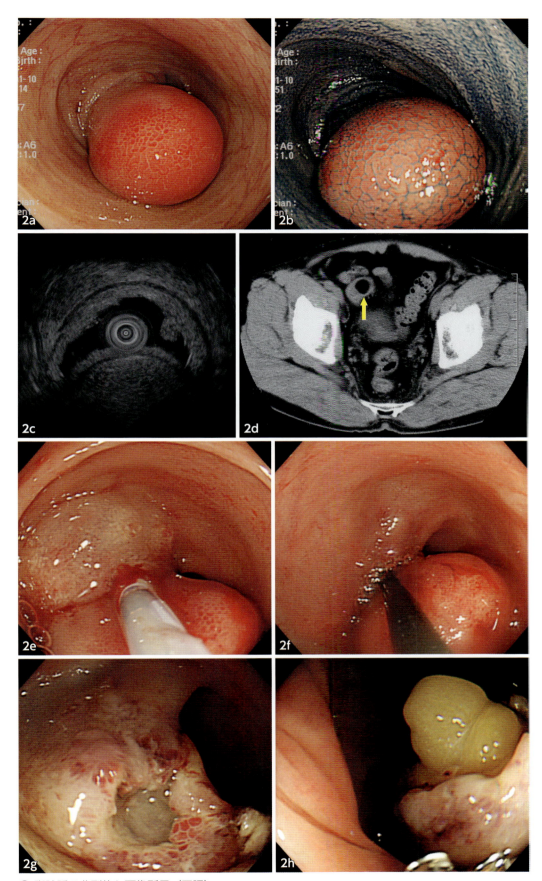

❷ 脂肪腫の典型的な画像所見（回腸）
a，b：表面平滑で柔らかい粘膜下腫瘍．
c：EUS．内部が均一で境界明瞭な高エコーの腫瘍像．
d：腹部CT所見．脂肪組織と同様の信号を呈する境界明瞭で内部が均一な腫瘤像（矢印）．
e〜h：有症状例であったためEMRを施行した．

Ⅱ 小腸・大腸　B 腫瘍性疾患　（2）非上皮性腫瘍

小腸・大腸びまん性大細胞型 B 細胞性リンパ腫（DLBCL）

■ 概要

- 消化管悪性リンパ腫のうち，胃が 50～60 ％，小腸が 30 ％，大腸が 10 ％を占める．
- 小腸悪性リンパ腫は小腸原発悪性腫瘍の 15～20 ％を占め，大腸悪性リンパ腫は大腸悪性腫瘍の 0.2～0.6 ％を占めるとされる．
- 小腸・大腸悪性リンパ腫は，回腸（❶）および回盲部（❷）が好発部位で大腸原発は少ない．
- 組織型で最も頻度が高いのがびまん性大細胞型 B 細胞性リンパ腫（diffuse large B-cell lymphoma：DLBCL）で，小腸・大腸悪性リンパ腫のなかで 30～70 ％を占める[1,2]．

■ 典型的な画像所見とその成り立ち

- 腸管悪性リンパ腫の肉眼形態は，隆起型・潰瘍型（❶）・MLP（multiple lymphomatous polyposis）型（❸）・びまん型・混合型（❷）の 5 型に分類される．潰瘍型は X 線上，狭窄・非狭窄・動脈瘤型の 3 型に細分される[3]．
- 非狭窄型とは，X 線上病変部腸管が明らかな狭窄も拡張も示さず，動脈瘤型は非病変部に対して病変部腸管が明らかに拡張したもので，ともに小腸悪性リンパ腫の典型像とされる．MLP 型は腸管に広範囲にわたって無数の隆起性病変をきたすもので，種々の組織型でみられる．びまん型は腸管の広範囲にびまん性に皺襞の腫大を認めるものである．
- 典型的には耳介様の形態をとるが，上記のように種々の肉眼形態がみられる．病変のどこかに粘膜下腫瘍の要素を有するのが特徴である．
- 癌に比べると病変径の割には管腔が保たれ，比較的軟らかい．

■ 確定診断へのプロセス

- 小腸 DLBCL は早期発見が困難であり，なんらかの症状を有して発見されることが多い．ある程度進行した状態で症状が発現するため，CT 検査で腫瘤像として発見される．ただし CT では質的診断は困難なことが多く，バルーン内視鏡と生検を行うことで組織診断が得られる．小腸 X 線造影検査やカプセル内視鏡検査（CE）も有用だが，質的診断には限界がある．CE を行う際には狭窄に注意する．
- 大腸 DLBCL は回盲部に最も多く，直腸が次ぎ，これら以外からの発生はまれである．回盲部の病変では腹

痛，腹部腫瘤，腸閉塞などがみられ，直腸病変では血便を契機に発見されることが多い．大腸 X 線・内視鏡所見のみでは，時に癌との鑑別が困難な症例も存在する．悪性リンパ腫を疑った場合には，潰瘍底～潰瘍辺縁部を狙って数か所の生検を行う．

- 確定診断は，生検あるいは手術標本の病理組織による．DLBCL は，ほかの B 細胞性リンパ腫（MALT リンパ腫，濾胞性リンパ腫，マントル細胞リンパ腫）との鑑別を要し，各種免疫染色や分子生物学的検査などを用いて診断する．
- 診断後の Staging には，PET-CT，骨髄検査，リンパ節腫大があればリンパ節生検を行う．また治療効果や経過観察のマーカーとして，血中の可溶性 IL-2R 測定が有用な場合がある．

■ 治療

- 胃悪性リンパ腫に対する治療ガイドラインは公開されているが，小腸・大腸悪性リンパ腫のガイドラインは現時点で存在しない．
- 小腸・大腸 DLBCL は，診断と治療を兼ねて可能であれば病変の外科的切除を行う．切除病変から，Staging ができ，切除することで根治の可能性があり，また合併症（出血，穿孔，腸閉塞）の予防にもなる．
- 病期分類には Lugano 国際会議分類を用いる（❹）．Ⅰ／Ⅱ期であれば，切除後に化学療法を加える．Ⅳ期の場合，手術の適応は病変の進行の程度や出血，穿孔などの合併症，患者の全身状態等，個々に応じて対応する[4]．化学療法は R-CHOP（リツキシマブ，シクロホスファミド，ドキソルビシン，ビンクリスチン，プレドニゾロン）療法が一般的である．

（野村栄樹・佐々木　悠）

文献

1）中村正直，大宮直木，山村健史，ほか．小腸・大腸 DLBCL の診断と治療　診断．胃と腸 2014：49：736-43.
2）松田圭二，八木貴博，塚本充雄，ほか．びまん性大細胞型 B 細胞性リンパ腫（DLBCL）の治療と長期経過：腸管．消内視鏡 2015：27：845-51.
3）中村昌太郎，松本主之，池上幸治．空・回腸悪性リンパ腫 168 例の臨床病理学的特徴—X 線・内視鏡所見を中心に．胃と腸 2013：48：1461-73.
4）松田圭二，塚本充雄，池田　豊，ほか．小腸・大腸 DLBCL の診断と治療　治療．胃と腸 2014：49：745-55.

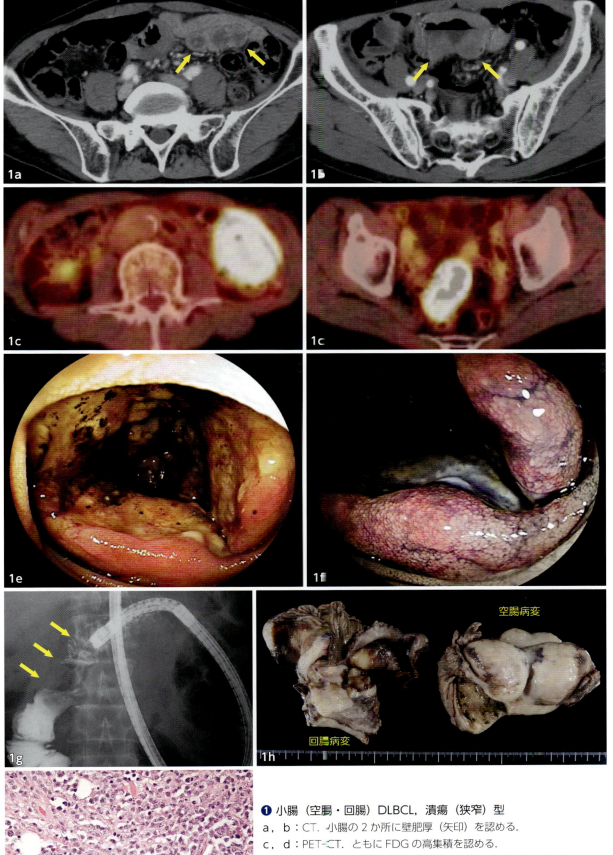

❶ 小腸（空腸・回腸）DLBCL，潰瘍（狭窄）型
a，b：CT．小腸の2か所に壁肥厚（矢印）を認める．
c，d：PET-CT．ともにFDGの高集積を認める．
e：ダブルバルーン内視鏡検査．空腸に全周性の潰瘍性病変を認めた．
f：立ち上がりは粘膜下腫瘍様の形態を呈した（インジゴカルミン散布像）．
g：ダブルバルーン内視鏡下ガストログラフィン造影検査．全周性の狭窄像（矢印）を認める．
h：切除標本．空腸と回腸に周辺隆起を伴う潰瘍性病変を認める．
i：病理組織像．大型の異型リンパ球がみられた．

小腸・大腸びまん性大細胞型B細胞性リンパ腫（DLBCL）

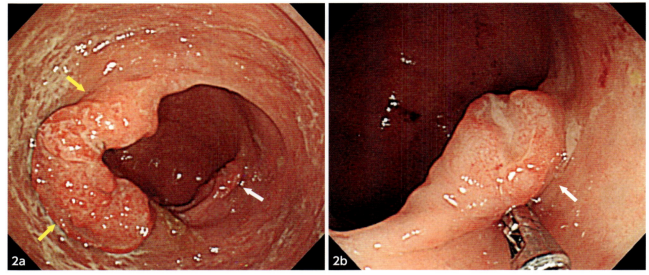

❷ 回盲部（回盲弁・盲腸）DLBCL，隆起＋潰瘍型
a：回盲弁に一致して隆起性病変（黄矢印），盲腸に陥凹を伴う隆起性病変（白矢印）を認める．
b：盲腸の隆起性病変．粘膜下腫瘍様の立ち上がり（白矢印）を呈した．
（宮城県対がん協会がん検診センター 島田剛延先生，宮城県立がんセンター 内海 潔先生より提供）

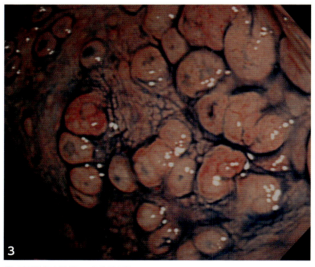

❸ 直腸 DLBCL，MLP 型
頂部にびらんを伴う大小不ぞろいの隆起を認める（インジゴカルミン散布像）．

❹ Lugano 国際会議分類

stage Ⅰ	消化管に限局：単発，多発（非連続性）
stage Ⅱ	腹腔内リンパ節への浸潤を伴う．
Ⅱ1	限局性（原発巣の所属リンパ節にとどまる．胃：胃局囲リンパ節）
Ⅱ2	遠隔性（大動脈周囲，下大静脈周囲，骨盤内あるいは腸間膜リンパ節）
ⅡE	消化管の漿膜を越え，隣接する臓器または組織に浸潤を認める．[注1]
stage Ⅳ	広範な節外臓器への播種または横隔膜を越えた浸潤を認める．

注1）浸潤による消化管穿孔はⅡE に該当する．浸潤臓器はⅡE (pancreas) などと記述する．

Ⅱ 小腸・大腸 **B 腫瘍性疾患** （2）非上皮性腫瘍

大腸 MALT リンパ腫

■ 概要

● MALT（mucosa-associated lymphoid tissue）リンパ腫は，リンパ節外の粘膜関連リンパ装置を母地として発生する低悪性度の B 細胞性悪性リンパ腫である．

● MALT リンパ腫は消化管に好発し，胃で最も頻度が高い（約 80 ％）．一方，小腸や大腸の MALT リンパ腫の割合は 8〜28 ％と報告されており，びまん性大細胞型 B 細胞性リンパ腫や濾胞性リンパ腫に比べると，比較的頻度は低い[1]．

■ 典型的な画像所見とその成り立ち

● 大腸 MALT リンパ腫は，約 80 ％が直腸に発生し，50〜60 ％の例が隆起型（❶，❷）を呈する．びまん型（❸）や混合型，MLP（multiple lymphomatous polyposis）型（❹）もみられるが，潰瘍型はまれとされる．

● 限局した隆起型を呈する MALT リンパ腫は，癌やカルチノイド，GIST などの粘膜下腫瘍様病変との鑑別が問題となる．

● カルチノイドや GIST に比べると，MALT リンパ腫は軟らかく，伸展性が良好である．癌でみられる不整な上皮性変化には乏しく，表面は平滑または結節状を呈し，顆粒状粘膜や異常小血管の増生などがみられる．びまん型では，T 細胞性リンパ腫やアミロイドーシス，寄生虫疾患，炎症性腸疾患などが鑑別となる．MLP 型では，マントル細胞リンパ腫，濾胞性リンパ腫，良性リンパ濾胞過形成，他の消化管ポリポーシスとの鑑別が問題となる[2]．

■ 確定診断へのプロセス

● 確定診断には生検材料を用いた病理組織検査が必要である．

● 上記所見から MALT リンパ腫が疑われたら，内視鏡下での生検を行う．MALT リンパ腫の腫瘍細胞は小〜中型で異型に乏しいため（❶c），正常リンパ球との鑑別は容易ではない．

● 病理組織学的には CCL 細胞（centrocyte like cell）の浸潤性増殖，反応性リンパ濾胞の存在，形質細胞への分化，LEL（lymphoepithelial lesion）の存在などが特徴である．胃 MALT リンパ腫と比べ大腸 MALT リンパ腫では LEL の頻度が低く，そのために粘膜下腫瘍様形態をとりやすいとされる．

● 微小な生検検体では浸潤しているリンパ球が腫瘍性増殖か炎症性増殖か時に判別困難な場合があり，病変が粘膜下層までにとどまると考えられる病変については，診断的治療として病変全体を内視鏡的切除することもある．また免疫グロブリン重鎖（IgH）遺伝子再構成（❶e）などの遺伝子検査を含む多角的解析で monoclonality の有無を確認することも診断に有用である[3]．

■ 治療

● 大腸 MALT リンパ腫の治療法には，*Helicobacter pylori*（*Hp*）除菌療法[4]を含めた抗菌薬治療（❶f，g，❷b），内視鏡的・外科的切除，化学療法，放射線治療などの選択肢があり，病変の範囲と臨床病期を考慮したうえで決定される．悪性リンパ腫のなかでは比較的予後良好な群であり，侵襲度の低い治療から選択する．

● *Hp* 陰性例でも除菌療法が有効であった報告も散見され[5]，病因として *Hp* 以外の病原微生物の関与が示唆されている．

（野村栄樹・吉澤和哉）

文献

1）弓削 亮，北台靖彦，斧山美恵子，ほか．腸管 MALT リンパ腫の診断と治療．消内視鏡 2015；27：797-803.
2）中村昌太郎，松本主之，池上幸治，ほか．小腸・大腸 MALT リンパ腫の診断と治療．胃と腸 2014；49：635-47.
3）Nomura E, Takagi S, Ichinohasama R, et al. Multiparameter analysis for discreet differential diagnosis of mucosa-associated lymphoid tissue lymphoma in the intestine. In vivo 2004；18：437-42.
4）Matsumoto T, Iida M, Shimizu M. Regression of mucosa-associated lymphoid-tissue lymphoma of rectum after eradication of *Helicobacter pylori*. Lancet 1997；350：115-6.
5）野村栄樹，内海 潔，虻江 誠，ほか．除菌療法が奏功した *Helicobacter pylori* 陰性直腸 MALT リンパ腫の1例．日消誌 2010；107：1466-73.

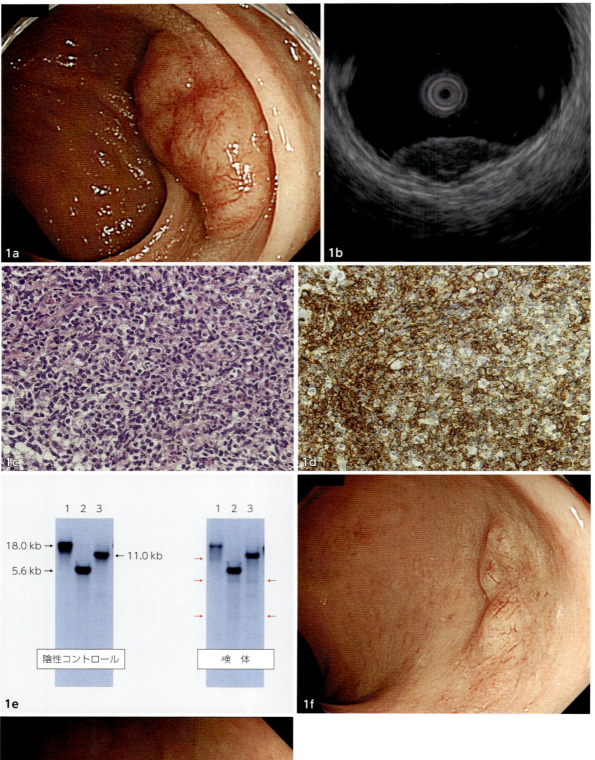
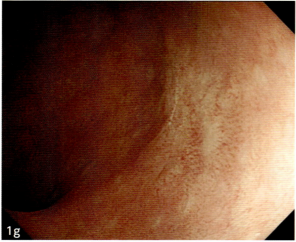

❶ 直腸 MALT リンパ腫，隆起型

a：Ra 前壁に粘膜下腫瘍を認める．中心にわずかに陥凹がみられる．
b：EUS．第 2〜3 層に低エコー腫瘤像を呈した．
c：生検組織像．小〜中型異型リンパ球のびまん性増殖がみられた（HE 染色）．
d：腫瘍細胞は CD20 陽性を示した．
e：免疫グロブリン重鎖遺伝子再構成を認めた．
　制限酵素 1：EcoRⅠ，2：BamHⅠ+HindⅢ，3：HindⅢ．
f：Hp 除菌療法 1 か月後に病変は縮小傾向を示した．
g：除菌療法 3 か月後に病変は消失した．

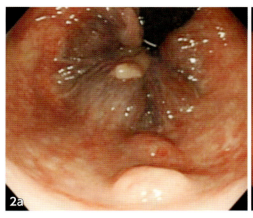
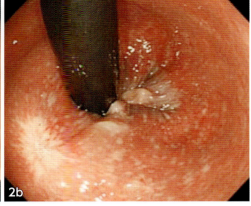

❷ 直腸 MALT リンパ腫,
隆起型
a：Rb に複数の粘膜下腫瘍を認めた.
b：内視鏡的粘膜切除と抗菌薬治療を行った.

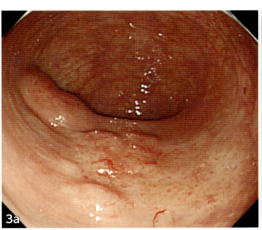
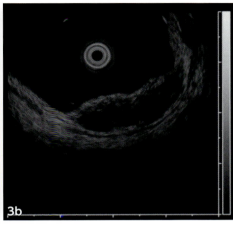

❸ 直腸 MALT リンパ腫,
びまん型
a：大小の隆起と褪色調の平坦粘膜が拡がる.
b：EUS. 第 2～3 層に低エコー腫瘤像を呈した.

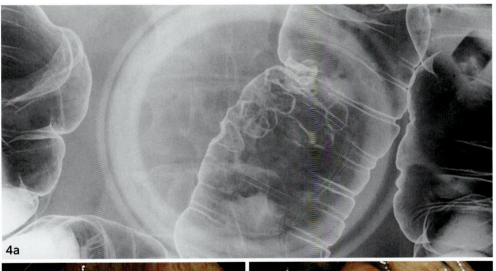
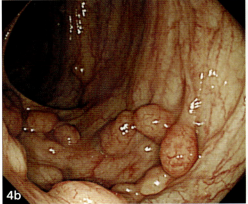
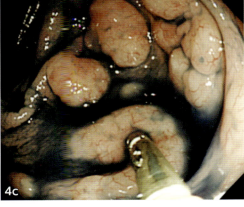

❹ 横行結腸 MALT リンパ腫, MLP 型
a：X 線造影像. 横行結腸に複数の類円形透亮像を認める.
b, c：多発する粘膜下腫瘍様隆起を認める.

その他の小腸・大腸悪性リンパ腫

B細胞性リンパ腫として前述のびまん性大細胞型B細胞性リンパ腫（DLBCL）やMALTリンパ腫と同様に比較的頻度の高い濾胞性リンパ腫，およびマントル細胞リンパ腫，T細胞性リンパ腫のなかで本邦において最も頻度の高い腸管症型T細胞リンパ腫について概説する．

■ 濾胞性リンパ腫（follicular lymphoma：FL）

● FLは，低悪性度B細胞性リンパ腫の代表的疾患の一つであり，組織学的には胚中心細胞に類似する小〜中型B細胞と胚中心芽細胞に類似する大型B細胞とが混在し，リンパ濾胞様結節を形成する腫瘍である．

● 内視鏡所見は，多発する白色顆粒状病変が特徴的であり，とくに十二指腸濾胞性リンパ腫の典型像である．一方，胃や空腸・回腸，大腸原発の病変（❶）は多彩な像を呈し，発赤凹凸病変，腫瘤形成，正色〜白色調の多発隆起病変[1]などの報告がある．

● 上部消化管内視鏡検査で，十二指腸下行脚に白色顆粒状病変の集簇として偶然発見されることが多いが，空腸・回腸にも多発することが多いため，全小腸の検索が望ましい．

● 緩徐な経過をとることが多いことから，watch and waitが選択されることが多い．また，化学療法（リツキシマブ単独またはリツキシマブを含んだ多剤併用療法）に対する奏効率は高く，長期生命予後は良好である．生命予後を規定するのは，DLBCLへの悪性転化である[2]．

■ マントル細胞リンパ腫（mantle cell lymphoma：MCL）

● 非Hodgkinリンパ腫の2〜3％を占め，20〜30％に消化管病変を認める．

● 通常，t（11；14）（q13；q32）の染色体転座がみられ，細胞周期制御蛋白cyclinD1の過剰発現を伴う．

● 典型的な消化管病変はMLP（multiple lymphomatous polyposis）型を呈し，多発隆起性病変がみられる（❷）．しかし，病変部位や腫瘍の量によって多彩な形態を呈する．

● MCLの消化管病変は，胃が最も多く，次いで小腸から結腸に多いが，食道は少ない．

● 一般に胃病変は多彩な形態を呈し，小腸・大腸はMLP型が多い．

● 診断時に進行期の状態で発見されることが多く，aggressiveな経過をとり難治性である[3,4]．

■ 腸管症型T細胞リンパ腫（enteropathy-associated T-cell lymphoma：EATL）

● EATLは腸管内上皮内Tリンパ球に由来する腫瘍であり，新WHO分類では臨床病理学的にⅠ・Ⅱ型に分類される．すなわち，Ⅰ型は欧州白人に多くみられ，セリアック病を基礎疾患とした大細胞型リンパ腫であり，Ⅱ型は本邦やアジア人に多くみられ，セリアック病を伴わない中細胞型リンパ腫である（❸〜❻）．

● EATLのX線所見は，十二指腸から回腸にかけて広範囲にみられるケルクリング皺襞の肥厚と微細顆粒状変化を特徴とする．

● 内視鏡所見は，腸管のびまん性粘膜肥厚，亀甲様粘膜，粘膜下腫瘤様病変，潰瘍性病変が特徴的である[5]．多発性の潰瘍性病変を形成することが多いとされているが，数個の潰瘍しか認めない場合や外方発育性の巨大腫瘤を形成することもある．

● 現時点で，EATLに対する標準的治療法は確立されていない．CHOP療法が一般的だが，診断時に全身状態不良のため治療を完遂できない症例も多く予後は不良である．より早期に診断し，全身状態が比較的良好なうちに化学療法を行うことが予後改善につながるものと考えられる．

（野村栄樹・佐々木　悠）

文献

1）Kuroha M, Endo K, Sato H, et al. Magnifying endoscopy findings in follicular lymphoma of the rectum using narrow band imaging. Endoscopy 2011；43：E346-7.

2）岡田裕之，岩室雅也，高田尚良，ほか．濾胞性リンパ腫の長期経過．消内視鏡 2015；27：804-10.

3）小椋美知則．マントル細胞リンパ腫の診断と治療．胃と腸 2014；49：686-98.

4）生野浩和，平田一郎，大宮直本，ほか．マントル細胞リンパ腫の診断と治療．消内視鏡 2015；27：828-34.

5）梁井俊一，中村昌太郎，石田和之．T細胞リンパ腫の診断と治療．消内視鏡 2015；27：852-6.

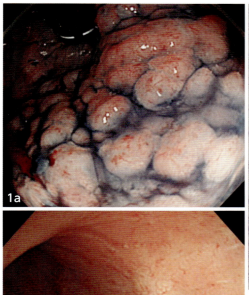
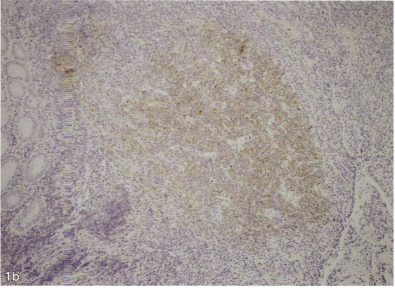

❶ 大腸濾胞性リンパ腫，MLP 型
a：直腸に粘膜下腫瘍様の小隆起の多発を認める（インジゴカルミン散布像）．
b：生検組織像．腫瘍細胞は CD10 陽性を示した．
c：治療後．リツキシマブと放射線治療により病変は消失し，生検目的の EMR 後瘢痕を認めるのみであった．
（東北大学病院 黒羽正剛先生より提供）

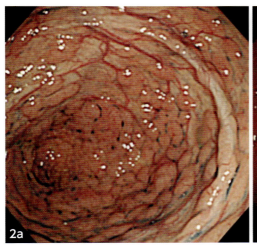
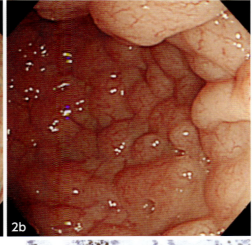
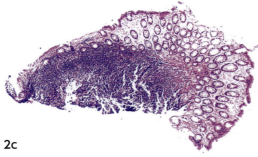
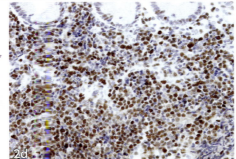

❷ 大腸マントル細胞リンパ腫，MLP 型
a：盲腸に大小不同の丈の低い小隆起が多発している（インジゴカルミン散布像）．
b：直腸にも同様の粘膜下腫瘍様小隆起が多発している．
c：生検組織像．粘膜固有層から粘膜下層にかけてリンパ球の密な集簇が認められる（HE 染色）．
d：腫瘍細胞は cyclinD1 陽性を示した．
（大崎市民病院 佐藤雄一郎先生より提供）

その他の小腸・大腸悪性リンパ腫

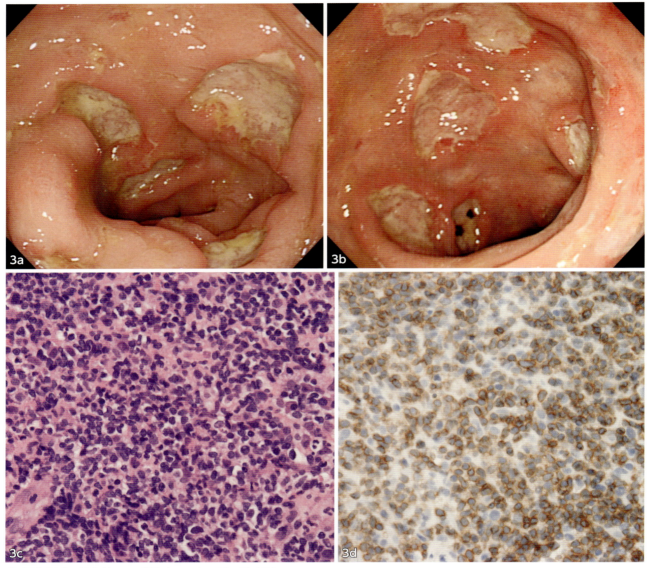

❸ 腸管症型T細胞性リンパ腫（EATL）Ⅱ型，潰瘍型
a：盲腸から上行結腸に類円形の打ち抜き様潰瘍が多発している．
b：直腸に多発する打ち抜き様潰瘍を認める．
c：生検組織像．粘膜固有層内に著明なリンパ球の集簇を認めた（HE染色）．
d：腫瘍細胞はCD3陽性を示した．

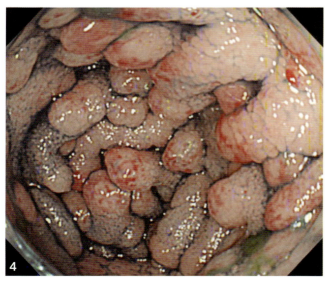

❹ 腸管症型T細胞性リンパ腫（EATL）Ⅱ型，MLP型
回腸末端部に大小不同の多発隆起を認める（インジゴカルミン散布像）．

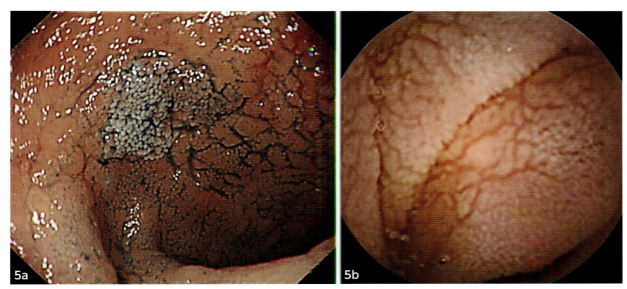

❺ 腸管症型 T 細胞性リンパ腫（EATL）Ⅱ型，びまん型
a：回腸末端部に白色顆粒状粘膜を認める（インジゴカルミン散布像）．
b：小腸カプセル内視鏡検査．小腸にびまん性に顆粒状粘膜，亀甲状粘膜を認める．

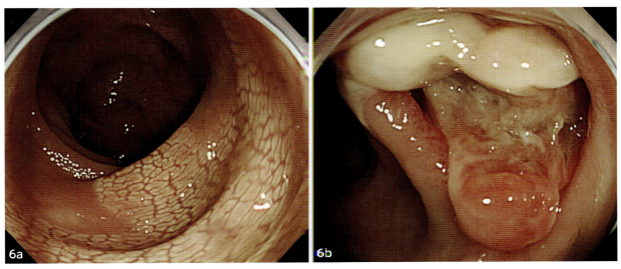

❻ 腸管症型 T 細胞性リンパ腫（EATL）Ⅱ型，びまん＋潰瘍＋隆起型
a：S 状結腸に白色顆粒状粘膜を認める．
b：S 状結腸に潰瘍性病変を認める．潰瘍底には凹凸不整隆起がみられた．

Ⅱ 小腸・大腸　B 腫瘍性疾患　(2) 非上皮性腫瘍

大腸神経内分泌腫瘍

■ 概要

● 大腸の神経内分泌腫瘍（NET）については，従来からその病理学的診断や，悪性度・予後の評価などについて見解が定まらなかったが，症例が蓄積されるにつれて多くの知見が得られた．それらをふまえて 2010 年の WHO 分類（❶）が発表[1]され，本邦の大腸癌取扱い規約でカルチノイド腫瘍として扱われていたものは NET（G1 および G2 に亜分類される）に相当するとされ，神経内分泌細胞癌については NEC（neuroendocrine carcinoma：原則として NET 自体が高分化型と定義されるため，以前使用されていた "NET G3" という表現は推奨されない）とほぼ同義の疾患概念である．

● 2010 年 WHO 分類の問題点としては，従来の本邦の大腸癌取扱い規約の分類（とくに NEC において，全体の形態や異型度を重視して診断する点など）とは厳密には合致しないことがあげられる．また，病理学的に核分裂像数と Ki-67 指数で分類するという方法はシンプルで病理学的に評価しやすいというメリットがある一方で，Grade と転移等の予後とが必ずしも一致しないという点が指摘されている．

● 本邦では膵・消化管神経内分泌腫瘍（NET）診療ガイドラインが 2013 年に作成され，内視鏡治療（適応を満たしたものについて推奨度 Grade B）は total biopsy としての位置づけとし，フォローアップの重要性を考慮すべきであるとしている．

● 近年報告が増えてきている混合型腺神経内分泌癌（mixed adenoneuroendocrine carcinoma：MANEC）と分化度の低い腺癌とを鑑別することについては困難を伴い，今後の症例の蓄積と検討を待たなければならないと考えられている．

● 本項では 2010 年 WHO 分類に従って，上記の NET（G1 および G2）と NEC および MANEC とを総称して "大腸 NET" として記述する．

● 大腸 NET は 50 歳代に発症のピークがあるとされ，性別ではやや男性に多い．直腸と虫垂に好発するが，虫垂 NET は他部位の大腸 NET と浸潤様式や転移様式が異なり，セロトニン分泌などのプロファイルでも相違があることから，むしろ低分化腺癌に類似した病態としてとらえようとする潮流がある．頻度の高い直腸 NET ではセロトニン分泌に乏しく，カルチノイド徴候を認めることはまれである．臨床的には虫垂 NET は他の部位の大腸 NET と分けて考えるべきと思われる．

● 10 mm 以下のものは一般に内視鏡的治療の適応とされるが，例外もまれにある（後述）ため注意を要する．

■ 典型的な画像所見とその成り立ち

● 10 mm 以下の直腸 NET（❷）は典型的な内視鏡像や EUS 像をとることが多い．

● 基本的に粘膜下腫瘍の形態をとる．これは粘膜深層から発生するが，早期に粘膜筋板を破り粘膜下層を主体に発育することになる．黄色調で表面に毛細血管の増生を伴うことが多い．表面にびらん・潰瘍を呈することもある．

● まれに，10 mm 以下の病変でも転移を伴うことがある（約 4 ％にみられるという国内の報告もある[2]）ので術前の CT などでの精査は必要と考えられる（❸，❹）．

■ 確定診断へのプロセス

● 治療前診断では，通常内視鏡観察（黄色調の粘膜下腫瘍）および EUS（第 3 層に主座をおく境界明瞭で内部がやや不均一な low-iso echoic mass としてとらえられることが多い）による診断が有用である．生検鉗子などで触診し弾性硬であることも判断材料となりうる．中心陥凹を伴う病変では腫瘍径が小さくとも転移が多い傾向にあるという報告もあり，注意を要する．

● 術後の確定診断および予後予測は病理学的に診断する．核分裂像数と Ki-67 染色は Grade 診断に必須となる．また，質的診断のためには免疫染色も重要で，クロモグラニン，シナプトフィジン，ペプチドホルモンなどを必要に応じて染色し診断する．

● 予後規定因子は腫瘍径，中心陥凹の有無，脈管侵襲の有無などが重要とされている．

■ 治療

● 10 mm 以下で粘膜下層までの NET で転移を認めなければ，内視鏡治療などの局所切除を施行し病理的評価を検討するのが一般的である．通常の EMR では垂直断端が陽性になることが多いため，吸引を用いた切除（EMR-C）や 2 チャネル法が頻用される．近年では，腫瘍の断端を確認しながら切除できるというメリットを生かした ESD による切除も増加しており，リスクとメリットを勘案して切除法を選択すべきと考えられる．ただし，完全切除した NET（G1）でも一定確率で 10 年以内をめどに転移しうることを強調したい．患者背景についても考慮しながら，定期的なフォローアッププログラム（確立されたものはないが）を症例ごとに策定すべきと思われる．

● 腫瘍径が 10 mm を超える病変や筋層に浸潤していることが危惧される NET については，リンパ節転移などの転移の可能性を考慮し外科的切除が望ましいと考えられる．筋層まで浸潤している症例では転移（主に

リンパ節転移と肝転移）している可能性が非常に高率であると考えられており，術前精査も見落としのないように留意することが重要となる．

（相澤宏樹・内海　潔）

文献
1) Bosman FT. WHO Classification of Tumors of the Digestive system. 2010.
2) Chino A, et al. Diagnosis and strategies for treatment of neuroendocrine tumors（carcinoid tumors）of the rectum. Clinical Gasroenterology 2012 ; 27（8）: 1085-94.

❶ 2010年 WHO 分類（従来分類との比較も）

WHO 1980	WHO 2000	WHO 2010
I Carcinoid	1. Well-differentiated endocrine tumor（WDET） 2. Well-differentiated endocrine carcinoma（WDEC） 3. Poorly-differentiated endocrine carcinoma/small cell carcinoma（PDEC）	1. NET G1（carcinoid） 2. NET G2 3. NEC（large cell or small cell type）
II Mucocarcinoid III Mixed forms carcinoid-adenocarcinoma	4. Mixed exocrine-endocrine carcinoma（MEEC）	4. Mixed adenoneuroendocrine carcinoma（MANEC）
IV Pseudotumour lesions	5. Tumour-like lesions（TLL）	5. Hyperplastic and preneoplastic lesions

2010年 WHO 分類　病理組織学的分類
1. Neuroendocrine tumor : NET G1（carcinoid） 　神経内分泌腫瘍　G1
2. Neuroendocrine tumor : NET G2 　神経内分泌腫瘍　G2
3. Neuroendocrine carcinoma : NEC（large cell or small cell type） 　神経内分泌癌（大細胞癌あるいは小細胞癌）
4. Mixed adenoneuroendocrine carcinoma（MANEC） 　混合型腺神経内分泌癌
5. Hyperplastic and preneoplastic lesions 　過形成，前腫瘍病変

Grading		
	核分裂像数（/10HPF）	Ki-67 指数（％）
	< 2	≦ 2 %
	2～20	3～20 %
	> 20	> 20 %

(Bosman FT. WHO Classification of Tumors of the Digestive system; 2010[1], Chino A, et al. Clinical Gastroenterology 2012[2] より)

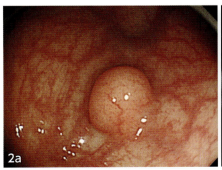 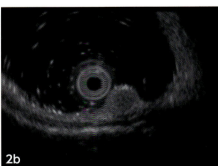 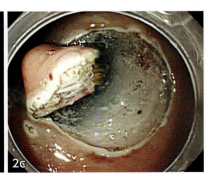

❷ 径 10 mm 以下の NET G1
a：通常観察．細い血管が頂部を走行する黄白色調の弾性硬の粘膜下腫瘍．
b：EUS．20 MHz 細径プローブ．第 2～3 層に主座をおく，やや low で内部不均一な mass として認められた．直系 8 mm で内視鏡治療の適応と考えた．
c：治療時の内視鏡像．ESD で切除．Ki-67 指数は 1 % 以下で NET G1 と診断しフォローアップ中．

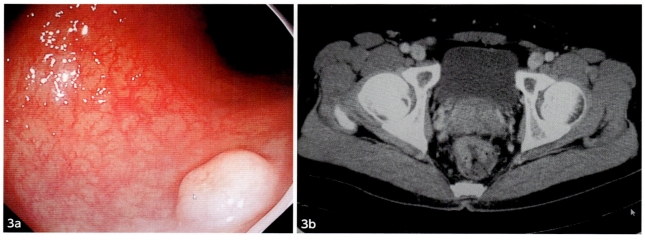

❸ 大腸癌近傍の小さい NET（リンパ節転移あり）
直腸癌の近傍にあって合併切除した小さな大腸 NET であったが腹腔内リンパ節に転移（NET からの転移）を認めた症例である．原発巣の NET は G1 相当であった．術前精査では進行癌からのリンパ節転移（腺癌）の可能性は考慮していたが，NET からの転移は想定しづらいものであった．
 a：通常観察．腫瘍径は 10 mm 以下であったが，中心陥凹の所見を認める．
 b：CT 所見．CT で傍直腸リンパ節の腫大を認めていたが，術中所見でほかにも腹腔内リンパ節転移あり．

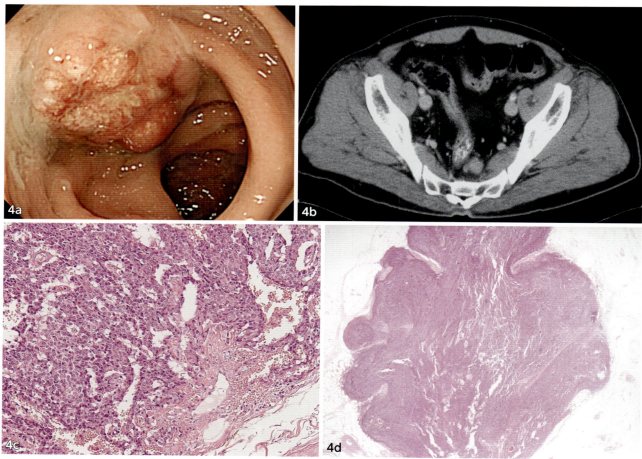

❹ NET G2
術前に生検で NET G2（少なくとも G2 以上の増殖能をもつ）と診断した症例である．結節様の部位など不整が目立ち，異型度が高いことをうかがわせる．
 a：通常観察．G2 の腫瘍では粘膜下腫瘍本体が露出していた．
 b：CT 所見．傍直腸リンパ節腫大を認める．
 c，d：病理組織像．c は腫瘍本体，d はリンパ節．Ki-67 指数は約 7 ％で G2 と診断した．

Ⅱ 小腸・大腸　B 腫瘍性疾患　(2) 非上皮性腫瘍

消化管間質腫瘍（GIST）

■ 概要

● 消化管間質腫瘍（gastrointestinal stromal tumor：GIST）は消化管に発生する間質系腫瘍である．消化管運動のペースメーカーである Cajar の介在細胞（interstitial cells of Cajal：ICCs）もしくはその前駆細胞が起源である．

● KIT または血小板由来増殖因子受容体 α（PDGFRA）遺伝子の機能獲得型突然変異により発生する．

● 消化管の発生部位としては胃（50 ％）＞小腸（25 ％）＞大腸（10 ％）＞腹膜／腸間膜（7 ％）＞食道（7 ％）の順である．大腸での好発部位は下部直腸である[1]．

● 60 歳前後が好発年齢で，100 万人あたり年間約 10 人程度の発生率である[1]．

● GIST に特徴的な臨床症状はなく，腫瘍増大に伴う消化管閉塞症状，時に腫瘍表面の潰瘍形成部からの消化管出血，貧血を呈する．検診などで発見される胃GIST と比べて小腸 GIST は進行した状態で発見されることが多い．

■ 典型的な画像所見とその成り立ち

● 内視鏡検査では粘膜下腫瘍の形態をとる（❶～❸）．増大した腫瘍では時に腫瘍表面にびらん，潰瘍を形成する（❷）．壁外性に発育した腫瘍は内視鏡での指摘が困難な症例も存在する．

● X 線造影検査では充盈像，圧迫像で透亮像として認められる（❷c，❸d）．粘膜面にびらんや潰瘍を形成していれば潰瘍底に造影剤の突出した像が得られる（❷c）．

● EUS では第 4 層と連続した低エコーの充実性腫瘍として描出される（❸e）．

● CT 検査では小さいものは内部均一な腫瘍として描出される．腫瘍径の増大に伴い内部に壊死が進むと不均一となる．時に多血性の GIST も認める（とくに十二指腸）．CT 等の画像検査のみでは他の粘膜下腫瘍と

の鑑別は困難である（❶c，❸f）．

■ 確定診断へのプロセス

● 小腸の GIST は胃と異なり術前に内視鏡生検で確定診断するのが困難である．また，小腸 GIST からの生検は後出血のリスクとなりうる．したがって術前生検は行わずに，手術標本での病理組織診断となることが多い．

● 下部直腸の GIST は，EUS-FNA や，麻酔下の経肛門的生検が術前組織診断に有用である．

● 病理組織像は，多くは紡錘形細胞で，一部類上皮様細胞から成るものと両者が混在するものがある．

● 他の粘膜下腫瘍の鑑別のうえで免疫染色は有用である．KIT は 95 ％前後，CD34 は 70 ～80 ％で陽性となる．DOG1（Discovered on GIST-1）は KIT と同等の陽性率を有するため KIT 陰性の GIST に対する相補的マーカーとして用いられる[2]．

■ 治療

● GIST の治療にあたって，日本癌治療学会から「GIST 診療ガイドライン」が公表されている[3]．

● 切除可能な GIST の治療の原則は外科的手術である．切除不能，転移，再発症例はイマチニブが標準治療である．耐性例に対してスニチニブ，レゴラフェニブが用いられる．

（黒羽正剛）

文献

1) Demetri GD, von Mehren M, Antonescu CR, et al. NCCN Task Force report: update on the management of patients with gastrointestinal stromal tumors. J Natl Compr Canc Netw 2010；8（Suppl 2）：S1-41.

2) West RB, Corless CL, Chen X, et al. The novel marker, DOG1, is expressed ubiquitously in gastrointestinal stromal tumors irrespective of KIT or PDGFRA mutation status. Am J Pathol 2004；165：107-13.

3) 日本癌治療学会. GIST 診療ガイドライン. http://www.jsco-cpg.jp/item/03/index.html

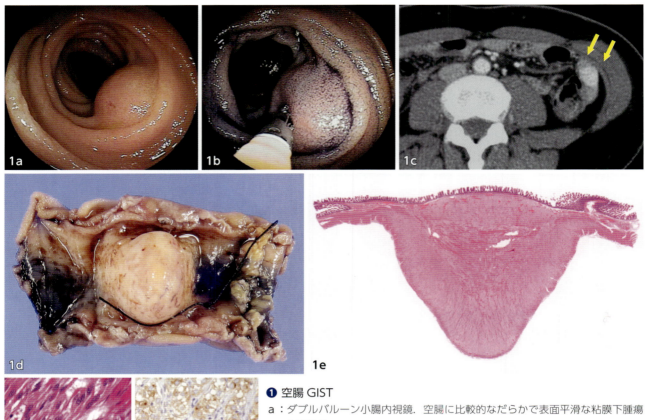

❶ 空腸 GIST
a：ダブルバルーン小腸内視鏡．空腸に比較的なだらかで表面平滑な粘膜下腫瘍を認める．
b：同インジゴカルミン色素観察．鉗子による触診では弾性硬の腫瘍として認識される．
c：腹部造影 CT．空腸に造影効果に富む腫瘍として描出される（矢印）．
d：切除標本肉眼所見．腫瘍は 17×15 mm の白色調の粘膜下腫瘍であった．
e～g：病理組織像．腫瘍は固有筋層を主座として粘膜固有層から漿膜面に及ぶ（e）．紡錘形細胞が束状となって錯綜配列を示しながら増殖しており（f），免疫染色では c-kit 陽性（g），CD34 陽性であった．
（東北大学病院 藤島史喜先生より提供）

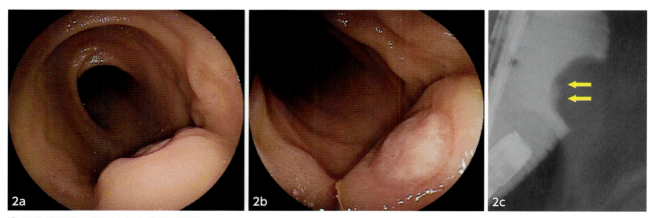

❷ 消化管出血で発見された空腸 GIST
a，b：ダブルバルーン小腸内視鏡．粘膜下腫瘍頂部に潰瘍を認める．
c：X 線造影像．充盈像で透亮像を認め，潰瘍底へ突出している（矢印）．

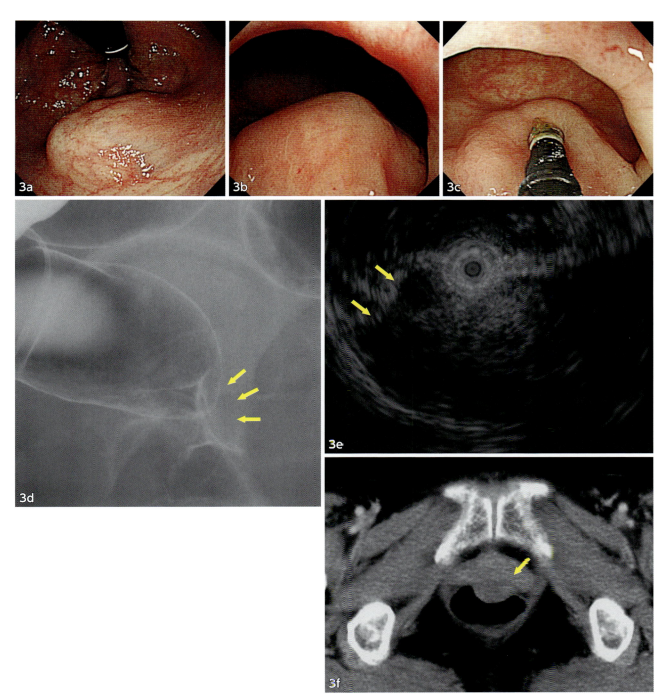

❸ 直腸 Rb 前壁の GIST
a～c：下部消化管内視鏡（a は反転観察）．周囲粘膜と同色調の粘膜下腫瘍を認める．触診では弾性硬．
d：X 線造影像．管腔内に突出する粘膜下腫瘍として描出される（矢印）．
e：EUS．第 4 層と連続する低エコー性腫瘤として描出される（矢印）．
f：腹部造影 CT 所見．直腸腹側のなだらかな隆起性病変を認める（矢印）．

Ⅱ 小腸・大腸　B 腫瘍性疾患　(3) ポリポーシス

Cronkhite-Canada 症候群

■ 概要
- 蛋白漏出を伴う消化管ポリポーシスと，脱毛，爪甲萎縮，皮膚色素沈着を伴う非遺伝性疾患であり，指定難病の一つである．
- ポリープの発生部位は，胃と大腸が多く，食道と小腸はまれとされている．
- 原因不明であるが，強いストレスの後に発症することがあり，比較的中高年男性に好発するとされている．

■ 典型的な画像所見とその成り立ち
- ポリープの形態は無茎性で，腫瘍性ポリープと異なり病変と健常粘膜の境界は不明瞭であり，ポリープというよりポリープ様隆起と表現したほうがよい形態変化である（❶，❷）．
- 組織学的には，腺管の囊胞状拡張，間質の浮腫と炎症細胞浸潤がみられ，過形成性ポリープや若年性ポリープに類似する．介在粘膜にも炎症所見がみられ，他の消化管ポリポーシスを呈する疾患との鑑別点になる．

■ 確定診断へのプロセス
- 研究班作成の診断基準があり，①胃腸管の多発性非腫瘍性ポリポーシス，②慢性下痢を主徴とする消化器症状，③脱毛や爪甲萎縮，皮膚色素沈着などの皮膚症状，の主要3所見がそろえば確定診断となる[1]．
- 下痢や味覚異常，あるいは低栄養による症状を主訴として受診し，特徴的な体表所見が確認されて本疾患が疑われ，内視鏡検査でポリポーシスを確認，病理組織学的検討を加えることで確定診断に至る症例が多いようである．

■ 治療
- 蛋白漏出や，味覚異常による食思不振などから低栄養を伴うことが多く，中心静脈栄養など栄養療法が必要となることもあるが，副腎皮質ステロイドが有効で，奏効すれば症状とともにポリポーシスも消失する．しかしポリープの癌化例の報告があり，また非腫瘍性ポリポーシスのなかに腫瘍性ポリープが紛れている可能性もあるため，治療後のフォローが必要である（❶）．

（尾花伸哉）

文献
1）難病情報センターのホームページ．www.nanbyou.or.jp/entry/4607

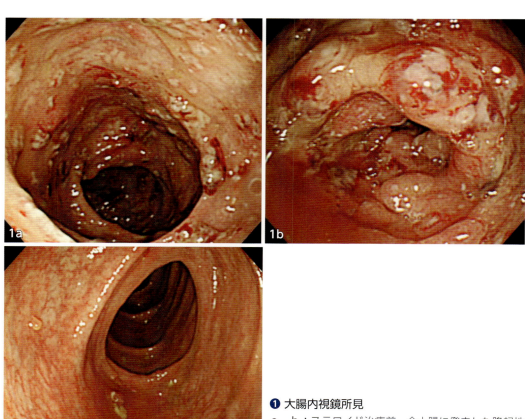

❶ 大腸内視鏡所見
a，b：ステロイド治療前．全大腸に発赤した隆起性病変が多発し，隆起の頂部にはびらんを伴っている．
c：ステロイド治療8か月後．病変は消失したが，腺腫性ポリープは残存している．

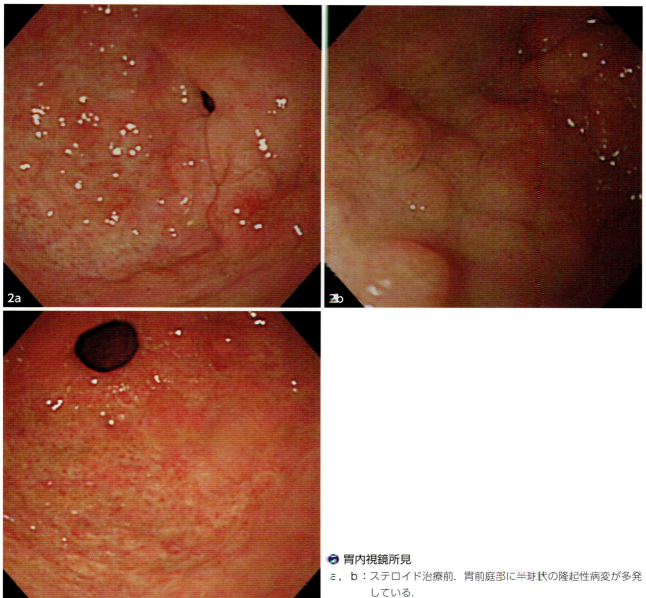

● 胃内視鏡所見
a, b：ステロイド治療前. 胃前庭部に半球状の隆起性病変が多発している.
c：ステロイド治療8か月後. 病変は消失した.

II 小腸・大腸　B 腫瘍性疾患　(3) ポリポーシス

Peutz-Jeghers 症候群

■ 概要
- 食道を除く全消化管の過誤腫性ポリポーシスと口唇，口腔粘膜（❶），四肢末端などの色素斑を特徴とする常染色体優性遺伝疾患である．
- 発生率は12万～20万人に1人といわれる[1]．
- 原因遺伝子はこれまでに19番染色体（19p13.3）に存在する*STK11*（*LKB1*）遺伝子のみが同定されているが，他の遺伝子の関与も示唆されている．
- 腸管および腸管外悪性腫瘍の相対危険度は一般成人と比べ15.2倍とされ，臓器別では大腸，小腸，胃，膵臓，乳腺，卵巣，子宮，肺で発癌率が高いといわれる[1]．
- 症状として腸重積，腸閉塞，腹痛，下血，肛門からのポリープ脱出などがあげられる．

■ 典型的な画像所見とその成り立ち
- 消化管に多発する過誤腫性ポリープを認める（❷，❸）．
- Peutz-Jeghers（PJ）ポリープは内視鏡では鑑別に有用な特徴は多くない．
- 肉眼的に無茎性，有茎性いずれも認められ，色調も発赤調や正色調などさまざまで，頭部は分葉状を呈することがある．
- 組織像は粘膜筋板の樹枝状増生と異型に乏しい粘膜上皮を特徴とする[2]（❹）．

■ 確定診断へのプロセス
- 診断は下記の臨床所見に基づく．
- 個々の症例において下記項目を少なくとも1つ認める場合にPJ症候群と臨床診断される．
  - 2か所以上でPJポリープが認められる．
  - 近親者にPJ症候群の家族歴があり，個数を問わずにPJポリープが検出される．
  - 近親者にPJ症候群の家族歴があり，特徴的な粘膜皮膚色素沈着が認められる．
  - 特徴的な粘膜皮膚色素沈着が認められ，個数を問わずにPJポリープが検出される．
- PJ症候群の臨床診断例に対しては*STK11*遺伝子の変異の有無を確認することが望ましい．

■ 治療
- PJポリープは増大に伴って癌化のリスクが高くなるほか，腸重積や腸閉塞のリスクも増加するため，径10 mm以上を目安に無症状であっても原則切除適応と考えられる[3]．
- 腸重積例や腸閉塞例では外科手術が必要な場合が多い．

（平本圭一郎）

文献
1）大宮直木，中村正直，竹中宏之，ほか．過誤腫性ポリポーシス．胃と腸 2010；45：2079-84．
2）Haggitt RC, Reid BJ. Hereditary gastrointestinal polyposis syndromes. Am J Surg Pathol 1986；10：871-87．
3）名倉明日香，大宮直木，中村正直，ほか．非腫瘍性大腸ポリポーシス．胃と腸 2013；48：1176-82．

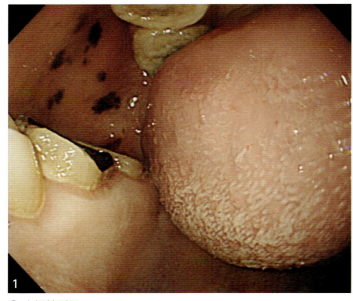

❶ 内視鏡所見
口腔粘膜に色素斑を認める．

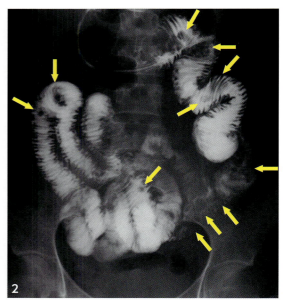

❷ 小腸造影
小腸内にポリープの多発を疑う複数の陰影欠損（矢印）を認める．

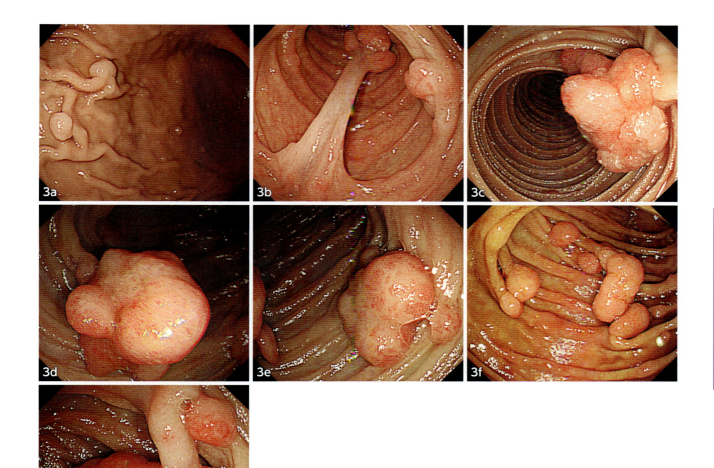

❸ 内視鏡所見
（すべて同一症例）
a：胃内に多数のポリープを認める．
b：十二指腸に有茎および無茎性ポリープを認める．
c～g：小腸内に多数のポリープを認める．

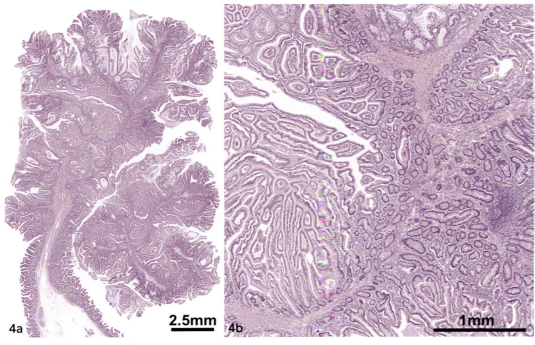

❹ 病理組織像（HE染色）
a：ルーペ像．粘膜筋板の樹枝状の増生を認める．
b：拡大像．粘膜には異型を認めない．

Ⅱ 小腸・大腸　B 腫瘍性疾患　(3) ポリポーシス

家族性大腸腺腫症

■ 概要
- APC遺伝子変異を原因として若年時から大腸を中心に腺腫が多発する常染色体優性遺伝疾患である[1]．
- 大腸以外にも胃・十二指腸・小腸腺腫，胃底腺ポリポーシスをきたし，骨腫やデスモイド腫瘍，網膜色素上皮肥大，甲状腺癌，脳腫瘍，副腎腫瘍といった消化管外病変を合併する．

■ 典型的な画像所見とその成り立ち
- ほぼ100個以上の腺腫を大腸に認める（❶〜❸）．その密度により密生型と非密生型に分類され，100個以下でも家族性大腸腺腫症（familial adenomatous polyposis：FAP）の家族歴を有する場合はattenuated FAP（AFAP）に分類される．
- 癌抑制遺伝子であるAPC遺伝子の変異により発症するが，APC遺伝子変異部位と臨床徴候のあいだに関連があることが示唆されており[2]，とくにコドン1309変異を有する場合，若年から大腸癌発生の高危険群であることが判明している[3,4]．

■ 確定診断へのプロセス
- 臨床的診断としては，以下の①または②に合致する場合はFAPと診断する[5]．
  ① 大腸にほぼ100個以上の腺腫を有する．家族歴の有無は問わない．
  ② 100個に達しない多発性腺腫が存在するが家族歴を有する（大腸外随伴病変は診断として参考になる）．
- 遺伝子診断としては，APC遺伝子の生殖細胞系列変異を有する場合はFAPと診断する．

■ 治療
- 20歳ごろから大腸癌が発生することから，20歳代で，大腸癌がなくとも大腸癌予防のため大腸全摘もしくは亜全摘が推奨されている．ただし回腸嚢内にポリポーシスを発症することがあるので，その後のフォローも必要である．また切除後も大腸癌随伴病変に対するサーベイランスが必要である．
- アスピリンやスリンダク，COX-2選択的阻害薬などによる化学予防も報告があるが，現在のところ実用化された予防法はない．

（木村智哉）

文献
1) Bussy HJR. Familial polyposis coli. Johns Hopkins University Press; 1975. p.73-4.
2) Nieuwenhuis MH, Vasen HF. Correlations between mutation site in APC and phenotype of familial adenomatous polyposis (FAP): a review of the literature. Crit Rev Oncol Hematol 2007；61：153-61.
3) Nagase H, Miyoshi Y, Horii A, et al. Correlation between the location of germ-line mutations in the APC gene and the number of colorectal polyps in familial adenomatous polyposis patients. Cancer Res 1992；52：4055-7.
4) Ficari F, Cama A, Valanzano R, et al. APC gene mutations and colorectal adenomatosis in familial adenomatous polyposis. Br J Cancer 2000；82：348-53.
5) 大腸癌研究会（編）．遺伝性大腸癌診療ガイドライン2012年版．金原出版；2012．

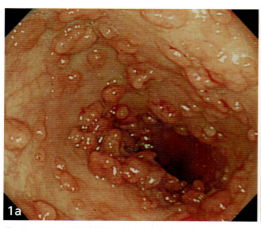 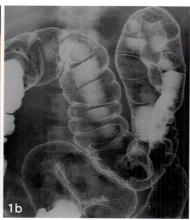 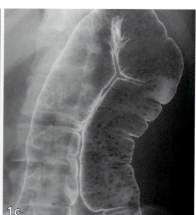

❶ 全大腸に腺腫が認められるFAP（20歳代，女性）
a：S状結腸に無数の腺腫を認める．
b，c：注腸所見では全大腸にわたって無数のポリープを認める．

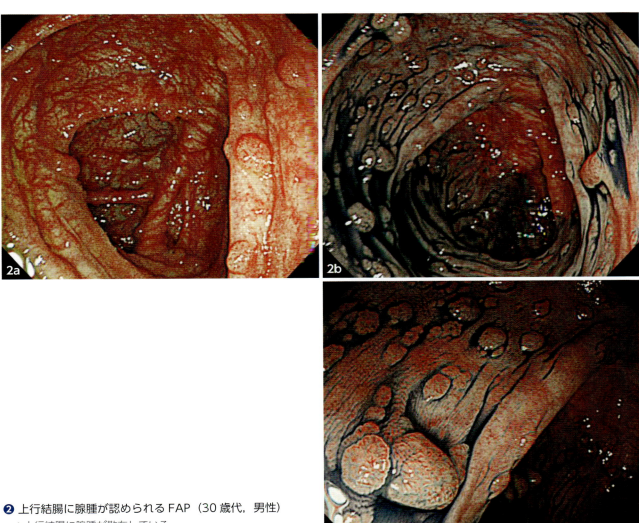

❷ 上行結腸に腺腫が認められる FAP（30 歳代，男性）
a：上行結腸に腺腫が散在している．
b，c：インジゴカルミン散布にてポリープの境界が明瞭となる．

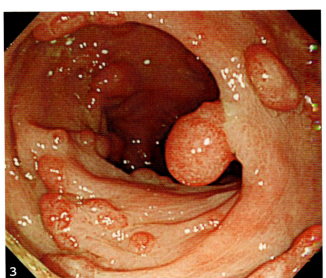

❸ 直腸に腺腫が認められる FAP（50 歳代，男性）
直腸に大小さまざまな腺腫を認める．

Ⅱ 小腸・大腸 **B 腫瘍性疾患** （3）ポリポーシス

Cowden 病

■ 概要
- Cowden 病は多発性過誤腫症候群ともよばれ，1963年に Lloyd と Dennis によって最初に報告された患者名が由来となっている[1].
- 原因遺伝子として 10 番染色体長腕（10q23）に存在する癌抑制遺伝子である *PTEN* 遺伝子が同定されており，同遺伝子の変異に起因する常染色体優性遺伝性疾患である.
- 顔面（❶a）および口腔粘膜（❶b）の多発性丘疹，四肢の角化性丘疹など特徴的な皮膚粘膜病変を認め，消化管，甲状腺，乳腺，生殖器など多臓器にさまざまな過誤腫を生じる.
- 消化管には過誤腫性ポリポーシスをきたし，ポリープの発生頻度は，胃 75 %・大腸 66 %・食道 66 %・十二指腸 37 %とされる.
- 悪性腫瘍を合併する頻度が高く（40 %），乳癌，甲状腺癌が多く，女性に合併しやすい．消化管癌，卵巣癌，子宮癌，肝癌，精上皮腫などの報告もあり，長期的な経過観察が必要である.

■ 典型的な画像所見とその成り立ち
- 全消化管でポリープが発生し，とくに食道ポリポーシスは本疾患に特徴的で他の消化管ポリポーシス疾患との鑑別点となり，本症の早期診断において有用な所見である[2,3]．その本態はグリコーゲンアカントーシス（glycogenic acanthosis）である.
- 胃は，比較的均一な小ポリープがびまん性にみられる（❶e，❷b）．表面は平滑で，発赤などの色調変化は少ない.
- 大腸は，遠位側においてポリープが多発し，とくに直腸で密在することが多い（❶f，❷c）．小半球状を呈し，有茎性に発育することはまれである.
- 小腸の病変は，サイズが小さく隆起が著明でないことが多いため（❷d），通常の小腸 X 線造影検査での描出は困難であり，カプセル内視鏡検査が有用とされている（❶j）.
- 小腸病変のカプセル内視鏡所見の特徴として，小腸の近位側，とくに十二指腸と空腸に好発・色調は周囲粘膜と同調・比較的小さなサイズ（2～5 mm）の病変が多発，が報告されている[4]．また近年，小腸に多発血管腫を合併した Cowden 病症例が報告されている[5].

■ 確定診断へのプロセス
- National Comprehensive Cancer Network（NCCN）により診断基準が更新されており，参照されたい.
- 臨床的には，皮膚科領域としての疾患像，消化管ポリポーシスとしての疾患像，甲状腺・乳腺・子宮など多発悪性腫瘍としての疾患像に分けられる．診断の契機としては，この 3 領域から本疾患を疑うほか，血縁者の診断から本疾患を疑われ，精査の結果診断に至る例もみられる.

■ 治療
- 悪性腫瘍の合併が Cowden 病患者の予後に大きく影響するため，患者教育と長期的な経過観察が重要である.
- 乳癌に対しては男女とも 18 歳から monthly self-examination を始める．甲状腺癌に対しては 18 歳から甲状腺エコーを用いた検診を行う．子宮内膜癌に対しては 30 歳代後半から吸引細胞診を行い，閉経後の女性に対しては経腟エコーで経過観察することが推奨されている.
- 消化管に関しては，*PTEN* 遺伝子変異患者における大腸癌の lifetime risk は 9.0 %とする報告がある．また Cowden 病との関連は明らかとなっていないが，胃癌発症例の報告もある.

（野村栄樹）

文献
1）Lloyd KM, Dennis M. Cowden's disease: A possible new symptom complex with multiple system involvement. Ann Intern Med 1963；58：136-42.
2）澤村紀子，原田直彦，伊原栄吉，ほか．人間ドック時の特徴的な食道病変を契機に診断され *PTEN* 遺伝子（exon5）変異を認めた Cowden 病の 1 例．日消誌 2012；109：593-9.
3）Umemura K, Takagi S, Ishigaki Y, et al. Gastrointestinal polyposis with esophageal polyposis is useful for early diagnosis of Cowden's disease. World J Gastroenterol 2008；14：5755-9.
4）Saito K, Nomura E, Sasaki Y, et al. Characteristics of small bowel polyps detected in Cowden syndrome by capsule endoscopy. Case Rep in Gastrointest Med 2015 [Epub] 475705.doi: 10.1155/2015/475705.
5）Toya Y, Nakamura S, Yamaguchi S, et al. Cowden syndrome with multiple venous malformations in the small bowel. Gastrointest Endosc 2016；84（4）：747-8.

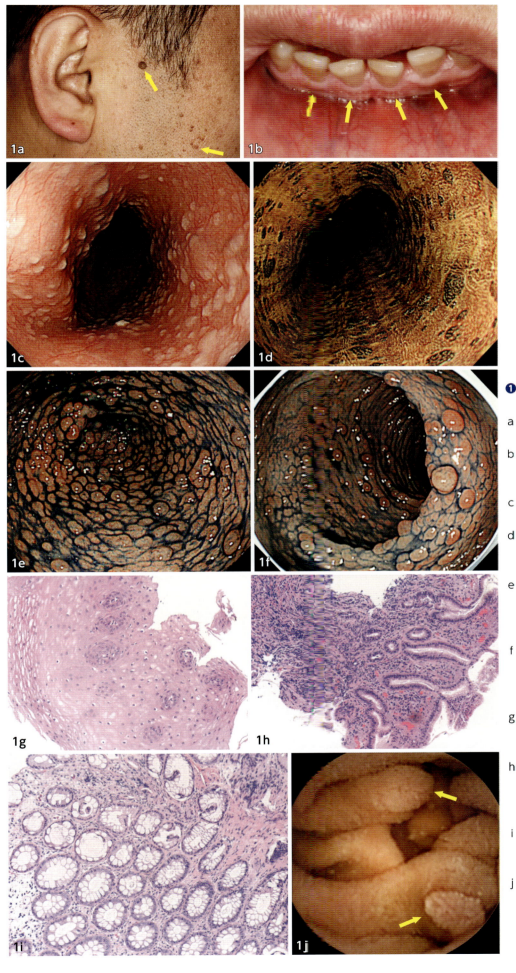

❶ Cowden病（40歳代，男性）

a：皮膚所見．頬部に外毛根鞘腫（矢印）を認める．

b：口腔内所見．歯肉に多発する白色小丘疹（矢印）を認める．

c：食道所見．白色扁平隆起の多発を認める．

d：食道所見．それらの隆起はヨード染色で濃染を示した．

e：胃所見．胃前庭部を中心に光沢のあるポリープが多発している（インジゴカルミン散布像）．

f：大腸所見．遠位側大腸，とくに直腸にポリープの多発を認めた（インジゴカルミン散布像）．

g：食道扁平隆起の生検病理組織像．糖原過形成に合致する．

h：胃ポリープの生検病理組織像．炎症細胞浸潤を伴う過形成性変化を認める．

i：直腸ポリープの生検病理組織像．過形成性変化を認める．

j：小腸カプセル内視鏡検査所見．上部小腸を中心に環状〜有茎性の隆起性病変（矢印）が散在していた．

Cowden病 323

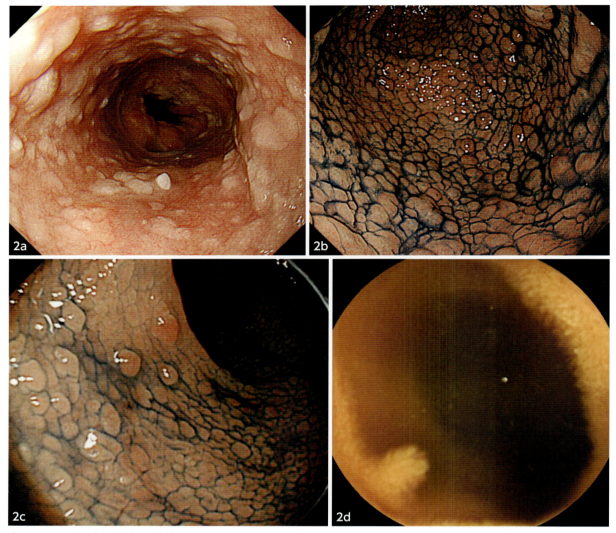

❷ Cowden 病(60 歳代,女性)

本症例の娘も Cowden 病と診断された.
- a:食道所見.多発する白色扁平隆起.
- b:胃所見.前庭部中心に多発ポリープを認める(インジゴカルミン散布像).
- c:大腸所見.下部直腸に白色調のポリープが多発している(インジゴカルミン散布像).
- d:小腸所見.十二指腸〜上部小腸に乳頭状小隆起が散在していた.

Ⅱ 小腸・大腸　B 腫瘍性疾患　(4) その他

若年性ポリープ

■ 概要
- 大腸の限局性粘膜隆起性病変（ポリープ）の一種であり，非腫瘍性，過誤腫性の病変と分類される．
- 一般的には単発性，散発性の病変をさす．成人においては大腸腺腫などの腫瘍性ポリープが大半を占めるが，幼少期におけるポリープとしては本病変が大部分を占める．ゆえに若年性ポリープという呼称となっているが，約1/3は成人において発見される．
- S状結腸や直腸が好発部位である．ポリープの自壊，自然脱落による血便や，便潜血検査陽性などを契機に発見されることが多い．

■ 典型的な画像所見とその成り立ち
- 内視鏡所見（❶，❷a，b）としては，有茎性ないしは亜有茎性のポリープで，発赤が強く，粘液の付着が強い点が特徴とされる．表面は比較的平滑であり，時にびらんの形成をみる．
- 発赤の強い色調は豊富な毛細血管の増生を，表面における粘液付着は，粘液が貯留し囊胞状拡張をきたした腺管の存在（後述）を示唆するものと考えられる．

■ 確定診断へのプロセス
- 画像診断的に本症が考えられた時点で，内視鏡切除施行が検討されることが多いため（後述），切除標本による病理組織学的な検索により診断が確定する．典型的には，①炎症細胞浸潤を伴って，毛細血管や線維芽細胞に富むものの平滑筋束の増生のない間質組織を有し，②それら間質中に囊胞状に拡張した異型を伴わない腺管が増生している，といった組織像を呈する（❷c）．

■ 治療
- 自然脱落傾向が強く，血便をきたす例もあることから，発見した時点で切除を検討すべきと考えられる．多くは10 mm前後の病変で癌化することがほとんどないため，通常の内視鏡的大腸ポリープ切除術で治療が可能である．

（大森信弥・名倉　宏）

文献
1）丹羽寛文，田中信治，田尻久雄，ほか．若年性ポリープ．田尻久雄（監）．内視鏡診断のプロセスと疾患別内視鏡像　下部消化管．改訂第2版．日本メディカルセンター；2007．p.107．
2）江頭由太郎．大腸の非腫瘍性ポリープ．
　http://jspk.umin.jp/notice/15th-seminar3.html

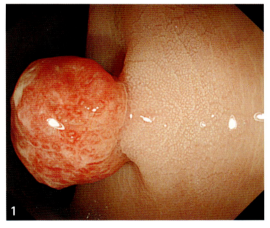

❶ 若年性ポリープ
通常観察．亜有茎性のポリープで，発赤が強く，粘液の付着を認める．

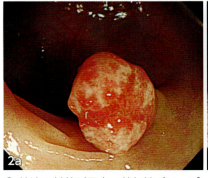 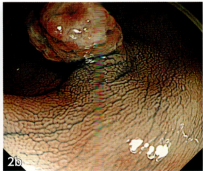 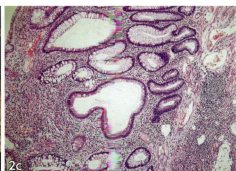

❷ 粘液の付着が目立つ若年性ポリープ
a：通常観察．亜有茎性のポリープで，発赤が強く，粘液の付着が目立つ．b：インジゴカルミン色素観察．凹凸が明瞭化する．c：病理組織像．炎症細胞浸潤を伴い，毛細血管や線維芽細胞に富んだ間質組織が主体となり，間質中に囊胞状拡張した異型を伴わない腺管が増生している．

II 小腸・大腸　B 腫瘍性疾患　(4) その他

colonic muco-submucosal elongated polyp (CMSEP)

■ 概要
- 肉眼的に正常粘膜に覆われ，病理組織学的に粘膜下層が静脈とリンパ管拡張を伴う浮腫状の上皮結合組織を呈する長い有茎性ポリープと定義される．1994年に真武らが提唱[1]して以来，本呼称が定着した．
- 好発部位にはとくに偏りはなく，全大腸に認めうる．
- 症状は認めないことが多く，大腸内視鏡検査で偶発的に指摘される場合が多い．症状がある場合の多くは血便である．

■ 典型的な画像所見とその成り立ち
- 有茎性ポリープの形態をとり，表面は正常粘膜で覆われている（❶）．なんらかの原因で粘膜下層が疎な部位が浮腫などの影響で限局的に隆起し，隆起が腸管蠕動によって徐々に引き伸ばされることで，このような形態を呈すると推測されている．したがって，牽引されていた時間に比例して，茎も長くなるものと推測される．
- 色調は周辺粘膜同様のほぼ正色調であるが，発赤調を呈することがある（❷）．
- 頭部が太まり，棍棒状の形態（❷，❸a）や，脳回転状の形態を呈することもある．頭部にびらんを伴うこともある（❸b）．
- 病理組織学的に，表面は炎症のない正常粘膜で被覆されている．粘膜下層は静脈とリンパ管拡張を伴う浮腫状の疎性結合織から成る．ポリープ内には固有筋層は認められない（❸d）．

■ 確定診断へのプロセス
- 特徴的な内視鏡所見を呈するため，診断は比較的容易である．
- 血便などの有症状例や，大きな病変で内視鏡的切除がなされた場合には，病理組織学的所見から診断を確認する．

■ 治療
- 治療適応については定められた基準はない．
- 無症状で小さな病変に対して治療は必要ないと考えられる．
- 血便などの症状の原因となっている場合には内視鏡的切除が望ましい．また，病変サイズが大きい場合には切除を考慮してもよい．

（遠藤克哉）

文献
1) 真武弘明，瀬尾　充，王　恒治，ほか．粘膜と粘膜下層から成る長い有茎性ポリープの4例― colonic muco-submucosal elongated polyp (CMSEP) の提唱．胃と腸 1994；29：1330-4．

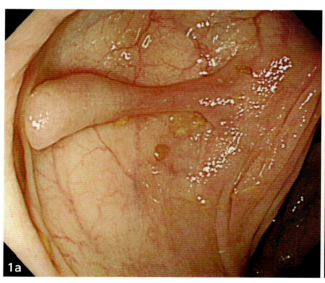
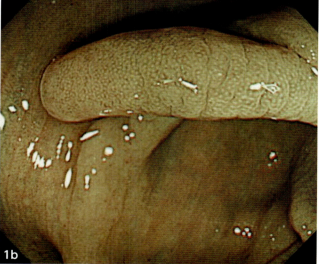

❶ 横行結腸の CMSEP
ほぼ正色調の有茎性ポリープ（a）．NBI 観察（b）で表面は正常粘膜に覆われていることが確認できる．

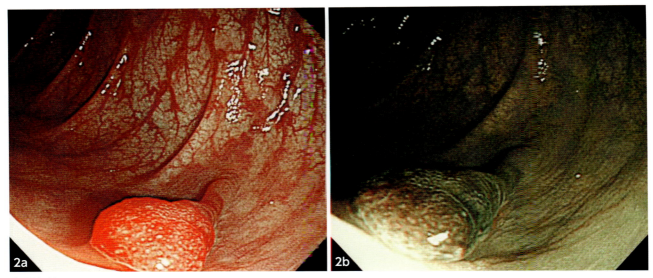

❷ 横行結腸の CMSEP
頭部は発赤し，棍棒状に腫大している（a）が，NBI 観察（b）で表面粘膜構造は正常であることが確認できる．

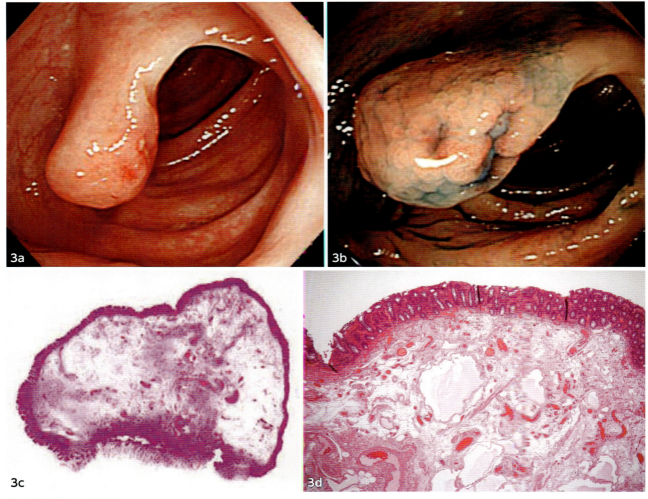

❸ 上行結腸の CMSEP
内視鏡的切除を行い病理組織学的に評価した症例．
a, b：有茎性のポリープで頭部は棍棒状で表面にびらんを伴っていた．治療として内視鏡的切除を行った．
c：内視鏡切除標本のルーペ像．
d：病理組織学的に異型のない正常からやや過形成の上皮に覆われ，粘膜下層には，肉芽組織の増生と浮腫，毛細血管の増生，リンパ管の拡張を認め，CMSEP と診断した．

colonic muco-submucosal elongated polyp (CMSEP)

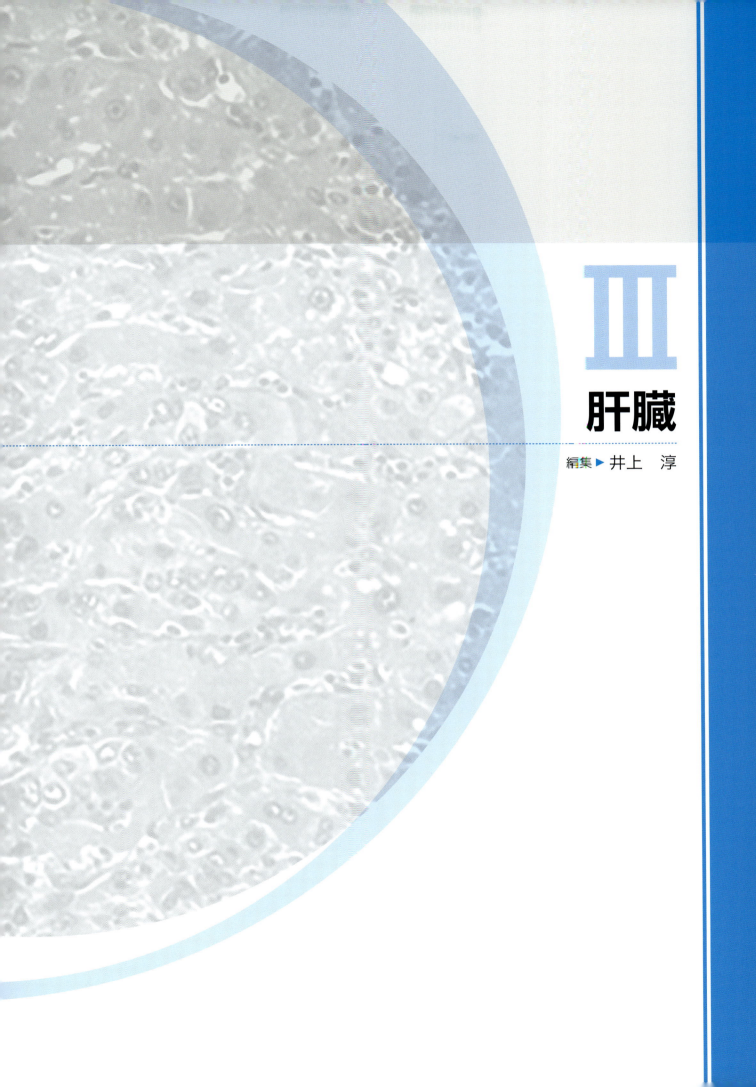

III
肝臓

編集 ▶ 井上 淳

急性肝炎

■ 概要
- ウイルス（A, B, C, D, E 型）や薬剤，アルコールなどが原因で急性の肝障害を呈する疾患であり，黄疸，倦怠感，発熱などの症状を呈する．
- 現在，日本の急性ウイルス性肝炎では A, B, E 型が散発性に認められ，経口感染する A, E 型は集団発生・小流行することがある．C 型もまれに認められる．
- 自己免疫性肝炎の急性発症でも同様の病態を呈するが，その場合は肝障害が遷延・再燃することが多い．
- 多くは一過性で軽快するが急性肝不全・劇症肝炎（「急性肝不全〈p.332〉」を参照）に進行する場合があり，ウイルス性では一般的に 1～2％が劇症化するとされている．

■ 典型的な画像所見とその成り立ち
- 急性の強い炎症により肝腫大を認め，門脈周囲に低吸収域を認める（❶a）．肝実質に地図状の低吸収域を認めることもある．
- 胆嚢壁の浮腫状肥厚と内腔の虚脱が典型的な所見であり（❶b），胆嚢リンパ液のうっ滞や胆汁産生の低下によるものと考えられている．
- 病理学的には門脈域に強い炎症細胞浸潤を認め（❶c, d, ❷b, c, ❸b, c），中心静脈域に肝細胞壊死を認めるのが一般的である．

■ 確定診断へのプロセス
- 主な診断は臨床症状や生化学検査によりなされ，画像検査は補助的に用いられる．
- 急性ウイルス性肝炎は主に血清学的に診断される（A 型肝炎：IgM-HAV 抗体陽性，B 型肝炎：IgM-HBc 抗体陽性，E 型肝炎：IgA-HEV 抗体陽性）．C 型肝炎では感染早期に上昇する抗体測定系がないため，疑われる場合は HCV RNA を測定する．
- 経過や予後を予測するために原因を特定する必要がある．

■ 治療
- 常に劇症化の可能性を念頭において治療にあたる必要があり，その可能性があれば専門施設へ搬送する．ウイルス性では B 型が最も劇症化しやすい．
- A 型，E 型の場合は安静のみで軽快することがほとんどである．B 型，C 型では慢性化の可能性があり，長期的な経過観察が必要である．
- B 型では重症化・劇症化の可能性があれば核酸アナログ製剤の投与を行う．同剤は慢性化も予防できる可能性がある．近年，欧米型である genotype A の HBV による急性肝炎が増加し，慢性化率が高いことが報告されており注意が必要である[1]．

（井上　淳）

文献
1) Ito K, Yotsuyanagi H, Yatsuhashi H, et al. Risk factors for long-term persistence of serum hepatitis B surface antigen following acute hepatitis B virus infection in Japanese adults. Hepatology 2014 ; 59 : 89-97.

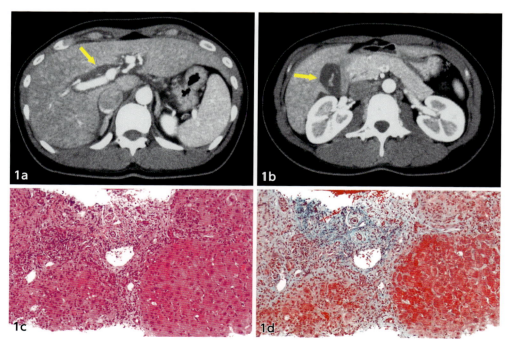

❶ A 型急性肝炎（20 歳代，女性）

a, b：発症 6 日後の腹部造影 CT 動脈相．肝脾腫を認め，門脈周囲に低吸収域を認める（a, 矢印）．肝実質の造影効果はやや不均一になっている．胆嚢内腔は虚脱し，浮腫状の胆嚢壁肥厚を認める（b, 矢印）．

c, d：肝生検病理組織像（発症 13 日後，c：HE 染色，d：Elastica-Masson 染色）．門脈域および肝実質に強い炎症細胞浸潤を認め，肝細胞は一部で脱落し肝細胞索が大きく乱れている．肝細胞の脱落部には幼若な線維化を認める．

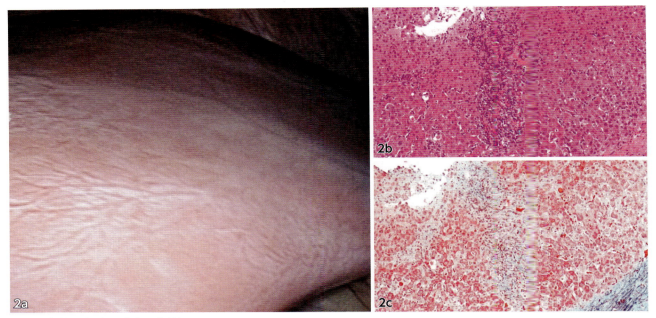

❷ B型急性肝炎（10歳代，女性）
a：発症2か月後の肝左葉の腹腔鏡像．肝表面は平滑だが，急性の炎症を反映して肝表面のリンパ管拡張を認める．
b，c：肝生検病理組織像（b：HE染色，c：Elastica-Masson染色）．肝実質に軽度の細胞浸潤を認めるが，肝細胞索の大きな乱れはない．

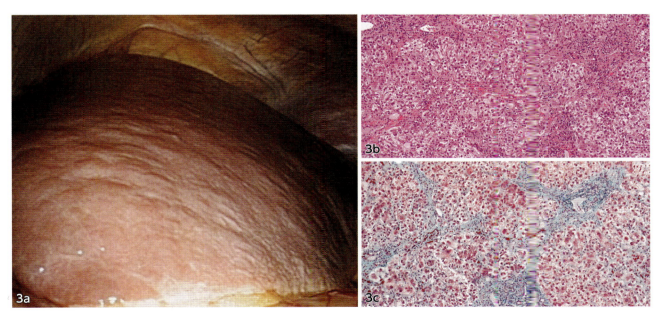

❸ B型急性肝炎（20歳代，女性）
a：発症48日後の肝左葉の腹腔鏡像．急性肝炎だが強い炎症による部分的な肝細胞の脱落により肝表面には軽度の凹凸が出現している．
b，c：肝生検病理組織像（b：HE染色，c：Elastica-Masson染色）．門脈域および肝実質に炎症細胞浸潤を認め，肝細胞は炎症により一部膨化している．肝実質に出血壊死を伴っており，幼若な線維化が出現している．

急性肝炎 331

III 肝臓　A 非腫瘍性疾患　(1) ウイルス性肝炎

急性肝不全

■概要
- 正常肝ないし肝機能が正常と考えられる肝臓に障害が生じ，倦怠感・発熱・黄疸などの初発症状出現から8週以内に高度の肝機能障害に基づいてプロトロンビン時間が40％以下ないしはINR値が1.5以上を示すものである[1]．
- 肝性脳症がI度までの「非昏睡型」とII度以上の「昏睡型」に分けられる．
- 「昏睡型」はさらにII度以上の肝性脳症が出現するまでの期間が10日以内の「急性型」と11日以降8週以内の「亜急性型」に分類される．
- 従来「劇症肝炎」とよばれていた疾患概念は肝炎像を伴うものに限定されていたが，最近になり欧米の分類との整合性をとるために急性肝不全としてまとめられた[1]．
- 成因としては劇症肝炎の原因であるウイルス性，自己免疫性，薬物アレルギーのほか，肝臓の炎症を伴わない薬物中毒，代謝性，循環障害，悪性腫瘍浸潤なども含まれる[2]．

■典型的な画像所見とその成り立ち
- 急速に広範な肝細胞の壊死・脱落が生じるため，腹部エコーやCTなどで肝萎縮，腹水貯留を認めることが多い（❶a，❷b，❸a）．CTで壊死領域が地図状に低吸収域として描出されることもある．
- 肝性脳症が出現した場合，頭部CTで脳浮腫を認める場合がある（❷c）．

■確定診断へのプロセス
- 生化学検査による著明な肝障害，腹部画像検査，臨床経過と症状から総合的に診断する．
- 発症から8〜24週が経過して肝不全を発症したものは遅発性肝不全（late onset hepatic failure：LOHF）と分類され，予後不良である．

■治療
- 急性肝不全ではステロイドパルス療法，人工肝補助療法，肝移植（生体・脳死）などが考慮されるため，専門医療機関への搬送が必要である．
- それ以外のものは原因に応じた治療を行う．
- 合併症として感染症，腎不全，DIC，消化管出血，脳浮腫，心不全などに注意が必要である．

（井上　淳）

文献
1) 持田　智，滝川康裕，中山伸朗，ほか．我が国における「急性肝不全」の概念，診断基準の確立．肝臓 2011；52：393-8.
2) 持田　智．急性肝不全：わが国における課題．肝臓 2015；56(9)：453-60.
3) Inoue J, Ueno Y, Kanno N, et al. Living related liver transplantation for acute fulminant hepatitis B: Experience from two possible hyper-acute cases. Tohoku J Exp Med 2005；205：197-204.

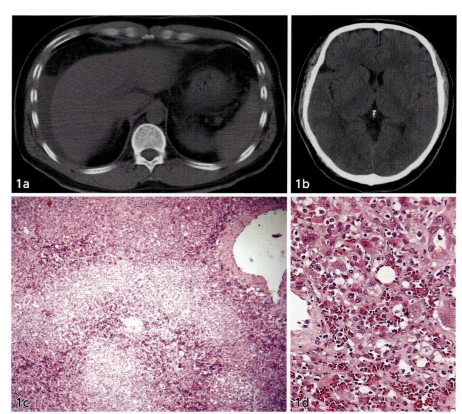

❶ 急性肝不全昏睡型（B型劇症肝炎）（40歳代，男性）
a：発症6日後の腹部単純CT所見．著明な肝萎縮と腹水の貯留を認める．
b：発症7日後，III度の肝性脳症出現時の頭部単純CT所見．脳浮腫は認められなかった．
c，d：発症7日後の生体肝移植時の摘出肝の病理組織像（HE染色）．広範な肝細胞の脱落と出血壊死を認める．摘出肝は萎縮しており，重量はわずか556gであった．

(Inoue J, et al. Tohoku J Exp Med 2005[3] より)

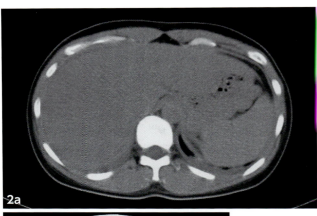
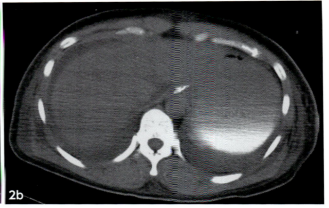
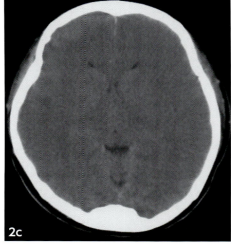

❷ 急性肝不全昏睡型（B 型劇症肝炎）（20 歳代，女性）
a：発症 5 日後（肝性脳症出現時）の腹部単純 CT 所見．わずかに肝表面に腹水を認めるが，明らかな肝萎縮は認められない．
b：発症 9 日後の腹部単純 CT 所見．肝萎縮が急速に進行し，腹水が増加している．
c：発症 12 日後（肝性脳症出現 7 日後）の頭部単純 CT 所見．脳浮腫により脳室の狭小化を認め，脳実質は全体に低吸収となっている．

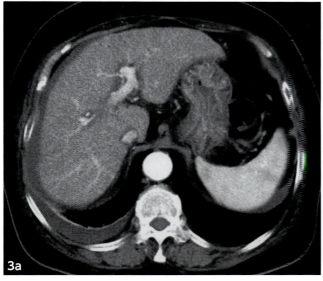
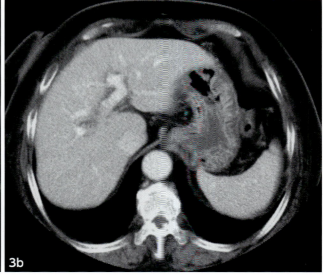

❸ 急性肝不全非昏睡型（自己免疫性肝炎）（70 歳代，女性）
a：発症 15 日後の腹部造影 CT 所見（動脈相）．軽度の肝萎縮と腹水の出現を認める．
b：発症 4 か月後（プレドニゾロン投与中）の腹部造影 CT 所見（動脈相）．肝萎縮は軽減し，腹水は消失した．

急性肝不全　333

Ⅲ 肝臓　A 非腫瘍性疾患　（1）ウイルス性肝炎

慢性肝炎

■ 概要
- 肝炎ウイルスや自己免疫などが原因で肝機能障害が持続するものが慢性肝疾患であり，そのうち肝硬変まで進行していないものを慢性肝炎として扱う．

■ 典型的な画像所見とその成り立ち
- 肝線維化の進行に伴い肝表面の凹凸（❷a），肝辺縁の鈍化（❸a），脾腫（❶b，❸b）が明らかになる．腹部超音波検査ではこれらに加えて肝実質エコーの粗雑化を認めるようになる．
- 実施できる施設は限られるが，腹腔鏡検査を行うことで肝表面の変化を肉眼的にとらえることができ，肝全体の線維化の程度を評価することが可能である（❶c，❸c，❹b）．
- 病理学的には門脈域のインターフェース肝炎（interface hepatitis）が典型的所見であり，進行すると線維化が門脈域間あるいは門脈域と中心静脈域の間に架橋を形成するように進行する．肝硬変に進行していなければ，小葉構築は保たれている（❶d，e，❷b，c，❹c，d）．
- 新犬山分類では組織学的な肝の炎症の程度をA0（炎症なし）からA3（高度炎症細胞浸潤）まで，肝線維化の進行をF0（線維化なし）からF4（肝硬変）まで分類している．ただし肝生検で評価できるのは肝臓のごく一部であり，サンプリングエラーが起こりうる．

■ 確定診断へのプロセス
- 慢性肝疾患と考えられる場合，まず血清学的にHBs抗原およびHCV抗体を測定して肝炎ウイルス感染（HBV，HCV）の有無を確認する．HBs抗原が陽性の場合はさらにHBe抗原，HBe抗体，HBV DNAなどを測定し，HCV抗体が陽性の場合はHCV RNAを測定して抗ウイルス療法の適応を判断する．
- 可能であれば超音波ガイド下ないし腹腔鏡下肝生検により線維化と炎症の程度を診断する．
- ウイルスが陰性の場合は血清学的検査および肝生検により自己免疫性肝炎や原発性胆汁性胆管炎などを診断する（「自己免疫性肝炎」〈p.344〉，「原発性胆汁性胆管炎（原発性胆汁性肝硬変）」〈p.346〉を参照）．
- 肝線維化の程度は血液検査による線維化マーカー（血小板，ヒアルロン酸，4型コラーゲン，M2BPGiなど）や計算式（APRI，Fib-4 index，Fibrotest など），

特殊な超音波装置などを用いたエラストグラフィにより非侵襲的に評価することも可能である．
- 肝細胞癌の発生母地となるため，6～12か月ごとの定期的な腹部超音波検査や腹部造影CTないしMRIが必要である．抗ウイルス療法後は発癌のリスクは低下するものの，継続的な肝細胞癌スクリーニング検査が必要である．

■ 治療
- B型慢性肝炎に対しては核酸アナログの長期内服ないしペグインターフェロンの48週投与による抗ウイルス療法が行われる[1]．
- B型慢性肝炎の場合は基本的にはHBV DNAが4.0 log copies/mL（2,000 IU/mL）以上かつALT 31 IU/L以上が抗ウイルス療法の適応であるが，線維化進展例はより積極的に治療を行うべきであり，肝硬変に進行している場合はHBV DNAが陽性であれば核酸アナログの投与が推奨されている[1]．
- C型慢性肝炎の原因となるHCVは日本ではほとんどが1型か2型に分類される．以前から行われてきたインターフェロンを用いる治療は1型に効果が弱かったが，2014年以降に発売された直接作用型抗ウイルス薬（direct-acting antivirals：DAA）は12～24週の内服薬のみの投与で型にかかわらず高率にウイルス排除が可能である（型により適応となっている治療薬は異なる）[2]．
- C型慢性肝炎で肝機能の異常があっても，抗ウイルス療法による予後改善が期待されない場合（超高齢者や重篤な合併症がある場合など），ウイルスが排除できなかった場合，抗ウイルス療法の希望がない場合などはウルソデオキシコール酸やグリチルリチン製剤などによる肝庇護療法の適応となる[2]．

（井上　淳）

文献
1 ）日本肝臓学会肝炎診療ガイドライン作成委員会（編）．B型肝炎治療ガイドライン．第2.2版．日本肝臓学会：2016．http://www.jsh.or.jp/files/uploads/HBV_GL_ver2.2_May30.pdf
2 ）日本肝臓学会肝炎診療ガイドライン作成委員会（編）．C型肝炎治療ガイドライン．第5版．日本肝臓学会：2016．http://www.jsh.or.jp/files/uploads/HCV_GL_ver5_May30.pdf

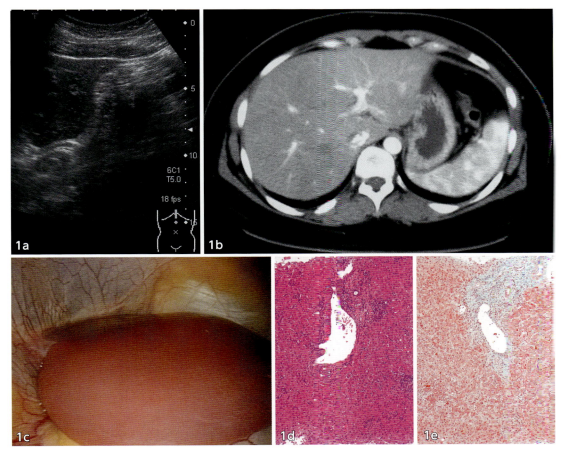

❶ B型慢性肝炎（30歳代，女性）
a：腹部超音波像，心窩部正中縦走査．肝表面は平滑で肝辺縁は鋭角である．
b：腹部造影CT動脈相．軽度の脾腫を認めるが，肝の形態には変化を認めない．
c：肝左葉の腹腔鏡像．肝平面は平滑であり，ほぼ正常の肉眼所見である．
d，e：肝生検病理組織像（d：HE染色，e：Elastica-Masson染色）．門脈域にインターフェース肝炎を認め，軽度の線維性拡大を認めるが，架橋形成は認められない．新犬山分類でA2 F1の所見である．

❷ C型慢性肝炎（50歳代，男性）
a：腹部超音波像，心窩部正中縦走査．肝表面には軽度の凹凸を認めるが，肝辺縁は鋭角である．
b，c：肝生検病理組織像（b：HE染色，c：Elastica-Masson染色）．門脈域に中程度の炎症細胞浸潤と線維性拡大を認め，門脈域同士の架橋形成（矢印）を認める．新犬山分類でA2 F2の所見である．

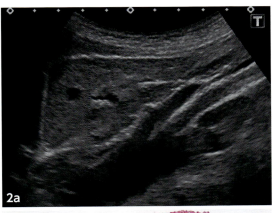

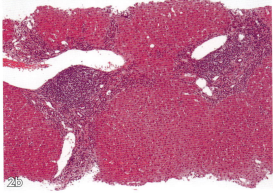
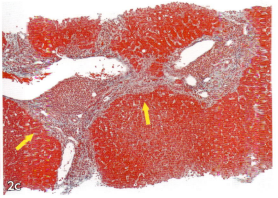

慢性肝炎　335

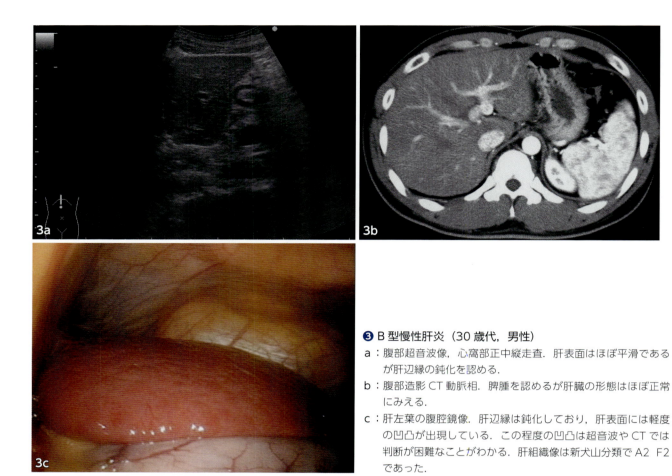

❸ B型慢性肝炎（30歳代，男性）
a：腹部超音波像．心窩部正中縦走査．肝表面はほぼ平滑であるが肝辺縁の鈍化を認める．
b：腹部造影CT動脈相．脾腫を認めるが肝臓の形態はほぼ正常にみえる．
c：肝左葉の腹腔鏡像．肝辺縁は鈍化しており，肝表面には軽度の凹凸が出現している．この程度の凹凸は超音波やCTでは判断が困難なことがわかる．肝組織像は新犬山分類でA2 F2であった．

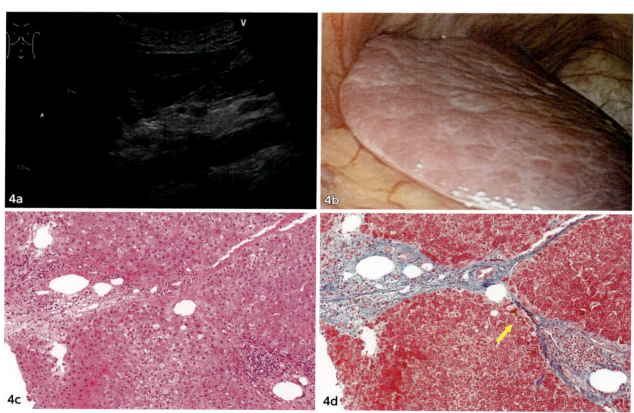

❹ B型慢性肝炎（40歳代，男性）
a：腹部超音波像．心窩部正中縦走査．肝表面はわずかに不整，肝辺縁はわずかに鈍化を認める．
b：肝左葉の腹腔鏡像．肝表面には結節形成傾向を認め，肝硬変に近い状態である．
c，d：肝生検病理組織像（c：HE染色，d：Elastica-Masson染色）．門脈域には軽度の炎症細胞浸潤を認め，門脈域同士の架橋形成（矢印）を認める．一部は結節形成に近づいており，新犬山分類でA1 F3の所見である．

Ⅲ 肝臓　A 非腫瘍性疾患　（1）ウイルス性肝炎

肝硬変

■ 概要

● 日本では約 40 万～50 万人の肝硬変患者が存在すると推計され，肝硬変単独の死者数は年間約 17,000 人である．

● 2011 年の日本肝臓学会の実態調査では，肝硬変の原因として C 型肝炎ウイルス（HCV）が 60.9 ％，B 型肝炎ウイルス（HBV）が 12 ％，非 B 非 C 型が 26 ％と報告された．非 B 非 C 型のなかではアルコール性が 55.1 ％と最も頻度が高いが，近年非アルコール性脂肪性肝炎が 14.5 ％と急速に増加していることが注目される[1]．

● 肝硬変は，さまざまな原因による慢性肝炎の終末像であり，病理形態学的に以下のように定義されている．
　　①肝細胞の壊死・脱落を伴いグリソン鞘と中心静脈または肝静脈間に線維隔壁ができる．
　　②肉眼的に再生結節の形成がみられる．
　　③肝小葉の構造が変わり，循環動態に異常を示す．
　　④びまん性の病変である．

■ 典型的な画像所見とその成り立ち

● 肝硬変は病理学的に定義されるが，腹部超音波（❷a），CT（❷b），MRI で肝臓の萎縮と肝表面の凹凸不整が確認されれば強く肝硬変が疑われる．右葉の萎縮・左葉の代償性肥大を認めることが多い．腹腔鏡では肝表面に大小さまざまな結節が観察される（❷c）．また，間接的な所見として腹水，門脈圧亢進による側副血行路，脾腫，上部消化管内視鏡による胃・食道静脈瘤なども肝硬変を疑うべき所見である．

● 病理学的には，肝小葉構造は消失し，種々の大きさの再生結節に置換される（❸a）．線維染色により，再生結節間には狭い線維性隔壁が再生結節を取り囲む像が確認できる（❸b）．

■ 確定診断へのプロセス

身体所見

● 代償性肝硬変では身体所見に乏しいが，前胸部のくも状血管腫，手掌紅斑，女性化乳房を認める場合がある．

● 非代償性肝硬変になるとこれらの所見のほかに，黄疸，腹壁静脈の怒張，腹水，全身のむくみ，肝性脳症による羽ばたき振戦や意識障害，出血傾向などが出現する．

血液生化学検査

● 慢性肝炎と同様トランスアミナーゼ（AST，ALT）の上昇を認めることが多いが，肝細胞数の減少から正常範囲内であることも多い．血小板の低下を一般的に認め，とくに C 型慢性肝炎では 10 万/μL 以下となる．非代償性肝硬変ではビリルビンの上昇，アルブミン低下，血液凝固能（PT，APTT，HPT）低下をきたす．

● 臨床所見と血液生化学検査を合わせた Child-Pugh 分類は，肝硬変の進行度を示す最も有用な分類である（❶）．

■ 治療

● 可能であれば肝硬変の原疾患に対する治療を行う．非代償性肝硬変となり原疾患の治療ができない場合は肝移植の可否を検討し，それも不可能である場合は対症療法を行う．

● 腹水，低アルブミン血症に対しては分岐鎖アミノ酸（BCAA）製剤，利尿薬（フロセミド，スピロノラクトン）を用いる．利尿薬に関して近年，バソプレシンの V_2 受容体結合阻害薬であるトルバプタンの有効性が多数報告されている．

● 肝性脳症対策には BCAA 製剤，合成二糖類，難吸収性抗菌薬，カルニチンが使用される．

（嘉数英二）

文献

1）高後　裕（監）．我が国における非 B 非 C 肝硬変の実態調査 2011．響文社：2012．
　http://www.jsh.or.jp/doc/guidelines/kankouhen.pdf

❶ Child-Pugh 分類

	1点	2点	3点
脳症	ない	軽度	時に昏睡
腹水	ない	少量	中等量
血清ビリルビン値（mg/dL）	2.0 未満	2.0～3.0	3.0 超
血清アルブミン値（g/dL）	3.5 超	2.8～3.5	2.8 未満
プロトロンビン活性値（%）	70 超	40～70	40 未満

各項目のポイントを加算しその合計点で分類する．
Child-Pugh 分類　A：5～6点　B：7～9点　C：10～15点．

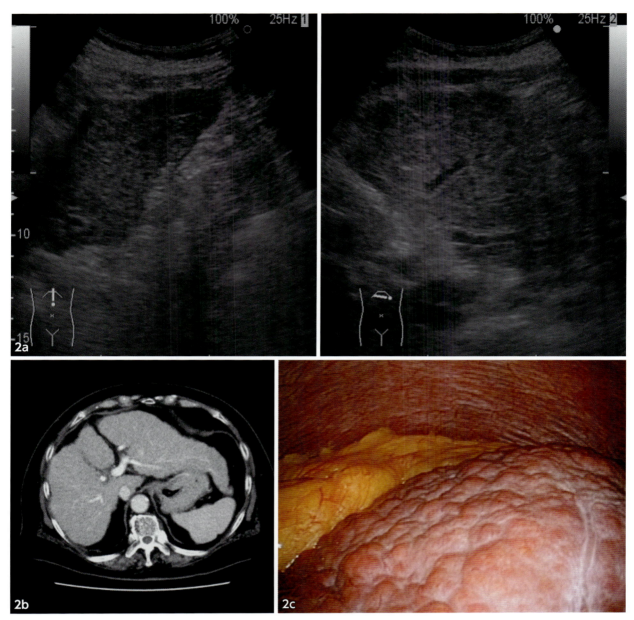

❷ 肝硬変の画像所見
a：腹部超音波画像．肝表面に凹凸不整を認める．
b：腹部造影CT画像．右葉の萎縮と左葉の代償性肥大．
c：腹腔鏡肝表面画像．大小さまざまな結節像．

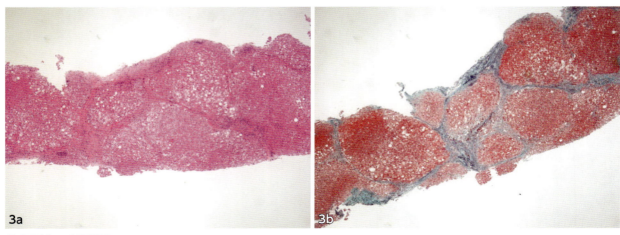

❸ 肝硬変の病理所見
a（HE染色），b（Elastica-Masson染色）：再生結節と線維性隔壁．

Ⅲ 肝臓　A 非腫瘍性疾患　(2) 脂肪性肝疾患

アルコール性肝障害

■ 概要

● アルコール性肝障害は，アルコール摂取により生じる全身的な臓器障害の一つで，肝臓において幅広い病態を呈する[1,2].

● 日本アルコール医学生物学研究会によるアルコール性肝障害診断基準2011[3] によれば，長期（通常は5年以上）にわたる過剰の飲酒が肝障害の原因と考えられる病態で下記条件を満たすものと定義されている.

① 過剰の飲酒とは，1日平均純エタノール60g以上の飲酒（常習飲酒家）. ただし，女性や分解酵素欠損者では，1日40g程度の飲酒でもアルコール性肝障害を起こしうる.

② 禁酒により，血清 AST，ALT およびγ-GTP 値が改善する.

③ 肝炎ウイルスマーカー，抗ミトコンドリア抗体，抗核抗体がいずれも陰性.

● アルコール性肝障害は病理組織診断を基本とした脂肪肝，肝線維症，肝炎，肝硬変，肝癌の5つの病態に分類されている.

● 肝生検がなされなくても画像診断や臨床経過，検査所見にて特有な所見が認められた場合はアルコール性脂肪肝やアルコール性肝炎として臨床的に取り扱う.

● 患者の特性から肝生検による病理組織診断を行うことは困難な場合も多く，問診や理学所見，血液検査，画像検査を駆使した臨床的診断が重要な意義をもつ.

■ 典型的な画像所見とその成り立ち

● アルコール性脂肪肝・肝硬変（❶）：flag sign はアルコール性肝硬変において肝の再生結節のサイズが小さいために生じ，肝内に縦縞模様を呈する所見である. 肝腎コントラストは肝内のエコーの深部減衰とともに脂肪沈着に由来し，肝と腎にエコーレベルの差が生じるものである. CT では脂肪の沈着により吸収値が低下し，肝硬変では肝表面の凹凸や肝辺縁の鈍化がみられるようになる.

● アルコール性脂肪肝・肝硬変（❷）：進行した肝硬変症例では胸腹水貯留を認めることがある. アルコール性肝硬変では尾状葉の腫大や強い脂肪沈着を認めることがある. 非代償期の進行した肝硬変でなければ，画像上の脂肪沈着や血液検査，理学的所見は禁酒により改善を期待することができる.

● アルコール性肝炎（❸）：慢性アルコール性肝障害を背景に飲酒量の増加を契機として発症し，黄疸，肝腫大，腹痛，発熱などを認める. 全身性臓器障害の合併や，肝硬変への進行などの懸念がある.

● アルコール性肝硬変（❹）：腹腔鏡で，肝臓は腫大し辺縁は鈍化し，肝表面は波状の起伏を呈し，小結節あるいは細顆粒状結節が観察され，結節の一部は黄色調を呈する[4].

■ 確定診断へのプロセス

● 病態が幅広く，確定診断もその病状に依存する. 無症候の初期は健・検診で判明する肝障害から判断されることが多い. 肝硬変に進行すると胸腹水貯留や下腿浮腫が出現したり，意識障害などの肝性脳症，消化管出血にて救急搬送され診断される場合がある.

● 一般には診断基準[3] を元に問診，血液検査，理学所見，画像検査，内視鏡検査により総合的に診断される場合が多い.

■ 治療

● 禁酒が治療の最優先になるが，病態が進行するにつれ，アルコール依存症となっていることや，肝のみならず全身性の臓器障害や合併症を有していることが多いため，精神科を含めた他科との連携，メディカルスタッフらの協力を得ながらの社会的対応も必要となる. 内科的には低栄養状態の改善，ビタミンBの補充などを考慮する.

● アルコール性肝炎では予後不良な重症例が存在し，その治療には血漿交換をはじめとする高度集中医療が必要となる[5].

● 肝硬変や肝癌などの進行例では，肝不全徴候への対処および癌治療を要する. 肝癌例では適切なフォローがなされておらず，すでに巨大な腫瘍径を有するなどの進行例が多く，その対応に苦慮することが少なくない.

（長崎　太）

文献

1）堤　幹宏. わが国におけるアルコール性肝障害の現状と診断基準の変遷. 日消誌 2012；109：1509-17.

2）堤　幹宏. アルコール性肝障害の病型—欧米との相違と問題点. 日消誌 2015；112：1623-9.

3）アルコール医学生物学研究会. JASERA アルコール性肝障害診断基準（2011年版）. 2012.

4）川村　正，渡辺俊明. アルコール性肝障害. 腹腔鏡検査アトラス—手技と肝臓病診断. アークメディア；1990. p.134-43.

5）堀江義則，海老沼浩利，金井隆典. 本邦におけるアルコール性肝障害の実態. 日消誌 2015；112：1630-40.

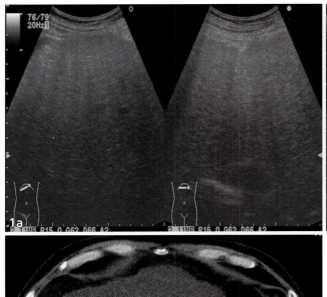
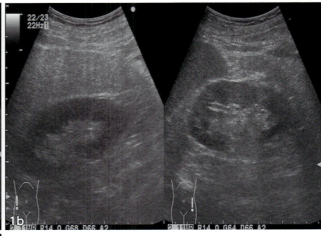
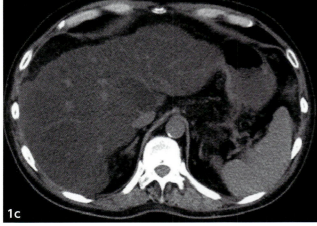

❶ アルコール性脂肪肝・肝硬変
a, b：エコーで flag sign（a）と肝腎コントラスト（b）を認める．
c：CT では，脾腫はないが肝表面の凹凸と肝内の脂肪沈着を認める．

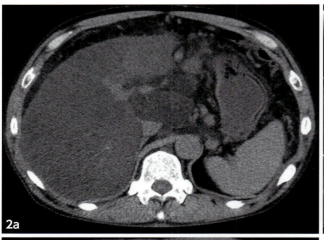
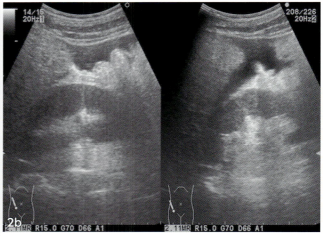
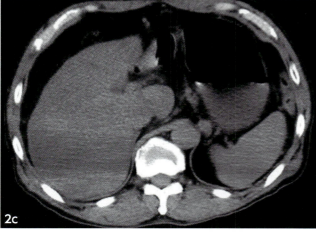

❷ アルコール性脂肪肝・肝硬変
a：腹部 CT では腫大した尾状葉に特に強い脂肪沈着を認める．
b：腹部エコーでは腹水貯留も認める．
c：禁酒後の CT では脂肪肝の改善を認める．

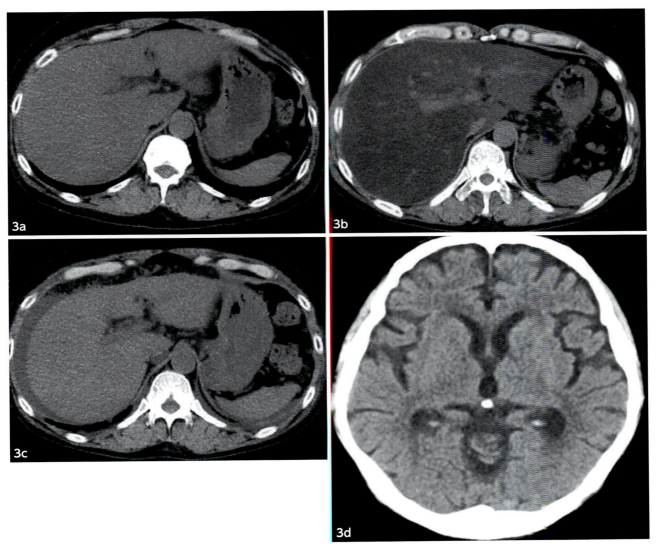

❸ アルコール性肝炎
初診時は軽度の脂肪肝を認めるのみであったが（a），アルコール性肝炎として救急搬送された時点のCTで脂肪肝の増悪が著しい（b）．集中治療にて脂肪肝は改善（c）．脳の萎縮を認める（d）．

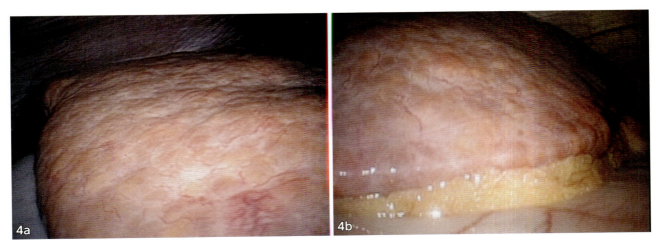

❹ アルコール性肝硬変
腹腔鏡所見．a：肝右葉，b：肝左葉．
（東北大学病院 嘉数英二先生より提供）

非アルコール性脂肪性肝炎（NASH）

■概要
- 1980年にアメリカ Mayo Clinic の病理学者 Ludwig は，アルコールを飲まない人にアルコール性肝炎と同じ組織像（脂肪沈着，マロリー体，肝細胞周囲線維化）を呈するものを非アルコール性脂肪性肝炎（non-alcoholic steatohepatitis：NASH）と命名した．
- 日本人の非アルコール性脂肪性肝疾患（NAFLD）の罹患率は9〜30％といわれ，NAFLD の10〜20％が NASH と考えられている．
- NAFLD/NASH は生活習慣が深く関与しており，メタボリックシンドロームの肝臓における表現型とされている．日本肝臓学会の報告によると近年 NASH による肝硬変が急増しており[1]，臨床において NASH の拾い上げが重要になってくる．

■典型的な画像所見とその成り立ち
- 腹腔鏡による NASH の肝表面像の特徴として，初期の段階では黄色調で肝縁が鈍化するが凹凸不整は目立たない（❷a）．進行により肝表面の凹凸不整が明らかとなり（❷b，❷c），肝硬変の状態では比較的球形の小さい結節状の変化を呈する（❷d）．
- 病理学的には，HE 染色にて，①脂肪変性（steatosis），②肝細胞風船様変化（ballooning），③炎症細胞浸潤（inflammation）を認め（❸a），線維染色にて④肝細胞周囲線維化（pericellular fibrosis）を中心静脈周囲に認めることが多い（❸b）．
- 線維化が進行し肝硬変となると脂肪滴は減少し，いわゆる burn out（燃え尽き）NASH となり他の肝硬変との鑑別が困難となる．

■確定診断へのプロセス
- 診断はフローチャート（❶）に従い進めるのがよい[2]．
- 肝機能障害を認めたら，まず，他のウイルス性肝疾患・自己免疫性肝疾患を血液検査・各種抗体検査で否定する．
- 同時に腹部超音波で脂肪肝を確認したうえで，アルコール摂取量を問診する．日本ではエタノール換算で男性30g/日未満，女性20g/日未満を非アルコール性としている．
- 最終的に NAFLD を NASH もしくは非アルコール性脂肪肝（NAFL）と鑑別するには肝生検が必須であり，すでに述べた病理学的特徴に注目し，Matteoni 分類，Brunt 分類，NAS スコアを用いて診断することが一般的である．

■治療
- 食事・運動療法が NAFLD/NASH の治療の基本である．BMI 25以上の肥満であれば栄養士による積極的な食事指導が必要である．
- 現時点で NASH に対する治療薬は存在しないが，糖尿病治療薬であるチアゾリジン薬，DPP4阻害薬，SGLT2阻害薬やビタミンEが NASH に対して効果があるとの報告がある．

（嘉数英二）

文献
1) 高後 裕（監）．我が国における非B非C肝硬変の実態調査 2011．響文社；2012．
http://www.jsh.or.jp/doc/guidelines/kankouhen.pdf
2) 日本消化器病学会（編）．NAFLD/NASH 診療ガイドライン 2014．日本消化器病学会；2014．
https://www.jsge.or.jp/files/uploads/NAFLD_NASHGL2_re.pdf

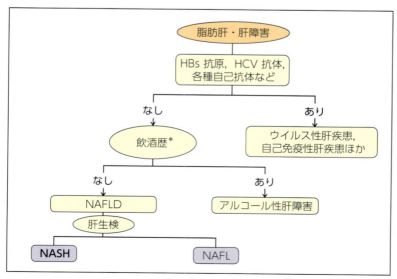

❶ NASH 診断のフローチャート
＊エタノール換算 男性30g/日，女性20g/日以上．
（日本消化器病学会，2014[2] より）

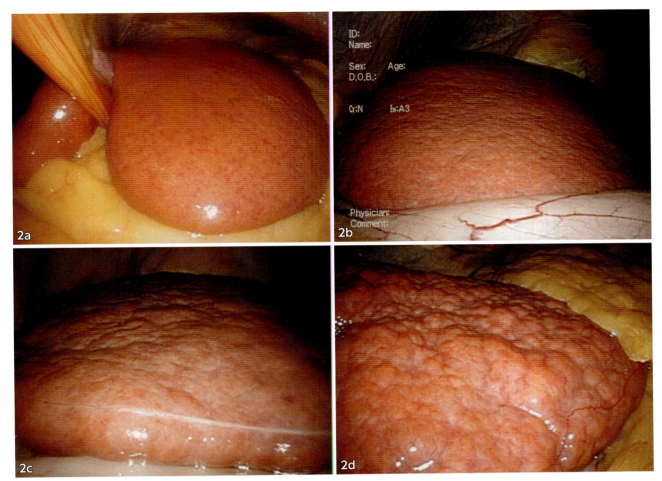

❷ NASHの肝表面像
a：初期のNASH肝表面像．肝表面は黄色調で赤色紋理を認める．肝表面の不整は明らかでない．
b，c：中期のNASH肝表面像．進行により，肝表面の不整が明らかとなる．
d：NASH肝硬変の肝表面像．比較的球形の小さい結節状変化を呈する．

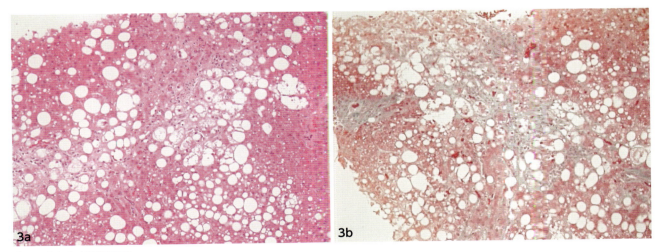

❸ NASHの病理組織像
a：（HE染色）：中心静脈域に肝細胞の脂肪変性，風船様変化と炎症細胞の浸潤を認める．
b：（Elastica-Masson染色）：肝細胞周囲の線維化を認める．

非アルコール性脂肪性肝炎（NASH） 343

自己免疫性肝炎

■ 概要
- 自己免疫異常により発症し，通常は慢性に経過する肝炎．急性肝炎様に発症する症例もあり，それらには急性肝炎期と増悪期がある[1]．
- 男女比は1：6で女性に多く，本邦では50～60歳代が発症の中心になる．欧米での発症は，10～20歳代と40～50歳代にピークをもつ二峰性の分布を示す[1]．
- 原因は不明で，明らかな原因遺伝子は確定していない[1]．
- 血液検査で自己抗体が陽性で，免疫グロブリンの高値が特徴である．診断には国際自己免疫性肝炎グループ（IAIHG）の改訂版国際診断スコアが有用である[2]．

■ 典型的な画像所見とその成り立ち
- 腹腔鏡の所見では，肝表面の赤色紋理と陥凹が特徴的である（❶）．これらの所見は，組織学的な壊死炎症や線維化と相関している[3]．
- 病理像は，慢性肝炎像を呈し，門脈域の線維性拡大とリンパ球主体の炎症性細胞の浸潤を認める（❷）．浸潤細胞には形質細胞が多いことが特徴．さらに，門脈域から中心静脈領域に炎症細胞が浸潤し，インターフェース肝炎（interface hepatitis）を呈する（❷a）．肝細胞の巣状壊死や，しばしばロゼット形成も認める．門脈域の炎症が高度な場合は，胆管病変もみられるが，胆管消失はまれである[2]．
- CT像は，典型的な所見を示さないが，急性肝炎時にみられる門脈周囲に沿った低吸収域が認められることがある（❸）．

■ 確定診断へのプロセス
- 1999年に，IAIHGは13項目のスコアリングシステムを用いた国際診断基準を推奨した．診断感受性はきわめて高いが，判定すべき項目が多く，日常診療では使いづらい．2008年に，4項目（自己抗体の有無，IgG，組織所見，肝炎ウイルスマーカー）から成る改訂版国際診断スコアが一般的となった[2]．
- ウイルス性肝炎，アルコール，薬物，脂肪肝，他の自己免疫性疾患に基づく肝障害を除外する[2]．
- 抗核抗体または抗平滑筋抗体が陽性である[2]．
- IgG値が高値（＞基準上限値1.1倍）となる[2]．
- 肝臓の病理像でインターフェース肝炎や形質細胞浸潤がみられる[2]．
- 副腎皮質ステロイド投与が有効である[2]．

■ 治療
- 副腎皮質ステロイドの投与が，第一選択となる．
- 副作用や合併症でステロイドを使用できない症例や，難治症例では，アザチオプリンを使用する．
- 軽症例や高齢症例では，ウルソデオキシコール酸投与も有効である．

（二宮匡史）

文献
1) Manns MP, Czaja AJ, Gorham JD, et al. Diagnosis and management of autoimmune hepatitis. Hepatology 2010；51（6）：2193-213.
2) 厚生労働省難治性疾患克服研究事業「難治性の肝・胆道疾患に関する調査研究」班．自己免疫性肝炎（AIH）の診療ガイドライン（2013年）．2014.
3) 木下晃吉，石川智久，銭谷幹男，ほか．自己免疫性肝炎の病期病勢診断における腹腔鏡の有用性．Gastroenterol Endosc 2010；52（1）：28-37.

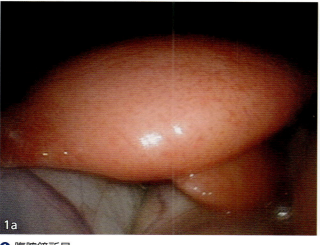
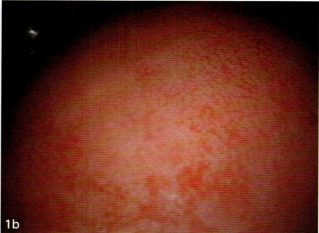

❶ 腹腔鏡所見
a：遠景像．特徴的な赤色紋理がみられる．部分的に陥凹している所見もある．
b：近接像．網目状の赤色紋理を示している．

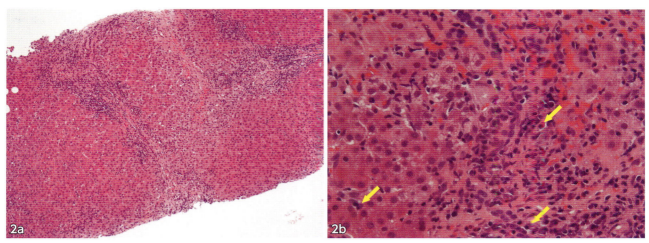

❷ 病理組織学的所見
a：HE 染色，弱拡大．門脈域を中心に炎症性細胞が浸潤し，インターフェース肝炎がみられる．
b：HE 染色，強拡大．炎症細胞はリンパ球主体だが，形質細胞も散見される（矢印）．

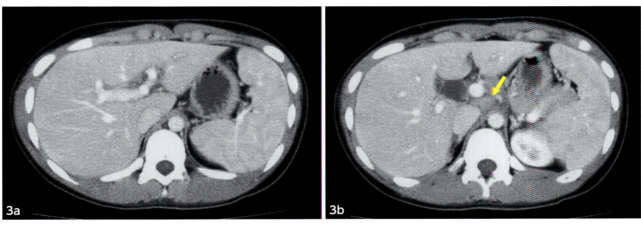

❸ CT 所見
a：特異的な CT 所見はないが，急性期は急性肝炎の CT 像を示す．門脈周囲に沿った特徴的な低吸収の帯状域と腫脹を認める．
b：肝門部にリンパ節の反応性腫大を認める（矢印）．

III 肝臓　A 非腫瘍性疾患　(3) 自己免疫疾患

原発性胆汁性胆管炎（原発性胆汁性肝硬変）

■ 概要

● 原発性胆汁性胆管炎（primary biliary cholangitis：PBC）は，これまで原発性胆汁性肝硬変（primary biliary cirrhosis）と呼称されていたものが，より病態に即した病名ということで2016年に変更されたものである．

● 病態としては，肝内胆管上皮細胞（cholangiocytes）が慢性的に傷害されるために胆汁うっ滞を生じ，最終的に胆汁性肝硬変となる疾患である．したがって病初期は「肝硬変」の状態ではなく，進行期に至って初めて肝硬変が完成する．その病因については不明であるが，リンパ球を主体とする免疫担当細胞により胆管細胞傷害がなされるために自己免疫の関与が想定されている．

● 以前は診断時に黄疸を呈する肝不全状態であるものが多かったが，現在診断される患者の7～8割程度は無症候性のPBC（asymptomatic PBC：aPBC）であるとされ，無症候のまま数年以上経過する場合が多い[1]．逆に症状を呈するPBC（symptomatic PBC：sPBC）の場合は進行性であることが多く，内科的治療で予後を改善させることは困難である．

● 疫学的には中高年女性に好発し，近年では検診などを契機に精査されたときに胆汁うっ滞型の肝機能障害や，特徴的な自己抗体の存在により診断される例が多く，無症候性のPBCを含めた患者総数は約50,000～60,000人と推計される[1]．

● 発症機序については，その標的抗原をはじめ自己寛容の破綻の機序など多くは不明のままである．多くの仮説があるが他の膠原病と同様に発症のトリガーは未解明といえる．

■ 典型的な画像所見とその成り立ち

● 従来は腹腔鏡検査により，その特徴的な肉眼的所見から診断がなされていた．腹腔鏡検査の肝遠景像では，暗赤色調のreddish patchと称される赤色パッチ（❶），なだらかな起伏（gentle undulation）（❷）が認められる．より早期の病期の段階ではyellowish whitish markingとよばれる黄白色紋理（❸）を認める．

● 初期の黄白色紋理は豹紋状紋理（leopard skin like mark）とも称されるが，これは暗赤褐色の中心静脈域を黄白色の門脈域周囲領域が取り囲んでみえるものである．この段階では肝臓表面はほぼ平滑であるか軽度の赤色パッチを伴うことがある（❹）．

● PBCに最も特徴的な赤色パッチは，遠景では5～30 mmの不規則な形態の暗赤色斑である[2]．この赤色パッチの領域は比較的胆管病変が軽微な箇所とされ，パッチの部分は軽度の隆起を示し，それ以外の場所は浅い陥凹であることが多い（❶）．赤色パッチを

有する症例はどちらかというと肝機能が比較的保たれるか門脈圧亢進症型の病型をとり，逆に有しない症例は肝不全型を示すとも報告されている[3]．

● PBCはさらに進行すると，肝表面になだらかな起伏を有するようになり，さらに隆起部分が細かく分割されて肝硬変になる．

● PBCにおいて胆管上皮細胞の傷害は肝内の部位により不均一であることが知られているため，針生検ではサンプリングエラーが起こりやすい．腹腔鏡下肝生検では肝表面の特徴的な所見が確認できるため，より適した検査として重要視されていたが，実施施設はかなり限られている．

● PBCの病理像では，特徴的なリンパ球による小葉間胆管の破壊（❺），そして付随する細胆管の増生（❻）などを認める．早い病期では門脈域に肉芽腫を認めることもある．病期が進むと門脈域に正常な胆管が見当たらなくなる「胆管消失」に至る．胆汁うっ滞により肝硬変に至るが，そのときは結節間の架橋線維の周囲に明瞭帯などを認める．

■ 確定診断へのプロセス

● まずは，胆汁うっ滞型の肝機能障害を認めたときに疾患名を想起することが第一である．とりわけ中年女性以降でアルコールを摂取しないにもかかわらず胆道系酵素高値を認める例などでは，抗ミトコンドリア抗体と血清IgMの値が診断に果たす役割は大きい．

● もちろん，腹部超音波検査やCT，MRIなどの画像診断で器質的な異常の有無を確認することも必須である．

● 腹腔鏡検査では，肝の遠景像と近接像をよく観察して，PBCに特徴的な所見の有無を確認する．それらが存在する場合はPBCである可能性がきわめて高い．

■ 治療

● ウルソデオキシコール酸（UDCA）は，胆道系酵素の低下作用のみでなく，組織の改善，肝移植・死亡までの期間の延長効果を有することが複数のランダム化二重盲検試験で確認されている（エビデンスレベル1a，推奨度A）[1]．

● さらにUDCA抵抗例のなかにはベザフィブラートの投与（400 mg/日）が有効な症例もみられるが，これは随伴する脂質異常症に対してのみ保険適応がある[1]．

● 通常のPBCに対する副腎皮質ステロイドの投与は，病態の改善には至らず，とくに閉経後の中年女性においては骨粗鬆症を増強する副作用が表面に出てくるので，使用は回避したほうがよい[1,4,5]．

● PBCは中年以降の閉経後の女性に多く，胆汁酸の分泌低下による脂溶性ビタミンの吸収障害が生じるた

め，骨粗鬆症に注意する必要がある．
- 肝硬変へと進展した場合は内科的治療で病気の進展を抑えることが不可能で，肝移植が唯一の救命法となる（エビデンスレベル1，推奨度B）．具体的には総ビリルビン値の持続的上昇がみられる症例，肝硬変が完成し難治性胸腹水や肝性脳症などがみられる症候性PBC，食道胃静脈瘤破裂を繰り返す症例，皮膚瘙痒が強く著しいQOLの低下を認める症例には移植を考慮して，その適応について専門医療機関にコンサルトする．

（上野義之）

文献

1) 厚生労働省難治性疾患克服研究事業「難治性の肝・胆道疾患に関する調査研究」班（班長：坪内博仁）．原発性胆汁性肝硬変（PBC）の診療ガイドライン（2012年）．2012.
2) Fujioka S, Yamamoto K, Okamoto R, et al. Laparoscopic features of primary biliary cirrhosis in AMA positive and negative patients. Endoscopy 2002; 34: 318-21.
3) 南雄三, 島田宜浩. 原発性胆汁性肝硬変の腹腔鏡所見. 肝胆膵 1989; 19: 1091-6.
4) Lindor, KD, Gershwin ME, Poupon R, et al. AASLD practice guideline. Primary biliary cirrhosis. Hepatology 2009; 50: 291-308.
5) European Association for the Study of the Liver. EASL Clinical Practice Guidelines: Management of cholestatic liver diseases. J Hepatol 2009; 51: 237-67.

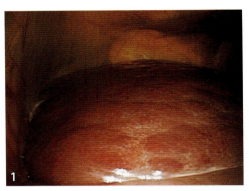

❶ PBCに特徴的な reddish patch

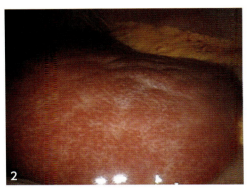

❷ PBCに特徴的な gentle undulation

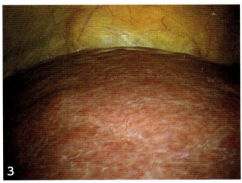

❸ PBCに認められる黄白色紋理（yellowish whitish marking）

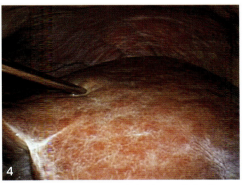

❹ PBCに認められる黄白色紋理と赤色パッチ

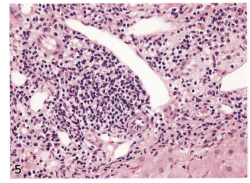

❺ PBCにおけるリンパ球による慢性非化膿性破壊性胆管炎（chronic non-suppurative destructive cholangitis）
HE染色，×20.

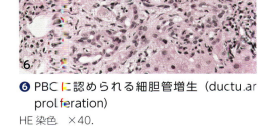

❻ PBCに認められる細胆管増生（ductular proliferation）
HE染色 ×40.

III 肝臓　A 非腫瘍性疾患　(4) 代謝性疾患

Wilson病

■ 概要
- Wilson病は肝臓や腎臓，中枢神経系，角膜に銅が蓄積する先天性代謝異常症である．
- 常染色体劣性遺伝形式をとり，頻度は35,000〜45,000人に1人といわれる．ATP7B遺伝子の変異により，活性型セルロプラスミン産生が低下し，肝臓から胆汁中への銅排泄が著明に減少する[1]．
- 進行性であり肝不全や中枢神経障害をきたすが，早期診断・治療介入を行えば予後はよい．

■ 典型的な画像所見とその成り立ち
- 肝臓は慢性的な肝障害を示す形態変化が現れることが多い（❶）．
- 全身臓器への銅沈着を反映して，大脳基底核の銅蓄積所見，Kayser-Fleischer角膜輪（❷）が観察される．
- 病理組織学的には銅染色にて肝細胞内に，とくに核周囲や毛細胆管周囲に赤褐色の銅顆粒の沈着をみる（❸）．

■ 確定診断へのプロセス
- 血清銅低値，セルロプラスミン低値，尿中銅排泄量の増加が認められるが，肝細胞障害が高度の場合は血清銅高値となることがある．
- 肝生検を行い，銅染色による銅沈着を確認し，肝組織内銅含有量を測定する．
- ATP7B遺伝子変異の有無を確認する．

■ 治療
- 数少ない治療可能な遺伝性疾患であり，早期診断と治療が重要である．
- 甲殻類・ナッツ・レバーなどの銅を多く含む食物を避ける（低銅食）[1]．
- 体内銅の尿中排泄を促進する銅キレート剤や銅吸収を阻害する酢酸亜鉛製剤を内服する．
- 薬剤抵抗性非代償期肝硬変，劇症型発症症例では肝移植を必要とすることがある[1]．

（諸沢　樹）

文献
1) Wilson病診療ガイドライン作成ワーキング委員会．Wilson病診療ガイドライン 2015. http://jsimd.net/pdf/guideline/DW/01_150508_WD-GL.pdf
2) Schrag A, Schott JM. Images in clinical medicine. Kayser-Fleischer Rings in Wilson's Disease. N Engl J Med 2012 ; 366 : e18.
3) 日本病理学会教育委員会（編）．病理コア画像．第2版．2010. http://pathology.or.jp/corepictures2010/

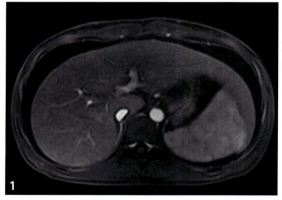

❶ 造影MRI所見（10歳代後半，女性）
慢性肝障害の形態変化を示す．脾腫，腹水貯留を認め，非代償期肝硬変の所見を呈する．

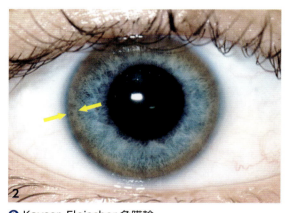

❷ Kayser-Fleischer角膜輪
(Schrag A, et al. N Engl J Med 2012[2] より)

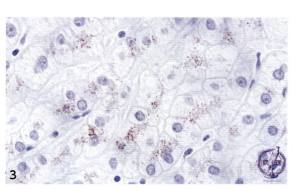

❸ 病理組織学的所見（銅染色）
肝細胞内に赤褐色の銅顆粒の沈着がみられる．
(日本病理学会教育委員会（編）．病理コア画像．第2版．2010[3] より)

III 肝臓　A 非腫瘍性疾患　(4) 代謝性疾患

肝ヘモクロマトーシス

■概要
- 先天的または後天的な原因によって，生体内の貯蔵鉄（健康人の鉄含有量に1～3g）が異常に増加し，肝臓を含めた諸臓器の実質細胞に鉄が過剰沈着することでさまざまな臓器症状をもたらす疾患[1]．
- 原発性ヘモクロマトーシスでは，いくつかの原因遺伝子が同定されている．そのなかで *HFE* 遺伝子の変異が最も高頻度である．遺伝性ヘモクロマトーシスは欧米で多く，肝硬変，肝細胞癌の合併が多いと報告されている．
- 続発性（二次性）ヘモクロマトーシスは，無効造血を伴う血液疾患・慢性肝疾患・頻回の輸血，アルコール多飲などが成因となる．
- また，鉄が主として網内系組織に蓄積し，実質細胞への蓄積が少ないために臓器障害や機能障害を伴わない状態を，ヘモジデローシスという．

■典型的な画像所見とその成り立ち
- 腹部単純CTでは肝実質のCT値は上昇する．
- 腹部MRIにおいて，T1，T2強調像の肝実質の信号強度が低下する．
- 肝針生検による肝組織検査では慢性肝炎像，肝硬変像を示し，特殊染色である鉄染色（ベルリンブルー染色）で肝細胞の鉄過剰沈着を認める（❶）．

■確定診断へのプロセス
- 肝障害，耐糖能異常，皮膚色素沈着，心不全症状などの全身症状に加え，鉄過剰症の証明で診断が可能である．
- 中高年で発症し，男女比は10：1と男性が多い．
- 初期症候としては，女性では疲労や非特異的な症状が多く，男性では肝硬変，糖尿病によるものが多い．性腺機能不全は男女ともにみられる．
- 肝疾患は最も一般的な合併症で，肝硬変に進行すると20～30％が肝細胞癌へと進展する．未治療患者の10％に心不全，90％に皮膚色素沈着，65％に糖尿病（および腎症，網膜症，末梢神経障害などの関連疾患），25～50％に関節症が合併する．
- 血清鉄増加（>300mg/dL），血清フェリチン値高値，トランスフェリン飽和度（血清鉄濃度/血清総鉄結合能×100）が男性で60％，女性で50％を超える場合はこの疾患を疑う．
- 肝生検を行い，組織学的に慢性肝疾患像と肝細胞内の鉄の過剰沈着を確認する．

■治療
- 瀉血療法：ほとんどの症例において鉄過剰を解除できる．約400mL/2～4週（約200mgの鉄）の瀉血を行う．目標は血清鉄が正常範囲になり，トランスフェリン飽和度30％未満の維持．高齢者や女性は貧血進行に注意し，貧血進行が著しい場合は瀉血量を減らすか瀉血間隔を長くする．
- 鉄キレート療法：瀉血が問題となるような低蛋白血症，貧血，重症心不全の症例に用いられる．経口鉄キレート剤であるデフェラシロクスは，日本では輸血後鉄過剰症に対して保険認可されている．
- 二次性症候（糖尿病など）は適宜治療する．

（野村憲弘・江口潤一・伊藤敬義）

文献
1) 仁科惣治, 日野啓輔. ヘモクロマトーシス. 日本臨牀 2015; 73（suppl 1）: 116-20.

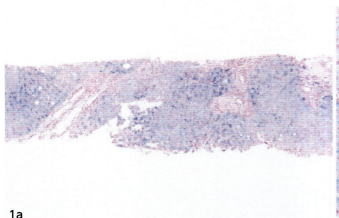
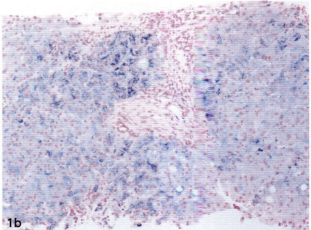

❶ 肝ヘモクロマトーシスの肝組織像
a：弱拡大，b：強拡大．
鉄染色（ベルリンブルー染色）で肝細胞内に青色に染色される鉄顆粒を認める．

III 肝臓 A 非腫瘍性疾患 （4）代謝性疾患

アミロイドーシス

■ 概要

● アミロイドーシスとは，線維状で不溶性の異常蛋白（アミロイド）が種々の臓器に沈着することで，臓器機能が障害され臨床症状が出現する病態である．

● アミロイド前駆体が血中を循環して沈着する全身性アミロイドーシスと，アミロイド前駆体が局所で産生され近傍に沈着する限局性アミロイドーシスとがあり，消化器領域で問題となるのは全身性アミロイドーシスである．

● 沈着するアミロイドの種類によって分類され，主な全身性アミロイドーシスには，かつては原発性アミロイドーシスとよばれ，γ グロブリン L 鎖やその断片が沈着する AL 型アミロイドーシスと，かつては続発性アミロイドーシスとよばれ，急性期蛋白である血清アミロイド A（SAA）の分解によって生じた AA 蛋白が沈着する AA 型アミロイドーシスがある．

● AL 型アミロイドーシスの原因疾患には単クローン性 γ グロブリン異常症や多発性骨髄腫などがある．AA 型アミロイドーシスの原因疾患では関節リウマチが多く，ほかに炎症性腸疾患や悪性腫瘍などがある．

● 全身性アミロイドーシスに比較的よくみられる症状として心筋症やネフローゼ症候群，末梢神経障害などがあるが，肝不全や門脈圧亢進症を呈することはまれである[1]．

■ 典型的な画像所見とその成り立ち

● アミロイドが臓器内に蓄積することにより種々の臓器腫大を引き起こす．

● 腹腔内では小腸壁の肥厚や脾腫が観察される．アメリカからの報告では，肝腫大を認めた頻度は約 25 ％であった[2]．

● アミロイドの沈着により腫大した肝や脾では，CT 値が低下し造影コントラストが減弱する（❶）．

■ 確定診断へのプロセス

● 本病態が疑われる場合，組織診断のため生検材料を得ることが必要である．しかし，アミロイドーシス患者では肝生検による出血の危険性が約 4～5 ％と高く，より安全に生検可能な臓器（直腸粘膜や唾液腺，腹壁脂肪など）がある場合には肝生検を避けることが望ましいとされている[3]．

● アミロイドは HE 染色では，淡好酸性で均質，無構造な線維として観察される．アミロイドの確定にはコンゴーレッド染色が有名だが，近年ではダイレクトファーストスカーレット（DFS）染色が汎用されている．

● 肝でのアミロイド沈着は主に肝動脈壁や門脈壁に認められ，海外からの報告にある肝実質（Disse 腔）への沈着は本邦ではまれである[4]（❷）．

■ 治療

● 治療はいずれも背景にある原因疾患のコントロールが重要となる．

● 近年，原因疾患の治療でアミロイド沈着による肝腫大が改善したとの報告がなされている[5]．

（真野　浩）

文献

1）Bion E, Bernard R, Pariente EA, et al. Sinusoidal portal hypertension in hepatic amyloidosis. Gut 1991；32（2）：227-30.

2）Kyle RA, Gertz, MA. Primary systemic amyloidosis: clinical and laboratory feature in 474 cases. Semin Hematol 1995；32（1）：45-59.

3）Gillmore JD, Lovat LB, Hawkins PN. Amyloidosis and the liver. J Hepatol 1999；30（Suppl 1）：17-33.

4）星井嘉信，池谷祐美，矢野恵子．アミロイド沈着の病理組織像の多様性．医学のあゆみ 2016；258：609-13.

5）長町康弘，山内尚文，村松博士，ほか．自家末梢血幹細胞移植後にボルテゾミブとデキサメタゾンの併用療法で著明な肝腫大が改善した全身性 AL アミロイドーシスを伴った BJP 型多発性骨髄腫．臨床血液 2015；56：323-8.

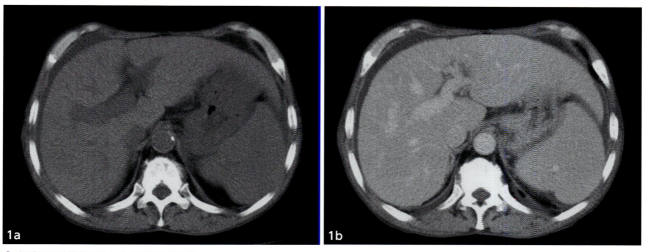

❶ 軽度の肝脾腫を示した症例のCT像
a：少量の腹水も観察される．
b：造影CT像．この症例では造影コントラストの減弱は明らかではない．

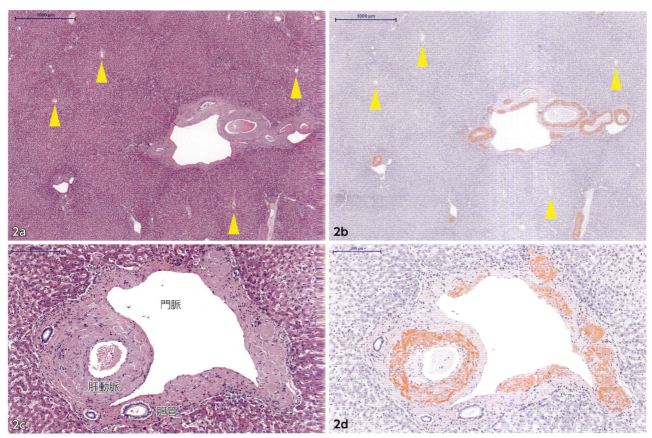

❷ 病理組織像
a：肝組織像（HE染色）．肝動脈枝や門脈枝の血管壁に肥厚がみられる．この症例では肝実質や中心静脈（矢頭）に異常を認めない．
b：肝組織像（DFS染色）．肥厚した血管壁に沈着したアミロイドが橙色に観察される．
c：グリソン鞘の拡大像（HE染色）．線維性拡大や炎症細胞浸潤を認めない．
d：グリソン鞘の拡大像（DFS染色）．アミロイドは肝動脈壁と門脈壁に観察された．胆管周囲や肝実質にはアミロイド沈着を認めない．

III 肝臓　A 非腫瘍性疾患　(5) 血行異常

Budd-Chiari症候群

■ 概要
- Budd-Chiari症候群とは，肝静脈の主幹あるいは肝部下大静脈の閉塞や狭窄により下肢静脈圧・肝静脈圧が上昇し，肝後性門脈圧亢進症状を呈する症候群をいう．
- 病因の明らかでない原発性と，腫瘍・外傷・血栓を含む圧迫狭窄による続発性に大別される．
- 日本では原発性が多いとされ，とくに肝部下大静脈の膜様閉塞による発症例が多いとされるが，近年肝静脈主幹の閉塞が増加している．
- 肝静脈主幹のみの閉塞例はChiari病とも称されるが，肝静脈末梢枝の非血栓性閉塞により生じるveno-occlusive diseaseとは区別される．
- 有病率は人口100万人あたり2.4人，診療を受けている全国の1年間の患者数は約300人前後である．
- 本症の発生機序は不明であるが，先天的血管形成異常説が考えられてきた．しかし最近では，本症の発症が中高年以降で多いことや，膜様構造や肝静脈起始部の狭窄や閉塞の発生が血栓とその器質化によって説明できることから後天的な血栓説も考えられている．
- 欧米においては，肝静脈閉塞の多くは血栓を生じやすい基礎疾患（血液疾患，経口避妊薬の使用，妊娠出産，腹腔内感染，血管炎，血液凝固異常など）を有する．

■ 典型的な画像所見とその成り立ち
- 下大静脈造影にて下大静脈の閉塞または狭窄が確認できる（❶）．
- 超音波検査上，下大静脈の閉塞が確認できる（❷）．
- 腹腔鏡では肝うっ血，肝硬変，門脈枝怒張を認める．
- 肝生検上は，肝うっ血，線維化を認める（❸）．

■ 確定診断へのプロセス
- 肝機能検査と下大静脈造影が診断の決め手となる．

- 造影の型によって下記のI～IV型に分類される．
  - I型：横隔膜直下の肝部下大静脈の膜様閉塞例．このうち肝静脈の一部が開存する場合をIa，すべて閉塞している場合をIbとする．
  - II型：下大静脈の1/2から数椎体にわたる完全閉塞例．
  - III型：膜様閉塞に肝部下大静脈全長の狭窄を伴う例．
  - IV型：肝静脈のみの閉塞例．
- 出現頻度はIa，Ib，II，III，IVそれぞれ34.4%，11.5%，26.0%，7.0%，5.1%と報告されている．全国集計によれば89%が下大静脈閉塞を伴っており，肝部下大静脈の膜様閉塞が53%と高率で，肝静脈のみの閉塞例（IV型）は5%と少ない[1,2]．

■ 治療
- 下大静脈閉塞・狭窄の解除術（経心房性用指的破砕術やカテーテル開通術・POBA〈plain old balloon angioplasty〉），血行再建術，肝不全例には肝移植術が選択される（❹，❺）．
- 門脈圧亢進症状が主である症例に対しては，腹水や食道胃静脈瘤に対する治療およびTIPSを行う．
- 急性型は一般に予後不良であり，腹痛，嘔吐，急速な肝腫大および腹水にて発症し，数週で肝不全により死の転帰をとる重篤な疾患であるが，日本ではきわめてまれである．
- 慢性型は多くの場合は無症状に発症し，徐々に下腿浮腫，腹水が出現し，門脈圧亢進症状を認める．

（宮城重人・後藤　均・井上　淳）

文献
1) 門脈血行異常症の診断と治療ガイドライン（2013）．http://www.nanbyou.or.jp/pdf2/082_l.pdf
2) 厚生省特定疾患門脈血行異常症調査研究班・全国調査．

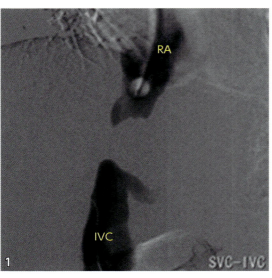

❶ Budd-Chiari症候群の下大静脈造影
RA：右房，IVC：下大静脈．

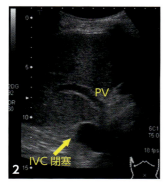

❷ Budd-Chiari症候群の超音波所見

肝部下大静脈（IVC）閉塞．
PV：門脈．

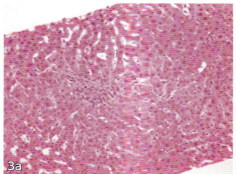
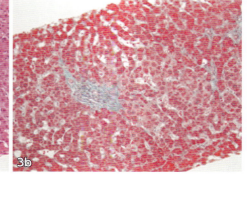

❸ Budd-Chiari症候群の肝生検

a：HE染色像．　b：Elastica-Masson染色像．

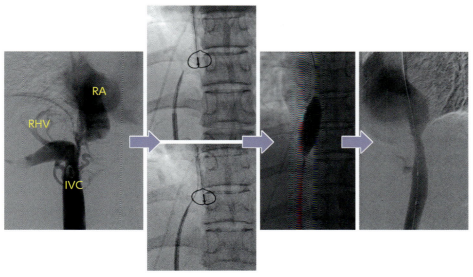

❹ Budd-Chiari症候群におけるPOBA

右内頸静脈と右大腿静脈よりロングシース挿入．右大腿静脈より0.035″ガイドワイヤーを通過させ，右内頸静脈からスネアで捕獲，バルーンで拡張する．ガイドワイヤーによるlesion crossができない場合はBrockenbrough法を考慮する．RA：右房，RHV：右肝静脈，IVC：下大静脈．

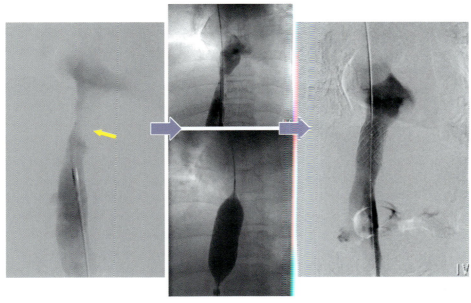

❺ Budd-Chiari症候群の再狭窄に対するステント留置

Palmaz XL，φ25 mm Maxi balloon使用．

III 肝臓　A 非腫瘍性疾患　(5) 血行異常

特発性門脈圧亢進症

■ 概要
- 門脈血行異常症の診断と治療のガイドライン（2013年）[1]に示されているように，特発性門脈圧亢進症は，肝内末梢門脈枝の閉塞・狭窄により門脈圧亢進症に至る症候群である．脾腫を伴うが肝硬変には至らない病態である．
- 本症の原因は不明であるが，肝内末梢門脈血栓説，脾原説等がいわれている．

■ 典型的な画像所見とその成り立ち
- 門脈血行異常症の診断と治療のガイドライン（2013年）[1]では以下のように画像所見の特徴を定めている．

超音波，CT，MRI，腹腔鏡検査
- しばしば巨脾を認める．
- 肝臓は病期の進行とともに，辺縁萎縮と代償性中心性腫大を呈する．
- 肝臓の表面は平滑なことが多いが，大きな隆起と陥凹を示し全体に波打ち状を呈する例もある．
- 肝内結節（結節性再生性過形成や限局性結節性過形成など）を認めることがある．
- 著明な脾動静脈の拡張を認める（❶）．
- 超音波ドプラ検査で著しい門脈血流量，脾静脈血流量の増加を認める．
- 二次的に肝内，肝外門脈に血栓を認めることがある．

上腸間膜動脈造影門脈相ないし経皮的経門脈造影
- 肝内末梢門脈枝の走行異常，分枝異常を認め，その造影性は不良である．時に肝内大型門脈枝，肝外門脈に血栓形成を認めることがある．

肝静脈造影および圧測定
- しばしば肝静脈枝相互間吻合と"しだれ柳"様所見を認める．閉塞肝静脈圧は正常または軽度上昇している．

超音波エラストグラフィ
- 超音波エラストグラフィによる肝と脾の弾性測定では，肝の弾性の軽度増加と，脾の弾性の著しい増加を認めることが多い．

■ 確定診断へのプロセス
- 本症は症候群であり，血小板をはじめとする血球成分の減少等や上部消化管の静脈瘤の存在等の一般検査所見，画像検査所見（❷），病理検査所見（❸）により総合的に診断することが望ましい．
- 診断に際しては，肝硬変，肝外門脈・肝静脈閉塞，血液疾患，寄生虫疾患，肉芽腫性肝疾患，先天性肝線維症などを除外する必要がある．

■ 治療
- 門脈圧亢進症に伴う上部消化管の静脈瘤・腹水貯留，脾機能亢進に伴う汎血球減少を示した場合に治療対象となる．
- 静脈瘤には予防的内視鏡的治療，血球減少には部分的脾動脈塞栓術・脾摘術を行う．

（小林智夫）

文献
1) 門脈血行異常症の診断と治療のガイドライン（2013年）．難治性疾患等克服研究事業　門脈血行異常症に関する調査研究班．

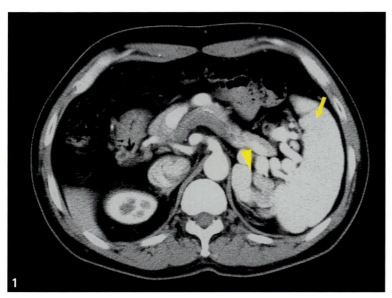

❶ 特発性門脈圧亢進症のCT所見
脾腫（矢印）・脾動脈拡張蛇行（矢頭）を認める．

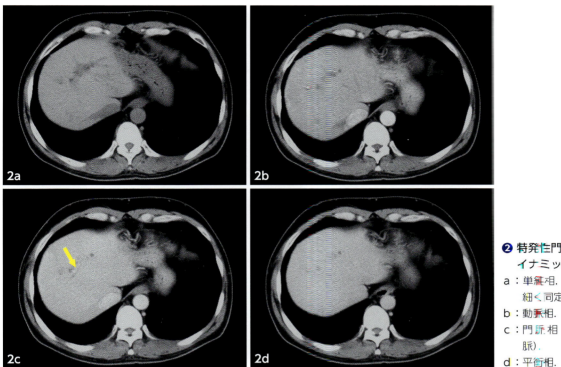

❷ 特発性門脈圧亢進症のダイナミックCT所見
a：単純相．肝内門脈分枝は細く，同定しにくい．
b：動脈相．
c：門脈相（矢印：肝内門脈）．
d：平衡相．

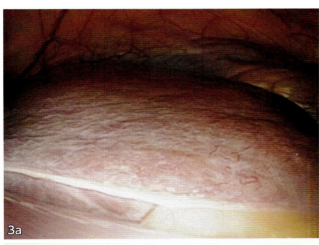
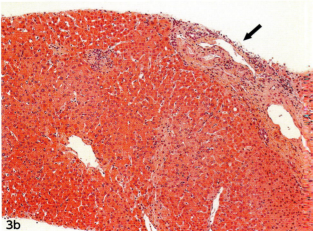
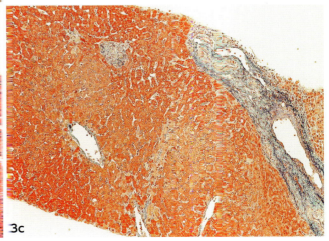

❸ 特発性門脈圧亢進症の腹腔鏡像，組織像（60歳代，女性）
食道静脈瘤を認めたため，原因精査目的に腹腔鏡下肝生検を施行．
a：肝左葉の腹腔鏡像．肝表面は肝硬変のような結節形成はなく，軽度の波打ち状変化を認めた．
b，c：肝生検組織像（b：HE染色，c：Elastica-Masson染色）．門脈域には軽度の炎症細胞浸潤と線維化を認め，一部の門脈（矢印）に狭小化を認める．肝硬変を示唆するような線維性架橋形成は認められない．
〈東北大学病院消化器内科より提供〉

門脈血栓症

■ 概要
- 門脈血栓症は肝内もしくは肝外の門脈に血栓を形成した状態である．
- さまざまな基礎疾患を背景にして発生し，小児では新生児臍炎，急性虫垂炎や腹膜炎など感染症が多い．成人では肝硬変が基礎疾患として最も多いが，そのほかに膵炎や胆管炎，腹膜炎などの炎症性疾患，悪性腫瘍，肝切除や肝移植など腹部外科手術後，骨髄増殖性疾患などの血液疾患，ラジオ波焼灼術後などを背景に発症することがある．
- 急激に血栓形成が起こり，門脈が完全に閉塞した場合や上腸間膜静脈まで血栓が及んだ場合には，腹痛や下血，腸管壊死，肝不全などの重篤な症状を認めることもある．また，緩徐に進行した場合には，臨床症状を呈さずに食道静脈瘤や腹水貯留などの門脈圧亢進症状が中心になるケースも多い．血栓による門脈血流の障害が軽度の場合には症状が軽微なことも多く，画像検査で偶然発見される場合も多い．

■ 典型的な画像所見とその成り立ち
- 造影CT（❶）と造影MRI（❷a，b）では門脈内に造影効果を認めない低吸収域として認められる．門脈圧亢進による腹水貯留や側副血行路の発達が認められることがある．
- 超音波検査でも門脈内に充実性の構造物を認める（❷c）．カラードップラー法では門脈血流の途絶や血栓形成部の門脈血流の消失が認められる（❷d）．

■ 確定診断へのプロセス
- 門脈血栓症自体には特徴的な症状がないため，画像検査による診断が重要になる．CTやMRI，超音波検査にて門脈内の血栓を認めれば診断となる．
- 肝細胞癌などによる門脈腫瘍塞栓も鑑別にあがるが，門脈内の構造物の造影効果を確認して鑑別する．腫瘍塞栓そのものに血栓が付着した場合や放射線治療後に腫瘍部が壊死した際には鑑別が難しいケースもある．

■ 治療
- 門脈血栓の治療としては一般的にウロキナーゼやtPAによる血栓溶解療法，ヘパリンやワルファリンなどを用いた抗凝固療法が行われている（❷e，f）．最近では直接経口抗凝固薬（DOAC）による治療報告例もある．
- 外科治療としては血栓除去術が行われることがある．

（涌井祐太）

参考文献
1) Sabol TP, Molina M, Wu GY. Thrombotic venous diseases of the liver. J Clin Transl Hepatol 2015；3（3）：189-94.
2) Marn CS, Francis IR. CT of portal venous occlusion. AJR Am J Roentgenol 1992；159（4）：717-26.
3) Gallego C, Velasco M, Marcuello P, et al. Congenital and acquired anomalies of the portal venous system. Radiographics 2002；22（1）：141-59.
4) 山下康行（編著）．肝胆膵の画像診断―CT・MRIを中心に．画像診断別冊KEY BOOKシリーズ．秀潤社；2010．p.214-5.

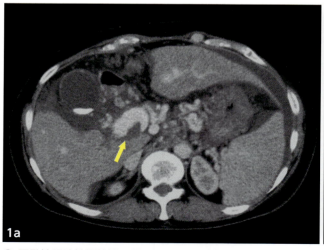
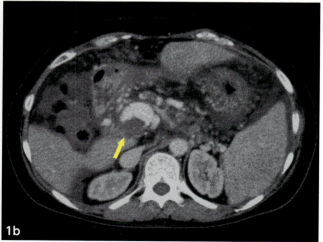

❶ 原発性胆汁性胆管炎に認められる門脈血栓症（60歳代，女性）
原発性胆汁性胆管炎患者．門脈本幹に造影効果のない陰影欠損（矢印）を認め，門脈血栓と考えられる．腹水貯留も認められる．

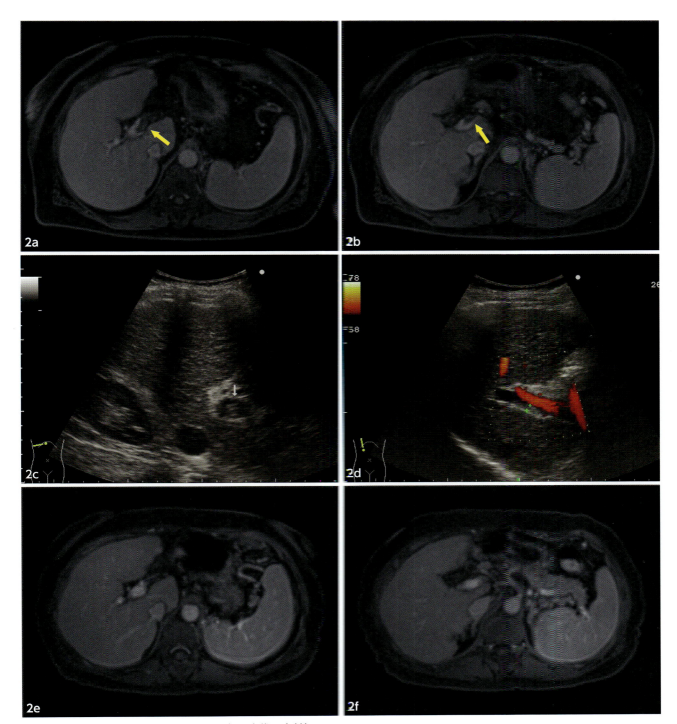

❷ C型肝硬変に認められる門脈血栓症（70歳代，女性）
腹水貯留と食道静脈瘤が認められたため，造影MRIおよび腹部超音波検査が施行された．
a，b：造影MRIにて門脈本幹に造影効果を認めない低吸収域（➡）を認める．
c，d：超音波検査でも門脈本幹内にやや高エコーを呈するmassを認めた．ドップラーでは血栓部に血流を認めない．
e，f：治療後．ヘパリン投与を行い，その後ワルファリンに変更した．3か月後の造影MRIでは門脈内の血栓は消失している．

門脈血栓症　357

III 肝臓　A 非腫瘍性疾患　(5) 血行異常

うっ血肝

■ 概要
- 三尖弁閉鎖不全や肺性心等による右心不全による肝腫大を伴う肝障害である．
- 腫大した肝の表面は平滑だが，短期間に肝腫大をきたすと肝被膜の伸展による圧痛を伴う．
- 肝血流の減少，肝静脈圧の上昇等に起因する肝機能障害は，肝細胞虚血を引き起こす．

■ 典型的な画像所見とその成り立ち
- CT（❶）：右心不全に伴う下大静脈の怒張，肝腫大を認める．造影 CT では下大静脈あるいは肝静脈への造影剤の逆流を認めることがある．動脈相から門脈相において斑状，不均一な肝実質の濃染を示すが，心不全の影響で肝実質が濃染するまでの時間は正常例よりも遅くなる．
- US（❷）：下大静脈，肝静脈の拡張を認める．静脈径の呼吸性変動の減少または消失を認める．

■ 確定診断へのプロセス
- CT・心エコー等で右心不全の診断後に上記画像検査にて診断を確定する．

■ 治療
- 肝臓自体よりも，原因となる右心不全の制御が主体となる．

（小林智夫）

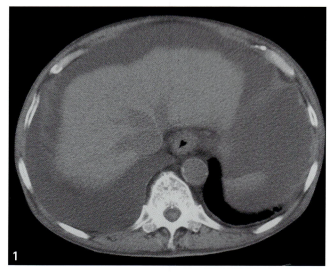

❶ うっ血肝の CT 所見
肝部下大静脈および同血管に流入する肝静脈は拡張．腹水の貯留を認める．

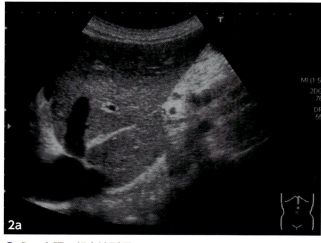
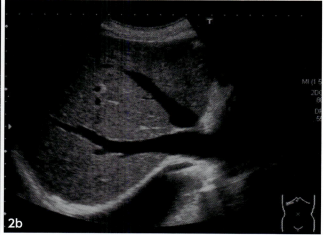

❷ うっ血肝の超音波所見
下大静脈および肝静脈の拡張．

Ⅲ 肝臓　A 非腫瘍性疾患　(6) 肝膿瘍

細菌性肝膿瘍

■ 概要

- なんらかの原因で細菌が肝臓内に侵入し肝内に限局性の膿瘍を形成したものである.
- 原因菌としては *Klebsiella* や *E.coli* といったグラム陰性桿菌が多い.
- 細菌の侵入経路は, ①経門脈性, ②経動脈性, ③経胆道性, ④直接性, ⑤その他, に分けられる[1].
- 経門脈性は憩室炎, 虫垂炎, 炎症性腸疾患などの病巣から細菌が経門脈性に肝臓に達する. 右葉に発生することが多い.
- 経動脈性は敗血症が原因になることが多い. 小さな膿瘍が多発する傾向がある.
- 経胆道性は総胆管結石や胆管癌, 膵癌などを基礎疾患として胆道感染を発症し, 上行性に肝臓に細菌が侵入する. 膿瘍が胆管に沿って形成される.
- 直接性は胆嚢炎や胃, 十二指腸潰瘍の穿通などにより肝臓へ直接炎症が波及することで発症する. 単発で大きな膿瘍を形成することが多い.
- その他は上記以外のもので, 医原性や外傷などによる.

■ 典型的な画像所見とその成り立ち

- 肝膿瘍は基本的には単房性あるいは多房性の囊胞性腫瘤として描出されるが, さまざまな形態をとりながら経時的に変化するのが特徴である.
- US では初期には境界不明瞭, 内部不均一な高エコー病変として描出されることが多く (❶a), 液状化してくると境界は明瞭化していき内部は低〜無エコーを呈するようになる (❶b)[2].
- 造影 CT 初期には蜂巣状の造影効果を有する多房性腫瘤として描出されることがあり "cluster sign" ともよばれている (❷)[3]. 内部が液状化してくると動脈相では中心の膿瘍腔が低吸収, 周囲膿瘍壁が濃染され, さらにその周囲は肝臓の反応性浮腫を反映して低吸収となり "double target sign" とよばれる (❸b). 平衡

相になると反応性浮腫も囊胞壁と同程度に造影され, リング状濃染を呈する (❸c)[1]. 動脈相では膿瘍周囲に一過性の区域性濃染を伴うことも多い (❸b)[4].

- まれではあるが膿瘍内にガス産生を伴うこともある (❹).
- MRI では膿瘍腔は T1 低信号, T2 で高信号となる. 造影 CT 同様に膿瘍腔, 膿瘍壁, 周囲反応性浮腫の3層構造を呈することもある (❺)[3].

■ 確定診断へのプロセス

- 転移性肝腫瘍や肝囊胞性疾患と鑑別を要することもあるが, 臨床症状と血液検査, 画像所見から診断に至ることが多い.
- 鑑別に苦慮するときは, 経時的な変化を追うことが重要である.

■ 治療

- 膿瘍が小さい場合は抗菌薬投与のみで治癒することもあるが, 通常は経皮経肝ドレナージ術＋抗菌薬投与が選択される. 経皮経肝ドレナージ術で改善がないときや穿刺ルートが確保できないときは, 外科的治療 (ドレナージ術や肝切除術) が選択されることもある.
- 経胆道性の場合は原因となっている胆道病変 (総胆管結石や胆管癌に伴う閉塞性黄疸など) に対する治療が必要である.

（滝川哲也・鵜飼克明・木村憲治）

文献
1) 蒲田敏文, 松井 修. 化膿性肝膿瘍. 日本臨牀 2010；68：70-5.
2) Benedetti NJ, Desser TS, Jeffrey RB. Imaging of hepatic infections. Ultrasound Q 2008；24：267-78.
3) Federle P, Jeffrey R, Woodward J, et al. Hepatic pyogenic abscess. Diagnostic Imaging. 2nd ed. Amirsys；2010. p.20-3.
4) Gabata T, Kadoya M, Matsui O, et al. Dynamic CT of hepatic abscesses: significance of transient segmental enhancement. Am J Roentgenol 2001；176：675-9.

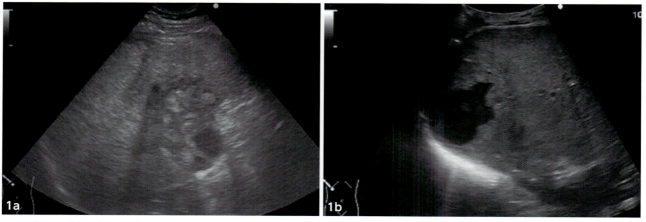

❶ 細菌性肝膿瘍の超音波像
　a：境界不明瞭，内部不均一な高エコー領域を有する腫瘤として認識される．　b：境界明瞭な囊胞状の無エコー病変となる．

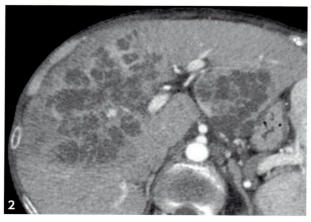

❷ 細菌性肝膿瘍の造影CT所見
蜂巣状の造影効果を有する多房性病変を認める．

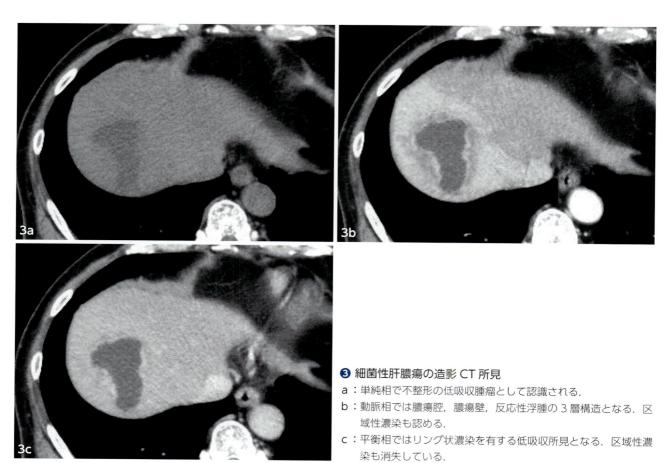

❸ 細菌性肝膿瘍の造影CT所見
　a：単純相で不整形の低吸収腫瘤として認識される．
　b：動脈相では膿瘍腔，膿瘍壁，反応性浮腫の3層構造となる．区域性濃染も認める．
　c：平衡相ではリング状濃染を有する低吸収所見となる．区域性濃染も消失している．

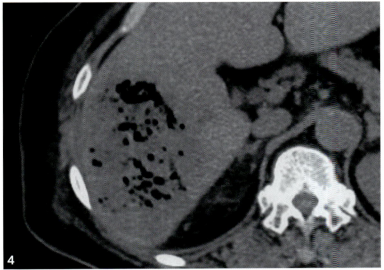

❹ 細菌性肝膿瘍の単純 CT 所見
ガス産生肝膿瘍．ドレナージ後の培養で Klebsiella pneumoniae が検出された．

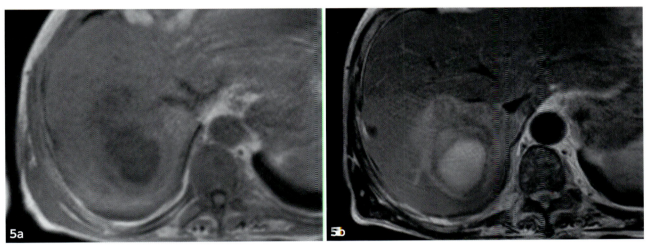

❺ 細菌性肝膿瘍の MRI 所見
a：T1 強調像．膿瘍腔は低信号となる．
b：T2 強調像．膿瘍腔は高信号となる．膿瘍腔，膿瘍壁，反応性浮腫の 3 層構造が認識できる．

アメーバ性肝膿瘍

■ 概要

● 赤痢アメーバは腸管寄生原虫であり，病原性をもつ *Entamoeba histolytica* と病原性をもたない *Entamoeba despar* に分類される．

● 赤痢アメーバは形態として栄養型と囊子に分類され，ヒトへの感染は糞便中に排泄された囊子を経口摂取することで成立する．

● 囊子は小腸で栄養型となり大腸に定着するが，大部分は不顕性感染となる．一部の患者では栄養型赤痢アメーバが大腸粘膜に侵入し，さらに血行性に肝臓に達して膿瘍が形成される．

● 先進国において感染リスクが高いグループは，海外旅行者，男性同性愛者，施設入所者などである[1]．

■ 典型的な画像所見とその成り立ち

● 細菌性肝膿瘍と比較すると肝右葉に発生しやすく，単発でサイズが大きい傾向がある．しかし基本的には細菌性肝膿瘍と同様の画像所見を呈するため（❶a，❷），画像所見だけでアメーバ性と細菌性を確実に鑑別することは困難である[1]．

● 膿瘍内容液はアンチョビソース様とよばれるチョコレート色を呈する（❶b）．しかしクリーム色や暗赤色など必ずしもアンチョビソース様を呈するわけではない[2]．

■ 確定診断へのプロセス

● 臨床症状や血液検査から US や CT などの画像検索が行われ，肝膿瘍を指摘されることが多い．

● 肝右葉にサイズが大きい単発膿瘍を認める，患者が感染ハイリスクグループに属する，など画像所見や病歴からアメーバ性肝膿瘍が疑われる際は血清学的検査や顕微鏡学的検査などを行っていく．

● 血清学的診断としては赤痢アメーバ抗体検査が最も一般的である．感染1週間以内は偽陰性を示すことが多いが，発症後7～10日で95％以上の陽性率を示す．通常6～12か月以内に陰転化するため，現行感染の判断に有用とされる[3]．

● 顕微鏡学的診断として膿瘍内容液中に赤痢アメーバ栄養型を検出できれば確定診断となる（❶c）．ただ赤痢アメーバが膿瘍壁直下に局在していることや，検体管理の難しさなどから検出率は高くない[1]．

● アメーバ性肝膿瘍は薬物療法が著効することから治療的診断となる場合も多い．

■ 治療

● 基本は薬物療法でありメトロニダゾール1回500～750 mg を1日3回，7～10日間の内服治療を行う．経口摂取が難しい症例では，メトロニダゾール500 mg×3～4回/日の点滴治療が行われる．

● 細菌性肝膿瘍を除外できない症例，肝表面に存在し破裂のリスクがある症例，病変が左葉に存在し心膜へ影響を及ぼす可能性がある症例などは，診断と治療目的に経皮経肝ドレナージ術を考慮する．

● 腸管内に存在する囊子を除去する目的で，パロモマイシン 500 mg を1日3回，10日間の追加投与が推奨される[4]．

（滝川哲也・鵜飼克明・田邊暢一）

文献

1）道免和文．アメーバ性肝膿瘍．日本臨牀 2010；68：135-9.
2）Khanna S, Chaudhary D, Kumar A, et al. Experience with aspiration in cases of amebic liver abscess in an endemic area. Eur J Clin Microbiol Infect Dis 2005；24：428-30.
3）Stanley SL Jr, Jackson TF, Foster L, et al. Longitudinal study of the antibody response to recombinant *Entamoeba histolytica* antigens in patients with amebic liver abscess. Am J Trop Med Hyg 1998；58：414-6.
4）青木　眞．アメーバ赤痢．レジデントのための感染症診療マニュアル．第3版．医学書院；2015. p.716-21.

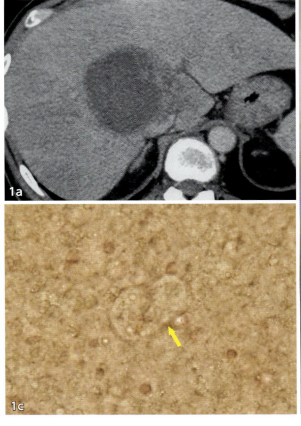
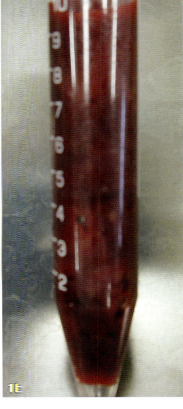

❶ アメーバ性肝膿瘍（40歳代，男性）
a：内側区〜尾状葉に肝膿瘍を認める．
b：経皮経肝ドレナージ術が施行され，穿刺液はアンチョビソース様の外観を呈していた．
c：膿瘍穿刺液中に確認できたアメーバ赤痢の栄養型虫体（矢印）．

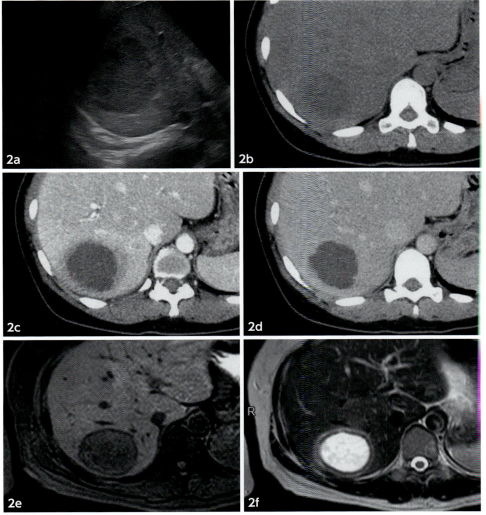

❷ アメーバ性肝膿瘍（40歳代，女性）
a：US で右葉後区に境界明瞭，辺縁不整な低エコー腫瘤を認める．
b：単純 CT で低吸収腫瘤として認識される．
c：動脈相では反応性浮腫による低吸収域を有する膿瘍腔を確認できる．
d：平衡相では反応性浮腫も造影されてきている．
e：MRI T1 強調像で膿瘍腔は低信号となる．
f：MRI T2 強調像では高信号となる．

アメーバ性肝膿瘍　363

Ⅲ 肝臓　A 非腫瘍性疾患　(7) 肝肉芽腫

肝結核

■ 概要

● 肝結核は肺以外の臓器に発生する肺外結核の一つである.

● 肝結核は結核菌（*Mycobacterium tuberculosis*）の血行性，リンパ行性，腸管性播種などにより起こるもので，粟粒性肝結核，孤立性肝結核腫，胆管結核の3型に分類される．大半が全身粟粒結核の部分症としての粟粒性肝結核であり，孤立性肝結核腫や胆管結核はまれである.

● 頻度は全結核患者の1.2％程度と報告されている[1]が，本邦における肺結核剖検例の検討では15.8％と報告されている[2].

● 孤立性肝結核腫は肝に単発の腫瘤を形成するのみであり，軽い腹痛や発熱，倦怠感，食欲不振など非特異的な症状を訴えることもあるが，無症状であることが多い.

■ 典型的な画像所見とその成り立ち

● 粟粒性肝結核はびまん性の粟粒大（びまん型）あるいはこれに近い大きさの結節性（結節型）の散布巣を有する（Rollestonの分類）．びまん型の急性期には各種画像診断にて肝腫大，時に超音波では高エコーを伴う腫大を呈し，治癒期にはびまん性石灰化を呈することがある．結節型の超音波所見は病期により異なるが，低エコーや高エコー，内部低エコーで辺縁高エコーの小結節像を呈するなど多岐にわたる．治癒期には石灰化を伴う結節像を呈する.

● 孤立性肝結核腫は急性期では他起因の肝膿瘍と同様の画像所見を呈し，陳旧期では中心に液状壊死や石灰化を伴い，超音波検査で音響陰影を伴う高エコー結節（❶），CTにて高吸収像を呈する（❷）.

● MRIではT1強調像で低信号，T2強調像で高信号という膿瘍一般の信号パターンを呈するが，病期により

T2強調像で低信号を呈し，辺縁部や隔壁構造が造影されることもある.

■ 確定診断へのプロセス

● 急性期では細菌性およびアメーバ性肝膿瘍，陳旧期では石灰化を伴う転移性肝癌や寄生虫疾患などと鑑別を要する.

● 肝結核の確定診断には組織所見が必要となる．典型的な組織所見は乾酪壊死を伴う類上皮細胞肉芽腫（❸）であるが，乾酪壊死を伴わない場合はその他の肝肉芽腫性病変との鑑別が困難となる．また，肝結核の針生検検体による結核菌培養陽性率は10％[3]，抗酸菌染色（❹）でも陽性率は10％程度と報告されており，検出率は低い[4]．PCR法においてもその検出率は高くないという報告もある.

● 画像所見，病理組織所見で肝結核が疑われた場合にQuantiFERON（QFT）検査は結核感染の診断に有用であり，これらを総合して判断する必要がある.

■ 治療

● 通常の肺結核と同様に抗結核薬多剤併用療法（リファンピシン，イソニアジド，ピラジナミド，エタンブトールまたはストレプトマイシンの4剤）が奏効するため，外科的切除やドレナージは不要とされている.

（今城健人・山中正二・中島　淳）

文献
1) Essop AR, Posen JA, Hodkinson JH, et al. Tuberculosis hepatitis: a clinical review of 96 cases. O J Med 1984；53：465-77.
2) 関谷千尋，幸田弘信．細菌感染症と肝．結核と肝．臨消内科 2001；16：455-60.
3) Levine C. Primary macronodular hepatic tuberculosis: US and CT appearances. Gastrointest Radiol 1990；15：307-9.
4) Klatskin G. Hepatic granuloma：problems in interpretation. Ann N Y Acad Sci 1976；278：427-32.

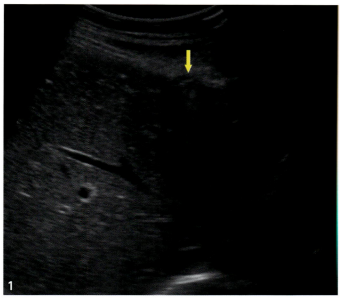

❶ 孤立性肝結核腫の腹部超音波所見
肝内（左葉）に音響陰影を伴う類円形の腫瘤像を認める（矢印）．

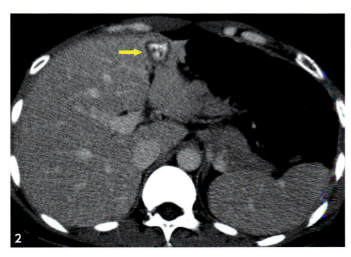

❷ 孤立性肝結核腫の造影CT所見
肝内（左葉）に石灰化を伴う腫瘤を認める．内部に明らかな造影効果を認めなかった（矢印）．

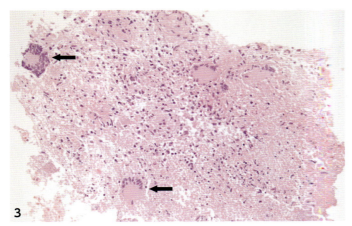

❸ 肝結核のHE染色像
乾酪壊死を伴った類上皮肉芽腫を形成している（矢印）．

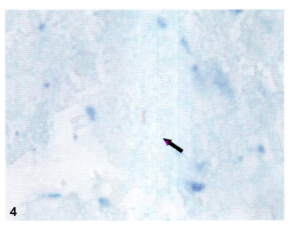

❹ 肝結核の抗酸菌染色像
Ziehl-Neelsen染色にて赤く染まる菌体を認めた（矢印）．

肝結核　365

肝サルコイドーシス

■ 概要
- サルコイドーシスは原因不明の全身性肉芽腫性疾患である．
- 罹患臓器として両側肺門リンパ節，肺，眼，心，皮膚が代表的だが，剖検例における検討では肺，リンパ節，心に次ぐ頻度で肝病変が認められる．
- サルコイドーシス患者の50〜90％に肝機能異常を認めるが，多くは無症候性である．
- 肉芽腫が生じる部位が一様でないため，軽度の肝機能障害から強い門脈圧亢進症をきたす症例まで臨床像は多彩である[1]．

■ 典型的な画像所見とその成り立ち
- 胸部X線写真や胸部CTで両側肺門部のリンパ節腫脹や粒状影を認める（❶，❷）．
- 造影CTでは肝サルコイドーシスは低吸収の多発肝腫瘤として描出されることが多いが，さまざまな病態を反映して一様ではない．門脈域の炎症を反映してグリソン鞘周囲の造影不良を呈する症例もある（❸）．
- 腹腔鏡を用いた肝表面観察ではびまん性に白色〜黄白色の小結節が認められる（❹）．
- 肝サルコイドーシスの病理組織像は多彩であり，さまざまな非腫瘍性肝疾患の組織像を呈しうる．
- 門脈域にリンパ球，形質細胞を混じる炎症性細胞浸潤が認められ，実質内には壊死を伴わない類上皮肉芽腫が認められる（❺）．
- 肉芽腫は自然消退しうるが，その過程で硝子化，瘢痕化することがある．

■ 確定診断へのプロセス
- サルコイドーシスの診断は診断基準に基づき，組織診断群と臨床診断群に分けて行う[2]．
- 以下の特徴的な検査所見を確認する．
  ①両側肺門リンパ節腫脹
  ②血清ACE活性高値またはリゾチーム高値
  ③血清可溶性IL-2受容体高値
  ④GaシンチグラムやFDG-PETにおける著明な集積所見
  ⑤気管支肺胞洗浄検査でリンパ球比率上昇，CD4/CD8比 >3.5
- 肝生検にて非乾酪性類上皮肉芽腫を確認する．

■ 治療
- 肝硬変や肝不全へと進行することが予測される場合にはステロイドの使用も考慮される．

（諸沢　樹）

文献
1) 諸沢　樹，近藤泰輝，木村　修，ほか．急激に門脈圧亢進症をきたし，食道静脈瘤破裂で発症した肝サルコイドーシスの1例．肝臓 2013；54（5）：354-62．
2) サルコイドーシスの診断基準と診断の手引き―2015．日本サルコイドーシス／肉芽腫性疾患学会．

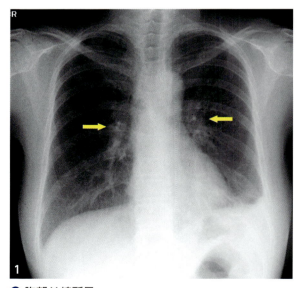

❶ 胸部X線所見
両側肺門部陰影の拡大．

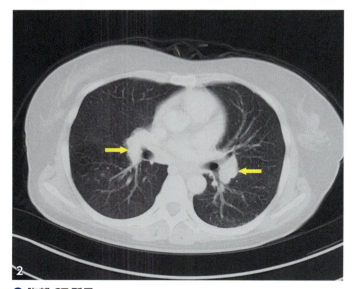

❷ 胸部CT所見
両側肺門リンパ節腫脹．

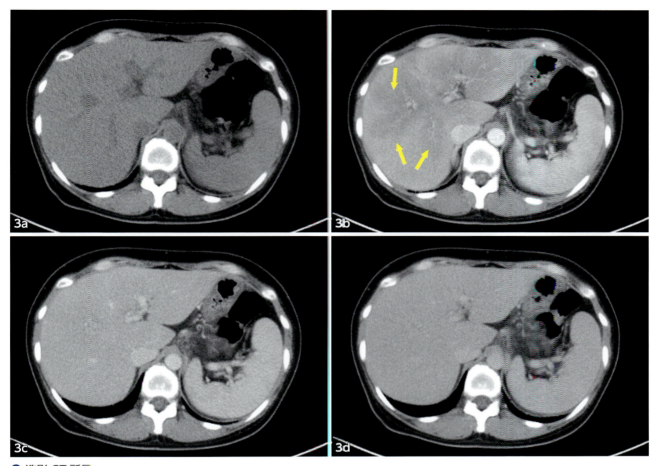

❸ 造影CT所見

a：単純，b：造影早期相，c：門脈相，d：平衡相．
本症例では門脈域の炎症を反映して造影早期相においてグリソン鞘周囲の造影不良所見（矢印）が認められる．

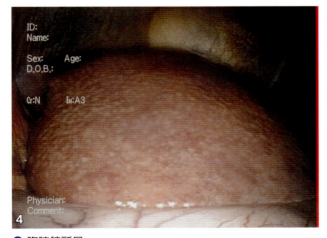

❹ 腹腔鏡所見
黄白色の小結節がびまん性に観察される．

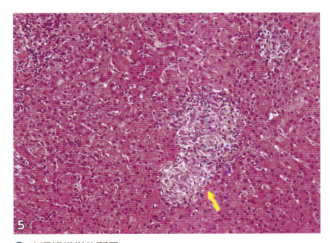

❺ 病理組織学的所見
実質内に壊死を伴わない類上皮肉芽腫（矢印）を認める．

肝サルコイドーシス

III 肝臓　A 非腫瘍性疾患　(8) 嚢胞性肝疾患

肝嚢胞

■ 概要

- ほとんどの肝嚢胞は無症状で，腹部画像検査の際に偶然発見される.
- 本邦での頻度は不明であるが台湾からの報告では，頻度は年齢に従って増加し，平均で約3.6％とされている. また，女性は男性に比し約2倍の頻度であった[1].
- 肝嚢胞内腔は単層で扁平な胆管上皮類似の立方～円柱上皮細胞で被われている (❶). 通常，嚢胞内容液は血漿に類似した電解質を含んでおり，これら上皮細胞が嚢胞内に分泌したものと考えられる.

■ 典型的な画像所見とその成り立ち

- いずれの画像診断でも，辺縁明瞭で内部均一な占拠性病変として描出される. また，造影効果は認められない.
- 超音波検査で嚢胞内部は均一な無エコーとして描出され，後方エコーの増強を伴う (❷).
- CT 検査で嚢胞内部は均一な低吸収を示す (❸, ❹).
- MRI 検査では T2 強調像で著明な高信号として描出される (❺).
- 腹腔鏡では肝表面にある嚢胞を肝被膜下に観察できる (❻).

■ 確定診断へのプロセス

- 超音波検査で典型的な所見が観察されれば確定診断される.
- 画像診断として汎用される CT 検査では，肝嚢胞との鑑別に注意を要するいくつかの疾患がある. 以下に主なものを示すが，確定診断には複数の画像診断を組み合わせることが必要である.
①造影効果の乏しい転移性肝腫瘍：造影 CT では嚢胞と紛らわしい低吸収腫瘤として描出されることがある.
②肝内胆管癌や嚢胞腺癌：腫瘤の大部分が嚢胞を形成したものでは嚢胞全体の観察を行い，造影効果のある充実性結節の有無を確認する必要がある.
③早期の小肝細胞癌：脂肪変性を伴う場合には著明な低吸収腫瘤として描出されることがある.
④肝膿瘍：病期の進行につれて形態が変化する. 膿瘍は通常，辺縁不整で内部不均一，腫瘤周辺部に造影効果が認められる.
⑤多発性肝嚢胞：肝内に大小の嚢胞が多数存在する遺伝性疾患であり，約半数に腎嚢胞の合併がみられる. 近年，難治性疾患として国内で調査が行われ公開されている[2].

■ 治療

- 周辺臓器圧排により症状を認める嚢胞では，超音波やCT ガイド下に穿刺し，塩酸ミノサイクリンやエタノールアミンオレイン酸などを用いた硬化療法が行われている. 外科的には腹腔鏡下での開窓術が行われている.
- まれな症状として出血や感染，自然破裂などが報告されており，状態に応じ嚢胞ドレナージや硬化療法，外科的切除などが行われている.

(真野　浩)

文献

1) Huang JF, Chen SC, Lu SN, et al. Prevalence and size of simple hepatic cysts in Taiwan: community- and hospital-based sonographic surveys. Gaoxiong Yi Xue Ke Xue Za Zhi 1995；11 (10)：564-7.
2) 大河内信広，ほか. 多発性肝嚢胞診療ガイドライン 2013. 厚生労働省難治性疾患克服研究事業.

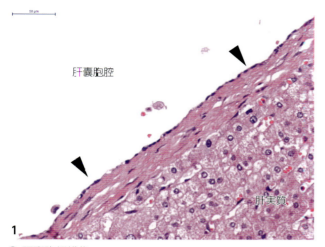

❶ 肝囊胞組織像
肝囊胞内腔は単層で扁平な胆管上皮類似の上皮細胞（矢頭）に被われている．

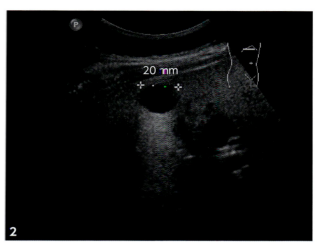

❷ 超音波所見
約 20 mm の肝囊胞，囊胞以深部にエコー輝度の増強効果を認める．

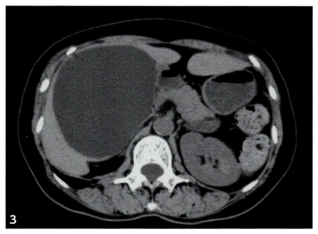

❸ CT 所見
内部均一な低吸収占拠性病変として描出される．

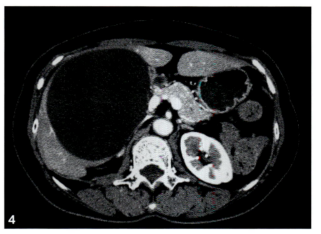

❹ 造影 CT 所見
造影効果は認められない．

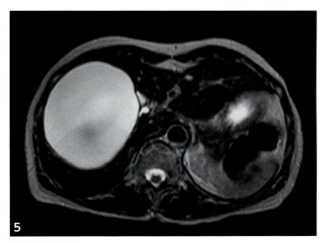

❺ MRI 所見
T2 強調像では高信号として描出される．

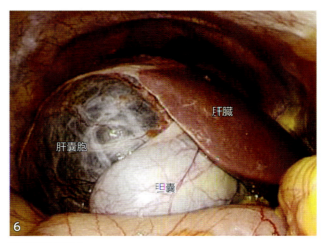

❻ 腹腔鏡所見
肝表面にある囊胞は肝被膜を透過して観察することができる．

肝囊胞　369

Ⅲ 肝臓　A 非腫瘍性疾患　(9) その他

日本住血吸虫症

■ 概要
- 日本住血吸虫（*Schistosoma japonicum*）は1904年に発見された人畜共通感染症である．中間宿主であるミヤイリガイから幼虫（セルカリア）が水中へ遊走し，水田や沼でヒトへ経皮感染を起こす．感染した幼虫は腸間膜静脈や門脈へ寄生し，産卵する．虫卵が肝臓に運ばれることにより門脈系小血管を閉塞し，周囲の肉芽腫，線維化，石灰化をきたす[1,2]．虫卵は肝臓以外の門脈系臓器である，胃，結腸，直腸にも認められることがある．
- 慢性期には肝線維化をきたし，門脈圧亢進症を生じることがある．
- 日本では1978年以降国内新感染例の発生の報告はないが，中国，フィリピン，インドネシアではいまだ多くの感染者がおり，本邦でも輸入症例に出会うことがある．

■ 典型的な画像所見とその成り立ち
- 腹部超音波検査やCT検査では，肝臓が線状の隔壁により区切られた，亀甲様，網目状パターンといった特徴的な画像所見が得られる場合が多い（❶～❸）[2]．
- CT検査では隔壁石灰化像，隔壁の増強効果を呈することがあり，組織学的には門脈域や肝実質の石灰化卵を含む瘢痕様の線維化を認める[3]．
- 造影CT検査では肝臓辺縁に斑状・索状の造影効果がみられ，慢性的な門脈域の炎症や肝実質の炎症を反映している所見と考えられる（❸）[4]．

■ 確定診断へのプロセス
- 画像検査で典型的所見が認められるか，虫卵の存在が確認できることにより診断される．
- 腹部超音波検査やCT検査で特徴的な網目状パターンにより疾患を強く疑う．
- 便中虫卵検査や抗虫卵抗体検査，または肝生検により組織学的に虫卵を確認する．

■ 治療
- プラジカンテルの内服により，高い治療効果が得られる[5]．

（林　学・阿部和道・大平弘正）

文献
1) 松田　肇, 桐木雅史. 住血吸虫症の歴史と現状. 医学のあゆみ 2004 ; 208 : 74-8.
2) 大前比呂思. 日本住血吸虫症の画像診断と肝線維化. 医学のあゆみ 2004 ; 208 : 79-83.
3) Nakashima T, Kage M, Hirata M. A historical view of schistosomiasis japonica in the Chikugo river basin. What can we learn from autopsy? Parasitol Int 2003 ; 52 : 327-34.
4) Monzawa S, Uchiyama G, Ohtomo K, et al. Schistosomiasis japonica of the liver: contrast-enhanced CT findings in 113 patients. AJR Am J Roentgenol 1993 ; 161 : 323-7.
5) 太田伸生, 熊谷　貴. 住血吸虫の新規治療・予防薬開発と住血吸虫ワクチン. 医学のあゆみ 2004 ; 208 : 91-4.

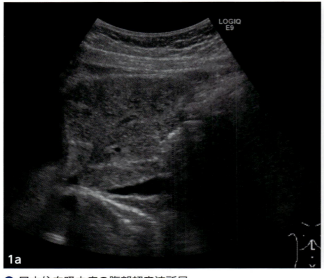 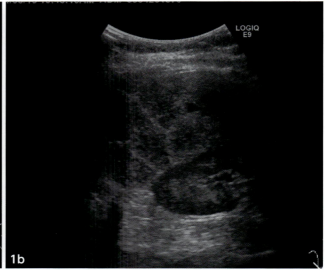

❶ 日本住血吸虫症の腹部超音波所見
a：心窩部縦走査，肝左葉．
b：右肋間走査，右葉．
肝内に網目状の線状パターンを認める．

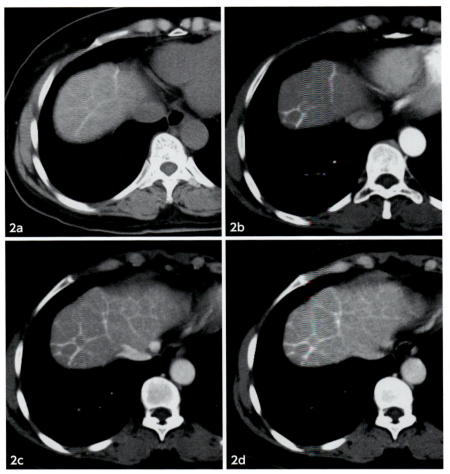

❷ 日本住血吸虫症の造影 CT 所見
a：単純 CT. 特徴的な網目状パターンを認める.
b：動脈相. 造影剤の投与により網目状パターンはより明瞭に確認できる.
c：門脈相.
d：平衡相.

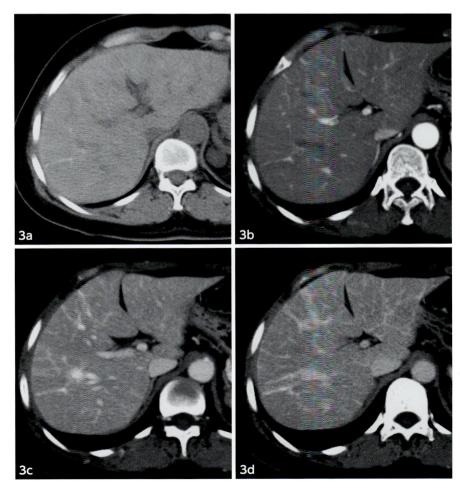

❸ 日本住血吸虫症の造影 CT 所見
a：単純 CT.
b：動脈相.
c：門脈相.
d：平衡相.
門脈相から平衡相にかけて斑状，索状の造影効果を認める.

日本住血吸虫症　371

III 肝臓　A 非腫瘍性疾患　(9) その他

Dubin-Johnson 症候群

■ 概要
- 1954年にDubinとJohnsonが提唱した，由来不明の色素が肝臓に沈着する黄疸を呈する疾患である[1]．
- 抱合型ビリルビンの胆汁中への分泌が障害されている．
- 毛細胆管にある多剤耐性関連蛋白質（multidrug resistance protein 2）とよばれるトランスポーターの異常が報告されている[2]．
- 常染色体劣性遺伝の疾患である[3]．

■ 典型的な画像所見とその成り立ち
- 腹腔鏡（❶，❷）では，特徴的な黒色肝を呈する．小葉中心部の肝細胞のリソソーム内に黒色顆粒色素が沈着する（❸）．この色素は，肝細胞から正常に排泄されないアドレナリン代謝産物由来である．

■ 確定診断へのプロセス
- 腹腔鏡検査で，黒色肝が観察される．
- 肝組織に粗大褐色顆粒がみられる．
- 肝障害は通常認めず，総ビリルビン値が7 mg/dL程度まで上昇する．
- 超音波検査やCT検査では，肝胆道系に所見はない．
- ICG（インドシアニングリーン）試験は，おおむね正常である．

■ 治療
- 予後は良好であり，治療は不要である．

（二宮匡史）

文献
1) Dubin IN, Johnson FB. Chronic idiopathic with unidentified pigment in liver cells: new clinic-pathologic entity with report of 12 cases. Medicine 1954；33：155-79.
2) Paulisma CC, Kool M, Bosma PJ, et al. A mutation in the human canalicular multispecific organic anion transporter gene causes the Dubin-Johnson syndrome. Hepatology 1997；25：1539-42.
3) 楯 玄秀．Dubin-Johnson症候群の分子病態．昭和医会誌 2002；62（3）：169-77.

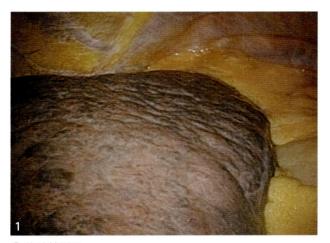

❶ 腹腔鏡所見
黒色肝を呈する．

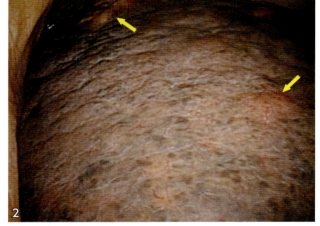

❷ 腹腔鏡所見
本症例は慢性肝炎と肝癌（矢印）も合併，表面は炎症のため凹凸を認め，腫瘍も存在する．

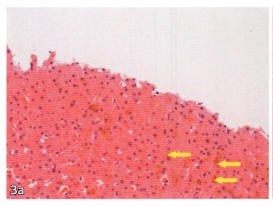
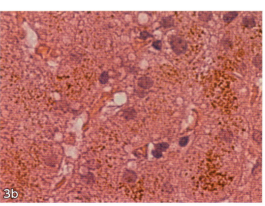

❸ 病理組織所見
a：組織内に特徴的な褐色顆粒の沈着を認める（矢印）．b：褐色顆粒の拡大所見．

III 肝臓　B 腫瘍性疾患　(1) 良性肝腫瘍

血管腫，海綿状血管腫

■ 血管腫の概要

● 血管腫（hemangioma）は非上皮性の良性腫瘍に分類される．

● 肝に発生する血管系の良性腫瘍には海綿状血管腫と毛細血管腫があるが，どちらも肝動脈，肝静脈，門脈，類洞のいずれの内皮細胞に由来するかは不明である[1]．

● 肝の血管腫の大半は海綿状血管腫である．

■ 海綿状血管腫の概要

● 海綿状血管腫（cavernous hemangioma）は，肝の良性腫瘍のなかで最も頻度が高く，成人女性に好発する（男女比 1：3）．

● 海綿状血管腫は多くの場合無症状で経過し，健診などで偶然発見されることが多い．

● 海綿状血管腫は大部分は径 4 cm 以下であるが，30 cm に達するものもある[2]．

■ 典型的な画像所見とその成り立ち

● 腹部超音波検査において，小径の場合は高エコー腫瘤として描出されることが多い．背景に脂肪肝があると描出が難しいこともあるが，高度の脂肪肝では逆に低エコーとして描出される．腫瘍径の増大に伴い，凹凸のある辺縁高エコー腫瘤として認められることが多い（中心部は低エコーが混在してくる）．肝表面から膨隆しない（❶）．

● CT 検査において，単純では低吸収域として描出され，造影早期相から平衡相にかけ辺縁から徐々に内部に向かう濃染がみられ（filling in pattern）持続する（❷）．

● ガドリニウム（Gd）製剤による造影 MRI 検査においては，基本的に CT と同様の dynamic study となる（❸a〜c）．T1 強調像では低信号を示すが（❸d），T2 強調像では胆囊と同程度に著明な高信号を示す（❸e）．拡散強調像では高信号となることが多い（❸f）．

● 病理組織所見では，血液の充満した海綿状の血管腔を被覆する一層の内皮細胞と薄い線維性隔壁により構成される（❹）．

■ 確定診断へのプロセス

● 小径の血管腫では，高エコー結節かつ造影剤が wash-out され持続した濃染像が認められないことがあり，早期肝細胞癌との鑑別が重要となる

● 造影 MRI 検査にはコントラストの高い従来のガドリニウム製剤を用いることが望ましい．EOB-MRI の場合，平衡相はなく肝細胞相となるため，肝細胞癌同様に低信号となるので注意が必要である．

● 海綿状血管腫が二次的に変化したものに硬化性血管腫（sclerosed hemangioma）がある．線維化や硝子化が高度であるため，増生血管は減少し，海綿状血管腫に特徴的な造影パターンを呈さないことがある[1]．

● 良性疾患であるため，可能なかぎり低侵襲な検査で確定診断をつける必要がある．肝生検は大量出血の危険があり安易に行うべきではない．

■ 治療

● 無症状では基本的に経過観察となる

● 腫瘍径が大きく，①上腹部圧迫症状や疼痛，②破裂の危険性，③腫瘍内血小板消費による血液凝固能低下（Kasabach-Merritt 症候群）[3] などがあれば治療を検討する．治療としては根治的には肝切除，対症的には肝動脈塞栓術（TAE）などが行われる．

（田邊暢一）

文献

1) 松本光司. 血管腫/肝紫斑病. 中沼安二, 坂元亨宇（編). 腫瘍病理鑑別診断アトラス　肝癌. 文光堂；2010. p.142-4.

2) Goodman ZD. Benign tumors of the liver. Okuda K, Ishak KG, eds. Neoplasms of the Liver. Springer-Verlag；1987. p.105-25.

3) Behar A, Moran E, Izak G. Acquired hypofibrinogenemia associated with a giant cavernous hemangioma of the liver. Am J Clin Pathol 1963；40：78-82.

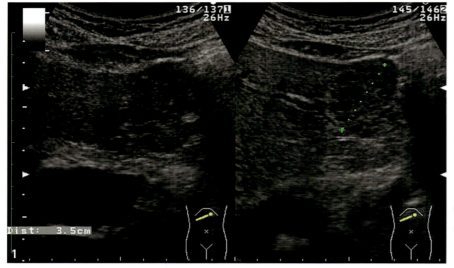

❶ 血管腫の超音波Bモード所見
肝S3 35 mm 辺縁高エコー腫瘤. 凹凸のある辺縁高エコー腫瘤として認められ, 肝表面から膨隆しない.

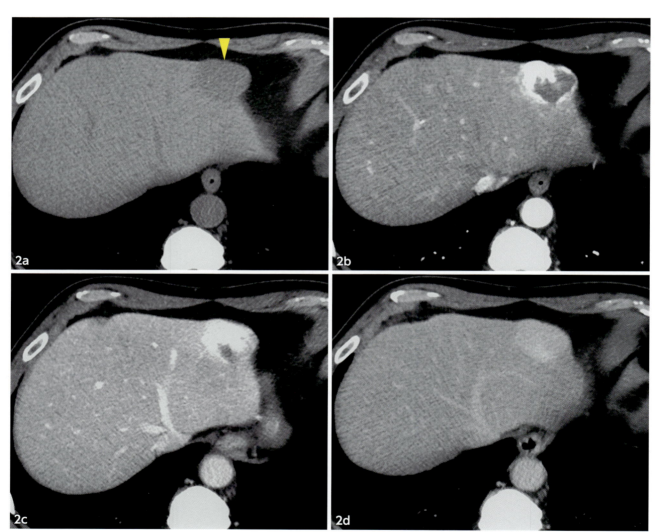

❷ 血管腫のCT所見
a：単純. b：造影早期相. c：造影門脈相. d：造影平衡相.
単純CTでは低吸収域として描出され, 造影早期相から平衡相にかけ辺縁から徐々に内部に向かう濃染がみられ持続する.

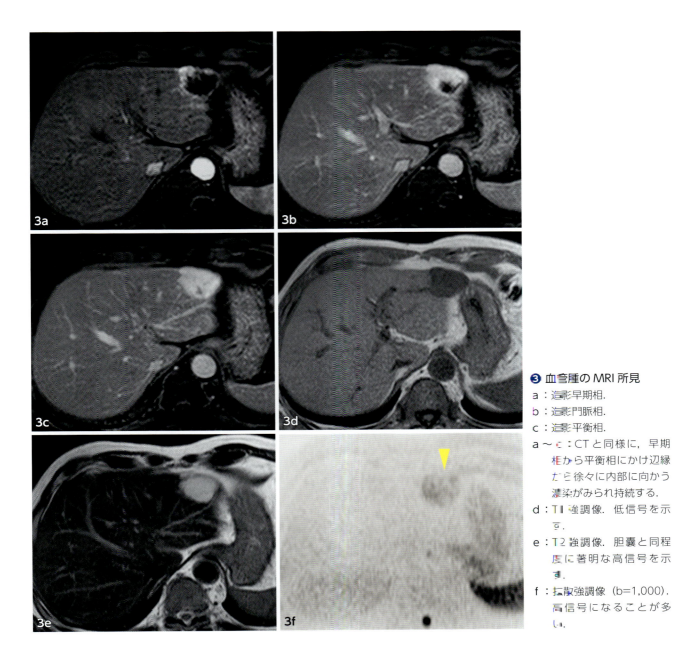

❸ 血管腫のMRI所見
a：造影早期相．
b：造影門脈相．
c：造影平衡相．
a〜c：CTと同様に，早期相から平衡相にかけ辺縁から徐々に内部に向かう濃染がみられ持続する．
d：T1強調像．低信号を示す．
e：T2強調像．胆嚢と同程度に著明な高信号を示す．
f：拡散強調像（b=1,000）．高信号になることが多い．

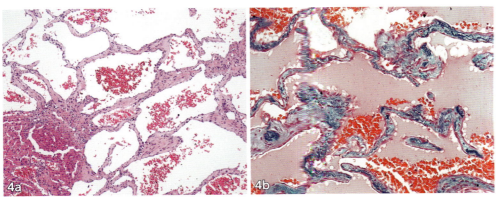

❹ 血管腫の手術標本による病理組織学的所見
a：HE染色（×100）．扁平一層の内皮細胞に裏打ちされた広い腔を形成し，海綿状の構築を呈する．内皮細胞には異型や核分裂像は認められない．
b：Elastica-Masson染色（×400）．隔壁は主に膠原線維で形成され少量の弾性線維も認められるが，平滑筋や弾性板構造はみられない．

血管腫，海綿状血管腫 375

血管筋脂肪腫（AML）

■概要
- 血管筋脂肪腫（angiomyolipoma：AML）は，平滑筋成分，血管成分，脂肪成分がさまざまな割合で混在する良性腫瘍．数例の悪性報告例がある．
- 本邦報告例では中年女性に多く，大部分は正常肝（肝炎ウイルス陰性）に発生する．
- 組織学的には成熟脂肪細胞，血管，平滑筋細胞から成るが，その割合はさまざまである．血管周囲類上皮細胞（PEC）由来と考えられ，HMB-45染色陽性（❶e）．
- 多血性腫瘍であり，臨床的には肝細胞癌との鑑別が問題となる．

■典型的な画像所見とその成り立ち
- 典型例（❶）は脂肪成分の豊富な多血性腫瘍であるため，脂肪成分を反映して，超音波で高エコー，単純CTで低吸収，MRI T1強調（in/out of phase）で信号低下する腫瘍としてとらえられ，またダイナミックスタディの動脈相で強く濃染する．
- 脂肪成分の乏しいタイプ（類上皮型）（❷）では診断は難しいとされている．しかしながら，排血路が肝静脈である点は肝細胞癌との鑑別に有用[1]で，また拡張・蛇行した腫瘍血管も本疾患に特徴的である[2]．

■確定診断へのプロセス
- 脂肪成分が多い場合は，各種画像診断で脂肪成分をとらえることにより，脂肪成分のある多血性腫瘍として本疾患を疑うことが可能である．
- 脂肪成分の乏しいタイプ（類上皮型）では診断は難しいが，正常肝に発生した多血性腫瘍をみた場合は常に本疾患も鑑別にあげ，排血路が肝静脈であること，腫瘍血管の拡張・蛇行をとらえれば診断に近づける．

■治療
- 一般的には経過観察でよいが，増大傾向・悪性化・自然破裂を起こすことがあり，手術が必要となることもある．

（赤羽武弘）

文献
1) Zheng RQ, Kudo M. Hepatic angiomyolipoma: identification of an efferent vessel to be hepatic vein by contrast-enhanced harmonic ultrasound. Br J Radiol 2005；78：956-60.
2) Ji JS, Lu CY, Wang ZF, et al. Epithelioid angiomyolipoma of the liver: CT and MRI features. Abdom Imaging 2013；38：309-14.

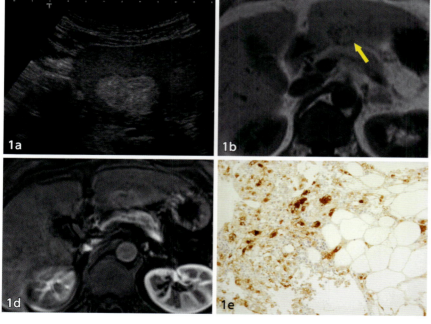
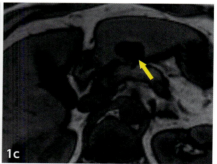

❶ 血管筋脂肪腫の典型例（50歳代，男性）

背景肝正常．画像所見からAMLを疑い生検し確定．経過観察中．
a：エコー所見．高エコーを呈する．
b：MRI T1強調（in phase）．
c：MRI T1強調（out of phase）．
d：ダイナミックMRI動脈相．
e：HMB-45染色（針生検）．

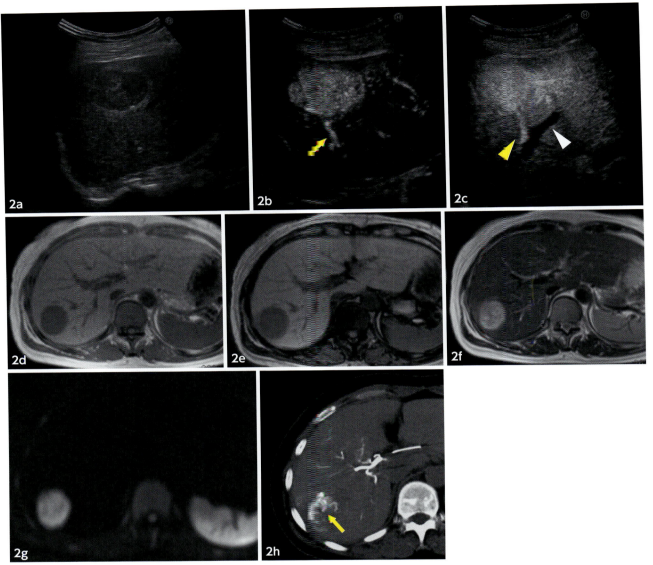

❷ 血管筋脂肪腫の脂肪成分の乏しいタイプ（類上皮型）（40歳代，女性）

背景肝正常．画像所見から類上皮型のAMLを鑑別にあげ生検し確定．

a：エコー所見．等～低エコーを呈する．

b，c：造影エコー血管相．拡張・蛇行した栄養動脈（黄矢印）と明瞭な腫瘍濃染を認め，流出静脈（黄矢頭）は右肝静脈（白矢頭）に注ぐ．

d：MRI T1強調（in phase）．e：MRI T1強調（out of phase）．f：MRI T2強調．g：MRI拡散強調（b=300）．脂肪成分に乏しいためin phaseからout of phaseでの信号低下がみられない．拡散強調像は高信号．

h：CTHA所見．拡張・蛇行した腫瘍血管（矢印）が認められる．

III 肝臓　B 腫瘍性疾患　(1) 良性肝腫瘍

肝細胞腺腫（HCA）

■ 概要

- 肝細胞腺腫（hepatocellular adenoma：HCA）は，肝上皮細胞に由来すると考えられ，正常肝あるいは糖原病を背景に発生することの多い肝原発の良性腫瘍である．肝原発腫瘍の約2％程度を占める．
- 経口避妊薬内服，糖原病Ⅰ型・Ⅲ型，肥満，アルコール摂取との関連があり，欧米では若年女性に好発するとされるが，アジアでの報告は男女に差がないとされる．
- 経過中に出血や肝細胞癌の発症を認めることがある．

■ 典型的な画像所見とその成り立ち

- 肉眼型は球状で，1 cm 程度から大きなものでは 20 cm を超える報告もある．細胞異型の軽度な肝細胞の索状配列を保った増殖を認め，脂肪化，炎症細胞浸潤を認めることもある（❶）．線維性被膜は存在しないとされる．5 cm を超えるものは出血のリスクが高い．
- 画像所見は多彩であるが，一般的にはダイナミック CT，MRI（❷，❸）の早期相で均一な淡い濃染を呈し，遅延相で等吸収あるいは低吸収を示す．被膜構造は描出されず，腫瘍の辺縁から流入する栄養動脈がとらえられることがある．MRI T1 強調像で高信号を呈し，脂肪抑制で脂肪含有を検出できる．肝細胞相での Gd-EOB の取り込みは低下を示すことが多いとされる[1]．大きな結節では，出血を伴うことがあり，これによる修飾が加わることを念頭におく必要がある．

■ 確定診断へのプロセス

- 肝細胞癌発症のリスクを背景にもたず，ダイナミック CT，MRI で淡い均一な濃染を呈する腫瘍の鑑別診断として考慮する．限局性結節性過形成（FNH），肝細胞癌との鑑別が問題となる．典型像では流入動脈の形態，MRI 肝細胞癌相の Gd-EOB の取り込みが FNH と異なるが，しばしば鑑別は困難である．臨床所見は患者背景から肝細胞癌と区別されることが多いが，画像診断での鑑別は困難なことが多く，腫瘍生検や切除など，病理診断が行われることが多い．
- 近年，新 WHO 分類で，免疫組織化学的診断法が提唱され，遺伝子異常のタイプにより4つの亜型に分類された[2]．HCA の診断，FNH との鑑別の指針となるものであるが，従来の疾患概念や診断と異なる部分があり，議論も多い．

■ 治療

- 5 cm を超えるものでは肝細胞癌の合併・出血のリスクを考慮し切除が行われることが多い．多発例では肝移植が行われた報告もある．

（小暮高之）

文献

1) Bieze M, van den Esschert JW, Nio CY, et al. Diagnostic accuracy of MRI in differentiating hepatocellular adenoma from focal nodular hyperplasia: prospective study of the additional value of gadoxetate disodium. AJR Am J Roentgenol 2012；199（1）：26-34.
2) Vijay A, Elaffandi A, Khalaf H. Hepatocellular adenoma: An update. World J Hepatol 2015；7（25）：2603-9.
3) Kogure T, Ueno Y, Sekiguchi S, et al. Liver cell adenoma showing sequential alteration of radiological findings suggestive of well-differentiated hepatocellular carcinoma. World J Gastroenterol 2009；15（10）：1267-72.

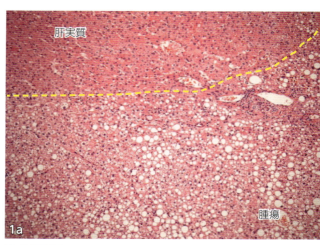 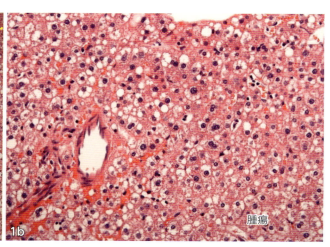

❶ 病理所見
a：周囲の肝実質と比較して淡明な細胞異型に乏しい腫瘍細胞が充実性に増殖し，腫瘍内に大滴性の脂肪化が散見される．HE 染色，×40.
b：腫瘍内に門脈域・胆管はなく，筋性血管の増生を認める．HE 染色，×200.
（Kogure T, et al. World J Gastroenterol 2009[3] より一部改変）

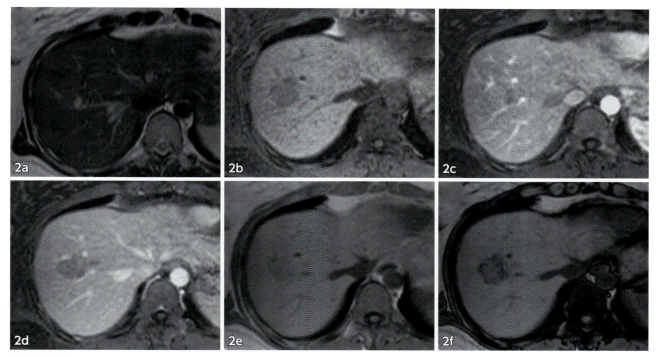

❷ MRI所見
腫瘍は周囲の肝実質との境界が明瞭な被膜構造をもたない類円形の結節で，T1単純（b）でやや低信号，動脈相（c）で淡い濃染を呈し，遅延相（d）で軽度の洗い出しを示唆する低信号を示す．T1 in phase（e）と比較してT1 opposed phase（f）では低信号を呈し，脂肪の含有が示唆される．a：T2強調．

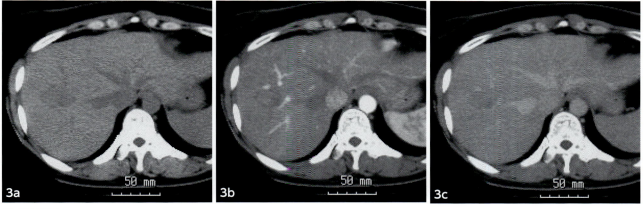

❸ CT所見
周囲の肝実質との境界が明瞭な被膜構造をもたない結節は，単純（a）で不均一な低吸収を示し，動脈相（b）で淡く造影され，遅延相（c）でも造影効果が続くパターンを呈する．

限局性結節性過形成（FNH）

■ 概要
- 限局性結節性過形成（focal nodular hyperplasia：FNH）は，正常の背景肝に生じる肝細胞の過形成病変であり，診断がつけば治療は不要である．
- 肝の良性腫瘍のなかでは海綿状血管腫に次いで多いが，正確な発生頻度は不明である．
- 真の腫瘍ではなく限局性の血行異常に対する肝細胞の過形成反応と考えられている．

■ 典型的な画像所見とその成り立ち
- 中心瘢痕（❶a），Kupffer細胞の存在，特殊な血行動態（門脈血流の欠如，中心瘢痕から線維性隔壁に沿って放射状に末梢に分布する栄養動脈〈spoke-wheel appearance〉，線維性隔壁内や腫瘍辺縁部の拡張した静脈を介した肝静脈への直接還流）などの特徴がある．
- CT（❷a～c，❸a）：単純CTでは低～等吸収値．動脈優位相で早期濃染，濃染は遷延し後期相では低吸収値からやや高吸収値とさまざまな値を呈する．中心瘢痕は単純CTや動脈優位相では低吸収値，平衡相でやや造影される．
- MRI（❷d，❸b）：T1強調像で低～等信号，T2強調像で等～軽度高信号を呈する．中心瘢痕はT2強調像で高信号で描出される．造影パターンはCTと同等であるが，Gd-EOB-DPTA造影では肝細胞相で等～高信号を呈し中心瘢痕は低信号を呈する．肝細胞相で瘢痕以外の領域に淡い信号低下をきたす症例や辺縁がリング状に高信号を呈する症例がある．
- 超音波検査（❷e）：低～高エコーとさまざまな内部エコーを呈する．中心瘢痕は高エコーとして描出される．カラードプラでは腫瘤中心部から辺縁に放射状・車輻状に広がるspoke-wheel patternを呈し，血流性状は拍動性である．造影検査では，血管相の動脈優位相で中央から外側に向かいきわめて短時間に濃染される．後血管相では肝実質と同等で中心瘢痕は造影効果が低下する．

■ 確定診断へのプロセス
- 中心瘢痕，spoke-wheel appearance等，特徴的な画像所見が得られれば確定となりうる．
- 肝細胞癌や腺腫との鑑別としてEOB-MRI肝細胞相で低信号を呈さないこと（腺腫の一部では等信号を呈する），造影超音波検査では中心から辺縁へ向かう血流を認めること（ほかは辺縁から中心へ向かう），後血管相での実質の欠損像が鑑別点となりうる．

（城戸　治）

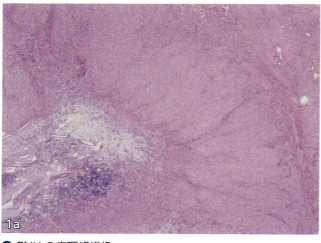
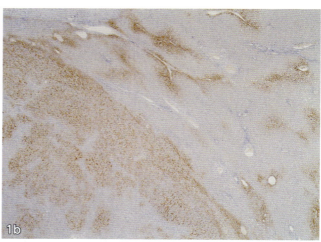

❶ FNHの病理組織像
a：中心瘢痕．筋性血管の増生．
b：○ATP1B3染色．背景肝ではzone 3中心の発現を示し，腫瘍部は辺縁で発現過多を認め，この発現分布が肝細胞相でのリング状高信号の原因と考えられる．

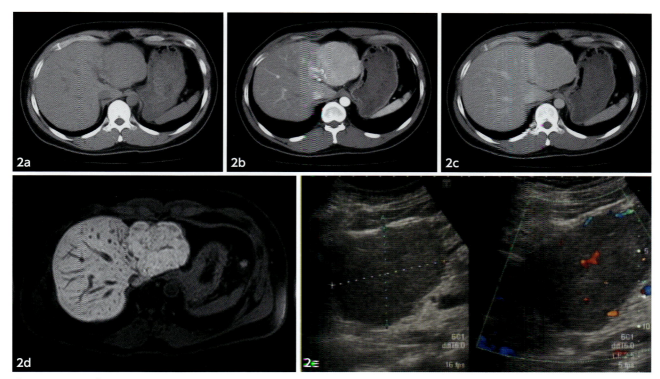

❷ FNHの造影パターン
a～c：CT所見．a：単純．b：動脈相．早期濃染を示す．c：平衡相．後期相で軽度低吸収．
d：MRI肝細胞相．背景肝と同等の信号．
e：超音波所見．カラードプラで腫瘍中心に辺縁へ向かう血流を認める．

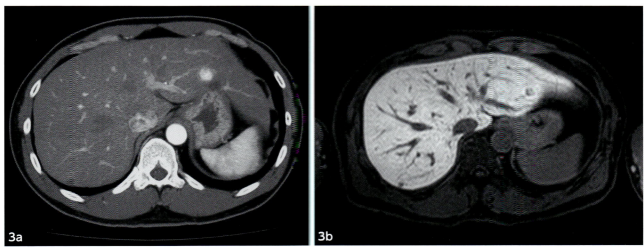

❸ 肝細胞相にてリング状の高信号を認めるFNH
a：CT動脈相．早期濃染．
b：MRI肝細胞相．リング状の高信号を認める．

限局性結節性過形成（FNH）　381

肝細胞癌（中分化型）

■ 概要
- 肝細胞癌は原発性肝腫瘍の80〜90％を占める悪性腫瘍で，その多くは中分化型の肝細胞癌である[1]．疾患背景・画像所見・腫瘍マーカーなどが類似した典型像を呈し，古典的肝細胞癌とも呼称される．
- ウイルス性肝炎・アルコール性肝障害など，とくに肝硬変を背景として発症する．男性における発症頻度が高く（男：女＝3：1），多中心性発癌による異時・同時多発を認め，高い再発率が特徴である[1]．

■ 典型的な画像所見とその成り立ち
- 肉眼型は球状で，周囲に線維性被膜構造を有し，膨張性（圧排性）の発育を示すのがその典型像である．腫瘍内に線維性隔壁を有し，モザイク状構造を認めることが多い．肝細胞に類似した腫瘍細胞が索状配列を示して充実性に増殖を認めるのが典型像で（❶），胆汁栓や偽腺管を認めることがある．
- 多血腫瘍でありダイナミックCT，MRI（❷，❸）の動脈相では「早期濃染」とよばれる造影効果を認め，平衡相では周囲の実質よりも造影効果が低い「洗い出し」を呈する．平衡相での線維性被膜の造影効果を認め，大きな結節では腫瘍内部のモザイクパターン・壊死・出血を認めることが多いのも特徴である．
- 血管造影を用いたIVR-CTは腫瘍の栄養血管と門脈の詳細の情報が得られ有用である．門脈造影下CT（CTAP）で肝細胞癌は門脈灌流の欠損域として描出され，肝動脈造影下CT（CTHA）で濃染を認める．ダイナミックCTでは検出困難な小病変を検出できることがある（❸e，f）．
- 肝細胞に類似した腫瘍細胞であるが，有機酸トランスポーター（organic anion transporting polypeptide：OATP）の発現が低下・消失していることが多く，Gd-EOBを用いたMRI肝細胞相で取り込みの低下を認める．脈管浸潤をきたすことがまれでなく，門脈腫瘍栓，肝静脈腫瘍栓，胆管内腫瘍栓を伴うことがある．

■ 確定診断へのプロセス
- 中分化型の肝細胞癌の診断のゴールドスタンダードは画像診断であり，肝細胞癌発症のリスク患者にダイナミックCT，MRIで早期濃染・洗い出し像を呈する腫瘍を認めた場合に肝細胞癌と診断し，通常，病理診断は行わずに治療の検討へ進む．
- よって，その診断は慎重であるべきであり，Gd-EOB肝細胞相の所見，被膜・隔壁構造の存在，モザイクパターン，腫瘍内出血像などの所見に留意し，腫瘍マーカー（AFP，AFP-L3，PIVKA-II）の上昇の有無，ウイルス性肝炎・アルコール性肝障害などの背景肝疾患の存在を確認することが重要である．

■ 治療
- 本邦では日本肝臓学会が提唱する肝細胞癌治療アルゴリズム[2]に沿った治療法が選択される．背景肝疾患の存在により肝予備能低下例が多いため，肝予備能に応じて，肝切除，ラジオ波焼灼療法，肝動脈塞栓療法が選択される．
- 進行肝細胞癌には持続動注化学療法，ソラフェニブ投与が行われ，肝予備能不良例には肝移植が行われることもある．ガイドラインに収載されていないが，放射線照射が行われることもある．

（小暮高之）

文献
1) El-Serag HB. Hepatocellular carcinoma: recent trends in the United States. Gastroenterology 2004；127（5 Suppl 1）：S27-34.
2) 日本肝臓学会. 科学的根拠に基づく肝癌診療ガイドライン 2013年版. http://www.jsh.or.jp/medical/guidelines/jsh_guidlines/examination_jp

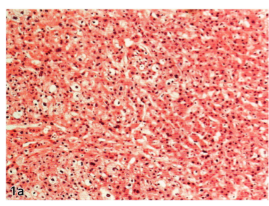
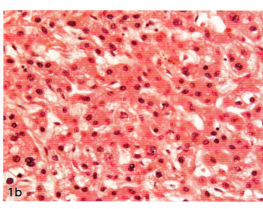

❶ 病理所見
肝細胞に類似した腫瘍細胞が索状配列を示して充実性に増殖している．
a：HE染色，弱拡大．
b：HE染色，強拡大．

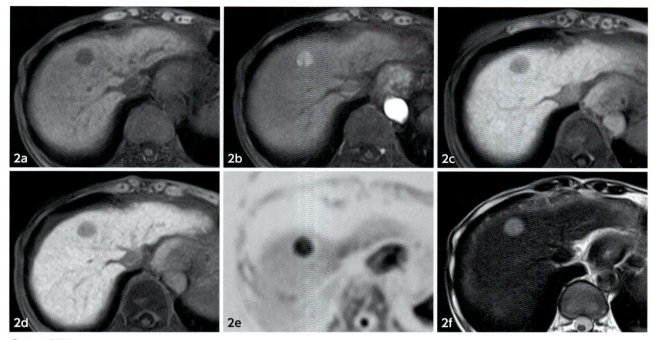

❷ MRI 所見
腫瘍は，T1 単純（a）でやや低信号，動脈相（b）でモザイク状の濃染を呈し，遅延相（c）で洗い出しを認め，肝細胞相（d）で造影効果の低下を認める．拡散強調（e）で周囲の肝実質と区別される．f：T2 強調像．

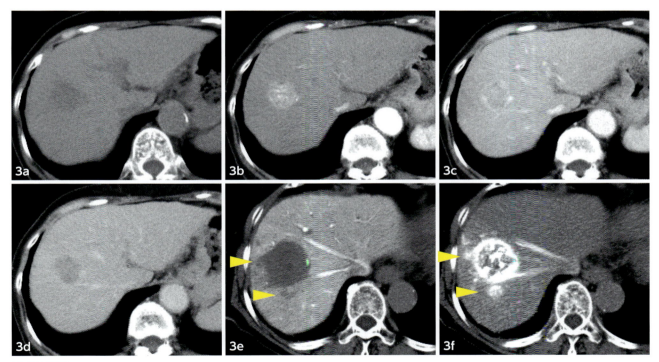

❸ CT 所見
ダイナミック撮影では，典型的な早期濃染と洗い出しを呈する単純結節と思われたが（a〜d），IVR-CT を行うと，CTAP，CTHA で腫瘍の周囲に小さな娘結節（矢頭）が検出された（e，f）．

肝細胞癌（中分化型） 383

肝細胞癌（高分化・小型）

■ 概要
- 早期肝細胞癌は，「血行動態的に乏血性を示す高分化型肝細胞癌」と定義される[1]が，小型の高分化型肝細胞癌はその多くがこれに該当する．
- 径が1〜1.5 cm前後の肝細胞癌は，脂肪化を伴う頻度が高い[2]．

■ 典型的な画像所見とその成り立ち
- 腹部超音波検査では，腫瘍内の腫瘍密度と脂肪沈着の多寡により，低〜高エコーのいずれのパターンも呈しうる．高エコーの場合には結節内の脂肪沈着を反映していることが多い（❶）．
- 結節内の動脈，門脈はともに減少しており，腹部造影CTでは早期相，門脈平衡相のいずれにおいても低吸収域として描出されることが多い（❷a〜d）．
- MRI検査では，基本的にCTと同様のdynamic studyとなるが，その他の情報量が多い．すなわち脂肪成分を含んだ結節ではT1強調像のopposed phaseで低信号化がみられ（❸a，b），T2強調像や拡散強調像では周囲肝と比べて明瞭な信号の差異がない（❸c，d）．しかし，EOB-MRI肝細胞相においては低信号となることが多い（❸f）．
- 病理組織所見では，腫瘍細胞は1〜2列の細い索構造をとり，核胞体比（N/C比）は高く，細胞密度も増大している．細胞質は好酸性で脂肪化所見が目立つ（❹）．

■ 確定診断へのプロセス
- 高エコー腫瘤の場合，小径の血管腫や血管筋脂肪腫などとの鑑別が重要である．また一部に低エコーを認めた場合，より異型の強い部分をみている可能性もある（nodule in nodule）．
- ダイナミックCT（MRI）において，動脈相で濃染像，門脈平衡相でwashoutがみられれば悪性と診断できる．乏血性の場合でも，EOB-MRI肝細胞相で取り込み低下を認める結節で1〜1.5 cm以上の場合は，基本的に悪性が疑われる[3]ため，腫瘍生検で確定診断となる．

■ 治療
- 肝切除や経皮的治療が行われる．
- 経皮的治療ではラジオ波焼灼療法（RFA）が低侵襲であり局所制御にも優れる．

（田邊暢一）

文献
1) 坂元亨宇．早期肝細胞癌の病理．肝細胞癌の早期診断．アークメディア；2012. p.9-14.
2) 神代正道．早期肝癌と類似病変の病理．医学書院；1996. p.34-7.
3) 工藤正俊，泉　並木，角谷眞澄，ほか．肝癌の診断．日本肝臓学会（編）．肝癌診療マニュアル．第3版．医学書院；2015. p.62-6.

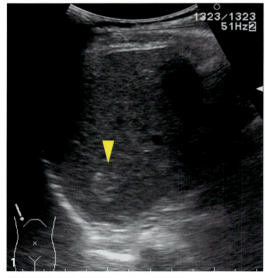

❶ 肝細胞癌の超音波Bモード所見
（肝S7 15 mm高エコー）

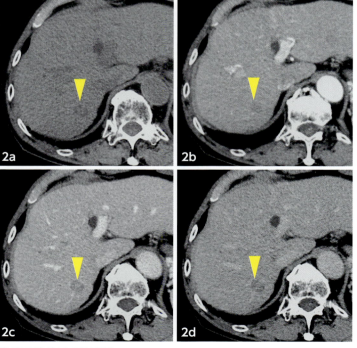

❷ 肝細胞癌のCT所見
a：単純．b：造影早期相．c：造影門脈相．d：造影平衡相．a〜dはいずれも低吸収域として描出される．

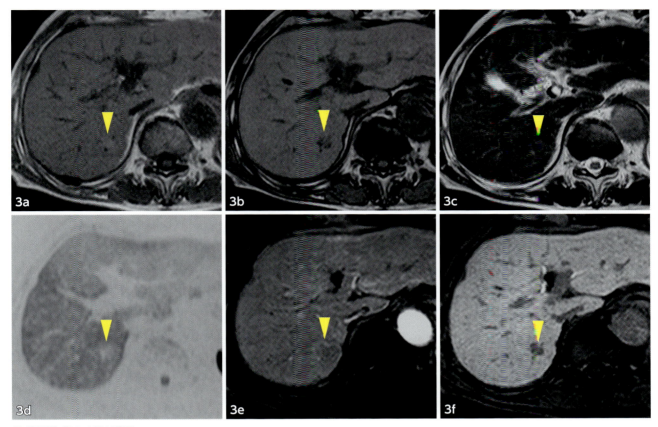

❸ 肝細胞癌のMRI所見

a：T1強調像（in phase）．結節は軽度高信号を示す．b：T1強調像（opposed phase）．aに対して信号化がみられる．c：T2強調像．d：拡散強調像（b=1,000）．c，dは周囲肝と比べて明瞭な信号の差異がない．e：EOB-MRI造影早期相．高信号を示さない．f：EOB-MRI肝細胞相．周囲肝と比べて低信号を示す

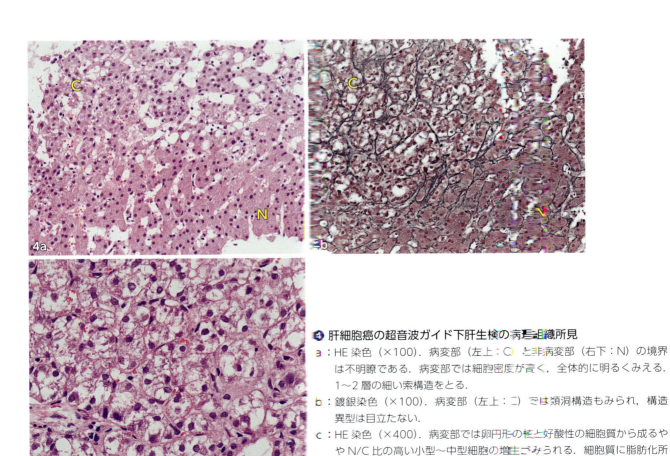

❹ 肝細胞癌の超音波ガイド下肝生検の病理組織所見

a：HE染色（×100）．病変部（左上：C）と非病変部（右下：N）の境界は不明瞭である．病変部では細胞密度が高く，全体的に明るくみえる．1～2層の細い索構造をとる．

b：鍍銀染色（×100）．病変部（左上：C）では類洞構造もみられ，構造異型は目立たない．

c：HE染色（×400）．病変部では卵円形の核と好酸性の細胞質から成るやや N/C 比の高い小型～中型細胞の増生がみられる．細胞質に脂肪化所見が目立つ．

肝細胞癌（高分化・小型） 385

Ⅲ 肝臓　B 腫瘍性疾患　(2) 肝細胞癌

肝細胞癌（高分化・大型）

■ 概要

● 慢性肝疾患に発症する肝細胞癌は，多段階発育の進展を示し，大再生結節，異型結節，高分化型肝細胞癌を経て中分化型・低分化型肝細胞癌に至るとされる．この分化度の高い細胞が低い細胞に置換される現象は，腫瘍の増大に伴うものであり，2 cm を超える結節は中分化型以上の進行肝癌がほとんどである．

● 一方で，まれではあるが，3 cm を超える腫瘍で，全体が高分化型の腫瘍細胞で占める大型の高分化型肝細胞癌が存在する[1]．背景に慢性肝疾患をもたないことも多く，小型の高分化型肝細胞癌と同様に脂肪化を伴い，被膜構造を欠くことが多い[1]．

■ 典型的な画像所見とその成り立ち

● 小型の高分化型肝細胞癌の病理像と同様に，細胞密度の増大，偽腺管，構造異型と間質浸潤を特徴とする均一な像を呈するが（❶ l ～ n），線維性被膜を認めることもある．脂肪化を伴い，組織内に門脈域あるいはその痕跡を認めることが特徴である[2]．

● ダイナミック CT，MRI（❶ a ～ k）では乏血性腫瘍として描出されることが多く，脂肪化を反映して MRI T1 強調で高信号を呈し，脂肪抑制で脂肪含有を検出できることがある．淡い造影効果を認めることがあるが，洗い出しを認めない．

■ 確定診断へのプロセス

● 早期肝細胞癌（小型の高分化型肝細胞癌）は慢性肝疾患のスクリーニングでしばしば発見され，経時変化で脱分化の過程をとらえることができるため，診断は比較的容易だが，大型の高分化型肝細胞癌は背景に肝硬変，慢性肝疾患が存在せず，腫瘍マーカー（AFP，AFP-L3，PIVKA-Ⅱ）の上昇もないことから，画像診断による質的診断が困難なことが多い．大型の乏血性腫瘍の鑑別診断として考慮し，MRI による脂肪化の存在が診断の手がかりになるが，通常，腫瘍生検や肝切除が行われる．

■ 治療

● 患者背景から肝予備能が良好なことが多いため，肝切除が行われる症例が多い．急な増大や転移はなく，多中心性再発は少ないため，その予後は良好とされる．症例の蓄積による病態の解明が待たれる．

（小暮高之）

文献

1) 濱野美枝, 高崎 健, 山本雅一, ほか. 大型の高分化型肝細胞癌切除症例の臨床病理学的検討. 肝臓 2000；41（10）：711-5.

2) Komiyama S, Okazaki H, Nakao S, et al. Diffuse fatty metamorphosis of a large, well-differentiated hepatocellular carcinoma originating in the normal liver: a case report and literature review. Clin J Gastroenterol 2015；8（5）：345-50.

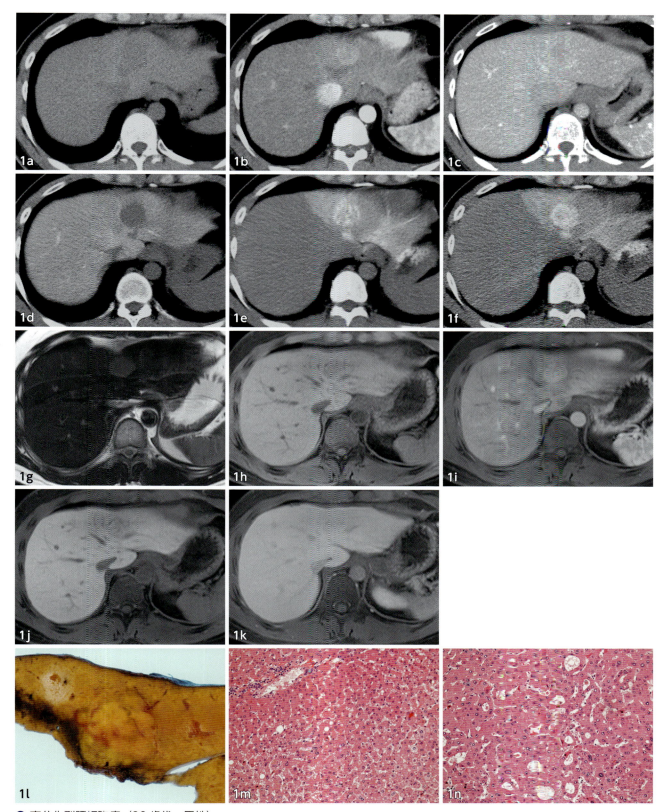

❶ 高分化型肝細胞癌（30歳代，男性）
偶然発見された腫瘍として紹介された．背景に肝疾患はなく，腫瘍マーカーは正常で，ダイナミックCT（a～d）で淡い濃染を示すも洗い出しははっきりせず，Gd-EOB MRI（g～k）の肝細胞相でも取り込み低下は認めなかった．IVR-CT（e，f）で腫瘍は全体に淡い濃染を示し，古典的肝細胞癌に特徴的なコロナ様濃染もなく，画像による確定診断は困難であり，切除が施行された．肉眼所見は被膜構造をもたない比較的境界明瞭な腫瘍で，非腫瘍部に比較して極軽度の細胞異型と偽腺管様構造を認め，高分化型肝細胞癌と診断された（l～n）．
a～f：CT所見（a：単純相，b：動脈相，c：平衡相，d：CTAP〈門脈造影下CT〉，e：CTHA〈動脈造影下CT〉，f：CTHA）．
g～k：MRI所見（g：T2強調，h：単純相，i：動脈相，j：平衡相，k：肝細胞相）．
l～n：病理所見（l：マクロ像，m：背景肝〈HE染色〉，n：腫瘍部〈HE染色〉）．

肝細胞癌（高分化・大型）　387

肝細胞癌（低分化型）

■ 概要
- 肝細胞癌の多段階発癌は，肝硬変などの慢性肝障害を発生母地として，異型結節から，高分化型肝細胞癌，さらにその一部が脱分化して中分化型，低分化型へ進行していくと考えられている．
- 肝細胞癌の肉眼分類には小結節境界不明型，単純結節型，単純結節周囲増殖型，多結節融合型，浸潤型の5型があり，境界が不規則に増殖する浸潤型において組織学的に悪性度が高く経類洞性増殖を示す低分化型癌が多い．
- 第19回全国原発性肝癌追跡調査報告（2006～2007）において，病理学的診断された6,548症例中783症例（12.0％）が低分化型で，34症例（0.5％）が未分化型肝細胞癌であったと報告されている[1]．

■ 典型的な画像所見とその成り立ち
- 肝細胞癌は脱分化で高分化型，中分化型，低分化型と進行していくと考えられ，1cmを超えると脱分化が徐々に生じると考えられている．そのため，低分化型肝細胞癌は2cm以下では比較的少ない．
- ダイナミックCT（❶）：典型的な中分化型肝細胞癌は多血性腫瘍であり，動脈相で早期濃染を示し，後期相ではwashoutを示す．Kawamuraらは早期相の所見を4群に分類（Type 1：早期濃染を伴わない均一なwashout，Type 2：均一な早期濃染とwashout，Type 3：隔壁様の構造を伴った不均一な早期濃染，Type 4：辺縁にリング状の濃染を伴った不均一な早期濃染）し，Type 4において低分化型肝細胞癌が有意に多いと報告している[2]．
- MRI（❷）：肝細胞に特異的に取り込まれるGd-EOB-DTPA（EOB）の登場によりMRIによる肝細胞癌の診断能は向上している．Muhiらは，低分化型肝細胞癌においてMRI拡散強調像で多くが高信号で描出されると報告している[3]．拡散強調像で高信号を示す乏血性腫瘍では低分化型肝細胞癌を念頭におく必要がある．
- 低分化型肝細胞癌において腫瘍細胞は明瞭な索状構造をとることなく充実性に増殖し，核胞体比（N/C比）が大きくなり，異形の著しい多形性の腫瘍細胞を認める（❸）．

■ 確定診断へのプロセス
- 慢性肝障害を伴う症例において，古典的肝細胞癌治療過程に通常とは異なる造影パターン（Type 4）が出現した際は低分化型への脱分化を考慮する．
- 肝内胆管癌等と鑑別を要することもあるが，AFP，AFP-L3などの肝細胞癌特異的な腫瘍マーカーが通常上昇する．

■ 治療
- 低分化型肝細胞癌は悪性度が高く，急速に増大し肝内転移をきたすため，肝予備力が保たれている症例においては外科切除が望ましいとされる．
- しかし，病状が進行し根治治療困難で発見されることも多く，その際は動注療法や分子標的治療薬などで治療される．

（木村　修）

文献
1) 日本肝癌研究会．第19回全国原発性肝癌追跡調査報告（2006～2007）．2016．
2) Kawamura Y, Ikeda K, Hirakawa M, et al. New classification of dynamic computed tomography images predictive of malignant characteristics of hepatocellular carcinoma. Hepatol Res 2010；40（10）：1006-14.
3) Muhi A, Ichikawa T, Motosugi U, et al. High-b-value diffusion-weighted MR imaging of hepatocellular lesions: estimation of grade of malignancy of hepatocellular carcinoma. J Magn Reson Imaging 2009；30：1005-11.

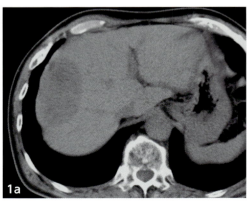
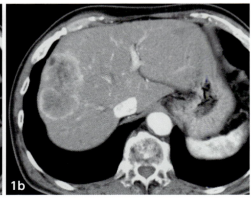

❶ ダイナミックCT所見
単純相で腫瘍は低吸収域を示し，動脈相では不均一なリング状の早期濃染を認め，門脈相，平衡相でwashoutが認められる．
a：単純相．b：動脈相．

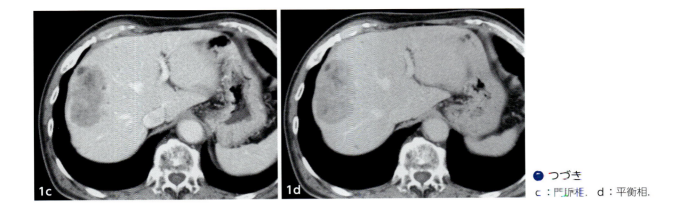

c：門脈相． d：平衡相．

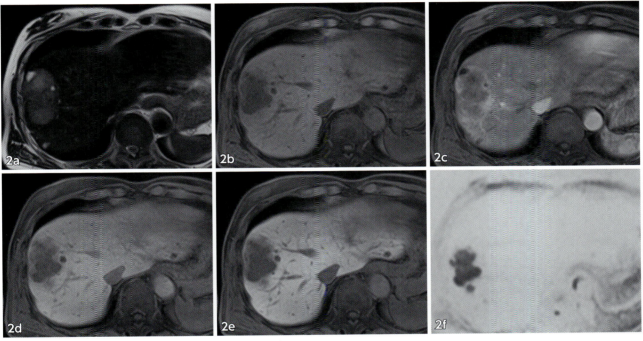

❷ MRI所見
動脈相，平衡相ではCTと同様の造影パターンを示し，肝細胞相で腫瘍は明瞭な欠損像として描出される．拡散強調像では高信号を示している．
a：T2強調． b：ダイナミックMRI単純相． c：ダイナミックMRI動脈相．
d：ダイナミックMRI平衡相． e：ダイナミックMRI肝細胞相． f：拡散強調．

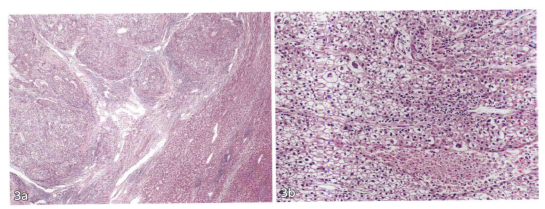

❸ 病理所見
索状構造が不明瞭化し，癌細胞は充実性に増殖が認められる．著しい細胞異形を示し，多形性に富んでいる．
a：境界部（HE染色，弱拡大）．
b：腫瘍部（HE染色，強拡大）．

肝細胞癌（低分化型） 389

肝細胞癌（脈管侵襲）

■概要

- 肝細胞癌は脈管侵襲の頻度の高い腫瘍である．門脈腫瘍栓（❶）が最も多く，その頻度は10〜60％以上と報告されている．次いで肝静脈侵襲が1〜10％，胆管侵襲が3.0％程度と報告されている．門脈腫瘍栓の肉眼分類は，IkaiらがVp0〜Vp4に分類している[1]．
- 血管内の腫瘍栓を有する肝細胞癌の重要な所見として，腹部血管造影におけるthread and streaks sign（❷b）が報告されている[2]．これは，造影剤の血管壁と腫瘍栓の間隙への流出，もしくは腫瘍栓内部の微細な血管構築を反映していると考えられている．しかし，腫瘍栓によりAPシャントを形成しているような際は，必ずしも明らかではない．

■典型的な画像所見とその成り立ち

- ダイナミックCT（❸）：腫瘍から連続し門脈内腔は拡張し，単純CTにて低吸収域を示し，造影にて高吸収域に造影される．
- MRI：T1強調像で低信号，T2強調像で高信号を示す．MRIは肝内門脈血流障害の検出に有用である．
- IVR-CT：CTAPにおける門脈腫瘍栓の典型的な画像はくさび状（wedge-shaped）の欠損を示し，腫瘍栓が肝門側に存在することを示す．肝動脈からのCTHAではCTAPで欠損した部位が区域性に濃染し，減少した門脈血流を肝動脈が代償する．

■確定診断へのプロセス

- 脈管侵襲は，肝門部に近いレベルではエコー，CT，MRIにより比較的容易に診断可能である．しかし，門脈一次分枝など末梢の腫瘍栓の存在はIVR-CT以外で検出するのは困難である．

■治療

- 脈管侵襲を認めた肝細胞癌は，切除可能な際は切除（＋補助化学療法）が検討される．
- 肝動脈塞栓術は，脈管内腫瘍栓（とくに門脈腫瘍栓）を有する症例には一般的には禁忌とされているが，肝機能障害が軽度の高度進行例において，肝動脈塞栓を中心とした治療による長期生存の報告もある．しかし，標準治療であるソラフェニブとの比較でエビデンスの高い報告がないため，肝癌診療ガイドライン2013年版では効果は不明確としている．
- 高度脈管内腫瘍栓を生じているような症例は肝機能の低下をきたしていることもあり，ソラフェニブ導入困難な例も多い．
- 持続動注療法（hepatic arterial infusion chemotherapy：HAIC）の有用性も報告されており，その奏効率は24.6〜45.6％とされている[3]．
- 近年，脈管内腫瘍栓に対する放射線治療（単独，動注化学療法併用）の報告があり（奏効率27.9〜75％）[4]，放射線の総線量が生存に対する予後因子であったと報告されているが，エビデンスレベルの高い報告は少なく今後の症例の積み重ねが重要と考えられる．

（木村　修）

文献

1) Ikai I, Kudo M, Arii S, et al. Report of the 18th follow-up survey of primary liver cancer in Japan. Hepatol Res 2010；40：1043-59.
2) Okuda K, Jinnouchi S, Nagasaki Y, et al. Angiographic demonstration of growth of hepatocellular carcinoma in the hepatic vein and inferior vena cava. Radiology 1977；124：33-6.
3) Yamashita T, Arai K, Sunagozaka H, et al. Randomized, phase II study comparing interferon combined with hepatic arterial infusion of fluorouracil plus cisplatin and fluorouracil alone in patients with advanced hepatocellular carcinoma. Oncology 2011；81（5-6）：281-90.
4) Chan SL, Chong CC, Chan AW, et al. Management of hepatocellular carcinoma with portal vein tumor thrombosis: Review and update at 2016. World J Gastroenterol 2016；22（32）：7289-300.

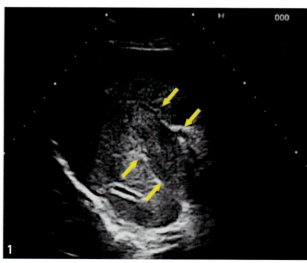

❶ US所見
門脈腫瘍栓．

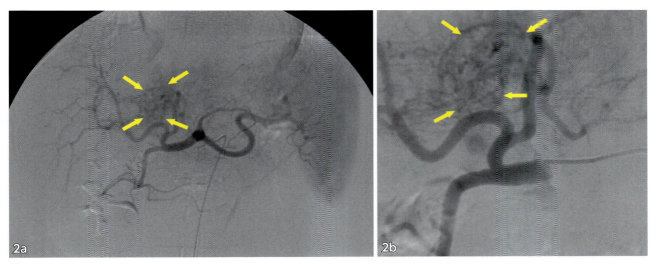

❷ DSA 所見
肝動脈からの造影で拡張した門脈左枝から門脈本幹にかけて細かな線状の濃染（矢印）を認め，門脈腫瘍栓を表している．
　a：腹腔動脈．b：総肝動脈，thread and streaks sign.

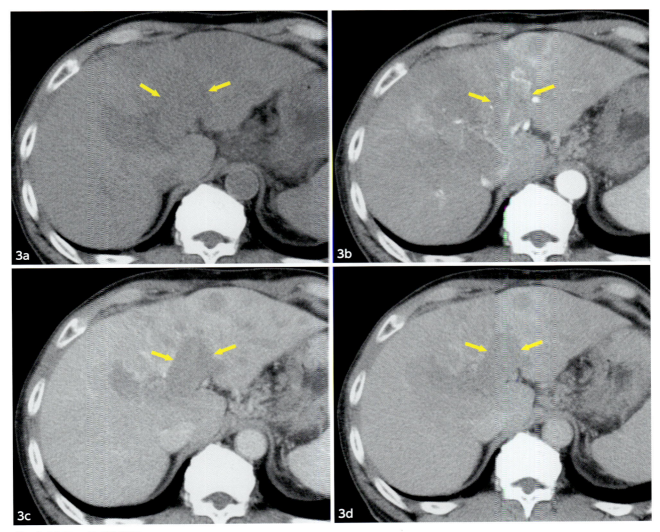

❸ ダイナミックCT所見
拡張した門脈は単純相で低吸収域を示し，動脈相では線状に濃染され，門脈相，平衡相でwashoutが認められる（矢印）．濃染を認めることで門脈血栓ではなく腫瘍栓であることがわかる．
　a：単純相．b：動脈相．c：門脈相．d：平衡相．

肝細胞癌（脈管侵襲）　391

Ⅲ 肝臓　B 腫瘍性疾患　(2) 肝細胞癌

肝細胞癌のリンパ節転移・副腎転移

■ 概要
- 肝細胞癌の肝外転移は肝内多発や脈管浸潤を有する高度進行肝細胞癌症例にみられることが多い．
- 第19回全国原発性肝癌追跡調査報告（2006〜2007）[1]によると，肝外転移の部位としては肺，リンパ節，骨，副腎の順に多い．剖検ではリンパ節転移 28.6 %，副腎転移 14.3 % であった．

■ 典型的な画像所見とその成り立ち
- 造影効果は原発巣の性格によりさまざまである．
- リンパ節転移の部位は腹腔動脈周囲（❶），肝十二指腸間膜（❷，❸），大動脈周囲（❹），門脈大静脈間，縦隔リンパ節（❺）などにみられる．
- 副腎転移（❻，❼）は片側性または両側性にみられるが，左側は血行性転移が多く，右側は血行性に加えて直接浸潤の場合もある．副腎腺腫と異なり脂肪は含まない．

■ 確定診断へのプロセス
- 肝細胞癌治療後のフォローや高度進行肝細胞癌症例において腫大したリンパ節（短径 15 mm 以上）や副腎を認めた場合は転移の可能性が高い．
- PET-CT での集積像や MRI での拡散強調高信号の所見は転移の診断に有用である．

■ 治療
- 原発巣がコントロールされており，肝予備能が保たれている場合は全身化学療法（ソラフェニブ），放射線療法，摘出術など集学的治療が試みられている．

（山川　暢・小林智夫）

文献
1）日本肝癌研究会．第19回全国原発性肝癌追跡調査報告（2006〜2007）．2014．

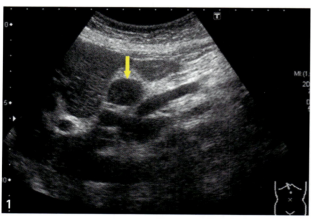

❶ 腹腔動脈周囲 20 mm 大のリンパ節転移症例

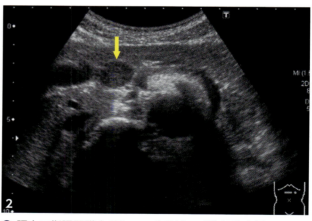

❷ 肝十二指腸間膜内 20 mm 大のリンパ節転移症例

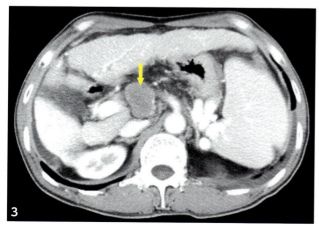

❸ 肝十二指腸間膜内リンパ節転移症例

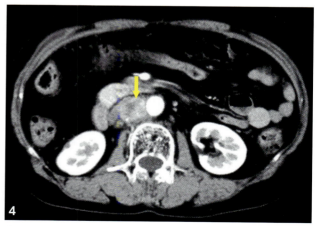

❹ 大動脈周囲リンパ節転移症例

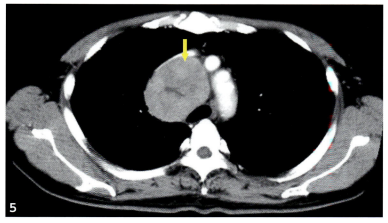

❺ 縦隔リンパ節転移症例

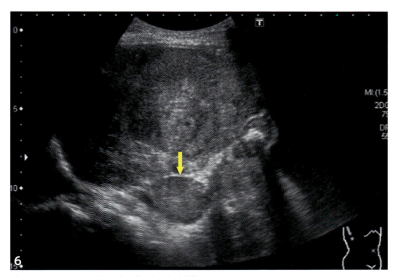

❻ 38×30 mm大の右副腎転移症例

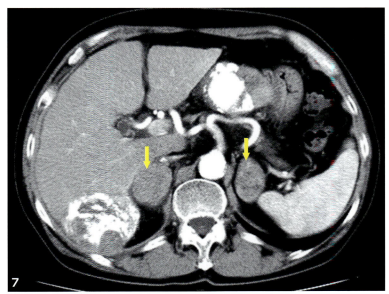

❼ 両側副腎転移症例

III 肝臓　B 腫瘍性疾患　(2) 肝細胞癌

肝細胞癌の破裂

■ 概要
- 肝表近くに存在する腫瘍径の大きい肝細胞癌は破裂の危険を有する．肝予備能が低下した高度進行例に生じることが多い．
- 突然の激烈な腹痛で発症し，出血性ショックを呈することもある．
- 第19回全国原発性肝癌追跡調査報告（2006～2007）[1]によると，肝細胞癌の破裂は疑い例を含めると全体の2.9％に認められ，肝細胞癌による死因の3.9％を占める．
- 急速な腫瘍の増大による腫瘍壊死や腫瘍内圧の上昇が破裂の誘因となる．

■ 典型的な画像所見とその成り立ち
- 肝表面の比較的大きな肝細胞癌とその表面あるいは腹腔内に，出血や凝固塊を示す高濃度の液体貯留を認める（❶，❷）．

■ 確定診断へのプロセス
- 肝細胞癌症例で突然の激烈な腹痛がみられた場合は破裂を疑い，迅速に検査を進める必要がある．
- 非侵襲的なエコー，CT検査が有用である．単純CTであっても高吸収を示す部分は出血を示す有用な所見となる．
- 腹部血管造影検査での造影剤の血管外漏出像は確定診断となるが，実際には必ずしも頻度は高くない．
- 画像診断が困難な場合は腹腔穿刺による血性腹水の証明が有用である．

■ 治療
- 初期治療として補液や輸血で循環動態の安定化を図る．
- 緊急の肝動脈塞栓術は一次止血には有用である．
- 止血が得られても肝予備能低下例や高度進行例が多いため，予後は不良なケースが多い．

（山川　暢・小林智夫）

文献
1）日本肝癌研究会．第19回全国原発性肝癌追跡調査報告（2006～2007），2014．

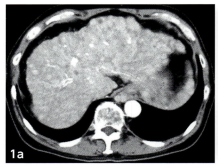
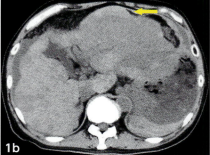
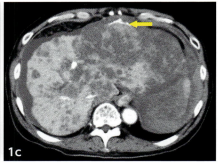

❶ CT所見
a：破裂前：動脈相．びまん型肝細胞癌．
b：破裂後：単純相．腹側表面に血腫（矢印）と腹水．
c：破裂後：動脈相．肝表面の造影剤漏出（矢印）．

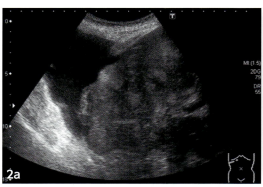
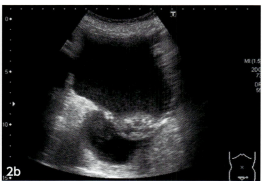

❷ 腹部エコー所見
a：肝表面の血性腹水．
b：骨盤腔の血性腹水．

胆管細胞癌

■ 概要
- 原発性肝癌取扱い規約（第6版）[1]では，肝内に発生した胆管上皮に似るか，それに由来する細胞から成る上皮性悪性腫瘍と定義されている．組織学的には腺癌が多く，胆管上皮に似た上皮で覆われた腺腔を形成し，粘液産生がみられ，線維性間質が発達しているものが多い．
- 第19回全国原発性肝癌追跡調査報告[2]では，原発性肝癌の4.40%を占める．
- 肉眼分類[1]は，境界明瞭な類円形の限局性腫瘤を形成している腫瘤形成型，胆管周囲の血管・結合組織を巻き込みながら胆管長軸方向への樹枝状進展を示し，しばしば末梢胆管の拡張を伴う胆管浸潤型，そして胆管内腔へ乳頭状・顆粒状の発育を示す胆管内発育型がある．

■ 典型的な画像所見とその成り立ち
- 超音波Bモードでは腫瘤形成型（❶a）では境界が比較的明瞭な類円形の低エコー域として描出されることが多く，胆管浸潤型では低〜等エコーレベルで境界が不明瞭なことが多い．胆管浸潤型では腫瘍末梢の拡張した肝内胆管が描出されることがあり（❷a，b），時として腫瘍がはっきりしないこともある．
- Kupffer細胞に取り込まれる特性のある超音波造影剤ソナゾイド[3]を用いた造影超音波検査ではKupffer phaseでperfusion defectとなる[3]．
- ダイナミックCT，ダイナミックMRIでの典型的造影パターン（❸）は，動脈相では腫瘍は低吸収（低信号）域となり，腫瘤形成型では腫瘍径が大きい場合には腫瘍細胞が多い辺縁部がリング状あるいは帯状に濃染し，その後内部が遅れて造影される．線維性成分が豊富なため，門脈相から平衡相では造影効果が遷延する[4]．
- MRIではT1強調像で低信号，T2強調像と拡散強調像では高信号を呈する[4]．また，MRCPでは肝内胆管の腫瘍による狭窄，拡張，閉塞などを把握できる．
- FDG-PET（❶b，c）ではほぼ100%陽性[5]となり，リンパ節転移や腹膜播種の情報が得られる場合がある．
- 血管造影では，hypovascularで，肝動脈の浸食像（encasement）や断裂を認める（❷c）．

■ 確定診断へのプロセス
- 肉眼分類ごとの病理学的特徴を理解していることが重要である．
- 典型的造影パターンを呈する場合に鑑別疾患として考慮する．しかし，同様の遷延性濃染に転移性肝癌や細胆管細胞癌でもみられ，画像所見のみでは鑑別が難しい．
- 腫瘍末梢側の肝内胆管の拡張は本疾患を強く疑う所見である．

■ 治療
- 適応があれば肝切除を選択する．切除後の5年生存率[6]は腫瘤形成型で29〜44%であるが，胆管浸潤を伴った腫瘤形成型では0〜16%と予後不良である．胆管浸潤型では17〜50%，胆管内発育型では59〜88%である．

（小野寺博義・鈴木眞一・涌井祐太）

文献
1) 日本肝癌研究会．原発性肝癌取扱い規約．第6版．金原出版；2015．
2) 日本肝癌研究会．第19回全国原発性肝癌追跡調査報告（2006〜2007）．日本肝癌研究会事務局；2014．
3) 田中弘教，飯島尋子．腫瘍性肝疾患の超音波診断．Jpn J Med Ultrasonics 2011；38：401-11．
4) 内藤岳人，乾 和郎，芳野純治，ほか．胆管由来の肝腫瘍を診断する肝内胆管癌のMRI，CTによる診断．肝胆膵 2008；57：65-70．
5) 波多野悦朗，瀬尾 智，竹本研史，ほか．肝内胆管癌におけるPET/CTの意義．日消誌 2012；109：1378-84．
6) 有泉俊一，山本雅一．肉眼分類による肝内胆管癌の外科治療方針．日消誌 2012；109：1885-94．

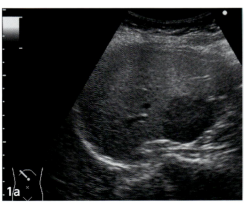
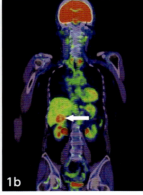
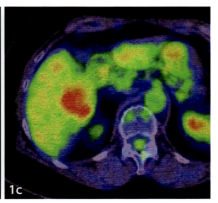

❶ 腫瘤形成型の胆管細胞癌
a：腹部超音波検査（右肋間走査）．腫瘤形成型で，類円形の低エコー腫瘤である．b：肝右葉の腫瘍にFDGの集積（矢印）を認める．
c：PET-CT．肝後区域の腫瘍にFDGの集積を認める．

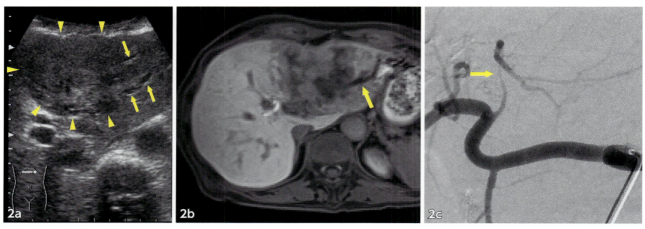

❷ 浸潤型の胆管細胞癌
a：腹部超音波検査（正中横走査）．肝外側区域全体を占める浸潤型．腫瘍（矢頭）より末梢に肝内胆管の拡張（矢印）を認める．
b：細胞外液性造影剤を用いたダイナミックMRI（造影開始10分後）．腫瘍内の造影効果が遷延している．腫瘍より末梢に肝内胆管の拡張（矢印）を認める．
c：腹腔動脈撮影．左肝動脈に浸食像（encasement, 矢印）を認める．

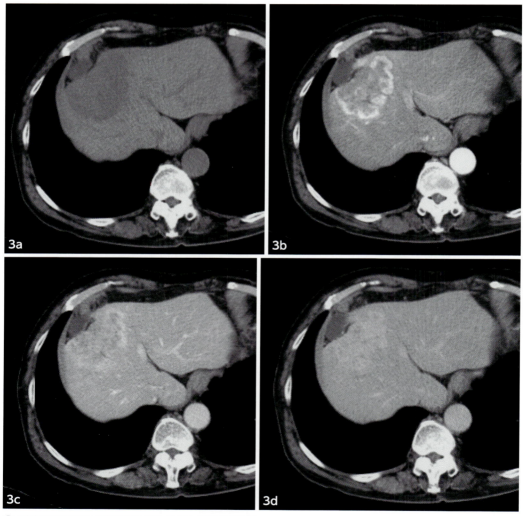

❸ 腫瘍辺縁のリング状濃染がみられた胆管細胞癌
a：CT（単純）．腫瘤形成型．腫瘍は周囲肝よりも低吸収値を示している．
b～d：ダイナミックCT．
b：動脈相．腫瘍辺縁部が帯状に濃染し，中央部はそれより低吸収値を示している．
c：門脈相．腫瘍中央部の吸収値も上昇し，腫瘍全体が濃染している．
d：平衡相．腫瘍部の濃染が遷延している．

Ⅲ 肝臓　B 腫瘍性疾患　(3) その他の肝悪性腫瘍

混合型肝癌

■ 概要
- 第19回全国原発性肝癌追跡調査報告によると，原発性肝癌全体の0.37％を占める[1]．
- 単一腫瘍内に通常の肝細胞癌と粘液産生を伴う肝内胆管癌成分（腺癌）が混在しているものをいう．両成分が離れて存在する場合は重複癌として扱う[2]．
- 診断は多くの場合，画像診断のみならず腫瘍マーカーのデータも併せて行う[3,4]．

■ 典型的な画像所見とその成り立ち
- 単一腫瘍内に肝細胞癌と胆管細胞癌の画像所見が混在する[4]（❶，❷）．
- 肝細胞癌成分と胆管細胞癌成分の混在割合は多彩であり，典型的な画像診断のパターンはない．

■ 確定診断へのプロセス
- 単一腫瘍内に肝細胞癌と胆管細胞癌の典型的画像所見が混在する場合には，混合型肝細胞癌と診断される．
- 単一腫瘍内に肝細胞癌と胆管細胞癌の典型的画像所見の混在が明瞭でない場合には，腫瘍マーカーとの組み合わせで判断する．すなわち，肝細胞癌の画像所見でCEA，CA19-9が高値の場合，および胆管細胞癌の画像所見でAFP，PIVKA-Ⅱが高値の場合には混合型肝細胞癌を考慮する．
- 最終的には，切除標本などで病理組織を確認しなければならない．

■ 治療
- 肝細胞癌に準ずる．

（小野寺博義・鈴木眞一・涌井祐太）

文献
1) 日本肝癌研究会．第19回全国原発性肝癌追跡調査報告（2006～2007）．日本肝癌研究会事務局；2014．
2) 日本肝癌研究会．原発性肝癌取扱い規約．第6版．金原出版；2015．
3) 矢野公一，千々岩一男，近藤千博，ほか．混合型肝癌切除例の臨床病理学的検討―肝細胞癌，胆管細胞癌との比較―．胆道 2011；25：163-8．
4) 藤田幸恵，上田和彦，角谷眞澄．混合型肝癌における画像所見．肝胆膵 2011；63：565-71．

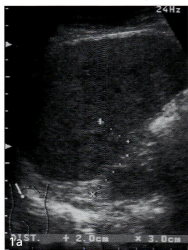
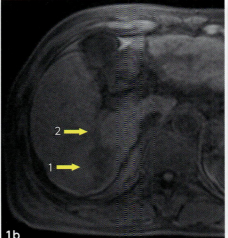
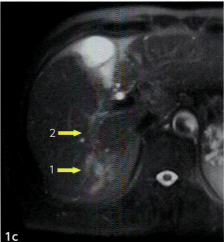
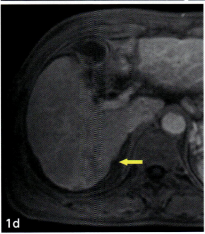

❶ 肝内門脈腫瘍栓を認める混合型肝癌
a：超音波検査所見．肝後区域に周囲肝と同〜低エコーの腫瘤を認める（キャリパーで示した部分）．
b：MRI T1強調．腫瘍は低信号を示す（矢印1：腫瘍，矢印2：肝内門脈腫瘍栓）．
c：MRI T2強調．腫瘍は不均一な高信号を示す（矢印1：腫瘍，矢印2：肝内門脈腫瘍栓）．
d：細胞外液性造影剤を用いたダイナミックMRI（平衡相）．腫瘍（矢印）は不均一に造影されて，等〜低信号が混在している．

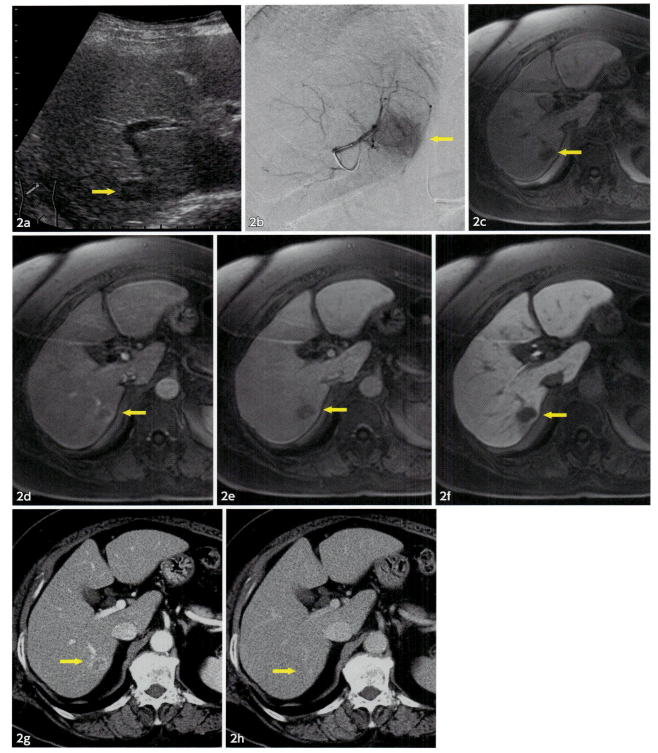

❷ 腫瘍辺縁のリング状濃染を認める混合型肝癌

a：超音波検査所見．肝 S7 に低エコーの腫瘤（矢印）を認める．
b：血管造影所見．右肝動脈 A7 の超選択的造影で腫瘍濃染（矢印）を認める．
c：MRI T1 強調．類円形の低信号を示す腫瘍（矢印）を認める．
d：肝細胞特異性造影剤を用いたダイナミック MRI（動脈相）．腫瘍の辺縁が高信号となっている（矢印）．
e：肝細胞特異性造影剤を用いたダイナミック MRI（平衡相）．腫瘍内部は不均一に高信号となっている（矢印）．
f：肝細胞特異性造影剤を用いたダイナミック MRI（造影開始 20 分後）．腫瘍は低信号となっている（矢印）．
g：ダイナミック CT（動脈相）．腫瘍辺縁がリング状に，腫瘍内部は不規則に濃染している（矢印）．
h：ダイナミック CT（平衡相）．濃染が遷延している（矢印）．

Ⅲ 肝臓　B 腫瘍性疾患　(3) その他の肝悪性腫瘍

硬化型肝細胞癌

■ 概要

- 本邦では肝細胞癌全体の0.8〜数%とされており，第19回全国原発性肝癌追跡調査報告[1]では肝細胞癌の組織構造が明らかな5,138例中42例（0.82 %）を占めるが，切除例での検討[2]で肝細胞癌全体の4.6 %を占めるとの報告がある．
- 病理組織学的には，類洞様血液腔が線維性結合織で置換され，腫瘍細胞索が大量の線維性間質によって取り囲まれた構造をとる（❶）[3]．肝被膜直下に発生していることが多く，ほとんどの症例で被膜を認めない[2,4]．
- 肉眼的に白色調，大頭状で，中心部より瘢痕様線維帯が放射状に延び限局性結節性過形成と似た構造を示すfibrolamellar carcinomaと混同しないように注意を要する．fibrolamellar carcinomaでは癌細胞は多角形で，好酸性の豊富な胞体を有し，核には大型の好酸性核小体がみられる[3]．
- 肝動脈塞栓術や放射線治療後に間質の線維化が著明になることがあるが，これは硬化型肝細胞癌とは区別される[4]．

■ 典型的な画像所見とその成り立ち

- 超音波検査（❷）では低エコー腫瘍として描出される．中央部にやや高エコー域を伴うとの報告[5]もある．造影超音波検査については報告が少なく，典型的な所見は定まっていない．
- 病理組織学的には類洞様血液腔が線維性結合織で置換されていることから，肝細胞癌の画像診断所見で一般的な"washout"は認められない[6]ことが多い．したがって，ダイナミックCT（❸），細胞外液性造影剤を用いたダイナミックMRI（❹）では遷延性の造影効果が特徴的である．線維性結合織での遷延性造影を反映して，肝細胞特異性造影剤を用いたダイナミックMRIでは肝細胞造影相においても淡い濃染が認められる．
- 血管造影では腫瘍濃染が認められ，遷延する（❺）．

■ 確定診断へのプロセス

- 画像診断においてhypervascularで遷延性の造影効果が認められれば，考慮しなければならない．しかし，このような特徴がなければ画像診断のみで確定するのは困難であり，肝生検や切除による病理診断が必要となる．

■ 治療

- 肝細胞癌に準ずる．

（小野寺博義・鈴木眞一・涌井祐太）

文献
1) 日本肝癌研究会．第19回全国原発性肝癌追跡調査報告（2006〜2007）．日本肝癌研究会事務局；2014．
2) Kurogi M, Nakashima O, Miyaaki H, et al. Clinicopathological study of scirrhous hepatocellular carcinoma. J. Gastroenterol Hepatol 2006；21：1470-7.
3) 日本肝癌研究会．原発性肝癌取扱い規約．第6版．金原出版；2015．
4) 黒木美菜，隈部 力，鹿毛政義．硬化型肝細胞癌．肝胆膵 2004；49：721-6.
5) 松居剛志，辻 邦彦，一箭珠貴，ほか．Sonazoidを用いた造影超音波検査を施行し得た硬化型肝細胞癌の1例．Jpn J Med Ultrasonics 2011；38：565-71．
6) 吉満研吾，眞島 悟，乗348智明．典型的画像所見を呈した硬化型肝癌の1例．The Liver Cancer Journal 2013；5：7-11．

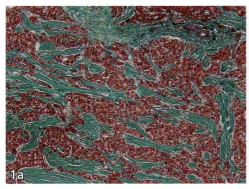
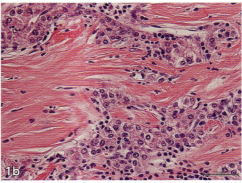
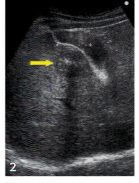

❶ 組織所見
豊富な線維性間質の中に中分化型の肝癌細胞が認められる．
a：Elastica-Masson染色（×10）．b：HE染色，（×40）．
（仙台厚生病院 石山秀一先生より提供）

❷ 腹部超音波検査（右肋骨弓下走査）
境界明瞭で，中央にやや高エコー域がある低エコー腫瘍（矢印）である．

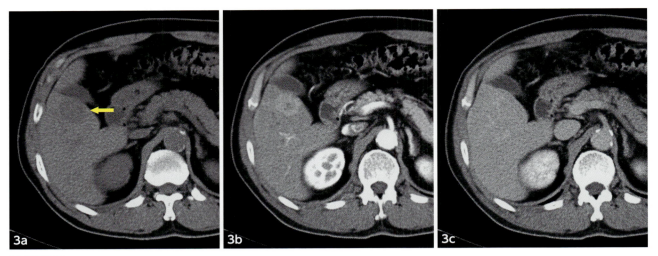

❸ CT 所見
a：単純相．類円形の低吸収を示す腫瘍（矢印）を認める．
b：ダイナミック CT（動脈相）．腫瘍は濃染されている．
c：ダイナミック CT（平衡相）．腫瘍濃染が遷延し，washout が認められない．

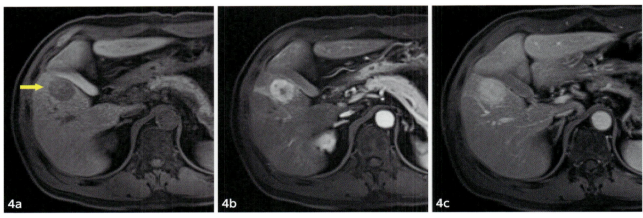

❹ MRI 所見
a：T1 強調．類円形の低信号を示す腫瘍（矢印）を認める．
b：細胞外液性造影剤を用いたダイナミック MRI（造影開始 35 秒後）．腫瘍は高信号となった．
c：細胞外液性造影剤を用いたダイナミック MRI（造影開始 180 秒後）．淡い高信号を呈しており，造影効果が遷延している．

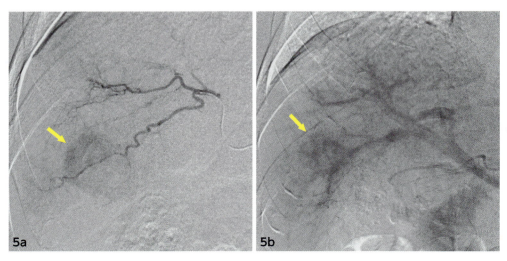

❺ 造影所見
a：肝動脈右前区域枝造影．動脈相で腫瘍濃染（矢印）を認める．
b：腹腔動脈造影．門脈が描出される時点でも腫瘍濃染（矢印）が遷延している．

細胆管細胞癌

■ 概要
- 細胆管細胞癌（cholangiolocellular carcinoma：CoCC）は Hering 管（細胆管）に由来すると考えられ、肝細胞癌と胆管細胞癌の要素をもつ、原発性悪性肝腫瘍の約 0.5 ％程度を占めるまれな腫瘍である[1]。肝細胞癌と同様にウイルス性肝炎などの肝疾患を背景として発症する。
- 2008 年改訂の原発性肝癌取扱い規約（第 5 版）で独立した疾患概念として分類され、2010 年の WHO 分類で混合型肝癌の subtype の一つに分類された。

■ 典型的な画像所見とその成り立ち
- 肉眼型は楕円形あるいはダルマ状で、大型のものはノッチを伴うことが多く、胆管細胞癌に類似する。腫瘍辺縁では細胆管に類似した腫瘍細胞が肝細胞を置換しながら増殖する像を認め、胆管癌や肝細胞癌の成分が混在するが、中心部では線維性の間質の成分が多い。
- ダイナミック CT、MRI（❶, ❷）の動脈相では腫瘍辺縁に造影効果を認め、中心部の造影効果は淡い。平衡相では線維性成分を反映して造影効果が遷延することが多いが、肝細胞癌の成分を反映して洗い出しを認めることもある。
- MRI T2 強調像で高信号を呈し肝細胞相で取り込みの低下を認め、拡散強調像で区別されることが多い（❷）。
- 腫瘍内部に既存の Glisson 鞘が存在することが典型的な所見とされており[2]、門脈相や CTAP（門脈造影下 CT）で門脈が腫瘍を貫通する像がしばしばとらえられる（❶ e の矢印）。
- 被膜構造を有さず、一般に脂肪沈着を認めることはなく、周囲の胆管拡張を認めることもない。

■ 確定診断へのプロセス
- ダイナミック CT、MRI で多血を呈する小腫瘍で、造影遅延相で造影効果を認め、古典型（中分化型）肝細胞癌の典型像と異なる際に鑑別疾患として考慮する。
- CTHA（肝動脈造影下 CT）で肝細胞癌の hallmark であるコロナ様濃染を認めず、腫瘍内に門脈が貫通する像を認めた際には、本疾患を疑って腫瘍生検や切除など病理診断を行う（❸）。
- 細胆管類似の腫瘍細胞の増殖像、管状腺管が互いに不規則に吻合する鹿の角状増生が特徴とされるが、いまだ典型的な病理所見としては議論が多く、症例の集積と病態の解明が待たれる。

■ 治療
- 切除が行われることが多く、肝細胞癌よりも予後が良好とされる。

（小暮高之）

文献
1) Komuta M, Spee B, Vander Borght S, et al. Clinicopathological study on cholangiolocellular carcinoma suggesting hepatic progenitor cell origin. Hepatology 2008；47（5）：1544-56.
2) Asayama Y, Tajima T, Okamoto D, et al. Imaging of cholangiolocellular carcinoma of the liver. Eur J Radiol 2010；75（1）：e120-5.

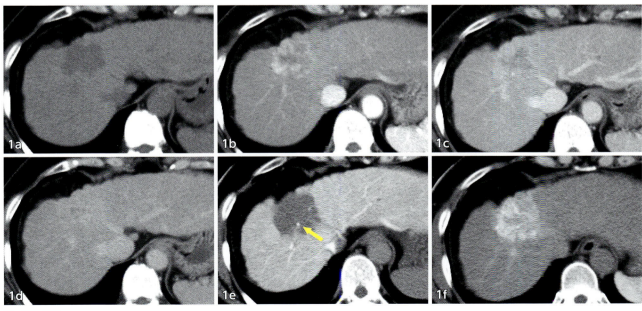

❶ CT 所見
a：ダイナミック CT 単純相. b：ダイナミック CT 動脈相. c：ダイナミック CT 門脈相.
d：ダイナミック CT 平衡相. e：CTAP. f：CTHA.

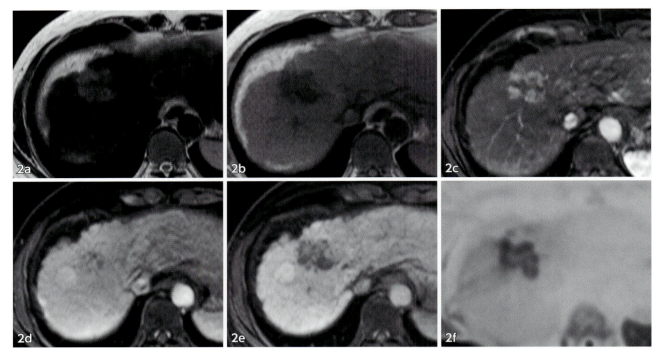

❷ MRI 所見
a：MRI T2 強調. b：ダイナミック MRI 単純相. c：ダイナミック MRI 動脈相.
d：ダイナミック MRI 平衡相. e：ダイナミック MRI 肝細胞相. f：MRI 拡散強調.

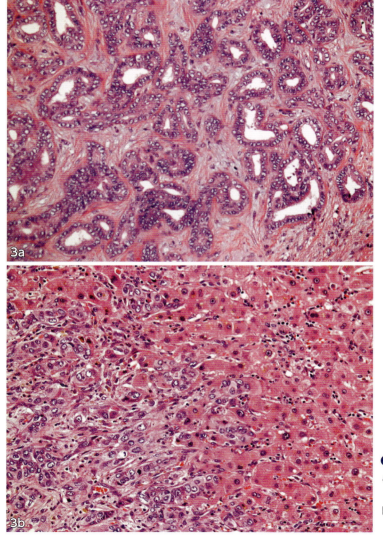

❸ 病理所見
a：細胆管に類似した異型に乏しい腫瘍細胞が腺管構造を形成して増殖している.
b：腫瘍細胞が正常肝細胞を置換しながら増殖する移行置換像.

III 肝臓　B 腫瘍性疾患　(3) その他の肝悪性腫瘍

類上皮血管内皮腫（EHE）

■ 概要

- 類上皮血管内皮腫（epithelioid hemangioendothelioma：EHE）は 1982 年に Weiss & Enzinger らにより軟部組織に発症した血管内皮由来の腫瘍に対し命名されたもので，肝原発のものは 1984 年に Ishak らが報告したのが最初である[1]．

- 腫瘍は豊富な線維性もしくは粘液腫状間質が認められ，腫瘍中心部が硝子化して辺縁部に腫瘍細胞が豊富な構造をとる．

- 6：4 で女性にやや多く，発症は小児から認められるが成人例の報告がほとんどである．比較的まれな腫瘍であるが，近年本邦でも報告例が増加している．

- 発見時には約 8 割が多発性であり，3 割に肺，リンパ節，骨，脾臓などにも病変がみられ，転移あるいは多中心性発生と考えられている[2]．発育は緩徐で，血管腫と血管肉腫の中間悪性度の腫瘍とみなされている．

- 一般的には予後は比較的良好とされているが，一方では肝外転移，腹膜播種をきたして急速に進行する例も存在する．

- 病因は経口避妊薬，塩化ビニル，肝炎ウイルスなどとの関連を示唆する報告もあるが，因果関係についてはいまだ不明である．

■ 典型的な画像所見とその成り立ち

- 画像診断上，特異的な所見に乏しく，転移性肝癌，肝膿瘍，胆管細胞癌などとの鑑別が困難になる例が多い．

- 超音波検査：一般に低エコーを示すものが多い．線維化や硝子化，石灰化のために等～高エコーを示すものもある．造影超音波では動脈相から門脈相にかけてうおの目状の層状の所見を示し，後期相には腫瘍部は無エコー域，辺縁部に造影効果の遅延を認めたという報告もある．

- CT 検査（❶）：単純 CT では腫瘍は肝実質より低濃度を示す．造影 CT では腫瘍中心は低濃度で辺縁の増強とその外側の halo など，ring enhancement，遅延性濃染を示す．内部は不均一で脈管構造や hypervascularity を認めることもある．

- MRI 検査（❷）：T1 強調像で低信号，T2 強調像で高信号であり，とくに T2 強調像では腫瘍内部は線維組織のため高信号となり，周囲に低信号の halo を認めるが，中心壊死，出血，石灰化などにより内部も低信号を呈することもある．拡散強調像でも同様の 'target-like' sign が認められることが多い[3]．

■ 確定診断へのプロセス

- 生検による免疫染色（❸）が不可欠で，CD34，CD31，第Ⅷ因子関連抗原やビメンチンが陽性を示すが，正診率は 5 割程度といわれている．

■ 治療

- 外科切除可能であった例（❹）では良好な予後が得られている．

- 切除の適応とならない例に対しては，動脈塞栓術，肝移植，血管肉腫にならった IL-2 全身投与，サリドマイド，ネクサバール®（ソラフェニブ）投与[4]等の報告もされているが，いまだに統一された治療法は確立されていない．

（三上恵美子）

文献

1) Ishak KG, Sesterhenn IA, Goodman ZD, et al. Epithelioid hemangioendothelioma of the liver: a clinicopathologic and follow-up study of 32 cases. Hum Pathol 1984；15：839-52.

2) Mehrabi A, Kashfi A, Fonouni H, et al. Primary malignant hepatic epithelioid hemangioendothelioma: a comprehensive review of the literature with emphasis on the surgical therapy. Cancer 2006；107：2108-21.

3) Gan LU, Chang R, Jin H, et al. Typical CT and MRI signs of hepatic epithelioid hemangioendothelioma. Oncol Lett 2016；11：1699-706.

4) Sangro B, Iñarrairaegui M, Fernández-Ros N. Malignant epithelioid hemangioendothelioma of the liver successfully treated with Sorafenib. Rare Tumors 2012；4：e34.

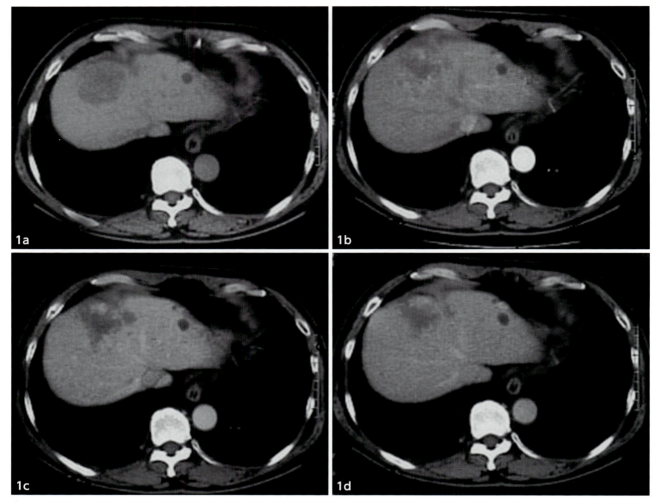

❶ EHE の CT 所見

60歳代，男性．20年前から肝腫瘍を指摘されていたが，確定診断がつかず放置．当院で肝 S4/8 に直径 80 mm，S6 に直径 60 mm 大の腫瘍を認めた（❶～❹は同一症例）．
　a：単純．b：早期相．c：門脈相．d：平衡相．単純 CT では周囲より低濃度，造影 CT では腫瘍の周辺と内部が不均一に濃染された．

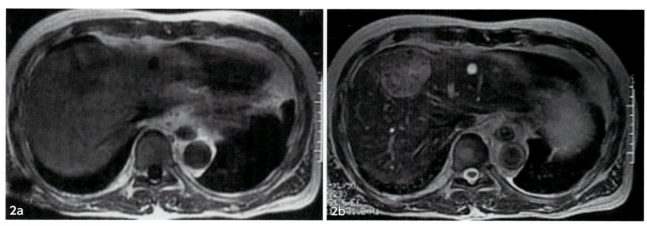

❷ EHE の MRI 所見
　a：T1強調像．b：T2強調像．T1で低信号，T2で高信号だが，いずれも内部不均一であり，線維化の影響と考えられる．

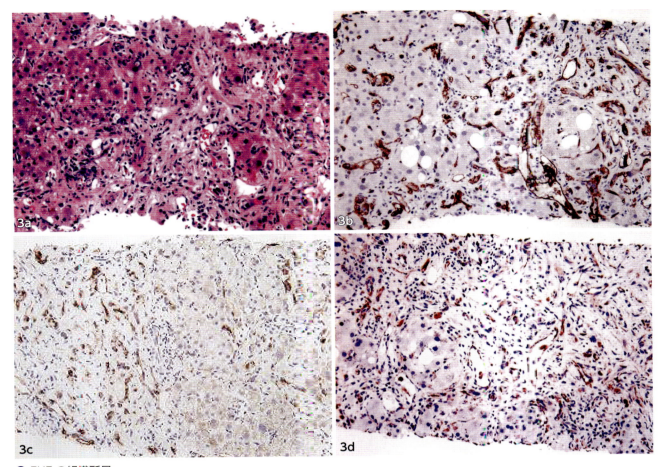

❸ EHE の組織所見
a：HE 染色，×20．b：CD34．c：第Ⅷ因子．d：ビメンチン．

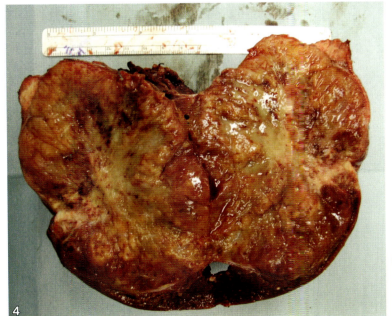

❹ EHE の切除標本
S4/8 の切除標本．表面は celle 様の凹凸をもち，内部は線維成分が強く非常に硬い．周囲の肝細胞の中に入り込むように腫瘍が広がっている．

類上皮血管内皮腫（EHE） 405

Ⅲ 肝臓 B 腫瘍性疾患 （3）その他の肝悪性腫瘍

肝血管肉腫

■ 概要

● 血管内皮（類洞内皮細胞）に由来する非上皮性悪性腫瘍と考えられ，肝原発悪性腫瘍の 0.2〜1.8 ％程度を占めるとされる非常にまれな腫瘍である．

● 原因としてトロトラスト・塩化ビニルモノマー・ヒ素・蛋白同化ホルモンに対する曝露の関与が疑われ，von Recklinghausen 病（神経線維腫症）・特発性ヘモクロマトーシスとの関連が報告されているが，その発症の詳細は不明である．

● 急速な増大を示すため巨大腫瘍として発見されることが多く，遠隔転移を伴い予後不良な疾患である．急速な進展を反映し，腹痛を訴えることがある[1]．

■ 典型的な画像所見とその成り立ち

● 境界不明瞭な海綿状腫瘍であり，その形態や分布から，びまん小結節型・多結節型・塊状型・混合型に分類される．腫瘍細胞が海綿状構造を形成し空隙に赤血球を貯留する海綿型のほかに，類洞型，充実型が分類されている．周囲の正常組織に浸潤して進展し，被膜は認めない．内部に壊死や出血を伴うことが多い．

● 画像は病理像を反映して多彩な所見を呈する．ダイナミック CT，MRI では，出血・壊死を反映し，腫瘍内部の不均一なパターンを呈する．動脈相で腫瘍辺縁から濃染して時間経過で造影効果が広がるパターンや，造影効果に乏しい乏血性腫瘍として描出されることもある．海綿状構造を反映し，MRI T2 強調で強い高信号を呈する部分を内包することもある．

■ 確定診断へのプロセス

● 急速に進展する不均一なパターンの腫瘍で，MRI で海綿状構造，出血を認める際に疑うが，画像所見は多彩であり，頻度の低い悪性腫瘍であるため，画像診断のみでの鑑別は困難である．

● DIC による凝固異常を伴うことがあり，針生検は出血のリスクを伴い，血管腫と同様に採取できる組織片が小さく病理診断が困難なことが多いため，その適応には注意が必要である．

● 免疫染色で CD31，CD34 などの血管内皮マーカーで，内皮由来の悪性腫瘍であることを確認する．

■ 治療

● 非常に予後不良な疾患であり，生存期間の平均は 6 か月以内とされている．病状の急速な悪化で急死することもある．長期生存はきわめてまれであるが，切除により数年の生存が得られた例も少数であるが報告されている[2]．

● 切除以外の治療として，化学療法，放射線療法が試みられるが治療抵抗性である．皮膚科領域の血管肉腫（頭頸部）でインターロイキン 2 製剤の静脈内投与，局所投与が有効であり，肝血管肉腫に投与された報告もある[2]．

（小暮高之）

文献

1）三浦智史，坪井康紀，山田聡志，ほか．肝生検にて診断し得た，播種性血管内凝固症候群を合併した肝血管肉腫の 1 例．肝臓 2009；50：451-8.
2）早津成夫，津和野伸一．柳　在勲，ほか．肝血管肉腫に対する肝切除後 1 年 11 カ月生存した 1 例．日臨外会誌　2011；73（7）：1764-69.

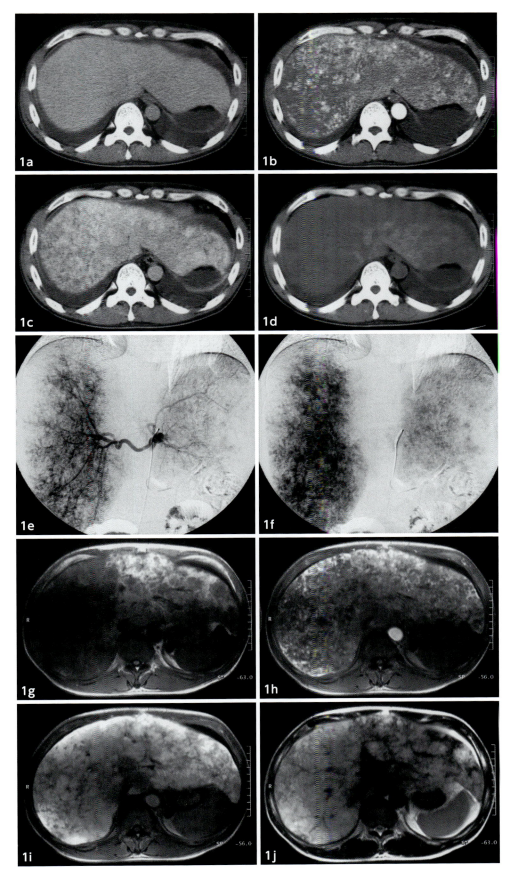

❶ 肝血管肉腫（40歳代，男性）
検診で肝機能検査異常と肝実質のエコーパターン不整として発見された．CT, MRI上はびまん性腫瘍が肝全体を占拠していた．濃染は海綿状構造を疑わせるが，血管腫のそれとは明らかに異なる不規則な腫瘍濃染を認めた．
a～d：CT所見（a：単純，b：動脈相，c：門脈相，d：平衡相）．
e，f：DSA所見（腹腔動脈）．
g～j：MRI所見（g：単純，h：動脈相，i：門脈相，j：平衡相）．

Ⅲ 肝臓 B 腫瘍性疾患 (3) その他の肝悪性腫瘍

肝神経内分泌腫瘍

■ 概要

● 神経内分泌腫瘍（NET）は神経内分泌細胞に由来する腫瘍で，消化器領域では主に消化管と膵臓に好発する．以前はカルチノイドとして取り扱われてきたが，2010年のWHO分類で，増殖能によってNET G1（＝従来のcarcinoid），NET G2，NECの3群に分類された．

● 肝臓原発のNETは肝内胆管上皮のクロム親和性細胞起源と推定されているが，きわめてまれで，PETを含めた全身検索を行いさらに長期の経過観察によって転移でないことを証明する必要がある．

■ 典型的な画像所見とその成り立ち（❶）

● 2009年のLinらの94例のreviewによると，血管造影で多血性腫瘤として描出されたものが85％で，またCTで囊胞様構造のみられたものが34％と報告されている[1]．

● 丸野らの54例のreviewでは囊胞変性を認めるものが61％と報告されており[2]，その機序としては囊胞内出血によるものが考えられている[3]．

● CT，MRIでは腫瘍は動脈相で濃染し門脈相でwashoutされ，囊胞変性部は漿液性であればT1強調で強い低信号・T2強調で強い高信号を示し，出血部はT1強調で高信号を示す．

■ 確定診断へのプロセス

● 正常肝に発生した多血性腫瘍で囊胞形成を伴っていれば本疾患を念頭において診断することが大切である．

● 肝腺腫との鑑別が問題になるが，一般にNETは肝腺腫よりwashoutが早い．ただし，肝原発のNETはきわめてまれであるため，ほかに原発巣がないか小腸等も含め全身の精査が必要である．

■ 治療

● 治療の基本は外科的切除で，その予後は比較的良好である．

● 治癒切除不能例に対しては化学療法や肝動脈塞栓術，ラジオ波焼灼術（RFA）が推奨されている．

（赤羽武弘）

文献

1）Lin CW, Lai CH, Hsu CC, et al. Primary hepatic carcinoid tumor: a case and review of the literature. Cases J 2009；2：90.

2）丸野敦子，加川建弘，藤沢美亜，ほか．17年間の経過で増大した肝原発カルチノイド腫瘍の一例．肝臓 2013；54（1）：33-43.

3）Takayasu K, Muramatsu Y, Sakamoto M, et al. Findings in primary hepatic carcinoid tumor: US, CT, MRI, and Angiography. J Comput Assist Tomogr 1992；16：99-102.

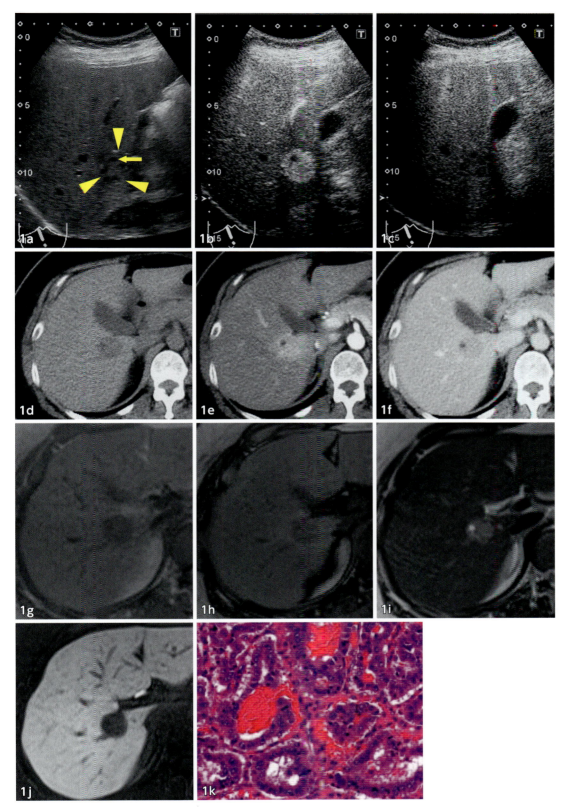

❶ 神経内分泌腫瘍（40 歳代，女性）

背景肝は脂肪肝．画像所見から NET や肝腺腫等を疑い生検．NET と確定したため PET，カプセル内視鏡含め全身検索を行い肝原発と診断し手術施行．最終診断は NET G2．術前軽度高値を示した 5-HIAA は術後正常化．現在まで再発なし．

a：エコー所見．等エコー腫瘤で内部に嚢胞様構造（矢印）を認める．
b：造影エコー所見．血管相で腫瘍は濃染し嚢胞様構造のみ defect となる．
c：造影エコー所見．腫瘍は非常に早期に（注入後 14 秒で）washout される．
d：単純 CT 所見． e：動脈相 CT 所見． f：門脈相 CT 所見．
g：MRI T1 強調（in phase）． h：MRI T1 強調（out of phase）． i：MRI T2 強調．
j：EOB-MRI 肝細胞相． k：組織所見．小型円形核をもつ細胞が充実性胞巣を形成．Ki-67 指数＝3.5 %．

肝神経内分泌腫瘍　409

Ⅲ 肝臓　B 腫瘍性疾患　(3) その他の肝悪性腫瘍

悪性リンパ腫

■ 概要
- 肝原発の悪性リンパ腫は非常にまれで肝原発悪性腫瘍の0.07％程度であり，そのなかではびまん性大細胞型B細胞リンパ腫（DLBCL）が多くを占め（❶），MALTリンパ腫が10％程度と報告されている[1]。
- 背景肝に肝硬変をはじめとする慢性肝疾患を有する例が多いと報告されている．
- 肉眼像は結節型が大部分を占め，びまん型はまれと報告されている．

■ 結節型の典型的な画像所見とその成り立ち
- 組織構造の均一性を反映して，エコー（❷）で非常に低エコーを呈することが多い．
- 造影エコー（❸）で均一・微細な血管構築が認められ，micro flow imagingでは樹枝状の血管構築としてとらえられる[2]。
- 血管などの既存構造を残したまま腫瘍が発育することを反映して，エコーやCT/MRIで腫瘍内部を既存の門脈や肝静脈が貫通する所見がとらえられる[3]。
- 腫瘍密度が高いことを反映してMRI拡散強調像で著明な高信号を呈する[4]。
- ただし，造影態度はDLBCLとMALTリンパ腫で若干異なり，前者では造影CTの動脈相・門脈相・平衡相のいずれも背景肝より低吸収を示す[3]（❹b～d）のに対して，後者では約半数の症例で動脈相で淡く造影され肝細胞癌との鑑別が困難なことがある[4]。

■ 確定診断へのプロセス
- 時に無エコーと見誤るほどきわめて低エコーの腫瘍をみたら，本疾患も鑑別の一つとしてあげるべきである．またCTやMRIで内部構造が均一で造影効果が比較的弱く，腫瘍内を正常脈管が貫く所見をとらえれば診断の一助となる．ただし，これら典型像を示さない症例もあり，生検（❶）や手術で初めて診断がついた報告も多い．

■ 治療
- 治療に関しては，外科手術，ラジオ波焼灼術（RFA），放射線治療，化学療法などが報告されているが，標準治療に関して一定の見解は得られていない．

（赤羽武弘）

文献
1) Bronowicki JP, Bineau C, Feugier P, et al. Primary lymphoma of the liver: clinical-pathological features and relationship with HCV infection in French patients. Hepatology 2003；37：781-7．
2) 中野聖士，黒松亮子，高田晃男，ほか．悪性リンパ腫の肝病変における造影超音波検査の特徴．超音波医学 2010；37（Suppl）：s498．
3) Tomasian A, Sandrasegaran K, Elsayes KM, et al. Hematologic malignancies of the liver: spectrum of disease. Radiographics 2015；35：71-86．
4) 斉藤朋子，千葉哲博，大岡義彦，ほか．画像診断上多血性肝細胞癌との鑑別が困難であった肝MALTリンパ腫の2例．肝臓 2015；56（10）：536-9．

70歳代，男性（❶～❹は同一症例）
画像所見から悪性リンパ腫を疑い，生検し確定（DLBCL）．R-CHOP施行．

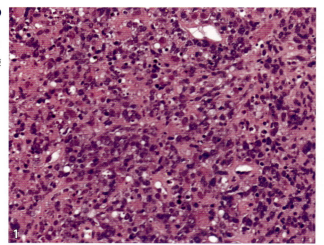

❶ 組織所見
HE染色（針生検）．DLBCLと診断された．

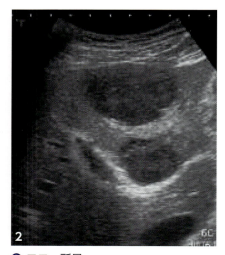

❷ エコー所見
強い低エコーを呈する．

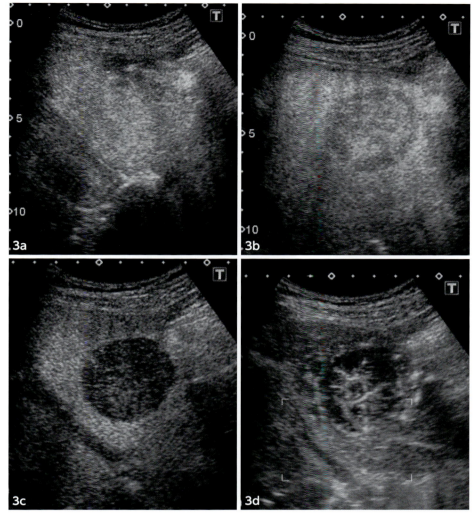

❸ 造影エコー所見
a：動脈優位相．腫瘍は均一に濃染されるが程度は周囲肝と同程度．
b：門脈優位相．washout される．
c：後血管相．defect を呈する．
d：micro flow imaging．樹枝状血管が描出される．

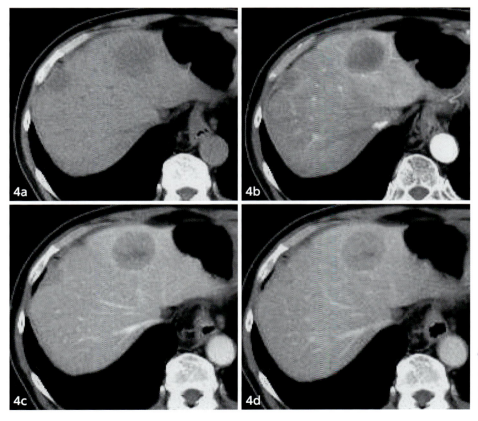

❹ CT 所見
a：単純．b：動脈相．
c：門脈相．d：平衡相．
いずれも周囲肝より低吸収．

悪性リンパ腫

IV

胆・膵

編集 ▶ 正宗　淳

Ⅳ 胆・膵　1 胆囊　A 非腫瘍性疾患

胆囊腺筋腫症

■ 概要

● 胆囊腺筋腫症は，胆囊の壁 1 cm 以内に Rokitansky-Aschoff 洞（RAS）が 5 個以上増殖し，3 mm 以上に壁が肥厚をきたす疾患である[1]．

● 1960 年 Jutras ら[2] により最初に本疾患の概念が報告され，武藤ら[3] により定義された．

● 病変の部位，範囲から頻度の高い順に限局型（fundal type または localized type，❷），分節型（segmental type，❶），びまん型（diffuse type，❸）に分類される．

● 分節型と限局型は時に合併がみられる．

● 成因には，①変性増殖性変化，②慢性炎症，③内圧上昇などの説が提唱され，①が有力とされている．

● 検診における腺筋腫症の頻度は 0.12～0.49 ％，胆囊切除例における頻度は 1.3～12.5 ％ と報告されている[1]．

■ 典型的な画像所見とその成り立ち

● EUS では，肥厚した胆囊壁内に RAS や壁在結石を反映した無エコースポットや高エコースポットがみられる（❶c，❷a，❸b）．

● 腹部 US でも上記の所見により腺筋腫症と診断できることもある（❶a）．

● MRCP では，壁肥厚部の平滑な腔の狭小化と，壁内 RAS が点状の高信号として描出されるのが特徴である（❶b，❸a）．

● 分節型や限局型ではしばしば粘膜の過形成性変化を伴い，EUS で壁肥厚部位に乳頭状粘膜がみられることがある．

■ 確定診断へのプロセス

● EUS や MRCP で前述した特徴的所見がみられた場合には確定診断が可能である．

● 胆囊壁肥厚をきたす疾患の鑑別診断として，胆囊腺筋腫症以外にポリープや胆囊癌，黄色肉芽腫性胆囊炎（xanthogranulomatous cholecystitis：XGC）などがある．

● ポリープ状の形態を示す隆起性病変との鑑別は，形態上容易である．

● 限局性の壁肥厚を呈する胆囊癌では腺筋腫症との鑑別が必要となる．壁内の内部構造に着目して，壁内に RAS や結石を反映する構造がない場合には，悪性腫瘍を考慮して診断を進める必要がある．

● 腺筋腫症の初期病変では RAS が目立たないことがあり，胆囊癌との鑑別は困難である．

● 分節型の腺筋腫症では底部側に癌の合併がみられることがある．

● びまん型でもまれに肥厚した壁内に癌が併存することもあり，著明に肥厚がみられる場合には厳密な術前診断は困難である．

● XGC は漿膜下層を中心とする壁肥厚像を呈する特殊な胆囊炎で，進行胆囊癌との鑑別がしばしば問題となり，腺筋腫症に比較して著明な壁肥厚と多彩な内部エコー像を特徴とする．

● XGC の成因には胆囊頸部に結石が嵌頓して発生する場合が多いが，結石がない場合には胆囊管癌を含む胆囊癌が原因のことがある．

● EUS のみで XGC と癌との鑑別は困難で，CT で報告されている特徴的所見（粘膜層の連続性が保たれ，漿膜下層を中心とする壁肥厚像）[4] や EUS-FNA を用いた病理学的検索を加味し総合的に診断する．

■ 治療

● 各種画像診断で胆囊腺筋腫症の典型像であれば，治療は必要とせず経過観察とする．

● 確定診断が困難な例や癌併存が否定できない場合，胆囊腺筋腫症による腹部症状がみられる場合には，胆囊摘出術の検討が必要である．

（伊藤　啓・越田真介・菅野良秀）

文献

1）木田光広，長谷川力也，松本高明，ほか．胆囊腺筋腫症の診断と取扱い．日消誌 2015；112：456-63.

2）Jutras JA. Hyperplastic cholecystoses; Hickey lecture, 1960. Am J Roentgenol Radium Ther Nucl Med 1960；83：795-827.

3）武藤良弘．胆囊疾患の臨床病理．医学図書出版；1985.

4）遠藤　格，森隆太郎，松山隆生，ほか．黄色肉芽腫性胆囊炎の診断と治療戦略―過大な手術を回避するための術前・術中の方策．胆道 2013；27：712-9.

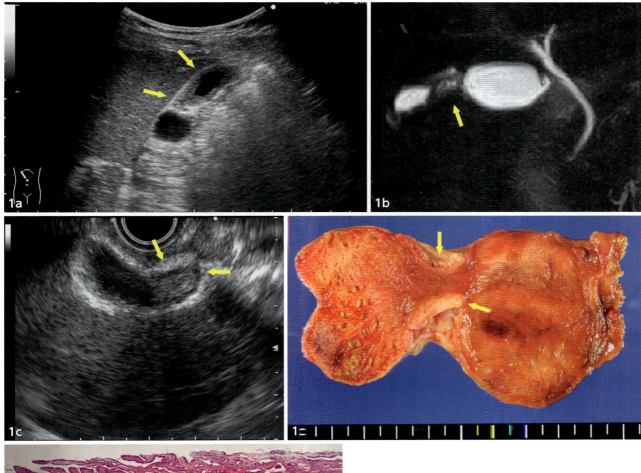
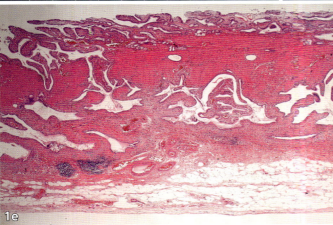

❶ 分節型胆嚢腺筋腫症
a：US像．胆嚢体底部に壁肥厚（矢印）を認めた．
b：MRCP像．胆嚢体底部の内腔の狭小化と体部壁内に高信号（矢印）がみられた．
c：EUS像．胆嚢体部の壁肥厚内に無エコー領域（矢印）を認めた．
d：半固定標本．胆嚢体底部に壁肥厚，体部にRAS（矢印）がみられた．
e：病理組織像．胆嚢体部は高度に肥厚した壁内に多数のRASを認め分節型胆嚢腺筋腫症と診断した．

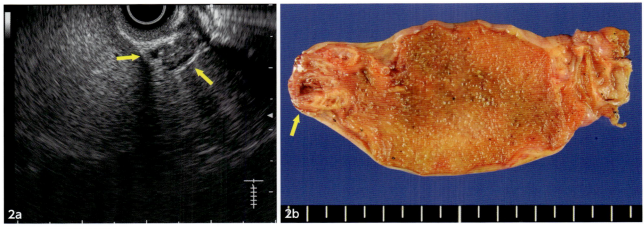

❷ 限局型胆嚢腺筋腫症
a：EUS 像．胆嚢底部に限局性の壁肥厚と無エコー領域（矢印）を認めた．
b：半固定標本．胆嚢底部の壁肥厚と多数の RAS（矢印）がみられ，病理学的に限局型胆嚢腺筋腫症と診断した．

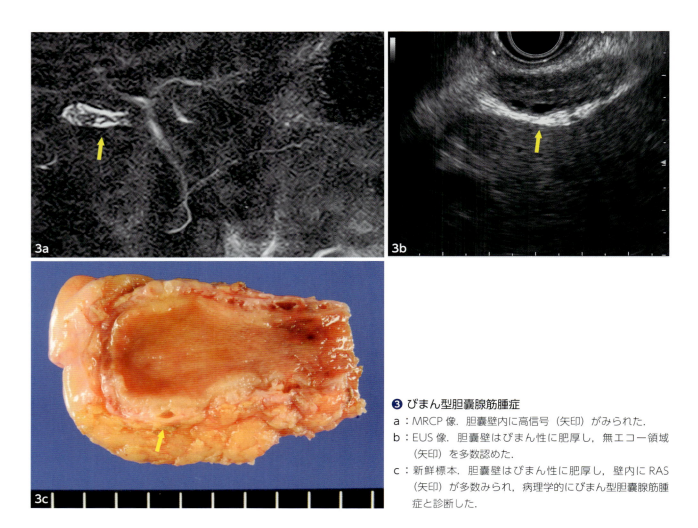

❸ びまん型胆嚢腺筋腫症
a：MRCP 像．胆嚢壁内に高信号（矢印）がみられた．
b：EUS 像．胆嚢壁はびまん性に肥厚し，無エコー領域（矢印）を多数認めた．
c：新鮮標本．胆嚢壁はびまん性に肥厚し，壁内に RAS（矢印）が多数みられ，病理学的にびまん型胆嚢腺筋腫症と診断した．

Ⅳ 胆・膵　1 胆嚢　A 非腫瘍性疾患

胆嚢結石・胆嚢炎

■ 概要
- 胆嚢結石はコレステロール胆石（純コレステロール石，混合石，混成石）と色素胆石（ビリルビンカルシウム石，黒色石），その他のまれな胆石に大別される．
- 急性胆嚢炎は胆嚢に生じた急性の炎症性疾患であり，多く（90％以上）は胆嚢結石に起因する．結石嵌頓に伴う胆嚢管閉塞，胆嚢内胆汁うっ滞に続く胆嚢粘膜障害，炎症性メディエーターの活性化が関与する[1]．
- 胆嚢結石を伴わない無石胆嚢炎には，胆嚢内胆汁うっ滞や胆嚢壁の血流障害の関与が示唆される[1]．
- 慢性胆嚢炎は穏やかな胆嚢炎発作の繰り返しで起こり，粘膜の萎縮，胆嚢壁の線維化を特徴とする．

■ 典型的な画像所見とその成り立ち
- 胆嚢結石は US では音響陰影を伴う高エコー域として検出される（❶）．CT 所見は胆石の構成成分によって異なり，高吸収域として描出されるものから，胆汁よりも低吸収を呈するもの，同定困難なものまでさまざまである（❷）．MRI T2 強調像では高信号を呈する胆汁の中に filling defect として認められる（❸）．結石内部に星状，亀状，同心円状構造を認めることがある．
- 急性胆嚢炎の主な画像所見は胆嚢腫大，胆嚢壁肥厚，胆嚢周囲炎症波及である．その他，US における胆嚢壁内の低エコー帯（sonolucent layer）やデブリエコー（❹），CT で描出される胆嚢周囲の炎症波及や胆嚢近傍の肝実質濃染（❺），MRI での pericholecystic high signal が診断に有用である（❻）．
- 慢性胆嚢炎では胆嚢壁が肥厚し伸展不良で収縮しており，しばしば胆石を合併する（❼）．

■ 確定診断へのプロセス
- 胆嚢結石の診断における腹部 US の有用性は高く，ほとんどは診断可能である．肥満や腸管ガスなどの影響により胆嚢の描出が難しい場合，胆嚢壁の評価が難しい場合（❽）には CT や MRI を行う[2]．
- 急性胆嚢炎を疑った場合には診断基準[1]を用いて臨床徴候，採血所見，画像検査所見をもとに診断を行う．腹部 US を施行し，重症度判定のためにできる限り CT を施行する．

■ 治療
- 無症候性の胆嚢結石は原則的に経過観察．ただし，無症状であっても，充満結石例や胆嚢造影陰性例，胆嚢癌合併が疑われる場合には手術適応を決定することが好ましい[2]．
- 症状を有する胆嚢結石には胆嚢摘出術を行うことが推奨され，とくに急性胆嚢炎発症例（❽）では胆嚢摘出術が第一選択となる[1]．
- 手術リスクが高い症例や患者が手術を拒否する場合など，なんらかの理由で早期手術ができない場合には，絶食・輸液，抗菌薬投与を中心とした治療を開始するとともに胆嚢ドレナージ施行を考慮する．
- 慢性胆嚢炎は積極的な治療は行わないが，急性胆嚢炎を生じた場合（acute on chronic cholecystitis）や胆嚢癌との鑑別が困難な場合（❾）には胆嚢摘出術の適応となる[1]．

（佐藤晃彦）

文献
1) 急性胆管炎・胆嚢炎診療ガイドライン改訂出版委員会．急性胆管炎・胆嚢炎診療ガイドライン 2013．第2版．医学図書出版；2013．
2) 日本消化器病学会．胆石症診療ガイドライン 2016（改訂第2版）．南江堂；2016．

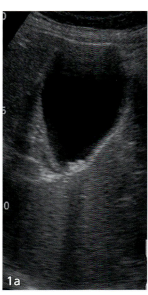
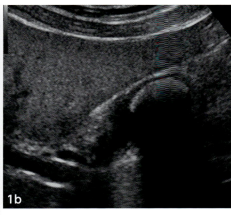
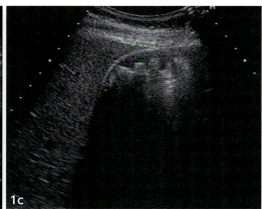

❶ 胆嚢結石の US 所見
a：音響陰影を伴う複数の高エコー病変を認める．
b：三日月状の高エコーを認め，音響陰影を伴っている．
c：胆嚢内に充満する多数の結石を認める．

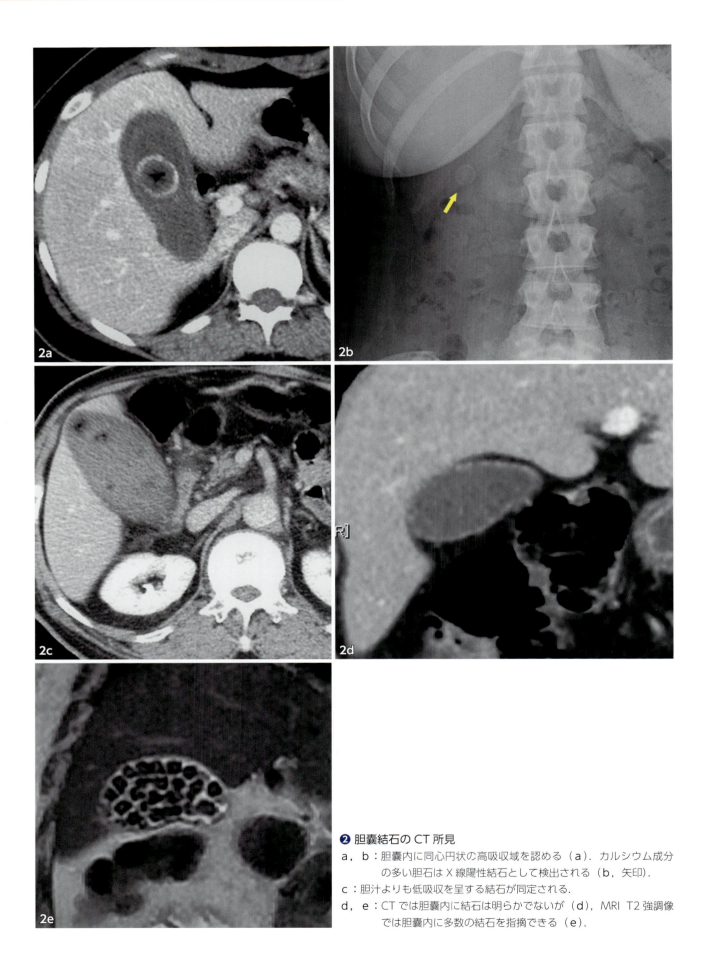

❷ 胆嚢結石のCT所見

a, b：胆嚢内に同心円状の高吸収域を認める（a）．カルシウム成分の多い胆石はX線陽性結石として検出される（b, 矢印）．

c：胆汁よりも低吸収を呈する結石が同定される．

d, e：CTでは胆嚢内に結石は明らかでないが（d），MRI T2強調像では胆嚢内に多数の結石を指摘できる（e）．

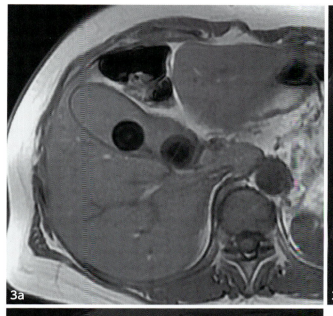
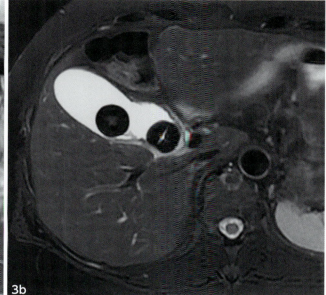
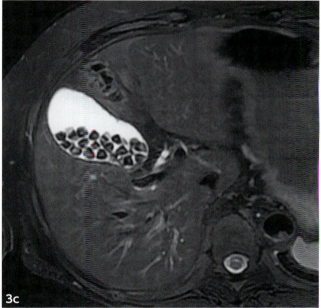

❸ 胆嚢結石の MRI 所見
a，b：結石は T1 強調像で同心円状構造を呈し（a），T2 強調像で中心部に星状構造を認める（b）．
c：T2 強調像で高信号を呈する胆汁の中に filling defect として多数の結石が認められる．

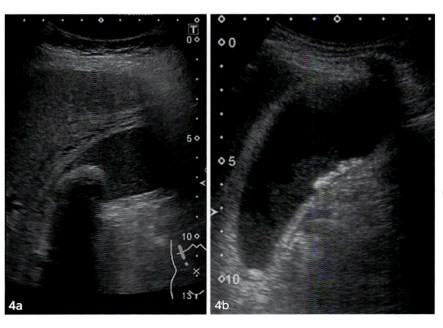

❹ 急性胆嚢炎の US 所見
a：胆嚢壁は不整な多層構造を呈し肥厚している．音響陰影を伴う三日月状高エコーを呈する約 3 cm 大の結石を認める．
b：腫大した胆嚢内にデブリエコーを認め，肥厚した胆嚢壁には sonolucent layer が認められる．

胆嚢結石・胆嚢炎

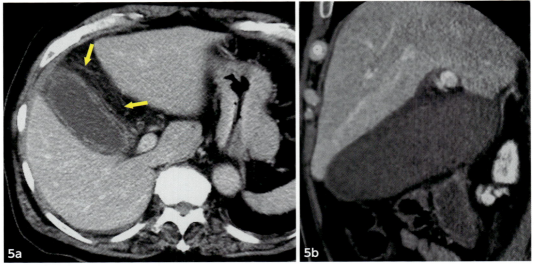

❺ 急性胆嚢炎のCT所見
a：胆嚢壁は不整に造影され，胆嚢周囲に炎症が波及し脂肪織濃度が上昇している（矢印）．
b：著明に腫大した胆嚢に接する肝実質に早期濃染が認められる．

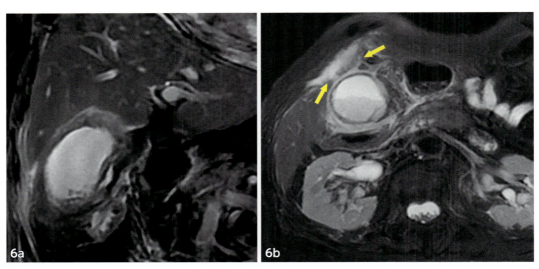

❻ 急性胆嚢炎のMRI所見
a：胆嚢腫大，浮腫状壁肥厚，胆嚢周囲の炎症性変化を認める．
b：pericholecystic high signal（矢印）は胆嚢周囲液体貯留や浮腫を反映する．

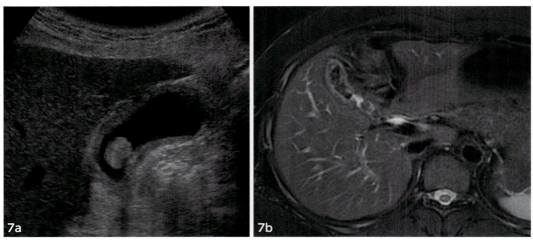

❼ 慢性胆嚢炎の画像所見
a：US．胆嚢壁はびまん性に肥厚している．胆嚢内腔に結石を認める．
b：MRI．胆嚢は収縮し，壁が全周性に肥厚している．

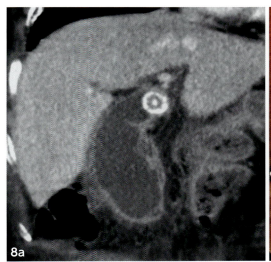
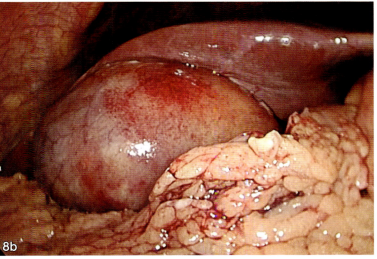
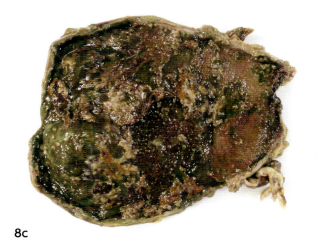

❽ 急性胆嚢炎手術症例
a：CT．胆嚢頸部に胆石が嵌頓し，胆嚢の腫大，胆嚢壁不整肥厚を認める．
b：手術所見．胆嚢は腫大緊満している
c：固定標本．粘膜はびらん状で，壁全層性に高度の出血，壊死がみられる．

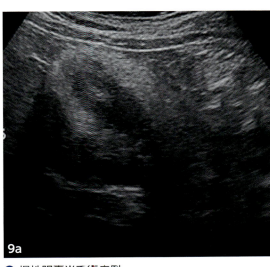
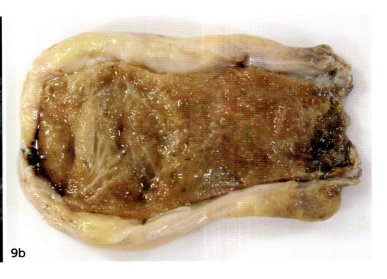

❾ 慢性胆嚢炎手術症例
a：US．胆嚢壁が著明に肥厚し内腔が狭小化している．胆嚢癌が否定できず胆嚢摘出術を施行した．
b：固定標本．粘膜は再生性，化生性で，胆嚢壁にはびまん性に線維性肥厚を認める．

胆嚢結石・胆嚢炎

IV 胆・膵　1 胆嚢　A 非腫瘍性疾患

黄色肉芽腫性胆嚢炎

■ 概要

● 黄色肉芽腫性胆嚢炎（xanthogranulomatous cholecystitis：XGC）は，泡沫状組織球の集簇を伴う肉芽組織により胆嚢壁のびまん性ないし限局性肥厚をきたす比較的まれな（胆嚢摘出例の 1.1～7.3 %）特殊形態の胆嚢炎である[1~4]．男性に多く，40 歳代以上が一般的とされる[4]．

● 結石嵌頓などに伴う胆嚢内圧上昇により Rokitansky-Aschoff 洞（RAS）などの上皮破綻部から胆嚢壁内にもれた胆汁成分を組織球が貪食し，泡沫状組織球の集簇を伴う肉芽組織が形成され胆嚢壁の著明な肥厚をきたす，と考えられている[1,4~6]．

● しばしば，黄色肉芽組織中または隣接して胆嚢壁内膿瘍や壊死組織，コレステリン結晶などがみられ，肉芽組織が胆嚢内腔に露出することもあり，線維性組織も種々の程度にみられる．急性胆嚢炎から慢性胆嚢炎への移行像である可能性も指摘されている[4]．

● 感染の有無や炎症の程度，時期，あるいは併存する RAS の状態や壁在結石の有無などにより，さまざまな画像所見や病理組織像を呈する．時に，肝にも病変が及び，肝浸潤を伴う胆嚢癌との鑑別が困難になる．また，線維化が高度で手術に難渋することもあり，臨床的に問題となることも多い[3,4]．大部分は急性胆嚢炎の緩解期（発症 8 日後から数年後）であり[4]，軽度の上腹部痛・発熱程度で，無症状の症例も多い．また，呈示症例（❶～❻）のように，まったく自覚症状なく健診やルーチン US で見つかる症例も少なくない．

■ 典型的な画像所見とその成り立ち

● ほとんどの症例（98 %）は胆嚢結石を合併しており[2]，胆嚢壁内の黄色肉芽組織の広がりのほか，併存する線維組織，壁内膿瘍，壊死組織，コレステリン結晶，RAS などの状態，壁在結石の有無・多寡により画像所見もさまざまであり，経時的にも変化しうる．炎症の消退による病変の縮小も想定される．

● US（❶），EUS（❷）では限局性ないしびまん性の胆嚢壁肥厚として描出され，内部エコーはやや不均一で，造影 US では血管の多い肉芽組織部は良く造影される．また，粘膜表面の高エコーが目立つことが多く，肝に病変が及べば，癌の浸潤様にみえることもある．

● CT（❸）でも同様で，造影効果を示す限局性ないしびまん性の著明な胆嚢壁肥厚として描出される．また，肥厚胆嚢壁内に膿瘍や RAS を反映した造影不良領域がしばしばみられる．このような所見に加え，粘膜層の連続性が特徴的[7]ともいわれるが，胆嚢癌との鑑別は困難な場合が多い．

● MRI（❹）では，T2 強調像で，等ないし軽度高信号の壁肥厚の中に RAS，壁内膿瘍や壊死組織を反映した高信号領域がみられる．拡散強調像では炎症により高信号を呈するため胆嚢癌との鑑別は困難である[8]．なお，FDG-PET も偽陽性を示し，胆嚢癌との鑑別にはならない．

■ 確定診断へのプロセス

● 胆嚢結石による急性胆嚢炎後の緩解期に術前検査（US，CT など）を行った際に，あるいは健診や外来のルーチン検査で偶然に指摘される場合などが想定される．胆嚢癌との鑑別のため，腫瘍マーカーを確認し，急性胆嚢炎の既往や症状の有無を調べる．

● 過去の画像が残っていれば経時的変化を確認し，US，EUS，CT，MRI で特徴的な所見や，病変の縮小などの徴候がみられれば XGC を疑う．

● 必要に応じ，可能であれば経乳頭的ないし EUS-FNA などでの細胞学的な検討も考慮するが，炎症異型が加わっており良悪性の判断はしばしば困難である．

■ 治療

● XGC は基本的には良性疾患であり，経過観察することも選択肢にはあがるが，胆嚢癌との鑑別は必ずしも容易ではなく，XGC と胆嚢癌との合併の可能性もあるので，充分なインフォームド・コンセントのもと胆嚢癌に準じた手術を行うこともやむを得ない．

● 過大な手術を避けるため，細胞診，EUS-FNA，術中迅速診などを加えた診断・治療体系・対応が今後確立されることが望まれる[3]．

（野田　裕・伊藤　啓・越田真介・杉田礼児・澤井高志）

文献

1）Goodman ZD, Ishak KG. Xanthogranulomatous cholecystitis. Am J Surg Pathol 1981；5：653-60.

2）柴田　高，高見元敬，藤本高義，ほか．臨床病型から見た xanthogranulomatous cholecystitis（黄色肉芽腫性胆嚢炎）．日臨外医会誌 1993；54：2009-13.

3）遠藤　格，森　隆太郎，松山隆生，ほか．黄色肉芽腫性胆嚢炎の診断と治療戦略―過大な手術を回避するための術前・術中の方策―．胆道 2013；27：712-9.

4）岡田菜実，草塩公彦，松本正成，ほか．当院における黄色肉芽腫性胆嚢炎の検討．胆道 2017；31：69-77.

5）Weismann RE, McDonald JR. Cholecystitis：A study of intramural deposits of lipids in twenty-three cases. Arch Pathol 1948；45：639-57.

6）Hanada M, Tujimura T, Kimura M. Cholecystic granulomas in gallstone disease. A clinicopathologic study of 17 cases. Acta Pathol Jpn 1981；31：221-31.

7）Chun KA, Ha HK, Yu ES, et al. Xanthogranulomatous cholecystitis：CT features with emphasis on differentiation from gallbladder carcinoma. Radiology 1997；203：93-7.

8）Ogawa T, Horaguchi J, Fujita N, et al. High b-value diffusion-weighted magnetic resonance imaging for gallbladder lesions：differentiation between benignity and malignancy. J Gastroenterol 2012；47：1352-60.

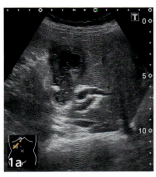

❶ US 所見
a：胆嚢に結石がみられ，胆嚢底部の壁は著明に肥厚し低エコー．
b：胆嚢底部では肝にも低エコー領域がみられる．

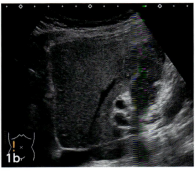

❷ EUS 所見
肝床部の胆嚢壁の著明な肥厚がみられ，粘膜面に高エコーがみられ，内部エコーは低エコーでやや不均一．壁肥厚部は強く造影される．

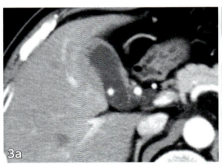
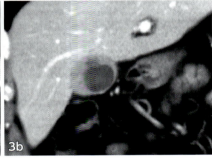

❸ CT 所見
胆嚢壁の著明な肥厚がみられ，内部に造影不良部を認める（a：動脈相，b：平衡相）．

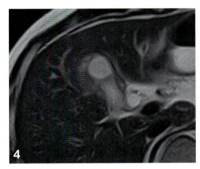

❹ MRI 所見（T2 強調像）
軽度高信号の肥厚した胆嚢壁内に高信号領域がみられる．

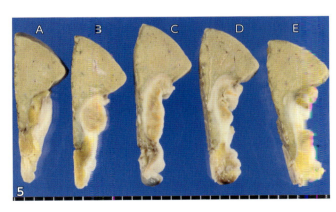

❺ 切除標本の割面
白色の線維性組織で囲まれた黄色調の胆嚢壁肥厚がみられる．

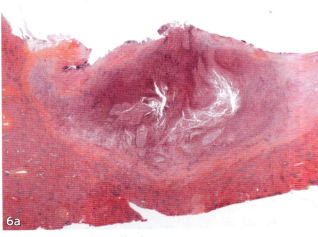
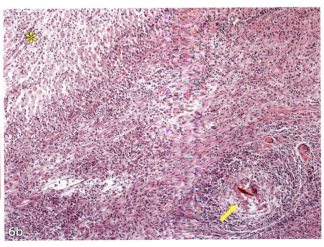

❻ 病理組織像（❺の切片 B）
a：線維性組織で囲まれた黄色肉芽腫組織（HE 染色，×1.25）
b：泡沫細胞の集簇（*）や胆汁成分（矢印）を囲んで異物型多核巨細胞を含む肉芽腫がみられる（HE 染色，×25）．

黄色肉芽腫性胆嚢炎　423

IV 胆・膵　1 胆嚢　B 腫瘍性疾患　(1) 胆嚢ポリープ

胆嚢ポリープ（コレステロールポリープ，コレステロローシス）

■ 概要
- 胆嚢コレステロールポリープは，胆嚢ポリープのなかで最も高頻度にみられる非腫瘍性の良性ポリープである．
- どの年齢にもみられ，男女比はほぼ1：1．ほとんどが無症状である．
- 多くは10 mm以下の小型のポリープで，多発傾向がある．
- 典型的には表面が桑実状，黄色調の有茎性ポリープである（❶b）．
- 背景胆嚢粘膜にコレステロローシスを伴うことが多い（❶b）．
- 胆嚢粘膜ひだの頂部付近の上皮下でコレステロールを貪色した組織球（泡沫細胞）が集簇した状態がコレステロローシスであり（❶c〜e），さらに間質や上皮の反応性増生のためポリープ状になったものがコレステロールポリープとされる．

■ 典型的な画像所見とその成り立ち
- US，EUSでは多発する傾向のある表面桑実状の有茎性の小ポリープで，内部に点状高エコーがみられる（❶a）．茎自体は細く，描出されないことも多い．
- 血管が豊富であり，造影USやCTなどで良く造影される．
- コレステロローシスではUS，EUSで胆嚢壁の内側低エコー層が点状高エコーを伴ってびまん性に肥厚しているのがみられる．

■ 確定診断へのプロセス
- 小型の典型例ではUS，EUS診断は容易である．
- 10 mmを超えるものでは，点状高エコーが目立たず，実質様内部エコーとなり腫瘍性ポリープとの鑑別を要する場合もある．EUSでは，表面結節状〜平滑であれば腫瘍性病変，顆粒状であれば非腫瘍性病変であることが多い[1]．
- 血流の豊富なポリープであるが，泡沫細胞が胆汁と同等のCT値を示すため，単純CTで描出されにくいことが腫瘍性ポリープとの鑑別に有用とされる[2]（❷）．

■ 治療
- 良性であり，症状がなければ基本的には経過観察となる．
- 10 mmを超える大型の病変で癌との鑑別を要するものや，顕著な形態の変化や増大傾向がみられるものでは手術も考慮される．

（野田　裕・伊藤　啓・越田真介・小川貴央）

文献
1）木村克巳．有茎性胆嚢隆起性病変の超音波内視鏡診断．日消誌 1997；94：249-60．
2）三好広尚，乾　和郎，芳野純治，ほか．胆嚢隆起性病変の画像診断—良悪性の鑑別診断．胆道 2015；29：94-102．

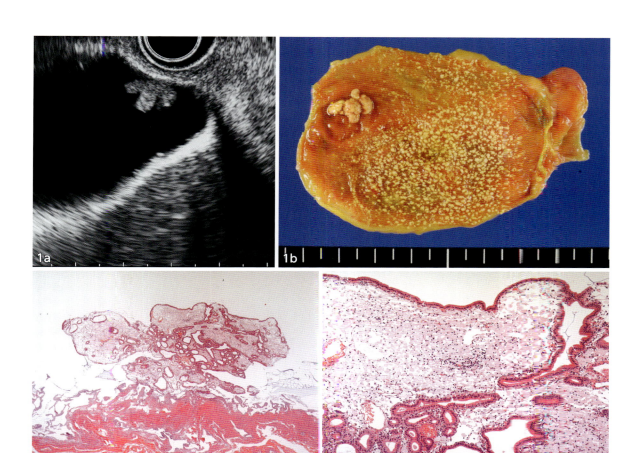

❶ コレステロールポリープとコレステロローシス

a：EUS像．桑実状で内部に点状高エコーがみられる．
b：切除標本肉眼像．胆嚢底部に黄色桑実状のコレステロールポリープが，また胆嚢全体に黄色調顆粒状のコレステロローシスがみられる．
c, d：病理組織像．固有上皮に被覆された分葉状ポリープで，上皮下にコレステロールを貪食したマクロファージ（泡沫細胞）が多数集簇してみられる（c：HE染色，×2.5，d：HE染色，×25）．
e：コレステロローシス部の病理組織像．固有上皮に被覆された微小ポリープないしは粘膜ひだの先端部の上皮下に泡沫細胞の集簇がみられる（HE染色，×10）．

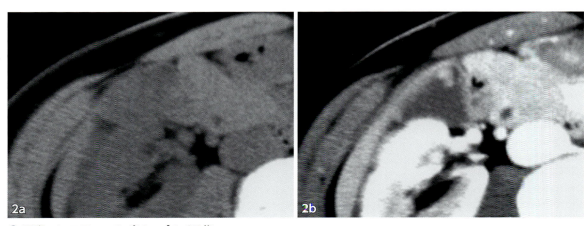

❷ 胆嚢コレステロールポリープのCT像

a：単純撮影．ポリープは同定できない．
b：平衡相．ポリープは強く造影される．

胆嚢ポリープ（コレステロールポリープ，コレステロローシス） 425

Ⅳ 胆・膵　1 胆嚢　B 腫瘍性疾患　(1) 胆嚢ポリープ

胆嚢ポリープ(過形成ポリープ)

■ 概要
- 胆嚢過形成ポリープの定義は定まっていないが[1]，胆嚢固有上皮もしくは化生上皮（腸型もみられるが胃型，とくに幽門腺型が多い）が過形成を起こしポリープ状を呈した非腫瘍性の良性病変と考えられる．
- 固有上皮型はコレステロールポリープと同様の分葉状の有茎性ポリープであり，色調はやや発赤調であることが多い．内部に泡沫細胞がみられることもあり，コレステロールポリープとの移行・異同も疑われている．
- 化生上皮型は化生上皮・腺管が増生し隆起したもので，通常小型で低い広基性またはドーム状の隆起が胆嚢体底部中心に多発してみられる．色調は周囲粘膜と同様かやや白色調である．

■ 典型的な画像所見とその成り立ち
- 固有上皮型（❶）は分葉状（桑実状）の有茎性ポリープで内部エコーは基本的には実質様であるが，点状高エコーがみられることもある．
- 10 mm 以上のものでは造影 CT で造影されることが多い．

■ 確定診断へのプロセス
- US，EUS 像ではコレステロールポリープと類似したものや腺腫，癌との鑑別を要するものがある．
- 化生上皮型は表面型胆嚢癌（Ⅱa＋Ⅱb など）との鑑別が問題になる．

■ 治療
- 基本的には経過観察であるが，癌との鑑別が困難な場合は手術もやむをえない．

（野田　裕・伊藤　啓・越田真介・小川貴央）

文献
1) 有坂好史, 竹中　完, 塩見英之, ほか. 胆嚢ポリープの診断と取扱い. 日消誌 2015；112：444-55.

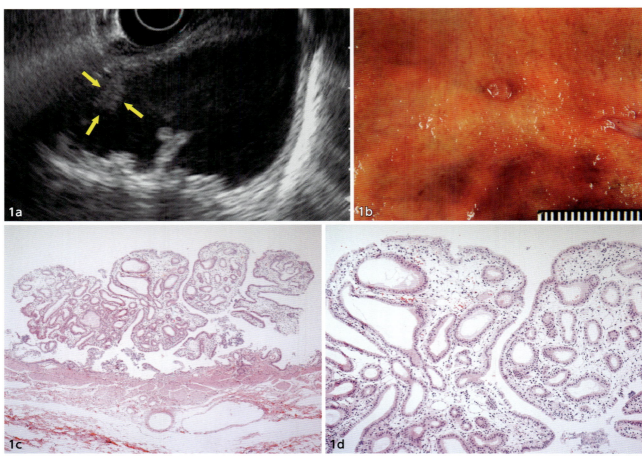

❶ 過形成ポリープ
a：EUS 像．低エコーを主体とした有茎性ポリープ（矢印）．
b：切除標本肉眼像．小型の発赤調ポリープで，表面平滑・結節状．
c，d：病理組織像．表面分葉状・小結節状の有茎性ポリープで，上皮および腺管は主に固有上皮から成る（c：HE 染色，×10．d：HE 染色，×25）．

IV 胆・膵　1 胆嚢　B 腫瘍性疾患　(1) 胆嚢ポリープ

胆嚢ポリープ（線維性ポリープ，肉芽〈組織〉ポリープ）

線維性ポリープ

■ 概要

● 胆嚢線維性ポリープは固有上皮に被覆され，線維芽細胞・線維細胞，粗な膠原線維から構成される浮腫状の結合織をもつ有茎性ポリープである（❶d，e）．まれな病変で男性に多い傾向がある[1]．

● 表面は黄色調で小顆粒状～粗大結節状で糸状の細い茎を有する（❶c）．割面は白色調で充実性を呈する．

● 泡沫細胞がみられることもあり，固有上皮型の過形成ポリープと同様，コレステロールポリープの関連病変と考えられている．

■ 典型的な画像所見とその成り立ち

● US，EUS では類円形を基本としやや分葉状の有茎性ポリープで，内部は均一な低エコーを示す（❶a，b）．ポリープ周囲を縁取る特徴的な高エコーがみられることがある[1]．造影 US や造影 CT で造影される．

■ 確定診断へのプロセス

● 典型例ではある程度は画像診断可能であるが，多くは他の検査を含めても術前の確定診断は困難である．

■ 治療

● 腺腫や癌との鑑別が困難であるため切除されることが多い．

肉芽（組織）ポリープ

■ 概要

● 胆嚢肉芽（組織）ポリープは「胆嚢壁の肉芽組織と連続して胆嚢内腔側に肉芽組織がポリープ状に隆起している病変」である[2]．

● 手術例の 1.5～2.1 ％にみられ，とくに胆嚢結石による急性胆嚢炎後にみられることが多く，胆嚢壁内膿瘍の炎症消退過程で形成される機序が想定される．

● 表面に壊死物質をかぶった 3～4 mm の発赤調で半球状ないしキノコ状の肉芽組織で，血流は豊富である（❷b，c）．

■ 典型的な画像所見とその成り立ち

● 急性胆嚢炎の時期により形態は変化する．併存する結石や胆泥のため US，EUS での病変の同定や質的診断は困難であるが，表面平滑な乳頭状隆起で内部エコーは低エコー主体の実質様エコーを示すことが多い（❷a）．

● 造影 CT で強い造影効果がみられる傾向がある．

■ 確定診断へのプロセス

● 各種画像診断での確定診断や癌との鑑別は困難である．

■ 治療

● 肉芽ポリープで高頻度に合併する急性胆嚢炎自体にも胆嚢癌の併存が少なくない．したがって，肉芽ポリープが疑われても切除手術を考慮すべきである．

（野田　裕・伊庭　吾・越田真介・小川貴央）

文献

1）松田正道，渡邉五朗．胆嚢線維性ポリープ．井廻道夫（編）．肝・胆道系症候群（第2版）．Ⅲ 肝外胆道編．別冊日本臨牀 新領域別症候群 15．日本臨牀社：2011．p.308-10．

2）野田　裕，藤田直孝，小林　剛，ほか．胆嚢肉芽（組織）ポリープ．井廻道夫 編．肝・胆道系症候群（第2版）．Ⅲ 肝外胆道編．別冊日本臨牀 新領域別症候群 15．日本臨牀社：2011．p.337-40．

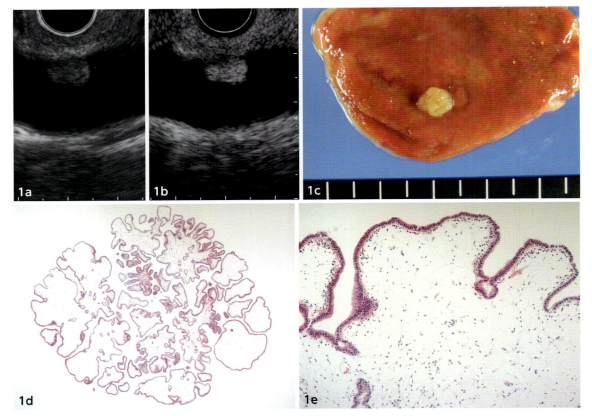

❶ 線維性ポリープ

a，b：EUS像．表面平滑ないし結節状で内部低エコーのポリープ（a）．ソナゾイド®で全体が造影される（b）．
c：切除標本肉眼像．黄色調桑実状の有茎性小型ポリープであった．
d，e：病理組織像．細い有茎性のポリープで術後に脱落していた．固有上皮に覆われた分葉状ポリープで上皮下の線維性間質は浮腫状で血管もみられる（d：HE染色，×5．e：HE染色，×25）．

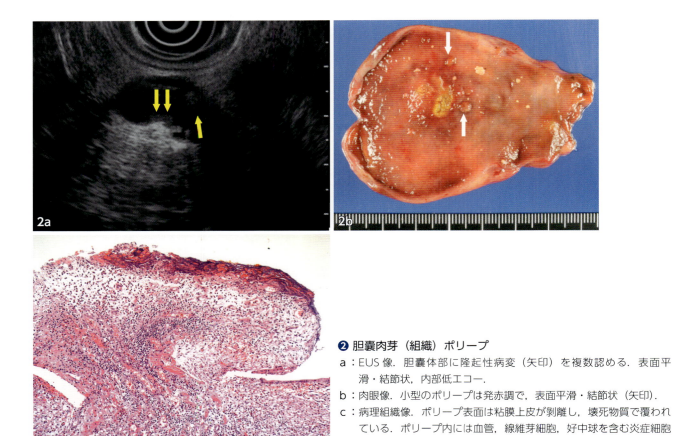

❷ 胆嚢肉芽（組織）ポリープ

a：EUS像．胆嚢体部に隆起性病変（矢印）を複数認める．表面平滑・結節状，内部低エコー．
b：肉眼像．小型のポリープは発赤調で，表面平滑・結節状（矢印）．
c：病理組織像．ポリープ表面は粘膜上皮が剥離し，壊死物質で覆われている．ポリープ内には血管，線維芽細胞，好中球を含む炎症細胞浸潤がみられ，基部の肉芽組織に連続している（HE染色，×5）．

胆嚢ポリープ（腺腫）

■概要
- 胆嚢腺腫は比較的まれな（胆嚢切除例の0.3〜0.5%）上皮性良性腫瘍であり，5〜20mmほどの有茎性ポリープ（❶d）で単発のことが多い[1]．
- しばしば一部に癌を有する（腺腫内癌）が，浸潤癌や転移はまれである．
- 細胞形質から幽門腺型（❶e，f），腸型，腺窩上皮型，胆道上皮型の4型に分けられる．以下，最も高頻度である幽門腺型腺腫について述べる．

■典型的な画像所見とその成り立ち
- 幽門腺型の胆嚢腺腫はUS，EUSでは表面が平滑ないし結節状の有茎性ポリープとして描出され，内部エコーは比較的均一で，実質様エコー領域や小囊胞様構造がみられることが多い（❶a）．点状高エコー像は目立たない．
- ポリープ内には血流がみられ，CTでは淡い造影効果が認められる（❶b，c）．

■確定診断へのプロセス
- EUSでの特徴的所見で腺腫を疑うことは難しくないが，他の画像診断を加えても腺腫内癌を含めた悪性病変との鑑別は困難である．

■治療
- Ip型の幽門腺型の腺腫（腺腫内癌）に対しては，画像診断が可能であれば，経過観察や縮小手術での対応も選択肢に入ると考えられる．

（野田　裕・伊藤　啓・越田真介・小川貴央）

文献
1) 野田　裕，小林　剛，伊藤　啓，ほか．幽門腺型胆嚢腺腫・腺腫内癌の画像と病理．胆道 2015；29：74-84．

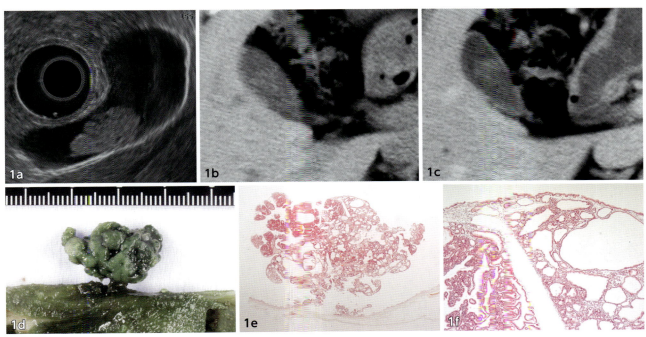

❶ 胆嚢腺腫
a：EUS像．表面が平滑ないし結節状のポリープ．内部はほぼ均一で実質様エコー．一部に小囊胞．
b，c：CT像．単純CTで胆嚢体部内腔にわずかに高吸収の部分がみられる（b）．同部は軽度の造影効果を示す（c：平衡相）．
d：ホルマリン固定後手術標本の側面像．表面平滑・結節状の有茎性ポリープ．
e，f：病理組織像．表面平滑・結節状の有茎性ポリープ（e：HE染色，×1.25）．小囊胞状拡張腺管を含む幽門腺型腺腫（f：HE染色，×10）．

胆嚢癌

■ 概要

- 胆嚢癌は胆道癌取扱い規約第5版，第6版では胆嚢および胆嚢管に原発する癌腫とされる．
- 胆嚢癌の発生頻度は地域・民族により大きく異なっている．本邦ではチリなどと同様に胆嚢癌が高頻度にみられ，全悪性腫瘍の約1.6％を占める．70歳以上の高齢者，とくに女性に多い（男女比1:1.5～2）．
- 胆嚢癌の危険因子としては膵胆管合流異常があり，石灰化胆嚢や分節型胆嚢腺筋腫症も注目されている．
- 胆嚢癌の症例の40～80％に胆嚢結石を合併する．
- 深達度により，癌が粘膜（M）内または固有筋層（MP）にとどまる早期癌と，漿膜下層（SS）以深に浸潤する進行癌とに分けられる（❶）．
- 肉眼型は早期癌では隆起型（Ⅰp，Ⅰs），表面型（Ⅱa，Ⅱb，Ⅱc），陥凹型（Ⅲ）に，進行癌では形態から乳頭型，結節型，平坦型に，割面所見から膨張型と浸潤型に分類され，充満型や塊状型などもみられる．
- 多くは腺癌であるが，腺扁平上皮癌，扁平上皮癌，未分化癌，癌肉腫，神経内分泌癌などもまれにみられる．
- 2010年のWHO分類では胆嚢癌の前癌病変/初期癌病変としてintracystic（intracholecystic）papillary neoplasm of the gallbladder（ICPN）が提唱されている[1]（❺）．

■ 典型的な画像所見とその成り立ち

- 胆嚢癌の画像診断ではUS，EUSが中心となる（❶～❺）．
- 10mmを超える表面結節状ないし結節状の有茎性ポリープでは，腺腫ないしは腺腫内癌が疑われるが，そのほとんどは早期癌である．US，EUSによりコレステロールポリープなどの良性病変と鑑別可能である．
- 広基性隆起や限局性壁肥厚を呈する場合はUS，EUSが深達度診断に有用である．限局性壁肥厚部の外側高エコー層に不整ないし断裂がみられる場合は進行癌が疑われる[2]．
- CTでも限局性壁肥厚として描出されることが多く，周辺臓器および脈管への浸潤やリンパ節，肝転移の診断に汎用される．
- MRI（MRCP）では隆起型胆嚢癌が描出され，進行胆嚢癌では拡散強調像で陽性像が高頻度にみられる（❻）[3]．
- 胆嚢管（原発）癌の診断には胆管内超音波検査（IDUS）が有用である[4]（❼）．

■ 確定診断へのプロセス

- 胆石合併例や進行した症例以外では症状が出にくく，USで偶然見つかることも多い．
- 存在診断・質的診断・深達度診断にはEUSが有用であり[5]，US，CT，MRI，ERCP（細胞診，生検）と併せて確定診断・進展度診断および併存病変の確認を行う．

■ 治療

- 治療の第一選択は外科手術である．早期がほぼ確実であるときには腹腔鏡下胆嚢摘出術が行われることも多いが，進展度に応じて肝外胆管切除や肝切除を加え，根治を目指した術式となる．
- 切除不能の進行胆嚢癌に対しては薬物療法が行われる．

（野田　裕・伊藤　啓・越田真介・菅野良秀）

文献

1) Hashimoto S, Horaguchi J, Fujita N, et al. Intracholecystic papillary-tubular neoplasm of the gallbladder presenting with jaundice. Intern Med 2014；53：2313-7.
2) Fujita N, Noda Y, Kobayashi G, et al. Diagnosis of the depth of invasion of gallbladder carcinoma by EUS. Gastrointest Endosc 1999；50：659-63.
3) Ogawa T, Horaguchi J, Fujita N, et al. High b-value diffusion-weighted magnetic resonance imaging for gallbladder lesions: differentiation between benignity and malignancy. J Gastroenterol 2012；47：1352-60.
4) Obana T, Fujita N, Noda Y, et al. Endoscopic biliary imaging and clinicopathological features of cystic duct cancer. J Gastroenterol 2008；43：171-8.
5) 野田　裕，小林　剛，伊藤　啓，ほか．表面型早期胆嚢癌の画像と臨床病理．胆と膵 2014；35：813-8.

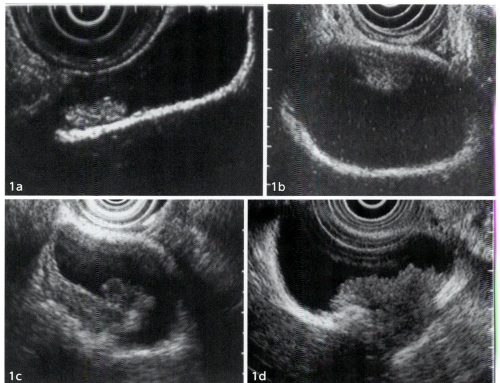

❶ 胆嚢癌の EUS による深達度診断
a：有茎性隆起，外側高エコー層 整，深達度 M (Tis).
b：広基性隆起/壁肥厚，外側高エコー層 整，深達度 M〜SS（Tis〜T2）.
c：広基性隆起/壁肥厚，外側高エコー層 不整，深達度 SS（T2）.
d：広基性隆起/壁肥厚，外側高エコー層 断裂，深達度 SE 以深（T3, T4）.

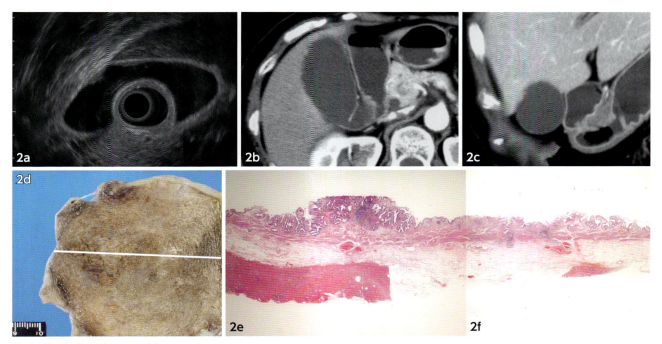

❷ 表面型胆嚢癌（Ⅱa＋Ⅱb）
a：EUS 像．胆嚢底部から体部にかけてⅡa 様の低い隆起に連続して限局性のわずかな壁肥厚がみられる．胆嚢壁の外側高エコー層は保たれている．
b，c：CT 像．動脈相横断面（b），平衡相冠状面（c）のいずれも胆嚢底部にわずかな隆起を認める．
d：固定標本．
e，f：d の白線に対応する病理組織像．HE 染色，×2.5．e：Ⅱa 部，f：Ⅱb 部．
（野田 裕，ほか．胆と膵 2014[5] より，e，f 一部改変）

胆嚢癌　431

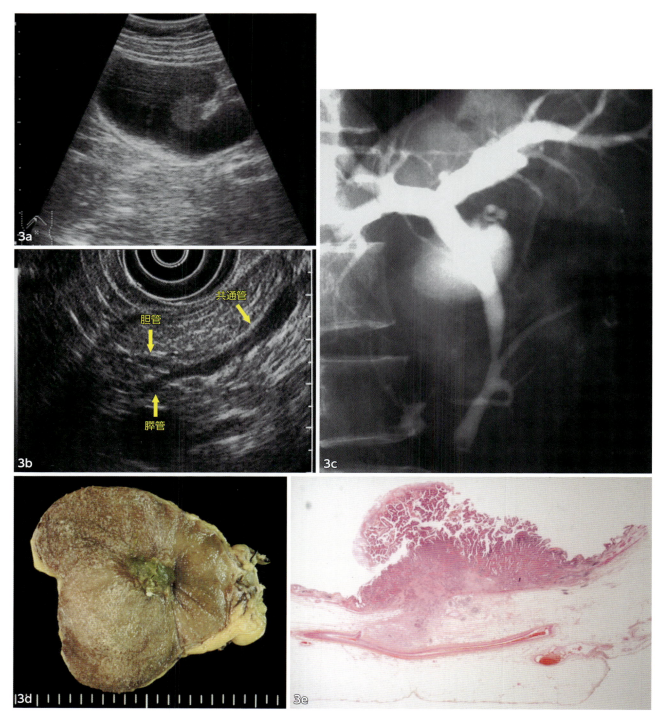

❸ 膵胆管合流異常に合併した乳頭浸潤型進行胆囊癌 T2（SS）
a：US 像．外側高エコー層が不整で SS 浸潤が疑われる．
b，c：EUS（b），ERCP（c）で膵胆管合流異常がみられる．
d：切除標本のマクロ所見．胆囊体部に乳頭状腫瘤．
e：病理組織像．表層部は乳頭腺癌．管状腺癌で漿膜下層（SS）に浸潤（T2）（HE 染色，×2）．

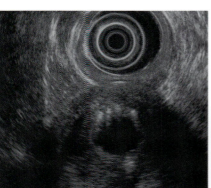
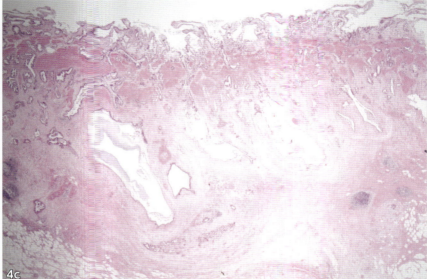

❹ 平坦浸潤型進行胆嚢癌
a：EUS 像．内側エコー層が著明に肥厚している．コメット様エコーもみられる．
b：切除標本のマクロ所見．胆嚢内腔面は平坦．壁は著明に肥厚．
c：病理組織像．ss に癌が浸潤（T2）．びまん型胆嚢腺筋腫症が併存（HE 染色，×5）．

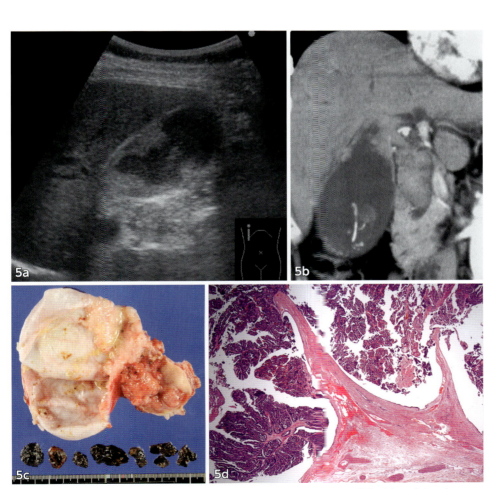

❺ intracystic (intracholecystic) papillary neoplasm of the gallbladder (ICPN)
a，b：US では胆嚢体部から頸部に隆起性病変（a）．CT では胆嚢頸部病変から連続して総胆管にポリープ状病変がみられる（b）．
c，d：切除標本（c）で胆嚢体部・頸部の隆起性病変から連続して総胆管にポリープ状病変がみられる．病理組織像（d）では乳頭状の ICPN（HE 染色，×5）．
(Hashimoto S, et al. Intern Med 2014[1] より)

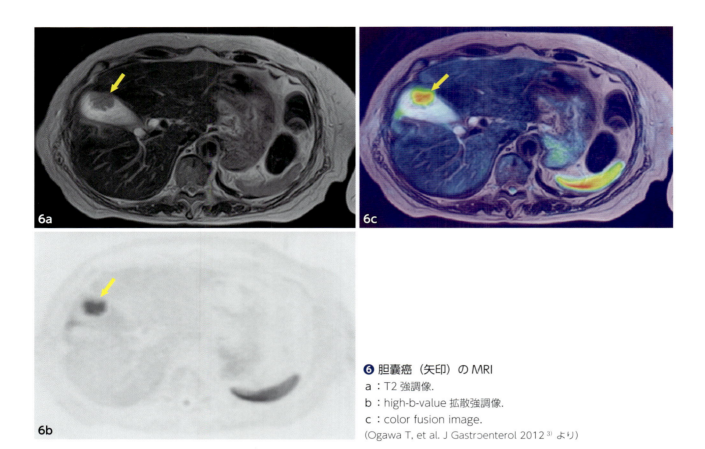

❻ 胆嚢癌（矢印）のMRI
a：T2強調像.
b：high-b-value 拡散強調像.
c：color fusion image.
(Ogawa T, et al. J Gastroenterol 2012³⁾ より)

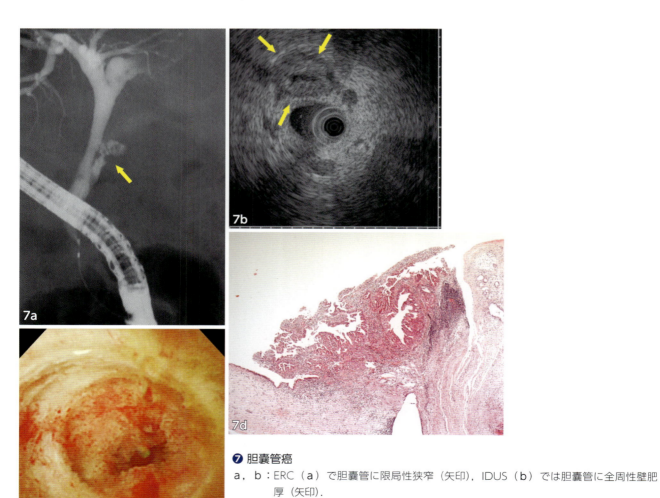

❼ 胆嚢管癌
a, b：ERC（a）で胆嚢管に限局性狭窄（矢印），IDUS（b）では胆嚢管に全周性壁肥厚（矢印）.
c：POCS. 胆嚢管に発赤調，顆粒状の狭窄.
d：病理組織像. 高分化型管状腺癌（HE染色，×4）.

胆囊神経内分泌腫瘍

■ 概要
- 胆嚢原発の神経内分泌腫瘍（NET）は非常にまれな腫瘍であるが，肝外胆管原発よりは頻度が高いとされている．2010年のWHO分類では，他の部位のものと同様NET G1, G2, Large cell NEC (neuroendocrine carcinoma), MANEC (mixed adenoneuroendocrine carcinoma) などに分類されている．
- 胆嚢のいずれの部位にも発生し，胆嚢管原発の報告もみられる．
- 上腹部痛がみられることもあるが，特有な症状はなく，多くは臨床的に非機能性で，胆嚢摘出術後の病理検査で見つかるものが大部分である．

■ 典型的な画像所見とその成り立ち
- 通常は2cm以下の粘膜下腫瘍様の形態を示すことが多い．腹部エコーやEUSでは広基性の隆起性病変として描出され，内部に低エコー部がみられる（❶）．造影CTでは動脈早期相から平衡相まで造影効果を示す隆起性病変として認められる（❷）．
- NECでは3cmを超えるポリープ状腫瘍像を呈することや肝など周囲臓器に浸潤を示すことがある．

■ 確定診断へのプロセス
- 腹部エコーやEUSで内部に低エコーを伴う広基性隆起性病変が胆嚢にみられた場合，NET/NECも鑑別診断にあげて精査を進める．
- 造影CTで造影効果がみられればNET/NECも疑われるので，多発/転移の有無や血中のホルモン値を確認する．
- 術前診断は簡単ではなく，切除標本の病理学的検討で初めて診断されることも多い（❸）．クロモグラニンA，シナプトフィジン，Ki-67などの免疫染色（❹）が確定診断に役立つ．

■ 治療
- 手術が第一選択であり，根治手術をめざす．遠隔転移がみられるときは化学療法となる．

（野田　裕・伊藤　啓・越田真介・枡　かおり）

文献
1) Komminoth P, Arnold R, Capella C, et al. Neuroendocrine neoplasms of the gallbladder and extrahepatic bile ducts. Bosman FT, Carneiro F, Hruban RH, et al. WHO Classification of Tumours of the Digestive System. 4th ed. International Agency for Research on Cancer (IARC); 2010. p.274-6.
2) Karim ME, Bjorn IG, Mark E, et al. Neuroendocrine tumors of the gallbladder. An evaluation and reassessment of management strategy. J Clin Gastroenterol 2010; 44: 687-95.

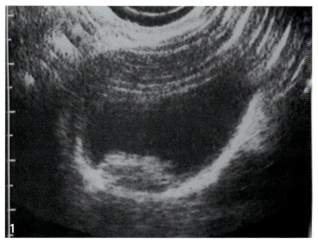

❶ 胆嚢NETのEUS像
胆嚢体部に広基性隆起がみられ，内部に低エコー部分を認める．

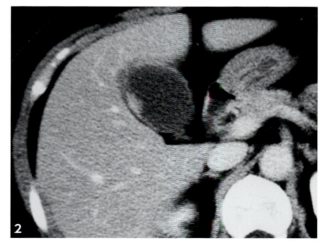

❷ 胆嚢NETの造影CT像（平衡相）
胆嚢体部肝床側に造影効果を認める隆起性病変がみられる．

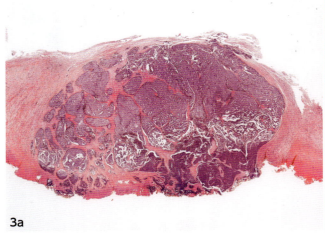
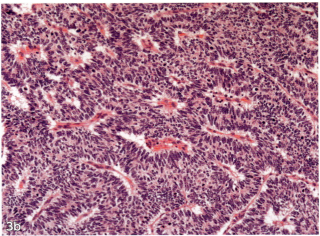

❸ 胆嚢 NET の病理組織像
a：粘膜固有層から漿膜下層にかけて腫瘍細胞の胞巣がみられる（HE 染色，×2.5）．
b：腫瘍細胞は好酸性の細胞質と円形・卵円形の核を有する（HE 染色，×50）．

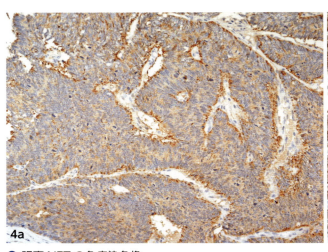
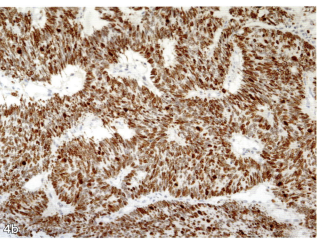

❹ 胆嚢 NET の免疫染色像
a：クロモグラニン A 陽性（×50）．
b：Ki-67 LI 約 80％であり，NEC と診断（×50）．

転移性胆囊腫瘍

■ 概要
- 剖検例での検討で担癌患者の5.8％に認める[1].
- 原発巣は悪性黒色腫の頻度が最も高く，腎癌，乳癌，胃癌，肝細胞癌などの報告がある[2].
- 転移形式はリンパ行性・腹膜播種性・血行性転移があり，症例によりさまざまであるが悪性黒色腫・腎癌では血行性転移が，胃癌などではリンパ行性転移が多い．
- 孤発性転移で切除例の報告は腎癌で多い．

■ 典型的画像所見とその成り立ち
- 超音波所見では初期には粘膜下腫瘍の形態をとり腫瘍表面に帯状の高エコー層を呈するとされるが，増大とともにその所見は失われることもある（❶）．腎癌胆囊転移では原発巣を反映し，血流豊富な腫瘍像を呈する（❶）．
- 腎癌胆囊転移の画像所見として，造影CT，MRIで早期相より濃染されるポリープ状病変として描出される（❷）．

■ 確定診断へのプロセス
- 原発性胆囊腫瘍との鑑別が問題となり，術前に転移性胆囊腫瘍と診断できたものは1/3程度とされ困難である[3].
- 切除後病理組織診断で確定診断されるが，悪性疾患の既往や，その悪性度や進行度などの病理組織学的特徴や治療経過が診断の一助となる．
- 腎癌胆囊転移の画像所見は造影CTで早期相より強く濃染されるポリープ状病変として描出される[4].

■ 治療
- まとまった報告はないが，異時性で他臓器転移・再発がなく，胆囊内に限局していれば切除も考慮される．
- 腎癌胆囊転移に対する単純胆囊摘出後の局所再発例の報告はない．

（益田邦洋・林　洋毅・海野倫明）

文献
1) Abrams HL, Spiro R, Goldstein M. Metastatic in carcinoma, analysis of 1000 autopsied cases. Cancer 1950；3：74-85.
2) 石川卓哉，廣岡芳樹，伊藤彰浩，ほか．悪性黒色腫胆囊転移の1例．胆道　2012；26：101-7．
3) 京極典憲，奥柴俊一，北城秀司，ほか．原発巣と同時に切除した腎細胞癌胆囊転移の1例．日消外会誌　2010；43：524-30．
4) 内山哲之，鈴木正徳，福原賢治，ほか．腎細胞癌胆囊転移の1例．日消誌　1997；94：68-72．

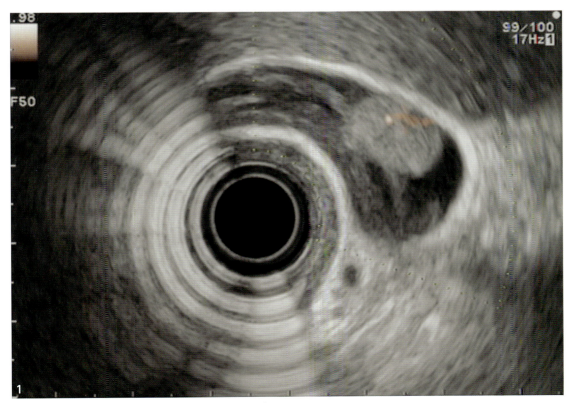

❶ 転移性胆囊腫瘍（腎癌胆囊転移）のEUS（ドプラ）
表面高エコー層は不鮮明であり，ドプラで豊富な血流を認める．

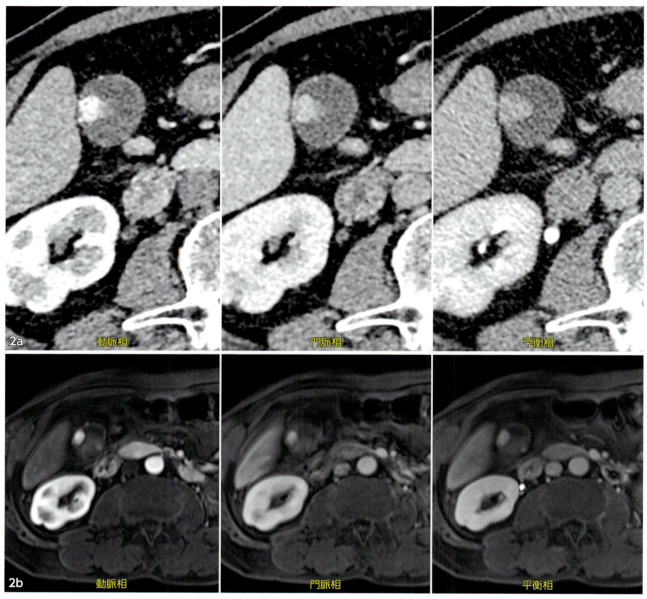

❷ 腎癌胆嚢転移の造影 CT（a），造影 MRI（b）
造影早期相より強く濃染される．

IV 胆・膵　2 胆管　A 非腫瘍性疾患

胆管結石・胆管炎

■ 概要

- 胆石症発症頻度の内訳は胆嚢結石 74.5 %，総胆管結石 25.6 %，肝内結石 3.7 %であり，男性に多い[1].
- 総胆管結石では胆道感染の合併頻度が高く，ビリルビンカルシウム石の頻度が最も高いが，落下結石であるコレステロール石が増加傾向にある[1].
- 肝内結石はビリルビンカルシウム石が多い.
- 典型的な胆管炎は発熱，黄疸を伴う上腹部痛で発症し，血液・生化学検査で炎症反応や肝胆道系酵素の上昇を認めるが，総胆管結石の 7.5 %，肝内結石の 8.9 %が無症状で発見される.

■ 典型的な画像所見とその成り立ち

- CT ではさまざまな CT 値をもつ高吸収として描出され，胆道系の拡張を伴うことも多い. 胆管炎合併例では肝実質の造影不均一や胆管壁の造影効果増強を伴う（❶a，b，❷a）.
- 急性閉塞性化膿性胆管炎においては十二指腸乳頭に発赤と膿汁の排泄が認められる（❶f，h）.
- ERC で総胆管結石は透亮像として明瞭に造影されるが（❶c，❷b），胆管炎合併例では造影剤注入は最小限にとどめるべきである.
- 術後肝内結石例では胆管−空腸吻合部に狭窄を認める場合が多く，内視鏡画面での同定には細心の注意を要する（❸d）.

■ 確定診断へのプロセス

- 発熱，黄疸，上腹部痛などの症状，血液・生化学検査で肝・胆道系酵素，膵酵素の上昇などから胆管結石，胆管炎を疑い画像診断を施行する.
- X 線陽性石は小さい結石でも CT で描出されるので大部分の症例は確定診断に至る.
- 純コレステロール石のような CT で高吸収として描出されない X 線陰性石では，US や MRI・MRCP が確定診断に有用である.
- 胆管炎合併例，とくに緊急処置においては，胆管内の

複数の結石を同一画面 CT MIP 画像が有用である（❶b，❷a，❸a）.

■ 治療

- 自覚症状，血液・生化学所見，画像所見から緊急処置の必要性を判断する.
- 急性胆管炎合併例においては，可能な場合には一期的内視鏡的総胆管結石除去術を施行するが，炎症拡大の可能性が高いと判断される症例では内視鏡的胆道ドレナージ（endoscopic nasobiliary drainage：ENBD，endoscopic retrograde biliary drainage：ERBD）にとどめ，炎症沈静化後に内視鏡的胆道結石除去術を施行する[2].
- 抗凝固薬内服症例や出血傾向があり，結石が 10 mm 以下の場合，EPBD（endoscopic papillary balloon dilatation）が選択されることがあるが，急性膵炎の合併に注意が必要である[2]. 当科での施行例を❶に示す. この症例では砕石せずに排石でき，処置時間の短縮に寄与した（❶i，j）.
- 近年大口径バルーンを用いた EPLBD（endoscopic papillary large balloon dilatation）の有用性が多数報告され，当科でも 10 mm を超える総胆管結石の多発例に施行している（❷c〜e）.
- 胆道再建後の肝内結石において，バルーン内視鏡を用いた内視鏡治療が増加傾向にあり当科でも施行しており EPBD が有効である（❺e，f）. 内視鏡処置困難例が多く，経皮的胆道ドレナージ（percutaneous transhepatic biliary drainage：PTBD）や外科的治療が選択される場合が多い.

（木村憲治）

文献

1）日本胆道学会学術委員会（編）. 胆石症に関する 2013 年度全国調査結果報告. 胆道 2014；28（4）：612-7.
2）日本消化器病学会胆石診療ガイドライン委員会（編）. 胆石症診療ガイドライン 2016 改訂第 2 版. 南江堂；2016.

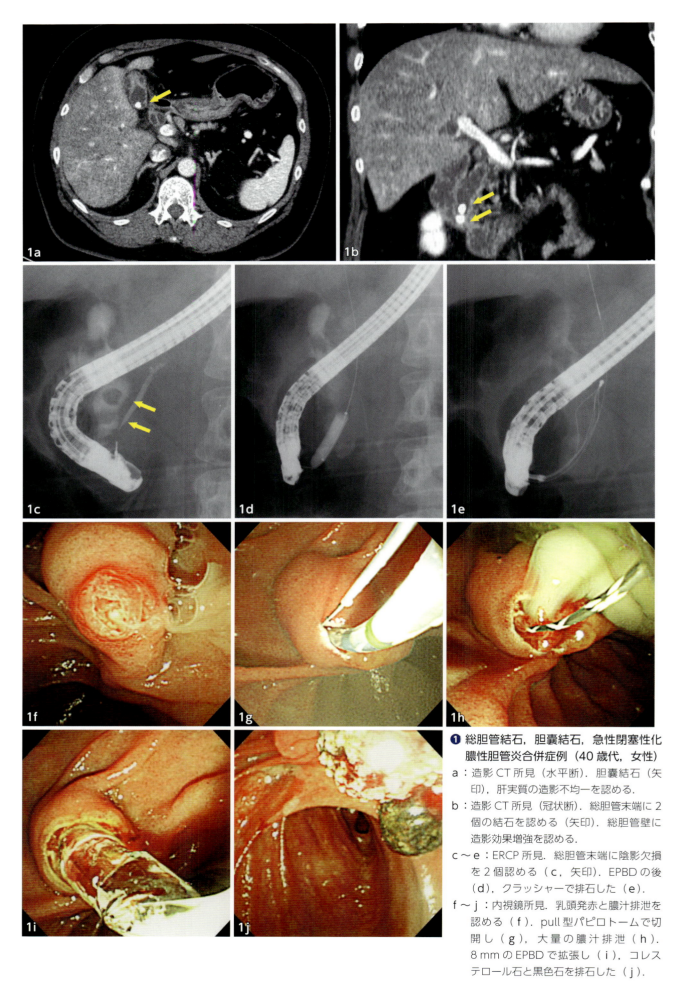

❶ 総胆管結石，胆嚢結石，急性閉塞性化膿性胆管炎合併症例（40 歳代，女性）

a：造影 CT 所見（水平断）．胆嚢結石（矢印），肝実質の造影不均一を認める．

b：造影 CT 所見（冠状断）．総胆管末端に2個の結石を認める（矢印）．総胆管壁に造影効果増強を認める．

c〜e：ERCP 所見．総胆管末端に陰影欠損を2個認める（c，矢印）．EPBD の後（d），クラッシャーで排石した（e）．

f〜j：内視鏡所見．乳頭発赤と膿汁排泄を認める（f）．pull 型パピロトームで切開し（g），大量の膿汁排泄（h）．8 mm の EPBD で拡張し（i），コレステロール石と黒色石を排石した（j）．

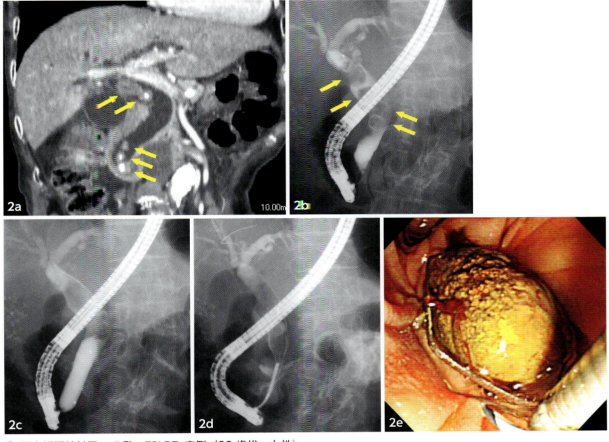

❷ 巨大総胆管結石，多発，EPLBD症例（80歳代，女性）
 a：造影CT，MIP像．b：ERC所見．総胆管内に最大長径20 mmの結石を複数認める（矢印）．
 c，d：ERC所見．14 mmのEPLBDで乳頭拡張し（c），クラッシャーで排石した．
 e：内視鏡所見．砕石せずに排石された最大のビリルビンカルシウム石．

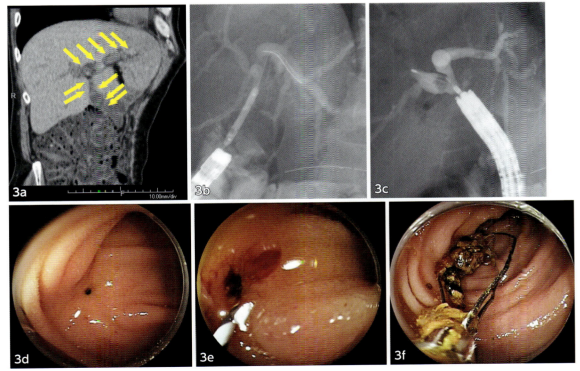

❸ 肝内結石，膵頭十二指腸切除術後，ダブルバルーン内視鏡症例（50歳代，男性）
 a：単純CT，MIP像．総肝管から左右肝管内に多数の結石（矢印）を認める．
 b，c：ERC所見．4 mmのEPBDで吻合部を拡張し（b），クラッシャーで排石した（c）．
 d〜f：内視鏡所見．ピンホール状に狭窄した胆管-空腸吻合部に到達し（d），EPBDで拡張後（e），クラッシャーで排石した（f）．

IV 胆・膵　2 胆管　A 非腫瘍性疾患

IgG4 関連硬化性胆管炎（IgG4-SC）

■ 概要

- IgG4 関連硬化性胆管炎（IgG4 related sclerosing cholangitis：IgG4-SC）は全身性の IgG4 関連疾患[1]の胆管病変である。
- 自己免疫性膵炎に合併することが多い。
- IgG4-SC は胆管狭窄をきたすことから、原発性硬化性胆管炎（PSC）や胆管癌と鑑別を要する。
- IgG4-SC の臨床像は、自己免疫性膵炎に類似し、60歳以上の高齢者に多く、男性例が多い[2]。

■ 典型的な画像所見とその成り立ち

- IgG4-SC は PSC の胆管像と比較して、segmental stricture（3 mm 以上の長い狭窄）、long stricture with prestenotic dilatation（10 mm 以上の長い狭窄、末梢胆管の拡張）、stricture of lower CBD（下部胆管狭窄）などが特徴とされる[3]（❶）。
- Nakazawa らは IgG4-SC を 4 型に分類している[4]（❷）。Type 1 は下部胆管に狭窄をきたす症例（❹）で、胆管癌との鑑別を要する。Type 2 は肝内胆管の狭窄をきたす症例で、2 つの Type に分けられ、主に PSC との鑑別を要する。Type 3 は肝門部と下部胆管、Type 4 は肝門部胆管の狭窄症例（❺）で、胆管癌との鑑別を必要とする。

■ 確定診断へのプロセス

- 厚生労働省 IgG4 関連全身硬化性疾患の診断法の確立と診断方法の開発に関する研究班、厚生労働省難治性の肝胆道疾患に関する調査研究班、日本胆道学会が中心となり作成した診断基準をもとに診断される[5]（❸）。
- 本診断基準では、①胆管の画像所見、②高 IgG4 血症、③胆管外の IgG4 関連疾患の合併、④胆管の病理学的所見の 4 項目を組み合わせて診断する。

- 血清 IgG4 値のカットオフ値は 135 mg/dL とされ、その妥当性が示されている[6]。
- PSC、胆管癌との鑑別診断に難渋する症例も少なくない。胆管生検や管腔内超音波検査などを併用して慎重に行う。

■ 治療

- 治療はステロイドが著効する。
- 高度黄疸例に対して、内視鏡的胆道ドレナージ術（endoscopic biliary drainage：EBD、endoscopic nasobiliary drainage：ENBD）が行われる。
- AIP を含めた IgG4 関連疾患の長期予後は不明であり、IgG4-SC の再燃や炎症の持続に伴う発癌の危険性などを含め経過観察が必要である。

（菅野　敦・正宗　淳・下瀬川　徹）

文献

1) Umehara H, Okazaki K, Masaki Y, et al. Comprehensive diagnostic criteria for IgG4-related disease（IgG4-RD）, 2011. Mod Rheumatol 2012；22：21-30.

2) Tanaka A, Tazuma S, Okazaki K, et al. Nationwide survey for primary sclerosing cholangitis and IgG4-related sclerosing cholangitis in Japan. J Hepatobiliary Pancreat Sci 2014；21：43-50.

3) Nakazawa T, Ohara H, Sano H, et al. Cholangiography can discriminate sclerosing cholangitis with autoimmune pancretitis from primary sclerosing cholangitis. Gastrointest Endosc 2004；60：937-44.

4) Nakazawa T, Ohara H, Sano H, et al. Schematic classification of screlosing cholangitis with autoimmune pancreatitis by cholangiography. Pancreas 2006；32：229.

5) Ohara H, Okazaki K, Tsubouchi H, et al. Clinical diagnostic criteria of IgG4-related sclerosing cholangitis 2012. J Hepatobiliary Pancreat Sci 2012；19：536-42.

6) Ohara H, Nakazawa T, Kawa S, et al.Establishment of a serum IgG4 cut-off value for the differential diagnosis of IgG4-related sclerosing cholangitis：A Japanese cohort. J Gastroenterol Hepatol 2013；28：1247-51.

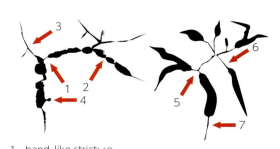

❶ PSCとIgG4-SCの胆管像の特徴

1～4はPSCに特異的な病変で、5～7はIgG4-SCに特徴的な所見とされる。
(Nakazawa T, et al. Pancreas 2006[4] より)

1. band-like stricture
2. beaded appearance
3. pruned-tree appearance
4. diverticulum-like outpouching
5. segmental stricture
6. long stricture with prestenotic dilation
7. stricture of lower CBD

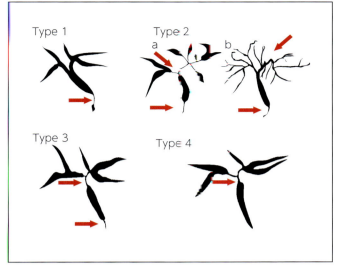

❷ IgG4-SCの胆管像

Type 1：下部胆管のみに狭窄をきたす症例．膵癌との鑑別を要する．
Type 2：下部胆管と肝内胆管に狭窄が多発する症例．PSCとの鑑別を要する．2aは狭窄より末梢の肝内胆管の拡張を認め、2bは末梢の肝内胆管が狭窄する．
Type 3：下部胆管と肝門部に狭窄を認める症例．胆管癌との鑑別を要する．
Type 4：肝門部にのみ狭窄を認める症例．胆管癌との鑑別を要する．
(Nakazawa T, et al. Gastrointest Endosc 2004[3] より)

❸ IgG4-SC臨床診断基準

臨床診断基準
A．診断項目
1．胆道画像検査にて肝内・肝外胆管にびまん性、あるいは限局性の特徴的な狭窄像と壁肥厚を伴う硬化性病変を認める．
2．血液学的に高IgG4血症（135 mg/dL以上）を認める．
3．自己免疫性膵炎、IgG4関連涙腺・唾液腺炎、IgG4関連後腹膜線維症のいずれかの合併を認める．
4．胆管壁に以下の病理組織学的所見を認める．
　①高度なリンパ球、形質細胞の浸潤と線維化
　②強拡1視野あたり10個を超えるIgG4陽性形質細胞浸潤
　③花筵状線維化（storiform fibrosis）
　④閉塞性静脈炎（obliterative phlebitis）
オプション：ステロイド治療の効果
　胆管生検や超音波内視鏡下穿刺吸引法（EUS-FNA）を含む精密検査のできる専門施設においては、胆管壁や膵癌などの悪性腫瘍を除外後に、ステロイドによる治療効果を診断項目に含むことができる．
B．診断
Ⅰ．確診　　1+3, 1+2+4①②, 4①②③, 4①②④
Ⅱ．準確診　1+2+オプション
Ⅲ．疑診　　1+2

ただし、胆管癌や膵癌などの悪性疾患、PSCや原因が明らかな二次性硬化性胆管炎を除外することが必要である．診断基準を満たさないが、臨床的にIgG4-SCが否定できない場合、安易にステロイド治療を行わずに専門施設に紹介することが重要である．

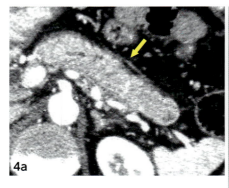

❹ 下部胆管狭窄を認めた IgG4-SC 症例
a：腹部 CT．膵腫大を認める（矢印）．
b：ERCP．下部胆管に狭窄を認める（矢印②）．
c：IDUS（bの矢印①部）．非狭窄部の壁肥厚を認める（矢印）．
d：IDUS（bの矢印②部）．狭窄部における対称性の壁肥厚を認める（矢印）．

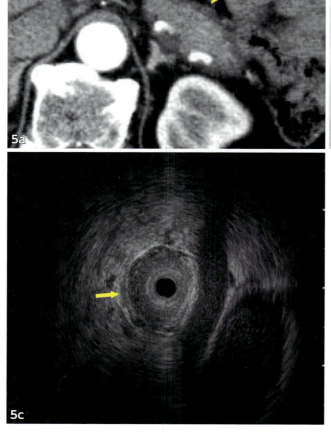

❺ 肝門部胆管に狭窄を認めた IgG4-SC 症例
a：腹部 CT．膵尾部の腫大を認める（矢印）．
b：ERCP．肝門部胆管に狭窄を認める（矢印）．
c：IDUS（bの矢印部）．狭窄部における対称性の壁肥厚を認める（矢印）．

Ⅳ 胆・膵　2 胆管　A 非腫瘍性疾患

原発性硬化性胆管炎（PSC）

■ 概要

● 原発性硬化性胆管炎（primary sclerosing cholangitis：PSC）は，肝内外の胆管の線維性狭窄を生じる進行性の慢性炎症疾患である．

● 胆管狭窄による胆管炎を繰り返しながら，徐々に肝予備能が低下し，二次性胆汁性肝硬変症を経て肝不全へ移行する[1]．

● PSC の原因は，遺伝的な機序や環境要因などさまざまな説があるが，今なお不明であり[2]，有効な治療法は確立していない．

● PSC は炎症性腸疾患を合併することが多い．

● PSC は，胆道癌を3〜15％に合併し，予後不良の原因となる[3]（②）．

● PSC には胆嚢癌も合併することがある．PSC における胆嚢腫瘍の発生率は6〜14％とされ[3]，そのうち半数以上は悪性とされる．

■ 典型的な画像所見とその成り立ち

● PSC は IgG4 関連硬化性胆管炎の胆管像と比較して，帯状狭窄（band-like stricture，1〜2 mm の短い帯状狭窄，❸b，c），数珠状所見（beaded appearance，短い狭窄と拡張を交互に繰り返す所見，❹b），剪定状所見（pruned-tree appearance，剪定したような肝内胆管の分枝が減少している所見），憩室様所見（diverticulum-like outpouching，❸c）などが特徴とされる（「IgG4 関連硬化性胆管炎（IgG4-SC）〈p.442〉を参照）．

❶ PSC の診断基準

1. あらゆる部位の胆管に生じた典型的な胆管造影の異常所見

2. 臨床像（IBD の病歴，胆汁うっ滞の症状）および血液生化学データ（6か月以上にわたり ALP が 2〜3 倍に上昇）が合致

3. 二次性硬化性胆管炎の明らかな原因の除外
   a．胆管炎
   b．AIDS の胆管障害
   c．胆管悪性腫瘍
   d．胆道の手術，外傷
   e．総胆管結石
   f．先天性胆道異常
   g．腐食性硬化性胆管炎
   h．胆管の虚血性狭窄
   i．floxuridine 動注による胆管障害や狭窄

4. IgG4 関連硬化性胆管炎の除外

(Lindor K, LaRusso N. Primary sclerosing cholangitis. Schiff E, ed. Schiff's Disease of the Liver. 10th ed. 2007[4] より)

● Nakazawa らは IgG4 関連硬化性胆管炎を 4 型に分類しているが，そのうち Type 2 は肝内胆管の狭窄をきたす症例で，2つの Type に分けられ，とくに PSC との鑑別を要する（「IgG4 関連硬化性胆管炎（IgG4-SC）〈p.442〉を参照）．

● PSC の狭窄はきわめて固く，造影剤は肝側へ流れても狭窄をガイドワイヤーが通過しないことをしばしば経験する．このような ERCP 施行時に感じられる胆管の'硬さ'も診断の一助となる．

■ 確定診断へのプロセス

● PSC の診断には，Mayo Clinic の診断基準が用いられる[4]（❶）．

● 診断上，最も重要な項目に胆管像である．そのほかは，ALP 優位の肝障害など非特異的な項目が多く，原因が明らかな二次性硬化性胆管炎が除外された場合，PSC と診断しうる．

● 胆管狭窄をきたす IgG4 関連硬化性胆管炎や胆管癌との鑑別診断がとくに重要となる．とくに胆管癌との鑑別には，胆管生検や管腔内超音波検査などを併用して慎重に行う．

● 病理学的特徴は，胆管内腔側で強い炎症を認める反面，外膜側では炎症の程度が軽度であることが多い．小葉間胆管においては，周囲の輪状，タマネギ状の線維化（onion-skin type of periductal fibrosis，❺）や胆管消失症候群（vanishing bile duct syndrome）を認める．

■ 治療

● 副腎皮質ステロイドやアザチオプリン，メトトレキサート，シクロスポリンなどの免疫調節薬をはじめ，さまざまな薬物療法が試みられているが[5]，いずれも予後の改善を認めず，有効な薬物療法はない．

● PSC に対するウルソデオキシコール酸（UDCA）の RCT も行われているが[6]，UDCA には，PSC の進行抑制効果は証明されなかった．

● PSC の肝不全症例に対する肝移植は，いくつかの予後予測式に[7]当てはめて適応症例を決定する．

● PSC の肝移植後再発の危険因子の一つとして1親等ドナーからの生体肝移植があげられるため，生体移植より脳死移植が望ましいが，日本ではその実現はきわめて困難である．

（菅野　敦・三宗　淳・下瀬川　徹）

文献

1) Takikawa H, Manabe T. Primary sclerosing cholangitis in Japan-analysis of 192 cases. J Gastroenterol 1997; 32: 134-7.
2) Folseraas T, Melum E, Rausch P, et al. Extended analysis of a genome-wide association study in primary sclerosing cholangitis detects multiple novel risk loci. J Hepatol 2012; 57: 366-75.
3) Ehlken H, Schramm C. Primary sclerosing cholangitis and cholangiocarcinoma: pathogenesis and modes of diagnostics. Dig Dis 2013; 31: 118-25.
4) Lindor K, LaRusso N. Primary sclerosing cholangitis. Schiff E, ed. Schiff's Disease of the Liver. 10th ed. Lippincott Williamas & Wilkins; 2007. p.673.
5) Hommes DW, Erkelens W, Ponsioen C, et al. A double-blind, placebo-controlled, randomized study of infliximab in primary sclerosing cholangitis. J Clin Gastroenterol 2008; 42: 522-6.
6) Lindor KD. Ursodiol for primary sclerosing cholangitis. Mayo Primary Sclerosing Cholangitis-Ursodeoxycholic Acid Study Group. N Engl J Med 1997; 336: 691-5.
7) Wiesner RH, Grambsch PM, Dickson ER, et al. Primary sclerosing cholangitis; natural history, prognosis factors and survival analysis. Hepatology 1989; 10: 430-6.

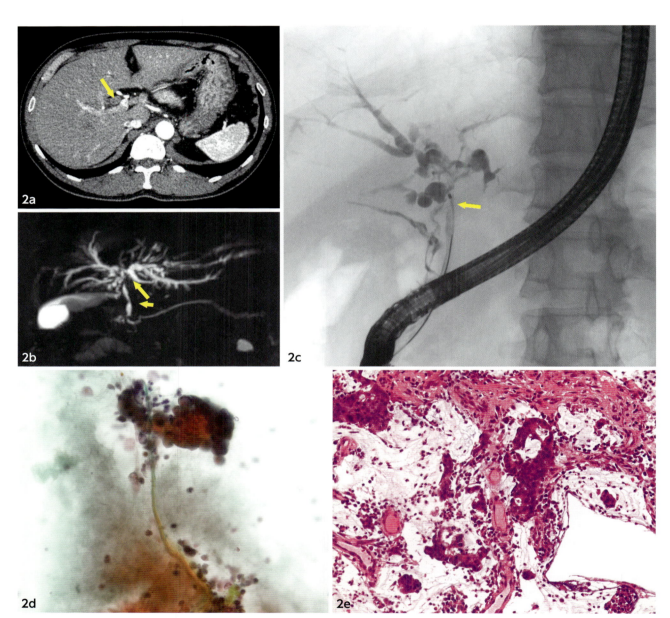

❷ 胆管癌合併症例（60歳代，男性）
a：腹部CT．上部胆管の壁肥厚を認める（矢印）．
b：MRCP．胆管に狭窄を認める(矢印)．
c：ERCP．上部胆管の狭窄部から生検と細胞診を施行した．
d：細胞診．class V 腺癌．
e：組織診．腺癌の結果だった．

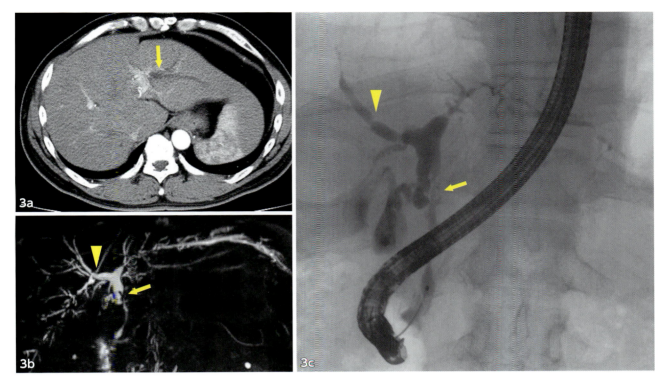

❸ PSC 典型例（50 歳代，男性）
a：造影 CT．肝内胆管の軽度拡張を認める（矢印）．
b：MRCP．中部胆管に強い狭窄（矢印）と肝内胆管に帯状狭窄（矢頭）を認める．
c：ERCP．中部胆管の狭窄近傍に憩室様所見（矢印）と肝内胆管に帯状狭窄（矢頭）を認める．

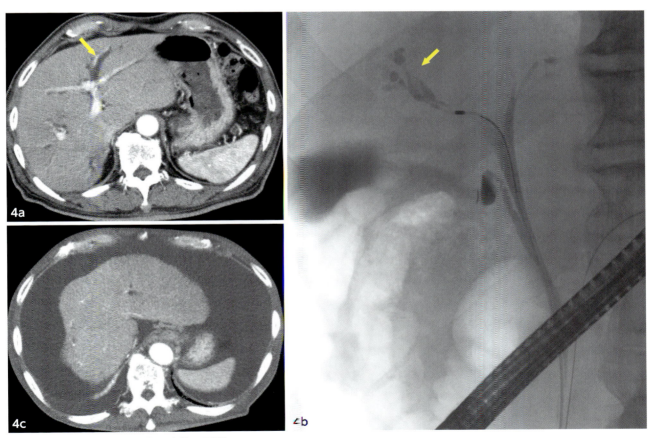

❹ 肝不全が進行した PSC（70 歳代，男性）
a：腹部 CT．肝内胆管の拡張（矢印）を認める．
b：ERCP．肝内胆管に beaded appearance（矢印）を認める．
c：6 年後腹部 CT．肝臓の著明な萎縮と腹水を認める．
肝不全が進行し，初診時から 6 年後に死亡した．

原発性硬化性胆管炎（PSC） 447

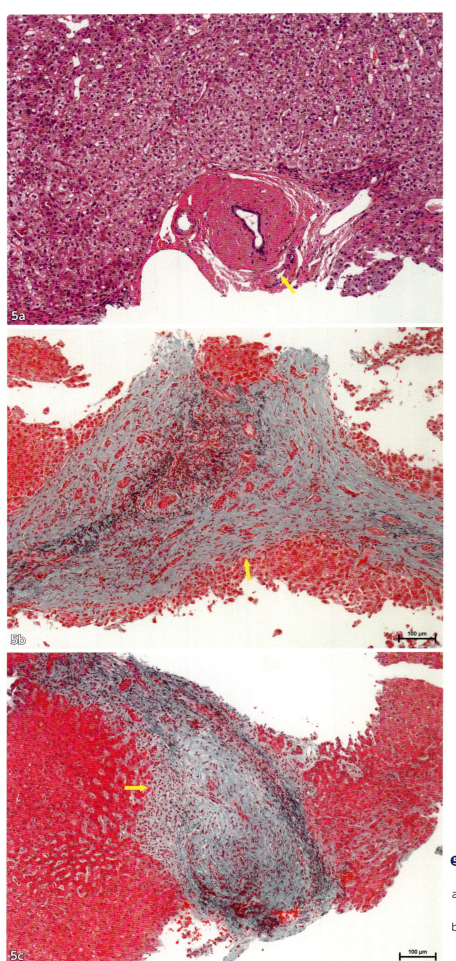

❺ PSCの病理組織像（20歳代，女性）

a：肝生検（HE染色）．胆管周囲に厚い線維化を認める（矢印）．

b，c：肝生検（Elastica-Masson染色）：Glisson鞘に沿って線維化を認める（矢印）．

Ⅳ 胆・膵　2 胆管　A 非腫瘍性疾患

胆管瘤（choledochocele）

■ 概要
- 胆管の末端が十二指腸内腔に向かって嚢腫状に拡張した形態異常である．
- 先天性胆道拡張症に関する戸谷らの分類ではⅢ型に相当する．
- 出現頻度はERCP対象例の0.5％[1]，先天性胆道拡張症の1.5％とされる．
- 主訴は上腹部痛や，嘔気・嘔吐，黄疸などであり，胆石や急性膵炎を合併することがある．

■ 典型的な画像所見とその成り立ち
- 十二指腸壁内胆管が嚢腫状に拡張した病変であり（❶），内視鏡所見では十二指腸乳頭部口側の球状隆起を呈し（❷），経時的に縮小と膨隆を繰り返す．
- 胆管造影もしくはMRCPで，胆管末端の嚢腫状拡張を認める（❸～❺）．

■ 確定診断へのプロセス
- 胆管造影やEUS（❻）にて胆管末端の嚢腫状拡張を確認することで診断できる．

■ 治療
- 有症状例では以前は開腹下に経十二指腸嚢胞切除術を施行されたが，内視鏡的嚢胞開窓術や乳頭括約筋切開術が行われるようになってきている．
- 嚢胞に膵管が直接開口する場合や，直接開口しない場合でも胆汁中アミラーゼが高値を示した症例に対しては，将来的な発癌予防のため内視鏡的治療が考慮される．

（粂　潔・菅野　敦・正宗　淳・下瀬川　徹）

文献
1) Kim MH, Myung SJ, Lee SK, et al. Ballooning of the papilla during contrast injection: the semaphore of a choledochocele. Gastrointest Endosc 1998；48：258-62.

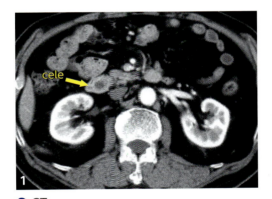

❶ CT
十二指腸乳頭部に嚢胞様の低吸収域を認める．

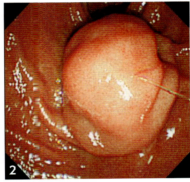

❷ 内視鏡所見
Vater乳頭部口側の球状隆起を認める．

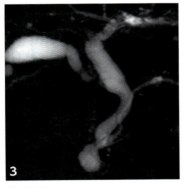

❸ MRCP
胆管末端の嚢腫状拡張を認める．

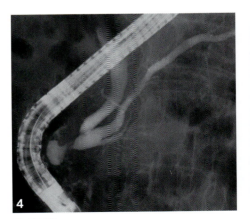

❹ ERCP
胆管末端に嚢腫状拡張を認める．

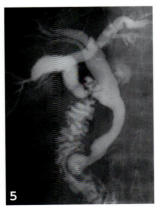

❺ ENBDチューブからの造影
胆管末端が十二指腸内腔に向かって嚢腫状に拡張している．

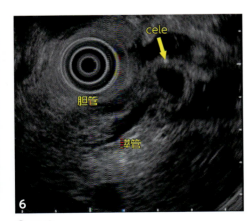

❻ EUS
十二指腸乳頭部に内部無エコーな嚢胞様構造を認める．

Ⅳ 胆・膵　2 胆管　A 非腫瘍性疾患

膵胆管合流異常

■ 概要
- 膵管と胆管が十二指腸壁外の乳頭括約筋作用が及ばない部位で合流する先天性の形成異常と定義される．
- 肝外胆管の拡張を伴う胆管拡張型（先天性胆道拡張症）と胆管非拡張型に分類される．
- 胆道癌の合併率が高く，本邦における胆道癌発生率は先天性胆道拡張症で22％，非拡張型合流異常で42％である[1]．
- 発生部位は先天性胆道拡張症で胆嚢癌62％，胆管癌32％，両方合併5％である．非拡張型合流異常では胆嚢癌88％，胆管癌7％，両方合併4％であり，とくに胆嚢癌の比率が高い．

■ 典型的な画像所見とその成り立ち
- 合流形式は，見かけ上胆管が膵管に合流する形状の胆管合流型（C-P type）（❶），膵管が胆管に合流する形状の膵管合流型（P-C type）（❷，❸），複雑な合流形状を呈する複雑型（complex type）の3型に分けられる．
- 膵管合流型では，総胆管の拡張は軽度なことが多く，非拡張型合流異常のほとんどが膵管合流型である．

■ 確定診断へのプロセス
- 肝外胆管に拡張を認める場合や，胆嚢壁や胆管壁の肥厚を認める場合は膵胆管合流異常の検索が必要である．
- 直接胆道造影やMRCP，3D-DIC-CTなどで，膵管と胆管が異常に長い共通管をもって合流するか，異常な形で合流することを確認する．
- EUSで膵管と胆管が十二指腸壁外で合流することを確認する．
- 胆汁中のアミラーゼ高値は補助診断として有用である．

■ 治療
- 先天性胆道拡張症では胆嚢を含めた肝外胆管切除と胆道再建を行う．
- 非拡張型合流異常でも肝外胆管切除と胆道再建を行うことが多いが，発生部位が胆嚢に高率のため予防的胆嚢摘出術のみでよいとする報告がある[2]．

（粂　潔・菅野　敦・正宗　淳・下瀬川　徹）

文献
1) 森根裕二，森　大樹，宇都宮　徹，ほか．膵・胆管合流異常の特徴．胆道 2011；25：133-40．
2) Kamisawa T, Tu Y, Kuwata G, et al. Biliary carcinoma risk in patients with pancreaticobiliary maljunction and the degree of extrahepatic bile duct dilatation. Hepatogastroenterology 2006；53：816-8．

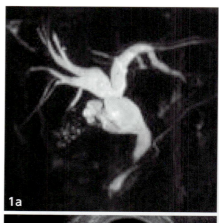

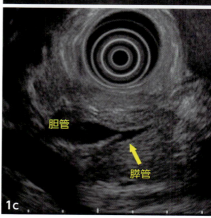

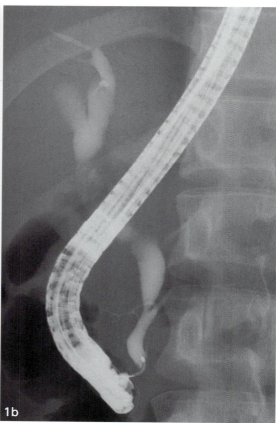

❶ 胆管合流型（C-P type）
a：MRCP．戸谷分類Ⅳ-A型の胆道拡張を認め，合流異常が疑われる．
b：ERCP．胆管合流型（C-P type）の合流異常を認める．
c：EUS．膵内で胆管が膵管に合流している．

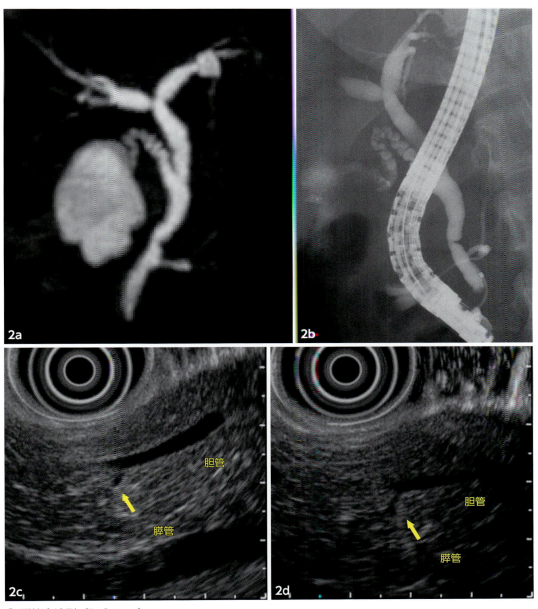

❷ 膵管合流型（P-C type）
a：MRCP．胆管非拡張型の合流異常を認める．
b：ERCP．膵管合流型（F-C type）の合流異常である．
c，d：EUS．膵管の胆管への合流を認める．

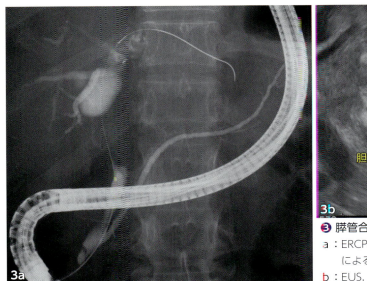
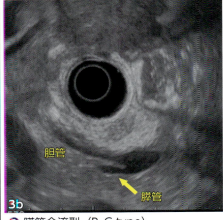

❸ 膵管合流型（P-C type）
a：ERCP．膵管合流型（P-C type）の合流異常であり，胆囊癌の浸潤による上中部胆管の狭窄を認める．
b：EUS．膵管の胆管への合流を認める

膵胆管合流異常　451

IV 胆・膵　2 胆管　A 非腫瘍性疾患

先天性胆道拡張症

■ 概要
- 胆管のさまざまな部位に種々の程度の拡張を呈する胆管の先天性形成異常で，戸谷分類では5型に分類される[1]．
- 狭義には，総胆管を含む肝外胆管の先天性限局性拡張を呈する例（戸谷分類Ia型，Ic型，IV-A型）で，ほぼ全例に膵胆管合流異常を伴う[2]．
- 合併する合流異常により膵液と胆汁が相互に逆流するため，高率に胆道癌を合併する．
- 胆汁の膵管内への逆流は膵炎を惹起させることがある．

■ 典型的な画像所見とその成り立ち
- I型（❶〜❸）のうちIaとIcは普遍型（common type）とよばれ，総胆管が囊胞状あるいは円筒状に拡張し，肝内胆管の拡張はみられない．どちらもほぼ全例に合流異常を合併するが，Ibは分節型（segmental type）とよばれるきわめてまれな型で合流異常はない．
- II型は憩室型（diverticular type）できわめてまれであり，合流異常はない．
- III型（❹）は胆管瘤（choledochocele）ともよばれ，十二指腸壁内の総胆管末端部の囊状拡張である．合流異常を合併しないことが多い．
- IV型は多発型（multiple type）で，肝内・肝外とも拡張を認めるIV-A型（❺）と，肝外だけに2か所以上の拡張を認めるIV-B型に分けられる．IV-A型の頻度は高く，ほぼ全例に合流異常を合併する．
- V型は肝内胆管のみが拡張したもので，先天性肝内結石と関連が深い．

■ 確定診断へのプロセス
- 狭義の先天性胆道拡張症の診断は，胆管拡張と膵胆管合流異常の両者の存在を明らかにする必要がある．
- 胆管拡張は超音波検査，MRCP，CTなどの胆道に圧のかからない検査によって，総胆管の最も拡張した部位の内径を測定し，年齢別の上限値を参考に判定する．
- 合流異常は直接胆道造影やMRCP，EUSなどの画像検査によって，膵管と胆管が異常に長い共通管をもって合流するか，異常なかたちで合流する所見により診断される．

■ 治療
- 胆道拡張症は胆道癌の発生母地であり，診断確定後は早期の手術が推奨される．
- 膵液と胆汁の相互逆流を遮断する分流手術として，胆囊を含めた肝外胆管切除と胆道再建を行う．

（粂　潔・菅野　敦・正宗　淳・下瀬川　徹）

文献
1）戸谷拓二．先天性胆道拡張症の定義と分類．胆と膵　1995；16：715-7.
2）日本膵・胆道合流異常研究会，日本胆道学会（編）．膵・胆管合流異常診療ガイドライン．医学図書出版：2012.

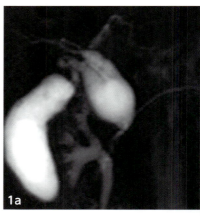
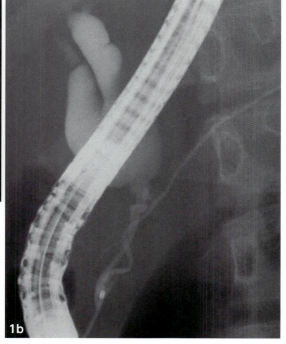

❶ 戸谷分類Ia型
a：MRCP．総胆管が囊胞状に拡張しているが，肝内胆管の拡張は認めない．
b：ERCP．胆管合流型（C-P type）の合流異常を認める．

452

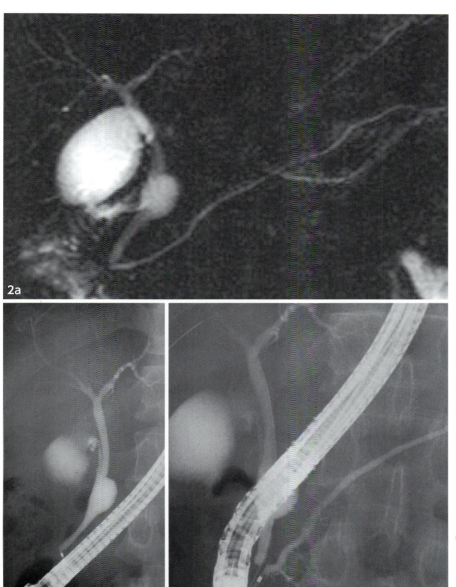

❷ 戸谷分類Ⅰb型
a：MRCP．肝外胆管の一部が拡張しており，分節型と診断できる．
b，c：ERCP．合流異常の合併はない．

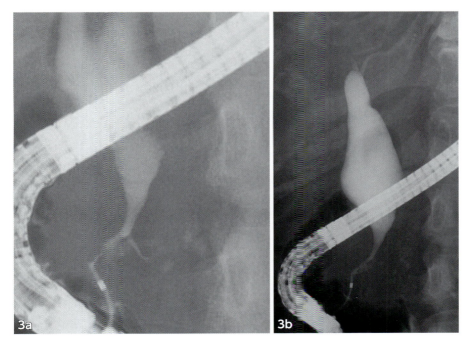

❸ 戸谷分類Ⅰc型
a，b：ERCP．総胆管が紡錘状に拡張し，合流異常と膵石の合併を認める．

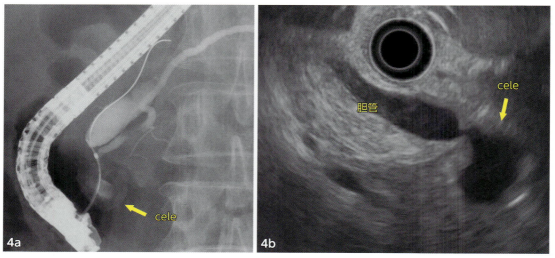

❹ 戸谷分類Ⅲ型
a：ERCP．十二指腸乳頭部に囊胞が造影されるが，合流異常は認めない．
b：EUS．十二指腸乳頭部に囊胞様構造あり，胆管との交通を認める．

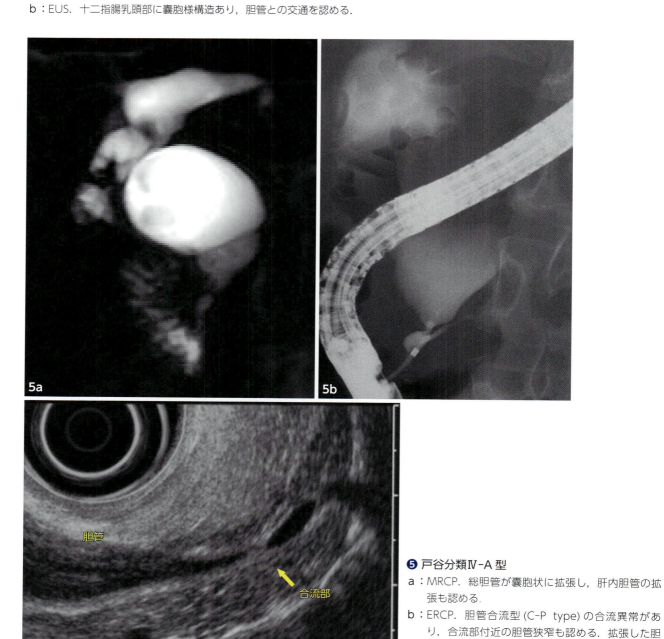

❺ 戸谷分類Ⅳ-A 型
a：MRCP．総胆管が囊胞状に拡張し，肝内胆管の拡張も認める．
b：ERCP．胆管合流型 (C-P type) の合流異常があり，合流部付近の胆管狭窄も認める．拡張した胆管内に多数の胆石を認める．
c：EUS．膵内で胆管が膵管に合流している．

Ⅳ 胆・膵　2 胆管　B 腫瘍性疾患

遠位胆管癌

■ 概要

● 胆道癌取扱い規約[1] が改訂され，UICC 第 7 版の分類に従い肝外胆管が「肝門部領域胆管」と「遠位胆管」に分類された．

● 胆嚢管合流部より十二指腸側の肝外胆管が遠位胆管と定義され，同部位に発生した癌を遠位胆管癌とよぶ．

● 肉眼型から乳頭型，結節型，平坦型に分類され，壁内浸潤様式から膨張型と浸潤型に亜分類される．

● 組織型は，乳頭腺癌，管状腺癌（❶f），粘液癌，印環細胞癌，腺扁平上皮癌（❷f，g）等に分類され，混在する症例もある．

● 遠位胆管癌の危険因子として，膵胆管合流異常，原発性硬化性胆管炎等があげられる[2]．

● 胆管癌は，黄疸を契機に発見されることが多い．黄疸以外の初発症状としては腹痛，発熱などの胆管炎症状や食思不振，体重減少，Courvoisier 徴候とよばれる痛みを伴わない胆嚢腫大などがあげられる．検診や他疾患の経過観察中に肝機能障害や腹部超音波検査による胆管拡張で発見されることも少なくない．

● 鑑別疾患として IgG4 関連硬化性胆管炎，原発性硬化性胆管炎，慢性膵炎に伴う良性胆道狭窄があげられる．

■ 典型的な画像所見とその成り立ち

● 結節型（❷）や平坦型では造影 CT や造影 MRI で遅延性造影効果を伴う胆管壁肥厚を認め，乳頭型（❶）では比較的造影効果に富んだ胆管内腫瘤として描出されることが多い．

● EUS（❶c，❷c）は，遠位胆管の観察に有用であり，十二指腸から詳細な観察が可能である．EUS は腫瘍部の観察のみならず，門脈や膵臓への垂直方向進展や水平方向進展を表す壁肥厚の描出も可能である．

● EUS や IDUS（❶e，❷e）では胆管壁は，漿膜下層（ss 層）浅層までを表す低エコー層と ss 深層を表す高エコー層に描出され，腫瘍の垂直方向進展度診断は，胆管壁の層構造との対比で行われる[3]．

● 結節型の遠位胆管癌は，ERCP による直接胆道造影で腫瘍部の狭窄像として描出されることが多い（❷d）．乳頭型の遠位胆管癌は，表面が不整な狭窄像として描出され（❶d），水平方向進展をきたしている胆管は不整な壁の胆管像として描出される．

■ 確定診断へのプロセス

● 「エビデンスに基づいた胆道癌診療ガイドライン」[2] の診断フローチャートに従って行う．

● 腹部超音波検査と血液検査は診断のファーストステップに位置づけられ，胆管拡張や肝機能障害が認められた場合には，セカンドステップである造影 CT（multi detector row CT：MD-CT）を施行し，胆管癌の局在や進展度を診断する．

● 診断フローチャートのサードステップとして，MRI，EUS，ERCP や経皮経肝胆道造影（PTC）などの直接胆道造影，胆道鏡が行われる．

● 近年，EUS-FNA を用いた胆管癌の組織学的診断の有用性が報告されており[4]，ERCP 下での組織学的診断が難しい場合に考慮されるべき診断法である．しかし，胆汁漏出や播種などの偶発症のリスクに関して不明な点が多く，慎重に適応を判断する必要がある．

● ERCP は，胆管癌の水平方向進展度評価に重要であるが，表層進展は直接造影のみで診断することは困難である．

● 遠位胆管癌の組織学的確定診断のために，ERCP に引き続き胆管生検，擦過細胞診が行われる．また，水平方向進展の評価のため mapping biopsy も重要である．

● IDUS は，ERCP に引き続き行われ，遠位胆管癌の膵臓や門脈などへの垂直方向進展や，水平方向進展の評価に優れている．

● 経口胆道鏡（POCS）は，水平方向進展度診断に有用だが，操作性や耐久性に問題がある．

■ 治療

● 遠位胆管癌は，ERCP 下に腫瘍生検や mapping biopsy を施行後に，内視鏡的胆道ドレナージを行う．

● 切除が可能な場合，膵頭十二指腸切除術が基本術式となる．肝門部領域胆管への水平進展を認める場合には，肝切除が併施されることがある．

● 切除不能例では，塩酸ゲムシタビンとシスプラチンによる併用化学療法が標準治療である[5]．切除不能例の遠位胆管癌症例に対する減黄処置は，開存期間が長い金属ステントの留置が推奨される．

（三浦　晋・菅野　敦・正宗　淳・下瀬川　徹）

文献

1）日本肝胆膵外科学会（編）．胆道癌取扱い規約．第 6 版．金原出版；2013．

2）日本肝胆膵外科学会 胆道癌診療ガイドライン作成委員会．エビデンスに基づいた胆道癌診療ガイドライン．改訂第 2 版．医学図書出版；2015．

3）野田　裕，藤田直孝，小林　剛，ほか．細径プローブによる胆管壁超音波像の基礎的検討―肝外胆管切除標本による超音波像と組織像との対比．日消誌 1997；94：172-9．

4）Weilert F, Bhat YM, Binmoeller KF, et al. EUS-FNA is superior to ERCP-based tissue sampling in suspected malignant biliary obstruction: results of a prospective, single-blind, comparative study. Gastrointest Endosc 2014；80：97-104．

5）Valle J, Wasan H, Palmer DH, et al. Cisplatin plus gemcitabine versus gemcitabine for biliary tract cancer. N Engl J Med 2010 8；362：1273-81

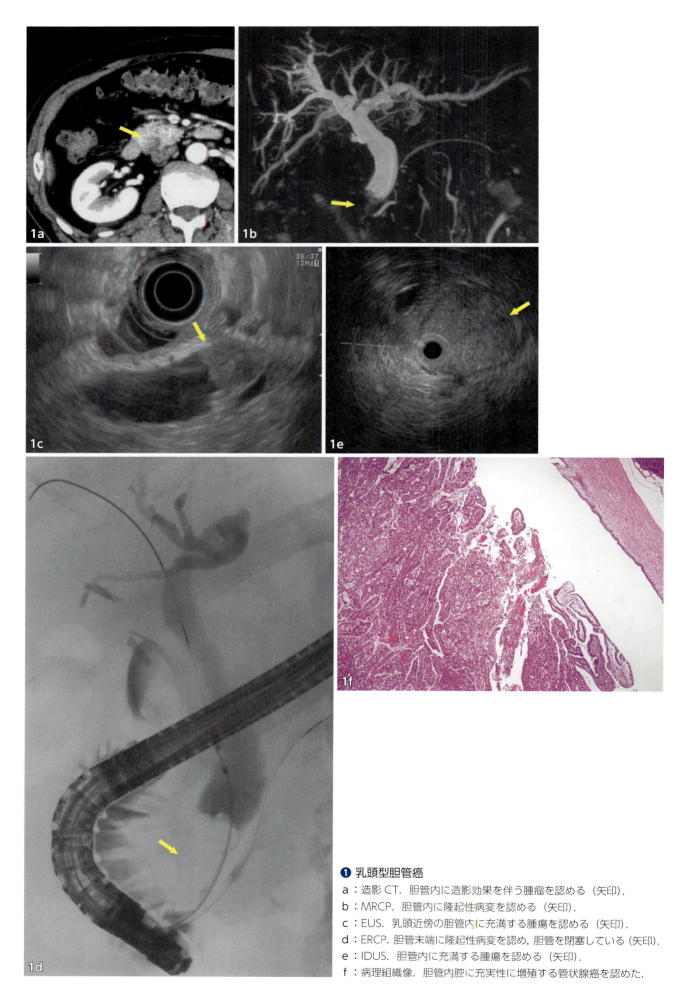

❶ 乳頭型胆管癌

a：造影CT．胆管内に造影効果を伴う腫瘍を認める（矢印）．
b：MRCP．胆管内に隆起性病変を認める（矢印）．
c：EUS．乳頭近傍の胆管内に充満する腫瘍を認める（矢印）．
d：ERCP．胆管末端に隆起性病変を認め，胆管を閉塞している（矢印）．
e：IDUS．胆管内に充満する腫瘍を認める（矢印）．
f：病理組織像．胆管内腔に充実性に増殖する管状腺癌を認めた．

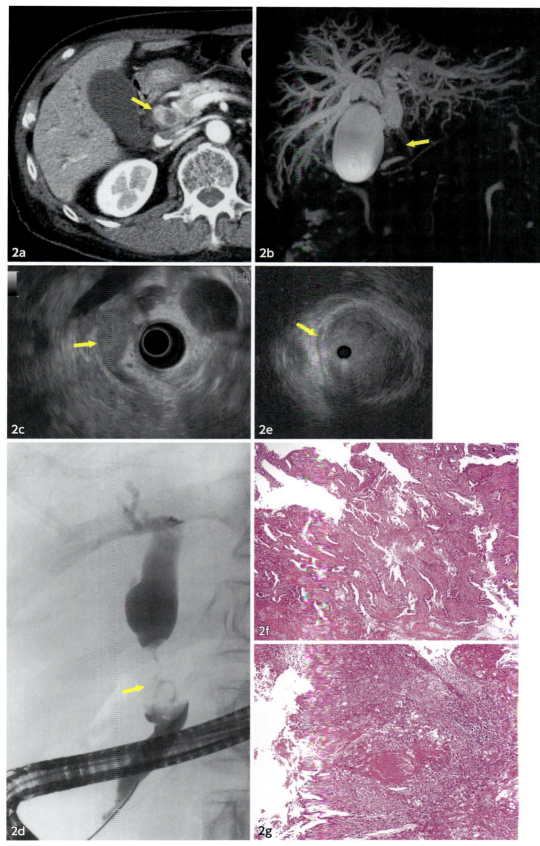

❷ 結節型胆管癌
a：造影CT．胆管内に造影効果を伴う腫瘤を認める（矢印）．
b：MRCP．胆管が腫瘍のため描出されず（矢印），肝側胆管の著明な拡張を認める．
c：EUS．胆管内に結節状の腫瘤を認める（矢印）．
d：ERCP．胆管に狭窄像を認める（矢印）．
e：IDUS．胆管内に充満する腫瘤を認める（矢印）．
f，g：病理組織像．腺癌成分（f）と扁平上皮癌（g）の成分が混ずる腺扁平上皮癌であった．

Ⅳ 胆・膵　2 胆管　B 腫瘍性疾患

肝門部領域胆管癌

■ 概要

● 胆道癌取扱い規約が第6版に改訂され，肝内胆管の一次分枝から肝外胆管の胆嚢管合流部より近位側胆管が「肝門部領域」と定義された．肝門部領域胆管癌は，「肝内腫瘤の有無にかかわらず，肝門部領域に主座のある癌」と定義され，肝切除を中心に企図される[1]．

● 肉眼型は，遠位胆管癌と同様に乳頭型，結節型，平坦型に分類され，壁内浸潤様式から膨張型と浸潤型に亜分類されるが，肝門部領域胆管癌の肉眼型は結節浸潤型か平坦浸潤型が多い．組織型は，遠位胆管癌と同様に乳頭腺癌，管状腺癌（❷e，❸c），粘液癌，印環細胞癌等に分類されるが，肝門部領域胆管癌の組織型は管状腺癌が多い[1]．

● 肝門部領域胆管癌の危険因子は，膵胆管合流異常，原発性硬化性胆管炎のほか，肝内結石症などがある[2]．

● 症状は，黄疸，腹痛，発熱，食思不振，体重減少などで発症することが多い．肝機能障害や腹部超音波検査による胆管拡張で発見される症例も多い．

● 鑑別疾患として IgG4 関連硬化性胆管炎，原発性硬化性胆管炎などがあげられる．

■ 典型的な画像所見とその成り立ち

● 肝門部領域胆管癌は，造影CTにて，肝内胆管の拡張を伴う後期動脈相から門脈相にかけて濃染される腫瘍として描出される（❷a，❸a，❹a，b）．

● 腫瘤を形成する肝門部領域胆管癌は，肝細胞癌と異なり線維化を反映して造影後期に造影されることが多い．

● MRCP は，Bismuth 分類に基づく胆道狭窄型（❶）の評価に有用である[3]（❷b，❸b）．

● ラジアル型 EUS は，乳頭側への水平方向進展度診断には有用だが，主腫瘍部は観察できないことが多い．一方，コンベックス型 EUS は肝門部領域の観察に適しており（❷c），症例に応じた EUS の使い分けが重要である．

● ERCP による直接胆道造影で腫瘍部の狭窄像が描出される．しかし，ERCP は手術を前提とした術前胆道ドレナージ目的に行われることが多く（❷d，❹c），肝門部領域胆管癌の主腫瘍部の胆管造影は行われないこともある．

● IDUS では胆管壁が漿膜下層（ss 層）浅層までを表す低エコー層と ss 深層を表す高エコー層に描出され，腫瘍と胆管壁の層構造を対比することで，垂直方向進展度診断が行われる[4]．IDUS は，右肝動脈への浸潤評価に有用である．

■ 確定診断へのプロセス

● 「エビデンスに基づいた胆道癌診療ガイドライン」の診断フローチャートに従って行う[2]．

● 造影 CT を用いて肝門部領域胆管癌の存在診断と進展度診断が行われ，その所見から術式を決定する．

● MRCP を用いて，Bismuth 分類に基づく胆管狭窄型を診断する．

● ERCP 施行下に腫瘍部からのブラシ細胞診や組織生検と，水平方向進展度診断のための mapping biopsy が行われる．右肝動脈や門脈への浸潤の評価を含む垂直方向進展度診断や水平方向進展度診断のために IDUS が行われる．

■ 治療

● 肝門部領域胆管癌の術前には，減黄のために胆道ドレナージが必要である．ドレナージの方法は，ERCP を用いた精査後に残存予定肝側胆管へ内視鏡的経鼻胆道ドレナージ（ENBD）を挿入することが推奨される[5]．

● 肝門部領域胆管癌の術前胆道ドレナージは，Bismuth 分類に基づく胆道狭窄形態を評価して症例ごとに適した留置部位を選択する．

● 肝切除を伴う外科手術が唯一の根治治療である．病変の進展度を評価後，適切な術式を立案し，減黄後に行われる．肝予備能を評価し，必要に応じて経皮的門脈塞栓術を行う．

● 切除不能例では，より開存期間の長い uncovered の金属ステントによる胆道ドレナージが推奨される（❹d）．

● 塩酸ゲムシタビンとシスプラチンを用いた化学療法が，切除不能胆道癌の標準治療である[6]．

（三浦　晋・菅野　敦・正宗　淳・下瀬川　徹）

文献

1) 日本肝胆膵外科学会（編）．胆道癌取扱い規約．第6版．金原出版；2013.
2) 日本肝胆膵外科学会 胆道癌診療ガイドライン作成委員会．エビデンスに基づいた胆道癌診療ガイドライン．改訂第2版．医学図書出版；2015.
3) Bismuth H, Castaing D, Traynor O. Resection or palliation: priority of surgery in the treatment of hilar cancer. World J Surg 1988；12：39-47.
4) 野田　裕，藤田直孝，小林　剛，ほか．細径プローブによる胆管壁超音波像の基礎的検討―肝外胆管切除標本による超音波像と組織像との対比．日消誌 1997；94：172-9.
5) Kawakami H, Kuwatani M, Onodera M, et al. Endoscopic nasobiliary drainage is the most suitable preoperative biliary drainage method in the management of patients with hilar cholangiocarcinoma. J Gastroenterol 2011；46：242-8.
6) Valle J, Wasan H, Palmer DH, et al. Cisplatin plus gemcitabine versus gemcitabine for biliary tract cancer. N Engl J Med 2010；362：1273-81.

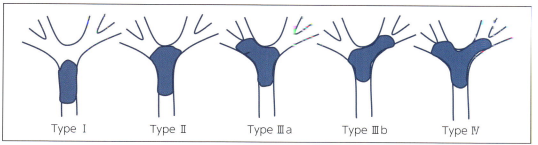

❶ Bismuth 分類による胆管狭窄の形態
(Bismuth H, et al. World J Surg 1998[3] より)

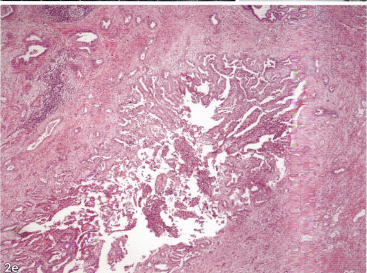

❷ 肝門部領域胆管癌（Bismuth type Ⅲb）
a：造影 CT．左肝管から左右胆管合流部にかけて造影効果を伴う腫瘤を認める（矢印）．
b：MRCP．Bismuth type Ⅲb の形態の胆管狭窄を呈している（矢印）．
c：EUS．遠位胆管に腫瘍の進展は認めない．
d：ERCP．左葉切除が企図されるため，右胆管にガイドワイヤーを挿入し，残存予定肝の胆管を造影した（矢印）．
e：病理組織像．拡大左葉切除術を施行し，胆管内腔から肝実質へ浸潤をきたす管状腺癌を認めた．

肝門部領域胆管癌　459

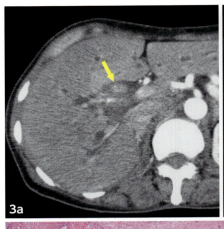
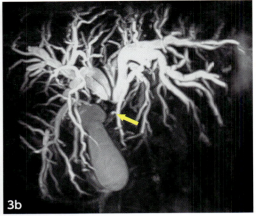
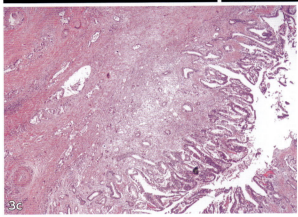

❸ 肝門部領域胆管癌（Bismuth type Ⅲa）
a：造影CT．造影効果を伴う胆管壁肥厚を認め，周囲脈管への浸潤を認めた（矢印）．
b：MRCP．右前後区域胆管まで胆管が狭窄し，Bismuth type Ⅲa の胆管狭窄を呈している（矢印）．
c：病理組織像．拡大右葉切除術を施行し，胆管内腔から肝実質へ浸潤をきたす管状腺癌を認めた．

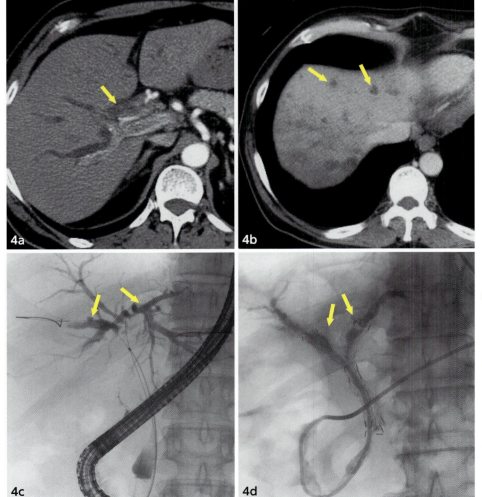

❹ 非切除肝門部領域胆管癌（Bismuth type Ⅳ）
a：造影CT．造影効果を伴う胆管壁肥厚を認める（矢印）．
b：造影CT．多発肝転移を認める（矢印）．
c：ERCP．左右胆管にガイドワイヤーを挿入した（矢印）．
d：金属ステント挿入．左右胆管に partial stent in stent の形態で uncovered self expandable metallic stent を挿入した（矢印）．

IV 胆・膵　2 胆管　B 腫瘍性疾患

胆管神経内分泌腫瘍

■ 概要
- 胆道粘膜は発生学的に前腸系に属し，正常の胆道上皮には神経内分泌細胞が少数ながら存在する．胆道系の神経内分泌腫瘍（NET）はこれらの粘膜上皮の内分泌細胞を発生母地とすると考えられる．一方，腺内分泌細胞癌（MANEC）の場合は，通常型腺癌を母地に脱分化し発生すると考えられている．
- 全 NET のうち，胆囊発生は 0.18 %，胆管発生は 0.23 % と報告され[1]，肝外胆管 NET で最も頻度が高いのは中下部胆管（約 84 %）とされる．

■ 典型的な画像所見とその成り立ち
- NET の発生母地は粘膜深層の内分泌細胞であり基本的には SMT 様のポリープ状隆起を呈する（❶c）．MANEC になると腺癌成分を反映し乳頭型を呈する．
- 胆管造影では，辺縁が比較的平滑な閉塞像ないしは球状の陰影欠損像を呈する（❶a）．
- 造影 CT では，多血性腫瘍を反映し胆管内腔に hypervascular な腫瘍を認める（❷a）．

■ 確定診断へのプロセス
- 胆管 NET はほとんどが非機能性 NET で，胆管狭窄症状もきたしにくいため，早期での発見は困難である．
- 組織診断は，透視下生検を優先するが，膵浸潤や漿膜浸潤を伴う場合は EUS-FNA を行うこともある．
- MANEC では胆管癌との鑑別が困難な場合がある．

■ 治療
- 治療は外科的切除が基本である．
- MANEC の場合は肝・遠隔リンパ節転移の頻度は高く，転移巣は NEC 成分であることが多い．この場合は NEC に準じた化学療法となる．

（肱岡　範・水野伸匡・原　和生）

文献
1) Modlin IM, Lye KD, Kidd M. A 5-decade analysis of 13,715 carcinoid tumors. Cancer 2003；97（4）：934-59.

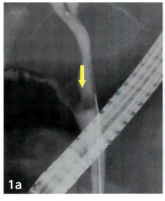
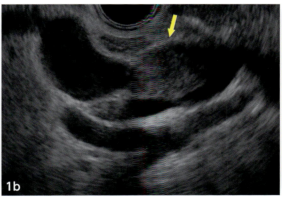
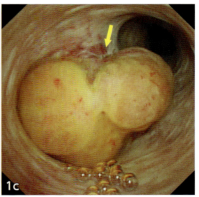

❶ 胆囊管合流部に認められる胆管 NET
a：ERC．胆囊管合流部に結節状の透亮像を認める（矢印）．
b：EUS．三管合流部の胆管内に球形で均一でやや低エコーの腫瘤あり（矢印）．
c：胆道鏡．表面平滑で八頭状の球形腫瘤を認める（矢印）．最終診断は Ki-67 3 % で NET G2 であった．

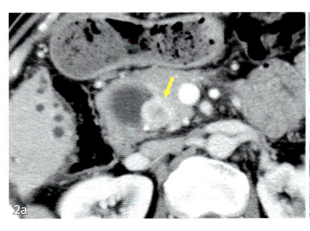
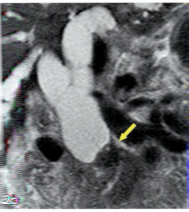

❷ 胆管閉塞を認める胆管 NET
a：造影 CT（早期相）．早期から濃染する類円形の腫瘤を胆管内から膵に突出するように認める（矢印）．
b：MRCP．同腫瘍により胆管は閉塞している（矢印）．

IV 胆・膵　2 胆管　B 腫瘍性疾患

胆管内乳頭状腫瘍（IPNB）

■ 概要
- 胆管内乳頭状腫瘍（intraductal papillary neoplasm of bile duct：IPNB）は，WHO 腫瘍分類 2010 年版[1] および胆道癌取扱い規約（第 6 版）[2] に，新規の胆管腫瘍分類として収載された疾患概念であるが，解釈が難しく乳頭型胆管癌との鑑別などが問題となっている．
- 組織学的には，狭い線維性血管芯をもつ，胆管上皮の乳頭状もしくは絨毛状増殖が特徴とされる[3]．
- IPNB は前癌病変として位置づけられているが，浸潤癌を伴うこともある．異型度により軽度異型～中等度異型，高度異型に分類される[2]．
- 画像上，胆管内に乳頭状増殖をきたす腫瘍であり，狭窄がないものの病変部胆管の拡張を伴うのが特徴である[3]．

■ 典型的な画像所見とその成り立ち
- 胆管拡張と胆管内の腫瘍像が画像所見上の特徴であり（❶〜❻），胆管拡張を主体とする duct-ectasic type（❷，❸）と囊胞性変化を伴う cystic type（❶）に分類される．胆管拡張や囊胞性病変のみで，腫瘍像を認めない症例や，肉眼的な粘液貯留のない症例もある．
- 過剰な粘液産生を伴うものでは，胆道造影や MRI にて拡張胆管内腔の不整像，欠損像として描出され，IPNB の間接所見として有用である．
- 囊胞状拡張を呈する症例では，胆道との交通のある多房性囊胞性病変として描出される（❹）．

■ 確定診断へのプロセス
- 胆管炎や閉塞性黄疸を契機に発見される場合もあるが，検診などで偶然診断されることも多い．
- 画像では，胆管内腔に突出する乳頭状腫瘍の存在が重要であり（❺，❻），粘液過剰産生による胆管拡張や多房性囊胞を伴うことが多い．
- 胆汁細胞診や生検による組織診が診断確定に有用であるが，治療方針決定には胆管長軸方向への進展度診断が必要である．そのため，CT や MRI だけではなく，IDUS，POCS，および step biopsy による切除範囲の決定が必要になる．

■ 治療
- IPNB は通常の胆管癌に比し予後良好とされるが，その治療は外科的切除が基本となる．胆管長軸方向への進展度診断が治療上重要であり，進展程度により胆管切除から，拡大肝葉切除，膵頭十二指腸切除，そして肝膵同時切除術が必要となる場合もある．

（森川孝則・水間正道・海野倫明）

文献
1) Nakanuma Y, Curado MP, Franeschi S, et al. Intrahepatic cholangioma. Bosman FT, Carneiro F, Hruban RH, et al. eds. WHO Classification of Tumors of the Digestive System. 4th ed. IARC Press；2010. p.217-24.
2) 日本肝胆膵外科学会（編）．E．胆道癌の病理学的検索に関する規約．胆道癌取扱い規約．第 6 版．金原出版；2013. p.35-46.
3) Zen Y, Fujii T, Itatsu K, et al. Biliary papillary tumors share pathological features with intraductal papillary mucinous neoplasm of the pancreas. Hepatology 2006；44（5）：1333-43.

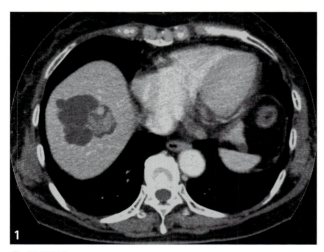

❶ CT 所見
IPNB cystic type．分葉状の囊胞内に突出する，淡く造影される腫瘍を認める．

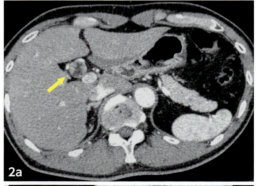

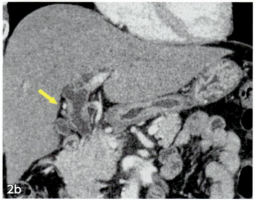

❷ CT 所見
IPNB duct-ectasic type．CT 軸位断（a），冠状断（b）にて胆管内に多発する乳頭状腫瘍が描出される（矢印）．

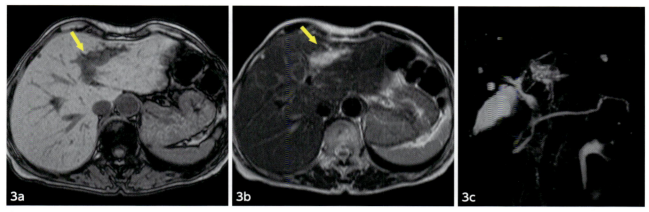

❸ MRI 所見

IPNE duct-ectasic type. 胆管内腫瘤は T1 強調で軽度低信号（a, 矢印），T2 強調で高信号（b, 矢印），MRCP で腫瘤部の胆管欠損とその末梢側の腫瘤状の胆管拡張が B3 に認められる（c）．

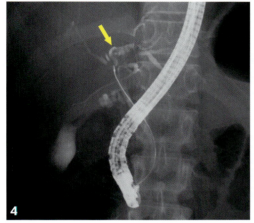

❹ ERC 所見

右尾状葉枝から連続する嚢胞状拡張（矢印）を認める．

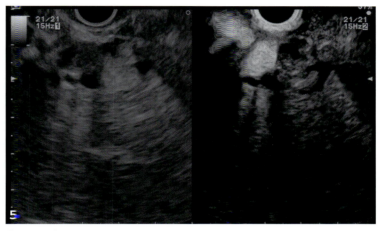

❺ EUS 所見

胆管と連続し分葉状の拡張した胆管があり，その内腔に乳頭状腫瘍の増殖が確認できる．

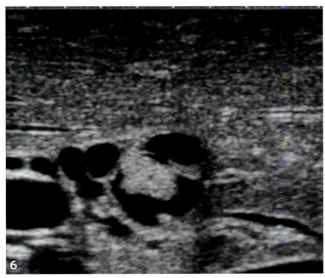

❻ 術中超音波検査

嚢胞内に突出する乳頭状腫瘍が描出される．

IV 胆・膵　3 膵臓　A 非腫瘍性疾患　(1) 急性膵炎

間質性浮腫性膵炎：急性膵周囲液体貯留（APFC）と膵仮性囊胞（PPC）

■ 概要

● 急性膵炎は膵酵素が膵内で異常活性化することにより発症する炎症性疾患であり，膵局所の炎症のみで終息する軽症から，全身性炎症反応症候群（systemic inflammatory response syndrome：SIRS）を呈し持続的な臓器不全を合併，もしくは壊死感染から敗血症を合併し致命的経過をたどる重症まで，さまざまな病態を呈する．

● 1992 年に定められた急性膵炎国際診断基準である Atlanta 分類は 2012 年に改訂され，急性膵炎は間質性浮腫性膵炎（interstitial oedematous pancreatitis）と壊死性膵炎（necrotizing pancreatitis）に分類された[1].

● 改訂 Atlanta 分類では急性膵炎の画像所見の定義がなされ，壊死の有無と発症からの時間経過により，急性膵周囲液体貯留（acute peripancreatic fluid collection：APFC），膵仮性囊胞（pancreatic pseudocyst：PPC），急性壊死性貯留（acute necrotic collection：ANC），被包化壊死（walled-off necrosis：WON）の4つに分類された．これらは，無菌的であるか，感染しているかでさらに細分類される（❶）[1, 2].

● APFC と PPC は間質性浮腫性膵炎で観察される画像所見である．

■ 典型的な画像所見とその成り立ち

● 間質性浮腫性膵炎：膵臓は炎症性の浮腫によりびまん性に腫大し，造影 CT では膵実質は比較的均一な造影効果を認める（❷a）．発症早期には APFC を認め，膵実質が間質性浮腫のため不均一に造影される例もあるが，明瞭な低吸収域を認めない（❷b）.

● APFC：間質性浮腫性膵炎の発症早期に認める，膵周囲の液体貯留（❸a）．1か所または複数箇所に認め，網囊や前腎傍腔に認めることが多い．炎症性の浸出液の貯留所見であるが，ほとんどの APFC は無菌的であり，自然に消退する（❸b）[1, 3].

● PPC：間質性浮腫性膵炎の発症から 4 週間以降に膵に隣接（❹a）または膵内部（❹b）に形成される明瞭な壁により被包化された球形または卵形の液体貯留．内部は均一な液体で満たされ，壊死物質はほとんどまたはまったく含まない（❹c，d）．PPC 内部の液体は通常高濃度の膵酵素を含み，膵実質壊死を伴わない膵管の破綻を背景として形成される．急性膵炎で形成されることはまれである[1].

■ 確定診断へのプロセス

● 造影 CT による画像診断を行う．急性膵炎の発症早期は病態が大きく変動する場合があり，膵実質壊死は発症から 2〜3 日以内の造影 CT 所見では診断できないとされている[1, 3, 4].

● APFC は膵周囲の浸出液貯留であるが，発症から 1 週間以内は脂肪壊死との鑑別が困難な場合がある[3, 4].

● PPC は発症から 4 週間以降に診断する．

■ 治療

● 感染の有無によりインターベンション治療を考慮するが，APFC はほとんどの場合自然消失し，ドレナージの対象とはならない．

● 感染性 PPC は経胃的または経皮的ドレナージの適応となるが，経皮的ドレナージは膵液漏のリスクがある．外科的に囊胞胃吻合術，囊胞空腸吻合術または膵切除術などが行われる場合がある．

● PPC 内出血の場合には，血管造影下にインターベンション治療で止血する．止血困難な場合は膵切除術が行われる場合がある．

（廣田衛久・下瀬川　徹）

4週間		
	＜急性膵炎発症から4週間まで＞	＜急性膵炎発症から4週間以降＞
壊死（－）	APFC　(Sterile)	PPC　(Sterile)
	APFC　(infected)	PPC　(infected)
壊死（＋）	ANC　(Sterile)	WON　(Sterile)
	ANC　(infected)	WON　(infected)

❶ 改訂 Atlanta 分類による膵炎後貯留の分類

急性膵炎の画像所見は壊死の有無，発症から 4 週間以前か以降か，感染の有無により分類された．
（急性膵炎診療ガイドライン 2015 改訂出版委員会（編）．急性膵炎診療ガイドライン 2015（第 4 版）．金原出版；2015[2] をもとに作成）

文献

1) Banks PA, Bollen TL, Dervenis C, et al. Classification of acute pancreatitis-2012: revision of the Atlanta classification and definitions by international consensus. Gut 2013；62：102-11.

2) 急性膵炎診療ガイドライン 2015 改訂出版委員会（編）．急性膵炎診療ガイドライン 2015（第 4 版）．金原出版；2015. p.11-9.

3) Bollen TL. Imaging of acute pancreatitis: update of the revised Atlanta classification. Radiol Clin N Am 2012；50：429-45.

4) Shyu FY, Sainani NI, Sahni VA, et al. Necrotizing pancreatitis: diagnosis, imaging, and intervention. Radiographics 2014；34：1218-39.

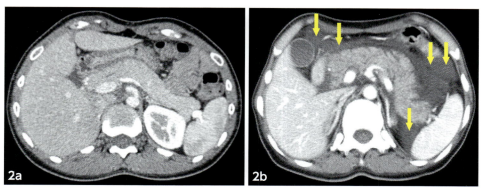

❷ 間質性浮腫性膵炎
a：30歳代，女性，特発性急性膵炎．発症当日の造影CT．膵全体がびまん性に腫大し，膵実質はほぼ一に造影されている．数日の経過で軽快した．
b：30歳代，女性，特発性急性膵炎．発症翌日の造影CT．腫大した膵周囲にAPFC（矢印）を認め，膵実質内は間質性浮腫のため不均一に造影されている．膵実質内に明瞭な低吸収域は認めない．本症例は壊死を形成しなかった．

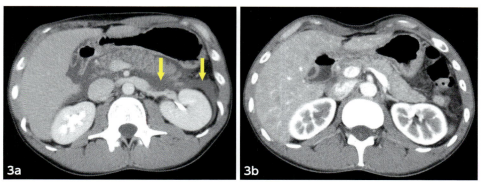

❸ 急性膵周囲液体貯留（APFC）（20歳代，男性）
a：発症当日の腹部CTでは，前腎房腔を中心に液体貯留を認めた（矢印）．
b：2週間後の腹部造影CTでは，液体はほぼ消失している．

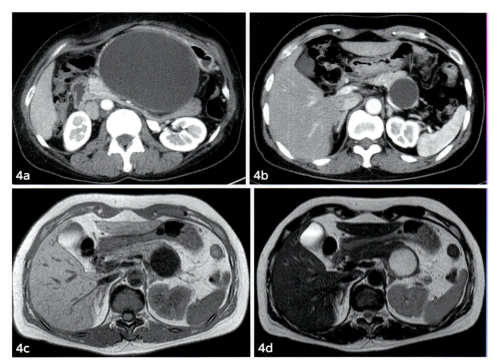

❹ 膵仮性囊胞（PPC）
a：40歳代，女性，アルコール性急性膵炎．膵頭部に隣接して巨大な仮性囊胞を形成した．囊胞内はほぼ均一である．
b〜d：50歳代，女性，特発性膵炎．膵体尾部に仮性囊胞を形成．MRI T1強調像で均一な低信号（c），T2強調像で均一な高信号（d）となり，内部に壊死組織を含まないことがわかる．

間質性浮腫性膵炎：急性膵周囲液体貯留（APFC）と膵仮性囊胞（PPC）

IV 胆・膵　3 膵臓　A 非腫瘍性疾患　(1) 急性膵炎

壊死性膵炎：急性壊死性貯留（ANC）と被包化壊死（WON）

■ 概要

● 急性膵炎患者の5～10％が膵実質または膵周囲組織またはその両方に壊死が形成される壊死性膵炎である.

● 改訂Atlanta分類の画像所見の定義では，周囲の組織との間に明瞭な壁を形成していない状態は急性壊死性貯留（acute necrotic collection：ANC），壁を形成した状態では被包化壊死（walled-off necrosis：WON）とよび，壊死組織が壁により被包化されるまでおよそ4週間かかるとされている[1, 2].

● 壊死に感染を合併した場合，インターベンション治療の適応となることが多い.

● 壊死は予後と相関し，壊死範囲が広いほど臓器不全合併率，壊死感染合併率，インターベンション治療実施率および致命率が上昇する[3]. 一般に，膵壊死の範囲は＜30％（❶a），30～50％（❶b），＞50％（❶c）に分類されることが多い. 膵実質に壊死がなく，膵周囲の脂肪壊死のみが存在する症例（❶d）では，膵実質壊死のある症例と比較すると予後が良いことが知られている[4].

■ 典型的な画像所見とその成り立ち

● 壊死性膵炎：膵実質または膵周囲脂肪組織の壊死は造影CTにより診断する[1, 5]. 発症から2～3日までの膵実質の造影不良所見は虚血を意味することが多く，病態の変化により改善または壊死へ進行する両方の可能性がある. 発症から3日以降に診断される膵実質壊死は膵血流が途絶えており，造影CTの膵実質相でCT値が30 HU未満となる. 膵周囲の脂肪壊死の所見は，脂肪織濃度の上昇および液体貯留であり，浸出液と比較しCT値が高く不均一とされている. しかし，発症から1週間以内では膵実質壊死を伴わないANCは，急性膵周囲液体貯留（APFC）と類似の所見を呈することがあり両者の鑑別は難しい[5].

● ANC：発症から4週間までに認める膵実質または膵周囲組織の一方またはその両方から成る壊死. 壊死は，固形物と液体の両方の成分から成り，周囲組織との間に壁の形成がない（❶a～d）.

● WON：膵実質または膵周囲脂肪組織の一方またはその両方から成る壊死が炎症性に形成された壁により被包化された状態. 通常被包化が完成するまで発症から4週間程度を要する[1]. 膵仮性囊胞（PPC）と異なり，内部は固体と液体の両者が混在する（❷a, b）. WON内のガスバブルは感染を示唆する所見である（❷c）. 膵実質壊死がなく，膵周囲の脂肪壊死のみの場合であってもWONを形成する（❷d）.

■ 確定診断へのプロセス

● 造影CTによる画像診断を行う. 急性膵炎の発症早期は病態が大きく変動する場合があり，膵実質壊死の診断は発症から少なくとも3日以降の造影CT所見により行う. また，膵周囲の脂肪壊死の診断は発症から1週間まではAPFCとの鑑別が困難であり，ANCを確実に診断するためには発症から1週間を経過してから画像診断する[1, 5].

■ 治療

● 膵壊死感染は致命率が高い病態であり，抗菌薬の全身投与を行っても改善しない場合は，インターベンション治療の適応となる.

● インターベンション治療は可能であれば発症から4週以降に，WONが形成されてから実施することが望ましい.

● インターベンション治療は，まず経皮的ドレナージを実施し，それでも感染がコントロールできない場合に低侵襲外科手術（video-assisted retroperitoneal debridement：VARD）を実施する. このような治療手順は，step-upアプローチとよばれ推奨されている[3, 5]. 最近は，内視鏡下に経胃的ドレナージを行い，その後内視鏡的ネクロセクトミーを行う施設が多くなっている（「内視鏡的ネクロセクトミー」〈p.469〉を参照）.

（廣田衛久・下瀬川　徹）

文献

1）Banks PA, Bollen TL, Dervenis C, et al. Classification of acute pancreatitis-2012: revision of the Atlanta classification and definitions by international consensus. Gut 2013；62：102-11.

2）急性膵炎診療ガイドライン2015改訂出版委員会編. 急性膵炎診療ガイドライン2015（第4版）. 金原出版；2015. p.11-9.

3）Sabo A, Goussous N, Sardana N, et al. Necrotizing pancreatitis: A review of multidisciplinary management. JOP 2015；16（2）：125-35.

4）Bakker OJ, van Santvoort H, Besselink MG, et al. Extrapancreatic necrosis without pancreatic parenchymal necrosis: a separate entity in necrotising pancreatitis? Gut 2013；62：1475-80.

5）Shyu FY, Sainani NI, Sahni VA, et al. Necrotizing pancreatitis: diagnosis, imaging, and intervention. Radiographics 2014；34：1218-39.

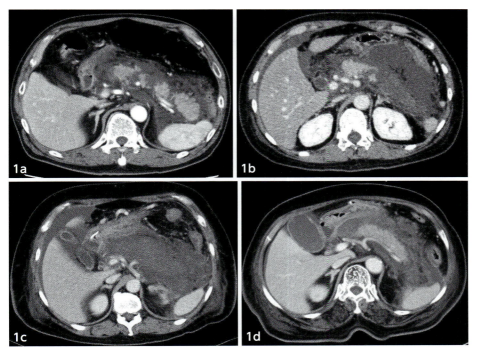

❶ 急性壊死性貯留（ANC）

a：60歳代，男性，胆石性急性膵炎，発症から8日目の造影CT．膵体部の部分的な壊死（＜30%）と膵周囲の脂肪壊死を認める．

b：50歳代，女性，特発性急性膵炎，発症から6日目の造影CT．膵体部の一部と尾部全体が壊死（30～50%）となり，膵体尾部腹側に広範な脂肪壊死を認める．

c：50歳代，女性，胆石性急性膵炎，発症から9日目の造影CT．膵体尾部全体が壊死（＞50%）となり，とくに左側腹部に脂肪壊死を認める．

d：70歳代，女性，胆石性急性膵炎，発症から13日目の造影CT．膵実質には壊死を認めないが，膵周目に広範な脂肪壊死を認める．

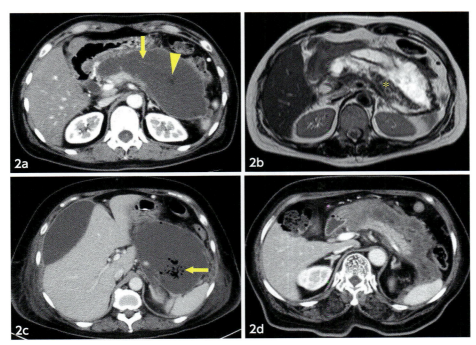

❷ 被包化壊死（WON）

a：50歳代，女性，特発性急性膵炎，発症から6週間後の造影CT．膵体尾部および腹側の脂肪組織から成る被包化された壊死を認める．WONの内部には一部CT値の高い（矢印）または低い（矢頭）領域を認め均一ではない．

b：aと同じ症例の発症から8週間後のMRI T2強調像．PPCと異なり，WON内部は均一な液体ではなく，壊死した膵実質（*）など固体成分も含まれる．

c：❶cと同じ症例の発症から4週間後の造影CT．WONの内部にガスバブル（矢印）を認める．感染性WONの所見である．

d：❶dと同じ症例の発症から5週間後の造影CT．膵周囲にWONを形成．脂肪壊死の内部に壊死していない脂肪組織と思われるCT値の低い組織が散在し，不均一である．

IV 胆・膵　3 膵臓　A 非腫瘍性疾患　(1) 急性膵炎

改訂 Atlanta 分類では定義されない急性膵炎の画像所見

■ 概要

- 急性膵炎の発症早期の造影CT所見は壊死の診断に有用でないことが改訂Atlanta分類に記載されている[1]．膵実質壊死の診断は発症3日以降，脂肪壊死の診断は1週間以降にならなければ診断できないため，急性壊死性貯留（ANC）と急性膵周囲液体貯留（APFC）は発症から1週間以上しなければ鑑別診断できない．
- 日本では発症から48時間以内に造影CTを撮像し，膵実質造影不良所見および炎症の膵外進展所見から造影CT Gradeにより重症度判定を行っている．入院時に実施した造影CT画像の膵実質造影不良の範囲は臓器不全合併率，感染合併症発生率および致命率と相関し，予後予測に有用である[2]．
- 発症から48時間以内の膵実質造影不良所見と炎症の膵外進展所見は改訂Atlanta分類では定義されていないが，重要な所見である．

■ 典型的な画像所見とその成り立ち

膵造影不良所見

- 正常膵は造影CTの膵実質相では100～150 HUのCT値を呈し，均一に造影される[3]．しかし，急性膵炎の発症から48時間以内の造影CT画像では，膵実質の不均一（❶a）または均一（❶b）なCT値低下を呈する場合があり，膵実質の造影不良所見としている．
- 造影不良所見は，動脈の攣縮，血栓形成，血管透過性亢進による血管内腔の虚脱等による膵血流低下（虚血）の所見と考えられており，壊死への進行が危惧される病態である．
- 膵実質の造影不良所見は急性膵炎の病態の変化により発症から2～3日以内は可逆的に改善する可能性がある．
- 膵実質の間質性浮腫や脂肪沈着によってもCT値が低下し，造影不良類似の所見を呈することがあり注意が必要である．

炎症の膵外進展所見

- 造影CT画像による炎症の膵外進展所見は，膵臓と連続した脂肪織濃度上昇と液体貯留から成る（❷）．
- 発症から通常48時間以内に実施される造影CT Gradeの「炎症の膵外進展所見」は急性浸出液のみを見ている可能性と，脂肪壊死の早期画像を見ている可能性の両方があることを知っておく必要がある[1,3]．

（廣田衛久・下瀬川　徹）

文献

1) Banks PA, Bollen TL Dervenis C, et al. Classification of acute pancreatitis-2012: revision of the Atlanta classification and definitions by international consensus. Gut 2013 ; 62 : 102-11.
2) Hirota M, Satoh K, Kikuta K, et al. Early detection of low enhanced pancreatic parenchyma by contrast-enhanced computed tomography predicts poor prognosis of patients with acute pancreatitis Pancreas 2012 ; 41 : 1099-104.
3) Shyu FY, Sainani NI, Sahni VA, et al. Necrotizing pancreatitis: diagnosis, imaging, and intervention. Radiographics 2014 ; 34 : 1218-39.

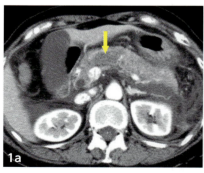
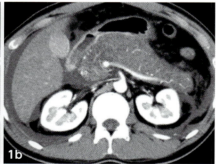

❶ 膵実質造影不良所見
a：70歳代，女性，ERCP後急性膵炎，発症翌日の造影CT．膵実質は不均一に造影されており，膵体部（矢印）に造影不良所見を認める．
b：20歳代，男性，薬剤性（L-アスパラギナーゼ）急性膵炎，発症翌日の造影CT．膵実質は全体が均一な強い造影不良所見を呈している．

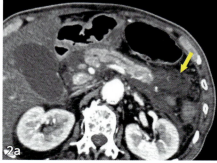
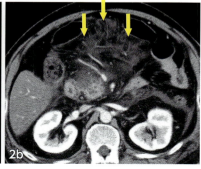

❷ 炎症の膵外進展所見
a：60歳代，男性，アルコール性急性膵炎，発症から3日目の造影CT．膵尾部に連続して脂肪織濃度上昇所見（矢印）を認め，炎症の膵外進展所見を認める．
b：50歳代，男性，特発性急性膵炎，発症翌日の造影CT．腹腔内に広範な脂肪織濃度上昇所見を認め，炎症の膵外進展所見である（矢印）．

Ⅳ 胆・膵　3 膵臓　A 非腫瘍性疾患　(1) 急性膵炎

内視鏡的ネクロセクトミー

■ 概要
- 感染を伴う被包化壊死（walled-off necrosis：WON）に対する低侵襲な治療法として内視鏡的ネクロセクトミーが行われる[1]．
- WONは壊死性膵炎発症から通常4週以降にみられ，液状化した膵および膵周囲の壊死組織が明瞭な壁により被包化されたものをいう．

■ 術前のプロセス
- 術前の画像診断として，造影CTにて病変の拡がりや，病変と血管の位置関係を把握する（❶a）．
- 造影CTにてWONは固形成分と液体成分が混在した不均一なdensityを示すが，なかには均一に見えるものもあり仮性嚢胞との鑑別を要する．

■ 手技の実際
- 感染を伴うWONに対しては，経皮的もしくは内視鏡的経消化管的ドレナージをまず行い，改善が得られない場合にネクロセクトミーを行う[2]．
- 具体的にはEUSガイド下にWONを穿刺し，ガイドワイヤーを留置した後，EUSを通常の直視型内視鏡に交換し，穿刺ルートを18 mm径の消化管拡張用バルーンで拡張する．その後に内視鏡自体をWONの腔内に挿入し（❷），内腔の洗浄および壊死物質の除去を行う（❸，❹）．
- 治療効果はおおむね良好で成功率は75％から90％前後であるが，合併症として出血，ショック，脾動脈瘤破裂，後腹膜穿孔，気腹症，空気塞栓などがある．

（粂 潔・菅野 敦・下瀬川 徹）

文献
1) Seifert H, Wehrmann T, Schmitt T, et al. Retroperitoneal endoscopic debridement for infected peripancreatic necrosis. Lancet 2000；356：653-5.
2) 急性膵炎診療ガイドライン2015改訂出版委員会（編）．急性膵炎診療ガイドライン2015（第4版）．金原出版：2015．

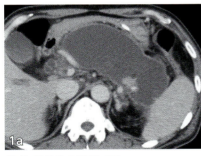

❶ 治療前後の造影CT
a：治療前． b：治療後．

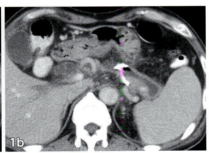

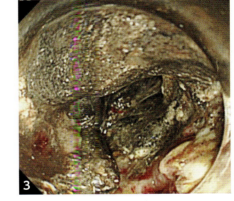

❸ WON内腔の壊死組織

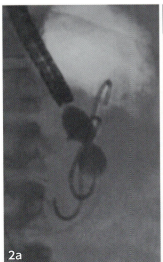

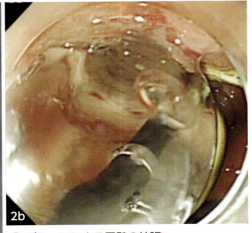

❷ バルーンによる胃壁の拡張
a：透視像． b：内視鏡像．

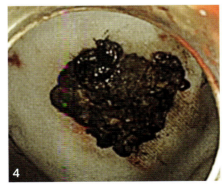

❹ ネクロセクトミーにより除去した壊死組織

IV 胆・膵 **3 膵臓** **A 非腫瘍性疾患** （2）慢性膵炎

慢性膵炎

■ 概要

- 慢性膵炎とは，膵臓の内部に不規則な線維化，細胞浸潤，実質の脱落，肉芽組織などの慢性変化が生じ，進行すると膵外分泌・内分泌機能の低下を伴う病態である[1].
- アルコール性慢性膵炎と非アルコール性慢性膵炎（特発性，遺伝性，家族性など）とに分類され，自己免疫性膵炎および閉塞性膵炎は，現時点では膵の慢性炎症として別個に扱われる.
- 最新の全国調査[2]によると，2011年1年間の慢性膵炎（確診および準確診例）受療患者数は66,980人，有病率は人口10万人あたり52.4人であった．そのうち新規発症患者数は17,830人，人口10万人あたり14.0人と推計された.
- アルコール性が最多の成因であり全体の約7割を占めるが，女性では特発性が53.6％と最も多い.
- 慢性膵炎は腹痛，背部痛，食欲不振，悪心・嘔吐といった臨床症状を繰り返す時期（代償期）と，脂肪便，下痢といった消化吸収障害（膵外分泌機能不全）や膵性糖尿病（膵内分泌機能不全）が前面に出てくる非代償期，その間の移行期に分けられる.

■ 典型的な画像所見とその成り立ち

- 膵石灰化や膵石ならびに膵線維化，膵実質の脱落に伴い生じる主膵管，分枝膵管の不整な拡張が画像所見の基本となる.

■ 確定診断へのプロセス

- 日本膵臓学会などが策定した慢性膵炎臨床診断基準2009（❶）に基づいて行う.
- この診断基準では，画像診断と組織診断に確診所見と準確診所見が設けられており（❷），いずれかが認められる場合，慢性膵炎確診，準確診の診断が下せる．慢性膵炎の診断フローチャートを❸に示す[3].
- 確診所見である特徴的な画像所見（膵管内の膵石など）または特徴的な組織所見（膵実質の脱落と線維化など）（❹〜❾）があれば，慢性膵炎確診と診断できる.
- 一方，準確診例でも診断項目③〜⑤の3項目中2項目以上が認められる場合には診断を確診に格上げできる.
- 鑑別診断としては，とくに膵癌や膵管内乳頭粘液性腫瘍（intraductal papillary mucinous neoplasm：IPMN）の可能性を念頭におく.
- 無症状で経過し，検診などで偶然診断される場合もある.

■ 治療

- 慢性膵炎治療の基本は，"患者の背景（成因）をふまえ，臨床経過上の各病期に出現する症状とその重症度，活動性（再燃と寛解）に応じて集学的に治療する"ことにある.
- 代償期においては急性増悪の予防と腹痛のコントロールならびにその原因や増悪因子の除去，非代償期には膵外内分泌機能の適切な補充が治療の主眼となる．急性増悪時には急性膵炎に準じた治療が必要である.
- 慢性膵炎は多分に生活習慣病的な側面をもつ．したがって治療においては，①断酒，禁煙といった生活指導，②病期に応じた食事指導・栄養管理，③薬物療法，④膵管ステント留置やESWL（体外衝撃波結石破砕術）などの内視鏡治療（❿），⑤外科治療が治療の柱となる．薬物療法や内視鏡治療などを考える際には，生活指導や栄養指導の徹底が前提になる.
- 膵仮性嚢胞（⓫）や hemosuccus pancreaticus（主膵管を介する十二指腸乳頭部からの出血）（⓬）などの合併症が生じた場合，それらに対する治療が必要となる.

（正宗　淳・菅野　敦・下瀬川　徹）

❶ 慢性膵炎臨床診断基準2009

慢性膵炎の診断項目
①特徴的な画像所見
②特徴的な組織所見
③反復する上腹部痛発作
④血中または尿中膵酵素値の異常
⑤膵外分泌障害
⑥1日80g以上（純エタノール換算）の持続する飲酒歴

慢性膵炎確診：a，bのいずれかが認められる.
a. ①または②の確診所見.
b. ①または②の準確診所見と，③④⑤のうち2項目以上.
慢性膵炎準確診：①または②の準確診所見が認められる.
早期慢性膵炎：③〜⑥のいずれか2項目以上と早期慢性膵炎の画像所見が認められる.

注1．①，②のいずれも認めず，③〜⑥のいずれかのみ2項目以上有する症例のうち，他の疾患が否定されるものを慢性膵炎疑診例とする．疑診例には3か月以内にEUSを含む画像診断を行うことが望ましい.
注2．③または④の1項目のみ有し早期慢性膵炎の画像所見を示す症例のうち，他の疾患が否定されるものは早期慢性膵炎の疑いがあり，注意深い経過観察が必要である.
付記．早期慢性膵炎の実態については，長期予後を追跡する必要がある.

（厚生労働省難治性膵疾患に関する調査研究班，ほか．膵臓 2009[1]より）

文献

1）厚生労働省難治性膵疾患に関する調査研究班，日本膵臓学会，日本消化器病学会．慢性膵炎臨床診断基準2009．膵臓 2009；24：645-6.

2）下瀬川　徹，廣田衛久，正宗　淳，ほか．慢性膵炎の実態に関する全国調査．厚生労働科学研究費補助金難治性疾患克服研究事業難治性膵疾患に関する調査研究．平成25年度総括・分担研究報告書．2014．p.167-72.

3）下瀬川　徹．診断基準の概要と経緯．膵臓 2009；24：647-51.

❷ 慢性膵炎の診断項目

①特徴的な画像所見

確診所見：以下のいずれかが認められる．
a. 膵管内の結石．
b. 膵全体に分布する複数ないしび漫性の石灰化．
c. ERCP像，膵全体に見られる主膵管の不整な拡張と不均等に分布する不均一かつ不規則な分枝膵管の拡張．
d. ERCP像で，主膵管が膵石，蛋白栓などで閉塞または狭窄している時は，乳頭側の主膵管と分枝膵管の不規則な拡張．

準確診所見：以下のいずれかが認められる．
a. MRCPにおいて，主膵管の不整な拡張と共に膵全体に不均一に分布する分枝膵管の不規則な拡張．
b. ERCP像において，膵全体に分布するび漫性の分枝膵管の不規則な拡張，主膵管のみの不整な拡張，蛋白栓のいずれか．
c. CTにおいて，主膵管の不規則なび漫性の拡張と共に膵辺縁が不規則な凹凸を示す膵の明らかな変形．

d. US（EUS）において，膵内の結石または蛋白栓と思われる高エコーまたは膵管の不整な拡張を伴う辺縁が不規則な凹凸を示す膵の明らかな変形．

②特徴的な組織所見

確診所見：膵実質の脱落と線維化が観察される．膵線維化は主に小葉間に観察され，小葉が結節状，いわゆる硬変様をなす．
準確診所見：膵実質が脱落し，線維化が小葉間または小葉間・小葉内に観察される．

④血中または尿中膵酵素値の異常

以下のいずれかが認められる．
a. 血中膵酵素が連続して複数回にわたり正常範囲を超えて上昇あるいは正常下限未満に低下．
b. 尿中膵酵素が連続して複数回にわたり正常範囲を超えて上昇．

⑤膵外分泌障害

BT-PABA試験で明らかな低下を複数回認める．

（厚生労働省難治性膵疾患に関する調査研究班，ほか．膵臓 2009[1] より）

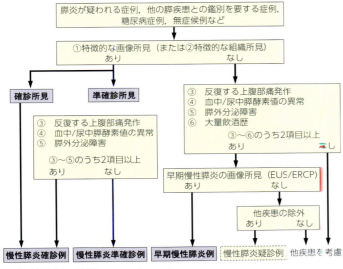

❸ 慢性膵炎の診断フローチャート
（下瀬川 徹．膵臓 2009[3] より）

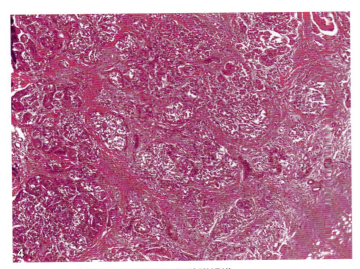

❹ アルコール性慢性膵炎患者の切除膵組織
膵腺房の萎縮，小葉間線維化を認める．HE染色，×100．

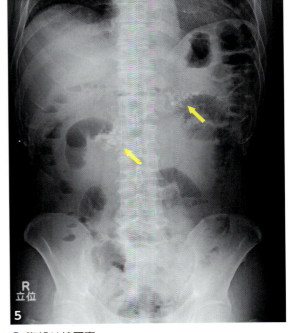

❺ 腹部X線写真
膵石を認める（矢印）．

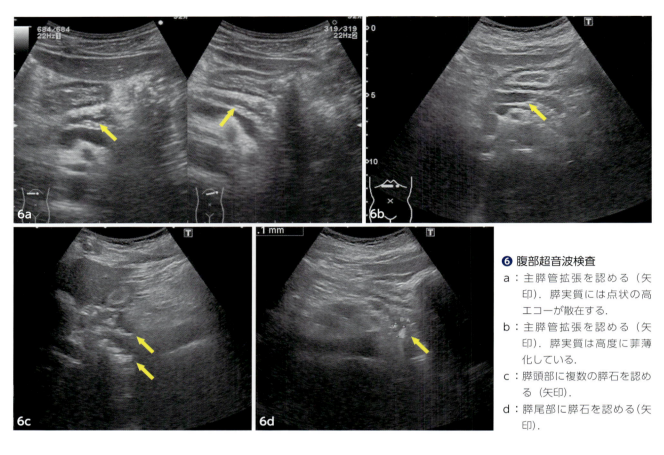

❻ 腹部超音波検査
a：主膵管拡張を認める（矢印）．膵実質には点状の高エコーが散在する．
b：主膵管拡張を認める（矢印）．膵実質は高度に菲薄化している．
c：膵頭部に複数の膵石を認める（矢印）．
d：膵尾部に膵石を認める（矢印）．

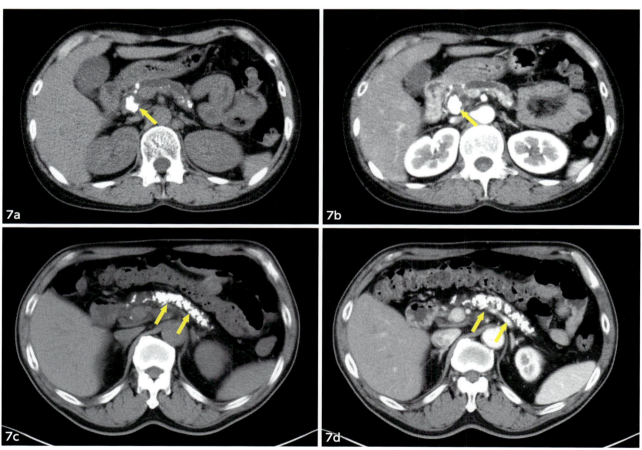

❼ 腹部 CT
a，c：単純 CT．b，d：造影 CT（早期相）．
a，b：主膵管内の膵石（矢印）と主膵管拡張を認める．膵実質は菲薄化している．
c，d：主膵管内に，びまん性に多数の膵石（矢印）を認め，膵実質は菲薄化している．

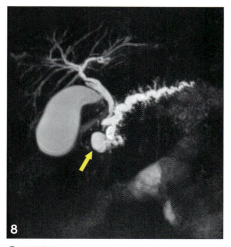

❽ MRCP
数珠状の主膵管拡張と分枝膵管の不整な拡張を認める．囊胞（矢印）もみられる．

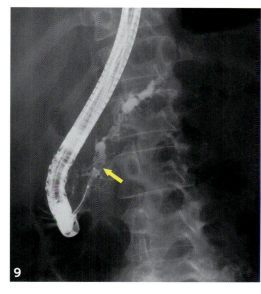

❾ 内視鏡的逆行性膵管造影（ERP）
主膵管および分枝膵管の不規則な拡張を認める．膵石（矢印）の乳頭側の主膵管拡張を認める．

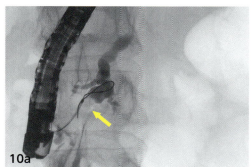
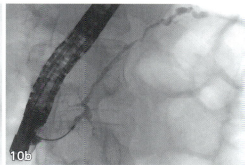

❿ ESWL治療前後の内視鏡的逆行性膵管造影（ERP）
a：ESWL治療前．膵石（矢印）より尾側の膵管拡張が認められる．
b：ESWL治療後．膵石破砕後は膵管拡張は消失した．

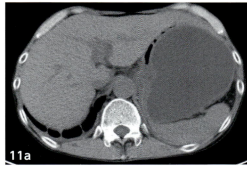
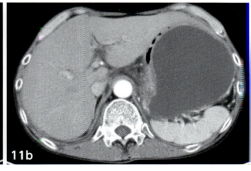

⓫ 膵仮性囊胞
a：単純CT．
b：造影CT（早期相）．

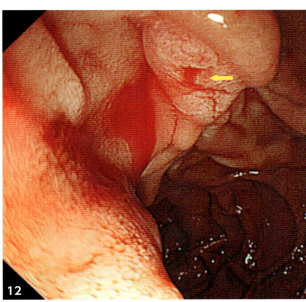

⓬ hemosuccus pancreaticus
十二指腸乳頭部からの出血（矢印）を認める．

慢性膵炎 473

IV 胆・膵　3 膵臓　A 非腫瘍性疾患　(2) 慢性膵炎

早期慢性膵炎

■ 概要
- 慢性膵炎臨床診断基準2009[1]では世界で初めて早期慢性膵炎が定義された（「慢性膵炎」〈p.470〉を参照）．
- 厚生労働省難治性膵疾患に関する調査研究班が行った最新の全国調査[2]では，日本における早期慢性膵炎の受療患者数は5,410人（うち新規1,330人）と推計されており，慢性膵炎（確診・準確診）患者数の約8％に相当する．
- 早期慢性膵炎診断基準は，従来の診断基準が完成された非可逆性の慢性膵炎しか診断できないという問題点を克服し，早期診断・早期治療介入へ道を開くものである．しかしながら，その診断基準の妥当性や日本における実態については不明な点が多く，長期予後とあわせて今後の解明が期待される．

■ 典型的な画像所見とその成り立ち
- 早期慢性膵炎にみられる画像所見の成り立ちについては，病理標本との対比が困難であるため十分には明らかとなっていない．点状高エコーや索状高エコーは膵線維化を反映していると考えられている[3]．

■ 確定診断へのプロセス
- 日本膵臓学会などが策定した慢性膵炎臨床診断基準2009[1]に沿って診断する．
- ①反復する上腹部痛発作，②血中または尿中膵酵素値の異常，③膵外分泌障害，④1日80g以上（純エタノール換算）の持続する飲酒歴，のいずれか2項目以上と早期慢性膵炎の画像所見（❶〜❽）が認められた場合，早期慢性膵炎と診断する．

■ 治療
- 生活指導（断酒，禁煙）や脂肪制限などの栄養指導，薬物療法が中心となる．
- 慢性膵炎診療ガイドライン2015[4]では，早期例の有痛例に対して蛋白分解酵素阻害薬の使用が提案されている．

（正宗　淳・菅野　敦・下瀬川　徹）

文献
1) 厚生労働省難治性膵疾患に関する調査研究班，日本膵臓学会，日本消化器病学会．慢性膵炎臨床診断基準2009．膵臓 2009；24：645-6.
2) 正宗　淳，安藤　朗，伊佐山浩通，ほか．早期慢性膵炎の全国調査．厚生労働科学研究費補助金難治性疾患克服研究事業難治性膵疾患に関する調査研究．平成26年度総括・分担研究報告書．2015. p.127-44.
3) Catalano MF, Sahai A, Levy M, et al. EUS-based criteria for the diagnosis of chronic pancreatitis: the Rosemont classification. Gastrointest Endosc 2009；69：1251-61.
4) 日本消化器病学会（編）．慢性膵炎診療ガイドライン2015（改訂第2版）．南江堂；2015.

---

❶ 早期慢性膵炎の画像所見

a, bのいずれかが認められる．
a. 以下に示すEUS所見7項目のうち，(1)〜(4)のいずれかを含む2項目以上が認められる．
　(1) 蜂巣状分葉エコー（Lobularity, honeycombing type）
　(2) 不連続な分葉エコー（Nonhoneycombing lobularity）
　(3) 点状高エコー（Hyperechoic foci; non-shadowing）
　(4) 索状高エコー（Stranding）
　(5) 囊胞（Cysts）
　(6) 分枝膵管拡張（Dilated side branches）
　(7) 膵管辺縁高エコー（Hyperechoic MPD margin）
b. ERCP像で，3本以上の分枝膵管に不規則な拡張が認められる．

（厚生労働省難治性膵疾患に関する調査研究班，ほか．肝臓 2009[1]より）

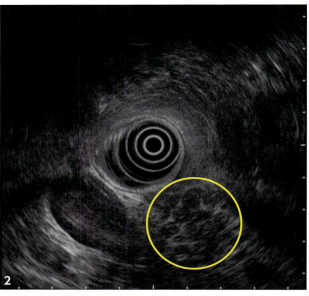

❷ 蜂巣状分葉エコー（丸囲み）

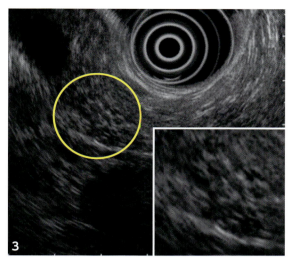

❸ 不連続な分葉エコー（丸囲み）
挿入図：拡大像．

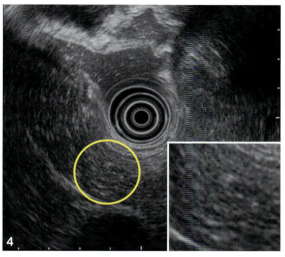

❹ 点状高エコー（丸囲み）
挿入図：拡大像．

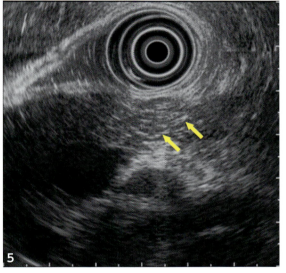

❺ 索状高エコー（矢印）

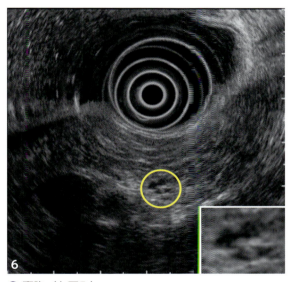

❻ 囊胞（丸囲み）
挿入図：拡大像．

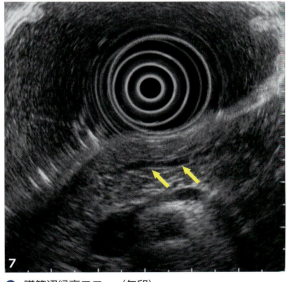

❼ 膵管辺縁高エコー（矢印）

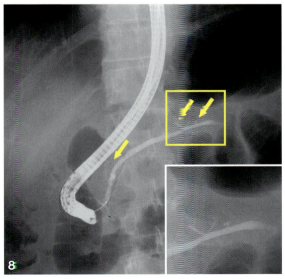

❽ 内視鏡的逆行性膵管造影（ERP）
主膵管に明らかな不整や蛇行拡張は認めないが，矢印で示す 3 本以上の分枝膵管に不規則な拡張を認める　挿入図：拡大像．

早期慢性膵炎　475

IV 胆・膵 3 膵臓 A 非腫瘍性疾患 （3）自己免疫性膵炎

自己免疫性膵炎（AIP）

■ 概要

- 自己免疫性膵炎（autoimmune pancreatitis：AIP）は，自己免疫の機序が推測される膵炎であり，1995年に Yoshida らが，びまん性の膵腫大と膵管狭細像を特徴とする疾患概念を初めて提唱した．

- 2002 年に AIP の診断基準が世界で初めて制定され（日本膵臓学会自己免疫性膵炎診断基準 2002），2006年の改訂を経て，2010 年に制定された国際コンセンサス診断基準（International Consensus Diagnostic Criteria：ICDC）[1] をもとに日本の実状に合わせた臨床診断基準 2011 [2] が制定された．

- 病理組織学的に①リンパ球・形質細胞浸潤，②閉塞性静脈炎，③花筵状線維化，④ IgG4 陽性形質細胞浸潤を特徴とする lymphoplasmacytic sclerosing pancreatitis（LPSP）を示す [3]．LPSP を組織学的特徴とする AIP は 1 型と定義される．

- idiopathic duct-centric chronic pancreatitis（IDCP）[4] や granulocytic epithelial lesion（GEL）を病理組織学的な特徴とする AIP は 2 型と定義されるが，日本ではまれとされている．

- AIP は画像診断上，びまん性の膵腫大と膵管狭細を特徴とするが（❶），限局した膵腫大を呈する症例も多く（❷，❸），膵腫瘍との鑑別が必要である．

- AIP は，全身性の IgG4 関連疾患として，涙腺・唾液腺炎（❹）や IgG4 関連硬化性胆管炎，後腹膜線維症（❺）などの膵外病変を合併することがある．

■ 典型的な画像所見とその成り立ち

- 典型的な AIP はびまん性の膵腫大と膵管狭細を呈する．

- 腹部超音波検査ではソーセージ様腫大と称される低エコーのびまん性膵腫大を示す．

- 膵癌と異なり膵管は途絶することは少なく，狭細像を呈し，尾側膵管の拡張が軽度のことが多い．

- CT や MRI では，capsule-like rim とよばれる，腫大した膵の辺縁に帯状の低エコー帯を呈することがある（❶a）．

- 膵管狭細像の評価には内視鏡的逆行性胆管膵管造影（ERCP）を用いる（❶e，❷c，❸d）．

- FDG-PET は，涙腺・唾液腺（❹b，d），肺門部リンパ節，後腹膜線維症など膵外病変の診断に有用である．

■ 確定診断へのプロセス

- AIP の診断は臨床診断基準 2011 [2] や ICDC [1] に則って行われる．

- びまん性の膵腫大を呈する症例は，血清 IgG4 高値や膵外病変を認めた場合に AIP の可能性が高い．

- 限局的な膵腫大を呈する場合には，膵癌との鑑別がとくに重要となる．EUS-FNA を用いた膵組織採取を行い，病理組織学的な診断を行う．また，ERCP を用いて膵管狭細を証明する必要がある．

- 診断的ステロイド投与は，専門の施設における十分な精査を行ったうえで考慮されるべきである．

■ 治療

- 膵腫大や IgG4 関連硬化性胆管炎による閉塞性黄疸を呈する症例や，後腹膜線維症を合併し水腎症を呈する症例など，有症状例はステロイド治療の適応である．

- 無症状の場合には，経過観察を行う．膵腫大が自然に軽快する場合もある．

- 一般的にプレドニゾロン 0.6 mg/kg を初期投与量として，1〜2 週ごとに血液生化学検査や臨床症状を参考にしつつ減量し，3〜6 か月後に維持量（プレドニゾロン 5 mg/日）まで減量する．

- 維持療法は再燃を予防するために 3 年を目安に継続する．3 年後以降の維持療法の指針は現時点では明確ではない．

- ステロイド投与による膵内外分泌機能の改善を認める場合もある．

- ステロイドが無効な場合に免疫調節薬の有用性が報告されているが，その効果は不明である．

（菅野　敦・正宗　淳・下瀬川　徹）

文献

1）Shimosegawa T, Chari ST, Frulloni L, et al. International consensus diagnostic criteria for autoimmune pancreatitis : Guidelines of the International Association of Pancreatology. Pancreas 2011；40：352-8.

2）日本膵臓学会，厚生労働省難治性膵疾患調査研究班．報告 自己免疫性膵炎臨床診断基準 2011．膵臓 2012；27：17-25.

3）Kawaguchi K, Koike M, Tsuruta K, et al. Lymphoplasmacytic sclerosing pancreatitis with cholangitis: a variant of primary sclerosing cholangitis extensively involving pancreas. Hum Pathol 1991；22：387-95.

4）Notohara K, Burgart LJ, Yadav D, et al. Idiopathic chronic pancreatitis with periductal lymphoplasmacytic infiltration: clinicopathologic features of 35 cases. Am J Surg Pathol 2003；27：1119-27.

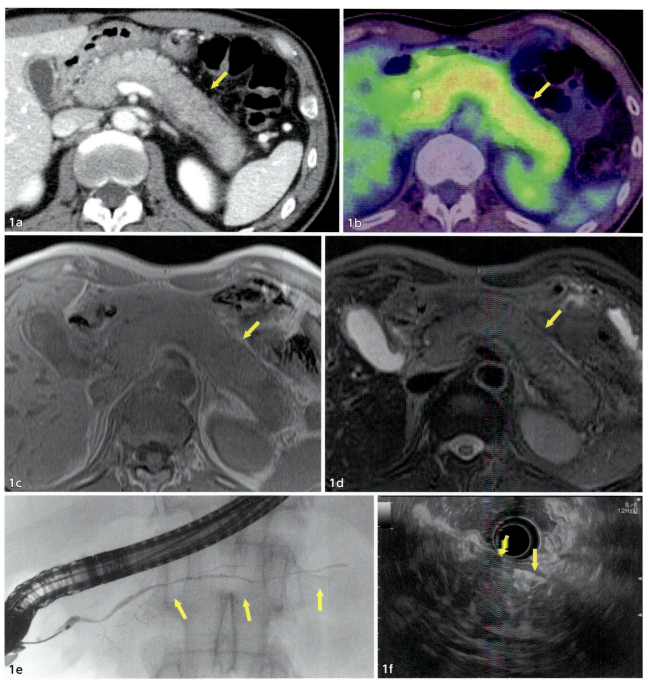

❶ AIP（びまん性）
a：造影CT．膵は全体に腫大し，辺縁にcapsule-like rimを有する（矢印）．
b：FDG-PET．膵全体にFDGの集積を認めるが，辺縁のcapsule-like rimでは集積が弱い（矢印）．
c，d：MRI．T1強調像（c），T2強調像（d）ともに等〜低信号で，辺縁部はともに低信号である（矢印）．
e：ERCP．膵管はびまん性に壁の不整な狭細像を呈した（矢印）．
f：EUS．膵実質は腫大し，辺縁に低エコー帯を有する（矢印）．

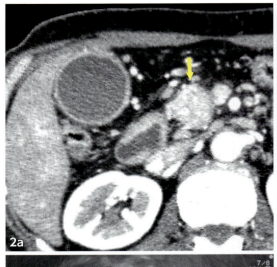
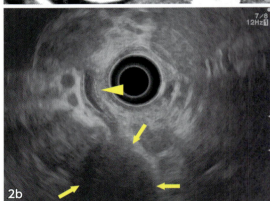
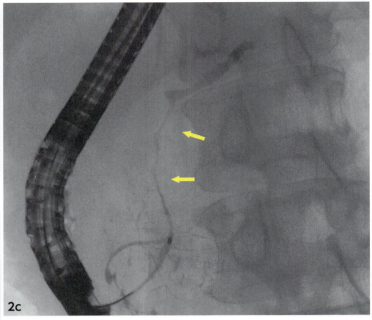

❷ AIP（限局型）
a：造影 CT．膵頭部に限局した腫大を認める（矢印）．
b：EUS．膵臓は膵頭部に限局して腫大し（矢印），胆管壁も肥厚している（矢頭）．
c：ERCP．膵頭部の主膵管は不整狭細像を呈した（矢印）．

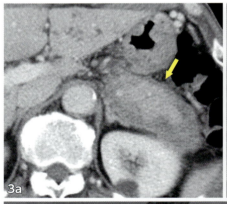
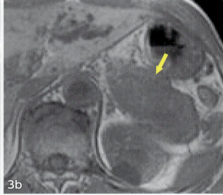
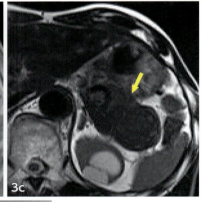
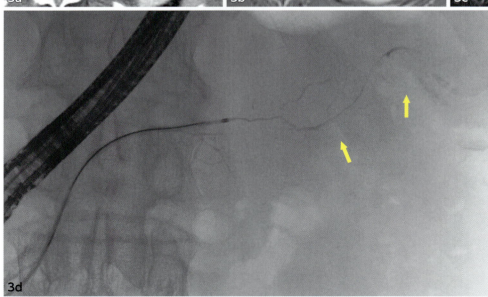

❸ AIP（限局型）
a：造影 CT．膵尾部に限局した腫大を認める（矢印）．中心部が造影され辺縁は造影不良域を認める．
b，c：MRI．T1強調像（b）で等信号，T2強調像（c）で低信号を呈している（矢印）．
d：ERCP：膵尾部の主膵管は不整狭細像を呈した（矢印）．

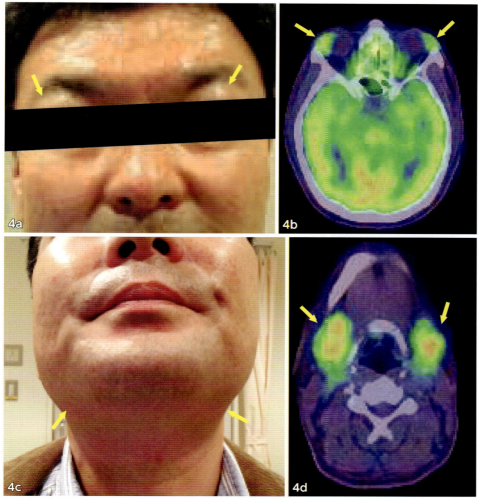

❹ 涙腺・唾液腺炎
a：涙腺が腫大している（矢印）．
b：FDG-PET（涙腺）．涙腺にFDGの集積を認める（矢印）．
c：顎下腺が腫大している（矢印）．
d：FDG-PET（唾液腺）．唾液腺にFDGの集積を認める（矢印）．

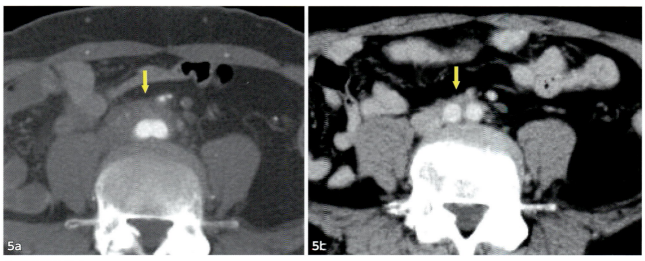

❺ 後腹膜線維症
a：腹部CT（治療前）．腸骨動脈分岐部の前方に軟部陰影を認める　矢印）．
b：腹部CT（治療後）．軟部陰影は縮小した（矢印）．

IV 胆・膵　3 膵臓　A 非腫瘍性疾患　(4) 脈管性疾患

膵動静脈奇形（AVM）

■ 概要
- 膵動静脈奇形（pancreas arteriovenous malformation：AVM）は，1968 年に Halpern らによって初めて報告された[1].
- 膵 AVM は，膵臓内での動脈系と門脈系の異常短絡路により腫瘤形成や血流異常を呈する疾患と定義される[1].
- 消化器領域における AVM は，盲腸，上行結腸，空腸などが多く，膵 AVM はわずか 0.9 % とまれである[2].
- 膵 AVM では，胆管，膵管への AVM 破綻や膵炎発作，門脈圧亢進に伴う食道胃静脈瘤破裂などによる消化管出血や胃十二指腸潰瘍などが起こる[3].

■ 典型的な画像所見とその成り立ち
- 造影 CT により膵 AVM の網状濃染と門脈系の早期描出が認められる（❶c，❷a，❸a）.
- 超音波検査や EUS のドプラ検査によるモザイクパターンを示す低エコー所見が特徴である（❶a，b，❸c）.
- MRI では，異常血管部が signal void sign（血流が速い部分における無信号）を呈する（❷b，❸b）.
- 血管造影では，動脈相早期に門脈が造影され，網目状の血管増生を認める（❶d，❷c）.
- 膵管の狭窄をきたす場合がある.

■ 確定診断へのプロセス
- 造影 CT や MRI にて上記所見を認めた場合に，AVM を疑う.
- 超音波検査や EUS のドプラ検査で異常血管を確認する.
- 膵炎症例では，膵管狭窄や hemosuccus pancreaticus も疑われるため，内視鏡的逆行性胆管膵管造影（ERCP）を行い，膵管の狭窄や AVM の膵管への破綻を確認する.
- 必要に応じて血管造影を行い，AVM への流入血管などを確認する.

■ 治療
- 手術による病変部の完全切除が基本である[4].
- 全身状態によっては血管造影による塞栓術が選択されるが，AVM は流入血管が多く根治が難しい.
- 膵全体に及ぶ AVM 症例に対し膵全摘術を行い，膵島自家移植を行った報告がある[5].

（菅野　敦・正宗　淳・下瀬川　徹）

文献
1) Halpern M, Turner AF, Citron BP. Hereditary hemorrhagic telangiectasia. An angiographic study of abdominal visceral angiodysplasias associated with gastrointestinal hemorrhage. Radiology 1968；90：1143-9.
2) Meyer CT, Troncale FJ, Galloway S, et al. Arteriovenous malformations of the bowel: an analysis of 22 cases and a review of the literature. Medicine (Baltimore) 1981；60：36-48.
3) Kanno A, Satoh K, Kimura K, et al. Acute pancreatitis due to pancreatic arteriovenous malformation: 2 case reports and review of the literature. Pancreas 2006；32：422-5.
4) 山口武人. 膵動静脈奇形. 胆と膵 2014；35：997-1000.
5) Sakata N, Goto M, Motoi F, et al. Clinical experiences in the treatment of pancreatic arteriovenous malformation by total pancreatectomy with islet autotransplantation. Transplantation 2013；96：e38-40.

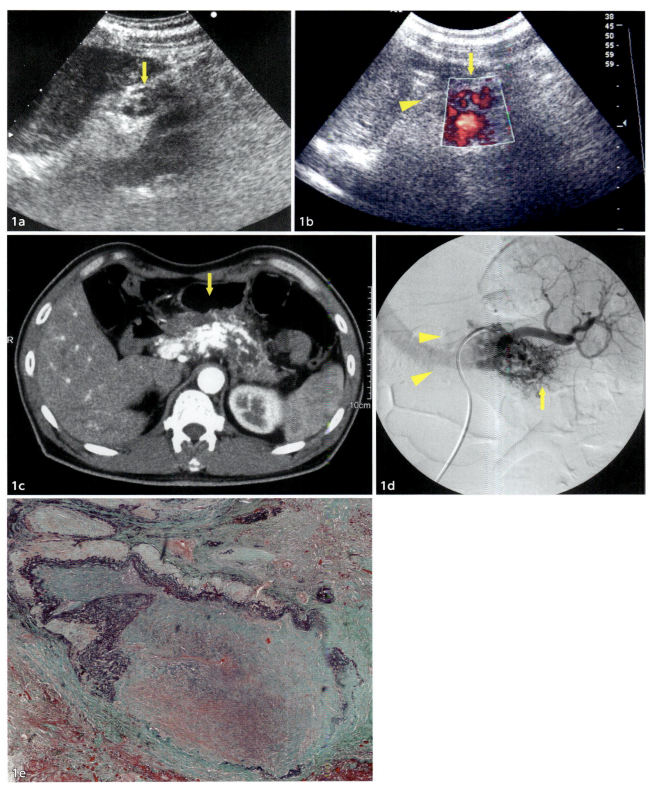

❶ 膵 AVM

a：腹部超音波検査．膵体部に多房性囊胞性病変を認める（矢印）．
b：腹部超音波検査（パワードプラ）．膵体部の囊胞性病変（矢頭）に血流シグナルを認めた（矢印）．
c：腹部 CT．膵体部の囊胞性病変は造影早期で強い造影効果を認め（矢印），門脈が早期に造影された．
d：血管造影検査．脾動脈造影で，膵体部の囊胞性病変は強く造影され（矢印），同時に門脈が早期に造影された（矢頭）．
e：病理組織像（Elastica-Masson 染色）．動脈で認められる内弾性板，外弾性板が不明瞭で，動静脈の判別が困難な血管の増生を認めた．

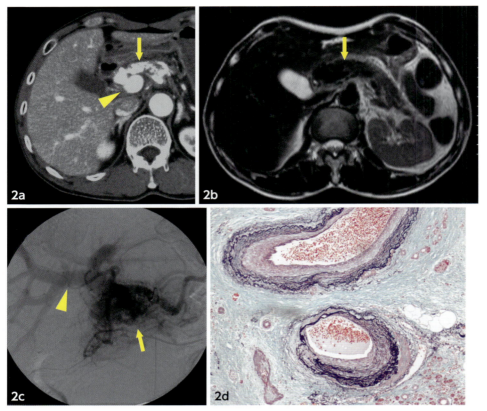

❷ 膵 AVM
a：腹部 CT．膵頭体部に造影早期で造影される病変を認め（矢印），門脈が早期に造影された（矢頭）．
b：腹部 MRI（T2 強調像）．異常血管部が signal void sign を呈していた．
c：血管造影検査．腹腔動脈造影で，膵頭体部の病変は強く造影され（矢印），同時に門脈が早期に造影された（矢頭）．
d：病理組織像（Elastica-Masson 染色）．動静脈の判別が困難な血管を多数認めた．

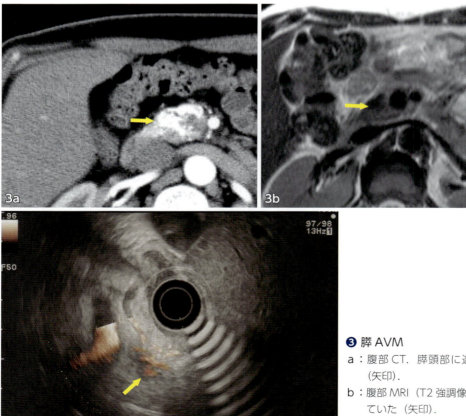

❸ 膵 AVM
a：腹部 CT．膵頭部に造影早期で造影される病変を認めた（矢印）．
b：腹部 MRI（T2 強調像）．病変部は signal void sign を呈していた（矢印）．
c：EUS．パワードプラモードで病変部に血流を認めた（矢印）．

IV 胆・膵　3 膵臓　B 腫瘍性疾患

膵癌（通常型）

■ 概要

●膵癌取扱い規約（第7版）[1]によると，浸潤性膵管癌は，「間質浸潤を伴う癌腫で，膵管類似の腺腔形成や膵管上皮への分化がみられるもの」と定義される．

●浸潤性膵管癌は腺癌，腺扁平上皮癌，粘液癌，退形成癌に分類され，腺癌を通常型膵管癌とよぶことが多い．

●厚生労働省の人口動態統計によると，2014年における膵悪性新生物による死亡数は 31,716人（男性16,411人，女性15,305人）と悪性新生物による全死亡者数368,103人に占める割合は8.6％であった．

●2014年における膵癌の死亡率は男性26.9人／男性人口10万人，女性23.8人／女性人口10万人と増加している．膵癌は予後不良であり，膵癌患者全症例の中央生存率は10か月，切除例で12.5か月，非切除例では4.3か月であり，5年生存率はそれぞれ11.6％，14.5％，0.3％である[2]．

●後腹膜に位置するという解剖学的特性から，膵臓全体を超音波検査などでスクリーニングすることが難しく，膵癌に特異的な生物学的マーカーもないことから，膵癌の早期発見は困難である．

■ 典型的な画像所見とその成り立ち

●線維性間質が豊富で血流に乏しく，硬性な増殖を呈する場合が多いが，腫瘍細胞を多く含み髄様な増殖を呈する症例もあり，腫瘍の内部性状によって呈する画像所見が多彩である．

●腹部超音波検査では低エコー腫瘤として描出され，尾側膵管の拡張や，辺縁の分枝膵管の拡張に伴う貯留嚢胞を認めることがある．

●腹部CTでは，膵癌の腫瘤が動脈相で正常膵実質より濃染不良のため低吸収を示すが，静脈相から平衡相にかけて線維性間質部に造影剤の停滞により遅延性濃染を呈する（❶a，b，❷a，b，❸a，❹a）．

●膵癌の神経叢浸潤は，腹部CTにおいて周囲に軟部陰影として描出されたり，腫瘍周囲から連続するspicula様の突出として認められる．

●MRIでは，膵癌はT1強調像で低信号を呈し，T2強調像で等〜軽度高信号を呈することが多い（❶c，d，❸b，c，❹b，c）．

●ERCPでは主膵管の途絶像を呈することが多いが（❷c），膵実質の辺縁から発生した場合には主膵管に影響を及ぼさないこともある．

●EUSは，優れた空間分解能を有し，後腹膜に位置する膵癌の詳細な観察に適している（❶e，❷d，❸d，❹d）．

●FDG-PETは，膵癌の診断のみならず，リンパ節や他臓器への遠隔転移診断にも有用である（❸e）．

■ 確定診断へのプロセス

●「科学的根拠に基づく膵癌診療ガイドライン」[3]に則って診断を行うことが推奨される．

●腹痛，背部痛，黄疸，体重減少などの臨床症状，膵酵素上昇，CA19-9などの腫瘍マーカーの高値，膵癌の家族歴や糖尿病，慢性膵炎などの膵癌危険因子を有する場合には，積極的にCTやMRIなどの画像診断を行う．

●CTやMRIなどで腫瘍を確認できた場合，もしくは膵管拡張や嚢胞を認めた場合には，EUSを行う．

●EUSなどで腫瘍を確認できる場合には，EUS-FNAによる病理組織学的診断を行う（❹e）．

●病理組織学的な特徴として，膵癌細胞周囲にdesmoplastic reactionとよばれる高度な線維化を伴う（❷f）．

●腫瘍を確認できず膵管の変化のみ認める場合には，ERCPにより膵液細胞診を行う．

■ 治療

●膵癌は手術適応を診断し，適応症例に対しては根治を目指し外科手術を行うことが勧められる．

●手術不能進行膵癌例は，化学療法を行うことが推奨される．膵癌に対する化学療法は，ゲムシタビン塩酸塩やS-1単剤療法などが行われているが，近年FOLFIRINOX療法[4]やゲムシタビン塩酸塩＋nab-パクリタキセル併用療法[5]の有用性が報告され，予後の延長が期待されている．

●黄疸を認める場合には，胆道ドレナージを行う．胆道ドレナージは，ガイドライン上，可能な限り内視鏡的に行うことが推奨されている．

●膵頭部癌の胃十二指腸閉塞症例に対して，バイパス術や内視鏡的十二指腸ステント挿入術が行われる．

（菅野 敦・正宗 淳・下瀬川 徹）

文献

1) 日本膵臓学会（編）．膵癌取扱い規約．第7版．金原出版：2016.

2) 江川新一，当間宏樹，大東弘明，ほか．膵癌登録報告2007ダイジェスト．膵臓 2008：23：105-23.

3) 日本膵臓学会膵癌診療ガイドライン改訂委員会（編）．科学的根拠に基づく膵癌診療ガイドライン2013年版．金原出版：2013.

4) Conroy T, Desseigne F, Ychou M, et al. FOLFIRINOX versus gemcitabine for metastatic pancreatic cancer. N Engl J Med 2011；364：1817-25.

5) Von Hoff DD, Ervin T, Arena FP, et al. Increased survival in pancreatic cancer with nab-paclitaxel plus gemcitabine. N Engl J Med 2013；369：1691-703.

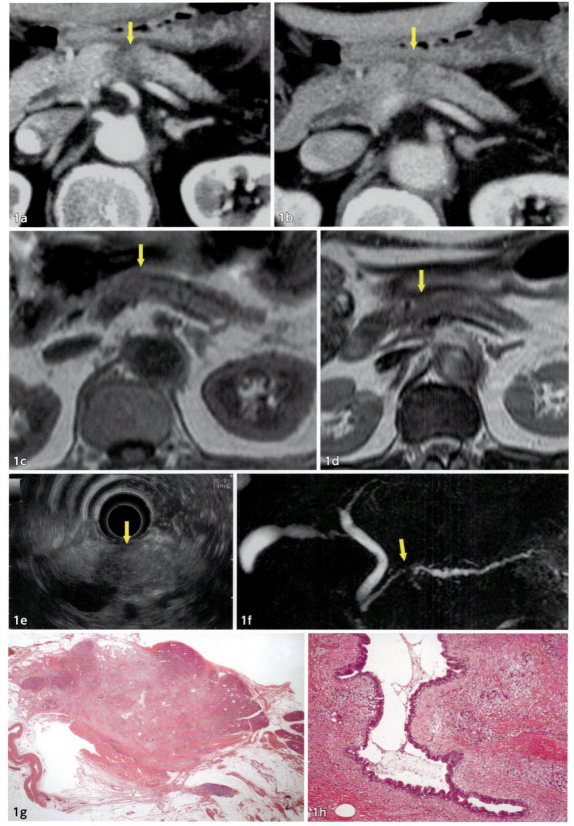

❶ 膵体部癌

a：造影CT動脈相．膵体部に造影不良域を認める（矢印）．
b：造影CT遅延相．膵体部の腫瘍は辺縁から徐々に造影される（矢印）．
c：MRI T1強調像，d：MRI T2強調像．膵体部の腫瘍は正常膵と比較し，ほぼ同じ信号強度で腫瘍を指摘することは困難であった（矢印）．
e：EUS．腫瘍は境界が比較的明瞭で，辺縁が不整な内部エコーは高低混ずる腫瘍として描出された（矢印）．
f：MRCP．膵体部の腫瘍部で膵管が狭窄し（矢印），尾側膵管が拡張していた．
g：ルーペ像．線維化の強い腫瘍を認めた．
h：病理組織像．高分化管状腺癌を認めた．

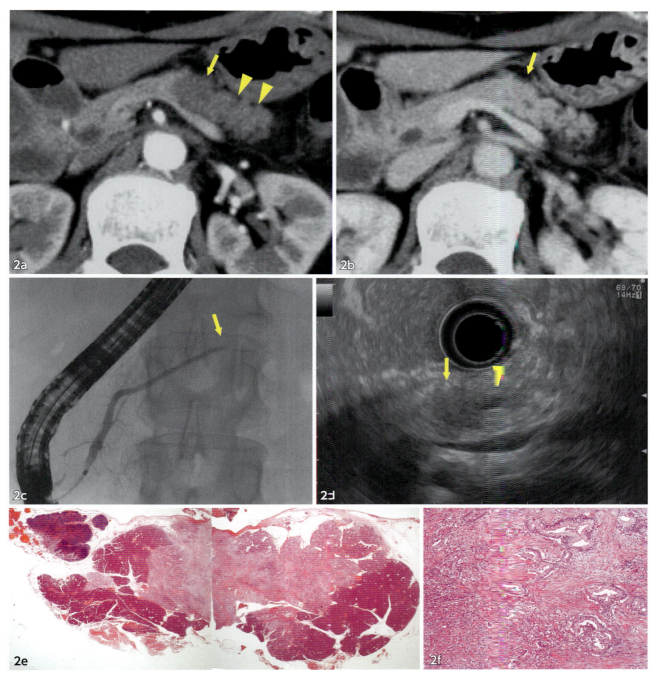

❷ 膵体部癌

a：造影CT動脈相．膵体部に造影不良域を認める（矢印）．尾側膵実質も随伴性膵炎を反映し，造影不良を呈している（矢頭）．
b：造影CT遅延相．膵体部の腫瘍は遅延性濃染を呈した（矢印）．
c：ERCP．膵管は途絶像を呈した（矢印）．
d：EUS．膵体部に約10mm大，境界比較的明瞭で辺縁不整な低エコー腫瘤を認め（矢印），尾側膵管は拡張していた（矢頭）．
e：ルーペ像．線維化の強い腫瘍を認めた．
f：病理組織像．desmoplastic reactionによる線維化を伴う高分化〜中分化管状腺癌を認めた．

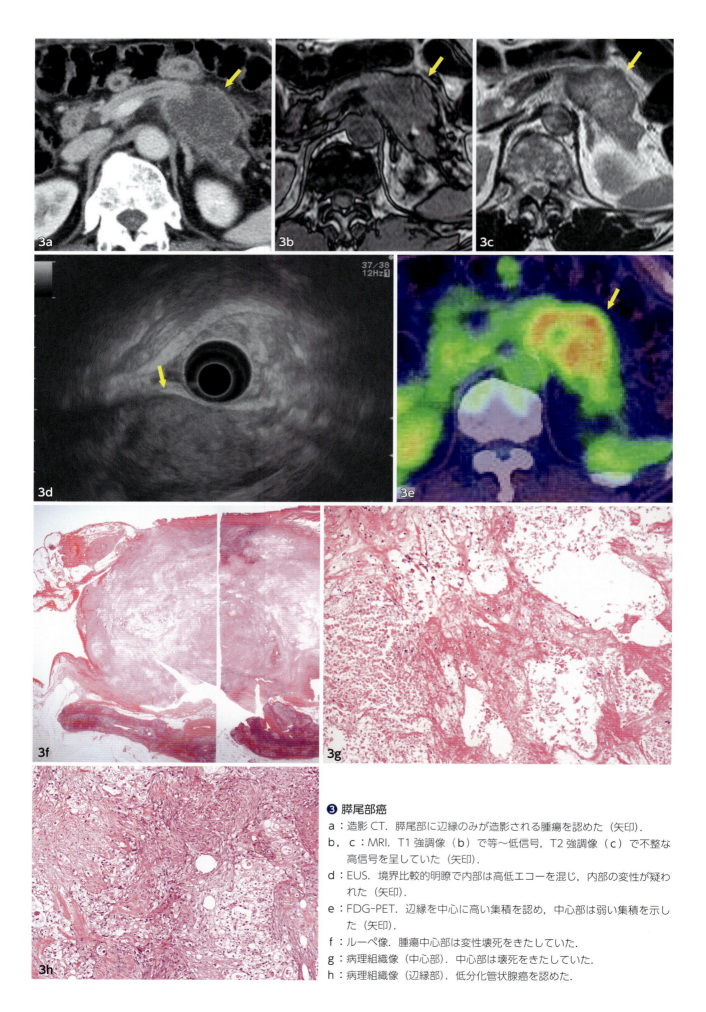

❸ 膵尾部癌
a：造影 CT．膵尾部に辺縁のみが造影される腫瘍を認めた（矢印）．
b，c：MRI．T1 強調像（b）で等～低信号，T2 強調像（c）で不整な高信号を呈していた（矢印）．
d：EUS．境界比較的明瞭で内部は高低エコーを混じ，内部の変性が疑われた（矢印）．
e：FDG-PET．辺縁を中心に高い集積を認め，中心部は弱い集積を示した（矢印）．
f：ルーペ像．腫瘍中心部は変性壊死をきたしていた．
g：病理組織像（中心部）．中心部は壊死をきたしていた．
h：病理組織像（辺縁部）．低分化管状腺癌を認めた．

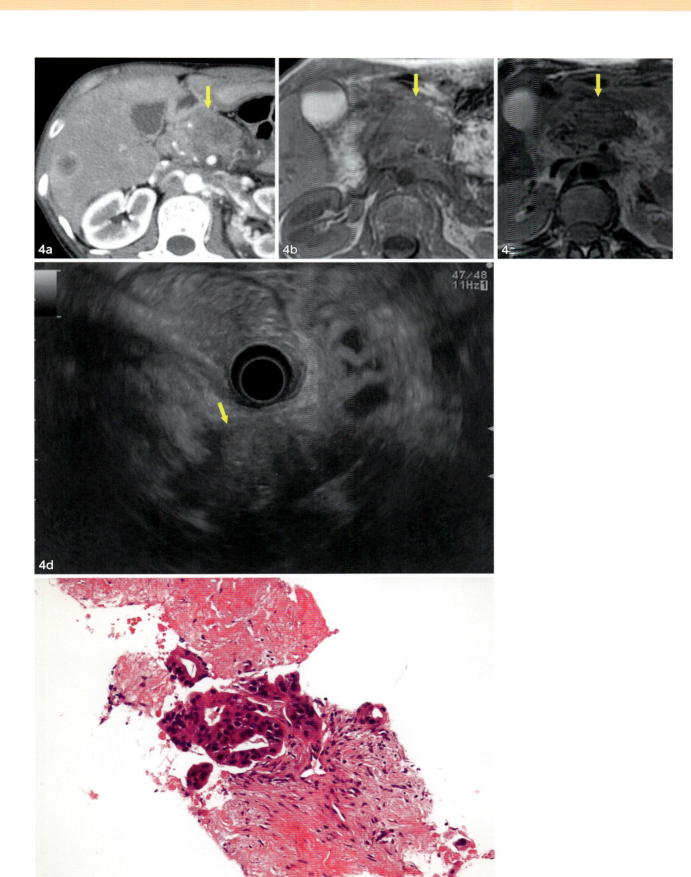

❹ 膵体部癌

a：造影 CT．膵体部に辺縁から中心部へ徐々に造影される腫瘍を認め（矢印），上腸間膜動脈など主要血管への浸潤と肝転移を認めた．
b，c：MRI．T1 強調像（b），T2 強調像（c）ともに低信号を呈した（矢印）．
d：EUS．境界は比較的明瞭で辺縁は不整，内部エコーは不均一な低エコーを呈した（矢印）．
e：EUS-FNA による病理組織像．異型性の強い癌腺管が間質へ浸潤していた．

IV 胆・膵　3 膵臓　B 腫瘍性疾患

膵上皮内癌

■ 概要
- 膵上皮内癌は，膵管内に限局する上皮内増殖性病変であり，長期予後が期待できる[1]．
- 高異型度膵上皮内腫瘍性病変（high-grade PanIN），PanIN-3 と同義語である[2]．

■ 典型的な画像所見とその成り立ち
- 上皮内癌を画像で直接描出することは困難である．
- 限局的な主膵管狭窄，狭窄周囲の分枝膵管拡張，囊胞性病変を認めることが多い[3]（❶～❸）．
- EUS では主膵管狭窄の周囲に淡い低エコー領域を認めることがある[3]．
- 病理組織学的（❹）には，癌が存在する膵管周囲の膵実質に限局的な炎症，線維化，脂肪細胞の沈着がみられることが多く，上記の画像所見に反映されている可能性がある[3]．
- 造影 CT での限局的な脂肪沈着や膵の萎縮性変化が診断の契機となる場合がある[4]．

■ 確定診断へのプロセス
- 大半は腹部症状を有さず，腫瘍マーカーは陰性である．
- 腹部超音波（US）による軽微な膵管拡張，膵囊胞性病変が契機となる場合が多い．
- US や造影 CT では腫瘤性病変は描出されない．
- MRCP や EUS にて，限局性の不整な膵管狭窄，狭窄周囲の分枝膵管拡張，囊胞性病変を認めた場合は（❷，❸），十分な説明と同意ののち ERCP を行う．
- ERCP で膵管狭窄が確定され，分枝膵管の描出が不良な場合は，内視鏡的経鼻膵管ドレナージ（endoscopic nasopancreatic drainage：ENPD）留置下の複数回膵液細胞診を行うことが望ましい[5]．

■ 治療
- 診断が確定すれば，外科的な局所切除が基本原則であるが，切離線の決定は術前カンファレンス等で十分に討議する．
- 主膵管の不整狭窄や囊胞性病変が多発している場合は，膵全摘出術も治療の選択肢となりうる．
- 術後は主に残膵再発の可能性を念頭におき，経過観察を慎重に行う．

（花田敬士・池本珠莉・南　智之）

文献
1) 日本膵臓学会（編）．膵癌取扱い規約．第 7 版．金原出版；2016.
2) Egawa S, Toma H, Ohigashi H, et al. Japan Pancreatic Cancer Registry; 30th Year Anniversary. Pancreas 2012；41：985-92.
3) Hanada K, Okazaki A, Hirano N, et al. Diagnostic strategies for early pancreatic cancer. J Gastroenterol 2015；50：147-54.
4) 菊山正隆，花田敬士，植木敏晴．膵体部高度脂肪化を CT にて確認した膵上皮内癌の 3 例．膵臓 2015；30：626-32.
5) 日本膵臓学会膵癌診療ガイドライン改訂委員会（編）．膵癌診療ガイドライン 2016 年版．金原出版；2016.

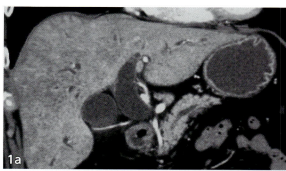
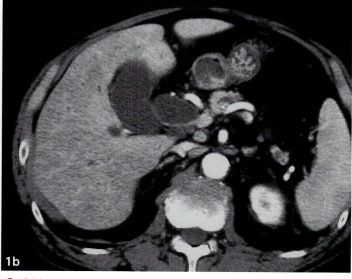
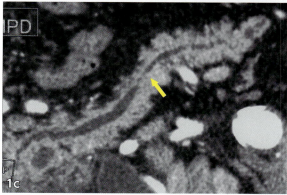

❶ 造影 CT
冠状断（a），水平断（b）ともに主膵管の軽微な拡張は認めるが，明らかな腫瘤性病変はみられない．多断面再構成像（multi-planar reconstruction：MPR）（c）では膵体部の主膵管に限局的な膵管狭窄（矢印）が認められる．

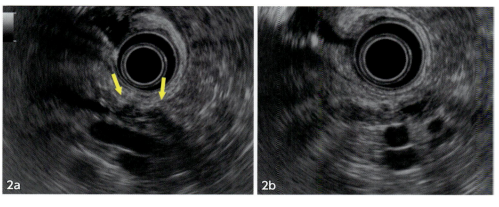

❷ radial EUS
膵体部に限局的な不整膵管狭窄（矢印）を認め（a），狭窄より尾側の主膵管は軽度拡張がみられる（b）．

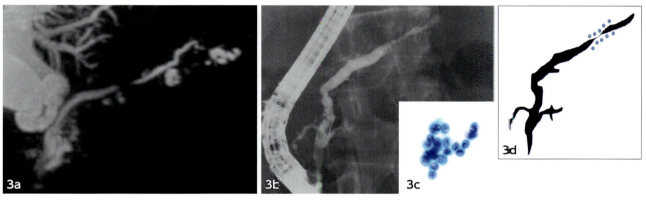

❸ MRCP，ERCP
MRCP（a）では，膵体部膵管の限局的な狭窄を認め，尾側膵管に沿って囊胞性病変が複数みられる．ERCPでも膵体部の限局的な膵管狭窄が認められ（b），複数回の膵液細胞診（c）の結果，陽性（腺癌）と診断された．d：ERCPのシェーマと上皮内癌（青丸）の位置関係．

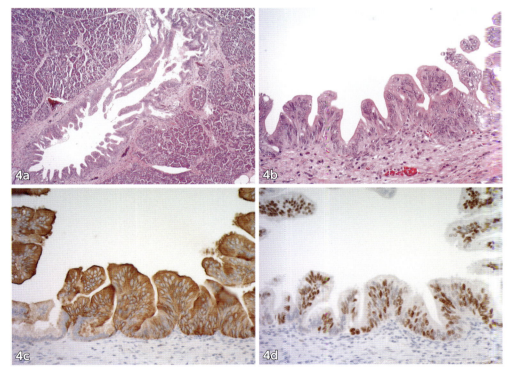

❹ 膵上皮内癌の病理組織像
HE染色弱拡大像（a）および強拡大像（b）では膵管内に限局して上皮内癌が認められた．CA19-9染色（c）は癌の細胞質に，p53染色（d）は癌の核に一致して陽性であった．

膵上皮内癌　489

退形成膵癌

■ 概要
- 退形成膵癌（anaplastic carcinoma）は，1954年にSommersらによって初めて報告された[1]．
- 膵癌全体の1％前後ときわめてまれである[2]．
- 組織学的に異型性の強い核を有する多彩な細胞形態の単核腫瘍細胞を中心とし，多核巨細胞の肉腫様増殖を伴うものと定義され，膵癌取扱い規約（第7版）では，浸潤性膵癌の一亜型として分類される[3]．
- 多型細胞型，破骨細胞型，紡錘細胞型の組織型に分類される[3]．
- 一般的に予後不良とされるが，組織亜型によって予後が異なるとの報告もある．破骨細胞型の予後は比較的良好で，WHO分類でも別に項目が設けられている[4]．

■ 典型的な画像所見とその成り立ち
- 膨張性に発育し，髄様な増殖形態を呈する．
- 急速に増殖するため，CTでは，辺縁が造影され，内部は壊死を示す低吸収域を呈する（❶a，❷a，❸a）．
- 出血により急速な増大を呈することがある（❷b，c）．
- 主膵管を圧排することがある（❹）．
- 主膵管などに進展し腫瘍栓を形成することがある．

■ 確定診断へのプロセス
- 造影CTなどで，膨張性発育を示す髄様な膵腫瘍を認めた場合，本疾患を疑う．
- EUSなどで中心部に壊死を認めることが多い（❶d）．
- EUS-FNAにて組織を採取し，未分化な腺癌成分とともに多核巨細胞や紡錘形細胞を認める．
- 膵管内に腫瘍栓を形成した場合には，膵炎や貯留嚢胞を形成することがある．

■ 治療
- 通常型膵癌の治療に準ずるが，発見時に遠隔転移をきたしている場合も多く，手術適応症例は少ない．
- 化学療法も通常型膵癌に準ずるが，有効性は乏しい．
- 破骨細胞型は術後の予後が比較的良好であり，切除の可能性を検討する．

（菅野　敦・正宗　淳・下瀬川　徹）

文献
1) Sommers SC, Meissner WA. Unusual carcinomas of the pancreas. AMA Arch Pathol 1954 Aug；58：101-11.
2) 日本膵臓学会膵癌登録委員会．膵癌登録報告2007．膵臓 2007：22；e1-427．
3) 日本膵臓学会（編）．膵癌取扱い規約．第7版．金原出版；2016．
4) Bosman FT, Carneiro F, Hruban RH, et al. WHO Classification of Tumours of the Digestive System. IARC；2010.

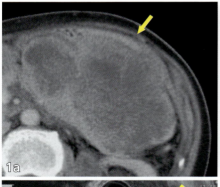
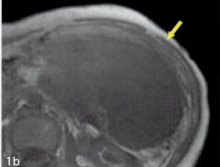
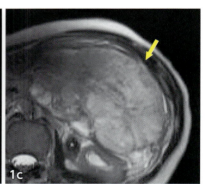
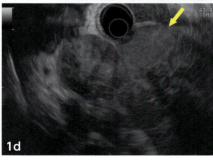

❶ 膵体尾部巨大腫瘍
a：腹部CT．膵体尾部に巨大な腫瘍を認めた．辺縁が造影され，中心部は一部造影されず，壊死していることが推測された（矢印）．
b：MRI T1強調像．比較的均一な等信号を呈した（矢印）．
c：MRI T2強調像．不均一な高信号を呈した（矢印）．
d：EUS．内部は不均一な低エコーで，中心部は液状変性を呈していることが疑われた（矢印）．
退形成膵癌は巨大な腫瘍として発見されることがある．

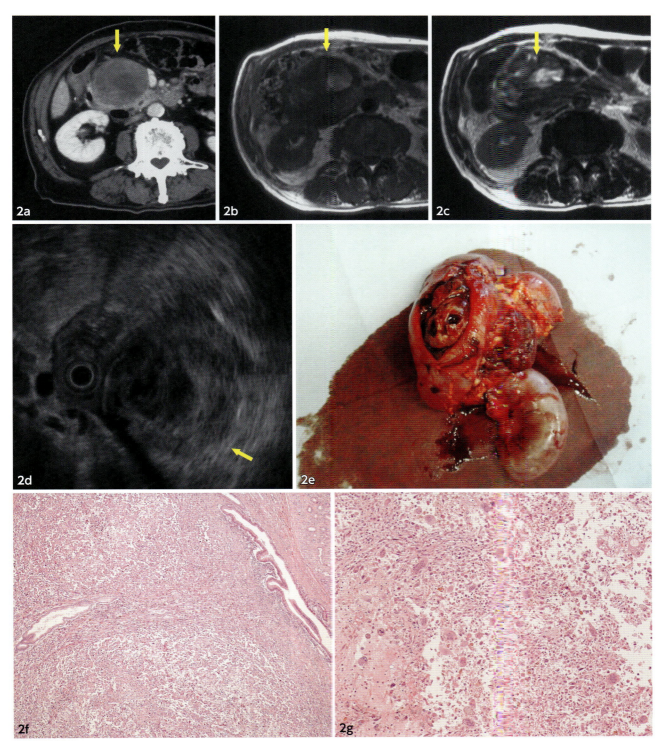

❷ 退形成膵癌

a：CT．膵頭部に中心部が造影されない類円形の腫瘍を認める（矢印）．

b，c：MRI．辺縁の充実成分はT1強調像（b），T2強調像（c）ともに低信号で，中心部はT1強調像，T2強調像ともに高信号であり，中心部は出血を伴いながら変性した部分であることが推測される（矢印）．

d：EUS．中心部は低エコーで液状変性をきたしている（矢印）．

e：術後新鮮標本．急激に腫瘍が増大し，十二指腸からの出血を認めたため膵頭十二指腸切除術を施行した．腫瘍が十二指腸に露出している様子が観察される．

f：異型細胞が増殖している．線維化は乏しく一部壊死を認める．

g：細胞は多型性を認め，核分裂像や大型の多核細胞も認める．

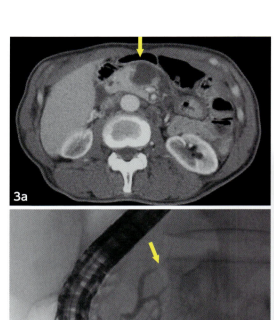
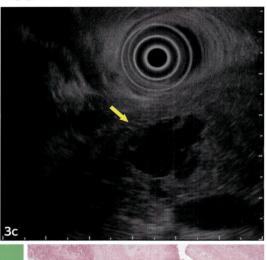

❸ 退形成膵癌
a：造影 CT．辺縁に充実成分を伴う囊胞を認める（矢印）．b：ERCP．膵管は途絶像を呈した（矢印）．c：EUS．中心部に囊胞成分を伴う腫瘍であった（矢印）．d：固定標本割面．囊胞成分を伴う腫瘍であった．e～g：病理組織像．中心部に囊胞を認めた（e）．実質部分に腺癌成分を認めた（f）が，大部分は高度異型細胞が壊死を伴いながら増殖していた（g）．以上から退形成膵癌と診断した．

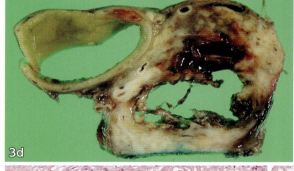
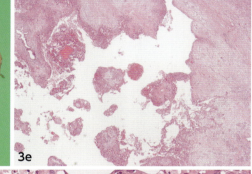
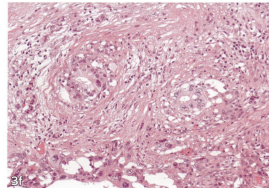
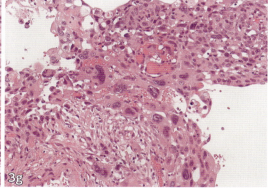
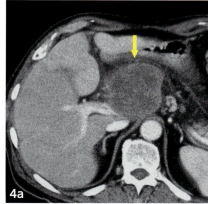
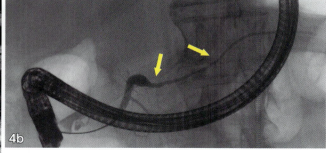

❹ 膵管圧排像を呈した症例
a：腹部 CT．膵体部に類円形で辺縁が造影され，内部は不均一に造影される腫瘍を認めた（矢印）．b：ERCP．膵管は下方に圧排されていた（矢印）．

Ⅳ 胆・膵　3 膵臓　B 腫瘍性疾患

膵管内乳頭粘液性腫瘍（IPMN）

■ 概要

- 膵管内乳頭粘液性腫瘍（intraductal papillary mucinous neoplasm：IPMN）は，膵管上皮から発生し，粘液を産生しながら乳頭状に増殖する膵管内腫瘍である．

- IPMN は，形態学的に分枝型，主膵管型，混合型に分類される[1]．

- 国際診療ガイドライン 2012 では，臨床所見と画像所見を high-risk stigmata と worrisome features に分類し，これに基づく外科的切除適応と経過観察法を提唱している[1]．

- 閉塞性黄疸，造影される充実性成分，主膵管径 10 mm 以上のいずれかの所見を有する症例を high-risk stigmata とし，急性膵炎の既往，拡張分枝径 30 mm 以上，造影される壁肥厚，主膵管径 5～9 mm，造影効果のない結節，膵萎縮を伴う主膵管狭窄のいずれかの所見を有する場合を worrisome features と定義し，それらの有無に基づくアルゴリズムが作成された[1]．このアルゴリズムは分枝型 IPMN と主膵管型 IPMN の両方に用いられる．

- IPMN は，腺腫から上皮内癌を経て浸潤癌となることがある（IPMN 由来浸潤癌，❸）．IPMN 診療ガイドラインでは，low grade dysplasia，intermediated grade dysplasia，high grade dysplasia，IPMN with an associated invasive carcinoma に分類されている．一方，IPMN は通常型膵癌を合併することがあり（IPMN 合併膵癌，❹）[2]，膵臓全体を注意深く観察する必要がある．

- IPMN は，腫瘍上皮の形態および粘液形質から胃型，腸型，胆膵型，好酸性顆粒細胞型の 4 つの組織学的亜型に分類され[3]，組織亜型ごとの臨床病理学的特徴が明らかにされつつある[4]．

■ 典型的な画像所見とその成り立ち

- 分枝型 IPMN（❶）は，膵管分枝に粘液を産生する腫瘍が存在するために，拡張した分枝が囊胞様に描出されぶどうの房状と表現されることがある．

- 主膵管型 IPMN（❷）は，主膵管分枝に腫瘍が存在するため，主膵管の拡張を認める．拡張した主膵管内に，結節を認めることがある．

- 腹部超音波検査，腹部 CT，腹部 MRI は，分枝型 IPMN の拾い上げに有用である．また，内視鏡を用いた十二指腸乳頭の観察で乳頭開口部の開大や粘液の流出が確認される場合には，IPMN の存在が示唆される．

- 腹部 CT は，病変の存在診断のほかに造影される結節の評価に重要である．

- 腹部 MRI は，病変の存在診断や造影される結節の評価のほかに，MRCP を用いて主膵管の交通の有無，形態評価，多発する病変の診断に有用である．

- EUS は，膵管内部の詳細な観察に有用で，拡張分枝内の壁在結節や主膵管内への腫瘍進展が観察可能である．膵管内の結節が大きい IPMN は，悪性が示唆される．

- ERCP は，膵管の直接造影による粘液の有無や拡張分枝と主膵管の交通の評価に加えて，膵液細胞診を行うことができることから，重要な検査である．

- IDUS は，腫瘍の観察と主膵管内進展の評価に有用である．

- 経口膵管鏡は，ERCP に引き続き膵管内の乳頭状腫瘍を直接観察することが可能である．

- EUS-FNA を用いて膵液を採取し診断する報告が欧米で散見されるが，本邦では腹膜播種が懸念されることから推奨されていない

■ 確定診断へのプロセス

- 膵癌診療ガイドライン 2012 の診療アルゴリズムに則って，手術適応を判断する．

- 膵管拡張がみられた場合，症状や各種画像診断から high-risk stigmata の有無を判断し，存在する場合に手術を前提に精査を行う

- 腹部 CT や MRI で worrisome features を認めた場合，拡張分枝内の壁在結節や主膵管内への腫瘍進展を評価するために，EUS が必要である．

- 切離線を決定するため，ERCP に引き続き IDUS や経口膵管鏡を用いて主膵管内の水平方向進展を評価する．

■ 治療

- IPMN の異型度別術後累積生存率は，IPMN 由来浸潤癌の予後が不良なことから，浸潤する前の段階（high grade dysplasia）での手術が望ましい．

- high risk stigmata を有する症例や，worrisome features で壁在結節を認める症例，膵液細胞診にて悪性を指摘できた症例は切除を考慮する．

- 画像診断上，high-risk stigmata や worrisome features の所見を認めない場合には，画像検査や血液検査を用いて定期的に経過観察を行う．

- 病変の位置に応じて膵頭十二指腸切除術や膵体尾部切除術などの術式を決定するが，広範囲に乳頭状腫瘍が進展する場合には，膵全摘術を考慮する．

- IPMN 切除後の残膵に IPMN の再発や合併膵癌が発生することがあり[5]，術後も引き続き定期的な経過観察が重要である．

（三浦　晋・菅野　敦・正宗　淳・下瀬川　徹）

文献
1) Tanaka M, Fernández-del Castillo C, et al. International consensus guidelines 2012 for the management of IPMN and MCN of the pancreas. Pancreatology 2012 ; 12 : 183-97.
2) Yamaguchi K, Ohuchida J, Ohtsuka T, et al. Intraductal papillary-mucinous tumor of the pancreas concomitant with ductal carcinoma of the pancreas. Pancreatology 2002 ; 2 (5) : 484-90.
3) Furukawa T, Klöppel G, Volkan Adsay N, et al. Classification of types of intraductal papillary-mucinous neoplasm of the pancreas: a consensus study. Virchows Arch 2005 ; 447 : 794-9.
4) Furukawa T, Hatori T, Fujita I, et al. Prognostic relevance of morphological types of intraductal papillary mucinous neoplasms of the pancreas. Gut 2011 ; 60 : 509-16.
5) Miyasaka Y, Ohtsuka T, Tamura K, et al. Predictive factors for the metachronous development of high-risk lesions in the remnant pancreas after partial pancreatectomy for intraductal papillary mucinous neoplasm. Ann Surg 2016 ; 263 : 1180-7.

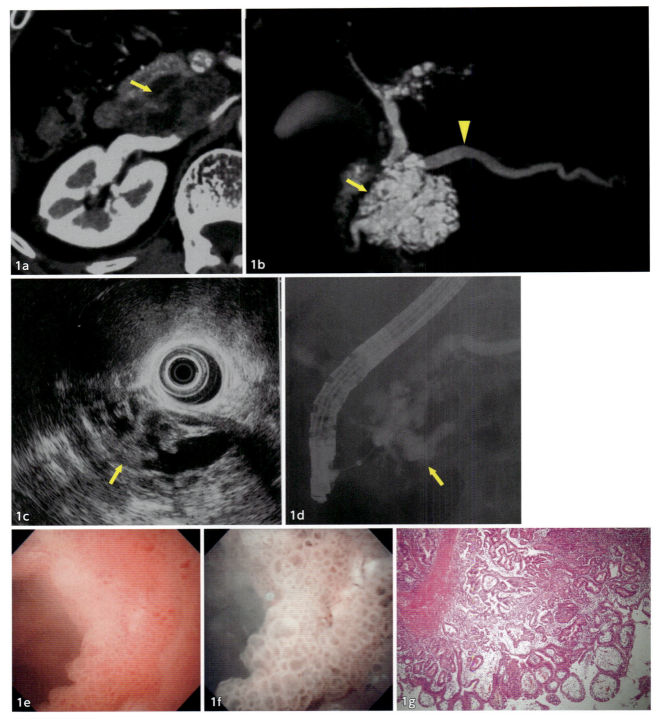

❶ 分枝型 IPMN
a：造影 CT．膵頭部に囊胞性病変を認める（矢印）．b：MRCP．膵頭部に多房性囊胞性病変を認め（矢印），主膵管も拡張している（矢頭）．c：EUS．拡張分枝内に結節を認める（矢印）．d：ERCP．主膵管と交通を認める（矢印）．e：経口膵管鏡．イクラ状の腫瘍を認める．f：経口膵管鏡（NBI）．イクラ状の粘膜が強調して観察される．g：病理組織像．胃型 IPMN で異型度は intermediate dysplasia であった．

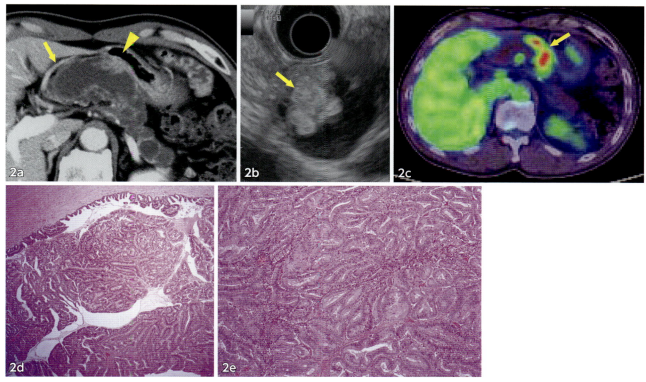

❷ 主膵管型 IPMN
a：造影 CT．主膵管が著明に拡張し（矢印），内部に造影される結節を認めた（矢頭）．b：EUS．拡張した主膵管内に結節を認める（矢印）．c：FDG-PET．主膵管内の結節に一致して集積を認めた（矢印）．d：病理組織像．主膵管内に乳頭状腫瘍が増殖していた．e：病理組織像．腸型 IPMN で high grade dysplasia であった．

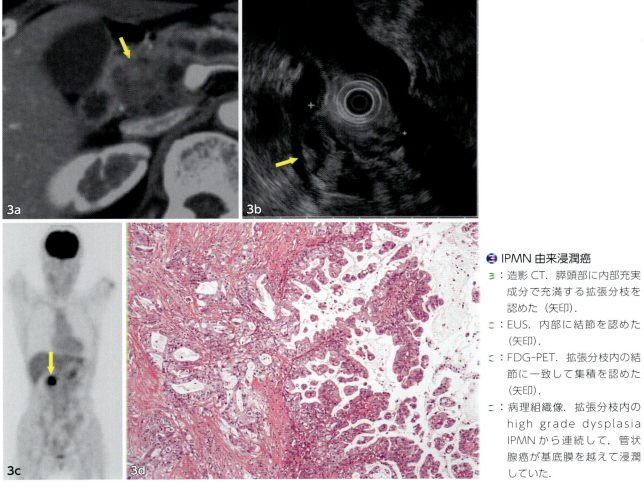

❸ IPMN 由来浸潤癌
a：造影 CT．膵頭部に内部充実成分で充満する拡張分枝を認めた（矢印）．
b：EUS．内部に結節を認めた（矢印）．
c：FDG-PET．拡張分枝内の結節に一致して集積を認めた（矢印）．
d：病理組織像．拡張分枝内の high grade dysplasia IPMN から連続して，管状腺癌が基底膜を越えて浸潤していた．

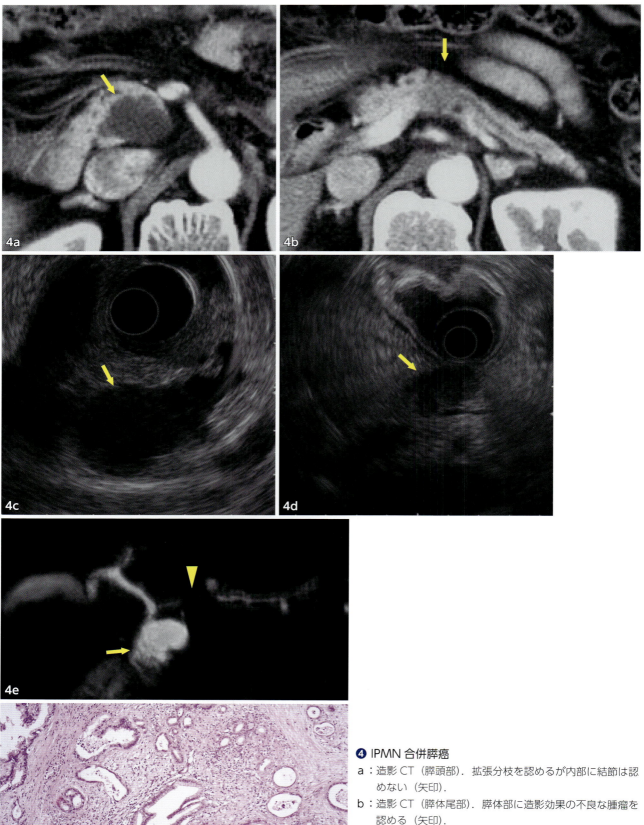

❹ IPMN 合併膵癌

a：造影 CT（膵頭部）．拡張分枝を認めるが内部に結節は認めない（矢印）．
b：造影 CT（膵体尾部）．膵体部に造影効果の不良な腫瘤を認める（矢印）．
c：EUS（膵頭部）．拡張分枝を認めるが，明らかな壁在結節は認められない（矢印）．
d：EUS（膵体部）．境界比較的明瞭で，内部均一な低エコー病変を認めた（矢印）．
e：MRCP．膵頭部の拡張分枝（矢印）と離れて膵体部で膵管が途絶している（矢頭）．
f：病理組織像．膵体尾部切除術を施行し，管状腺癌の所見であった．周囲に IPMN は認められなかった．

intraductal tubulopapillary neoplasm (ITPN)

■ 概要
- intraductal tubulopapillary neoplasm (ITPN) は，2009年に Yamaguchi らによって初めて報告された[1]．2010年の WHO 分類[2] 改訂の際に膵管内腫瘍の一つとして定義された．
- ITPN は膵管内を充満し増殖する充実性腫瘍で，粘液を産生せず，管状または乳頭状に増殖することを特徴とする（❶，❷a～f）．
- ITPN は，膵管内乳頭粘液性腫瘍（intraductal papillary mucinous neoplasm：IPMN）と異なり，MUC5AC が陰性である（❷i）．
- ITPN は，IPMN の多くに認められる K-RAS，BRAF 遺伝子変異を認めない[1]．
- Yamaguchi らの報告以外には症例報告が散見されるのみであり，今後症例を集積し，その特徴がさらに明らかとなることが望まれる．

■ 典型的な画像所見とその成り立ち
- ITPN は主膵管を主座とし，水平方向に進展することが多いが，時に分枝に主座をおく場合もある．
- CT あるいは MRI/MRCP で拡張した主膵管内の腫瘍部と非腫瘍部が 2 色の異なる density/intensity に表現されることがある（2-tone duct sign）[3]．
- 腫瘍が主膵管内を充満し，あたかもワイン瓶のコルク様にみられることがある（cork of wine bottle sign）[3]．
- 壊死を伴うことがある[1]．

■ 確定診断へのプロセス
- CT や MRI で膵管内に腫瘍が存在し腫瘍から乳頭側の膵管が拡張していない場合，本疾患を疑う．
- EUS などで腫瘍が確実に膵管に存在することを確認する．
- ERCP を行い，膵管内に腫瘍があることを確認し，可能であれば経乳頭的に生検を行う．
- ITPN は膵管内腫瘍のため播種の危険性があり，EUS-FNA を用いた組織診断は避けるべきである．

■ 治療
- 手術が第一選択となる．
- 転移例は化学療法も考慮するが，症例数が少なく有効性は不明である．

（菅野　敦・正宗　淳・下瀬川　徹）

文献
1) Yamaguchi H, Shimizu M, Ban S, et al. Intraductal tubulopapillary neoplasms of the pancreas distinct from pancreatic intraepithelial neoplasia and intraductal papillary mucinous neoplasms. Am J Surg Pathol 2009；33：1164-72.
2) Bosman FT, Carneiro F, Hruban RH, et al. WHO Classification of Tumours of the Digestive System. International Agency for Research on Cancer；2010.
3) Motosugi U, Yamaguchi H, Furukawa T, et al. Imaging studies of intraductal tubulopapillary neoplasms of the pancreas：2-tone duct sign and cork-of-wine-bottle sign as indicators of intraductal tumor growth. J Comput Assist Tomogr 2012；36：710-7.

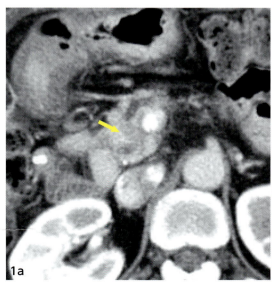
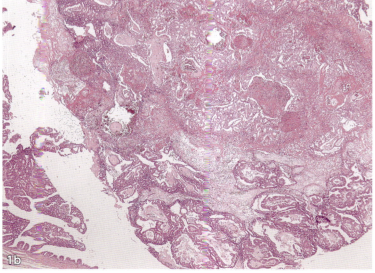

❶ 主膵管に認める ITPN
a：CT. 主膵管内に軽度造影効果を有する腫瘍を認めた．
b：病理組織像（×100）．核異型は高度で好酸性の細胞質を有する腫瘍細胞が壊死を伴いながら管状・乳頭状増生を示していた．

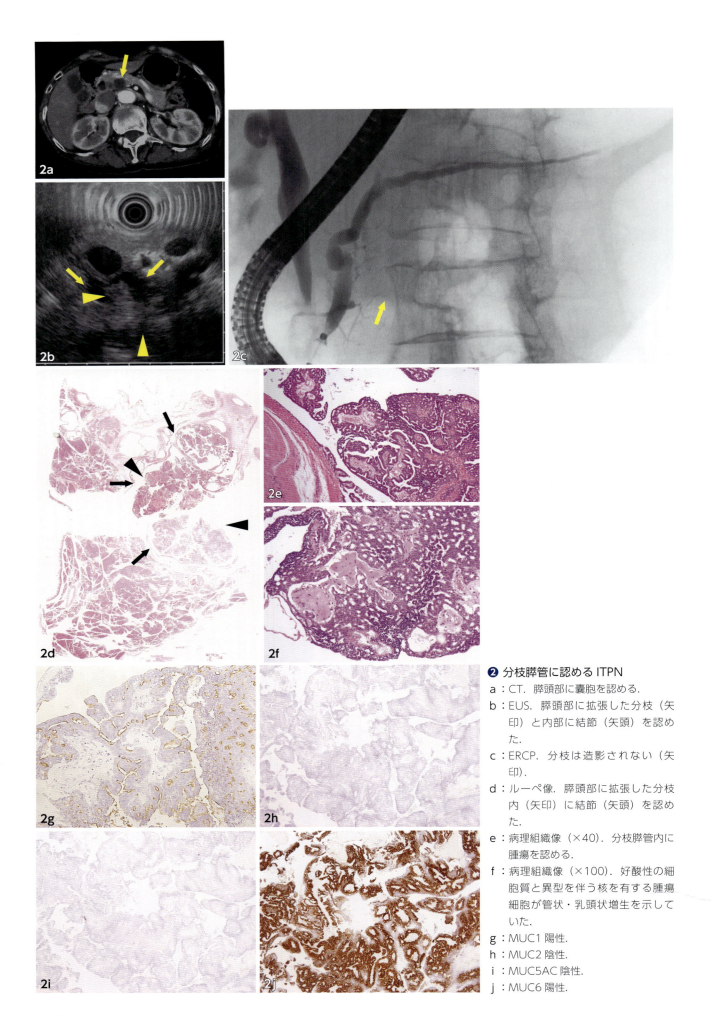

❷ 分枝膵管に認める ITPN

a：CT．膵頭部に囊胞を認める．
b：EUS．膵頭部に拡張した分枝（矢印）と内部に結節（矢頭）を認めた．
c：ERCP．分枝は造影されない（矢印）．
d：ルーペ像．膵頭部に拡張した分枝内（矢印）に結節（矢頭）を認めた．
e：病理組織像（×40）．分枝膵管内に腫瘍を認める．
f：病理組織像（×100）．好酸性の細胞質と異型を伴う核を有する腫瘍細胞が管状・乳頭状増生を示していた．
g：MUC1 陽性．
h：MUC2 陰性．
i：MUC5AC 陰性．
j：MUC6 陽性．

IV 胆・膵　3 膵臓　B 腫瘍性疾患

粘液性嚢胞腫瘍（MCN）

■ 概要

- 粘液性嚢胞腫瘍（mucinous cystic neoplasm：MCN）は 1978 年に Compagno らが初めて提唱した疾患概念である[1]．
- MCN は嚢胞性膵腫瘍の一つであり[2]，病理学的に立方円柱状から乳頭状の上皮で構成され，その外側に卵巣様間質（ovarian stroma）を有する[3]（❶e）．
- 大部分が女性に発生し，約半数の症例で腹痛，背部痛などの症状を有する[2]．
- 日本膵臓学会嚢胞性腫瘍委員会による調査では，156 例中 27 例（17.3 ％）が悪性であった[2]．

■ 典型的な画像所見とその成り立ち

- 膵尾部に存在し，類円形の形態を呈する（❶a〜c，❷a〜c）．
- 嚢胞の壁内に付着するような嚢胞が特徴である（cyst in cyst, mural cyst）（❸）．
- 嚢胞と膵管の交通はないことが多い（❶d，❷d）．
- MCN の良悪性間で画像所見を比較すると，悪性例で嚢胞径が大きく，壁在結節を認める症例が多い[3]．

■ 確定診断へのプロセス

- 膵炎などを契機に発見される場合もあるが，ほとんどは無症状で経過し，検診などで偶然診断されることが多い．
- CT や MRI などで膵尾部に類円形の嚢胞性腫瘍を認めた場合は MCN を疑う．

- EUS により cyst in cyst, mural cyst の存在を確認することが重要である．
- ERCP を行い，膵管と嚢胞との交通のないことを確認する．約 20 ％の症例に膵管と嚢胞の間に交通を認めたとの報告もある[2]．
- EUS-FNA により，嚢胞液内の CEA 値を測定し診断の一助とする報告があるが，播種の危険性などを考慮し本邦では一般的に行われない．

■ 治療

- MCN は悪性化の可能性があるため，原則として手術が第一選択となる．
- 腺腫例（129 例）と腺癌例（27 例）とでその臨床病理学的背景を比較したところ，腺癌例で嚢胞径が大きく嚢胞内部に壁在結節を有している症例が多かった[2]．

（菅野　敦・正宗　淳・下瀬川　徹）

文献

1）Compagno L, Pertel JE. Mucinous cystic neoplasm of the pancreas with overt and latent malignancy (cystadenocarcinoma and cystadenoma). A clinocopathological study of 41 cases. Am J Clin Pathol 1978；69：573-80.
2）Yamao K, Yanagisawa A, Takahashi K, et al. Clinicopathological features and prognosis of mucinous cystic neoplasm with ovarian-type stroma a multi-institutional study of the Japan pancreas society. Pancreas 2011；40：67-71.
3）Bosman FT, Carneiro F, Hruban RH, et al. WHO Classification of Tumours of the Digestive System. IARC Press；2010.

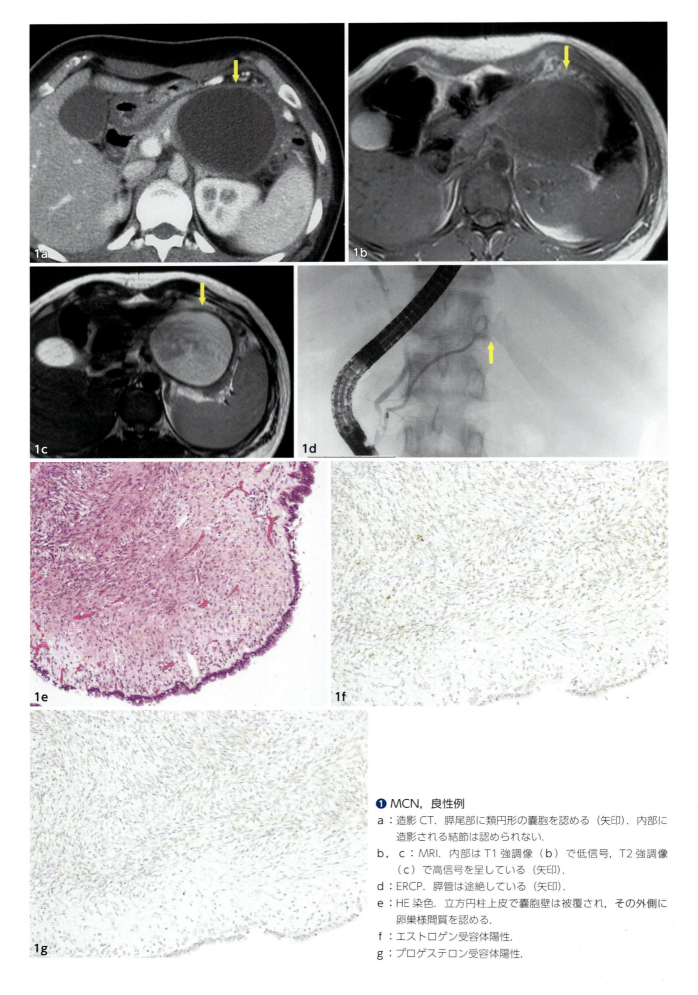

❶ MCN，良性例

a：造影CT．膵尾部に類円形の囊胞を認める（矢印）．内部に造影される結節は認められない．

b，c：MRI．内部はT1強調像（b）で低信号，T2強調像（c）で高信号を呈している（矢印）．

d：ERCP．膵管は途絶している（矢印）．

e：HE染色．立方円柱上皮で囊胞壁は被覆され，その外側に卵巣様間質を認める．

f：エストロゲン受容体陽性．

g：プロゲステロン受容体陽性．

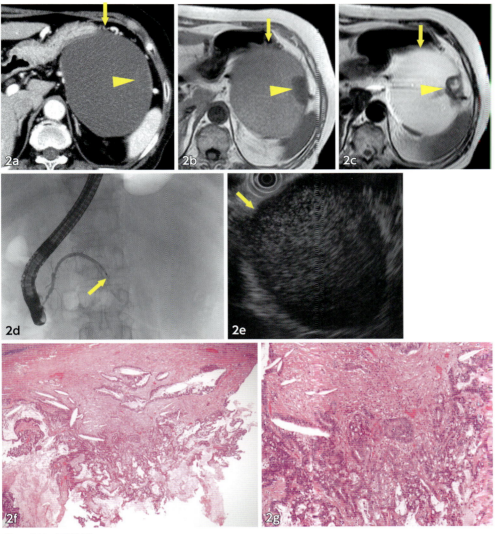

❷ MCN，悪性例
a：造影CT．膵尾部に類円形の囊胞を認める（矢印）．内部に淡く造影される結節を認める（矢頭）．
b，c：MRI．内部はT1強調像（b）で等信号，T2強調像（c）で高信号を呈し（矢印），結節はT1強調像で低信号，T2強調像で高低混ざる信号を呈していた（矢頭）．
d：ERCP．膵管は途絶している（矢印）．
e：EUS．内部は点状の高エコーを呈する内容物で充満していた（矢印）．結節や壁在囊胞は指摘できなかった．
f：病理組織像．乳頭状の腫瘍が内部に増殖し，間質へ浸潤していた．g：間質へ浸潤をしていた．

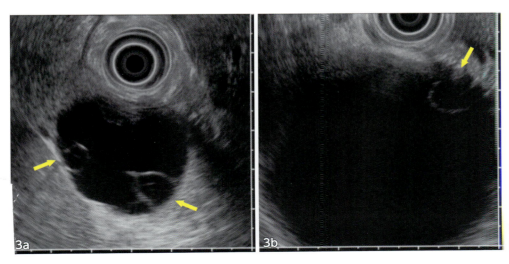

❸ MCN EUS像
壁在囊胞を認める（矢印）．

粘液性囊胞腫瘍（MCN） 501

IV 胆・膵　3 膵臓　B 腫瘍性疾患

膵神経内分泌腫瘍

■ 概要

- 神経内分泌腫瘍（neuroendocrine neoplasm：NEN）は，神経内分泌細胞に由来する腫瘍の総称で，全身のさまざまな臓器に発生する.
- 疫学調査によると膵 NEN（pancreatic NEN：pNEN）の受療者は 3,379 人であり有病患者数は人口 10 万人あたり 2.69 人であった[1].
- 2010 年に細胞分裂所見と Ki-67 指数に基づいて分類される新しい WHO 病理分類が公表された[2].
- 内分泌系の性質と表現形を有する腫瘍は neuroendocrine neoplasm（NEN）と総称され，悪性度から neuroendocrine tumor（NET）と neuroendocrine carcinoma（NEC，❶）に大別される. さらに NET は，細胞核分裂像と Ki-67 指数を指標として NET Grade 1（G1）と NET Grade 2（G2，❷）に分類される.
- NEN は機能性と非機能性に分類され，機能性 NEN のなかにインスリノーマ，ガストリノーマ，グルカゴノーマ，VIP 産生腫瘍などが含まれる.

■ 典型的な画像所見とその成り立ち

- pNEN の病理学的特徴は，間質や線維成分が少なく髄様な増殖を呈し，毛細血管成分に富むため多血性であることが多い. 緩徐な増大傾向を示し線維性被膜に囲まれ辺縁は平滑で境界明瞭であることが多い[3].
- pNEN は充実性増殖を呈する場合が多いが（❷ f，❸ c），嚢胞変性をきたした腫瘍や線維化が豊富な腫瘍もあり，辺縁の形態もさまざまで多彩な画像所見を呈する.
- CT では多血性腫瘍を反映し早期相から濃染されることが多いが（❹ a），線維化が多い場合や変性をきたしている腫瘍は造影効果が乏しい（❷ a）.
- MRI では，T1 強調像で低信号，T2 強調像で高信号を呈し（❷ c，d），内部の線維性成分が増加すると T2 強調像で等〜低信号を示す. 造影 MRI では CT 同様に濃染される.
- 腹部超音波検査では，類円形，辺縁整，内部比較的均一な低エコー腫瘤を呈することが多い.
- EUS は，小病変の検出に対して有用である.
- ERCP では，膵管に所見がないことが多いが，圧排や膵管内の腫瘍栓がみられることがある（❸ b）.

■ 確定診断へのプロセス

機能性 NEN

ガストリノーマ

- ガストリノーマは難治性潰瘍，胃酸の過剰分泌，膵ランゲルハンス島非 B 細胞腫瘍の存在の三徴で知られる Zollinger-Ellison 症候群を呈する.

- ガストリノーマが疑われた場合には，血清ガストリン値を測定し，CT や EUS などを用いて画像診断を行う.
- ガストリノーマの 90 ％以上は，①胆嚢管と総肝管の合流部，②十二指腸下行脚と水平脚の移行点，③膵頭部と膵頸部の移行点の 3 点で囲まれるガストリノーマトライアングルに発生する.
- ガストリノーマの局在診断には，選択的動脈内カルシウム注入試験（selective arterial calcium injection〈SACI〉test）が有用である[4].

インスリノーマ

- 典型例では，①空腹時や運動時の意識障害，②発作時の血糖値が 50 mg/dL 以下，③ブドウ糖投与による症状の改善の Whipple の三徴を呈する.
- インスリノーマが疑われる場合には，腹部超音波，CT，EUS など各種画像検査を用いて局在診断を行う（❹）.
- インスリノーマの局在診断にも SACI test が有用である.

その他の機能性 NEN

- グルカゴノーマは異化を促進するホルモンで，耐糖能障害や糖尿病，低アミノ酸血症とそれによる遊走性壊死性紅斑，低アルブミン血症，体重減少，貧血などを生じる.
- VIP（血管作動性小腸ペプチド）産生腫瘍は，VIP が消化管からの水や電解質分泌を強力に促進するため，激しい水様下痢，脱水，低カリウム血症，低クロール血症，代謝性アシドーシス（WDHA 症候群：watery diarrhea-hypokalemia-achlorhydria syndrome）を呈する.

非機能性 NEN

- 非機能性 pNEN には特有の症状がない.
- 検診などで偶発的に発見される以外に，原発巣の増大による圧排症状などで発見されることが多い.
- 腫瘍が指摘された場合，CT，MRI，EUS などで局在診断を施行した後に，EUS-FNA を用いて組織学的な診断を行う.

■ 治療

- NEN の治療方針は，手術療法が基本である.
- 転移例などの切除不能例は，薬物治療が選択される.
- NEN の薬物治療では，ソマトスタチンアナログ，ストレプトゾトシンのほか，スニチニブやエベロリムスなどの分子標的治療薬が選択されるが，NEC は肺の小細胞癌に準じてプラチナ製剤をベースとしたエトポシド＋シスプラチン療法やイリノテカン＋シスプラチン療法などが行われる.

（菅野　敦・正宗　淳・下瀬川　徹）

文献

1) Ito T, Igarashi H, Nakamura K, et al. Epidemiological trends of pancreatic and gastrointestinal neuroendocrine tumors in Japan: a nationwide survey analysis. J Gastroenterol 2015; 50: 58-64.
2) Bosman FT, Carneriro FT, Hruban RH. WHO classification of tumors of the digestive system (World Health Organization Classification of Tumors). IARC Press; 2010.
3) 肘岡 範, 水野伸匡, 原 和生 ほか. 膵神経内分泌腫瘍の画像所見. 最新医学 2015; 70: 1945-54.
4) Wada M, Komoto I, Doi R, et al. Intravenous calcium injection test is a novel complementary procedure in differential diagnosis for gastrinoma. World J Surg 2002; 26 (10): 1291-6.

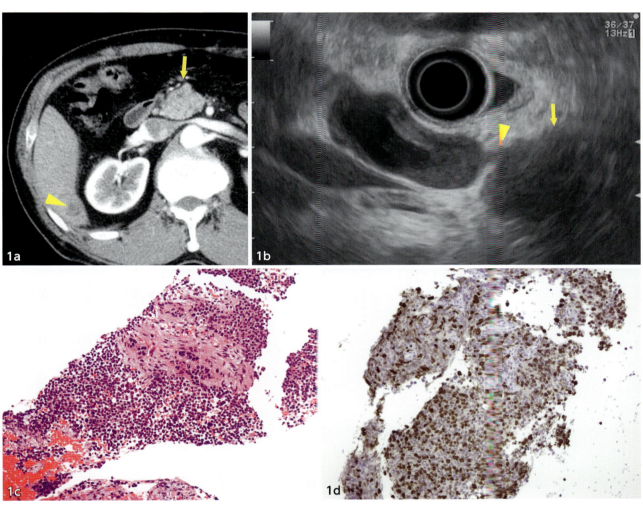

❶ NEC
a：腹部 CT．膵頭部の腫瘍（矢印）と肝臓に転移巣を認めた（矢頭）．
b：EUS．膵頭部に辺縁不整で低エコーの充実性腫瘍を認め（矢印），同部位で胆管が狭窄をきたしていた（矢頭）．
c：EUS-FNA による組織診．小型の細胞が密に増殖していた．
d：Ki-67 指数．60％以上を呈していた．

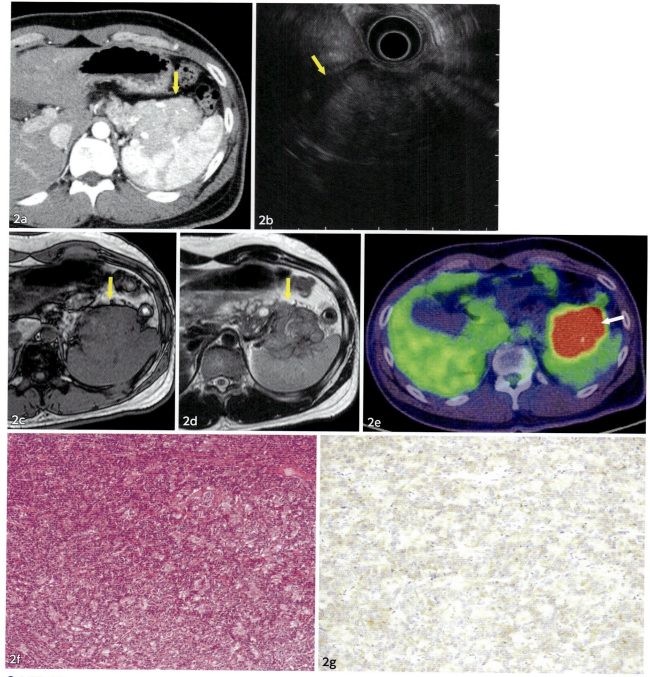

❷ NET G2

a：腹部 CT．膵尾部に境界不明瞭で辺縁が不整，正常膵と比較しやや造影効果の不良な腫瘍を認めた（矢印）．
b：EUS．膵実質は不均一な高低エコーの混ずる腫瘍であった（矢印）．
c：腹部 MRI T1 強調像．腫瘍は脾臓と同程度の等信号を呈した（矢印）．
d：腹部 MRI T2 強調像．腫瘍は軽度高信号を呈した（矢印）．
e：FDG-PET．膵尾部の腫瘍は FDG-PET 10.5 の高い集積を認めた（矢印）．
f：病理組織像．類円形に腫大した核と好酸性顆粒状の細胞質を有する腫瘍細胞が充実性に増殖していた．
g：免疫染色（クロモグラニン）．クロモグラニン陽性であった．その他シナプトフィジン，CD56 陽性で Ki-67 指数 2.5 % で NET G2 と診断した．

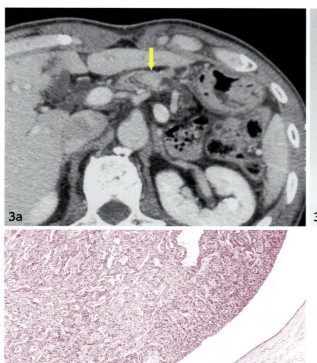
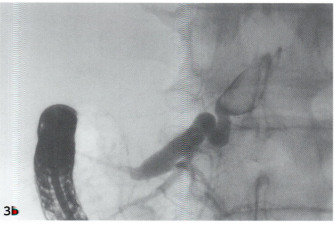
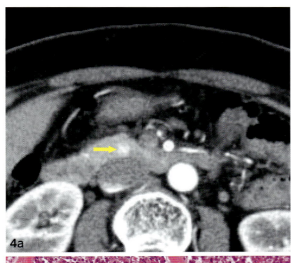

❸ 膵管内腫瘍栓を呈した症例
a：腹部CT．膵体部に軽度造影される腫瘍と尾側膵管の拡張を認めた（矢印）．
b：ERCP．膵体尾部で蟹爪様の狭窄を認め，膵管内腫瘍栓が疑われた．
c：病理組織像．主膵管内を占拠する充実性腫瘍を認めた．

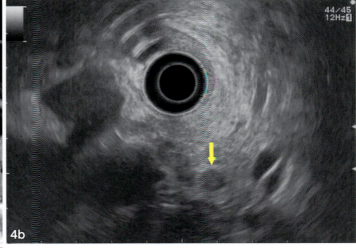
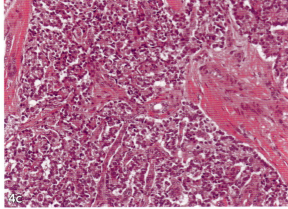

❹ インスリノーマ
a：腹部CT．膵頭部に10 mm大の造影早期相で造影効果を有する腫瘍を認めた（矢印）．
b：EUS．膵頭部に10 mm大の類円形の低エコー腫瘤を認めた（矢印）．
c：病理組織像．濃染腫大した小型類円形核と淡好酸性の細胞質を有する腫瘍細胞が索状リボン状に増殖していた．

IV 胆・膵　3 膵臓　B 腫瘍性疾患

solid-pseudopapillary neoplasm (SPN)

■ 概要
- solid-pseudopapillary neoplasm（SPN）は若い女性に多くみられる比較的まれな膵腫瘍である．
- SPN は充実成分と囊胞成分が混在した画像を呈することが多く，周囲との境界は比較的明瞭である．

■ 典型的な画像所見とその成り立ち
- SPN の発生は膵全体にみられる．
- 周囲との境界は明瞭なことが多く（❶a），内部の充実成分と囊胞成分が混在した heterogeneous な画像所見（❶b，c，❷）を呈する．これらは出血や壊死・変性を反映している[1]．
- SPN は膵管の圧排像を呈する（❸）．
- SPN は時に周囲に石灰化を伴う場合がある[2]（❶a）．
- 組織学的には血管周囲を一様な腫瘍細胞が取り囲む像がみられる[3]（❹a）．

■ 確定診断へのプロセス
- 腫瘍径が大きなものでは腹痛や嘔気といった症状をきたすことがあるが，検診などで無症状のものが発見されることも少なくない．
- 腹部超音波検査や CT，MRI で充実成分と囊胞成分が混在した腫瘤がみられた場合は SPN を疑う（❶，❷，❺）．
- 小さな SPN（❻）では囊胞変性を伴わない場合があるため，EUS-FNA を行い，組織学的診断を得ることが必要となる．
- EUS-FNA では組織が適切に採取できれば血管性の間質周囲に腫瘍細胞が存在する，乳頭状の構造が確認できる（❹b）．
- 免疫染色（❼）では β- カテニンが核に染まるのが特徴的である．そのほか，CD10 が陽性を示す[3]．

■ 治療
- SPN では局所への浸潤や肝転移をきたす悪性例がみられるため，切除可能例では診断時点で手術を行う．
- リンパ節転移や肝転移がみられる症例では転移巣の切除や焼灼療法を行ったとの報告もみられる[4]．
- 切除不能例・再発例に対する確立した化学療法は現状では存在しない．

（濱田　晋・正宗　淳・菅野　敦・下瀬川　徹）

文献
1) Farrell JJ, Fernandez-del Castillo C. Pancreatic cystic neoplasms: management and unanswered questions. Gastroenterology 2013；144：1303-15.
2) Butte JM, Brennan MF, Gonen M, et al. Solid pseudopapillary tumors of the pancreas. Clinical features, surgical outcomes, and long-term survival in 45 consecutive patients from a single center. J Gastrointest Surg 2011；15：350-7.
3) Bhatnagar R, Olson MT, Fishman EK, et al. Solid-pseudopapillary neoplasm of the pancreas: cytomorphologic findings and literature review. Acta Cytol 2014；58：347-55.
4) Kim MJ, Choi DW, Choi SH, et al. Surgical treatment of solid pseudopapillary neoplasms of the pancreas and risk factors for malignancy. Br J Surg 2014；101：1266-71.

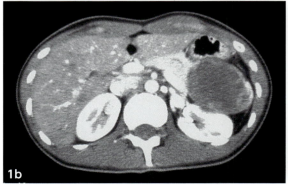
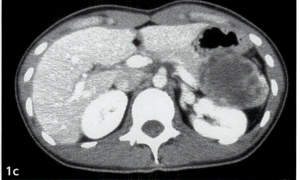

❶ CT
a：単純 CT では膵尾部に周辺石灰化（矢印）を伴う境界明瞭な腫瘤を認める．
b，c：造影 CT（b：早期相，c：後期相）では腫瘤内部は不均一な構造を示し，一部に造影効果を認める．

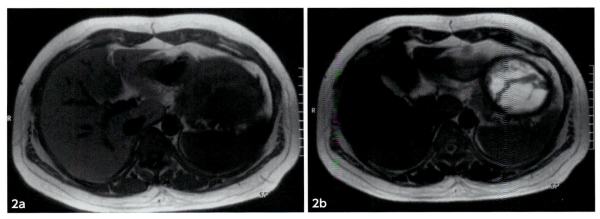

❷ MRI
a：T1強調像で低信号を呈する．
b：T2強調像で不均一な高信号を呈する．

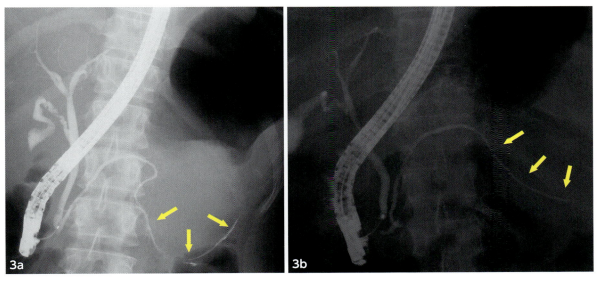

❸ ERCP
a：ERCPでは主膵管の圧排像がみられる場合がある（矢印）．
b：本症例も膵尾部主膵管に圧排を認める（矢印）

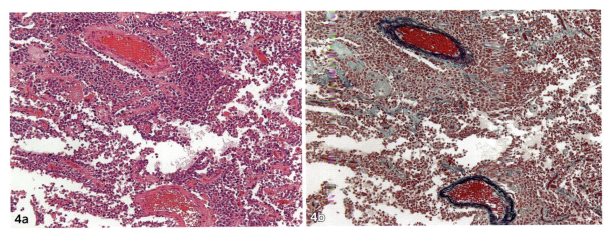

❹ 病理組織像
a：HE染色では類円形の一様な細胞が血管周囲を取り囲む像がみられる．
b：Elastica-Masson染色では線維性間質を腫瘍細胞が取り囲む偽乳頭状の構造を呈する．

solid-pseudopapillary neoplasm（SPN）

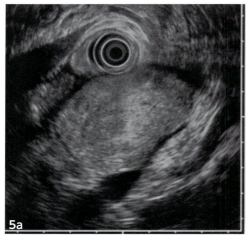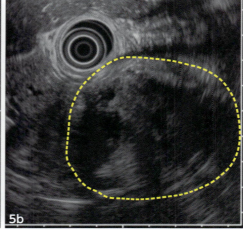

❺ EUS
a：充実成分が主体のものではEUSで比較的境界明瞭な腫瘤として描出される．
b：囊胞成分と充実成分が混在する腫瘍（点線内）もみられる．

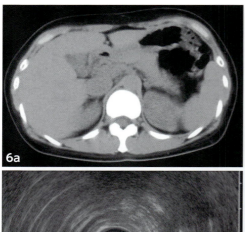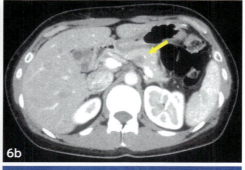
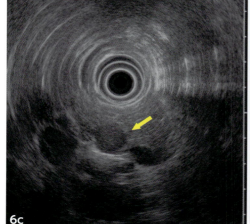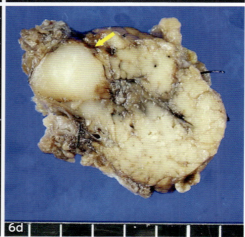

❻ 小さなSPN
小さなSPNでは他の充実性腫瘍と鑑別が困難な場合がある．
a，b：CT（a：単純，b：造影早期相）では膵体部背側に造影効果に乏しい腫瘤を認める（矢印）．
c：EUSでは境界明瞭な類円形の充実性腫瘤である（矢印）．
d：肉眼的には境界明瞭な10 mm大の腫瘤であり（矢印），組織学的にはSPNとの診断であった．

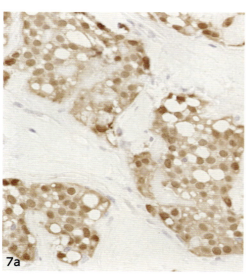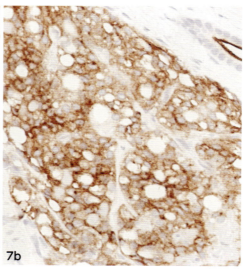

❼ 病理組織像
a：免疫染色ではβ-カテニンが核に陽性となる．
b：CD10がしばしば陽性となる．

漿液性嚢胞腫瘍（SCN）

■概要
- 漿液性嚢胞腫瘍（serous cystic neoplasm：SCN）は嚢胞性腫瘍に分類され，高齢の女性にみられることが多い．
- 嚢胞はグリコーゲンに富む立方上皮で覆われ（❺a），断面は嚢胞の集簇像を呈することが多い[1]．

■典型的な画像所見とその成り立ち
- SCNは膵全体に発生がみられる（❶）．嚢胞は多房性で分葉状であり，時に中心部に石灰化を伴う．
- CT・MRIでは小嚢胞の集簇としてみられることが多いが，嚢胞数が少ないもの（oligocystic type）や肉眼的に嚢胞と確認できない solid type もみられる[2]．

■確定診断へのプロセス
- 偶然膵嚢胞を指摘され，診断に至ることが多い．腫瘍の部位によっては腹痛や黄疸，膵炎の原因となることがある．
- CT，MRIにて膵に多房性の嚢胞を認め，分葉状を呈する場合はSCNを疑う．
- IPMNとは異なり，ERCPにて乳頭からの粘液排出や乳頭開大はみられない（❷）．
- oligocystic type では MCN や IPMN との鑑別が困難な場合がある．
- solid type では造影効果を有する充実性腫瘍と認識されるため膵神経内分泌腫瘍との鑑別が必要となるが（❸b，❹，❺b），MRI拡散強調像が鑑別に有用であるとの報告がみられる[2]．
- 癌抑制遺伝子の一種である von Hippel-Lindau （VHL）遺伝子の変異によって生じる von Hippel-Lindau 病は多臓器に腫瘍性病変を生ずる疾患であるが，SCNの合併が多く（❻），注意が必要である[3]．

■治療
- SCNの多くは良性であり増大速度も遅いため，経過観察となる例が多い[4]．
- SCNでは嚢胞穿刺により採取した嚢胞液中のCEA濃度が低いとされているが[1]，本邦では播種の危険性があるため嚢胞穿刺による診断は推奨されていない．
- solid type の場合には採取組織から診断が可能な場合がある（❺）．

（濱田　晋・正宗　淳・菅野　敦・下瀬川　徹）

文献
1) Farrell JJ, Fernandez-del Castillo C. Pancreatic cystic neoplasms: management and unanswered questions. Gastroenterology 2013；144：1303-15.
2) Jang KM, Kim SH, Song KD, et al. Differentiation of solid-type serous cystic neoplasm from neuroendocrine tumour in the pancreas: value of abdominal MRI with diffusion-weighted imaging in comparison with MDCT. Clin Radiol 2015；70：153-60.
3) Mohr VH, Vortmeyer AO, Zhuang Z, et al. Histopathology and molecular genetics of multiple cysts and microcystic (serous) adenomas of the pancreas in von Hippel-Lindau patients. Am J Pathol 2000；157：1615-21.
4) Malleo G, Bassi C, Rossini R, et al. Growth pattern of serous cystic neoplasms of the pancreas: observational study with long-term magnetic resonance surveillance and recommendations for treatment. Gut 2012；61：746-51.

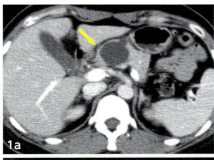
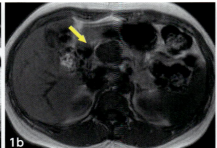
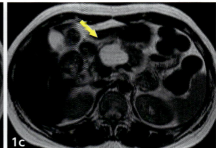
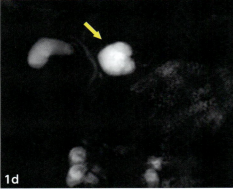

❶ SCNの典型的画像所見
a：造影CT．膵体部に嚢胞性病変を認める（矢印）．
b，c：MRI．T1強調像（b）で低信号，T2強調像（c）で高信号を呈する（矢印）．
d：MRCPでは嚢胞状の構造としてとらえられる（矢印）

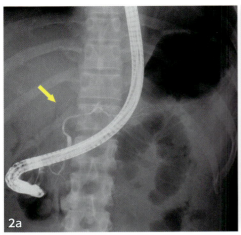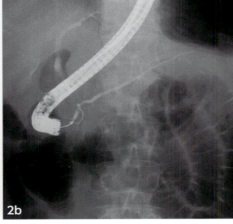

❷ ERCP
ERCPではIPMNと異なり膵管との交通を認めないことが多い．
a：囊胞による膵管分枝の圧排像を認める（矢印）．
b：膵管に所見を認めない症例もみられる．

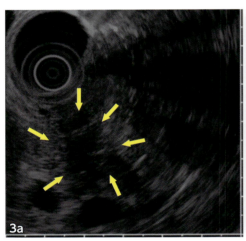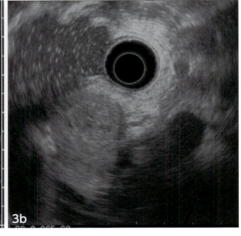

❸ EUS
a：EUSでは蜂巣状（矢印）にみえることが多い．
b：solid typeのものではあたかも充実性腫瘍のように描出される場合がある．

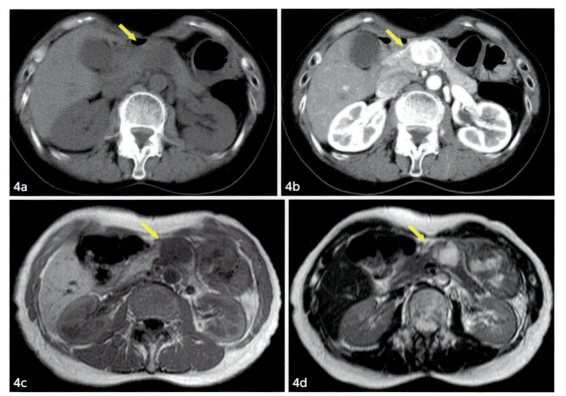

❹ solid typeのSCN
solid typeのSCNは充実性腫瘍としてとらえられる場合がある．
a，b：CT（a：単純，b：造影）では充実性の多血性腫瘤と認識され，神経内分泌腫瘍等との鑑別を要する（矢印）．
c，d：MRIではT1強調像（c）で低信号，T2強調像（d）で高信号を呈する（矢印）．

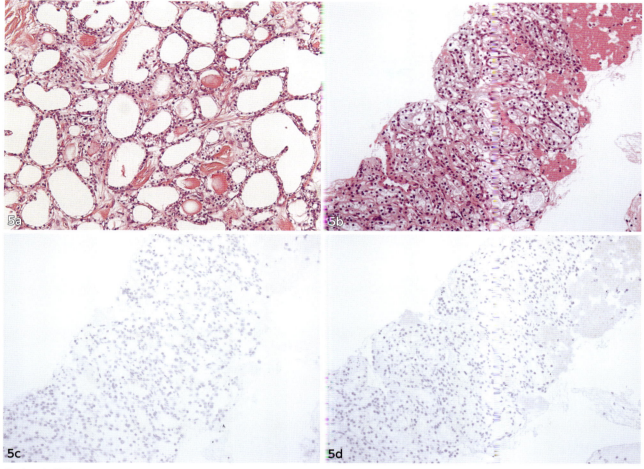

❺ 病理組織像
a：グリコーゲンに富む立方上皮が内腔を被覆し，囊胞が集簇している所見を呈する（HE 染色）．
b：solid type の SCN の FNA 検体では淡明で豊富な細胞質と小型円形核を有する細胞がシート状または小管腔様構造を形成して増殖する像が観察された（HE 染色）．
c，d：内分泌マーカーのクロモグラニン（c），シナプトフィジン（d）はいずれも陰性である．

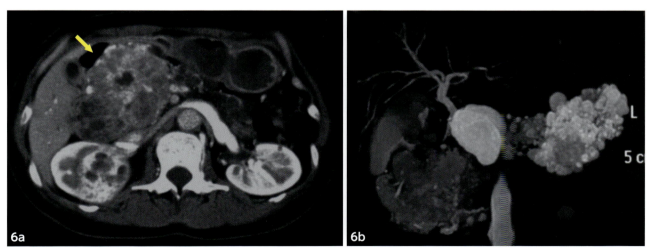

❻ von Hippel-Lindau 病に発生した SCN
von Hippel-Lindau 病に発生する SCN は膵全体を置換するほど大きなものがみられることがある．
a：造影 CT では膵頭部に造影効果を有する多房性腫瘤（矢印）を認める．
b：MRCP では膵全体に T2 強調像で高信号を示す囊胞が集簇している．

Ⅳ 胆・膵　3 膵臓　B 腫瘍性疾患

膵腺房細胞癌

■ 概要
- 膵腺房細胞癌（acinar cell carcinoma）は膵腫瘍のうち1～2％程度にみられるまれな腫瘍である[1]．
- 膵腺房細胞癌は高齢者に多く，男性例が多い．
- 腫瘍細胞は腺房細胞と形態学的な類似性を有する．

■ 典型的な画像所見とその成り立ち
- 膵腺房細胞癌は膵の全域に発生する．
- 周囲との境界は明瞭であり，被膜を有することが多い．
- 出血や壊死，囊胞変性がしばしばみられ，CTやMRIではこれらを反映した不均一な内部構造がみられる[2,3]（❶，❷，❸b）．
- 時に膵管内進展がみられる（❹，❺a）．

■ 確定診断へのプロセス
- 発見時点では大きな充実性腫瘍であることが多く，腹痛や黄疸，体重減少などを呈することが多い．
- 周囲との境界が比較的明瞭で，内部に壊死や囊胞変性を伴う腫瘤を認めた場合には膵腺房細胞癌を疑う．
- 囊胞部分が多いものでは他の囊胞性腫瘍と，充実部分が多いものでは膵神経内分泌腫瘍との鑑別が重要となる．
- EUS-FNAが可能な充実部分があれば，積極的に組織診断を行う．
- 腫瘍細胞は豊富な好酸性の細胞質を有し（❺b），種々の膵酵素の発現がみられる[1]（❻a～c）．
- 電顕ではチモーゲン顆粒の存在が確認できることがある[1]（❻d）．

■ 治療
- 通常型膵癌に比較すると予後は良好であるが，遠隔転移を伴うことの多い悪性疾患であり，手術可能例については診断時点で手術を考慮する．
- 根治的治療は手術による完全切除である．

（濱田　晋・正宗　淳・菅野　敦・下瀬川　徹）

文献
1) La Rosa S, Sessa F, Capella C. Acinar cell carcinoma of the pancreas: overview of clinicopathologic features and insights into the molecular pathology. Front Med (Lausanne). 2015；2：41.
2) Bhosale P, Balachandran A, Wang H, et al. CT imaging features of acinar cell carcinoma and its hepatic metastases. Abdom Imaging 2013；38：1383-90.
3) Raman SP, Hruban RH, Cameron JL, et al. Acinar cell carcinoma of the pancreas: computed tomography features — a study of 15 patients. Abdom Imaging 2013；38：137-43.

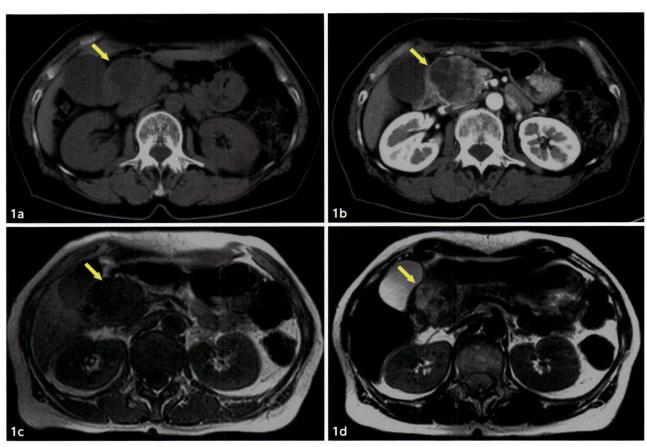

❶ CT，MRI
a，b：CT（a：単純，b：造影）では囊胞変性を伴った内部不均一な腫瘤像を呈し，一部に造影効果を認める（矢印）．
c，d：MRI．T1強調像（c）では低信号を呈し，T2強調像（d）では囊胞変性を伴う部分に高信号を認める（矢印）．

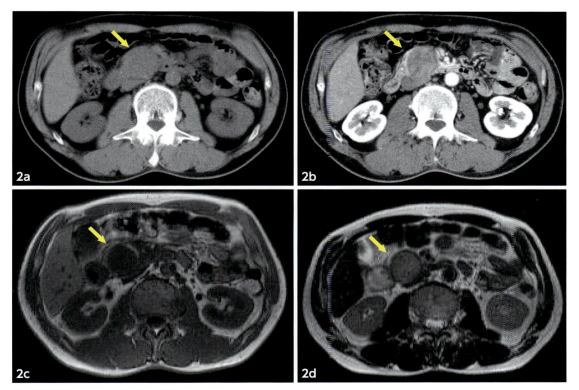

❷ CT，MRI
a，b：内部に変性を伴わないものでは CT（a：単純，b：造影）で造影効果を有する境界明瞭な充実性腫瘤としてとらえられる（矢印）.
c，d：MRI. T1 強調像（c）では低信号を呈し，T2 強調像（d）ではやや高信号を示す（矢印）.

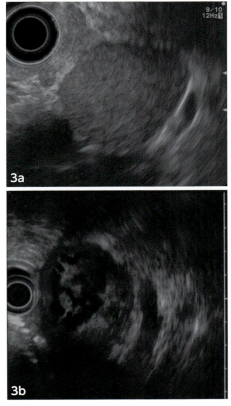

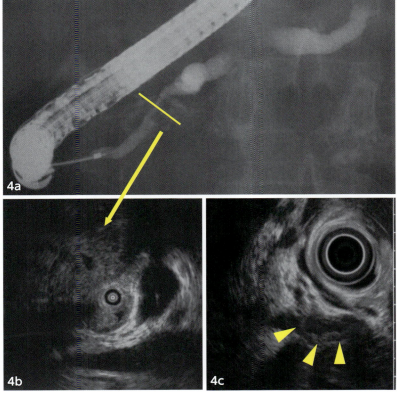

❸ EUS
a：EUS では変性がなければ境界明瞭な類円形・充実性腫瘤として描出される.
b：変性を伴う腫瘍では囊胞成分と充実成分が混在した像を示す.

❹ 膵管内進展
a：ERCP では腫瘍の主膵管内進展がみられる場合がある.
b：IDUS にて膵管内腫瘍を確認（矢印）.
c：EUS でも膵管内腫瘍が確認できる（矢頭）.

膵腺房細胞癌　513

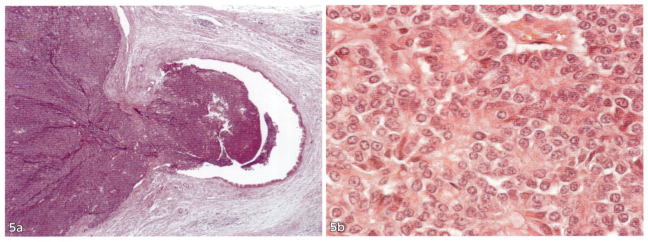

❺ 病理組織像
a：腫瘍の膵管内進展を組織学的にも確認できる．
b：腫瘍細胞は好酸性の細胞質をもち，核は基底膜側へ変位している．

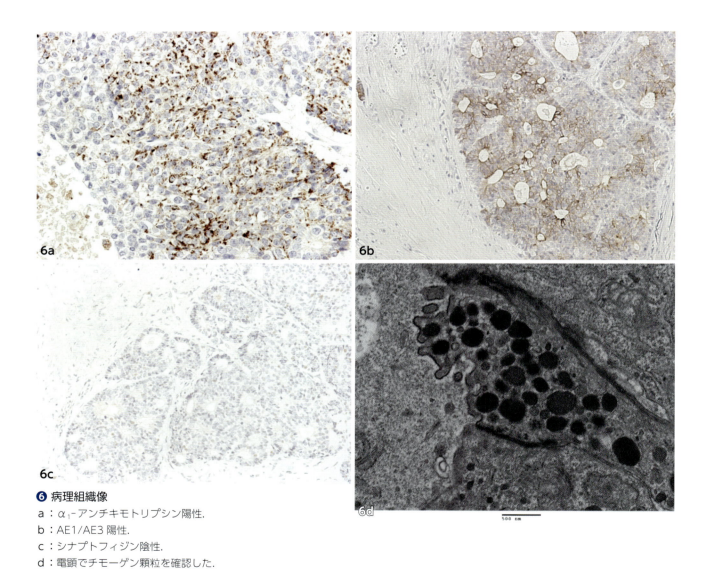

❻ 病理組織像
a：α_1-アンチキモトリプシン陽性．
b：AE1/AE3 陽性．
c：シナプトフィジン陰性．
d：電顕でチモーゲン顆粒を確認した．

IV 胆・膵　3 膵臓　B 腫瘍性疾患

膵内副脾と epidermoid cyst

■ 概要
- 副脾は剖検例の約10％に認められ，そのうち約20％が膵尾部内に存在する[1]．まれに膵内副脾に epidermoid cyst（類表皮嚢胞）が発生する．
- epidermoid cyst は，皮膚付属器をもたない重層扁平上皮により形成される良性の真性嚢胞である．嚢胞内容は報告によりさまざまであり特徴的な所見は認めない．
- 男女差はない．

■ 典型的な画像所見とその成り立ち
- 膵尾部に存在する．
- epidermoid cyst は辺縁に充実部を伴う単房性あるいは多房性嚢胞として描出される．
- 充実性部分は膵臓と同様に，造影CT では造影効果を示し（❶a～d），SPIO造影 MRI では信号低下を示し（❶e），^{99m}Tc スズコロイドシンチグラフィでは集積を認める[2]．

■ 確定診断へのプロセス
- 膵尾部病変の診断においては本症の可能性を念頭においておく必要がある．
- 充実性部分が副脾であることを証明する．

- epidermoid cyst は CA19-9 の上昇を伴うことがあり，膵管癌との鑑別を要することがある[3]．
- epidermoid cyst の病理学的診断における EUS-FNA の役割は確立していない[4]．

■ 治療
- 非腫瘍性病変であるため，無症状で確定診断された場合には経過観察が可能である．しかし確定診断のために外科的に切除されることもある．

（菊田和宏・菅野　敦・正宗　淳・下瀬川　徹）

文献
1) Halpert B, Alden ZA. Accessory spleens in or at the tail of the pancreas. A survey of 2,700 additional necropsies. Arch Pathol 1964；77：652-4.
2) Kawamoto S, Johnson PT, Hall H, et al. Intrapancreatic accessory spleen: CT appearance and differential diagnosis. Abdom Imaging 2012；37：812-27.
3) Horibe Y, Murakami M, Yamao K, et al. Epithelial inclusion cyst (epidermoid cyst) formation with epithelioid cell granuloma in an intrapancreatic accessory spleen. Pathol Int 2001；51：50-4.
4) VandenBussche CJ, Maleki Z. Fine-needle aspiration of squamous-lined cysts of the pancreas. Diagn Cytopathol 2014；42：592-9.

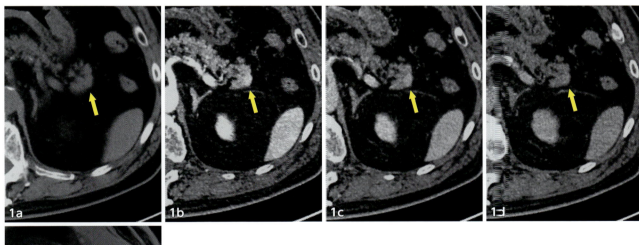
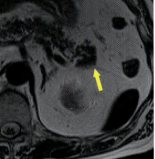

❶ 膵内副脾（60歳代，男性）
a～d：CT．a：単純．b：早期相．c：門脈相．d：平衡相．膵尾部に境界明瞭な小腫瘤性病変を認め，脾臓と同様の造影効果を示した（矢印）．
e：SPIO造影 MRI．膵尾部病変の T2 信号が脾臓と同様に低下していた（矢印）．EUS-FNA により膵内副脾と病理学的に診断された．

Ⅳ 胆・膵　3 膵臓　B 腫瘍性疾患

リンパ上皮嚢胞（LEC）

■ 概要
- リンパ上皮嚢胞（lymphoepithelial cyst）は比較的まれな良性病変であり，膵嚢胞の 0.5 %と報告されている[1]．
- 組織学的には頭頸部領域における鰓裂嚢胞に類似している嚢胞の内面は皮膚付属器を伴わない重層扁平上皮で構成され，上皮を取り囲むようにリンパ組織を伴う．嚢胞内部にはケラチン様物質が含まれることが多い．
- 発生機序は不明であるが，閉塞した膵管の扁平上皮化生や，胎生期に迷入した鰓裂からの発生，膵周囲リンパ節に生じた迷入膵からの発生などが考えられている．
- 男性に多く，膵のいずれの部位にも発生しうる．ほとんどが単発例である[2]．

■ 典型的な画像所見とその成り立ち
- 単房性嚢胞・多房性嚢胞（❶a）のいずれもみられる．嚢胞壁は皮膚付属器を伴わない重層扁平上皮とそれを取り囲むリンパ組織から成り，嚢胞内部にはケラチン様物質が含まれることが多い（❷）．
- US や EUS では内部エコーを伴い（❶e）一見充実様に描出されることも多い．充実性病変との鑑別には造影 EUS が有用である[3]（❶f）．
- 造影 CT/MRI では被膜や隔壁のみ造影される（❶b）．
- MRI では内部のケラチン様物質の多寡や粘稠度の違いによりさまざまな信号強度を示す．多房性の場合には各嚢胞腔の信号強度に差が認められることもある（❶c，d）．

■ 確定診断へのプロセス
- 半数に CA19-9 の上昇を伴い，膵管癌との鑑別を要する[2]．
- 嚢胞内容の成分によっては充実性病変との鑑別が必要になることがある．造影 EUS/CT/MRI 等で被膜や隔壁のみが造影されることを確認する．
- MRI では嚢胞内部の信号強度は多様である．多房性の場合は各嚢胞腔の信号強度に差が認められることがある．
- EUS-FNA により，扁平上皮，ケラチン様物質，コレステロール結晶，リンパ球などが認められた場合，LEC が疑われる．しかし，穿刺後に嚢胞穿破をきたし腹膜炎を発症した LEC 症例の報告もあり[4]，安易な穿刺は避けるべきである．

■ 治療
- 非腫瘍性病変であるため，無症候性であり診断が可能である場合は経過観察が可能であるが，確定診断のために外科的に切除されることも多い．

（菊田和宏・菅野　敦・正宗　淳・下瀬川　徹）

文献
1) Adsay NV, Hasteh F, Cheng JD, et al. Lymphoepithelial cysts of the pancreas: a report of 12 cases and a review of the literature. Mod Pathol 2002；15：492-501.
2) Mege D, Gregoire E, Barbier L, et al. Lymphoepithelial cyst of the pancreas: an analysis of 117 patients. Pancreas 2014；43：987-95.
3) 松本和幸，加藤博也，友田　健，ほか．造影 EUS で観察した膵 lymphoepithelial cyst の 2 例．日消誌 2013；110：1823-30.
4) Matsubayashi H, Sugimoto S, Kishida Y, et al. Rupture of a suspected pancreatic lymphoepithelial cyst causing chemical peritonitis after endoscopic ultrasound guided-fine needle aspiration. Endoscopy 2014；46：E51-2.

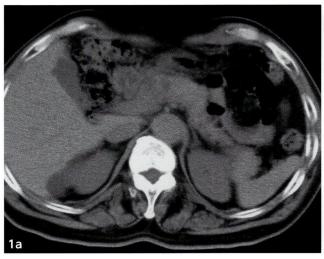
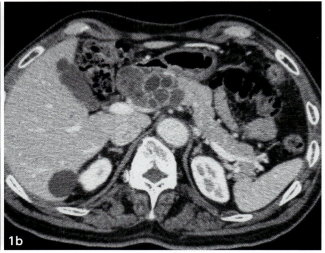

❶ LEC の画像所見（60 歳代，男性）
a：単純 CT．膵頭体部に多房性嚢胞性病変を認めた．
b：造影 CT（門脈相）．被膜や隔壁のみ造影された．

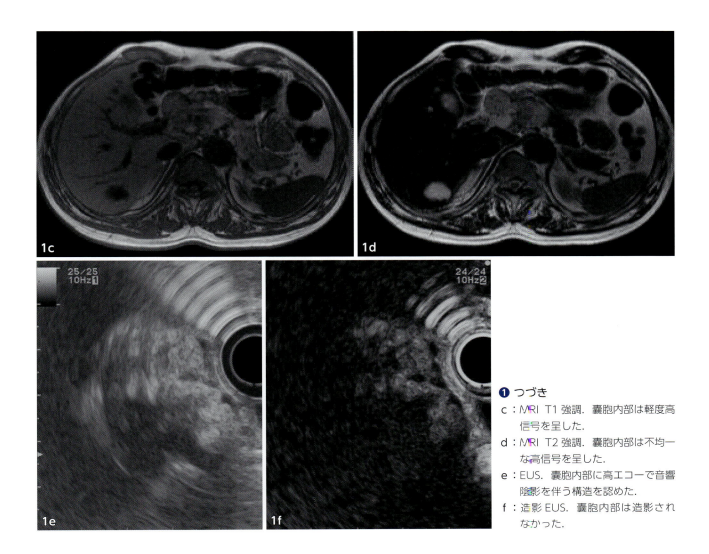

❶ つづき
c：MRI T1強調．囊胞内部は軽度高信号を呈した．
d：MRI T2強調．囊胞内部は不均一な高信号を呈した．
e：EUS．囊胞内部に高エコーで音響陰影を伴う構造を認めた．
f：造影EUS．囊胞内部は造影されなかった．

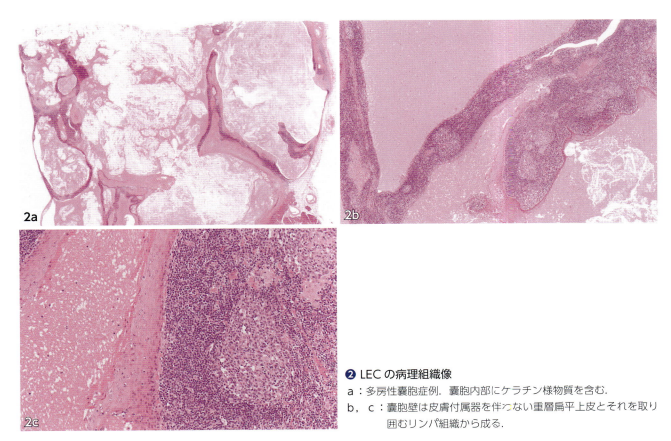

❷ LECの病理組織像
a：多房性囊胞症例．囊胞内部にケラチン様物質を含む．
b，c：囊胞壁は皮膚付属器を伴わない重層扁平上皮とそれを取り囲むリンパ組織から成る．

IV 胆・膵　3 膵臓　B 腫瘍性疾患

転移性膵腫瘍

■ 概要

- 膵腫瘍性病変の鑑別診断の一つにあげられる.
- 頻度は剖検例の 1.6 %, 膵手術例の 3.9 %と報告されている[1]. 膵癌を除く悪性腫瘍症例の剖検例に限った検討では 14.9 %との報告がある[2].
- 原発巣は, 剖検例の検討では肺癌, 胃癌などが多い[1,2]. 切除例では腎細胞癌の頻度が圧倒的に高く, 大腸癌や悪性黒色腫, 肉腫, 肺癌, 胃癌, 胆嚢癌なども報告されている[3].
- 多くが無症状であるが, 腹痛, 黄疸, 消化管出血などを呈することがある[3].

■ 典型的な画像所見とその成り立ち

- さまざまな悪性腫瘍の転移であるため, その所見は多岐にわたる.
- 一般に, 原発巣またはその肝転移巣と同様の特徴, 血流動態を呈する.
- 腎細胞癌の膵転移の多くは多血性で, 境界明瞭な類円形の腫瘤像を呈する (❶).
- 大腸癌の膵転移の多くは乏血性である (❷). 辺縁のリング状濃染像を認める場合がある.

■ 確定診断へのプロセス

- 多くは健診やその他の目的で施行された画像検査で偶然発見される.
- 膵に腫瘤が発見され, かつ癌の既往がある場合は, 常に膵転移の可能性を考慮する. 腎細胞癌では原発巣切除から 10 年以上経過後に膵への転移が発見されることがある.

- 特徴的な画像所見を呈する場合もあるが, 一般的には画像検査のみでの確定診断は困難である. 治療方針を決定するために病理学的確定診断が必要な場合には EUS-FNA などが行われる[4].

■ 治療

- 転移性膵腫瘍に対する治療は確立していない.
- 全身への転移を伴う場合など, 切除対象にならない転移性膵腫瘍に対しては, 化学療法が検討されるが, その予後は一般的に厳しい.
- 転移が膵に孤発している場合などには外科的に切除されることがある. 原発巣により成績は異なるが, 腎細胞癌膵転移に対する切除後の予後は比較的良好と報告されている[3].

（菊田和宏・菅野　敦・正宗　淳・下瀬川　徹）

文献

1) Adsay NV, Andea A, Basturk O, et al. Secondary tumors of the pancreas: an analysis of a surgical and autopsy database and review of the literature. Virchows Arch 2004；444：527-35.

2) Nakamura E, Shimizu M, Itoh T, et al. Secondary tumors of the pancreas: clinicopathological study of 103 autopsy cases of Japanese patients. Pathol Int 2001；51：686-90.

3) Reddy S, Wolfgang CL. The role of surgery in the management of isolated metastases to the pancreas. Lancet Oncol 2009；10：287-93.

4) Atiq M, Bhutani MS, Ross WA, et al. Role of endoscopic ultrasonography in evaluation of metastatic lesions to the pancreas: a tertiary cancer center experience. Pancreas 2013；42：516-23.

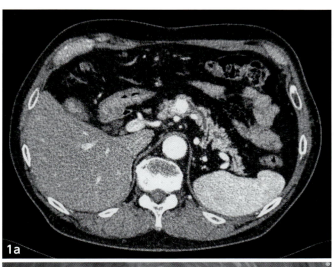
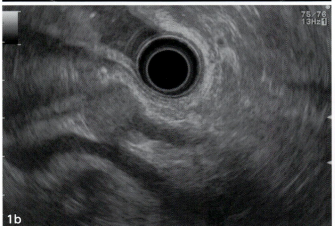
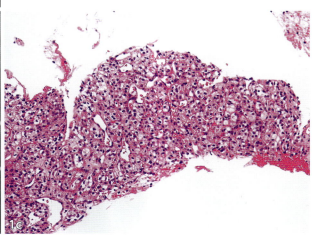

❶ 腎細胞癌膵転移例（70歳代，男性，腎細胞癌術後15年）
a：造影CT（早期相）．膵体部に強い造影効果を示す．境界明瞭な類円形の腫瘤を認めた．
b：EUS．膵体部に類円形の低エコー腫瘤を認めた．
c：EUS-FNAによる病理組織像．淡好酸性で淡明な細胞質を有し，核の大小不同を伴う異型細胞が充実性胞巣を形成しながら増殖しており，腎細胞癌膵転移と診断した．

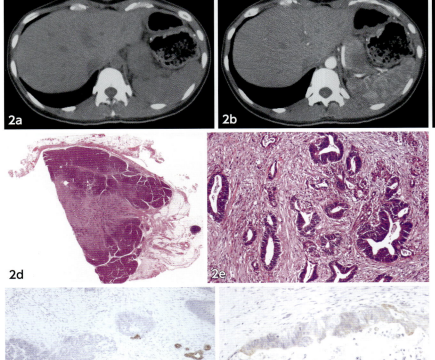

❷ 横行結腸癌膵転移例（30歳代，女性，横行結腸癌，肝転移術後3年）
a〜c：CT．膵尾部に造影効果に乏しい腫瘤を認めた．a：単純．b：早期相．c：門脈相．
d〜g：手術検体病理組織像（膵体尾部切除）．d：膵実質内に腫瘍を認めた．e：高円柱状異型上皮による腺腔形成を認めた（腺癌）．f：CK7．既存の膵管に陽性であるが，腫瘍腺管は陰性．g：CK20．一部の腫瘍細胞で陽性．

転移性膵腫瘍 519

IV 胆・膵　4 乳頭部　A 腫瘍性疾患

十二指腸乳頭部腫瘍（腺腫，早期癌，進行癌）

■ 概要

● 十二指腸乳頭部腫瘍にはさまざまな組織型があり，前癌病変の組織型は腸上皮型の腺腫（管状腺腫，管状乳頭状腺腫，乳頭状腺腫），非浸潤性膵胆管上皮型の異型上皮，扁平異型上皮に分類され，腸上皮型の腺腫が最も頻度が高い.

● 腺腫は散発性に発生する場合と家族性大腸腺腫症（FAP）に合併する場合がある.

● 現在 adenoma-carcinoma sequence が存在すると考えられている[1].

● 乳頭部の悪性腫瘍は，腺癌（腸上皮型，膵胆管上皮型），腺扁平上皮癌，明細胞癌，肝様腺癌，浸潤性乳頭状腺癌，粘液腺癌，印環細胞癌，未分化癌，神経内分泌腫瘍（NET）などがあり，腺癌の頻度が最も高い.

● 腫瘍の肉眼型として露出腫瘤型，非露出腫瘤型，腫瘤潰瘍型，潰瘍腫瘤型，潰瘍型，ポリープ型，正常型があるが，露出腫瘤型が最も頻度が高い.

■ 典型的な画像所見とその成り立ち

● 腺腫の典型的内視鏡像は，褪色調で乳頭状，分葉状を呈する（❶a）.

● 発赤調で易出血性，びらんを伴った場合は癌を疑い，潰瘍形成や粘膜の引きつれがみられれば進行癌である（❶b〜d，❸）.

● 腺腫と腺腫内癌（❷）の鑑別は内視鏡所見などの画像診断のみでは困難なことがある.

● NET では非露出腫瘤型の形態を呈し，隆起の表面は正常粘膜で覆われることが多い.

● 神経内分泌癌（NEC）や mixed adenoneuroendocrine carcinoma（MANEC）では進行すると潰瘍形成がみられることがある.

■ 確定診断へのプロセス

● 確定診断に最も重要な診断手法は十二指腸内視鏡検査と生検である.

● NBI を用いた拡大内視鏡による質的診断が，乳頭部腫瘍に対して試みられている[2].

● 内視鏡所見のみでは腫瘍性病変の確定や良悪性の鑑別は困難なこともあり，確定診断に生検は必須である.

● 一般的に腫瘍は，乳頭開口部深部の共通管部（Ac 領域）での異型度が最も高く，この部位から生検を行うことで診断可能な場合が多い.

● 生検で質的診断困難な場合には，EUS-FNA 細胞診を考慮する[3].

● CT での乳頭部腫瘍は，十二指腸浸潤や膵浸潤がみられる進行癌では描出可能なこともあるが，早期癌では局在診断や進展度診断を行うことは困難なことがある.

● MRI における乳頭部腫瘍の特徴として，T2 強調像で低信号を呈する腫瘤像，乳頭部領域の胆管，膵管壁の不整な肥厚があげられているが，空間分解能は CT より低いため診断精度は劣る.

● 近年拡散強調像（DWI）による乳頭部腫瘍の良悪性診断が期待されている.

■ 治療

● 腺腫であっても adenoma-carcinoma sequence の観点から積極的な切除が推奨されている.

● 乳頭部腫瘍と診断して，遠隔転移がなく切除を考慮する場合には，腫瘍の十二指腸や膵への浸潤などの T staging および胆管膵管への進展の有無について，EUS や IDUS を用いて局所の進展度診断を行い治療方針の決定を行う[4].

● m 癌ではリンパ節転移の可能性はきわめて低く，胆管膵管進展のない場合には内視鏡的乳頭部切除術などの局所切除が可能である[5].

● 現在の画像診断を用いても m 癌と od 癌の鑑別は不可能であり，局所切除を行った場合には切除標本の詳細な病理学的検索が重要である.

● 局所切除を行い病理学的に癌の場合，T1b（od）以上，脈管侵襲陽性，断端陽性例では，リンパ節転移や局所再発の可能性が高く，外科治療の追加を検討する.

● 遠隔転移がある場合には，切除不能例として進展度診断を省略し，適応例に対し胆道ドレナージ術を行う.

（伊藤　啓・小川貴央・枡かおり）

文献

1) Iwashita Y, Ito K, Noda Y, et al. A case of ampullary adenoma that developed to cancer 7 years after initial diagnosis. Am J Case Rep 2015；16：586-9.

2) Uchiyama Y, Imazu H, Kakutani H, et al. New approach to diagnosing ampullary tumors by magnifying endoscopy combined with a narrow-band imaging system. J Gastroenterol 2006；41：483-90.

3) Defrain C, Chang CY, Srikureja W, et al. Cytologic features and diagnostic pitfalls of primary ampullary tumors by endoscopic ultrasound-guided fine-needle aspiration biopsy. Cancer 2005；105：289-97.

4) Ito K, Fujita N, Noda Y, et al. Preoperative evaluation of ampullary neoplasm with endoscopic ultrasonography (EUS) and transpapillary intraductal ultrasonography (IDUS) — A prospective and histopathologically controlled study. Gastrointest Endosc 2007；60：740-7.

5) Ito K, Fujita N, Noda Y. Endoscopic diagnosis and treatment of ampullary neoplasm (with video). Dig Endosc 2011；23：113-7.

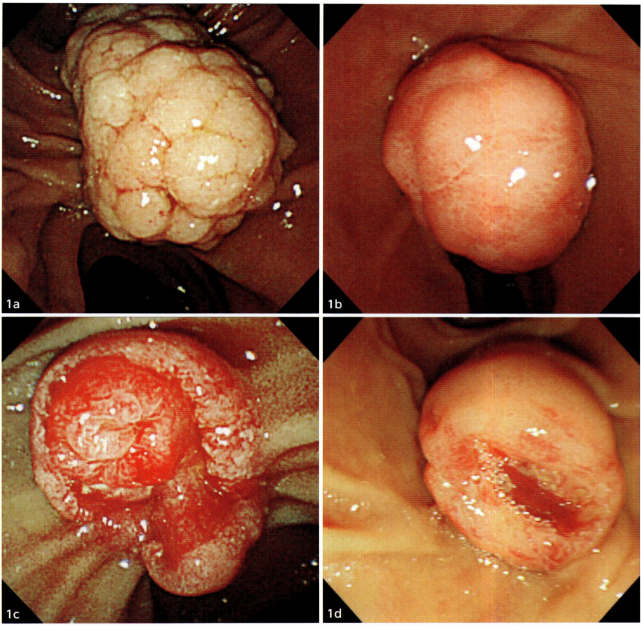

❶ 乳頭部腫瘍の内視鏡像
a：乳頭部腺腫．褪色調で乳頭状，分葉状を呈している．
b：早期乳頭部癌（露出腫瘤型：腺癌）．発赤調を呈している．
c：進行乳頭部癌（潰瘍腫瘤型：腺癌）．発赤調で潰瘍を伴う易出血性を呈している．
d：進行乳頭部癌（腫瘤潰瘍型：mixed adenoneuroendocrine carcinoma）．隆起の表面は正常粘膜で覆われた非露出腫瘤型の形態を呈し，潰瘍形成を伴っていた．

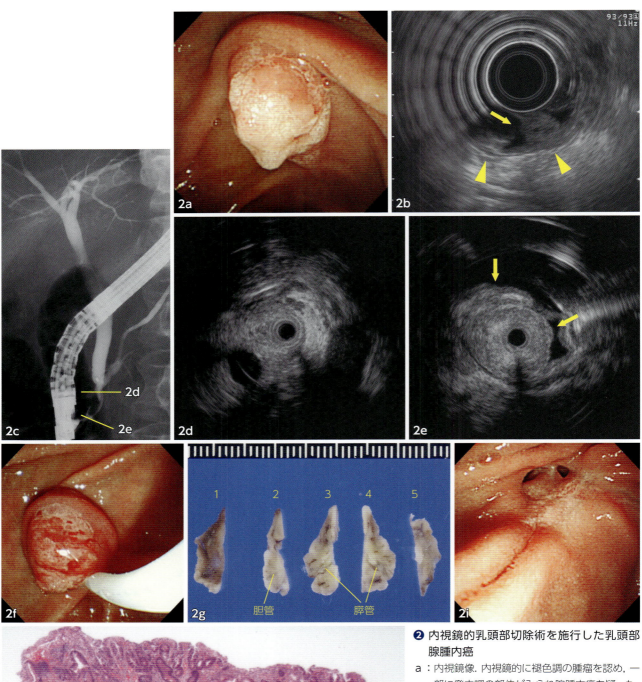

❷ 内視鏡的乳頭部切除術を施行した乳頭部腺腫内癌

a：内視鏡像．内視鏡的に褪色調の腫瘤を認め，一部に発赤調の部位がみられ腺腫内癌を疑った．
b：EUS 像．乳頭部に低エコー腫瘤（矢印）を認め，十二指腸筋層（矢頭）に浸潤はみられなかった．
c：ERCP 像．胆管膵管は拡張や腫瘍の進展はみられなかった．
d，e：胆管 IDUS 像．胆管膵管進展や十二指腸筋層（矢印）への浸潤は認めなかった．
f：内視鏡的乳頭部切除術．十分なインフォームド・コンセントのもと内視鏡的に切除を行った．
g：固定標本割面像．Ad 領域を主座とする白色調の腫瘍であった．
h：病理組織像．乳頭管状腺癌で深達度は m-God であった．
i：内視鏡像．術後 7 年を経過したが，内視鏡的に再発はみられていない．

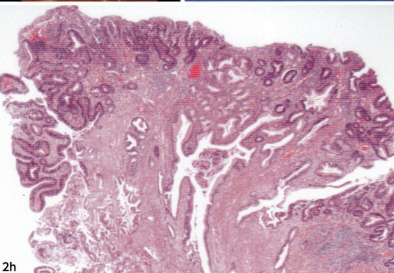

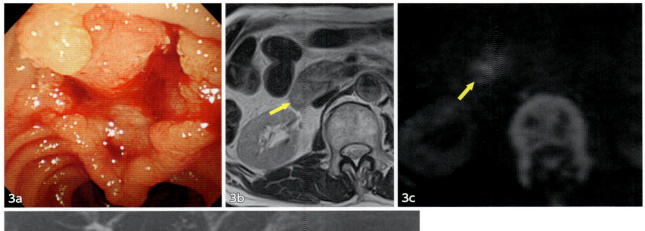
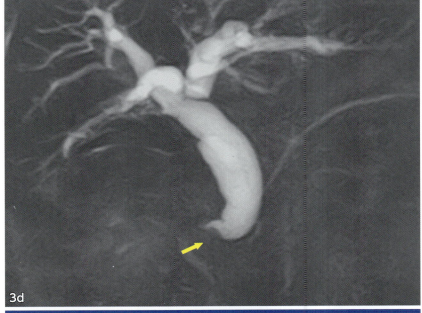
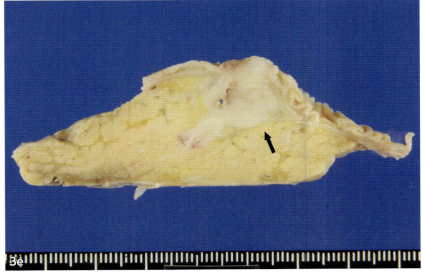

❸ 外科的切除を行った進行乳頭部癌
　a：内視鏡像．乳頭部に易出血性の潰瘍腫瘤型の腫瘍を認めた．
　b：MRI T2 強調像．乳頭部にやや低信号域の腫瘍がみられた（矢印）．
　c：MRI 拡散強調像．乳頭部に一致して拡散能の低下を認めた（矢印）．
　d：MRCP 像．胆管は著明に拡張し，胆管末端に腫瘍の進展がみられた（矢印）．
　e：切除標本割面像．乳頭部に白色調の腫瘍を認め，胆管進展（矢印）や十二指腸浸潤，膵臓浸潤を認めた．

Ⅳ 胆・膵　4 乳頭部　A 腫瘍性疾患

乳頭部神経内分泌腫瘍

■ 概要
- 十二指腸乳頭部神経内分泌腫瘍（NET）は，消化器NETの1％程度で，十二指腸乳頭部腫瘍の2％程度ときわめてまれである[1]．
- 乳頭部には，内分泌細胞微小胞巣（endocrine cell micronests：ECM）が高頻度に存在するため，NET発生の好発部位となることが指摘されている[2]．

■ 典型的な画像所見とその成り立ち
- NETの発生母地は，粘膜深層の内分泌細胞である．乳頭部NETは，膵管，付属腺周囲の線維性間質内にあるソマトスタチンあるいはPP陽性細胞から成るECMから発生するとされ[2]，他の消化管NETと同様に粘膜下を主体に膨張性発育を呈する．増大に伴い緊満感を有してくる．神経内分泌癌（NEC）の場合は，乳頭部癌と同じく不整形の潰瘍を形成することが多い．
- NETは血流豊富な腫瘍であるため，内視鏡所見では乳頭部表面に毛細血管の増生した腫瘤を認めることが多い（❶）．
- 造影CTでは多血性腫瘍を反映しhypervascularとなるが，腫瘍が小さい場合には認識できない場合も多い（❷）．NECになるとやや乏血性となる．
- EUSでは，髄様な細胞配列を反映し，均一で境界明瞭な低エコーを呈する（❸）．

■ 確定診断へのプロセス
- 黄疸（53％），腹痛（24％），膵炎（6％）が多い臨床症状である．
- 神経線維腫症1型に合併するNETの多くは乳頭部に発生することが知られている[3]．
- 確定診断は通常，内視鏡下生検で可能であるが，診断困難時には，EST施行下生検や，EUS-FNAを行うこともある（❹）．

■ 治療
- 乳頭部NETは十二指腸NETのなかでも悪性度が高く，腫瘍径や核分裂指数が転移の指標とはならない[4]という報告は以前からもあり，安易な縮小手術は避けるべきであると考えられる．その一方で，1cm以下で，所属リンパ節転移がない場合には，内視鏡的乳頭切除術も治療選択肢の一つとしてよいとの見解もある．しかし，症例の少なさから，本邦の膵・消化管NET診療ガイドラインにおいても乳頭部NETに対するアルゴリズムは存在せず，治療法は確立していないのが現状であり，慎重な判断が必要であろう．
- 限局したNECやMANECであれば，その悪性度の高さから十分なリンパ節郭清を含めた膵頭十二指腸切除術による根治的切除が基本となる．

（肱岡　範・水野伸匡・原　和生）

文献
1) Albores-Saavedra J, Hart A, Chablé-Montero F, et al. Carcinoids and high-grade neuroendocrine carcinomas of the ampulla of vater: a comparative analysis of 139 cases from the surveillance, epidemiology, and end results program-a population based study. Arch Pathol Lab Med 2010；134（11）：1692-6.
2) Noda Y, Watanabe H, Iwafuchi M, et al. Carcinoids and endocrine cell micronests of the minor and major duodenal papillae. Their incidence and characteristics. Cancer 1992；70（7）：1825-33.
3) Klein A, Clemens J, Cameron J. Periampullary neoplasms in von Recklinghausen's disease. Surgery 1989；106（5）：815-9.
4) Randle RW, Ahmed S, Newman NA, et al. Clinical outcomes for neuroendocrine tumors of the duodenum and ampulla of Vater: a population-based study. J Gastrointest Surg 2014；18（2）：354-62.

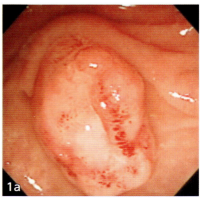 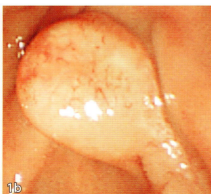 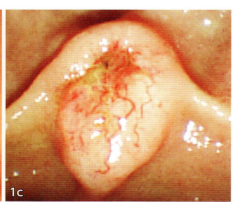

❶ 乳頭部NETの内視鏡所見
乳頭部の軽度の腫大と，毛細血管拡張を認める．
　a：NET G1．　b：NET G1．　c：NET G2．

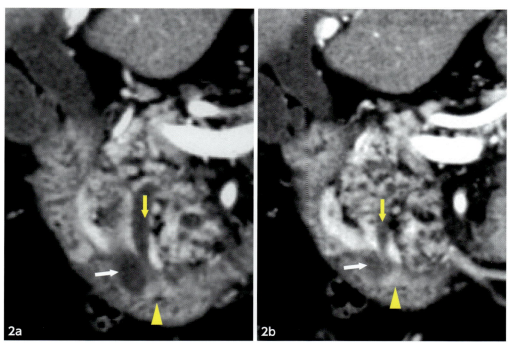

❷ 造影CT所見［❶c症例］
胆管（白矢印），膵管（黄矢印）はともに軽度の拡張を認め，胆管開口部末端に淡い造影効果を有する腫瘍（矢頭）を認める．

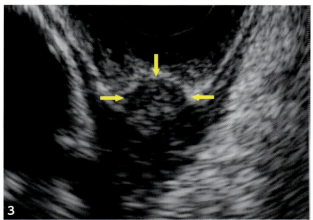

❸ EUS所見［❶b症例］
乳頭部Ac領域に一致して6mm大の低エコー腫瘍（矢印）を認める．

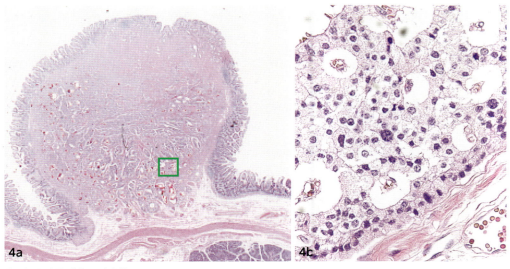

❹ 病理所見［❶a症例］
a：8mmの乳頭部腫瘍．腫瘍は十二指腸の粘膜下層に及ぶが，筋層には浸潤を認めない．
b：aの囲み部分の拡大像．高分化で異型の弱いNETの増殖を認める．

索 引

※ゴシックの項目は見出し項目，太字のページは詳述箇所を示す．

和文索引

【あ】

アカラシア　10, 44
悪性黒色腫　2, 18, **74**, 166
　食道　**74**
悪性リンパ腫　155, 202, 300, 306, 410
　胃　155
　肝臓　410
　十二指腸　202
　小腸・大腸　300, 306
アザチオプリン　247, 251, 254, 344, 445
アシクロビル　33
亜硝酸薬　44
アスピリン　120
アセトアルデヒド　18
アダリムマブ　243, 247, 251
圧出性食道憩室　10
圧出性憩室　82
アトランタ分類　464
アドレナリン添加高張食塩水局注　176
アニサキス　122
アフタ様病変　232, 234, 249, 252
アフタ様びらん　218
アポトーシス　255
アポトーシス小体　234, 235
網目状　139
網目状血管　111
アミロイド　124, 187, 258, **350**
アミロイドーシス　124, 182, 186, **187**, 258, 303, **350**
　胃　124
　十二指腸　**187**
アミロイド前駆体　350
アミロイド沈着　187
アムホテリシンB　12, 36
アメーバ抗体　221
アメーバ性肝膿瘍　362, 364
アメーバ赤痢　221, 243
アメーバ虫体　223
亜有茎性ポリープ　131, 135
亜有茎性隆起　54, 190
洗い出し　382
アルコール依存症　18
アルコール性肝炎　339
アルコール性肝硬変　181, 339, **340**
　十二指腸静脈瘤　181
アルコール性肝障害　339, 382
　診断基準　**339**
アルコール性急性膵炎　465, 468
アルコール性脂肪肝　339, **340**
アルコール性慢性膵炎　470
アルコール摂取　339
アルコール摂取量　342
アルコール多飲　12, 349
アルゴンプラズマ凝固法　92, 126, 211, 238
アルデヒド脱水素酵素2　2
アロンアルファA®　89
アンチョビソース様　362, 363

【い】

胃GIST　196
胃GVHD　**128**
胃MALTリンパ腫　**158**
胃悪性リンパ腫　**155**
胃アニサキス症　**122**
胃アミロイドーシス　**124**
胃炎　96, 110, 118
　A型　110
　B型　110
　感染症に伴う——　118
　慢性——　96
胃黄色腫　108
胃潰瘍　96, **104**, 107, 130, 359
　災害時のストレスに伴う——　107
胃過形成性ポリープ　51, 99, **131**
　H. pylori 陽性　99
胃型形質　101, 136
胃型腺腫　188
胃癌　96, 139, **144**, 149, 166
　胃底腺型　149
　進行——　139
　早期——　144
　転移性——　149
イクラ状粘膜　228
異型円柱状細胞　189
胃憩室　**82**
異型上皮細胞　167
異型メラノサイト　167
胃限局性アミロイドーシス　124
胃原発悪性リンパ腫　158
胃サイトメガロウイルス感染症　118
胃酸の逆流　21
異時性癌　84
萎縮性胃炎　46, 84, 108, 136
萎縮性胃粘膜　131
萎縮瘢痕帯　226, 227
胃小溝　97
胃上皮化生　**178**, 186
胃静脈瘤　**89**
胃食道逆流　24
胃食道逆流症　14, 21, 31, 67
　——の合併症　21
移植片対宿主病　128, 255
異所性胃粘膜　20, **178**, 191, 194
　食道　20
　——の癌化　191, 194
異所性陰窩　277
異所性静脈瘤　180
異所性膵　160, 164
異所性皮脂腺　16
胃神経内分泌腫瘍　**168**
胃石　130
胃腺腫　**136**
胃前庭部毛細血管拡張症　**92**, 126
イソギンチャク様乳頭腫　54
イソニアジド　226, 364
一次性蠕動波の消失　44
胃重複症　82, **86**
胃底腺　79, 196
胃底腺ECL細胞　110
胃底腺型胃癌　**149**
胃底腺粘膜型胃癌　149
胃底腺ポリープ　79, **134**
胃底腺ポリポーシス　320
遺伝性TTRアミロイドーシス　124
遺伝性出血性末梢血管拡張症　210
遺伝性ヘモクロマトーシス　349
イトラコナゾール　12
胃粘膜下異所腺　**84**
胃粘膜下腫瘍　**160**
胃粘膜病変　94
胃排出障害　86
胃梅毒　118
胃噴門部裂創からの出血　46
イマチニブ　313
胃迷入膵　**164**
イモ虫状隆起　264
イリノテカン　152
イリノテカン+シスプラチン療法　502
イレウス　182
陰窩膿瘍　243

【う】

ウイルス性肝炎　382, 401
ウイルス性食道炎　33
右心不全　358
ウステキヌマブ　247
右側結腸　231
打ち抜き（様）潰瘍　33, 34, 224, 225, 234, 243, 251, 253
うっ血肝　358
ウルソデオキシコール酸　334, 344, 346, 445
ウロキナーゼ　356
うろこ模様　208, 209

【え】

栄養型赤痢アメーバ　362
壊死型虚血性大腸炎　208
壊死性膵炎　**464**, 466
枝サンゴ状　274
エタノールアミンオレイン酸　368
エタノール局注　176
エタンブトール　226, 364
エトポシド+シスプラチン療法　502
エベロリムス　502
エルシニア腸炎　**218**
遠位胆管癌　**455**
塩化ビニル（モノマー）　403, 406
嚥下障害　12, 38
嚥下痛　50
塩酸ゲムシタビン　455, 458
塩酸ミノサイクリン　368
炎症細胞浸潤　132, 255, 330, 342, 366, 378
炎症細胞浸潤巣　51
炎症性EGJポリープ　52
炎症性食道胃接合部ポリープ　**51**
炎症性腸疾患　266, 290, 303, 350, 359, 445
炎症性ポリープ　226, 227
炎症の膵外進展所見　468
円柱上皮化生　21
エンテロトキシン　232

【お】

横隔膜上憩室　10
横隔膜靭帯の弛緩　24
横行結腸癌膵転移例　519
黄色腫　96, 99, **108**, 109
　H. pylori 陽性　99
黄色肉芽腫性胆嚢炎　414, **422**
横走ひだ　266, 268
黄疸　339, 439, 449, 455, 458, 483, 524
嘔吐　46, 123
凹凸不整　187, 288
　SM高度浸潤癌　288
　粘膜　187
嘔吐反射による裂創　**47**
黄白色調の小顆粒状隆起　16
黄白色紋理　346, 347
大型B細胞　155, 306

【う】

印環細胞癌　139, 143, 148, 455, 458
インジゴカルミン　128
飲酒　56, 94
インスリノーマ　502, 505
インターフェース肝炎　334, 335, 344, 345
インターフェロンγ遊離試験　226
インターベンション治療　466
インターロイキン2製剤　406
咽頭食道憩室　10
咽頭乳頭腫　**54**
咽頭の炎症　**4**
咽頭表在癌　**6**
咽頭メラノーシス　**2**
インフリキシマブ　243, 247, 251

悪心嘔吐 130
オルダミン® 89
オレイン酸エタノールアミン 89

【か】

外陰部潰瘍 251
咳嗽 48
回腸癌 272
改訂 Atlanta 分類 **464**, 466, 468
改訂ロサンゼルス分類 31
灰白色粘膜 99, 102
　H. pylori 陽性 99
改変 Forrest 分類 **104**, 184
海綿状血管腫 373
海綿状構造 406
回盲部潰瘍 251
回盲部切除術 295
回盲弁の開大 226
潰瘍 104, 176, **184**, 243, 262, 288
　SM 高度浸潤癌 288
　胃 **104**
　十二指腸 **184**
　直腸 262
潰瘍型 155, 157, **264**, 300, **308**
　DLBCL 300
　胃 DLBCL 155
　胃 T 細胞性リンパ腫 157
　腸管症型 T 細胞性リンパ腫 II 型 **308**
　粘膜脱症候群 **264**
潰瘍限局型 **61**, 144, 272, 290, 291
　原発性小腸癌 272
　進行胃癌 144
　進行型食道扁平上皮癌 **61**
　進行大腸癌 290, 291
潰瘍浸潤型 **61**, 144, **290**, 292
　進行胃癌 144
　進行型食道扁平上皮癌 **61**
　進行大腸癌 290, 292
潰瘍性大腸炎 186, 213, 221, 238, **243**, 246, 251
　診断基準 246
　直腸炎型 238
潰瘍性病変 182, 226
潰瘍瘢痕 112, 234, 235
花筵状線維化 476
柿胃石 130
角化性丘疹 322
核酸アナログ製剤 330
拡大肝葉切除 462
拡張蛇行した新生血管 238, 239
隔壁石灰化像 370
過形成(性)ポリープ 96, 131, 134, **274**, 316, 426
　胃 **131**
過誤腫性ポリポーシス 318, 322
果実胃石 130
ガス産生肝膿瘍 361
ガス貯留像 12
ガストリノーマ 104, 184, 199
ガストリノーマトライアングル 502
ガストログラフィン 230
ガスバブル 466, 467
仮性憩室 10, 82, 176
化生上皮 426
仮性嚢胞 469
仮想注腸像
　進行大腸癌 290
家族性大腸腺腫症 134, **320**, 520
下大静脈の怒張 358
下大静脈閉塞 352
滑脱型食道裂孔ヘルニア 22
活動期 105, 184
　胃潰瘍 **105**
　十二指腸潰瘍 **184**
活動性潰瘍 227
カナマイシン 215
過敏性腸症候群 236
下部食道括約部の嚥下性弛緩不全 44

下部食道限局型好酸球性食道炎 41
下部食道限局型症列（好酸球性食道炎）38
カフスボタン所見 243
カプセル内視鏡検査 322
下部胆管狭窄 442, 444
可溶性 IL-2R 測定 300
カラフトマス 230
カリウムイオン競合型アシッドブロッカー 31
カリウム製剤 42
顆粒細胞腫 72
顆粒状構造 97
顆粒状隆起 141
カルシウム拮抗薬 44
カルチノイド 152, 160, 168, 199, 303, 408
カルチノイド腫瘍 310
カルチノイド症候群 199
カルニチン 337
カルバペネム系 232
肝萎縮 333
肝移植 332, 347, 352, 356, 382, 403, 445
肝炎 330, 334, 339, 342, 344
　急性—— 330
　自己免疫性 344
　非アルコール性脂肪性—— 342
　慢性—— 334
肝炎ウイルス感染 334
肝炎ウイルスマーカー 339
陥凹型 139, 191, **195**
　十二指腸表在癌 191, **195**
　早期胃癌 139
陥凹型腺腫 136
陥凹性病変 124, 193
肝外胆管切除 430, 450, 452
肝外門脈 354
肝外門脈閉塞症 180
肝癌 322, 339, 386, 397
　混合型 397
　進行—— 386
肝機能障害 342
管腔狭小化 254
肝結核 364
肝血管肉腫 406
肝血流の減少 358
肝硬変 26, 180, 334, 337, 339, 340, 342, 346, 348, 349, 354, 356, 388, 410
　アルコール性—— 339, 340
　原発性胆汁性 **316**
　非代償性 337
　薬剤抵抗性非代償期 348
肝細胞壊死 330
肝細胞癌 334, 349, 356, 376, 378, 380, **382**, 384, 386, 388, 390, 392, 394, 397, 399, 401, 410
　——の破裂 **394**
　硬化型 **399**
　早期—— 386
　リンパ節転移・副腎転移 **392**
肝細胞癌治療アルゴリズム 382
肝細胞虚血 358
肝細胞周囲線維化 342
肝細胞腺腫 378
肝細胞の巣状壊死 344
肝細胞風船様変化 342
肝サルコイドーシス 366
ガンシクロビル 33, 118, 184, 224
カンジダ（症） 12, **33**, 36
　食道 36
カンジダ・CMV・HSV 食道炎合併 **35**
カンジダ性食道炎 38
肝実質濃染 417
間質浸潤 386
間質性浮腫性膵炎 464
肝腫大 339, 350, 358
管状構造 97, 140
管状絨毛腺腫 278, **283**, 286
　大腸腺腫 **283**
管状腺癌 455, 456, 458, 459
管状腺管の増生 136

管状腺腫 189, 278, **279**, **281**, 285, 286
　大腸腺腫 **279**, 281
肝静脈圧の上昇 358
肝静脈主幹の閉塞 352
肝静脈腫瘍栓 382
肝静脈侵襲 390
肝静脈閉塞 354
管状模様 143
肝神経内分泌腫瘍 408
肝膵同時切除術 462
肝性脳症 332, 333, 337, 347
肝切除 356, 359, 382, 430, 455
関節リウマチ 258, 350
肝線維化 334
肝線維症 339
完全型腸上皮化生 101
感染性食道炎 33
感染性腸炎 238, 251, 255
肝胆道系酵素 439
肝動脈塞栓術 373, 382, 390, 394, 399, 408
肝動脈の浸食像 395
肝内結石（症）439, 458
肝内結節 354
肝内多発 392
肝内胆管癌 368, 388
肝内胆管癌成分 397
肝内胆管上皮細胞 346
肝内胆管の狭窄 442
肝内門脈血流障害 390
肝内門脈腫瘍栓 397
肝肉芽腫性病変 364
癌肉腫 **64**, 65
肝嚢胞 368
肝嚢胞性疾患 359
肝膿瘍 221, 359, 362, 368, 403
　アメーバ性—— 362
　細菌性—— 359
肝庇護療法 334
肝脾腫 351
カンピロバクター腸炎 213, 243
肝部下大静脈の膜様閉塞 352
肝不全 332, 348, 356, 445
　急性—— 332
肝ヘモクロマトーシス 349
肝辺縁の鈍化 334
肝門部胆管狭窄 442, 444
肝門部領域胆管癌 458
間葉系腫瘍 160
肝予備能低下例 382
乾酪壊死 364, 365
乾酪性肉芽腫 226

【き】

気管様食道 38
偽憩室 12, 226
　食道壁内—— 12
キサントーマ 108
寄生虫疾患 303, 354
偽腺管（様構造）382, 386, 387
喫煙 18, 56
亀甲状粘膜 255, 256
偽妊娠療法 266
機能性神経内分泌腫瘍 199, 502
偽閉経療法 266
偽ポリポーシス像 245
偽膜 233
偽膜性腸炎 231
逆流性食道炎 12, 21, 24, **31**, 38, 42, 51, 54, 71
　——に伴う粘膜傷害 21
急性 GVHD 128, 129
急性 GVHD 腸炎 255
急性胃粘膜病変 94
急性ウイルス性肝炎 330
急性壊死性貯留 464, 466, 468
急性肝炎 330
急性肝不全 330, 332
急性出血性直腸潰瘍 262

急性消化管出血　234
急性腎不全　214
急性膵炎　164, 449, 464, 465, 466, **468**, 493
　アルコール性——　465, 468
　特発性——　465, 468
急性膵周囲液体貯留　**464**, 466, 468
急性胆嚢炎　417, **419**, 427
急性虫垂炎　251, 356
急性腹症　122
急性閉塞性化膿性胆管炎　439
吸入型ステロイド製剤　39
球部十二指腸潰瘍　184
境界悪性例　**282**
凝血塊　46
胸骨後部痛　50
凝固療法　262
狭窄　247, 249
胸痛　36
強皮症　42
虚血性心疾患　210
虚血性大腸炎　**208**, 231
虚血性腸炎型　254
鋸歯状腺腫　**274**, 278
鋸歯状病変　139, 141, 142, 254, 261, 274, 290
　——の WHO 分類　274
巨脾　354
きれいな潰瘍　104
亀裂状陥凹　247
禁煙　470, 474
禁酒　339
筋層主体型好酸球性胃腸炎　112

【く】

区域性濃染　359, 360
空気変形　139
空腸 GIST　**314**
空腸癌　**272**
くさび状の欠損　390
クッションサイン　76, 160, 271, 297, 298
工藤・鶴田分類　284, **285**, 288
くも状血管腫　337
クラミジア腸炎　243
クラミジア直腸炎　**228**
グラム陽性有芽胞桿菌　232
グリコーゲン　511
グリコーゲンアカントーシス　**14**, 322
グリチルリチン製剤　334
クリッピング　262
クリップ法　176
グルカゴノーマ　502
クローン病外科治療指針　247
クローン病治療指針　247
黒丸分類　226
クロム親和性細胞　408
グロムス腫瘍　160, **161**
　胃粘膜下腫瘍　**161**
クロモグラニン A　152, 168, 199, 435

【け】

経口抗凝固薬　356
経口避妊薬　378, 403
憩室　**10**, 48, **82**, 176
　胃　**82**
　十二指腸　**176**
　食道　**10**
憩室炎　176, 359
形質細胞浸潤　344
憩室出血　176
憩室内食道癌　10
憩室様所見　226, 445
憩室様の陥凹　12
経心房性用指的破砕術　352
軽度の発赤斑　126
経皮経肝的塞栓術　89
経皮経肝ドレナージ術　359, 362
経皮的胆道ドレナージ　439
経胃的ドレナージ　466

経皮的門脈塞栓術　458
経類洞性増殖　388
劇症肝炎　330, 332
結核　**226**, 364
　肝　364
　腸　**226**
結核菌　364
結核結節　226
血管筋脂肪腫　**376**, 384
血管作動性小腸ペプチド　502
血管腫　76, **78**, 160, 196, **373**, 384
　食道粘膜下腫瘍　**78**
血管内皮マーカー　406
血管肉腫　206, 403, **406**
　肝　**406**
血管肉腫十二指腸転移例　206
血球成分除去療法　243
血小板由来増殖因子受容体 α 遺伝子　313
血清 IgM　346
血性下痢　231
血清鉄増加　349
血清銅低値　348
血性腹水　394
結節型胆管癌　**457**
結節状小隆起　124
結節性再生性過形成　354
血栓　180, 352, **356**
血栓形成　356
血栓性血小板減少性紫斑病　215
血栓性微小血管傷害　255
血栓溶解療法　356
血餅付着　104
毛羽立ち像　12
ゲムシタビン塩酸塩　483
ゲムシタビン塩酸塩＋nab-パクリタキセル
　併用療法　483
下痢原性大腸菌　215
牽引性食道憩室　10
牽引性憩室　82
限局型胆嚢腺筋症　**416**
限局性アミロイドーシス　124, 350
限局性結節性過形成　354, 378, **380**, 399
限局性隆起性腫瘍　61
原発性アミロイドーシス　350
原発性胃癌　166
原発性硬化性胆管炎　442, **445**, 455, 458,
原発性十二指腸炎　186
原発性十二指腸進行癌　194
原発性小腸癌　**272**
原発性全身性 AL 型アミロイドーシス　259
原発性胆汁性肝硬変　**346**
原発性胆汁性胆管炎　334, **346**, 356
原発性胆嚢腫瘍　437
原発性ヘモクロマトーシス　349
原発性マクログロブリン血症　258

【こ】

コイル状の毛細血管　80
高・中分化型腺癌　139
抗 TNF-α 抗体製剤　251
高悪性度癌　152
高圧酸素療法　238, 269
高異型度膵上皮内腫瘍性病変　488
高異型度腺腫　188, 191
抗ウイルス療法　334
高エコー腫瘤　384
高円柱細胞　136
硬化型肝細胞癌　**399**
抗核抗体　339
高ガストリン血症　110, 168
硬化性血管腫　373
硬化性腸間膜炎　260
広基性鋸歯状腺腫／ポリープ　**274**
広基性隆起性病変　136
抗凝固薬　42, 240, 263, 356
抗胸腺細胞グロブリン　255
口腔・咽頭癌　2

抗結核薬多剤併用療法　364
膠原病　269
抗サイトカイン療法　124
好酸球浸潤　112, 122
好酸球性胃腸炎　38, **112**, 113
　胃病変と十二指腸病変を認める——　113
　潰瘍性病変を呈する——　112
好酸球性食道炎　**38**
好酸球性微小膿瘍　38
溝状構造　97
甲状腺癌　320, 322
合成二糖類　337
抗生物質　42, 231
抗生物質起因性出血性大腸炎　**231**
抗生物質起因性腸炎　238
広節裂頭条虫症　**230**
構造異型　386
高度異型細胞　492
高度炎症細胞浸潤　334
高度進行肝細胞癌　392
高度の発赤　126
高濃度酸素療法　269
抗ヒト T 細胞グロブリン　128
高分化・大型肝細胞癌　**386**
高分化・小型肝細胞癌　**384**
高分化型癌　142
高分化型肝細胞癌　384, 386
高分化型管状腺癌　137, 140, 434
高分化（型）腺癌　69, 133, 140, 146, 154, 192
抗ミトコンドリア抗体　339, 346
コーラ溶解療法　130
黒色潰瘍底　104
黒色顆粒色素　372
黒色肝　372
黒色石　417, 440
小血管炎　182
骨腫　320
骨髄増殖性疾患　356
骨粗鬆症　346
骨盤底筋群の奇異性収縮　264
骨盤内癌　238
古典的肝細胞癌　382
古典的肝細胞癌治療　388
孤発性転移　437
後腹膜線維症　476, 479
固有胃腺　79
固有胃腺の萎縮　96
孤立性胃静脈瘤　89
孤立性肝結核腫　364
孤立性食道静脈瘤　30
孤立性直腸潰瘍症候群　264
コレステリン結晶　422
コレステロール石　417, 439, 440
コレステロールポリープ　**424**, 426, 427, 430
コレステローシス　**424**
コロナ様濃染　401
混合型 DLBCL　300
混合型大腸 MALT リンパ腫　303
混合型肝癌　**397**, 401
混合型腺神経内分泌癌　310
混合石　417
昏睡型急性肝不全　332, 333
混成石　417

【さ】

災害時のストレスに伴う胃潰瘍　107
細顆粒模様　108
細菌性肝膿瘍　**359**, 362, 364
砕石術　130
細線維性蛋白　124, 187
細胆管細胞癌　395, **401**
細胆管増生　346, 347
サイトテック®　234
サイトテキシン　232
サイトメガロウイルス　33, 42, 104,
　118, 128, 182, 255

サイトメガロウイルス腸炎　224
再発性アフタ性潰瘍　251, 252
再発性潰瘍　107
細胞異型　387
細胞周期制御蛋白　306
崎田分類　104, 184
酢酸亜鉛製剤　348
酢酸加インジゴカルミン散布　67
柵状血管　22
索状高エコー　474, 475
索状胞巣　201
サクラマス　230
サッカーボール状　51, 53
刷子縁様構造　101
佐野分類　284
サリドマイド　403
サルコイドーシス　366
サルモネラ腸炎　214, 243
残胃　130
山梔子（サンシシ）　240
蚤食像　139, 141, 143
三尖弁閉鎖不全　358
酸分泌抑制薬　51, 94, 120, 186

【し】

シアノアクリレート系薬剤　89, 180
シアン調の拡張血管　169, 200
鹿の角状増生　401
自家末梢血幹細胞移植　258
敷石像　**247**, 249, 266
色素胆石　417
色素斑　318
色調変化型逆流性食道炎　31, 32
子宮癌　322
子宮内膜癌　322
子宮内膜症　266
子宮内膜組織　268
シグモイド型食道アカラシア　44
シクロスポリン　128, 224, 243, 445
ジクロフェナクナトリウム　235
シクロホスファミド　254, 300
止血鉗子による凝固止血　176
自己免疫疾患　186
自己免疫性肝炎　330, 333, 334, 344
自己免疫性膵炎　442, 470, 476
篩状様構造　201
シスプラチン　152, 455, 458
持続動注化学療法　382, 390
しだれ柳様所見　354
シナプトフィジン　152, 168, 199, 310, 435
紫斑様病変　182
しぶり腹　221
脂肪壊死　260, 464
脂肪肝　339, 340, 342, 373,
　アルコール性――　340
脂肪腫　76, 78, 160, 161, 196, 198, 298
　胃粘膜下腫瘍　**161**
　十二指腸粘膜下腫瘍　**198**
　小腸・大腸　**298**
　食道粘膜下腫瘍　**78**
脂肪変性　342
島状隆起　141, 143
若年性ポリープ　316, 325
瀉血療法　349
周囲反応性浮腫　359
集合細静脈　79, 80
充実型低分化型腺癌　152
縦走　224
縦走潰瘍　208, 215, 216, 225, 227, 236, **247**, 248
縦走溝　38, 39
重層扁平上皮　54, 516, 517
　――の乳頭状増殖　54
十二指腸 Brunner 腺過形成　172
十二指腸 GVHD　129
十二指腸 MALT リンパ腫　203
十二指腸 T 細胞性リンパ腫　203
十二指腸悪性リンパ腫　202

十二指腸アミロイドーシス　187
十二指腸炎　186
十二指腸潰瘍　96, **184**, 359
十二指腸癌　174
十二指腸狭窄症　174
十二指腸憩室　176
十二指腸上皮性腫瘍　188
十二指腸静脈瘤　180
十二指腸神経内分泌腫瘍　199
十二指腸進行癌　194
十二指腸腺腫　188, 191, 194
　――の癌化　191, 194
十二指腸乳頭部腫瘍　520
十二指腸粘膜下腫瘍　196
十二指腸びまん性大細胞型 B 細胞リンパ腫
　203
十二指腸表在癌　191
十二指腸リンパ濾胞過形成　171
十二指腸濾胞性リンパ腫　306
絨毛腺腫　278, **280**
　大腸腺腫　278
絨毛の萎縮　255
絞扼性イレウス　269
宿便性直腸潰瘍　262
主細胞優位型胃底腺型胃癌　149
樹枝状血管　411
手掌紅斑　337
主膵管型 IPMN　493, 495
数珠状所見　445
数珠状の血管拡張像　26
数珠状の主膵管拡張　473
出血性潰瘍　184
出血性十二指腸潰瘍
　十二指腸潰瘍　**185**
出血性大腸炎
　抗生物質起因性――　231
術後肝内結石　439
腫瘍 B 細胞　158
腫瘍壊死　394
腫瘍性 B 細胞の浸潤　156
腫瘍性ポリープ　3-6, 325
腫瘍塞栓　356, 390
腫瘍内圧の上昇　394
腫瘤型進行胃癌　144
腫瘤型胃 MALT リンパ腫　158
腫瘤形成型胆管細胞癌　395
腫瘤形成型胃 DLBCL　155
純エタノール局注法　262
純コレステロール石　417, 439
漿液性嚢胞腫瘍　509
小円形の偽膜　232
消炎鎮痛薬　42
小黄白色病変　108
消化管悪性リンパ腫　300
消化管癌　322
消化管間質腫瘍　160, 196, 313
消化管狭窄　269
消化管憩室　176
消化管限局性アミロイドーシス　124
消化管出血　210
消化管穿孔　269
消化管重複症　86
消化管ポリポーシス　303, 316
　蛋白漏出を伴う――　303
消化管良性腫瘍　196
消化性潰瘍　184
小肝細胞癌　368
小細胞型内分泌細胞癌　152
小腸・大腸悪性リンパ腫　306
小腸・大腸びまん性大細胞型 B 細胞性リン
　パ腫　300
小腸 GIST　196
小腸型形質　101
小腸癌　272
上腸間膜動脈症候群　174
小腸血管性病変　210
小腸絨毛の欠損　234

小腸の母指圧痕像　254
上皮下腫瘍像　149
上皮化生　21, 84, 96, 101, 108, 178, 186, 236
　胃　178
　腸　101
上皮下層浸潤癌　6
上皮下毛細血管　79
上皮性悪性腫瘍　395
上皮内癌　6
上皮内扁平上皮癌　64
上皮肥大　320
漿膜下主体型好酸球性胃腸炎　112
静脈拡張　30
静脈硬化性大腸炎　240
静脈瘤　26, 89, 180, 354
　胃　89
　十二指腸　180
　食道　26
静脈瘤破裂　26, 89
小葉間胆管の破壊　346
食道・胃静脈瘤　180
食道・頭頸部癌　18
食道アカラシア　10, 44
食道悪性黒色腫　18, 74
食道胃静脈瘤破裂　347, 480
食道異所性胃粘膜　20
食道胃接合部　22, 44, 46
　小彎胃側に好発する長軸方向の粘膜裂創　22
　――の機能的狭窄　44
　――の筋肉の収縮　46
　――のひだ所見　44
食道胃接合部癌　51
食道黄色腫　16, 17
食道潰瘍瘢痕　252
食道顆粒細胞腫　72
食道　42, 56, 61, 64, 78, 166
　進行型　61
　特殊型　64
　表在型　56
　壁内転移　78
食道カンジダ症　12, 36
食道気管支瘻　48
食道憩室　10, 48
食道固有静脈叢　30
食道静脈瘤　26, 30, 89, 355, 356
　孤立性――　30
食道腺導管の拡張　12
食道内腔の拡張　44
食道内腔狭細化・狭窄　38, 40
食道乳頭腫　54
食道粘液腺　12
食道粘液腺貯留嚢胞　30
食道粘膜下腫瘍　76
食道粘膜の剥離　50
食道の異常収縮波　44
食道のリモデリング　38
食道皮脂腺　16
食道表在癌の NBI による拡大内視鏡分類　6
食道壁　56
食道壁内偽憩室症　12
食道壁のくぼみ　11
食道扁平上皮癌　56, 61
　危険因子　56
　進行型　61
　表在型　56
食道ポリポーシス　322
食道メラノーシス　18, 74
食道ヨード不染帯　18
食道離断術　89
食道裂孔ヘルニア　10, 24, 54, 70
植物胃石　130
女性化乳房　337
新犬山分類　334
心窩部痛　122
腎癌膵嚢転移　437
心筋症　350
神経鞘腫　160, 163

し　索引　529

胃粘膜下腫瘍　163
神経線維腫症　406
神経線維腫症1型　524
神経内分泌腫瘍　64, 110, 111, 152, 160, **168**, 196, **199**, 310, 408, 435, 461, **502**, 524
　胃　168
　肝　408
　十二指腸　199
　膵　502
　大腸　310
　胆管　461
　胆嚢　435
　乳頭部　524
進行胃癌　144
進行型食道扁平上皮癌　61
進行癌　194, 290, 520, 523
　十二指腸　194
　乳頭部　520, **523**
進行肝癌　386
人工肝補助療法　332
人工肛門造設術　238
進行シグモイド型食道アカラシア　44
進行大腸癌　290
進行胆嚢癌　414, 430, **432**, 433
　乳頭浸潤型　**432**
　平坦浸潤型　433
乳頭部癌　523
深在嚢胞性大腸炎　264
腎細胞癌　166, **167**, 518, 519
　胃転移　166, **167**
　膵転移例　519
心疾患　210
浸潤型胆管細胞癌　396
浸潤性小葉癌　166
浸潤性膵管癌　483
真性憩室　10, 82
新生児臍炎　356
心不全　210

【す】

膵・消化管神経内分泌腫瘍（NET）診療ガイドライン　310
膵炎　180, 356, 452, 464, 466, 476
　壊死性──　466
　間質性浮腫性──　464
　自己免疫性──　**476**
膵外分泌障害　470, 474
膵仮性嚢胞　464, 466, 470
膵癌　174, 180, 293, 359, 470, **483**
　通常型　**483**
　──の大腸直接浸潤　293
膵管拡張　493
膵管癌　516
膵管狭窄　476, 480
膵管合流型　**450**
膵管ステント留置　470
膵管内腫瘍栓　505
膵管内乳頭粘液性腫瘍　470, 493, 497
膵管の圧排像　506, 507
膵管辺縁高エコー　474, 475
膵実質壊死　466
膵実質の脱落　470
膵腫大　476
膵腫瘍　476, 490, 499, 506, 512, **518**
　転移性──　518
膵上皮内癌　488
膵神経内分泌腫瘍　502, 512
膵性糖尿病　470
膵石　470, 472
膵石灰化　470
膵線維化　470
膵全摘出（術）　488, 493
膵腺房細胞　164
膵腺房細胞癌　512
膵体尾部巨大腫瘍　490
膵体尾部切除術　493
膵体部癌　484

膵胆管合流異常　430, 432, **450**, 452, 455, 458
膵転移　518
膵頭十二指腸切除（術）　194, 455, 462, 493, 524
膵動静脈奇形　480
膵頭部癌十二指腸下行部直接浸潤例　204
膵内副脾　515
膵内分泌機能不全　470
膵尾部癌　**484**
水様（性）下痢　255, 502
膵ラ島非B細胞腫瘍　502
皺襞腫大　96, 254
スクラルファート注腸　238
ステロイド　36, 39, 112, 128, 182, 224, 238, 243, 251, 254, 255, 269, 316, 344, 442, 445, 476
ステロイドパルス療法　255, 332
ストーマ造設術　293
ストレプトゾトシン　502
ストレプトマイシン　226, 364
スニチニブ　313, 502
スピロノラクトン　337
スリンダク　235
スルファサラジン　238

【せ】

性器クラミジア感染症　228
性行為感染症　118, 228
成熟脂肪細胞　161
精上皮腫　322
性腺機能不全　349
星芒状 pit　274
赤色パッチ　346, 347
赤色瘢痕　106
赤痢アメーバ　362
赤痢アメーバ原虫　221
石灰化胆嚢　430
舌状ポリープ　55
セフェム系　232
セリアック病　14, 306
セルカリア　370
線維胃石　130
線維筋症　264
線維性隔壁　382
線維性間質　395, 399
線維性被膜　382, 386
線維性ポリープ　427
遷延性濃染　395
腺窩上皮過形成性ポリープ　96
腺窩上皮型炎症性食道胃接合部ポリープ　51
腺癌　395, 397, 430
腺筋腫症　414, 430, 433
　胆嚢　414
腺腔形成　65
穿孔　176
腺腫　136, 188, 278, 289, 320, 378, 380, 429, 520
　SM 高度浸潤癌　289
　胃　136
　肝細胞──　378
　十二指腸　188
　大腸　278
　胆嚢──　429
　乳頭部　520
腺腫内癌　429, 522
全身化学療法　392
全身性アミロイドーシス　124, 350
全身性エリテマトーデス　254
全身性炎症反応症候群　464
全身性肉芽腫性疾患　366
全身粟粒結核　364
選択的動脈内カルシウム注入試験　502
剪状状所見　445
前庭部胃炎　184
先天性肝線維症　354
先天性肝内結石　452
先天性気管支瘻　48
先天性限局性拡張　452
先天性十二指腸狭窄症　174
先天性十二指腸膜様狭窄症　174

先天性胆道拡張症　449, 450, **452**
腺内分泌細胞　152, **154**, 461
腺扁平上皮癌　64, 455, 457
線毛円柱上皮組織　88
腺様嚢胞癌　64
前立腺平滑筋肉腫十二指腸転移例　205

【そ】

造影剤貯留像　176
造影剤漏出　394
早期胃癌　84, 139
早期癌　430, 520
　胆嚢癌　430
　乳頭部　520
早期肝細胞癌　373, 384, 386
早期食道癌　56
早期大腸癌　284, 288
早期濃染　382, 388
早期慢性膵炎　474
桑実状乳頭腫　54
総胆管結石　359, 439
総ビリルビン値　347, 372
続発性アミロイドーシス　350
続発性腸管嚢腫様気腫症　269
続発性ヘモクロマトーシス　349
側方発育型腫瘍　288
側面変形　139
粟粒状肝結核　364
組織学的腸上皮化生　101, 103
粗大褐色顆粒　372
ソナゾイド®　395
ソフト凝固　262
ソマトスタチン　502, 524
ソラフェニブ　382, 390, 392, 403
ソルビトール　269

【た】

大臼歯様所見　**72**
退形成膵癌　490
大細胞型内分泌細胞癌　152
代謝性アシドーシス　502
帯状潰瘍　226
帯状狭窄　445, 447
大腸 MALT リンパ腫　303
大腸炎　208, 240, 243
　潰瘍性──　243
　虚血性──　208
　静脈硬化性──　240
　慢性虚血性──　240
大腸癌　284, 288, 290, 293, 320
　進行──　290
　早期──　284, 288
　転移性──　293
大腸鋸歯状病変　274
大腸菌　215
大腸神経内分泌腫瘍　310
大腸腺腫　278
大腸ポリープ　278
大腸マントル細胞リンパ腫　307
大腸メラノーシス　240
大腸濾胞性リンパ腫　307
耐糖能障害　502
第Ⅷ因子関連抗原　403
体部大彎の皺襞腫大・蛇行　96, 98
　H. pylori 陽性　98
大量血便　262
ダイレクトファーストスカーレット染色　350
多核巨細胞　490
タクロリムス　128, 243, 255
多血性腫瘍　376, 382, 408
多結節状変化　64
竹の節状外観　247, 250
タコイボびらん　222
多剤耐性関連蛋白質　372
多中心性発癌　382
胆嚢壁内膿瘍　422
多発潰瘍型　254

多発癌 84
多発肝腫瘤 366
多発結節状小隆起 125
多発性潰瘍性病変 251
多発性過誤腫症候群 322
多発性肝嚢胞 368
多発性丘疹 322
多発性骨髄腫 124, 258, 350
多発性腺腫 320
多発性内分泌腫瘍1型 168
多発白色扁平隆起 79, 81
多発類円形潰瘍 253
ダビガトラン 42
ダブルスコープ法 6
多房性腫瘤 359
多房性嚢胞 462, 516
多房性病変 360
タマネギ状の線維化 445
胆管炎 346, 347, 356, 439, 442, 445
　IgG4 関連硬化性—— 442
　原発性硬化性—— 445
　原発性胆汁性 346
　慢性非化膿性破壊性—— 347
胆管拡張 452, 458, 462
胆管癌 359, 401, 442, 445, 455, 456, 457, 458
　遠位—— 455
　肝門部領域—— 458
　　結節型 457
　　乳頭型 456
胆管狭窄 442, 445
胆管結核 364
胆管結石 439
胆管合流型 450
胆管細胞癌 395, 397, 401, 403
　細—— 401
胆管細胞傷害 346
胆管消失 346
胆管消失症候群 445
胆管上皮 395
胆管神経内分泌腫瘍 461
胆管侵襲 390
胆管浸潤型胆管細胞癌 395
胆管切除 462
胆管内腫瘍栓 382
胆管内乳頭状腫瘍 462
胆管内発育型胆管細胞癌 395
胆管壁肥厚 460
胆管末端の嚢腫状拡張 449
胆管瘤 449, 452
単クローン性γグロブリン異常症 350
断酒 470, 474
胆汁逆流 21, 108
胆汁性肝硬変 346
胆汁栓 382
胆汁中アミラーゼ 449, 450
単純性潰瘍 251
単純ヘルペスウイルス 33, 128
単純瘻孔 48
胆石 417, 430, 449
胆道拡張症 449, 450, 452
　先天性—— 449, 450, 452
胆道癌 445, 450, 452
胆道感染 359
胆道狭窄型 458
胆道再建 450, 452
胆道ドレナージ（術） 458, 483, 520
胆嚢炎 359, 417, 419, 420, 422
　黄色肉芽腫性—— 422
　急性—— 419, 422
　慢性—— 420
胆嚢過形成ポリープ 426
胆嚢癌 414, 422, 430, 431, 450
　EUS による深達度診断 431
　進行—— 414, 430
　　表面型 431
　　隆起型 430
胆嚢管（原発）癌 414, 430, 434

胆嚢管閉塞 417
胆嚢結石 417, 422, 427, 430, 439
胆嚢固有上皮 425
胆嚢周囲炎症波及 417
胆嚢腫大 417, 455
胆嚢腫瘍 437, 445
　転移性—— 437
胆嚢神経内分泌腫瘍 435
胆嚢線維性ポリープ 427
胆嚢腺筋症 414, 415, 416, 433
　限局型 416
　びまん型 415, 416
　分節型 416
胆嚢腺腫 429
胆嚢摘出術 414, 417
胆嚢摘出例 422
胆嚢ドレナージ 417
胆嚢内胆汁うっ滞 417
胆嚢肉芽（組織）ポリープ 427
胆嚢粘膜障害 417
胆嚢壁内膿瘍 427
胆嚢壁肥厚 414, 417, 422, 423
胆嚢ポリープ 424, 426, 427, 429
蛋白同化ホルモン 406
蛋白分解酵素阻害薬 184
蛋白漏出性胃腸症型 254
単房性嚢胞 88, 516

【ち】
チアゾリジン薬 342
遅延性濃染 403, 483
チオプリン製剤 243, 247
チクロピジン 236
地図状潰瘍 225
地図状発赤 100, 101, 103
　H. pylori 除菌後 100, 103
チニダゾール 221
遅発性肝不全 332
チモーゲン顆粒 512, 514
中下咽頭表在癌 6
中細胞型リンパ腫 306
中心陥凹 199
中心瘢痕 380
虫垂炎 359
虫垂穿破 295
虫垂粘液腫 295
虫垂粘液嚢腫 295
虫垂粘液嚢胞腺腫 295
中枢神経障害 348
中毒性巨大結腸症 232
中部食道憩室 10
中分化型肝細胞癌 382
中分化型癌 147
中分化型肝細胞癌 388
中分化型管状腺癌 145, 146
中分化型腺癌 141
腸アニサキス症 122
腸型形質 101
腸型腺腫 188
腸管 Behçet 病 251
腸管悪性リンパ腫 300
腸管アミロイドーシス 240
腸管壊死 269, 356
腸管狭窄 238
腸管凝集性大腸菌 215
腸管子宮内膜症 266
腸管出血性大腸菌 215
腸管症型 T 細胞性リンパ腫 306
腸管漿膜炎 254
腸管侵入性大腸菌 215
腸管腸管瘻 247
腸管摘出手術 238
腸管毒素性大腸菌 215
腸管囊腫様気腫症 269
腸管皮膚瘻 247
腸管病原性大腸菌 215
腸管壁肥厚 241

腸管変形 227
腸管膀胱瘻 247
腸間膜脂肪織炎 260
腸間膜周囲石灰化所見 241
腸間膜静脈硬化症 240
腸間膜動静脈の拡張 254
腸クロム親和性細胞 110
腸結核 226, 251
腸重積 182, 318
腸上皮化生 21, 84, 96, 101, 108
腸チフス 182
腸の鉛管状外観 243
重複癌 397
腸閉塞 122, 130, 234, 318
直接作用型抗ウイルス薬 334
直線型食道アカラシア 44
直腸 Rb 前壁の GIST 315
直腸炎型潰瘍性大腸炎 238
直腸潰瘍 239, 262
　放射線性—— 239
直腸静脈瘤 180
直腸腟瘻 263
直腸内重積 264
直腸粘膜の脱出 264

【つ・て】
つかえ感 36
低 BMI 56
低悪性度 B 細胞性リンパ腫 306
低アミノ酸血症 502
低アルブミン（血症） 262, 337, 502
低異型度腺腫 188, 191
低異型度虫垂粘液性腫瘍 295
低エコーの腫瘍 410
低侵襲外科手術 466
低銅食 348
低分化型肝細胞癌 388
低分化型癌 147
低分化型食道扁平上皮癌 64
低分化型腺癌 139, 143, 145, 148
低用量アスピリン 104, 120, 234
摘除生検 284
デスモイド腫瘍 320
鉄過剰症 349
鉄過剰沈着 349
鉄キレート療法 349
鉄染色 349
テトラサイクリン 228
デフェラシロクス 349
デブリエコー 417, 419
転移性胃腫瘍 166
転移性肝癌 359, 364, 368, 395, 403
転移性十二指腸腫瘍 204
転移性腫瘍 194
転移性膵腫瘍 518
転移性大腸癌 266, 293
転移性胆嚢腫瘍 437
点状血管の増生 5
点状高エコー 474, 475
点状発赤 96, 98
　H. pylori 陽性 98
天疱瘡 50

【と】
銅顆粒の沈着 348
銅キレート剤 348
頭頸部癌 18
糖原病 378
動静脈奇形 480
透析アミロイドーシス 124
透析期 210
銅染色 348
銅沈着 348
糖尿病 12, 36, 214, 349, 502
糖尿病性神経障害 130
動脈塞栓術 403
透明フード 176

ドキシサイクリン　42
ドキソルビシン　300
特異型腸上皮化生　101, **102**
特殊円柱上皮　21
特殊型食道癌　64
特発性急性膵炎　465, 468
特発性腸管嚢腫腫気腫症　269
特発性腸間膜静脈硬化症　182
特発性ヘモクロマトーシス　406
特発性門脈圧亢進症　180, **354**
吐血　50
戸谷分類　452
トランスアミナーゼ　337
トリクロロエチレン　269
鳥肌胃炎　96, 98
　H. pylori 陽性　98
トルバプタン　337
トロトラスト　406

【な】

内視鏡後の AGML　94
内視鏡的萎縮　96, 99
　H. pylori 陽性　99
内視鏡的咽喉頭手術　6
内視鏡的逆行性胆管膵管造影　476
内視鏡的筋層切開術　44
内視鏡的経鼻膵管ドレナージ　488
内視鏡的経鼻胆道ドレナージ　458
内視鏡的止血術　176
内視鏡的十二指腸ステント挿入術　483
内視鏡的静脈瘤結紮術　26
内視鏡的硬化療法・結紮療法同時併用術　26
内視鏡的総胆管結石除去術　439
内視鏡的胆道結石除去術　439
内視鏡的胆道ドレナージ（術）　439, 442, 455
内視鏡的腸上皮化生　96, 99
内視鏡的ネクロセクトミー　466, **469**
内視鏡的粘膜下層剥離術　139, 278, 284
内視鏡的粘膜切除術　278, 284
内視鏡的嚢胞開窓術　449
内分泌細胞癌　152, 461
　胃　152
内分泌細胞微小胞巣　524
内分泌マーカー染色　152
なだらかな起伏　346
ナファモスタット　184
難吸収性抗菌薬　337
難治性胸腹水　347

【に】

肉芽〈組織〉ポリープ　427
肉芽腫性炎症性疾患　247
肉芽腫性肝疾患　354
肉腫様変化　65
二次性硬化性胆管炎　445
二次性胆汁性肝硬変症　445
二次性ヘモクロマトーシス　349
日本海裂頭条虫症　230
日本住血吸虫症　370
乳癌　166, 322
乳癌胃転移　166
ニューキノロン系（抗菌薬）　213, 214, 215,
　228, 232
乳頭型胆管癌　456, 462
乳頭括約筋切開術　449
乳頭血管ループ　55
乳頭腫　54
乳頭腫様の白色小隆起　38
乳頭状腫瘍　462
乳頭浸潤型進行胆嚢癌　**432**
乳頭腺癌　139, 455, 458
乳頭粘液性腫瘍　493
乳頭部腫瘍　520
乳頭部神経内分泌腫瘍　199, **524**
乳頭部腺腫内癌　**522**
乳白色調扁平隆起　14

【ね】

ネクサバール®　403
熱傷に伴う Curling 潰瘍　184
ネフローゼ症候群　350
粘液癌　295, 455, 458
粘液腫状間質　403
粘液性嚢胞腫瘍　499
粘液嚢胞腺癌　295
粘液嚢胞腺腫　295
粘血便　221
粘表皮癌　64
粘膜萎縮　110
粘膜下異所腺　82, 84
　胃　84
粘膜下腫瘍　50, **76**, 160, **164**, **196**, 310, 437
　胃　160
　十二指腸　196
　食道　76
粘膜下腫瘍様　64, 76, 82, 124, 172, 204, 212,
　269, 303
　──隆起　64, 124, 172, 204, 212, 269
粘膜下層癌　288
粘膜下層軽度浸潤癌　284
粘膜主体型好酸球性胃腸炎　112
粘膜傷害　31
粘膜粗糙型十二指腸炎　186
粘膜脱症候群　264
粘膜内癌　191, 284
粘膜皮膚色素沈着　318
粘膜表面構造の青白い縁取り　101
粘膜浮腫　41

【の】

脳腫瘍　320
嚢胞　160, 196, 198, **368**, 474, 475
　肝　368
　十二指腸粘膜下腫瘍　198
嚢胞構造　88
嚢胞腫瘍　499, **509**
　漿液性──　**509**
　粘液性──　499
嚢胞状拡張腺管　114
嚢胞性腫瘍　359
嚢胞性膵腫瘍　499
嚢胞腺癌　368
嚢胞変性　408
嚢胞様構造　408, 409
膿瘍　359
膿瘍腔　359, 360, 361
膿瘍壁　359, 360, 361
ノッチ状外観　247, 250
ノルフロキサシン　215

【は】

バイアスピリン®　234
パイエル板の腫大　218
肺癌　166
敗血症　359
肺小細胞癌十二指腸転移例　205
肺性心　358
肺腺癌十二指腸転移例　206
胚中心芽細胞　306
梅毒　118, 119, 221
　──性胃粘膜疹　119
　──性皮疹　118
梅毒トレポネーマ　118, 119
肺分画症　166
肺門部リンパ節　476
ハウストラ消失　243
白色顆粒　14, 202, 306
白色瘢痕　106
白色不透明物質　108
白苔　36, 221
白濁粘液　96, 98
　H. pylori 陽性　98
白斑　36, 38, 40

【ひ】

剥離性食道炎　50
バリウム斑　13
バルーン下逆行性経静脈的塞栓術　89
バルーン拡張法　44
パロモマイシン　221, 362
バンコマイシン　232
瘢痕　227
瘢痕萎縮　226
瘢痕期　104, 106, 185
　胃潰瘍　106
　十二指腸潰瘍　185
瘢痕様線維帯　399
斑状～地図状発赤　96
斑状発赤　101, 102
反応性アミロイドーシス　258
反応性浮腫　360, 361
反応性リンパ濾胞　303
非 B 非 C 型　337
非 Hodgkin リンパ腫　306
非アルコール性脂肪肝　342
非アルコール性脂肪性肝炎　337, **342**
非アルコール性脂肪性肝疾患　342
非アルコール性慢性膵炎　470
非拡張型合流異常　450
脾機能亢進　354
非機能性 NET　199
非血性水様性下痢便　236
非昏睡型急性肝不全　332, 333
微細顆粒状粘膜　124
微細血管　141
微細腺管模様　20
皮脂腺　16
脾腫　334, 354
非出血性露出血管　104
非上皮性悪性腫瘍　406
非上皮性腫瘍　76
非ステロイド性抗炎症薬　120, 234
ヒストアクリル®　89, 180
ビスホスホネート製剤　42
非選択的 β 遮断薬　126
ヒ素　406
非代償性肝硬変　337
ひだ集中　288
ビタミン E　342
ひっかき傷様所見　236, 237
脾動静脈の拡張　354
脾動脈拡張蛇行　354
ヒト型結核菌　226
ヒトデ様血管　79, 80
ヒトデ様集合細静脈　96, 97
ヒトパピローマウイルス感染　54
ヒドロキシクロロキン　254
非乳頭部 NET　199
非びらん性 GERD　31
皮膚色素沈着　349
被包化壊死　464, 466, **469**
びまん＋潰瘍＋隆起型腸管症型 T 細胞性リ
　ンパ腫 II 型　309
びまん型　300, 303, **305**, 309, 364, 394, 414,
　416, 433
　DLBCL　300
　大腸 MALT リンパ腫　303
　胆嚢腺筋腫症　**416**, 433
　腸管症型 T 細胞性リンパ腫 II 型　309
　直腸 MALT リンパ腫　**305**
びまん浸潤型　**61**, 144, 266, **290**, 292
　進行胃癌　144
　進行型食道扁平上皮癌　**61**
　進行大腸癌　266, **290**, 292
びまん性・点状発赤　96
びまん性炎症細胞浸潤　243
びまん性炎症性病変　253
びまん性出血　126
びまん性小結節隆起　98
びまん性前庭部毛細血管拡張症　92

びまん性大細胞型 B 細胞性リンパ腫　155,
　202, **300**, 410
びまん性の膵腫大　476
びまん性非特異性炎症性疾患　243
びまん性発赤　96, 98
　H. pylori 陽性　98
ビメンチン　403
病原性大腸菌　215
病原性大腸菌腸炎　215
表在型 Barrett 食道腺癌　67
表在型食道扁平上皮癌　56
表在型扁平上皮癌　14
表在癌　4, 191
　十二指腸　4
表在性腺癌　191
表層拡大型胃濾胞性リンパ腫　157
表層性発赤　126
表面型胆嚢癌　431
豹紋状紋理　346
日和見感染　36
ピラジナミド　226, 364
びらん　104, 208, 218, 267, 288
　SM 高度浸潤癌　288
びらん型十二指腸炎　186
びらん性 GERD　31
びらん性食道炎　38
ビリルビンカルシウム石　417, 439
頻回の嘔吐　46
ビンクリスチン　300

【ふ】

深掘れの潰瘍　120
深掘れ不整形食道潰瘍　252
不完全型腸上皮化生　101
不完全排泄　264
腹腔鏡下胆嚢摘出術　430
腹腔鏡・内視鏡合同手術　160
腹腔鏡下筋層切開術　44
腹腔鏡下噴門形成術　25
副腎腫瘍　320
副腎転移肝細胞癌　392
副膵　164
腹水貯留　356
副脾　515
腹部膨満　130
腹膜炎　356
腹膜偽粘液腫　295
浮腫　**38**
不整陥凹病変　146
不整形潰瘍　147, 226, 227, 235, 262
ブデソニド　39, 236, 247
プラジカンテル　230, 370
フラスコ状突出像　12
ブラハ分類　21, 23
フルチカゾン　39
プレドニゾロン　36, 112, 243, 247, 300, 476
不連続な分葉エコー　474, 475
プロスタグランジン　120, 234
フロセミド　337
プロトンポンプ阻害薬　24, 31
プロトンポンプ阻害薬長期内服患者　134
プロプラノロール　126
分化型 0-Ⅱc 型早期胃癌　**142**
分化型腺癌　139, 142
分化型早期癌　137
分岐鎖アミノ酸製剤　337
分枝型 IPMN　493, 494
分枝膵管拡張　474
分子標的治療薬　388
噴出性出血　104, 105
分節型胆嚢腺筋腫症　**415**, 430
噴門腺　79
噴門部胃静脈瘤　89
分類不能型進行胃癌　144

【へ】

平滑筋腫　76, **77**, 160, **162**

胃粘膜下腫瘍　162
　食道粘膜下腫瘍　77
閉塞性黄疸　359, 476, 493
閉塞性静脈炎　476
閉塞性膵炎　470
平坦型 SM 高度浸潤癌　264, 289
　粘膜脱症候群　264
平坦型胃 DLBCL　155
平坦型黄色腫　109
平坦型の乳頭腫　55
平坦浸潤型進行胆嚢癌　**433**
壁在囊胞　501
ベザフィブラート　346
ペニシリン系抗菌薬　118
ペニシリン耐性菌　231
ヘパリン　356
ペプチドホルモン　310
ヘマチン　79, 81
ヘモクロマトーシス　349
ヘモジデローシス　349
ヘルニア囊　24
ヘルペスウイルス　42
ベルリンブルー染色　349
ベロ毒素　215
偏性細胞内寄生菌　228
便潜血陽性　228
鞭虫症　229
扁平コンジローマ様　119
扁平コンジローマ類似の胃粘膜疹　118
扁平上皮型炎症性食道胃接合部ポリープ　51
扁平上皮癌構造　65
扁平上皮組織　88
扁平上皮有棘細胞の過形成　14
扁平隆起　140, 192
弁膜症　210

【ほ】

乏血性腫瘍　386, 388, 406
放射線照射後　42
放射線性腸炎　238
放射線性直腸潰瘍　239
放射線治療　390, 392, 399, 410
紡錘形細胞　162, 163, 490
蜂巣状分葉エコー　474
膨張性発育　142
傍乳頭憩室　176
泡沫細胞の集簇　109
ボーリング生検　64
ホスカルネット　33, 224
ホスホマイシン　214, 215
発赤型十二指腸炎　186
発赤陥凹　137, 142
発赤所見　26
発赤調ポリープ　51, 131
発赤粘膜　147
ボツリヌス毒素注入法　44
ボノプラザン　104, 184
ボノプラザンフマル酸塩　31
ポリープ　316, 325, 424, 426, 427, 429
　過形成――　426
　線維性――　427
　胆嚢　**424, 426, 427, 429**
　　胆嚢肉芽（組織）――　427
ポリープ状腫瘤像　435
ポリープ様隆起　316
ポリペクトミー　278, 284
ポリポーシス　320
ポリポーシス様外観　116
ボルテゾミブ　258

【ま】

マイクロサテライト不安定性　274
膜様狭窄　174
膜様透亮像　174
膜様物吐出　50
マクロライド（系抗菌薬）　213, 228
松毬状　274

末梢神経障害　350
末梢胆管の拡張　442
麻痺性イレウス　232, 255
慢性アルコール性肝障害　339
慢性胃炎　96
慢性萎縮性胃炎　168
慢性肝炎　334, 349
慢性肝疾患　386, 410
慢性肝障害　388
慢性虚血性大腸炎　240
慢性腎不全　210
慢性膵炎　455, 470, 474
　アルコール性　470
　早期――　**474**
　非アルコール性　470
　臨床診断基準　**470**
慢性胆嚢炎　417, **420**
慢性非化膿性破壊性胆管炎　347
慢性貧血　234
慢性閉塞性肺疾患　269
マントル細胞リンパ腫　300, 303, **306**

【み】

ミコナゾール　36
ミコフェノール酸モフェチル　128, 255
ミソプロストール　234
未分化型 0-Ⅱc 型早期胃癌　**143**
未分化型腺癌　139
未分化癌　64
ミヤイリガイ　370
脈管構造　403
脈管侵襲　390, 392
　肝細胞癌　390
脈絡膜悪性黒色腫胃転移　**167**

【む・め】

ムコスタ®　234
無石胆嚢炎　417
村上分類　104
迷入膵　82, 83, 84, 164, 196, 198
　胃　164
　十二指腸粘膜下腫瘍　198
メチルプレドニゾロン　255
メトトレキサート　128, 445
メトロニダゾール　221, 232, 362
メベンダゾール　229
メラニン顆粒　2, 74
メラノーシス　2, 18
　咽頭　2
　食道　18
メルファラン／デキサメタゾン療法　258
免疫グロブリン重鎖遺伝子再構成　303
免疫グロブリンの高値　344
免疫抑制状態　36, 118
免疫抑制薬　269

【も】

毛細血管拡張　92
毛細血管腫　373
網状濃染　480
毛髪胃石　130
毛髪植物胃石　130
網膜色素　320
モザイク状構造　382
モザイクパターン　126
モントリオール定義　21
門脈圧亢進（症状）　352, 356
門脈圧亢進症　26, 180, 210, 354, 370
　肝硬変等による――　210
　特発性――　354
門脈圧亢進症性胃症　126
門脈圧亢進症性胃腸症　126
門脈圧亢進症性腸症　126
門脈血栓症　356
門脈腫瘍（塞）栓　356, 382, 390

ふ～も　索引　533

【や・ゆ・よ】

薬剤性急性膵炎　468
薬剤性消化管傷害　120
薬剤性食道潰瘍　42
薬剤性腸炎　251
薬剤抵抗性非代償期肝硬変　348
山田分類II型　134
有機酸トランスポーター　382
有棘細胞の増生　15
有茎性ポリープ　326, 426, 427, 429
有鉤条虫　230
湧出性出血　46, 50, 104, 185
遊走性壊死性紅斑　502
幽門腺　79
幽門腺化生　196
幽門腺型腺腫　136, **138**, 429
溶血性尿毒症症候群　215
ヨード不染帯　56

【ら・り】

ラクツロース　269
ラジオ波焼灼術　21, 356, 382, 384, 408, 410
卵巣癌　322
卵巣様間質　499
ランソプラゾール　236
リツキシマブ　155, 158, 300, 306
リピオドール付加ヒストアクリル®　181
リファンピシン　226, 364
隆起＋潰瘍型 DLBCL　302
隆起型 DLBCL　300
隆起型胃 DLBCL　156
隆起型十二指腸表在癌　191
隆起型早期胃癌　139
隆起型大腸 MALT リンパ腫　303
隆起型胆嚢癌　430
隆起型直腸 MALT リンパ腫　**304**
隆起型粘膜脱症候群　**264**
隆起型びらん　79, 81
隆起腫瘤型進行大腸癌　**290**, 291
瘤状血管拡張像　89
良性胆道狭窄　455
良性ポリープ　424
良性リンパ濾胞過形成　303
稜線状発赤　79, 81
両側肺門リンパ節腫脹　366
リング状食道　38
リング状濃染　359, 360, 396, 398
リンコマイシン系　232
輪状潰瘍　226, 227, 234, 235
輪状溝　**38**, **40**
輪状膵　174
リンパ管　76
リンパ管腫　160, 196, 297
リンパ管嚢腫　186
リンパ球・形質細胞浸潤　476
リンパ球浸潤　5
リンパ上皮嚢胞　516
リンパ節腫脹　366
リンパ節転移肝細胞癌　392
リンパ濾胞　5
リンパ濾胞過形成　171
リンパ濾胞腫大　218
リンパ濾胞様結節　306

【る】

類円形打ち抜き潰瘍　252
類円形潰瘍　226, 235, 247
類基底細胞癌　**64**
類基底細胞癌構造　65
類上皮血管内皮腫　403
類上皮肉芽腫　364, 366, 367
涙腺・唾液腺炎　479
類洞様血液腔　399
類表皮嚢胞　515
ループス腸炎　254

【れ・ろ・わ】

レゴラフェニブ　313
裂頭条虫症　230
レナリドミド　258
レバミピド　234
レボフロキサシン　228
瘻孔　**247**, 249
老人性全身性アミロイドーシス　124
ロサンゼルス分類　31
露出血管　107, 262
ロゼット形成　344
濾胞性リンパ腫　171, 186, 202, 300, 303, **306**
ワイン瓶のコルク様　497
ワルファリン　356

数字・欧文索引

【数字】

0-I（型）　57, 139, 140
　早期胃癌　139, **140**
　表在型食道扁平上皮癌　**57**
0-IIa（型）　57, 139, 140
　早期胃癌　139, 140
　表在型食道扁平上皮癌　**57**
0-IIb（型）　58, 139, 141
　早期胃癌　139, **141**
　表在型食道扁平上皮癌　**58**
0-IIc（型）　58, 139, 141, **142**, **143**
　早期胃癌　139, **142**, **143**
　早期胃癌の組織型別の形態的差異　**141**
　表在型食道扁平上皮癌　**58**
0-IIc＋III（型）早期胃癌　**143**
0-III（型）　59, 139
　早期胃癌　139
　表在型食道扁平上皮癌　**59**
1（型）　145, 61
　進行胃癌　**145**
　進行型食道扁平上皮癌　**61**
I 型胃迷入膵　162
2（型）　62, 146, 195
　十二指腸進行癌　**195**
　進行胃癌　**146**
　進行型食道扁平上皮癌　**62**
2チャネル法　310
IIa 大腸腺腫　278
II 型胃迷入膵　162
2-tone duct sign　497
3（型）　62, 147
　進行胃癌　**147**
　進行型食道扁平上皮癌　**62**
III_L 型 pit 大腸腺腫　278
III 型胃迷入膵　162
4（型）　63, 148, 166
　進行胃癌　**148**
　進行胃癌類似　166
　進行型食道扁平上皮癌　**63**
IV 型 pit 大腸腺腫　278
5-ASA（アミノサリチル酸）製剤　238, 243, 247, 251
V₁ 型軽度不整　284
6-メルカプトプリン　248

【A】

α-グルコシダーゼ阻害薬　269
α-シアノアクリレートモノマー　89, 180
$A\beta_2M$（amyloid β_2 microglobulin）型　258
A 型胃炎　110, 168
A 型急性肝炎　**330**
AA（型）アミロイドーシス　124, 258, **259**, 350
AA 型アミロイド　187
acinar cell carcinoma　**512**
Active stage　105, 184
　胃潰瘍　105
　十二指腸潰瘍　**184**
acute gastric mucosal lesion（AGML）**94**, 95
acute hemorrhagic rectal ulcer（AHRU）262
acute necrotic collection（ANC）464, **466**, 468
acute on chronic cholecystitis　417
acute peripancreatic fluid collection（APFC）**464**, 466, 468
adenoma-carcinoma sequence　290, 520
Adherent blood clot　104
adipocyte necrosis　260
ADML　94, 95
advanced sigmoid type（aSg 型）
　食道アカラシア　44
AEML　94, 95

AFP 382, 388, 397
AFP-L3 382, 388
AIDS 33
ALDH2 2
ALDH2 ヘテロ欠損型 18
AL（型）アミロイドーシス 124, 258, **259**, 350
AL 型アミロイド 187
amelanotic melanoma **75**
anaplastic carcinoma **490**
angioectasia 210
angiomyolipoma（AML） **376**
APC（argon plasma coagulation） 92, 211
APC 遺伝子変異 320
apple core sign 290
ARMS（anti-reflux mucosectomy） 24
asymptomatic PBC（aPBC） 346
Atlanta 分類 464
ATP7B 遺伝子 348
atrophy 96
attenuated FAP（AFAP） 320
ATTR（amyloidgenic transthyretin） 型 124, 258
autoimmune pancreatitis（AIP） **476**
avascular area（AVA） 7, 56
AVM（arteriovenous malformation） 210, 480

【B】

β－カテニン 506
β－グルコシダーゼ 240
β₂－ミクログロブリン 124
B 型胃炎 110
B 型肝炎ウイルス 337
B 型急性肝炎 **331**
B 型劇症肝炎 **332**
B 型慢性肝炎 **334**, 335
B 細胞性悪性リンパ腫 303
B 細胞性リンパ腫 300, 306
B-RTO 89, 180
ballooning 342
bamboo-joint sign 247
band-like stricture 445
Barrett 食道 21, 24, 67
Barrett 食道腺癌 21, 51, **67**
　　——の壁深達度 **67**
Barrett 粘膜 21
BCAA 製剤 337
beaded appearance 445, 447
Behçet 病 42, **251**
Billroth Ⅱ 法再建 114
bird beak sign 44
Bismuth 分類 458
Black base 104
bleeding sign（BS） **27**
borderline malignancy 282
Braimbridge Type Ⅰ 48
bridging fold 162, 163, 197
bronze varices 29
brownish area 2, 4, 6, 18, 20, 56, 68
Brunner 腺 172, 186
Brunner 腺過形成 172, 196
　　十二指腸 172
Brunner 腺腫 172, 188
Brunner 腺の癌化 191, 194
BSC（best supportive care） 166
Budd-Chiari 症候群 **352**
bull's eye sign 166
burn out NASH 342

【C】

C 型肝炎ウイルス 337
C 型肝硬変 181, **357**
　　十二指腸静脈瘤 181
C 型慢性肝炎 **334**, 335
C & M 分類 21, **23**
C2M5 21
CA-125 266

CA19-9 397, 515, 516
Cajar の介在細胞 313
Campylobacter jejuni/coli 接触 213
Candida albicans 36
capillary pattern 分類 284
capsule-like rim 476, 477
carcinoma *in situ* 54
cat scracth sign 236, 237
cavernous hemangioma **373**
CCL 細胞（centrocyte like cell） 303
CD10 506
CD31 403, 406
CD34 403, 406
CD 関連下痢症 232
CD 毒素 232
CD 毒素産生菌 232
CDAD 232
CEA 397
cherry red spots（CRS） 26, 126, 127
Chiari 病 352
Child-Pugh 分類 89, **337**
Chlamydia trachomatis 228
cholangiocytes 346
cholangiolocellular carcinoma（CoCC） 401
choledochocele 449, 452
CHOP 療法 155, 306
chronic non-suppurative destructive cholangitis 347
Clean base 104
Clostridium difficile（*CD*）関連腸炎 232
cluster sign 359
CMV・HSV 混合感染 **34**
cobblestone appearance 247
collagen band 116, 117, 236, 237
collagenous colitis 116, **236**, 240
collagenous gastritis 116
collecting venules 79
colon like pattern 188
colonic muco-submucosal elongated polyp（CMSEP） **326**
columnar-lined esophagus（CLE） 21, 22
comb sign 254
congenital duodenal web **174**
convoluted pattern 188
cork of wine bottle sign 497
corkscrew 139
Courvoisier 徴候 455
Cowden 病 14, **322**
COX-1 阻害 120
COX-2 阻害薬 104, 120, 184, 234
C-P type **450**, 452, 454
Crohn 病 42, 104, 184, 186, **247**, 250, 251
　　診断基準 250
Cronkhite-Canada 症候群 **316**
Cushing 症候群 199
cyclinD1 306
cyst in cyst, mural cyst 499
cysts 474
cytomegalovirus（CMV） 33, **34**, 104, 128, 182,184, **224**, 243, 255
　　——感染 184
　　——食道炎 **34**
　　——腸炎 243

【D】

DAVE（diffuse antral vascular ectasia） 92
de novo 発生 191, 194, 290
demarcation line（DL） 69, 139, 142
desmoplastic reaction 483, 485
Dieulafoy 潰瘍 104, 105, 184, 185, 210
Dieulafoy 様の露出血管 176
diffuse endometriosis 型腸管子宮内膜症 266
diffuse hemorrhage（DH） 126, 127
diffuse large B-cell lymphoma（DLBCL） 155, 300, 306, 410
diffuse redness 96

dilated side branches 474
direct-acting antivirals（DAA） 334
diverticulum-like outpouching 445
DOAC 356
double halo 254
double target sign 359
downhill varices 30
DPP4 阻害薬 342
Dubin-Johnson 症候群 **372**
ductular proliferation 347
dysplasia-carcinoma pathway 290

【E】

EBL（endoscopic band ligation） 92
ectopic crypt formation（ECF） 277
edema 38
EIPD（esophageal intramural pseudo-diverticulosis） **12**
EIS（endoscopic injection sclerotherapy） 26
EISL（endoscopic injection sclerotherapy and ligation） 26
EMR（endoscopic mucosal resection） 278, 284
encasement 395
endocrine cell micronests（ECM） 524
endometrioma 型腸管子宮内膜症 266
endophytic type 乳頭腫 54
endoscopic biliary drainage（EBD） 442
endoscopic laryngo-pharyngeal surgery（ELPS） 6
endoscopic nasobiliary drainage（ENBD） 439, 442, 458
endoscopic nasopancreatic drainage（ENPD） 488
endoscopic retrograde biliary drainage（ERBD） 439
endoscopically suspected esophageal metaplasia（ESEM） 21, 22
enlarged fold 96
Entamoeba despar 362
Entamoeba histolytica 221, 362
enteropathy-associated T-cell lymphoma（EATL） **306**
eosinophilic esophagitis（EoE） 38
eosinophilic gastroenteritis（EGE） 38
eosinophilic microabscess 38, 40
EPBD（endoscopic papillary balloon dilatation） 439
EP/LPM（癌） 56, 60
epidermoid cyst **515**
epithelioid hemangioendothelioma（EHE） **403**
EPLBD（endoscopic papillary large balloon dilatation） 439
Epstein-Barr virus（EBV） 128
ERCP（endoscopic retrograde cholangio-pancreatography） 468, 476
　　——後急性膵炎 468
erosion 104
Escherichia coli 215, 359
ESD（endoscopic submucosal dissection） 24, 67, 139, 278, 284, 310
　　—— for GERD 278
esophageal rosette 44
esophageal strictures 38
esophageal trachealization 38
esophagogastric junction（EGJ） **22**
ESWL 470
EUS による深達度診断 **60**
EVL（endoscopic variceal ligation） 26
excisional biopsy 284
exophytic type 乳頭腫 54
extrahepatic portal obstruction（EHO） 180
extranodal marginal zone lymphoma of mucosa-associated lymphoid tissue 158

B〜E　索引　535

【F】

F スケール　31
familial adenomatous polyposis（FAP）　320, 520
fat ring sign　260
fibrolamellar carcinoma　399
fibromuscula.r obliteration　264
filling defect　417, 419
filling in pattern　373
fine pink speckling　126
fistula　247
flag sign　339, 340
focal nodular hyperplasia（FNH）　378, **380**
FOLFIRINOX 療法　483
follicular lymphoma（FL）　**306**
food impaction　38
Fordyce spot　16
foveolar type（F 型）炎症性食道胃接合部ポリープ　51
foveolar-hyperplastic polyp　96
fundic gland polyp　79, **134**

【G】

gas collection　12
gastric adenocarcinoma of the fundic gland（GA-FG）　149
gastric lipid island　108
gastric xanthoma　**108**
gastritis cystica polyposa　**114**
gastritis cystica profunda　114
gastroesophageal reflux disease（GERD）　31, 51, 67
gastrointestinal stromal tumor（GIST）　84, 162, 196, **197**, 303, **313**
　胃粘膜下腫瘍　**162**
GAVE（gastric antral vascular ectasia）　**92**, 126
genipin　240
gentle undulation　346, 347
GERD 様症状　38
GERD-Q　31
ghost-like appearance　208, 209
Glisson 鞘　401
glycogenic acanthosis　322
glycogenic acanthosis（GA）　**14**
granular cell tumor（GCT）　**72**
granulocytic epithelial lesion（GEL）　476
Guillain-Barré 症候群　213
gushing bleeding　91
GVHD（graft-versus-host disease）　128, 255
　──に関連した胃・十二指腸病変　128
　──腸炎　255

【H】

H₂ 受容体拮抗薬　36, 94
Hassab 手術　89
HBV　334, 337
HCV　334, 337
Healing stage　185, 106
　十二指腸潰瘍　**185**
Heinrich 分類　162, 164
Helicobacter pylori 陰性胃　**79**
Helicobacter pylori 感染　67, 96, 97, 101, 104, 108, 110, 131, 149, 158, 184, 186
　感染率　67
　急性感染　94
　──による胃底腺粘膜の変化　**97**
　──による慢性胃炎　101
　──を伴った A 型胃炎　110
Helicobacter pylori 除菌後　99, 108
Helicobacter pylori 除菌療法　202, 303
Helicobacter pylori 陽性　94, 102
　──の萎縮性胃炎　102
Heller-Dor 法　44

hemangioma　373
hematin　79
hematocystic spot（HCS）　26
hemolytic uremic syndrome（HUS）　215
hemosuccus pancreaticus　470, 480
Henoch-Schönlein 紫斑病（HSP）に伴う十二指腸病変　**182**
hepatic arterial infusion chemotherapy（HAIC）　390
hepatocellular adenoma（HCA）　**378**
herpes simplex virus（HSV）　33, 128
HFE 遺伝子　349
high grade dysplasia　495
high-grade PanIN　488
high-risk stigmata　493
HIV　221
HIV 感染　36, 224
HLA-B51　251
HMB-45 染色　376
honeycombing type　474
HSV 食道炎　33
hyperechoic foci　474
hyperechoic MPD margin　474
hyperkeratosis　14
hyperparakeratosis　14
hyperplastic polyp（HP）　**274**, 275
hypervascularity　403

【I】

idiopathic duct-centric chronic pancreatitis（IDCP）　476
idiopathic portal hypertension（IPH）　180
IgA 血管炎に伴う十二指腸病変　**182**
IgG4 関連硬化性胆管炎（IgG4-SC）　442, 445, 455, 458, 476
IgG4 陽性形質細胞浸潤　476
IL-2 全身投与　403
inflammation　342
Insel　141
interface hepatitis　334, 344
interferon-gamma release assay（IGRA）　226
intermediate dysplasia　494
interstitial cells of Cajal（ICCs）　313
interstitial oedematous pancreatitis　464
intestinal metaplasia（IM）　21, 96, **101**
intra-villous structure pattern　191
intracystic（intracholecystic）papillary neoplasm of the gallbladder（ICPN）　430, **433**
intraductal papillary mucinous neoplasm（IPMN）　470, 472, **493**, 494, 495, 497, 509
　主膵管型　493, 495
　分枝型　493, 494
intraductal papillary neoplasm of bile duct（IPNB）　**462**
intraductal tubulopapillary neoplasm（ITPN）　**497**
IPCL 様血管　59
IPMN 合併膵癌　493, 496
IPMN 由来浸潤癌　493, 495
irregular microsurface pattern（IMSP）　139, 141
irregular microvascular pattern（IMVP）　139, 141

【J・K】

JNET 分類　284, **287**
Kasabach-Merritt 症候群　373
Kayser-Fleischer 角膜輪　348
Ki-67（指数）　310, 435, 502
Kissing ulcer　184
Klebsiella　359
Klebsiella oxitoca　231
Klebsiella pneumoniae　361
Kodsi の内視鏡分類　36
Kupffer 細胞　380

【L】

late onset hepatic failure（LOHF）　332
laterally spreading tumor（LST）　278, 288
leaf pattern　188
LEL（lymphoepithelial lesion）　158, 303
leopard skin like mark　346
leukocytoclastic vasculitis（LCV）　182
Lg-c　89, 90
Lg-cf　89
Lg-f　89, 90
light blue crest（LBC）　101, 102
linear furrows　38
linear mucosal defect　236
linitis plastica　166
lobularity　474
long segment Barrett esophagus（LSBE）　21, 22, 67, 70
long stricture with prestenotic dilatation　442
longitudinal ulcer　247
loss/decrease of vascular pattern　38
low dose aspirin（LDA）　120, 234
low-grade appendiceal mucinous neoplasm（LAMNs）　295
low-iso echoic mass　310
Lugano 国際会議分類　300, 302
Lugol-voiding lesions（LVL）　56
lymphoepithelial cyst　516
lymphoid cuff　163
lymphoplasmacytic sclerosing pancreatitis（LPSP）　476

【M】

M 癌　284, 287
Mallory-Weiss 症候群　**46**
MALT（mucosa-associated lymphoid tissue）リンパ腫　158, 202, 300, **303**, 410
　胃　158
　十二指腸　202
　大腸　**303**
MANEC（mixed adenoneuroendocrine carcinoma）　152, 461
mantle cell lymphoma（MCL）　**306**
map-like redness　96
melanosis　2, 18
mesenteric panniculitis　260
microsatellite instability（MSI）　274
minimal change　31, 32
mixed adenoneuroendocrine carcinoma（MANEC）　310, 520
MLP（multiple lymphomatous polyposis）型　300, 302, 303, **305**, 306, **307**, 308
　DLBCL　300, 302
　横行結腸 MALT リンパ腫　**305**
　大腸 MALT リンパ腫　303
　大腸マントル細胞リンパ腫　**307**
　大腸濾胞性リンパ腫　**307**
　腸管症型 T 細胞性リンパ腫II型　308
MM/SM1　60
MM/SM1 癌　56
MUC6 陽性　172
mucinous cystadenocarcinoma　295
mucinous cystadenoma　295
mucinous cystic neoplasm（MCN）　**499**
（appendiceal）mucocele　295
mucosal break　31
mucosal tears　236
multidrug resistance protein 2　372
multiple white and flat elevated lesions　79
Mycobacterium tuberculosis　226, 364

【N】

n-ブチル-2-シアノアクリレート　89
NAFL　342
napkin-ring sign　272, 273
NBI 拡大内視鏡日本食道学会分類　**59**
NEC（neuroendocrine carcinoma）　152, 310

502, 520, 524
necrotizing pancreatitis 464
NET (neuroendocrine tumor) 110, 160, 168, 199, 310, 408, 435, 461, 502, 524
　胃 168
　十二指腸 199
　大腸 310
　胆管 461
　胆嚢 435
network 139
network pattern 142, 191
neural cell adhesion molecule 染色 152
neuroendocrine neoplasm (NEN) 502
Nissen 法 24
nodularity 96
nodule in nodule 384
non brownish area 274
non-alcoholic steatohepatitis (NASH) 342
Non-bleeding visible vessel 104
non-erosive reflux disease (NERD) 31
nonhoneycombing lobularity 474
non-shadowing 474
non-steroidal anti-inflammatory drugs (NSAIDs) 104, 120, 184, 234, 236
non-traumatic catheter 278
NSAIDs 関連潰瘍 104
NSAIDs 起因性腸炎 234, 238

【O】
O111 感染症 217
O157 感染症 216
obscure gastrointestinal bleeding (OGIB) 210, 234, 272
occult bleeding 210
oligocystic type 509
ongoing overt bleeding 210
onion-skin type of periductal fibrosis 445
oozing bleeding 27, 104
organic anion transporting polypeptide (OATP) 382
ovarian stroma 499

【P】
pancreatic NEN (pNEN) 502
pancreas arteriovenous malformation (AVM) 480
pancreatic pseudocyst (PPC) 464
PanIN-3 488
P-CAB (potassium-competitive acid blocker) 104
P-C type 450
peptic ulcer 184
percutaneous transhepatic biliary drainage (PTBD) 439
perfusion defect 395
pericellular fibrosis 342
pericholecystic high signal 417
per-oral endoscopic myotomy (POEM) 44
Peutz-Jeghers 症候群 318
pit pattern 分類 284, 285, 288
PIVKA-II 382, 397
pneumatosis cystoides intestinalis (PCI) 269
POBA (plain old balloon angioplasty) 352, 353
pocket formation 185
portal hypertensive gastroenteropathy (PHGE) 126
portal hypertensive gastropathy (PHG) 126
potassium-competitive acid blocker (P-CAB) 31
PPI (proton pump inhibitor) 24, 31, 36, 38, 51, 94, 104, 120, 184, 134
　——長期内服患者 134
　——反応性食道好酸球浸潤 38

──服用者 36
PPI-responsive esophageal eosinophilia (PPI-REE) 38
previous overt bleeding 210
primary biliary cholangitis (PBC) 346
primary biliary cirrhosis 346
primary sclerosing cholangitis (PSC) 442, 445
pruned-tree appearance 445
pseudoepitheliomatous hyperplasia 72
pseudomalignant polyp 51
pseudosarcomatous lesion 51
PTEN 遺伝子 322

【Q・R】
QuantiFERON (QFT) 検査 364
RAC (regular arrangement of collecting venules) 79, 80, 96, 97, 100
radiofrequency ablation (RFA) 21
raised erosion 79
RC サイン (sign) 26, 89
R-CHOP (療法) 155, 300
red plug 27, 90
red streak 79
red wale marking (RWM) 26
reddish patch 346, 347
Rendu-Osler-Weber 病 210
reticular/sulciolar pattern 188
Rindi 分類 168
ring enhancement 403
ringed esophagus 38
rings 38
risky varices 89
Rokitansky 憩室 10
Rokitansky-Aschoff 洞 (RAS) 414
Rolleston の分類 364

【S】
S-1 単剤療法 483
S-100 蛋白 72
Salmonella 属菌 214
Scarring stage 106, 185
　胃潰瘍 106
　十二指腸潰瘍 185
Schistosoma japonicum 370
sclerosed hemangioma 373
sclerosing mesenteritis 260
segmental stricture 442
selective arterial calcium injection (SACI) test 502
serous cystic neoplasm (SCN) 509
serrated adenoma 278
serrated neoplasia pathway 274
serrated pathway 290
sessile serrated adenoma/polyp (SSA/P) 274, 275, 276
　——の組織学的診断基 274
sexually transmitted disease (STD) 118, 228
SGLT2 阻害薬 342
short segment Barrett esophagus (SSBE) 21, 22, 67, 71
sigmoid type (Sg 型) 食道アカラシア 44
signal void sign 480, 482
SM2/3 癌 56, 60
SM 癌 287, 288
　治療方針 287
SM 軽度浸潤癌 284, 288
small/narrow caliber esophagus 38
snake skin appearance (SSA) 126, 127
solid-pseudopapillary neoplasm (SPN) 506
solid type 509, 510
sonolucent layer 417, 419
specialized columnar epithelium (SCE) 21
spiked type 乳頭腫 54
spoke-wheel pattern 380

spotty redness 96
spurting bleeding 27, 91, 104
squamocolumnar junction 22
squamous intraepithelial neoplasia 54
squamous type (S 型) 炎症性食道胃接合部ポリープ 51
steatosis 247, 342
sticky mucus 96
STK11 (LKB1) 遺伝子 318
stomal polypoid hypertrophic gastritis 114
straight type (St 型) 食道アカラシア 44
stranding 474
stricture of lower CBD 442
subepithelial vessel 79
submucosal heterotopic gastric gland 84
submucosal tumor (SMT) 76, 160, 196
　食道 76
superficial reddening (SR) 126
surface pattern 284, 287
symptomatic PBC (sPBC) 346
systemic inflammatory response syndrome (SIRS) 464
systemic lupus erythematosus (SLE) 254

【T】
T 細胞性リンパ腫 303
Talley の診断基準 112
target sign 254, 403
thread and streaks sign 390
thrombotic microangiopathy (TMA) 255
thrombotic thrombocytopenic purpura (TTP) 215
Toupe 法 24
tPA 356
traditional serrated adenoma (TSA) 274, 277
transthyretin (TTR) 124
transverse ridging 266, 268
tree-like appearance 159
Treponema pallidum 118
Trichuris trichiura 229
TTR 安定化薬剤 124
tubular adenoma 278, 279, 281
tubulovillous adenoma 278, 283
tumoral pseudocapsule 260, 261
type 0-I 中下咽頭表在癌 6
type 0-IIa+IIc 中下咽頭表在癌 6
Type 1 神経内分泌腫瘍 168
Type 2 神経内分泌腫瘍 168
Type 3 神経内分泌腫瘍 168

【U・V】
ulcer 104
ulcerative colitis 243
vanishing bile duct syndrome 445
veno-occlusive disease 352
verotoxin (VT) 215
vessel pattern 284, 287
video-assisted retroperitoneal debridement (VARD) 466
villous adenoma 278, 280
VIP 産生腫瘍 502
VMV (varicose microvascular vessel) 274, 276
volcano sign 295
von Hippel-Lindau 病 509, 511
von Recklinghausen 病 406
VT 産生遺伝子 215

【W】
walled-off necrosis (WON) 464, 466, 469
washout 384, 388, 391, 408, 411
watermelon stomach 92
wavy microvessel 139, 143
WDHA (watery diarrhea-hypokalemia-

achlorhydria）症候群　502
wedge-shaped　390
Whipple の三徴　502
white exudates　38
white opaque substance（WOS）　108
white plug　27, 90
white zone　188
WHO 分類（大腸 NET）　**311**
Wilson 病　**348**
worrisome features　493

【X・Y・Z】

X 線陰性石　439
xanthelasma　**108**
xanthogranulomatous cholecystitis
　（XGC）　414, **422**
xanthoma　96
Yano・Yamamoto 分類　**210**
yellowish whitish marking　346, 347
Yersinia 属菌　218
Zenker 憩室　10
Zollinger-Ellison 症候群　104, 168, 199, 502

中山書店の出版物に関する情報は,小社サポートページを御覧ください.
https://www.nakayamashoten.jp/support.html

Atlas of Diagnostic Imaging on Digestive Diseases

消化器画像診断アトラス

2017年9月15日　初版第1刷発行 Ⓒ　　　　　　　　　　　　〔検印省略〕

監修	下瀬川　徹
編集	小池　智幸
	遠藤　克哉
	井上　　淳
	正宗　　淳
発行者	平田　　直
発行所	株式会社　中山書店
	〒112-0006　東京都文京区小日向4-2-6
	TEL 03-3813-1100(代表)　振替00130-5-196565
	https://www.nakayamashoten.jp/
装丁	プレゼンツ
印刷・製本	株式会社　シナノ

ISBN978-4-521-74544-2
Published by Nakayama Shoten Co., Ltd.　　　　　　　　　　　　Printed in Japan
落丁・乱丁の場合はお取り替えいたします.

・本書の複製権・上映権・譲渡権・公衆送信権(送信可能化権を含む)は株式会社中山書店が保有します.
・ JCOPY 〈(社)出版者著作権管理機構　委託出版物〉
　本書の無断複写は著作権法上での例外を除き禁じられています.複写される場合は,そのつど事前に,(社)出版者著作権管理機構(電話 03-3513-6969, FAX 03-3513-6979, e-mail：info@jcopy.or.jp)の許諾を得てください.

本書をスキャン・デジタルデータ化するなどの複製を無許諾で行う行為は,著作権法上での限られた例外(「私的使用のための複製」など)を除き著作権法違反となります.なお,大学・病院・企業などにおいて,内部的に業務上使用する目的で上記の行為を行うことは,私的使用には該当せず違法です.また私的使用のためであっても,代行業者等の第三者に依頼して使用する本人以外の者が上記の行為を行うことは違法です.

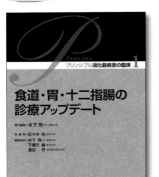

プリンシプル 消化器疾患の臨床 全4冊

高度な専門知識と診療実践のスキルをわかりやすく，かつビジュアルな構成で提示

総編集 ● 佐々木 裕（熊本大学）
編集委員 ● 木下 芳一（島根大学）
　　　　　下瀬川 徹（東北大学）
　　　　　渡辺 守（東京医科歯科大学）

● B5判／並製／オールカラー／平均300頁／本体予価10,000〜12,000円

新シリーズスタート!!

シリーズの特徴

- 消化器病診療を行ううえでわきまえておくべき内容をわかりやすく，具体的に提示
- 各項目の冒頭に全体のポイントを明示．すぐに役立つ情報を簡潔な箇条書きでわかりやすく記述
- 診断・検査・治療の流れをフローチャートで図示し必要な知識を整理
- 診療ガイドラインに基づきつつ，実地診療に有用なプラスアルファの情報も提供
- サイドノートに「トピックス」「アドバイス」「コツ」などのコラムを満載
- 図，表，写真，イラストを多用し，視覚的にも活用しやすい内容
- インフォームドコンセントや検査結果の患者説明用に役立つシェーマなどをまとめて巻末に掲載

●シリーズの構成と専門編集

1. **食道・胃・十二指腸の診療アップデート** 　木下芳一（島根大学）　定価（本体10,000円＋税）
2. **腸疾患診療の現在** 　渡辺 守（東京医科歯科大学）　定価（本体10,000円＋税）
3. **ここまできた肝臓病診療** 　佐々木裕（熊本大学）　（2017年9月刊行予定）
4. **膵・胆道疾患診療の最前線** 　下瀬川徹（東北大学）　（2018年刊行予定）

※配本順，タイトルなど諸事情により変更する場合がございます．

お得なセット価格のご案内

全4冊予価合計 **44,000円＋税**
→ セット価格 **40,000円＋税**
4,000円おトク!!

※お支払は前金制です．
※送料サービスです．
※お申し込みはお出入りの書店または直接中山書店までお願いします．
※配本順，タイトルなど諸事情により変更する場合がございます．

中山書店　〒112-0006 東京都文京区小日向4-2-6　TEL 03-3813-1100　FAX 03-3816-1015
https://www.nakayamashoten.jp/